Bases da
PARASITOLOGIA MÉDICA

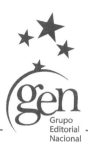

O GEN | Grupo Editorial Nacional – maior plataforma editorial brasileira no segmento científico, técnico e profissional – publica conteúdos nas áreas de ciências da saúde, exatas, humanas, jurídicas e sociais aplicadas, além de prover serviços direcionados à educação continuada e à preparação para concursos.

As editoras que integram o GEN, das mais respeitadas no mercado editorial, construíram catálogos inigualáveis, com obras decisivas para a formação acadêmica e o aperfeiçoamento de várias gerações de profissionais e estudantes, tendo se tornado sinônimo de qualidade e seriedade.

A missão do GEN e dos núcleos de conteúdo que o compõem é prover a melhor informação científica e distribuí-la de maneira flexível e conveniente, a preços justos, gerando benefícios e servindo a autores, docentes, livreiros, funcionários, colaboradores e acionistas.

Nosso comportamento ético incondicional e nossa responsabilidade social e ambiental são reforçados pela natureza educacional de nossa atividade e dão sustentabilidade ao crescimento contínuo e à rentabilidade do grupo.

Bases da PARASITOLOGIA MÉDICA

LUÍS REY

Doutor em Medicina e Docente-Livre de Parasitologia pela Faculdade de Medicina da Universidade de São Paulo.
Pesquisador Emérito do Instituto Oswaldo Cruz, Departamento de Medicina Tropical (FIOCRUZ),
Rio de Janeiro, e do CNPq, Brasília, DF, Brasil.
Diretor do Instituto Nacional de Controle de Qualidade em Saúde, INCQS (1985-89).
Chefe do Departamento de Helmintologia (1984) e do Departamento de Biologia (1988-1991)
do Instituto Oswaldo Cruz/FIOCRUZ, Rio de Janeiro.
Presidente da Sociedade Brasileira de Parasitologia (1987-89).
Médico da Organização Mundial da Saúde para o Controle da Esquistossomíase, na Tunísia (1970-74),
e para o Programa de Doenças Parasitárias (WHO/PDP, Genebra, 1974-80).
Membro do *WHO Expert Advisory Panel on Parasitic Diseases: General Parasitology*,
da Organização Mundial da Saúde, Genebra (1980-2000).
Consultor Temporário da Organização Mundial da Saúde e da Organização Sanitária Pan-Americana junto aos
Serviços Nacionais de Saúde de Países das Américas, da Região do Mediterrâneo Oriental e da África
(Numerosas Missões, desde 1980).
Coordenador do Instituto Nacional de Saúde de Moçambique (1980-83).
Professor de Parasitologia em:
Universidade de São Paulo (Faculdade de Medicina, 1951-64);
Instituto Politécnico Nacional (*Escuela de Ciências Biológicas*, México DF, 1965-68);
Universidade de São Paulo (Faculdade de Saúde Pública, 1968-69);
Universidade do Norte do Paraná (Faculdade de Medicina, 1969);
Faculdade de Medicina de Taubaté, São Paulo (1968-69);
Universidade Eduardo Mondane, Moçambique (Faculdade de Medicina, 1980-83).
Editor-Fundador da *Revista do Instituto de Medicina Tropical de São Paulo* (1959-64).
Editor da *Revista Latino-Americana de Microbiologia* (1966-67) e da *Revista Médica de Moçambique* (1982-83).
Autor dos Livros: *Planejar e Redigir Trabalhos Científicos* (2ª ed., 1993);
Dicionário de Termos Técnicos de Medicina e Saúde (2ª ed., 2003);
Um Médico e Dois Exílios (Memórias) (2005);
Dicionário da Saúde e da Prevenção de Seus Riscos (2006);
Parasitologia (4ª ed., 2007)

Terceira edição

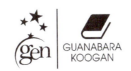

- O autor deste livro e a editora empenharam seus melhores esforços para assegurar que as informações e os procedimentos apresentados no texto estejam em acordo com os padrões aceitos à época da publicação, *e todos os dados foram atualizados pelo autor até a data da entrega dos originais à editora.* Entretanto, tendo em conta a evolução das ciências, as atualizações legislativas, as mudanças regulamentares governamentais e o constante fluxo de novas informações sobre os temas que constam do livro, recomendamos enfaticamente que os leitores consultem sempre outras fontes fidedignas, de modo a se certificarem de que as informações contidas no texto estão corretas e de que não houve alterações nas recomendações ou na legislação regulamentadora.

- O autor e a editora se empenharam para citar adequadamente e dar o devido crédito a todos os detentores de direitos autorais de qualquer material utilizado neste livro, dispondo-se a possíveis acertos posteriores caso, inadvertida e involuntariamente, a identificação de algum deles tenha sido omitida.

- **Atendimento ao cliente: (11) 5080-0751 | faleconosco@grupogen.com.br**

- Direitos exclusivos para a língua portuguesa
  Copyright © 2010 by
  Guanabara Koogan Ltda.
  Uma editora integrante do GEN | Grupo Editorial Nacional
  Travessa do Ouvidor, 11
  Rio de Janeiro – RJ – 20040-040
  www.grupogen.com.br

- Reservados todos os direitos. É proibida a duplicação ou reprodução deste volume, no todo ou em parte, em quaisquer formas ou por quaisquer meios (eletrônico, mecânico, gravação, fotocópia, distribuição pela Internet ou outros), sem permissão, por escrito, da Editora Guanabara Koogan Ltda.

- Editoração eletrônica: Anthares

CIP-BRASIL. CATALOGAÇÃO NA FONTE
SINDICATO NACIONAL DOS EDITORES DE LIVROS, RJ

R351b
3.ed.

Rey, Luís
Bases da parasitologia médica / Luís Rey. - 3.ed. - [Reimpr.]. - Rio de Janeiro: Guanabara Koogan, 2022.
il.

Inclui bibliografia e índice
ISBN 978-85-277-1580-5

1. Parasitologia médica. I. Título.

09-2718.   CDD: 616.96
                                  CDU: 616.995.1

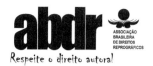

Dedicatória

Para Dora

Universo eterno e infinito que por si se move,
que cria e recria sempre estrelas e planetas.
Como agiu para formar a Terra e
juntar moléculas que geraram a vida?

As forças atrativas são universais,
e unindo partículas, como prótons e elétrons,
formaram moléculas de que o mundo é feito,
com terras e mares, montes e vales e tudo mais.

Protocélulas, bactérias e fungos
deram início à vida e ordenaram os genes,
que, mesclados, mutados e reproduzidos,
geraram os seres todos que povoam a Terra.

A evolução criou campos, florestas e flores
e animais que nadam, correm ou voam,
que sabem cantar e cuidar da prole
ou pensam — como nós, os homens.

Você, eu e o carinho que nos une
somos apenas parte desse grande mundo
e da humanidade sã, que vive solidária;
onde nós, com filhos, parentes e amigos,
estamos ligados por um amor profundo.

Prefácio

A Parasitologia, como estudo dos organismos que vivem em íntima e estreita dependência de outros seres vivos e que, quando tenham o homem por hospedeiro, podem causar doenças muitas vezes graves, teve o seu começo no século XIX.

No decorrer do século XX, seus progressos foram notáveis e, incorporando métodos e técnicas desenvolvidos em outras áreas, como os da Microscopia Óptica e Eletrônica, da Imunologia, da Biologia Molecular, da Quimioterapia, da Epidemiologia etc., chegou a conhecimentos bastante profundos sobre a sistemática, a estrutura e ultraestrutura, a fisiologia, a patologia e a ecologia da maioria dos parasitos. Consequentemente, pôde indicar os meios pelos quais tais doenças devem ser diagnosticadas, tratadas ou controladas em suas respectivas áreas endêmicas.

Os resultados práticos desse gigantesco acúmulo de informações científicas não se traduziram, entretanto, por mudanças equivalentes na situação das populações sujeitas ao risco de infecção por parasitos.

Se, nos países desenvolvidos, a transmissão de muitas parasitoses foi interrompida ou reduzida a níveis insignificantes, o mesmo não ocorreu no Terceiro Mundo.

Em 1988, Rogers, revendo as informações disponíveis sobre a prevalência e o número de casos estimados de pacientes com as diferentes infecções parasitárias, constatou que, na maioria dos países, houve apenas ligeira redução nas taxas de prevalência e que o número absoluto de casos aumentou, quase sempre, extraordinariamente, quando se comparam seus dados com os publicados por Stoll, em 1947.

Com o crescimento populacional das últimas décadas, nos países tropicais, e o aumento da densidade demográfica, sem melhoria das condições gerais de vida, a transmissão também aumentou.

Segundo o "Relatório sobre a Saúde no Mundo, 1997", da Organização Mundial da Saúde, estimou-se que o número de infecções por *Ascaris* seria da ordem de 250 milhões de casos; por *Schistosoma*, 200 milhões; por ancilostomídeos, 151 milhões; por *Wuchereria bancrofti*, 119 milhões; por *Trichuris trichiura*, 45,5 milhões etc. Segundo o mesmo relatório, ocorriam, por ano, 300 a 500 milhões de casos de malária; 48 milhões de amebíase; 2 milhões de leishmaníases; 500 mil de giardíase; 300 mil de tripanossomíase americana; e 200 mil de tripanossomíase africana, além de numerosas outras parasitoses.

Em 2002, segundo o "Informe sobre a Saúde no Mundo, 2004", da OMS, o número de óbitos causados pela malária no mundo era calculado em 1.272.000, enquanto as doenças tropicais (compreendendo a doença de Chagas e outras tripanossomíases, as esquistossomíases e as leishmaníases) respondiam por outros 129.000 óbitos.

Se, em escala mundial, o número de casos notificados de malária tem decrescido, o mesmo não ocorre na América do Sul. No Brasil, depois de ter baixado a um mínimo de 52.500 casos, em 1970, a incidência voltou a subir rapidamente, chegando a mais de 600.000 casos notificados em 1999, principalmente na Amazônia.

O divórcio entre os conhecimentos acumulados e sua aplicação em benefício da saúde de milhões ou de bilhões de seres humanos é impressionante.

Dadas a situação da economia mundial, atualmente em crise, e a desigualdade acentuada na distribuição da renda entre os povos e as classes sociais, essas estatísticas não são de todo inesperadas. Entretanto, muitos outros fatores se entrelaçam com os de ordem política e econômica, e deveriam ser objeto de maior estudo e análise.

Além das notórias deficiências dos serviços de saúde, principalmente nas áreas rurais e nas zonas periféricas das cidades, na maioria dos países em desenvolvimento, constatam-se grande falta de pessoal qualificado, em todos os níveis, e reduzida circulação das informações científicas nesses meios.

Essa situação se agrava na medida em que nos afastamos dos centros culturais e onde velhos preconceitos prevalecem, ou subsiste uma cultura folclórica com noções e práticas atrasadas de séculos ou de milênios.

Afinal, tudo se passa como se não existissem, já, os conhecimentos para solucionar os problemas e para implantar as medidas de controle necessárias em cada caso.

Para superar as barreiras de comunicação e estimular a disseminação das informações científicas na área da saúde, são indispensáveis esforços múltiplos e diversificados dos profissionais que possam contribuir para isso.

Os livros didáticos constituem instrumento importante para um trabalho sistematizado de formação profissional, de disseminação do conhecimento e de conscientização dos que devem exigir soluções ou aplicar medidas efetivas contra as grandes endemias ou os fatores de má saúde.

O êxito das edições anteriores de BASES DA PARASITOLOGIA MÉDICA, que justificou várias reimpressões, convenceu-nos da importância de manter a obra atualizada. Razão pela qual todos os capítulos foram revistos para esta 3ª edição, tendo sempre presente o propósito de manter o caráter compacto do texto. A terminologia foi adaptada ainda mais à nomenclatura internacional, com o propósito de facilitar a busca de informações complementares através dos bancos de dados e da bibliografia mundial.

As doenças emergentes e o agravamento de algumas parasitoses em pacientes imunodeficientes mereceram atenção especial. Um capítulo sobre AIDS e parasitoses segue nesta edição.

Para facilitar o ensino e assegurar aos estudantes a possibilidade de rever seguidamente os vários temas, o essencial das informações indispensáveis para uma consulta rápida está disponível para docentes no GEN | Informação Online – GEN-IO, em http://gen-io.grupogen.com.br/gen-io/.

viii PREFÁCIO

***

O autor continua devedor a todos os colegas e amigos que cooperaram para a preparação das edições deste livro e contribuíram com suas experiências e críticas para o aperfeiçoamento da obra.

Dentre os que leram em parte ou no todo os originais desta obra, ajudando-nos a manter o equilíbrio e a funcionalidade e corrigindo os manuscritos ou as provas, queremos agradecer particularmente aos professores, pesquisadores e doutores:

Abraham Rocha, chefe do Departamento de Parasitologia do Centro de Pesquisas Aggeu Magalhães, Recife, PE.

Anna Maria Jansen Franken, Arnaldo Maldonado Junior, Cláudio C. Ribeiro, Delir C.G. da Serra-Freire, Henrique L. Lenzi, Hooman Momen, José Borges Pereira, Márcio Neves Bóia, Margareth M. de C. Queiroz, Maria José Conceição, Maria Regina R. Amendoeira, Marli Maria Lima, Nicolau M. da Serra-Freire, Paulo Sérgio d'Andrea, Octávio Fernandes, Ricardo Lourenço de Oliveira, Rosana Gentili e Rosângela Rodrigues e Silva, pesquisadores do Instituto Oswaldo Cruz (FIOCRUZ, Rio de Janeiro).

Carlos Graeff Teixeira, da Universidade Federal do Rio Grande do Sul e da Pontifícia Universidade Católica do Rio Grande do Sul.

Evander de J. Oliveira Batista e Habib Fraia Neto, do Núcleo de Medicina Tropical da Universidade Federal do Pará, Belém, PA.

João Carlos Pinto Dias, pesquisador do Centro de Pesquisas "René Rachou" (FIOCRUZ, Belo Horizonte, MG).

José Roberto Machado e Silva e Leda Maria da Costa Macedo, professores do Departamento de Parasitologia da Universidade do Estado do Rio de Janeiro.

Kátia Fernandes, da Universidade Federal Rural do Rio de Janeiro (UFRRJ).

Luís Marcelo Aranha Camargo, médico do Centro de Pesquisas em Medicina Tropical "Dr. Leônidas M. Deane", da Universidade de São Paulo (Monte Negro, Rondônia).

Marcelo Urbano Ferreira, professor do Departamento de Parasitologia do Instituto de Ciências Médicas da Universidade de São Paulo (USP, São Paulo).

Mauro C. Mazochi, professor da Escola Nacional de Saúde Pública (FIOCRUZ, Rio de Janeiro).

E agradecemos também à Editora Guanabara Koogan e a seu pessoal, cuja confiança e apoio tornaram possível a realização deste livro e lhe asseguraram a qualidade gráfica que apresenta.

L. R.

Conteúdo

I Parte Geral

1 Os parasitos, o ambiente e o homem, 3
2 Principais grupos de protozoários e metazoários em
que há parasitos do homem ou seus vetores, 15

II Protozoários Parasitos do Homem

3 Tripanossomíase por *Trypanosoma cruzi*: Doença
de Chagas, 37
4 Tripanossomíase por *Trypanosoma cruzi*:
Epidemiologia e controle, 52
5 Leishmaníases cutâneas e mucocutâneas do
Novo Mundo, 62
6 Leishmaníase visceral, 75
7 Flagelados das vias digestivas e geniturinárias:
Tricomoníase e giardíase, 84
8 Amebas parasitas do homem, 91
9 Amebíase, 97
10 Os esporozoários e as coccidíases, 109
11 Toxoplasmose, 115
12 Malária: Os plasmódios humanos, 125
13 Malária: A doença, 135
14 Malária: Epidemiologia e controle, 147
15 Balantidíase e outras protozooses, 159

III Platelmintos Parasitos do Homem

16 Esquistossomíase mansônica: O parasito, 165
17 Esquistossomíase mansônica: A doença, 171
18 Epidemiologia e controle da esquistossomíase
nas Américas, 183
19 Fasciolíase, 195
20 Cestoides parasitos do homem, 201
21 As teníases, 211
22 Cisticercose humana, 220
23 Equinococose humana (hidatidose), 227

IV Nematelmintos Parasitos do Homem

24 Nematoides parasitos do homem, 239
25 Estrongiloidíase, 244
26 Ancilostomíase, 250
27 Ascaríase, 262
28 Toxocaríase, angiostrongilíase, 269
29 Enterobíase ou oxiurose, 276
30 Filaríase linfática, 280
31 Oncocercíase, 288
32 Tricuríase, 294
33 Imunodeficiência e parasitoses, 297

V Artrópodes Parasitos ou Vetores de Doenças

34 Organização e fisiologia dos insetos, 305
35 Triatomíneos e percevejos, 315
36 Dípteros nematóceros em geral. Psicodídeos,
simulídeos e ceratopogonídeos, 320
37 Dípteros nematóceros: Anofelinos e culicíneos, 326
38 Dípteros ciclorrafos: As moscas, 338
39 Sifonápteros: As pulgas, 346
40 Anopluros: Os piolhos do homem, 354
41 Carrapatos e ácaros, 358

VI Moluscos Vetores de Doenças

42 Planorbídeos e outros moluscos hospedeiros de
helmintos, 371

Índice alfabético e remissivo, 381

Bases da
PARASITOLOGIA MÉDICA

Pranchas

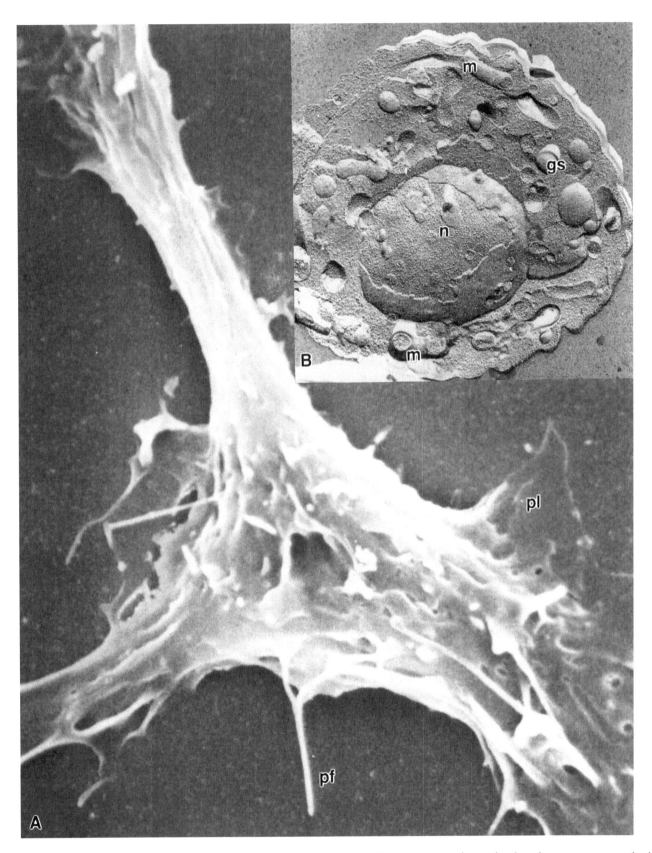

Prancha I O macrófago destaca-se entre as células mais importantes para a proteção do organismo contra os parasitos que invadem o homem ou outros vertebrados e que, eventualmente, produzem doenças. *A*. Macrófago visto em microscopia eletrônica de varredura, que mostra pseudópodes filamentares (**pf**) e laminares (**pl**) com que se fixa ao suporte ou a outras estruturas (24.000 aumentos). *B*. Macrófago, examinado ao microscópio eletrônico pela técnica de congelamento e fratura; **gs**, grânulos de secreção; **m**, mitocôndrias; **n**, núcleo (18.000 aumentos). (Documentação original da Dra. Regina Milder, Dep. de Parasitologia do ICB/USP, São Paulo.)

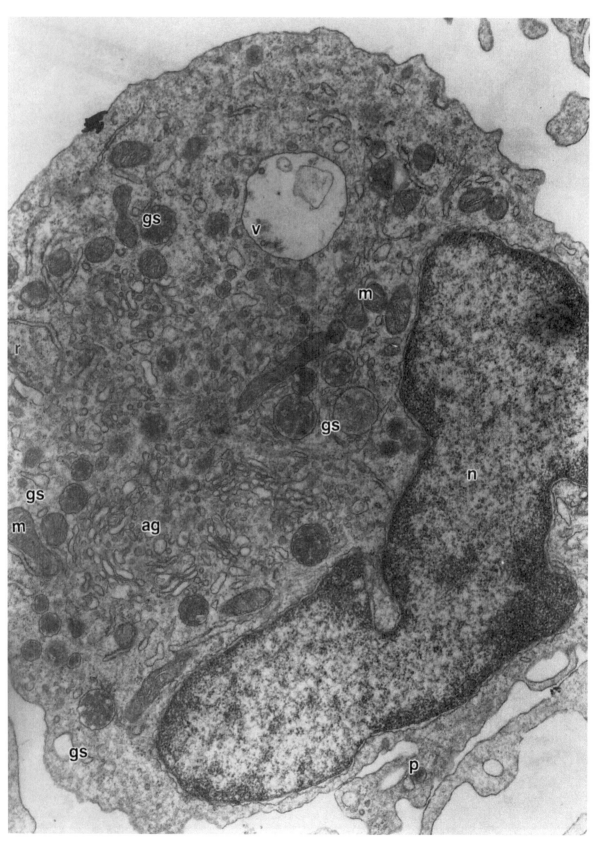

Prancha II Macrófago visto em corte, à microscopia eletrônica (75.000 aumentos). **ag**, Aparelho de Golgi; **gs**, grânulos de secreção; **m**, mitocôndrias; **n**, núcleo do macrófago, envolvido por sua membrana dupla; **p**, prolongamentos celulares; **r**, retículo endoplásmico; e **v**, vacúolo digestivo. (Documentação original da Dra. Regina Milder, Dep. de Parasitologia do ICB/USP, São Paulo.)

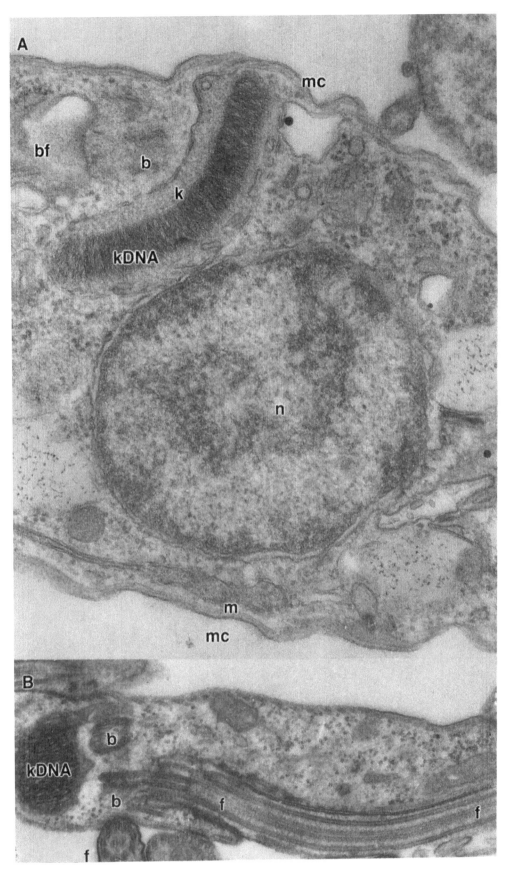

Prancha III Estruturas celulares de *Trypanosoma cruzi* vistas em corte, à microscopia eletrônica. *A*. Forma epimastigota do protozoário, encontrada no intestino dos triatomíneos ou nos meios de cultura (75.000 aumentos). *B*. Forma tripomastigota, encontrada no sangue, nos tecidos dos hospedeiros vertebrados ou nos meios de cultura. **b**, Blefaroplasto; **bf**, bolso flagelar; **f**, flagelos, vistos em seção longitudinal e em seção transversal, onde se distinguem as fibras periféricas e as centrais; **k**, cinetoplasto, com cristas mitocondriais junto à superfície convexa; **kDNA**, disposição característica do DNA mitocondrial, nas formas epi- e tripomastigota; **m**, mitocôndria; **mc**, membrana celular, com sua estrutura trilaminar, forrada na face citoplásmica por microtúbulos dispostos longitudinal ou obliquamente; **n**, núcleo envolvido pela dupla membrana nuclear. (Documentação original da Dra. Regina Milder, Dep. de Parasitologia do ICB/USP, São Paulo.)

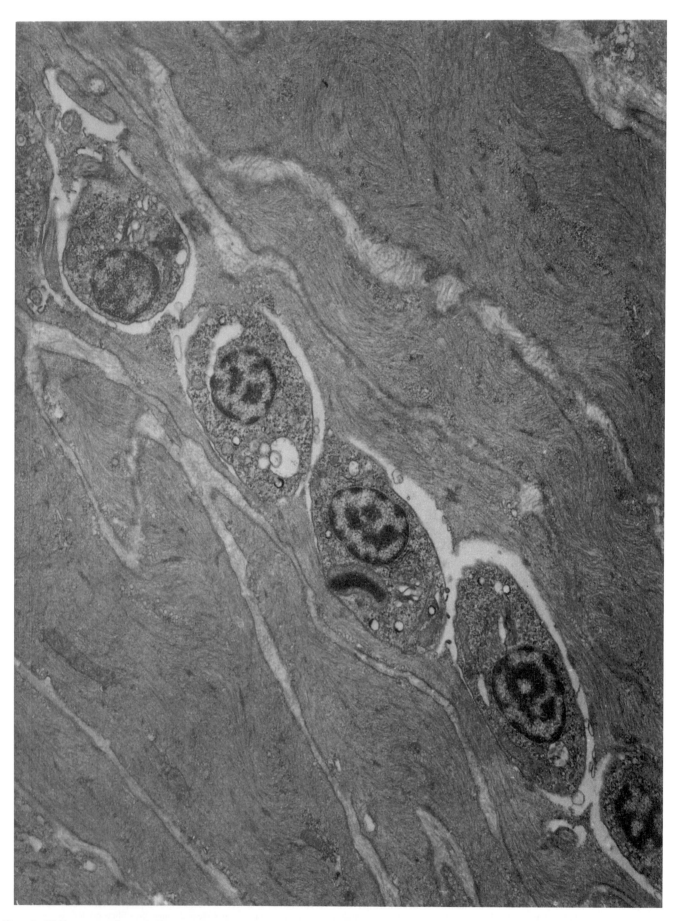

Prancha IV Formas amastigotas de *Trypanosoma cruzi* desenvolvendo-se em uma fibra muscular lisa do intestino grosso. No centro da figura, um dos parasitos mostra o cinetoplasto com aspecto típico das fases reprodutivas, e, na parte superior esquerda, um outro apresenta indícios de sua transformação em tripomastigota (crescimento do flagelo). (Foto do Prof. W. L. Tafuri, obtida em microscopia eletrônica e publicada no capítulo Pathogenesis of *Trypanosoma cruzi* infections, *in*: LUMSDEN & EVANS — *Biology of the Kinetoplastida*. London, Academic Press, 1979.)

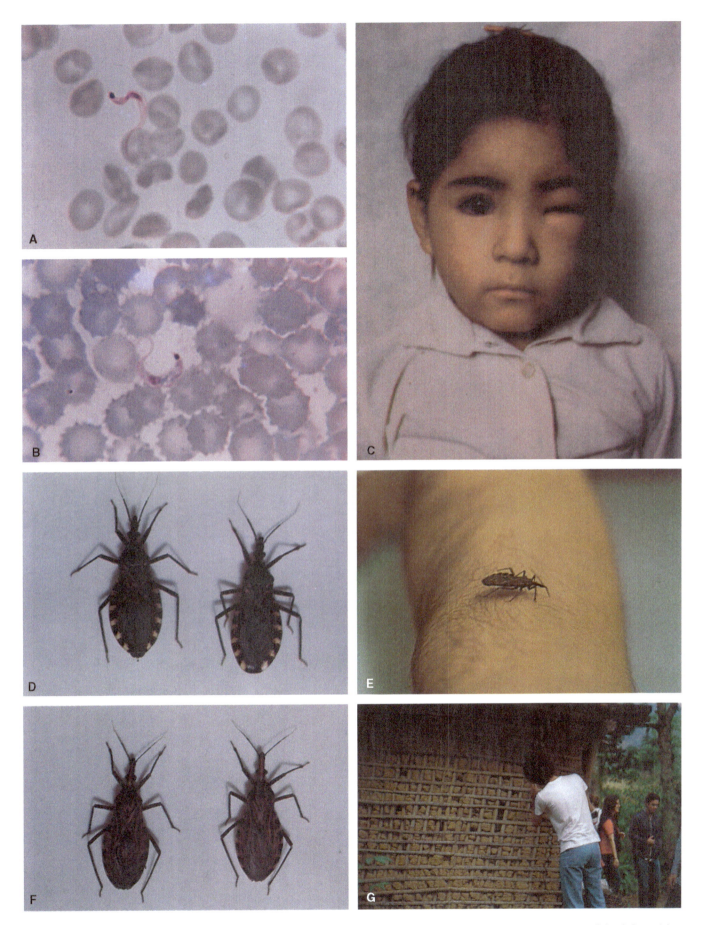

Prancha V Tripanossomíase americana. *A. Trypanosoma cruzi* no sangue, em sua fase tripomastigota, forma fina, capaz de penetrar nas células do hospedeiro e multiplicar-se sob a forma de amastigota. *B.* Forma grossa de *Trypanosoma cruzi* sanguícola, também na fase tripomastigota, que não invade as células, mas resiste melhor ao soro imune e está adaptada para infectar os triatomíneos. *C.* Sinal de Romaña apresentado por uma menina procedente de área endêmica, no Brasil. *D.* Exemplares fêmea e macho de *Triatoma infestans*, principal vetor da doença em países da América do Sul. *E.* Atitude do *Triatoma infestans* ao picar um paciente para alimentar-se de sangue. *F.* No Norte da América do Sul, cabe ao *Rhodnius prolixus*, que se vê aqui, a responsabilidade maior pela transmissão. *G.* Procurando triatomíneos em uma casa com paredes de taipa. (Fotos *A* e *B* cedidas pelo Dr. J. R. Coura, Dep. de Medicina Tropical, IOC/FIOCRUZ; foto *C* cedida pelo Dr. João Paulo Pinto Dias, SUCAM, Brasília; fotos *E* e *G*, documentação do Dep. de Ciências Biológicas, ENSP/FIOCRUZ, Rio de Janeiro.)

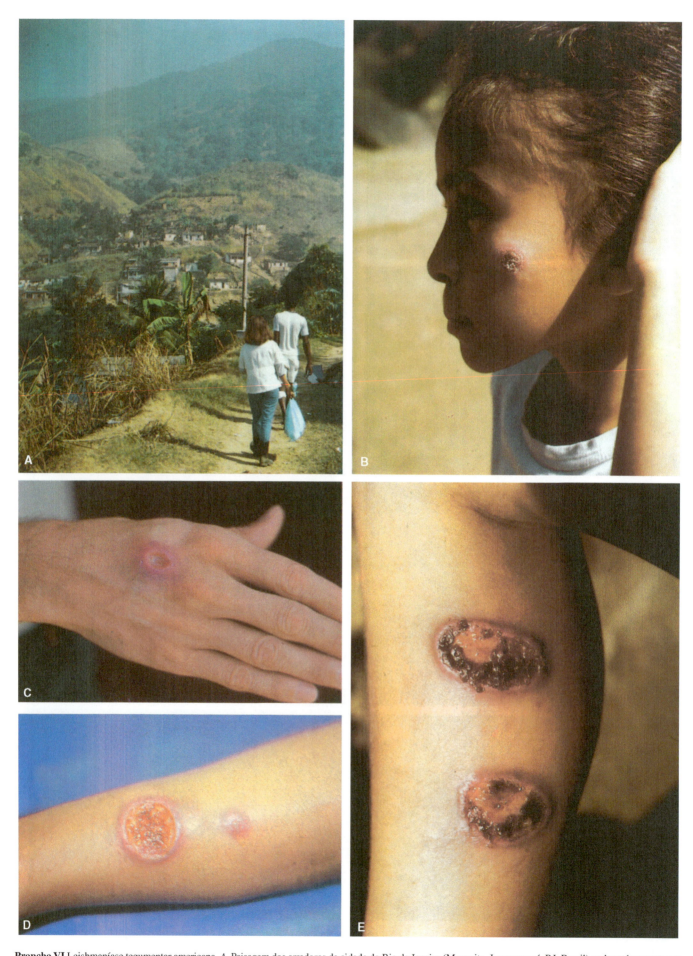

Prancha VI Leishmaníase tegumentar americana. *A*. Paisagem dos arredores da cidade do Rio de Janeiro (Mesquita, Jacarepaguá, RJ, Brasil) onde está presente nas matas residuais ou de segunda formação a *Lutzomyia intermedia*, que transmite aos moradores a infecção por *Leishmania braziliensis*. *B*. Jovem da mesma região com lesão ulcerocrostosa na face. *C*. Caso com ulceração recente e de bordas bem talhadas, no dorso da mão. *D*. Ulceração crônica localizada no braço e acompanhada de linfangite, mostrando um nódulo inflamatório sobre o trajeto linfático, prestes a ulcerar. *E*. Lesões ulcerosas típicas na perna de outro paciente. (Fotos *A*, *B* e *E* pertencem à documentação do Dr. Cruz Manuel Aguilar, Dep. de Parasitologia, Fac. de Medicina, Valência, Venezuela; as fotos *C*, *D* e *E* foram cedidas pelo Dr. Mauro C. A. Marzochi, Dep. de Ciências Biológicas, ENSP/FIOCRUZ, Rio de Janeiro.)

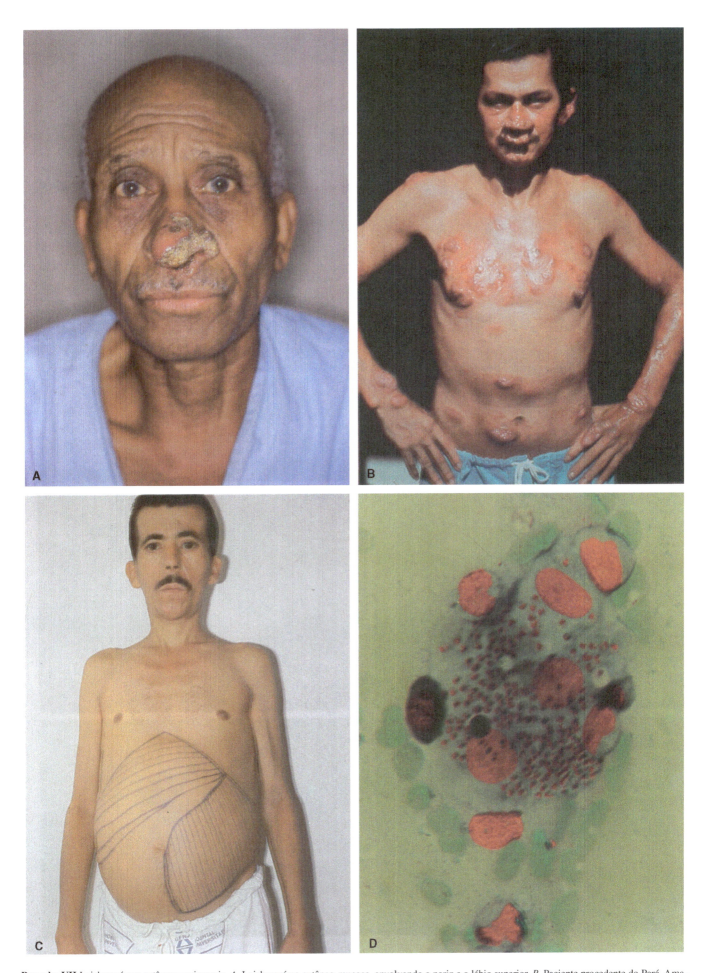

Prancha VII Leishmaníases cutâneas e viscerais. *A.* Leishmaníase cutâneo-mucosa, envolvendo o nariz e o lábio superior. *B.* Paciente procedente do Pará, Amazônia, e com leishmaníase tegumentar difusa; o processo tende a estender-se, quando não tratado, mas as lesões nodulares não se ulceram. *C.* Doente com calazar que apresentava, antes do tratamento, acentuado emagrecimento e hepatoesplenomegalia de grau avançado. *D.* Esfregaço feito com material de punção esternal e corado pelo Giemsa, onde se veem macrófagos cheios de leishmânias (*Leishmania chagasi* = *L. infantum*, do complexo *donovani*). (Fotos *A* e *C*, cedidas pelo Dr. Mauro C. A. Marzochi; Foto *B*, documentação da Dra. Ana Maria Miranda do Hosp. dos Servidores Públicos, Rio de Janeiro, RJ; *D*, preparação feita no Dep. de Hematologia da Escola Paulista de Medicina, São Paulo.)

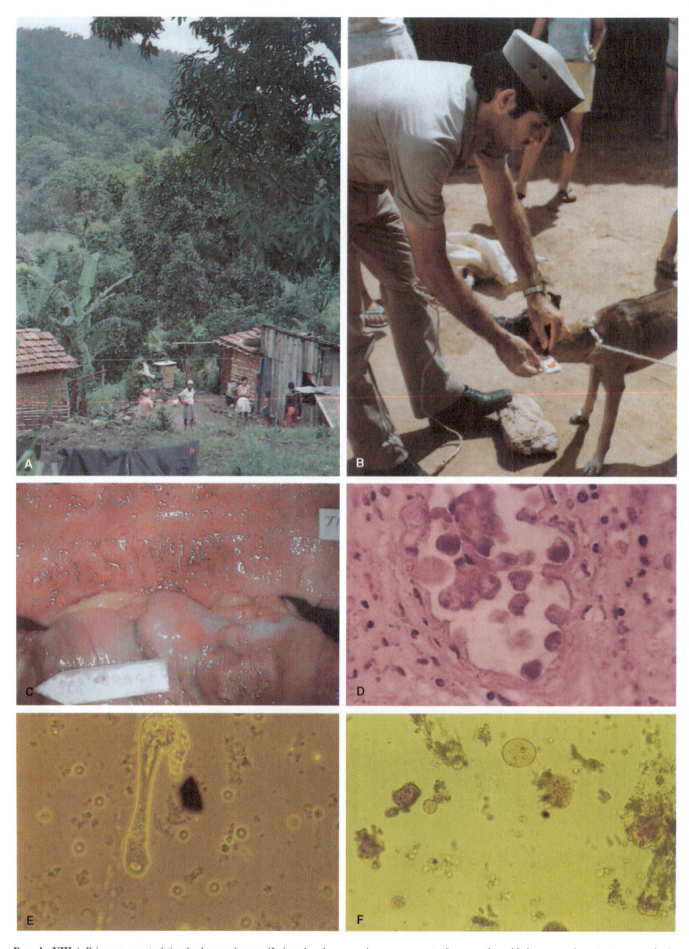

Prancha VIII *A*. Paisagem característica de algumas áreas endêmicas de calazar americano, com vegetação e grau de umidade capazes de sustentar as populações de *Lutzomyia longipalpis*, inseto vetor da *Leishmania chagasi* (= *L. infantum*), nas Américas. *B*. Guarda do INS (ex-SUCAM), Ministério da Saúde, colhendo amostra de sangue de um cão para o diagnóstico sorológico da infecção, durante um inquérito epidemiológico sobre calazar, no Ceará, Brasil. *C*. Amebíase intestinal: numerosas úlceras amebianas são vistas ao longo do intestino grosso de um caso autopsiado na Bahia. *D*. Corte histológico do intestino grosso em que se veem as amebas (*Entamoeba histolytica*) destruindo a mucosa. *E. E. histolytica* em cultura axênica, com numerosas hemácias fagocitadas em seu citoplasma. *F*. Cistos de *E. histolytica*, encontrados em exame de fezes e corados pelo lugol. (Foto *A*, do Dep. de Ciências Biológicas, ENSP/FIOCRUZ/Rio de Janeiro, obséquio dos Drs. M. Marzochi e A. Araujo; foto *B*, do Dr. A. Mohsen Farza; fotos *C* e *D*, do Dr. Zilton Andrade, Centro de Pesquisas Gonçalo Moniz, Salvador, Bahia; foto *E* e *F*, do Dr. Edward Félix Silva, do Dep. de Parasitologia do ICB/UFMG, Belo Horizonte, MG, Brasil.)

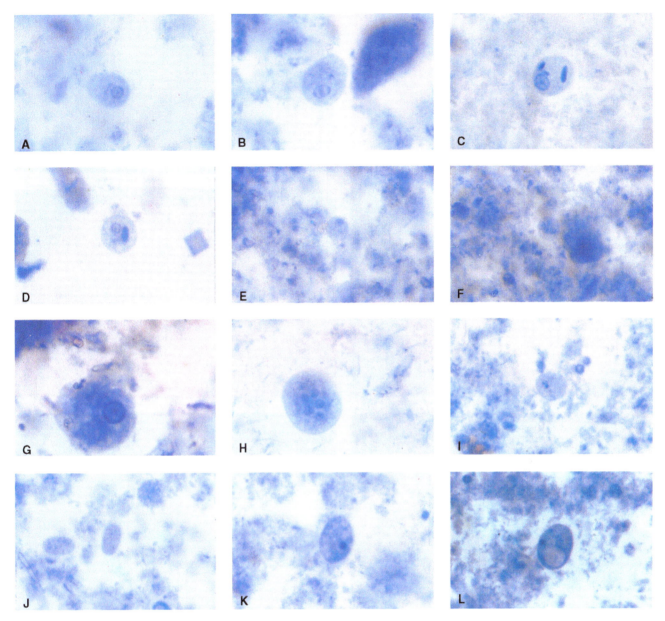

Prancha IX Amebas intestinais do homem. *A. Entamoeba histolytica*, trofozoíta da luz intestinal, onde se multiplica e produz cistos; mede 10 a 20 μm; seu núcleo é típico e mostra um cariossoma central punctiforme (coloração pela hematoxilina férrica). *B. E. histolytica*, trofozoíta com o núcleo em divisão, onde se veem a persistência da membrana nuclear, a placa equatorial e as massas polares. *C*. Cisto da mesma espécie, ainda com um só núcleo, mas com corpos cromatoides grossos e arredondados nas extremidades. *D*. Cisto com dois núcleos visíveis; estes chegam normalmente a quatro. *E. Entamoeba hartmanni* cujos trofozoítas medem 5 a 12 μm de diâmetro e se distinguem de *E. histolytica* principalmente por seu pequeno tamanho e pela ausência de patogenicidade. *F*. Cisto de *E. hartmanni* que pode conter um a quatro núcleos; mede de 4 a 10 μm. *G. Entamoeba coli* tem trofozoítas grandes (18 a 28 μm) e núcleo com cariossomo excêntrico, geralmente irregular, além de grânulos grosseiros revestindo a membrana nuclear. *H*. Cisto de *E. coli* cujo diâmetro varia entre 15 e 25 μm e, quando maduro, conta com oito núcleos. *I. Endolimax nana*, forma vegetativa que mostra cariossoma irregular e ausência de cromatina na face interna da membrana; seu tamanho vai de 6 a 15 μm. *J*. Cisto de *E. nana* com 8 a 12 μm, no maior diâmetro, e quatro núcleos pequenos. *K. Iodamoeba butschlii* mede entre 6 e 16 μm, tendo por característica mais notável um grande cariossoma redondo separado da membrana nuclear por estreito halo claro. *L*. Cisto de *I. butschlii* geralmente de forma irregular, um só núcleo e com grande vacúolo de glicogênio. (Documentação do Dep. de Protozoologia, IOC/FIOCRUZ, por obséquio do Dr. Sérgio G. Coutinho.)

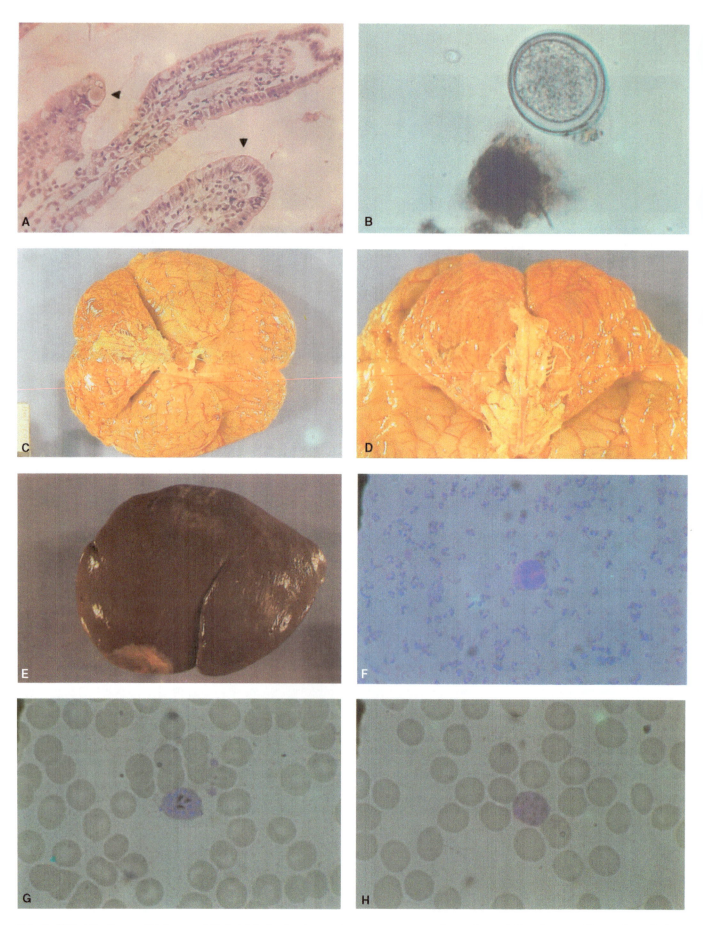

Prancha X Toxoplasmose e malária humana. *A.* Corte de intestino de gato, em cuja mucosa encontram-se algumas formas de *Toxoplasma gondii* em evolução (flechas). *B.* Oocisto de *T. gondii* expulso nas fezes dos felinos. *C.* Na malária devida ao *Plasmodium falcifarum*, o envolvimento cerebral pode levar ao coma e à morte; a autópsia mostra então que o encéfalo apresenta congestão e edema, com microembolias e focos hemorrágicos disseminados, como no caso desta fotografia. *D.* O cerebelo, neste caso, estava particularmente marcado por tais lesões. *E.* Nos pacientes com malária crônica, há hepato- e esplenomegalia. A foto acima mostra um baço grande, endurecido e de coloração escura devido ao acúmulo de pigmento malárico. *F.* Exame de sangue, pela técnica da gota espessa, em uma forma grave de malária aguda com elevada concentração de trofozoítas de *Plasmodium falciparum*. *G.* Amostra de sangue, examinado pela técnica da gota estendida, com um merócito de *Plasmodium vivax*. *H.* A mesma amostra de sangue com um macrogametócito de *P. vivax*. (Fotos *F, G* e *H*, do Dep. de Hematologia, Escola Paulista de Medicina, São Paulo.)

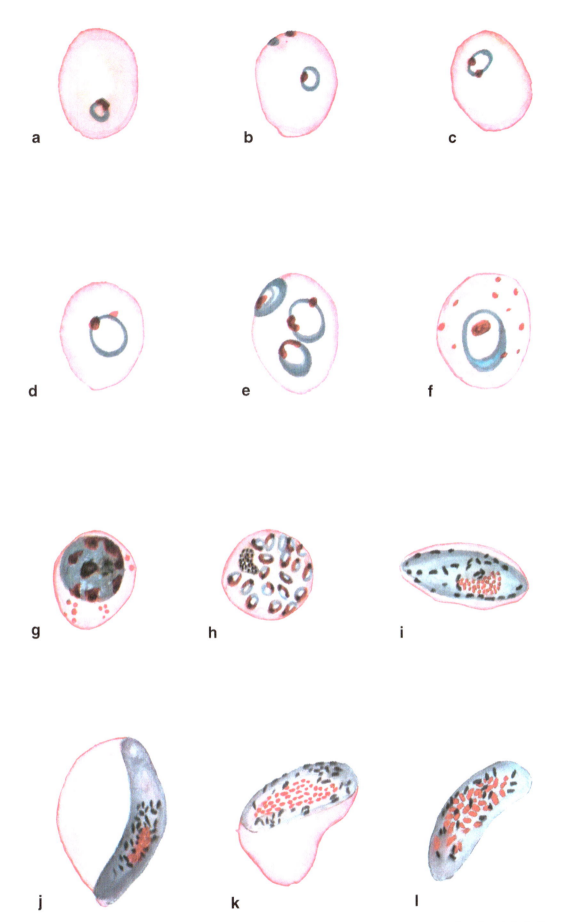

Prancha XI *Plasmodium falciparum. a, b,* e *c,* Trofozoítas jovens encontrados habitualmente nos exames de sangue e corados pelo método de Giemsa: em *b,* dois parasitos encontram-se na mesma hemácia, ocupando um deles posição marginal; em *c,* veem-se duas massas de cromatina (coradas fortemente em vermelho). Em *d, e* e *f,* trofozoítas em crescimento, que se desenvolvem geralmente nos capilares das vísceras; em *e,* a hemácia está multiparasitada e, em *f,* o glóbulo vermelho mostra pontos mais corados que correspondem às granulações de Maurer. Em *g,* um esquizonte; *h,* fim da esquizogonia, com formação dos merozoítas. A linha de desenvolvimento sexuado feminino passa pelas fases de macrogametócito jovem (*i*) e macrogametócito maduro (*j*), que dará origem ao gameta feminino (no mosquito). A linha de desenvolvimento masculino passa pelo microgametócito jovem (*k*) e microgametócito maduro (*l*), que formará os gametas masculinos, quando no mosquito.

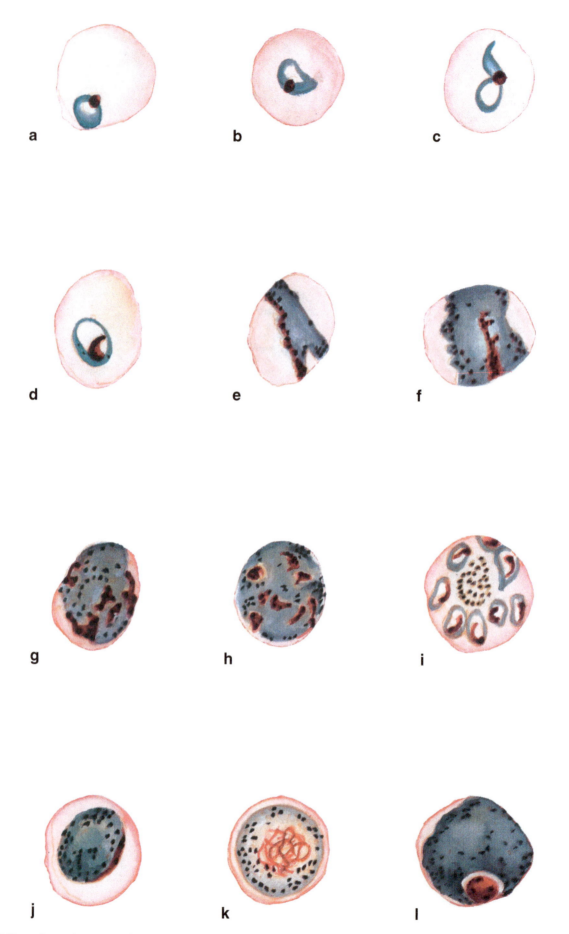

Prancha XII *Plasmodium malariae*. *a*, Trofozoíta jovem; *b* e *c*, trofozoítas em crescimento; notar que as hemácias parasitadas não aumentam de tamanho e que todas as formas evolutivas aparecem no sangue periférico. Os trofozoítas maiores, como em *d*, já começam a acumular pigmento malárico e adotam frequentemente a forma de faixas transversais, *e* e *f*, com numerosos grânulos de hemozoína. Em *g* e *h* estão representados esquizontes com vários núcleos e grânulos maiores, enquanto em *i* vemos uma rosácea ou merócito com oito merozoítas já individualizados. Os gametócitos jovens (*j*) podem confundir-se com outras formas evolutivas, mas os gametócitos adultos, que ocupam quase todo o volume das hemácias, diferenciam-se um do outro porque o microgametócito (*k*) tem citoplasma azul-claro e cromatina nuclear frouxa, de localização central, enquanto o macrogametócito (*l*) cora-se em azul mais escuro e tem núcleo denso, periférico.

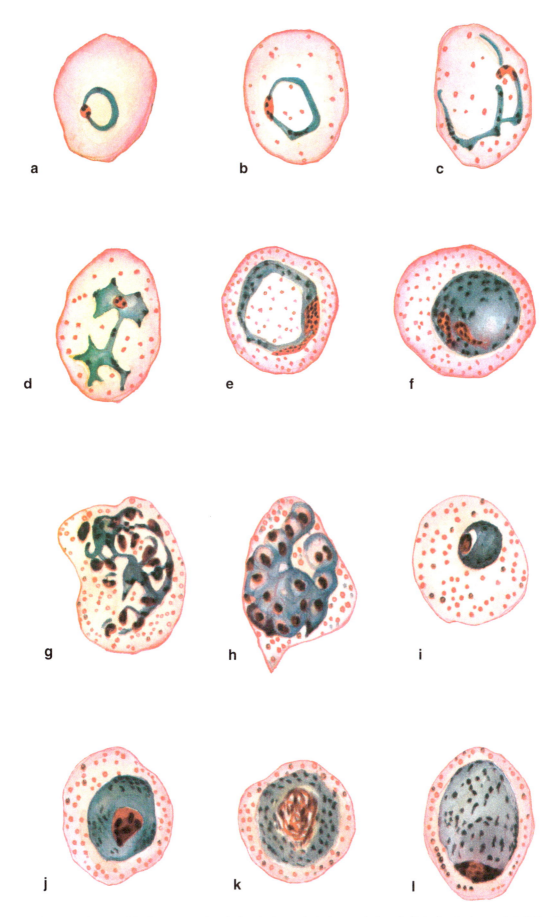

Prancha XIII *Plasmodium vivax*. Tem morfologia que o aproxima de *P. malariae* e, principalmente, de *P. ovale*. Os trofozoítas jovens são indistinguíveis (*a*); mas, depois, as hemácias parasitadas por *P. vivax* (*b, c*) e por *P. ovale* ficam dilatadas e descoradas, em contraste com as hemácias vizinhas não-parasitadas; aparecem as granulações de Schuffner e os parasitos alcançam maiores dimensões. *P. vivax* emite numerosos pseudópodes que lhe emprestam formas bizarras (*d*); o citoplasma aumenta de volume e acumula pigmento (*e*), dando início à esquizogonia (*f*). Em *g*, vê-se um esquizonte com muitos núcleos filhos e, em *h*, uma rosácea que pode gerar 12 a 24 merozoítas; *i*, um gametócito jovem. Todas as formas estão presentes no sangue periférico. Um macrogametócito jovem está representado em *j*, um microgametócito maduro em *k*, com seu núcleo central e cromatina frouxa, e um macrogametócito com núcleo compacto e marginal, em *l*.

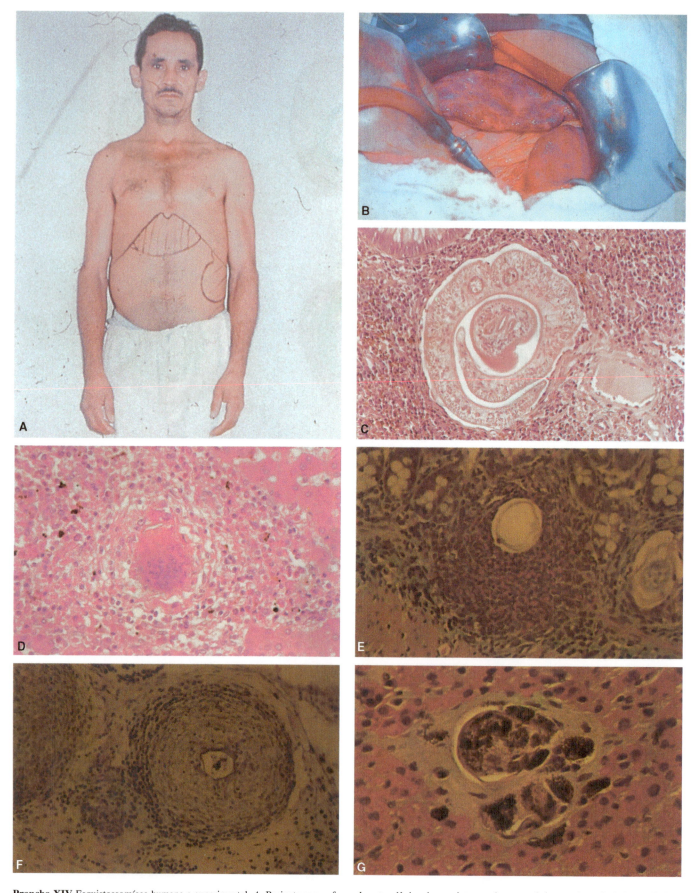

Prancha XIV Esquistossomíase humana e experimental. *A*. Paciente com a forma hepatosplênica de esquistossomíase mansônica, tendo assinalados os limites inferiores do fígado e do baço. *B*. O mesmo doente, durante a intervenção cirúrgica para esplenectomia, vendo-se o aspecto bosselado e as áreas de fibrose, na superfície do fígado, bem como o baço grande e de superfície irregular. *C*. Corte transversal de uma veia do intestino onde se encontra alojado um casal de *Schistosoma mansoni*. *D*. Lesão hepática aguda esquistossomótica, tendo no centro um gigantócito e, em torno, macrófagos, linfócitos, plasmócitos e outras células inflamatórias que começam a formar uma estrutura em camadas concêntricas. *E*. Esquistossomíase experimental (em *Nectomys squamipes*): granuloma esquistossomótico exsudativo, na submucosa intestinal, caracterizado pela abundância de eosinófilos em torno de um ovo (800 ×; coloração tricrômica). *F*. Granuloma produtivo, correspondendo a uma fase mais avançada do processo, com macrófagos, fibroblastos e plasmócitos dispostos em camadas concêntricas (520 ×; coloração H. E.). *G*. Granuloma esquistossomótico no fígado, de *Nectomys*, em fase de cicatrização; fibrose residual e macrófagos carregados de pigmentos (1.300 ×; coloração tricrômica). (As fotos *A* e *B* constituem originais do Prof. Aluísio Prata; *C*, documentação da Dra. Dirce Bonfim, do Hospital Universitário Pedro Ernesto, UERJ, Rio de Janeiro; *D*, documentação do Dep. de Anatomia Patológica da Escola Paulista de Medicina, São Paulo; *E, F* e *G*, preparações de Rosângela Rodrigues e Silva, feitas no Dep. de Biologia e no Dep. de Patologia, IOC/FIOCRUZ, Rio de Janeiro.)

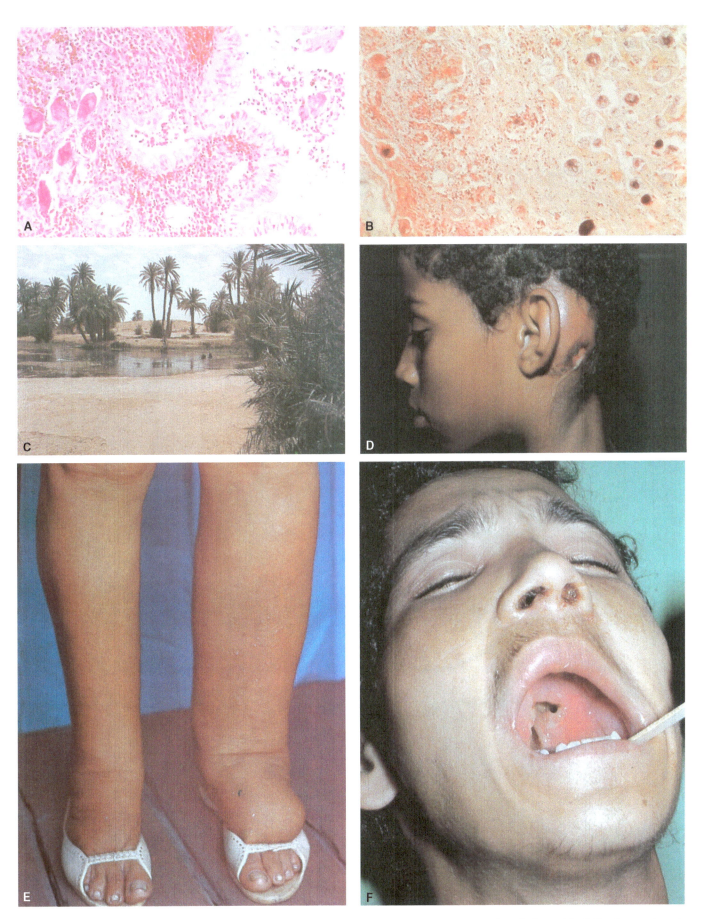

Prancha XV *A*. Esquistossomíase intestinal. Corte histológico da mucosa mostrando ovos de *Schistosoma mansoni* em via de expulsão. *B*. Esquistossomíase urinária. Lesões inflamatórias periureterais com a presença de ovos calcificados de *S. haematobium*, na mucosa. *C*, Antigo foco de transmissão de esquistossomíase hematóbica em um oásis do Saara (Mansoura, Delegação de Kebili, Tunísia), de onde a endemia foi erradicada. *D*, Jovem de São João do Tocantins, Pará, com lesões do ouvido médio e da mastoide devidas à infecção por *Lagochilascaris minor*. *E*. Caso de elefantíase causada pela *Wuchereria bancrofti*, atingindo os membros inferiores de uma paciente do Pará. *F*. Paciente com destruição e perfuração do palato, devido a miíase por *Cochliomyia hominivorax*. (*A*, documentação da Dra. Dirce Bonfim, do Hospital Universitário Pedro Ernesto, UERJ, Rio de Janeiro; *B*, da Dra. Anne Brunet, Hôpital S. Louis, Paris; *C*, original do autor; *D, E* e *F*, fotos cedidas pelo Dr. Habib Frahia Neto, Instituto Evandro Chagas, Belém, Pará.)

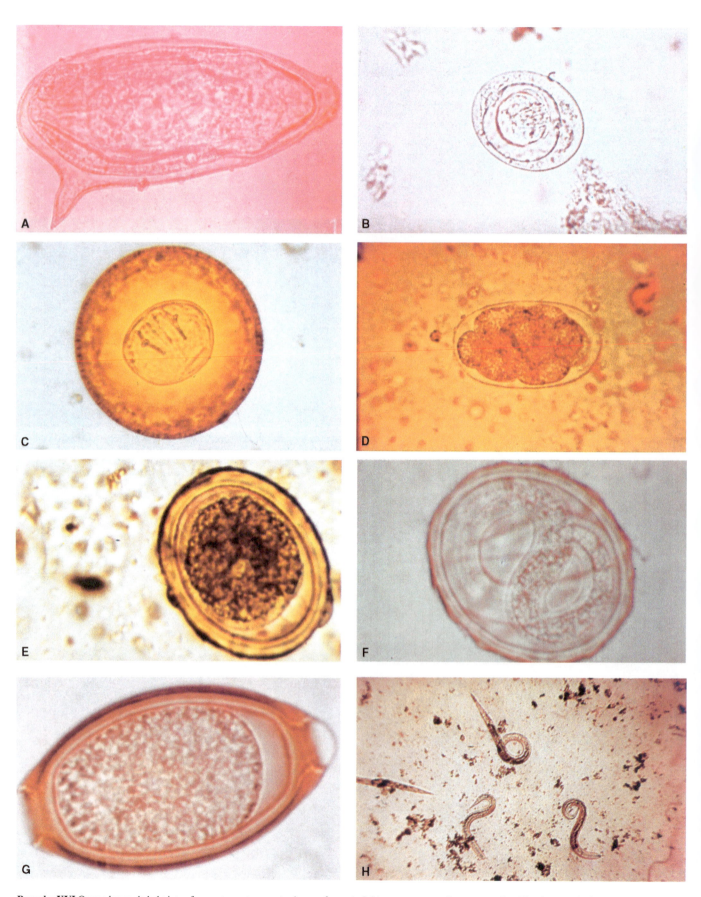

Prancha XVI Ovos e larvas de helmintos frequentemente encontrados nas fezes. *A. Schistosoma mansoni*, ovo com miracídio vivo e espículo lateral característico (110 a 180 μm de comprimento). *B. Hymenolepis nana* cujo embrião ou oncosfera, com três pares de acúleos, é envolvido por duas cascas separadas, tendo, entre elas, filamentos que partem das saliências polares da casca interna; mede 40 a 50 μm de diâmetro. *C. H. diminuta*, ovo com dupla casca e oncosfera com acúleos; mede 70 a 80 μm de diâmetro. *D*. Ovo de ancilostomídeo que, no caso de *Ancylostoma duodenale*, mede em torno de 60 μm e, no de *Necator americanus*, 70 μm, em média. *E. Ascaris lumbricoides* tem ovos de casca espessa, sendo a camada externa de natureza albuminoide; medem 45 a 70 μm no maior diâmetro. *F*. Ovo de *Ascaris* embrionado. *G. Trichuris trichiura*, cujo ovo possui duas rolhas polares muito características e tem a casca externa corada de castanho-avermelhado; em seu maior diâmetro mede 50 a 55 μm de comprimento. *H*. Larvas de *Strongyloides stercoralis* eliminadas com as fezes, na fase L$_1$ (rabditoide), medindo cerca de 300 μm de comprimento. (Figuras reproduzidas de diferentes autores.)

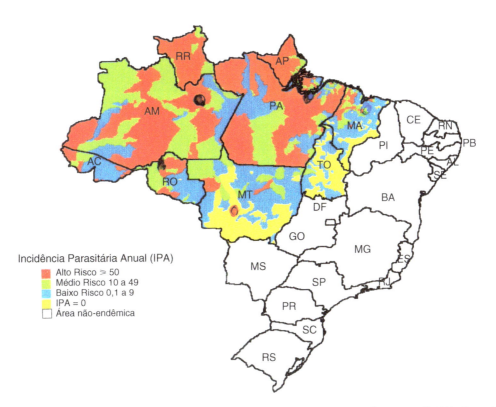

Prancha XVII Áreas de risco para malária, segundo a incidência parasitária anual (IPA) e o local provável de infecção. Brasil, 2000. (Fonte: GT-Malária/CGVAM/CENEP/FUNASA.)

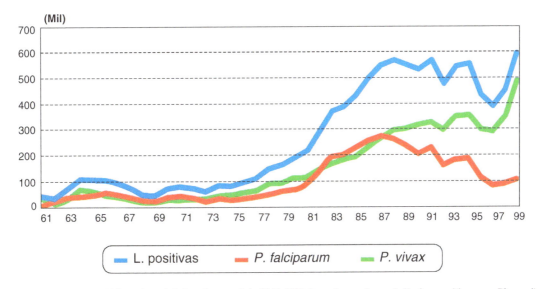

Prancha XVIII Registro de casos de malária na Amazônia Legal, no período 1961-1999, baseado no número de lâminas positivas para *Plasmodium*, para *P. vivax* e para *P. falciparum*. (Fonte: Gerência Técnica de Malária/CCDTV/CENEPI/FUNASA.)

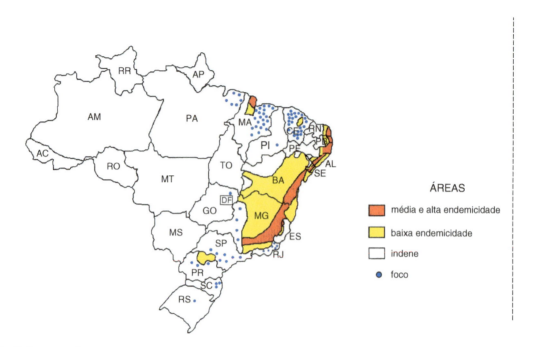

Prancha XIX Distribuição geográfica das áreas de transmissão de esquistossomíase mansônica no Brasil (ano 2000), segundo o grau de endemicidade ou o caráter focal da parasitose. (Fonte: GT-ESQ/COVEH/CGVEPI/CENEPI/FUNASA.)

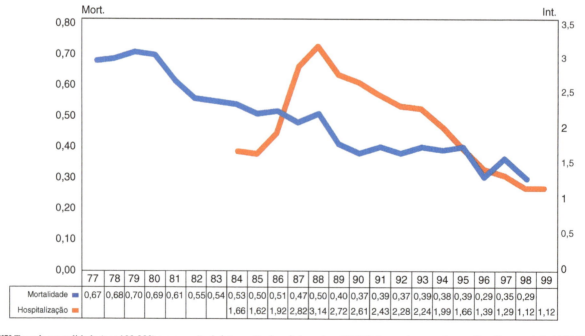

Prancha XX Taxa de mortalidade (por 100.000) e proporção de internações hospitalares (por 10.000) de esquistossomíase no Brasil, no período 1977-1999. (Fonte: SIH/SIM/CENEPI/FUNASA.) O período com elevado número de internações corresponde à época em que as intervenções cirúrgicas eram consideradas formas adequadas de tratamento, nos casos com hepatosplenomegalia; prática hoje abandonada.

I

PARTE GERAL

1

Os Parasitos, o Ambiente e o Homem

O AMBIENTE E OS ORGANISMOS VIVOS
   Interdependência dos organismos e cadeias alimentares
   Sistemas ecológicos
TIPOS DE RELAÇÕES ENTRE OS SERES VIVOS
   Competição entre organismos
      Competição por um nicho ecológico
      Predatismo
   Associação entre organismos
      Forésia
      Comensalismo
      Parasitismo
      Mutualismo e simbiose

CICLO BIOLÓGICO DOS PARASITOS
   Ciclos monoxenos e heteroxenos
FOCO NATURAL DE UMA PARASITOSE
RELAÇÕES ENTRE O PARASITO E SEU HOSPEDEIRO
   Resistência natural ao parasitismo
   Resistência adquirida ou imunidade
   Métodos imunológicos de diagnóstico do parasitismo
   Métodos moleculares de diagnóstico das parasitoses

O AMBIENTE E OS ORGANISMOS VIVOS

Interdependência dos Organismos e Cadeias Alimentares

Qualquer pessoa chamará de "parasita" um indivíduo que viva à custa de outro, ou da sociedade a que pertence, incluindo nesse conceito uma censura ou condenação por oportunismo, abuso ou mau caráter. Muitos pensam a mesma coisa dos microrganismos e animais parasitos, mesmo quando não se lhes possa atribuir responsabilidade consciente e moral por esse tipo de comportamento.

De fato, os parasitos dependem de outros seres vivos, eventualmente dos seres humanos, que, por uma razão ou por outra, tornaram-se seus hospedeiros, muito involuntariamente.

Mas, biologicamente, quase todos os seres vivos dependem de outros organismos para poderem existir (tal como os parasitos). São exceções umas poucas espécies de bactérias capazes de viver exclusivamente de materiais inorgânicos e utilizando, como fontes energéticas, a luz solar ou a energia química contida em alguns compostos que podem metabolizar.

Mesmo as plantas verdes, que também utilizam a luz solar através da fotossíntese, necessitam encontrar, no solo, os compostos nitrogenados que lhes são indispensáveis e aí se acumulam em virtude da atividade de certas bactérias ou algas capazes de utilizar o nitrogênio atmosférico (coisa que as plantas não podem fazer); ou dependem de outros microrganismos que, decompondo os compostos orgânicos excretados por outros seres vivos ou liberados por estes ao morrer, permitem que se feche o ciclo do nitrogênio na natureza, alimentando as plantas com nitritos, nitratos ou sais amoniacais. Dessa forma podem os vegetais sintetizar seus aminoácidos, proteínas etc.

Os animais todos, que não podem sequer usar a energia solar para suas sínteses orgânicas e exigem para seu metabolismo muitos aminoácidos prontos, além de numerosos outros compostos (entre os quais as vitaminas), devem buscar energia e matérias-primas semielaboradas em seus alimentos (Fig. 1.1). Os herbívoros ingerem e digerem plantas vivas ou mortas. Muitos vivem sobre as plantas ou dentro delas. Os carnívoros comem herbívoros ou outros carnívoros que se haviam alimentado de vegetais.

Uma cadeia alimentar, que se inicia com microrganismos e vegetais sintetizadores e se continua através dos herbívoros, granívoros, frugívoros etc. até chegar aos carnívoros e onívoros (entre os quais está o homem), transfere sucessivamente a matéria e a energia contidas em seus carboidratos, lipídios e proteínas, através dos sistemas ecológicos, permitindo que a vida continue a se desenvolver sobre a face da Terra (Fig. 1.2).

Os ecologistas chamam os grandes sintetizadores de matéria orgânica (os vegetais, fundamentalmente) de organismos produtores. Os demais são os organismos consumidores:

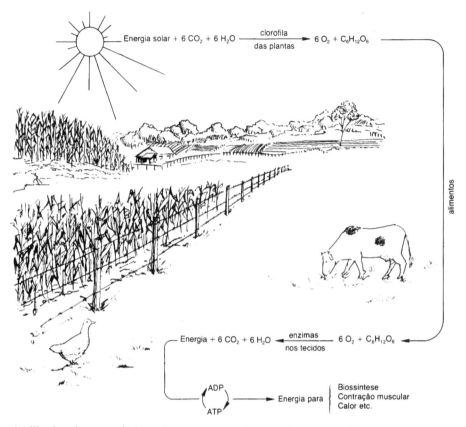

Fig. 1.1 A energia solar é utilizada pelos vegetais (organismos produtores) para a síntese de moléculas que acumulam essa energia através da fotossíntese. Sob a forma de alimentos, nos vegetais, os materiais e a energia passam para o organismo dos animais herbívoros, granívoros etc. (consumidores primários) e depois para o dos carnívoros e onívoros (consumidores secundários e terciários) que as utilizam para seu metabolismo, crescimento e reprodução.

- consumidores primários são aqueles que se alimentam dos produtores, isto é, os herbívoros, granívoros, frugívoros etc.;
- consumidores secundários são os carnívoros que se alimentam de herbívoros etc.;
- consumidores terciários são os carnívoros que se alimentam de outros carnívoros.

Extensas pastagens são necessárias para alimentar os herbívoros, que vivem delas, e ainda manter um crescimento vegetal que assegure a abundância de alimentos para os tempos futuros. O número de carnívoros que vivem dos herbívoros aí existentes não pode ser tão grande quanto a população destes últimos, caso em que se esgotariam logo suas fontes alimentícias e muitos deles morreriam de fome ou devorados por seus inimigos naturais. O mesmo se pode dizer dos carnívoros que comem carnívoros (como as aves que caçam cobras, por exemplo). Os consumidores secundários e terciários constituem, em geral, populações pouco numerosas ou mesmo muito escassas.

Se quisermos representar graficamente as populações de produtores e consumidores em determinado território, construiremos uma pirâmide ecológica, como a da Fig. 1.3, onde cada nível da pirâmide terá uma área proporcional ao número de indivíduos que representa.

Os parasitos são organismos consumidores que, segundo a natureza de seus hospedeiros (plantas, animais herbívoros ou carnívoros), podem situar-se em níveis de consumidores primários, secundários, terciários ou quaternários. Metabolicamente, comportam-se como os demais consumidores.

Entretanto, por serem eles de porte muito menor que seus hospedeiros e às vezes microscópicos, as populações de parasitos podem ser muito maiores que as das espécies parasitadas. Um único paciente pode abrigar vários áscaris, dezenas de ancilostomídeos e centenas ou milhares de esquistossomos, no intestino, ou um milhão de plasmódios da malária por mililitro de sangue. Mas, evidentemente, a biomassa dos parasitos é sempre muito menor que a de seus hospedeiros.

Sistemas Ecológicos

Nas relações entre os seres vivos, alguns fatos merecem destaque:

1) Na natureza, todos os organismos vivos e o meio físico em que se encontram formam um todo inter-relacionado — o sistema ecológico ou ecossistema — em cujo seio há intensa circulação de materiais e de energia, transferidos dos organismos produtores para os consumidores e retornando ao meio ambiente não-vivo quando as plantas, suas folhas, ou os animais morrem e seus corpos são destruídos por microrganismos decomponentes. Estes asseguram a recirculação dos compostos orgânicos e inorgânicos mais simples, como o fechamento dos ciclos do carbono, do oxigênio, do nitrogênio etc.

2) Sem a morte e a decomposição, o meio acabaria por esgotar-se de materiais essenciais à continuidade dos processos metabólicos e da reprodução dos seres vivos e conduziria ao colapso do ecossistema. Por isso, a biomassa dos organismos presentes em cada região deve permanecer dentro dos limites

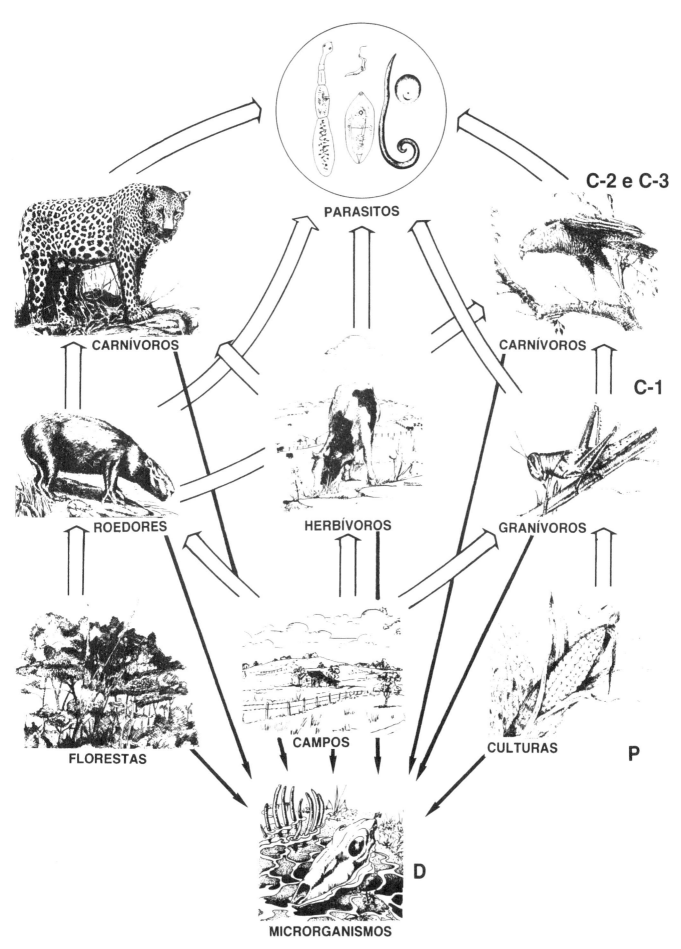

Fig. 1.2 As cadeias alimentares (flechas grossas) formam redes complexas de organismos produtores (P), consumidores primários (C-1), consumidores secundários (C-2) e consumidores terciários (C-3), onde os parasitos de animais se situam como consumidores secundários ou terciários. Os cadáveres de todos esses vegetais e animais são digeridos, mais tarde (flechas finas), por microrganismos decompoentes (D) que fazem reciclar os materiais constituintes da matéria orgânica, na natureza — operação indispensável para a continuidade da vida nos ecossistemas.

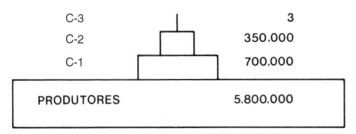

Fig. 1.3 Um exemplo de pirâmide de números: população de diferentes organismos (excluídos os decompenentes) em um campo de gramíneas, distribuído segundo os níveis tróficos. Produtores são as plantas verdes; C-1, os invertebrados herbívoros; C-2, as aranhas, as formigas, os coleópteros predadores etc.; e C-3, as aves.

permitidos pela capacidade do meio ambiente, isto é, da capacidade biótica do meio.

3) A sucessão das gerações, dentro da população de determinada espécie, é outro acontecimento essencial à sobrevivência dessa espécie; pois é a reprodução (precedida da síntese de novas moléculas de DNA, onde se encontra toda a informação genética característica da espécie) que cria a oportunidade de mutações e (nos organismos sexuados) de recombinações genéticas pelas quais surgem indivíduos diferentes e eventualmente mais adaptados às condições atuais do meio. Considerando que esse meio muda continuamente, não só em função das pequenas variações ocasionais e cíclicas, mas também a longo prazo (na escala geológica), uma estabilidade genética constituiria alto risco de perda da adaptabilidade aos novos ambientes e, portanto, de desaparecimento da espécie (como já sucedeu com aquelas que, hoje, são apenas fósseis).

Sendo a morte essencial à vida, deve ser vista como fenômeno natural e indispensável à sobrevivência e evolução das espécies, mesmo quando seu acontecimento seja o resultado da competição entre os organismos, dentro do ecossistema.

Aqui, não cabem as interpretações antropocêntricas (morais e maniqueístas), como quando os animais são classificados entre domésticos ou selvagens, úteis ou daninhos, mansos ou ferozes. E ainda que cada espécie se comporte como se lutasse por sua própria subsistência, estão em ação, na verdade, mecanismos biológicos onde as condições do meio condicionam os equilíbrios populacionais e o futuro das espécies.

O que aparentemente constitui uma desvantagem pode ser, finalmente, um benefício.

Assim, quando os leões se lançam sobre uma manada de antílopes, apanham provavelmente os mais lerdos, doentes ou estropiados, e deixam escapar os mais ágeis, contribuindo para a eugenia do grupo perseguido. As epizootias que atingem as populações de roedores (ao alcançarem estes grande densidade populacional) destroem sobretudo os indivíduos com menor capacidade de defesa imunológica.

Por outro lado, quando os caçadores abatem os grandes carnívoros (na África, p. ex.), contribuem para exagerado aumento das populações de herbívoros, que acabam com as pastagens e compactam o solo com seu pisoteio, impedindo a renovação da vegetação; não tardará a faltar alimento para os herbívoros, que começam então a definhar. Os homens que perseguem obstinadamente as serpentes só fazem aumentar a densidade de roedores nas áreas cultivadas; e, em consequência, provocam o aumento posterior do número de serpentes. A intervenção humana tem contribuído, de mil maneiras, para causar profundas distorções no equilíbrio ecológico natural e já desperta preocupações sobre o futuro da vida no planeta.

TIPOS DE RELAÇÕES ENTRE OS SERES VIVOS

Nos ambientes naturais observa-se que os organismos presentes formam comunidades biológicas complexas (compreendendo geralmente vegetais, fungos, bactérias, vírus, protozoários e metazoários), onde o equilíbrio entre as populações de diferentes espécies depende das relações que estas mantenham entre si. Essas relações podem ser de indiferença, de antagonismo (quando competem pelas mesmas fontes alimentares, por espaço etc., ou quando uma é predadora da outra), mas também de apoio e cooperação (nos casos de forésia, associações mutualistas, simbiose etc.).

Competição entre Organismos

Visto que todos os organismos utilizam os recursos do meio ambiente, desde espaço, tempo, luz e calor, até água e alimentos, uma competição de maior ou menor grau pode estabelecer-se entre eles. As necessidades de cada espécie são em geral distintas, mas, em certos casos, podem coincidir.

COMPETIÇÃO POR UM NICHO ECOLÓGICO

Se considerarmos o conjunto dos recursos necessários a um organismo, veremos que eles formam uma constelação de requisitos sem os quais a espécie não pode viver e reproduzir-se.

A isso chamamos de nicho ecológico de determinada espécie, que pode ser definido como a projeção externa de suas necessidades fisiológicas; ou como seu modo específico de utilização do meio ambiente (e não apenas o espaço que ocupa).

Se duas espécies ocupam o mesmo nicho ecológico, isto é, se elas têm os mesmos requisitos, a competição será inevitável e levará, mais cedo ou mais tarde, a que uma das espécies (melhor adaptada ao meio, ou com maior capacidade reprodutiva) acabe por eliminar a outra. Por isso, em cada nicho ecológico, não costuma encontrar-se mais de uma espécie.

PREDATISMO

Dizemos que há predatismo quando uma espécie destrói os membros de outra para prover sua alimentação, sendo ambas de porte não muito diferente. Todos os carnívoros são predadores. Tal é o caso, por exemplo, dos felinos que caçam roedores e aves; ou as aranhas, em relação a moscas e outros insetos de que sugam a hemolinfa até matar. Mas quando a predação é desenvolvida por pequenos animais em relação a outros muito maiores, como quando carrapatos e insetos hematófagos sugam o homem ou outros mamíferos, falamos de micropredadores.

Associação entre Organismos

Entre as relações de cooperação, encontramos modalidades bastante diferentes. Umas são intraespecíficas, outras interespecíficas.

Nas associações intraespecíficas são os indivíduos de uma mesma espécie que se reúnem em grupos ora mais frouxos, como nas colônias, enxames, cardumes, rebanhos e manadas, ora mais cerrados e organizados, inclusive com divisão do trabalho ou especialização fisiológica, como nos formigueiros, nos cupinzeiros, nas colmeias e nas sociedades humanas.

Nas associações interespecíficas, as relações de coabitação entre os indivíduos de espécies diferentes podem ser também complexas e diversificadas. Adotaremos, por conveniência e simplificação, as expressões seguintes, que se baseiam em conceitos modernos apoiados sobretudo nos aspectos metabólicos e ecológicos dessas relações.

FORÉSIA

Este nome descreve a situação em que uma espécie utiliza outra como suporte, abrigo ou meio de transporte.

As larvas aquáticas do *Simulium neavei* (um inseto que transmite a oncocercose em determinadas regiões da África), desenvolvem-se aderidas às partes laterais do corpo de um caranguejo de água doce (*Potamonautes*) e, beneficiando-se dos deslocamentos deste, conseguem melhores condições de alimentação.

Nas Américas, a mosca do berne (*Dermatobia hominis*), que é um inseto robusto, apanha em voo moscas ou mosquitos hematófagos sobre o abdome dos quais deposita seus ovos, colando-os com suas secreções (Figs. 38.8 *B* e 38.9 *A*). As larvas que aí completam seu desenvolvimento, ao fim de algum tempo, aproveitam-se das ocasiões em que o inseto hematófago vai picar o gado ou o homem para levantarem o opérculo dos ovos, agarrarem-se à pele e nela se implantarem, passando a comportar-se aí como parasitos.

COMENSALISMO

Indica a relação, entre duas espécies, pela qual uma partilha dos nutrientes que a outra consegue. Etimologicamente, comensais são os que comem à mesma mesa. Exemplo clássico é o da associação entre actíneas (anêmonas-do-mar) e o paguro (crustáceo de abdome mole que se protege ocupando as conchas vazias de moluscos gastrópodes). Instalando-se sobre a concha habitada pelo paguro, uma ou mais actíneas aproveitam-se dos restos alimentares que o crustáceo rejeita ou dispersa, bem como de seus deslocamentos.

Tanto no comensalismo como na forésia, a associação costuma ser temporária e geralmente não é obrigatória para nenhum dos parceiros. Cada qual mantém sua independência orgânica, ingere, digere e metaboliza seus alimentos, que a convivência permitiu obter mais facilmente.

PARASITISMO

Representa a forma de associação mais estreita e profunda, pois estabelece entre os indivíduos de duas espécies diferentes um contato íntimo e duradouro, em nível histológico. Na maioria dos casos um organismo (o hospedeiro) passa a constituir o meio ecológico onde vive o outro (o parasito).

Além disso, criam-se entre eles laços de dependência metabólica, ficando o metabolismo do parasito vinculado ao de seu hospedeiro. Essa vinculação é primordialmente de natureza nutritiva: o parasito retira do animal parasitado todos, ou grande parte dos materiais de que necessita.

Os parasitos externos — ectoparasitos — podem obter o oxigênio diretamente do meio exterior, como fazem o "berne" (larva da *Dermatobia hominis*) ou o "bicho-do-pé" (fêmea parasita de *Tunga penetrans*, uma pulga do porco) (Figs. 38.8 e 38.9). Os parasitos internos — ou endoparasitos — dependem, totalmente, de seus hospedeiros como fonte nutritiva.

Mas a vinculação metabólica não se limita à obtenção de alimentos. No processo de adaptação do parasito às novas condições de vida (que pode ter durado milhares de séculos) ele pode ter perdido, eventualmente, a função de alguns genes importantes para seu metabolismo; genes que codificavam a síntese de enzimas, por exemplo. A sobrevivência da espécie parasita passou, então, a depender do funcionamento das enzimas correspondentes do hospedeiro, que fabricarão os materiais que ele não pode produzir.

Os tripanossomos, protozoários que vivem no sangue e nos tecidos de muitos vertebrados (e, no homem, causam a doença de Chagas, bem como a doença do sono), perderam a capacidade de sintetizar as moléculas de porfirinas, indispensáveis para a construção de seu próprio sistema respiratório. No entanto, como parasitos do sangue, encontram na estrutura da hemoglobina a fração protoporfirina já formada (Fig. 3.5).

O grau de dependência metabólica aumenta com o número de substâncias que o parasito necessita encontrar pré-formadas no meio (seu hospedeiro). Muitas vezes, chamamos essas substâncias, indispensáveis ao parasito, de fatores de crescimento.

Outras vezes, o hospedeiro deve fornecer o estímulo ou sinal adequado (térmico, químico ou outro) necessário ao desenvolvimento do parasito. A larva do *Schistocephalus solidus* (um cestoide que habita a cavidade geral de peixes) mantém-se viva, mas sem evoluir, se um peixe comer outro que esteja infectado. Mas quando o peixe é comido por uma ave, a temperatura do corpo desta, que é de 40°C, desencadeia o mecanismo de transformação da larva em verme adulto (fato que pode ser reproduzido, *in vitro*, no laboratório).

Nos capítulos deste livro veremos muitos outros exemplos dos complexos mecanismos de adaptação do parasito ao seu hospedeiro. Mas já podemos adotar uma definição para caracterizar o que entendemos por parasitismo, atualmente, e distingui-lo de outros tipos de relações entre organismos vivos:

> **Parasitismo** *é toda relação ecológica desenvolvida entre indivíduos de espécies diferentes, em que se observa, além de associação íntima e duradoura, uma dependência metabólica de grau variável.*

O grau de parasitismo permite imaginar uma escala, para a qual não faltam exemplos, que vai desde a dependência metabólica igual a zero (comensais), passando pelos que requerem um ou mais fatores de crescimento de seu hospedeiro, até a dependência total, quando os parasitos vivem inteira e permanentemente no meio interno de outra espécie.

Note-se que o parasitismo pode ser uma condição temporária ou permanente. No caso da mosca do berne (*Dermatobia*), o parasitismo (que é obrigatório) só ocorre na fase larvária. Quanto ao "bicho-do-pé" (*Tunga*), somente a fêmea grávida torna-se obrigatoriamente parasita.

MUTUALISMO E SIMBIOSE

Essas formas de associação podem ser consideradas como casos particulares do parasitismo. No mutualismo, se por um lado o hospedeiro fornece, ao parasito, alimentos e outras vantagens, por outro utiliza em seu metabolismo alguns dos produtos elaborados pelo organismo associado e se beneficia também. Por isso, a convivência, além de íntima e duradoura, é reciprocamente vantajosa.

As larvas de *Spirometra mansonoides* (uma tênia de gatos, que completa seu ciclo através de pequenos crustáceos do gênero *Cyclops* e de peixes, batráquios ou serpentes aquáticas), quando administradas experimentalmente a camundongos (que não são seus hospedeiros naturais), promovem um desenvolvimento corpóreo desses roedores que é 3 ou 4 vezes maior que o dos camundongos não parasitados, graças à secreção de um fator semelhante ao hormônio de crescimento hipofisário.

A simbiose (que, etimologicamente, significa vida em comum) seria a forma extrema de associação interespecífica, na qual a dependência metabólica recíproca entre os indivíduos de duas espécies diferentes chegou a tal ponto que nenhuma delas pode viver isolada da outra. Por exemplo, os cupins (ou térmites), que se alimentam de madeira, não podem viver sem as triconinfas (protozoários flagelados que habitam o tubo digestivo dos insetos), pois são elas que produzem as enzimas para digerir a celulose. Se elevarmos a temperatura ambiente a um nível letal para os flagelados, os cupins morrem, pois são incapazes de elaborar essas enzimas. Para as triconinfas, o aparelho digestivo dos cupins é o único hábitat natural possível.

No mundo vegetal, os liquens são constituídos pela simbiose entre um fungo filamentoso e uma alga microscópica verde ou azul, o que lhes permite viver em meios muito diversos e mesmo muito pobres, como a superfície das rochas.

CICLO BIOLÓGICO DOS PARASITOS

Cada espécie de parasito tem seus próprios hospedeiros. Alguns só podem infectar uma ou poucas espécies muito próximas: são os parasitos estenoxenos (Fig. 1.4). Outros podem viver em uma grande variedade deles, que infectam indistintamente: são os parasitos eurixenos (Fig. 1.5).

Muitos deles se localizam no aparelho digestivo ou na pele de seu hospedeiro, mas alguns só podem viver em lugares muito especiais, como o fígado, o pulmão, o sistema nervoso etc. Portanto, para propagar-se, cada parasito deve contar com dispositivos que lhe permitam deixar o organismo de um hospedeiro para ir alcançar outro, igualmente adequado, e chegar ao seu hábitat normal.

A passagem de um hospedeiro a outro é fenômeno complexo, pois envolve eventualmente certos mecanismos necessários para:
- que os parasitos possam deixar, no momento adequado, o organismo de seu hospedeiro atual;
- transporte ou deslocamento até o novo hospedeiro;
- identificação deste, mediante sistemas de reconhecimento (de natureza bioquímica, em geral) situados no tegumento, nas mucosas ou nas membranas celulares (receptores de membrana) do hospedeiro; como também deve contar com os recursos correspondentes destinados à penetração através dessas estruturas ou a um processo de endocitose;

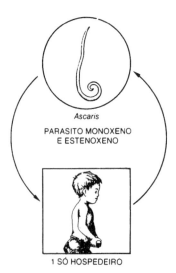

Fig. 1.4 Ciclo biológico em que os parasitos exigem um só hospedeiro (monoxenos) e são estenoxenos, pois só admitem uma espécie de hospedeiro, ou espécies muito próximas; exemplo: *Ascaris lumbricoides*.

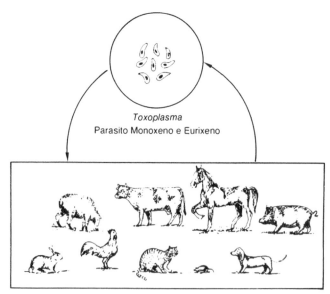

Fig. 1.5 Ciclo de parasito eurixeno, pois é bastante tolerante quanto às espécies de hospedeiros que vai parasitar e que, às vezes, pertencem a famílias, ordens ou classes diferentes. Um só hospedeiro é suficiente para que se complete seu ciclo vital, como no exemplo acima figurado do *Toxoplasma gondii*, que é monoxeno.

- migrações por vezes muito complicadas das formas infectantes ou dos parasitos adultos, já no interior do novo hospedeiro, até que finalmente alcancem e reconheçam sua localização definitiva e aí completem seu desenvolvimento.

Esse programa de reações fisiológicas a determinados estímulos e sinais, seguidas de ações precisas e cronologicamente ordenadas, traduz-se por uma sequência regular de acontecimentos que constituem o ciclo vital ou ciclo biológico do parasito.

Seu conhecimento é necessário não só para a compreensão da biologia e da patogenia de cada parasitose, como para o estudo e seleção de métodos de diagnóstico, prevenção e controle das doenças parasitárias.

Ciclos Monoxenos e Heteroxenos

Há parasitos que necessitam de um só hospedeiro para completar seu ciclo vital. Ao passar de um hospedeiro a outro (da mesma espécie ou de espécies diferentes), repetem sempre exatamente a mesma história de eventos fisiológicos. Esse tipo de ciclo é dito monoxeno.

Temos um exemplo disso no desenvolvimento do *Enterobius vermicularis* (verme intestinal conhecido também por oxiúro) que parasita o intestino humano. Seus ovos saem com as fêmeas para o meio exterior, onde são liberados e embrionam ao fim de algumas horas. Quando esses ovos são ingeridos por outras pessoas (através da poeira das casas, das mãos sujas ou de alimentos contaminados), eles descem pelo tubo digestivo até o intestino, eclodem e liberam suas larvas. Estas crescem e se transformam em vermes adultos, sendo então as fêmeas fecundadas pelos machos. Logo começará a produção de ovos que, saindo para o exterior, vão repetir sempre o mesmo ciclo (ver Cap. 29). O mesmo ocorre com *Ascaris lumbricoides* (Fig. 1.4).

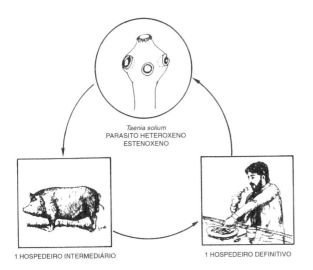

Fig. 1.6 Ciclo de parasito heteroxeno, isto é, que exige pelo menos dois hospedeiros para completar seu ciclo biológico. No exemplo, relativo à *Taenia solium*, há um só hospedeiro intermediário e outro definitivo, pois trata-se de uma espécie estenoxena.

O ciclo heteroxeno é mais complicado, pois o parasito só completa seu desenvolvimento passando sucessivamente e sempre na mesma ordem por dois ou mais hospedeiros. Os primeiros hospedeiros, onde crescem e se diferenciam as fases larvárias do parasito, são considerados hospedeiros intermediários; o último, onde se desenvolvem e vivem as formas adultas do parasito, é chamado de hospedeiro definitivo. Muitas vezes nos referimos aos hospedeiros intermediários (mormente quando são artrópodes ou moluscos) como sendo os vetores da infecção.

Outro verme intestinal do homem, a *Taenia solium*, proporciona bom exemplo de ciclo heteroxeno, pois exige dois hospedeiros: o homem e o porco (Fig. 1.6). Os ovos da tênia (ou suas proglotes cheias de ovos) são expulsos com as fezes de pessoas infectadas.

A contaminação fecal do solo faz com que os ovos de tênia sejam ingeridos pelos porcos, que têm hábitos coprófagos. No aparelho digestivo desses animais dá-se a eclosão dos ovos e a penetração das larvas (oncosferas) através da mucosa intestinal.

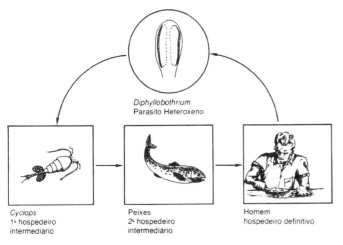

Fig. 1.7 A tênia do peixe (*Diphyllobothrium latum*) é exemplo de parasito heteroxeno que exige dois hospedeiros intermediários, um microcrustáceo (*Cyclops*) e um peixe de água doce, antes que possa instalar-se no hospedeiro definitivo, o homem.

Ganhando a circulação sanguínea, as oncosferas acabam por alojar-se em diferentes pontos da massa muscular do porco, onde se transformam em outro tipo de larva, o cisticerco. Ao alimentarem-se da carne de porco mal cozida, outras pessoas irão infectar-se, se aí houver algum cisticerco; no intestino humano, a larva fixa-se à mucosa e cresce formando uma tênia completa. Suas proglotes logo estarão produzindo ovos que reiniciam o ciclo, sempre da mesma forma (ver Cap. 21).

A tênia do peixe, *Diphyllobothrium latum* (Fig. 1.7), requer três hospedeiros:

a) um pequeno crustáceo (*Cyclops* ou *Diaptomus*) que ingere a primeira larva (L1), saída do ovo, e assegura sua evolução para larva de segundo estádio (L2);

b) um peixe que, comendo o crustáceo, adquire esta larva L2 e permite sua evolução até larva de terceiro estádio (L3):

c) as pessoas, ao comerem a carne infectada de peixe, crua ou mal cozida, vão abrigar no intestino o verme adulto da tênia.

FOCO NATURAL DE UMA PARASITOSE

Os parasitos não se encontram em qualquer parte. Como os outros organismos da biosfera, cada um deles ocupa determinados territórios e nichos ecológicos bem precisos.

No caso do *Ascaris*, os vermes adultos vivem no intestino delgado de uma parte da população humana, principalmente nas zonas rurais de países tropicais. Muitas famílias vivem aí em precárias condições, habitando casas sem instalações sanitárias ou com latrinas de tipo tão primitivo e desagradável que preferem fazer suas necessidades no chão, em lugares discretos protegidos pela vegetação.

A poluição fecal do solo pelos membros da família, em fundos de quintal, por exemplo, chega a ser importante e, havendo pessoas com ascaríase, grande quantidade de ovos pode acumular-se no peridomicílio. Esses ovos, levantados com a poeira ou impregnando as mãos sujas de terra, podem contaminar alimentos ou serem levados diretamente à boca, infectando ou reinfectando as pessoas da casa. Assim, cada domicílio onde existam casos comporta-se como uma área limitada onde circula o parasito, passando de um indivíduo ao outro através do solo poluído onde os ovos amadurecem e se tornam infectantes. Chamamos a essa área, constituída pelo domicílio, o peridomicílio e seus moradores, onde circula o parasito, de foco elementar da ascaríase.

A reunião dos focos elementares (que abrange, no exemplo acima, o conjunto das moradias rurais de uma região) constitui o foco natural da parasitose. No caso, o foco natural da ascaríase.

Na tripanossomíase por *Trypanosoma cruzi* (uma infecção devida a protozoários flagelados do sangue e dos tecidos, que causam a doença de Chagas), o parasito encontra-se em ninhos de gambás onde a transmissão de um animal a outro é feita por insetos triatomíneos (conhecidos popularmente como "barbeiros"). Nos buracos de tatus também circula o parasito de um tatu a outro, graças a outras espécies de triatomíneos que aí vivem; fatos semelhantes ocorrem com diferentes animais silvestres, assim como com os animais domésticos, nos domicílios e peridomicílios das regiões endêmicas, constituindo outros tantos focos zoonóticos elementares da tripanossomíase.

A palavra zoonose refere-se à circulação habitual de uma infecção entre animais. Os focos naturais da doença de Chagas são constituídos pelo conjunto dos focos zoonóticos elementares da região (ver Cap. 4).

Emprega-se a palavra epizootia para descrever um surto extraordinário de determinada infecção entre os animais (equivalente a uma epidemia entre os humanos). Por exemplo, uma epizootia de peste entre os ratos precede, geralmente, e determina, em seguida, uma epidemia de peste na população humana.

Entre as condições essenciais para que existam os focos naturais de uma parasitose estão:

- a presença simultânea, no espaço e no tempo (ainda que por períodos limitados), dos membros da cadeia epidemiológica que asseguram a circulação do parasito (hospedeiros e vetores);
- a densidade populacional dos hospedeiros (e dos vetores, se estes fizerem parte da transmissão) de tal ordem que possa assegurar boa probabilidade da passagem do parasito de um hospedeiro a outro (ou entre vetores e hospedeiros definitivos);
- a existência de condições do meio ambiente compatíveis com as necessidades que os cistos, ovos ou larvas dos parasitos têm, para que possam sobreviver até encontrar um novo hospedeiro. Se houver insetos ou outros vetores do parasitismo, a longevidade desses animais deverá estar assegurada, pelas condições ambientais, por um tempo suficiente para que a transmissão se efetue;
- e, naturalmente, a presença do parasito ou sua introdução, em dado momento, no ecossistema adequado à sua manutenção. Por exemplo: todas as condições para a existência da esquistossomíase devida ao *Schistosoma mansoni* já existiam nas Américas antes da chegada dos europeus; no entanto, só depois que estes organizaram o tráfico de escravos para cá, os parasitos originários da África se implantaram no Novo Mundo.

RELAÇÕES ENTRE O PARASITO E SEU HOSPEDEIRO

Quando um parasito tem a capacidade de desenvolver-se no organismo do homem ou de determinado animal, dizemos que eles são suscetíveis a tal parasito. Essa condição por vezes é apenas teórica, pois na realidade nunca se verifica tal infecção. As razões podem estar na existência de barreiras geográficas, ecológicas, comportamentais ou outras que impeçam o contato ou a penetração do parasito no organismo suscetível.

O camundongo (*Mus musculus*), por exemplo, que é muito usado no laboratório para estudos sobre a esquistossomíase, nunca se encontra infectado na natureza pelo *Schistosoma*, pois não frequenta os lugares onde poderia contaminar-se: as coleções de água doce onde vivem os moluscos vetores. Sabe-se que a *Taenia saginata* é rara entre os hindus, que não comem carne bovina, e a *Taenia solium* não se encontra entre os muçulmanos e os judeus, que se proíbem a carne de porco.

Resistência Natural ao Parasitismo

Em geral, os organismos oferecem resistência à penetração ou à sobrevivência dos parasitos. Essa resistência é absoluta quando determinado parasito não dispõe de mecanismos que lhe permitam invadir o organismo de determinada espécie, ou quando não encontram nesta as condições exigidas por seu metabolismo e desenvolvimento.

Então, todos os membros da espécie são igualmente resistentes a tal parasito.

Outras vezes a resistência é relativa e varia quanto ao seu grau de eficiência, havendo então indivíduos mais e outros menos resistentes. Em geral, estamos diante de mecanismos biológicos, inerentes ao organismo do hospedeiro, que foram preservados ou favorecidos pela seleção natural por assegurarem maiores probabilidades de sobrevivência e multiplicação das espécies parasitadas.

Fala-se de resistência natural quando as barreiras que se opõem ao parasitismo existem independentemente de qualquer contato anterior com o parasito e são comuns a todos os indivíduos da mesma espécie. Essa resistência é quase sempre uma característica genética.

Entre os vários mecanismos que protegem o hospedeiro contra este ou aquele parasito, deve-se contar a natureza do tegumento cutâneo e a das mucosas, com suas secreções e movimentos ciliares (drenando a árvore respiratória, por exemplo), várias substâncias do sangue e dos tecidos com poder antimicrobiano, mas principalmente as células com capacidade fagocitária.

Fagocitose. Esta função é encontrada em grande variedade de células e em toda a escala biológica, desde as amebas até os animais superiores. Ela compreende mecanismos de aderência, de ingestão e digestão de corpos estranhos encontrados no meio interno dos organismos por células como os polimorfonucleares e monócitos do sangue, pelos macrófagos e demais elementos do sistema fagocítico mononuclear (SFM), e constitui um dos mais importantes dispositivos protetores antiparasitários (Fig. 1.8).

O SFM encontra-se distribuído por todo o organismo. Seus elementos fazem parte do tecido conjuntivo, mas predominam ao

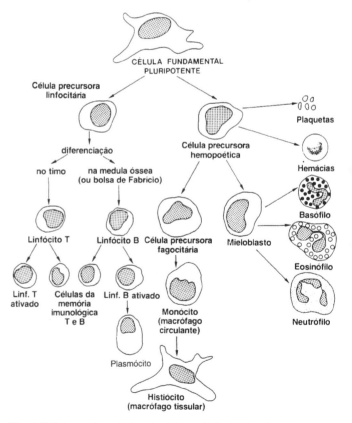

Fig. 1.8 Origem das células do sistema linfocitário, do sistema macrofágico e dos elementos figurados do sangue, a partir de células indiferenciadas e totipotentes do saco vitelino, do fígado fetal ou da medula óssea.

longo dos capilares (como células adventícias) e concentram-se em órgãos como o baço, o fígado, os linfonodos e outros tecidos linfoides (amígdalas, folículos linfoides dos intestinos etc.).

Se um microrganismo entra na circulação sanguínea, qualquer que tenha sido o ponto de penetração, será levado a passar por um dos leitos capilares de circulação lenta (fígado, pulmões, baço etc.), onde os macrófagos vão agarrá-lo e, eventualmente, fagocitá-lo.

Inflamação Aguda. Por outro lado, o parasito ou seus produtos, ao lesarem os tecidos do hospedeiro, provocam a liberação de substâncias biologicamente muito ativas (mediadores químicos do tipo histamina, cininas etc.) que desencadeiam uma reação inflamatória focal.

A reação inflamatória é outro mecanismo importante que tende a destruir os parasitos ou, quando menos, a isolá-los e limitar-lhes o desenvolvimento.

Na fase aguda da inflamação, a região torna-se congesta, quente e dolorosa, extravasando-se o plasma sanguíneo, que cria um edema local, ao mesmo tempo que para aí são atraídos e se concentram diversos tipos de células inflamatórias, como linfócitos, eosinófilos e outros elementos, vindos do sangue, ou histiócitos (macrófagos), mastócitos etc., do próprio tecido lesado. Aumentam, então, os mediadores químicos e outras substâncias capazes de produzir a lise celular, a agregação de plaquetas e a coagulação sanguínea. Também passa a ser ativado o sistema complemento (de proteínas do plasma), que desencadeia uma cascata de reações pelas quais são liberadas enzimas (componentes C3b, C5b e C9 do complemento) que, aderindo aos parasitos, facilitam sua fagocitose pelos macrófagos ou causam a ruptura da membrana plasmática e, portanto, sua morte.

Resistência Adquirida ou Imunidade

Os especialistas definem essa resistência ou imunidade como a resposta fisiológica desenvolvida pelo hospedeiro, em função de um contato atual ou anterior com os antígenos parasitários, sendo de tal ordem que tende a impedir ou limitar a implantação dos parasitos, ou sua sobrevivência, ou então sua multiplicação no organismo do hospedeiro.

A resistência adquirida, por outro lado, é uma propriedade individual, não herdada (ainda que os mecanismos para sua produção sejam hereditários), propriedade esta surgida em função de uma experiência pessoal do hospedeiro em contato com o parasito ou seus produtos. Os mecanismos da resistência adquirida estão ligados fundamentalmente à atividade dos linfócitos e plasmócitos.

Há duas classes de linfócitos: B e T (Fig. 1.10).

Os linfócitos B (que se diferenciam no baço) constituem numerosas populações (ou clones) de pequenas células sanguíneas dotadas de receptores de membrana diferentes para cada clone. Estes receptores são proteínas, incrustadas na superfície da membrana celular do linfócito, mas com tal conformação que podem aderir às moléculas dos parasitos que possuam uma forma complementar à sua.

Se na superfície de um parasito houver um arranjo molecular que possa ser reconhecido por determinado clone de linfócitos B e ligar-se aos receptores deste, nós o chamaremos de antígeno. O linfócito B, quando se combina com o respectivo antígeno, fica sensibilizado ou ativado (Fig. 1.9), passando a reproduzir-se abundantemente e a transformar-se em plasmócito. O plasmócito é uma célula de maior tamanho (graças ao crescimento de seu retículo endoplasmático granuloso) e que, por isso, adquiriu a

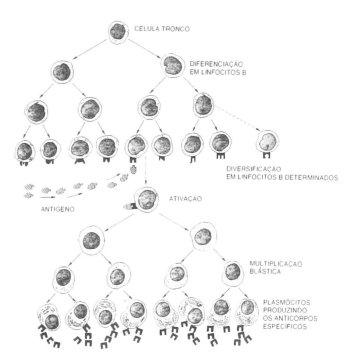

Fig. 1.9 Representação esquemática da expansão clonal dos linfócitos B e sua ativação por antígenos que os transforma em plasmócitos. Multiplicação intensa (reação blástica) dos linfócitos ativados.

capacidade de produzir grande quantidade de moléculas proteicas de um tipo especial, denominado anticorpo.

Os anticorpos são moléculas com a forma de um Y, que apresentam, na extremidade de seus dois braços, estruturas com a mesma configuração morfológica que os receptores de membrana do linfócito que os produziu: são os sítios ativos do anticorpo. Portanto, esses anticorpos podem ligar-se ao tipo de antígeno que desencadeou o processo de sua formação.

A combinação de antígenos e anticorpos forma complexos antígeno-anticorpo que podem ser solúveis (complexos circulantes) ou insolúveis (precipitados) e que, por sua vez, podem provocar diversos tipos de respostas fisiológicas da parte do hospedeiro, tais como:
- estimulação da fagocitose (fenômeno conhecido como opsonização), através da ativação de macrófagos;
- estimulação da reação inflamatória, através de diferentes mecanismos que envolvem ativação de linfócitos T, macrófagos, eosinófilos, mastócitos etc. e liberação de substâncias biologicamente ativas, das quais algumas são tóxicas para os parasitos;
- ativação do sistema complemento (ver anteriormente);
- destruição (lise) dos parasitos portadores do antígeno específico; e, até mesmo, de células do hospedeiro que contenham tais parasitos.

Os linfócitos T (que se diferenciaram inicialmente no timo) também possuem receptores de membrana. Há várias classes de células T, dentre as quais se destacam:
- as células T auxiliares, que, quando ativadas pelos antígenos específicos, multiplicam-se e passam a excretar pequenas quantidades de substâncias fisiologicamente muito potentes, mas de ação local e transitória: são as linfocinas, cuja participação no processo inflamatório e no ataque aos parasitos é muito importante (Fig. 1.10). Entre as linfocinas encontram-se fatores citotóxicos, ativadores

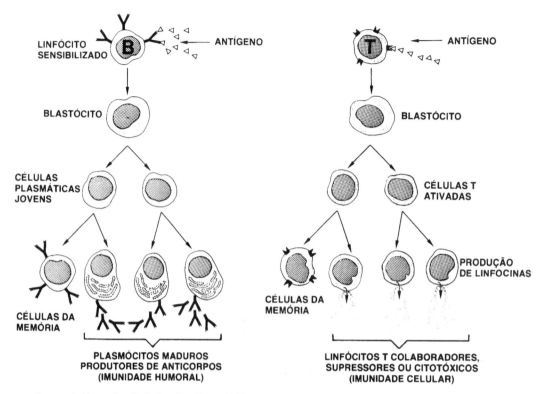

Fig. 1.10 Respostas desenvolvidas pelos linfócitos B e T sensibilizados, quando estimulados pelos antígenos específicos. As células B ativadas multiplicam-se, transformam-se em plasmócitos e produzem anticorpos específicos, ou formam células B da "memória imunológica". As células T multiplicam-se e segregam linfocinas, ou formam células T da "memória imunológica".

de macrófagos e quimiotáticos, que atraem outras células inflamatórias para o local;
- as células T supressoras, que exercem ação controladora sobre outros elementos do sistema imunológico;
- as células T citotóxicas, com capacidade de destruir diretamente as células-alvo do processo imunológico, desde que ativadas.

A imunidade desenvolvida pelos linfócitos T é conhecida como imunidade celular, devido à participação direta dessas células no ataque aos parasitos; a promovida pelos linfócitos B é mediada pelos anticorpos produzidos, que passam a circular no plasma, donde o nome de imunidade humoral.

Inflamação Crônica Granulomatosa. Desencadeado o processo imunológico pela sensibilização das células imunocompetentes, a reação inflamatória toma um curso algo diferente do que descrevemos na inflamação aguda. Ela se torna de evolução mais lenta e de efeitos duradouros, com pouco edema e a presença de grande número de células, principalmente macrófagos, eosinófilos, plasmócitos e fibroblastos.

Essas células organizam-se geralmente em camadas concêntricas, em torno do parasito ou de materiais dele derivados, formando o que se chama de granuloma. Os macrófagos do tecido (histiócitos) acumulam-se na parte central, em contato direto com os elementos parasitários, seja simulando uma estrutura epitelial, seja fundindo-se para constituírem células multinucleadas gigantes: os gigantócitos. Os fibroblastos fusiformes e alongados dispõem-se em camadas (como as folhas de um bulbo de cebola) e começam a produzir fibras colágenas e elásticas, até que o granuloma se transforme numa estrutura fibrosa, em torno do parasito morto e em via de reabsorção (ver no Cap. 17 as Figs. 17.5 a 17.7).

Imunodepressão. A importância da imunidade na proteção do hospedeiro contra os parasitos pode ser apreciada devidamente quando, por um motivo qualquer, o sistema imunológico do indivíduo é deprimido ou alterado, deixando de exercer suas funções.

Essas circunstâncias apresentam-se quando um paciente deve tomar medicamentos imunodepressores, por ocasião de enxerto de órgãos, ou corticoides para o tratamento de doenças alérgicas, mas principalmente quando ocorre a infecção pelo vírus HIV (causador da síndrome de imunodeficiência adquirida, ou AIDS). Este vírus afeta diretamente o sistema imunológico e reduz ou abole a imunidade contra certos tipos de parasitos, como ocorre na toxoplasmose dos adultos (Cap. 25) etc. Infecções normalmente assintomáticas, como a criptosporidíase e a pneumocistose (ver Caps. 10 e 15), passaram a incidir com muita frequência nos imunodeprimidos, contando-se hoje entre as principais causas de óbito dos pacientes com AIDS.

Métodos Imunológicos de Diagnóstico do Parasitismo

No laboratório, dispõe-se hoje de uma série de métodos (ditos métodos ou reações imunológicas) destinados a diagnosticar a presença do parasitismo, em um paciente, graças à demonstração da existência de anticorpos específicos para o parasito no soro desse paciente.

O princípio em que se baseiam os métodos imunológicos consiste em tomar o soro do paciente e, adicionando-lhe antígenos conhecidos (procedentes de determinado parasito), verificar *in vitro* a formação do complexo antígeno-anticorpo. Caso isto aconteça, torna-se patente que o organismo está infectado (ou esteve infectado), pois havia sido induzido a produzir o respectivo anticorpo.

Segundo o método utilizado para se pôr em evidência a formação do complexo antígeno-anticorpo, falamos em reações de precipitação (se o complexo forma precipitado visível), reações de aglutinação (se consegue aglutinar partículas ligadas ao antígeno, como na hemaglutinação), reações de fixação do complemento etc. Há técnicas que podem tornar visível a formação do complexo, marcando-se o antígeno com fluoresceína ou com radioisótopos; também juntando-lhe uma enzima capaz de revelar-se por meio de uma reação colorida (técnica de ELISA).

A técnica de ELISA (sigla derivada no nome em inglês: *Enzime Linked ImmunoSorbent Assay*) é atualmente das mais empregadas, permitindo tanto detectar a presença de anticorpos específicos como a de antígenos parasitários. Os complexos antígenos-anticorpos formados são revelados pela reação de um anticorpo marcado com uma enzima capaz de produzir reação colorida ao se lhe adicionar um substrato adequado que muda de cor quando o teste é positivo (Figs. 1.11 e 1.12).

Métodos Moleculares de Diagnóstico das Parasitoses

O diagnóstico molecular de doenças parasitárias se baseia na detecção de DNA de agentes parasitários em amostras clínicas de hospedeiros humanos, reservatórios e vetores.

Técnicas de amplificação de DNA (PCR – *polymerase chain reaction*) tornam possível a detecção de agentes usualmente encontrados em quantidades escassas nos mais diferentes materiais (p. ex.: detecção de *T. cruzi* circulante em pacientes chagásicos crônicos; detecção de *Leishmania* sp. em úlceras leishmanióticas;

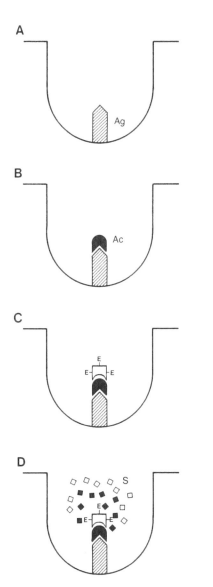

Fig. 1.11 Representação esquemática do mecanismo de evidenciação de um anticorpo, pelo método de ELISA. *A*, O antígeno Ag é adsorvido ao suporte (tubo ou placa de polipropileno); lavar. *B*, Ao juntar-se o soro, qualquer anticorpo específico Ac nele existente fixar-se-á ao antígeno; lavar novamente. *C*, Juntar a antiglobulina ligada à enzima E, que se ligará ao anticorpo; lavar. *D*, Juntar o substrato (S) para tornar a reação visível.

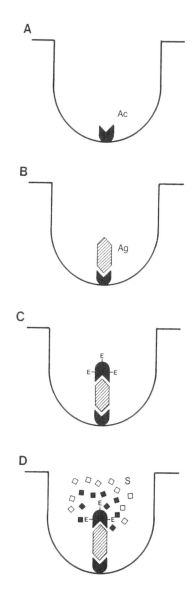

Fig. 1.12 Representação esquemática do mecanismo de evidenciação de um antígeno, pelo método de ELISA. *A*, O anticorpo Ac é adsorvido ao suporte (tubo ou placa de polipropileno); lavar. *B*, Ao juntar-se o soro, qualquer antígeno específico aí existente Ag fixar-se-á ao anticorpo; lavar novamente. *C*, Juntar o anticorpo ligado à enzima E, que se fixará ao antígeno; lavar. *D*, Juntar o substrato para tornar a reação visível.

detecção de *Plasmodium* sp. em pacientes portadores de malária assintomática, por exemplo).

As técnicas de amplificação do DNA, além de sua alta sensibilidade e especificidade, trouxeram consigo melhor abordagem diagnóstica para o paciente, podendo-se utilizar materiais obtidos por métodos menos invasivos e mais confortáveis (como o diagnóstico da leishmaníase visceral a partir da detecção de DNA de *Leishmania chagasi* circulante no sangue periférico, em lugar de fazer a aspiração de medula óssea; ou o diagnóstico da doença de Chagas por técnicas moleculares dispensando o xenodiagnóstico).

A alta sensibilidade do método de PCR é devida ao potencial de amplificação do DNA. Teoricamente, pode-se gerar, a partir de uma única molécula alvo, ao final de uma reação normal de PCR, cerca de um bilhão de fragmentos idênticos ao alvo original. A especificidade é dada pelos iniciadores da reação que correspondem a sequências específicas do agente etiológico pesquisado.

Além da perspectiva de detecção do agente parasitário, as técnicas de diagnóstico molecular possibilitam a tipagem do parasito envolvido. Com esse potencial, pode-se fechar ciclos epidemiológicos entre hospedeiros humanos e reservatórios, por exemplo, uma vez que a técnica pode demonstrar que em ambos os casos circulam o mesmo genótipo parasitário.

Do ponto de vista da saúde pública, a perspectiva de utilização de técnicas de amplificação do DNA extraído de *pools* de vetores tem transformado a trabalhosa atividade de dissecar insetos para a procura de eventuais parasitos, numa rotina mais objetiva e com resultados mais consistentes. Com os métodos moleculares pode-se, por exemplo, determinar a taxa de infecção dos vetores numa determinada região. Apesar de ainda mais caros que outras técnicas diagnósticas, estes métodos tendem, com o progresso tecnológico, a tornarem-se mais baratos. Deve-se considerar o custo-benefício de se utilizarem métodos moleculares devido à alta sensibilidade e especificade dos mesmos.

2

Principais Grupos de Protozoários e Metazoários em que Há Parasitos do Homem ou seus Vetores

NOMENCLATURA CIENTÍFICA
REINO PROTISTA: SUB-REINO PROTOZOA
SUBFILO SARCODINA
SUPERCLASSE RHIZOPODA: CLASSE LOBOSEA
    Ordem Amoebida
      Subordem Tubulina
      Subordem Acanthopodina
    Ordem Schizopyrenida
FILO SARCOMASTIGOPHORA
SUBFILO MASTIGOPHORA
CLASSE ZOOMASTIGOPHOREA
    Ordem Kinetoplastida
      Subordem Trypanosomatina
    Ordem Retortamonadida
    Ordem Diplomonadida
      Subordem Diplomonadida
    Ordem Trichomonadida
FILO APICOMPLEXA
CLASSE SPOROZOEA (= SPOROZOA)
SUBCLASSE GREGARINIA
SUBCLASSE COCCIDIA
    Subordem Adeleina
    Subordem Eimeriina
      Família Eimeriidae
      Família Sarcocystidae
      Família Cryptosporidiidae
    Subordem Haemosporina
      Família Plasmodiidae
      Família Haemoproteidae
      Família Leucocytozoidae
FILO CILIOPHORA
REINO ANIMALIA: SUB-REINO METAZOA
FILO PLATYHELMINTHES
TREMATODA: CLASSE DIGENEA
    Família Schistosomatidae
    Família Fasciolidae
    Família Opisthorchiidae
    Família Paragonimidae
    Família Heterophyidae
    Família Gastrodiscidae
    Outras Famílias
CLASSE CESTODARIA (= CESTODA)
    Ordem Pseudophyllidea

    Família Diphyllobothriidae
    Ordem Cyclophyllidea
      Família Taeniidae
      Família Hymenolepididae
      Família Dilepididae e outras
FILO ACANTHOCEPHALA
FILO NEMATHELMINTHES
CLASSE NEMATODA
    Superfamília Ascaridoidea
    Superfamília Oxyuroidea
    Superfamília Rhabditoidea
    Superfamília Ancylostomatoidea
    Superfamília Metastrongyloidea
    Superfamília Filarioidea
    Superfamília Dracunculoidea
    Superfamília Trichuroidea
FILO ARTHROPODA
CLASSE INSECTA
    Ordem Hemiptera
    Ordem Diptera
      Subordem Nematocera
        Família Psychodidae
        Família Culicidae
        Família Simuliidae
        Família Ceratopogonidae
      Subordem Brachycera
      Subordem Cyclorrhapha
    Ordem Siphonaptera
    Ordem Anoplura
CLASSE ARACHNIDA: SUBCLASSE ACARI
    Ordem Parasitiformes
      Subordem Metastigmata
        Família Argasidae
        Família Ixodidae
      Subordem Mesostigmata
        Família Dermanyssidae
    Ordem Acariformes
      Família Trombiculidae
      Família Sarcoptidae
      Família Acaridae
      Família Pyemotidae
      Família Demodicidae

16 BASES DA PARASITOLOGIA MÉDICA

FILO MOLLUSCA
CLASSE GASTROPODA
SUBCLASSE PROSOBRANCHIA
  Ordem Archaeogastropoda
  Ordem Neogastropoda
  Ordem Mesogastropoda
    Família Hidrobiidae
    Família Synceridae
    Família Thiaridae
    Família Viviparidae
    Família Pilidae

SUBCLASSE PULMONATA
  Ordem Basommatophora
    Família Planorbidae
    Família Physidae
    Família Lymnaeidae
    Família Ancylidae
  Ordem Stylommatophora
  Ordem Systellommatophora

NOMENCLATURA CIENTÍFICA

A enorme variedade de seres vivos existentes que se contam por dezenas de milhões de espécies e a disparidade de nomes com que são geralmente conhecidos, segundo o país, a região ou a língua, bem como o fato de um mesmo nome popular ser frequentemente atribuído a todo um grupo de espécies (semelhantes ou não), exigiu que se estabelecesse uma **nomenclatura científica**, sujeita a regras precisas e capazes de assegurar distinção clara entre uma espécie e outra.

Por **espécie** entende-se uma coleção de indivíduos atuais ou que viveram no passado (fósseis) que se assemelham tanto entre si como os seus ascendentes e descendentes. Tal semelhança decorre de possuírem esses indivíduos o mesmo patrimônio genético.

Os membros de uma mesma espécie têm a capacidade de se interfecundarem (quando os fenômenos de sexualidade estão presentes nessa espécie) e produzirem descendência fértil.

As espécies próximas são reunidas em um mesmo **gênero**, como, por exemplo, os vários agentes da malária humana no gênero *Plasmodium*: *Plasmodium falciparum*, *Plasmodium vivax*, *Plasmodium malariae* e *Plasmodium ovalae*.

Quando escrevemos *Plasmodium* spp., referimo-nos a espécies desse gênero.

Desde o tempo de Linneu, cientista sueco que viveu entre 1707 e 1778, adotou-se a norma de designar cada espécie de ser vivo com dois nomes (nomenclatura binominal): o primeiro indicando o **gênero** e o segundo a **espécie**.

Para isso empregam-se palavras latinas, latinizadas ou tratadas como tal. O nome do gênero é sempre escrito com inicial maiúscula e o da espécie com inicial minúscula, devendo ambos ser grifados ou escritos em itálico, para distingui-los dos nomes comuns existentes. Assim, a lombriga do homem é denominada *Ascaris lumbricoides* e a do porco, que constitui espécie distinta, *Ascaris suum*.

Quando, em um texto, o mesmo nome é mencionado várias vezes, pode-se abreviar o nome do gênero, nas repetições, escrevendo a inicial maiúscula seguida de ponto; exemplo: *A. lumbricoides*.

Para que nenhuma espécie fosse designada por mais de um nome (ao sabor das opiniões dos diferentes autores), estabeleceram-se regras de nomenclatura para que cada espécie tivesse um só e mesmo nome, sendo os demais relegados para a sinonímia. Assim, considera-se como válido para designar uma espécie o nome que foi primeiro atribuído a ela — **lei da prioridade** —,

desde que o autor da espécie tenha obedecido às regras da nomenclatura binominal e dado, ao mesmo tempo que o nome, uma descrição da mesma capaz de caracterizá-la sem ambiguidade.

Nas publicações de trabalhos relacionados com a sistemática, a primeira menção do nome deve vir seguida do nome do autor da espécie e do ano da publicação inicial. Exemplos: *Ascaris lumbricoides* Linnaeus, 1758; *Trypanosoma cruzi* Chagas, 1909.

Se uma espécie determinada compreender duas ou mais subespécies (e sempre que necessário), acrescenta-se o nome da subespécie depois do nome da espécie: *Trypanosoma brucei gambiense* e *Trypanosoma brucei rhodesiense*.

O **Comitê Internacional de Nomenclatura Zoológica**, que se reúne periodicamente, decide sobre os casos de dúvida, ou os casos questionáveis, quanto à aplicação das leis nomenclaturais.

Mas não basta dar um nome preciso a cada uma das espécies conhecidas, que, no tempo de Linneu, eram 4.236 só para o reino animal e, hoje, mais de um milhão. É necessário organizar a soma de conhecimentos a elas pertinentes, agrupando e classificando as espécies afins.

As espécies próximas são reunidas em um mesmo **gênero**, como p. ex. os vários agentes da malária humana no gênero *Plasmodium*: *Plasmodium falciparum*, *Plasmodium vivax*, *Plasmodium malariae* e *Plasmodium ovale*. Quando escrevemos *Plasmodium* spp. referimo-nos a espécies do gênero *Plasmodium* sem mencioná-las individualmente.

Os gêneros afins são colocados em uma mesma **família** e as famílias que mostram certo parentesco, em uma **ordem**. As ordens, por sua vez, agrupam-se em **classes** e as classes afins em **filos**. O conjunto dos filos constitui um **reino**: o reino **Animalia**, por exemplo.

A disposição dessas várias categorias de classificação lembra uma árvore em que o reino representaria o tronco, os filos seus ramos mais grossos, seguidos de ramificações cada vez mais delgadas, correspondendo às classes, ordens, famílias e gêneros. As espécies seriam os equivalentes das folhas da grande árvore.

Como, na prática, essas divisões e subdivisões não se têm mostrado suficientes para organizar e classificar os grupos de animais segundo suas características e afinidades (e, no fundo, segundo suas relações filogenéticas, isto é, suas origens a partir de troncos comuns), foram criados subgrupos ou supergrupos, tais como **sub-reinos**, **subfilos**, **subclasses**, **subordens**, **superfamílias**, **subfamílias** etc. e até mesmo **subgêneros** e **subespécies**.

Para que se possa reconhecer a que nível da classificação corresponde o nome dado a um agrupamento, adotou-se fazer

QUADRO 2.1 Categorias utilizadas em sistemática (segundo o Comitê de Sistemática e Evolução da Sociedade de Protozoologia, 1980)

| Categoria | Sufixo | Exemplos | |
		Protozoários	Helmintos
Reino	...	Protista	Animalia
Sub-reino	-a	Protozoa	Metazoa
Filo	-a	Sarcomastigophora	Platyhelminthes*
Subfilo	-a	Sarcodina	Platoda
Superclasse	-a	Rhizopoda	Acercomermorpha
Classe	-ea	Lobosea	Digenea
Subclasse	-ia	Gymnamoebia	Prosostomata*
Superordem	-idea	—	Fasciolidea
Ordem	-ida	Amoebida	Schistosomatida
Subordem	-ina	Tubulina	Schistosomatina
Superfamília	-oidea	—	Schistosomatoidea
Família	-idae	Endamoebidae	Schistosomatidae
Subfamília	-inae	—	Schistosomatinae
Gênero	...	*Entamoeba*	*Schistosoma*
Espécie	...	*E. histolytica*	*S. mansoni*

*A adaptação dos sufixos ou terminações conflita, por vezes, com nomes já consagrados pelo uso. Isso ocorre sobretudo na sistemática de artrópodes, em categorias acima de superfamília. Abaixo de subfamília, usa-se, para as tribos, a terminação -*ini*; exemplo: *Anophelini*.

com que a terminação do nome (desinência) em cada nível seja diferente e obedeça ao critério apresentado no Quadro 2.1.

Os seres vivos podem ser classificados em cinco reinos, a saber: **Monera (= Prokarya)**, **Protista**, **Plantae**, **Fungi** e **Animalia**. Os parasitos que descreveremos neste livro encontram-se classificados nos reinos **Protista** e **Animalia**.

REINO PROTISTA: SUB-REINO PROTOZOA

Neste reino, nosso interesse está limitado ao sub-reino **Protozoa**, que compreende essencialmente organismos unicelulares eucariotas, isto é, providos de um **núcleo** diferenciado e de outras organelas membranosas (tais como mitocôndrias, aparelho de Golgi, lisossomos, vacúolos etc.) que suportam ou confinam atividades celulares específicas. A ausência de uma parede celular rígida, externa, distingue-os de outros eucariotas inferiores (algas e fungos).

Dentre mais de 65.000 espécies identificadas, cerca de 10.000 correspondem a parasitos. Mas poucas interessam à patologia humana.

Mencionaremos apenas os grupos e subgrupos que permitam situar os parasitos aqui estudados, usando a terminologia sugerida e exemplificada no Quadro 2.1.

A nova classificação dos Protista reconhece 6 supergrupos de protozoários (com um total de 31 subdivisões de primeiro e segundo nível), mas apenas em 3 encontram-se parasitos de interesse médico (ver Quadro 2.2):

Amoebozoa [onde estão situados os Endamoebidae (*Entamoeba*, *Endolimax*, *Iodamoeba* etc.) e os Acanthamoebidae (*Achantamoeba*), além de muitos outros];

Chromalveolata [inclui na classe **Sporozoa**, ou Apicomplexa, a ordem Coccidiida (*Isospora*, *Cryptosporidium*, *Sarcocystis*,

Toxoplasma) e na ordem **Haemosporidiida**, a família Plasmodiidae (*Plasmodium*); na classe **Ciliophora**, a família Balantidiidae (*Balantidium*) e outros subgrupos];

Excavata, compreendendo: a) entre os **Fornicata**, os Diplomonadida (*Giardia*, p. ex.) e Retortamonadida (*Chilomastix* e *Retortamonas*); b) **Parabasalia**, com os Trichomonadida (*Dientamoeba*, *Trichomonas* e *Pentatrichomonas*); c) **Heterlobosia** (Vahlkampfiidae, *Vahlkampfia* e *Negleria*); e d) **Euglenozoa**, com o subgrupo Kinetoplastea, onde se encontram os Trypanosomatida (*Trypanosoma* e *Leishmania*).

SUBFILO SARCODINA

Protozoários que se movem por meio de **pseudópodes** ou mediante fluxo de citoplasma mas sem formação de pseudópodes evidentes.

Em alguns casos há também flagelos, presentes apenas em determinadas fases do ciclo evolutivo. O corpo celular pode estar envolvido unicamente pela membrana plasmática ou contar com outras estruturas (testa ou teca) ou com formações esqueléticas internas (cápsulas, axópodes etc.) de vários tipos e distinta composição química. Reprodução por divisão binária; quando há reprodução sexuada, produzem-se gametas flagelados ou ameboides. A maioria das espécies é de vida livre. Algumas, porém, são parasitos ocasionais e outras são parasitos obrigatórios, importantes em patologia humana.

Das duas superclasses em que se divide o subfilo — **Rhizopoda** e **Actinopoda** —, apenas a primeira nos interessa, sendo a outra formada essencialmente por microrganismos planctônicos (como os radiolários e os heliozoários), marinhos ou de águas doces.

SUPERCLASSE RHIZOPODA: CLASSE LOBOSEA

Todos os membros desta superclasse apresentam locomoção por meio de pseudópodes de tipo lobópode, filópode ou reticulópode, ou por fluxo protoplásmico sem pseudópodes evidentes.

Mas uma só, das oito classes, será considerada aqui: **Lobosea**, compreendendo protozoários com pseudópodes de tipo lobópode ou com expansões mais ou menos filiformes que nascem de amplo lobo hialino. São geralmente uninucleados. Não possuem sorocarpos, esporângios ou outras organelas de frutificação.

A classe compreende duas subclasses: **Testacealobosia**, cujos membros têm o corpo envolvido por uma testa ou por alguma outra membrana situada por fora da membrana plasmática; e **Gymnamoebia**, sem essas estruturas (amebas nuas). Nesta última subclasse há três ordens de importância muito diferente para nós: **Amoebida**, **Schizopyrenida** e **Pelobiontida**. A primeira é que merece destaque.

Ordem Amoebida

Protozoários que apresentam tipicamente um só núcleo e ausência de qualquer fase flagelada. Estão divididos em cinco subordens, das quais duas contêm parasitos do homem.

SUBORDEM TUBULINA
Reúne amebas cujo corpo, na fase trofozoítica, forma cilindros ramificados ou não, com fluxo de citoplasma unidirecional. Compreende tanto espécies de vida livre como alguns parasitos

QUADRO 2.2 Posição sistemática dos principais protozoários parasitos do homem e sua ação patogênica

Classe	Ordem	Família	Gênero	Espécie	Doença que causa
Zoomastigophorea	Kinetoplastida	Trypanosomatidae	*Trypanosoma*	*T. cruzi*	Tripanossomíase americana (D. de Chagas)
				T. rangeli	—
				T. brucei gambiense	Tripanossomíase africana (D. do sono)[1]
				T. brucei rhodesiense	Tripanossomíase africana (D. do sono)[2]
			Leishmania	*L. braziliensis*	Leishmaníase cutânea/mucocutânea[3]
				L. panamensis	Leishmaníase cutânea americana[4]
				L. guyanensis	Leishmaníase cutânea americana[5]
				L. peruviana	Leishmaníase cutânea americana[6]
				L. mexicana	Leishmaníase cutânea americana[7]
				L. amazonensis	Leishmaníase cutânea americana[8]
				L. pifanoi	Leishmaníase cutânea-difusa americana
				L. tropica	Leishmaníase cutânea (forma seca)[9]
				L. major	Leishmaníase cutânea (forma úmida)[10]
				L. aethiopica	Leishmaníase cutânea/cutânea-difusa
				L. donovani	Leishmaníase visceral[11]
				L. infantum	Leishmaníase visceral[12]
				L. chagasi	Leishmaníase visceral[13]
	Retortamonadida	{ Retortamonadidae	{ *Chilomastix*	{ *C. mesnili*	—
	Diplomonadida	{ Hexamitidae	{ *Giardia*	{ *G. intestinalis*	Giardíase
	Trichomonadida	Trichomonadidae	*Trichomonas*	*T. vaginalis*	Tricomoníase
				T. tenax	—
			Pentatrichomonas	{ *P. homonis*	—
		Dientamoebidae	{ *Dientamoeba*	{ *D. fragilis*	—
Lobosea	Amoebida	Endamoebidae	*Entamoeba*	*E. histolytica*	Amebíase
				E. dispar	—
				E. hartmanni	—
				E. gingivalis	—
				E. polecki	—
				E. coli	—
			Endolimax	{ *E. nana*	—
			Iodamoeba	{ *I. butschlii*	—
		Acanthamoebidae	{ *Acanthamoeba*	{ *A. polyphaga* etc.	Acantamebíase (ulceração da córnea; encefalite amebiana granulomatosa)
	Schizopyrenida	{ Vahlkampfiidae	{ *Naegleria*	{ *N. fowleri*	Negleríase (meningoencefalite amebiana primária)
Sporozoea (= Sporozoa)	Eucoccidiida	Eimeriidae	{ *Isospora*	{ *I. belli*	Isosporíase ou coccidiose
		Cryptosporidiidae	{ *Cryptosporidium*	{ *Cryptosporidium* sp.	Criptosporidiose
		Sarcocystidae	*Sarcocystis*	{ *S. hominis*	Sarcocistose
			Toxoplasma	{ *T. gondii*	Toxoplasmose
	Hemosporidiida	{ Plasmodiidae	{ *Plasmodium*	*P. falciparum*	Malária (febre terçã maligna)
				P. vivax	Malária (febre terçã benigna)
				P. ovale	Malária (febre terçã benigna)
				P. malariae	Malária (febre quartã)
Ciliophora*	{ Trichostomatida	{ Balantidiidae	{ *Balantidium*	{ *B. coli*	Balantidíase

Sinonímia: ([1]) doença do sono da África Ocidental; ([2]) doença do sono da África Oriental; ([3]) leishmaníase tegumentar americana, espúndia; ([4]) úlcera de Bejuco; ([5]) piã das florestas; ([6]) uta; ([7]) úlcera dos *chicleros*; ([8]) leishmaníase cutânea difusa; ([9]) leishmaníase cutânea antroponótica ou urbana, botão do Oriente e mais outros sessenta nomes regionais; ([10]) leishmaníase cutânea zoonótica ou rural e nomes locais; ([11]) calazar, calazar indiano, kala-azar; ([12]) calazar infantil do Mediterrâneo; ([13]) calazar americano.
*Ciliophora é o filo; o nome da classe é **Kinetofragminophorea**.

e, entre estes, *Entamoeba histolytica*, agente responsável pela colite amebiana, disenteria, abscessos amebianos do fígado, do pulmão etc. Outros parasitos do homem são: *Entamoeba dispar*, *E. hartmanni*, *E. coli* e *E. gingivalis*, além de *Endolimax nana* e *Iodamoeba bütschlii*. Ver Cap. 21.

SUBORDEM ACANTHOPODINA

Amebas de cujos pseudópodes lobosos e hialinos projetam-se pseudópodes finos e por vezes filiformes. A forma do trofozoíta é em geral discoide. Habitualmente produzem cistos.

Várias espécies de *Acanthamoeba* e *Hartmannella* já foram isoladas das vias aéreas superiores, das fezes de pessoas normais ou com diarreias, bem como de alguns casos de meningoencefalite e de ulcerações da córnea, ainda que normalmente tais amebas sejam organismos de vida livre.

Ordem Schizopyrenida

Amebas de forma cilíndrica, monopódicas, que se movem com pseudópodes hemisféricos, hialinos, produzidos de modo algo eruptivo. Possuem um só núcleo. Na maioria das espécies há fases flageladas. *Naegleria fowleri* tem sido identificada como causa eventual de meningoencefalites graves, contraídas por pessoas que estiveram a nadar em lagoas onde vivem essas amebas de vida livre. Outro gênero, *Vahlkampfia*, já foi isolado de fezes humanas e de animais. Ver Cap. 21.

FILO SARCOMASTIGOPHORA

Compreende protozoários que se locomovem por meio de flagelos, de cílios ou de pseudópodes e possuem um ou mais núcleos, porém sempre de um só tipo. A reprodução é geralmente assexuada, mas quando sexuada faz-se por singamia. Os subfilos são três: **Mastigophora**, **Opalinata** e **Sarcodina**.

SUBFILO MASTIGOPHORA

Protozoários que apresentam tipicamente um ou mais flagelos (podendo a organela haver desaparecido em algumas espécies). Multiplicam-se assexuadamente por divisão binária (intracinética), sendo desconhecida, em muitos grupos, formas de reprodução sexuada. Duas classes formam este subfilo das quais só tem interesse médico a classe Zoomastigophorea.

CLASSE ZOOMASTIGOPHOREA

Inclui somente seres heterótrofos, desprovidos de cloroplastos e dotados de um ou mais flagelos. Em alguns grupos, encontram-se formas ameboides, com ou sem flagelos. Os fenômenos de sexualidade foram comprovados apenas em poucos grupos. Das oito ordens que a compõem, encontramos parasitos de interesse médico em apenas quatro:

Ordem Kinetoplastida

Com um ou dois flagelos que saem do fundo de uma depressão (denominada bolso flagelar). Possuem uma só mitocôndria longa, percorrendo todo o corpo celular, que se diferencia parcialmente, junto à base dos flagelos, em uma organela típica — o **cinetoplasto** —, contendo DNA de tipo especial. Aparelho de Golgi localizado na região do bolso flagelar. Duas subordens, das quais somente uma é de grande importância em parasitologia:

SUBORDEM TRYPANOSOMATINA

Com um só flagelo, livre ou aderente ao corpo celular por meio de membrana ondulante; cinetoplasto relativamente pequeno e compacto. Todas as espécies pertencem à família **Trypanosomatidae** e são parasitas. Aí se encontram, nos gêneros *Trypanosoma* e *Leishmania*, espécies extremamente importantes tanto em medicina humana como veterinária.

Produzem infecções graves e doenças consumptivas de animais domésticos e, no homem, causam a tripanossomíase americana ou doença de Chagas (*T. cruzi*), a tripanossomíase africana ou doença do sono (*Trypanosoma brucei gambiense* e *T. b. rhodesiense*), as leishmaníases tegumentares (*Leishmania braziliensis*, *L. mexicana*, *L. peruviana*, *L. tropica*) e o calazar (*L. donovani* e *L. infantum*). Ver Cap. 10 e seguintes.

Ordem Retortamonadida

Dois a quatro flagelos, um dos quais voltado para trás e em relação com o citóstoma. Sem mitocôndria ou aparelho de Golgi. Todos parasitos. *Chilomastix mesnili* é encontrado frequentemente no intestino humano e *Retortamonas intestinalis* raramente. Ver Cap. 20.

Ordem Diplomonadida

Um só cariomastigonte (complexo flagelar junto ao núcleo) com um a quatro flagelos, sendo um deles recorrente nas espécies com dois ou mais flagelos. Há formas transitórias com dois cariomastigontes, quando a divisão celular (citodiérese) é retardada. Sempre parasitas. *Enteromonas hominis* é achado raro nos exames de fezes humanas. Ver Cap. 20.

SUBORDEM DIPLOMONADINA

Dois cariomastigontes, cada qual com quatro flagelos (oito ao todo). Simetria rotacional e, no gênero *Giardia*, simetria bilateral. Presença de estruturas constituídas por faixas de microtúbulos (axóstilo) e um disco adesivo. Sem mitocôndrias. Espécies de vida livre ou parasitas. *Giardia duodenalis* (= *G. intestinalis*) habita o intestino delgado do homem. Ver Cap. 20.

Ordem Trichomonadida

Tipicamente com 4 a 6 flagelos, um dos quais recorrente e associado, por vezes, a uma membrana ondulante.

Há um gênero que possui flagelo único e outro sem essa estrutura. Outras organelas presentes nas espécies típicas: pelta, axóstilo, aparelho parabasal (formado pelo aparelho de Golgi associado a estruturas fibrilares), costa (formada por microtúbulos) e hidrogenossomos.

Todos os *Trichomonadida* são parasitos. Interessam à parasitologia humana os gêneros *Trichomonas*, *Pentatrichomonas* e *Dientamoeba*.

Este último foi até há pouco tempo confundido com as amebas por carecer do aparelho flagelar e outras estruturas características da ordem. Ver Cap. 20.

FILO APICOMPLEXA

Protozoários parasitos que dispõem de organelas formando um **complexo apical** (constituído geralmente de anéis polares, roptrias, micronemas, conoide e microtúbulos dispostos sob a membrana celular), que está presente em determinadas fases evolutivas, às quais permite realizar a fixação e invasão de células do organismo hospedeiro. Ausência de cílios. A reprodução sexuada, geralmente presente, faz-se por singamia. Compreende duas classes, porém uma apenas é importante.

CLASSE SPOROZOEA (= SPOROZOA)

Agrupamento bastante homogêneo de protozoários cujas espécies são todas parasitas. Apresentam tipicamente reprodução assexual e sexual, com produção de oocistos que dão origem, por esquizogonia, a formas infectantes denominadas esporozoítas. A locomoção dos organismos maduros faz-se por flexões do corpo, escorregamento ou ondulações de cristas longitudinais. Não há cílios e os flagelos, quando presentes, só ocorrem na estrutura dos microgametas. Raramente produzem pseudópodes, que servem apenas para a alimentação. Ver Cap. 24.

SUBCLASSE GREGARINIA

Os trofozoítas maduros são extracelulares e geralmente muito grandes, vivendo como parasitos no tubo digestivo ou cavidade geral de invertebrados, para o que dispõem de um órgão de fixação, o **epimerito**, derivado do conoide.

As células precursoras dos dois gametas (ou gamontes) permanecem acoladas durante a maturação, fenômeno este denominado **sizígia**. Há produção de macro- e microgametas em igual número. Isogamia na generalidade dos casos. O ciclo vital compreende, habitualmente, gametogonia e esquizogonia. As gregarinas não têm interesse médico.

SUBCLASSE COCCIDIA

Os trofozoítas maduros são parasitos intracelulares, pequenos e sem epimerito. Os gamontes geralmente não se apresentam em sizígia (isto é, não permanecem colados um ao outro durante o processo de maturação das células sexuais); porém, se isso ocorrer, há também anisogamia. Nos grupos mais importantes, ou seja, na ordem **Eucoccidiida**, o ciclo vital apresenta esquizogonia (= merogonia), gametogonia e esporogonia. Deixaremos de lado as ordens Agamococcidiida e Protococcidiida. Os Eucoccidiida dividem-se em três subordens, caracterizadas como segue.

Subordem Adeleina

Com fenômeno de sizígia que mantém unidos macro- e microgamontes (morfologicamente diferentes, isto é, anisogâmicos), durante a fase de maturação, e que leva à formação de pequeno número de microgametas (1 a 4). Protozoários sem interesse médico.

Subordem Eimeriina

Não há sizígia: os gamontes desenvolvem-se separadamente e a fecundação é assegurada pela produção de grande número de microgametas móveis.

O zigoto (célula-ovo) é imóvel. Os esporozoítas formam-se dentro dos esporocistos, no interior do oocisto.

Duas famílias contêm parasitos que infectam o homem:

FAMÍLIA EIMERIIDAE

Esquizogonia e formação de gametas (gametogonia) intracelulares; oocistos com zero a quatro ou mais esporocistos, cada qual contendo um ou mais esporozoítas. A esporogonia processa-se fora do corpo do hospedeiro. Os animais domésticos e o homem são infectados por *vários* desses parasitos que pertencem aos gêneros *Eimeria* e *Isospora*. Exemplo que interessa à patologia humana é *Isospora belli*.

FAMÍLIA SARCOCYSTIDAE

Parasitos obrigatória ou facultativamente heteroxenos, com um ciclo de multiplicação por esquizogonia ou por endodiogenia (= brotamento interno) que forma grupos de elementos intracelulares denominados taquizoítas (do grego *takhys*, rápido).

Outro ciclo de reprodução assexuada, no interior de um pseudocisto, secretado pelo organismo hospedeiro, dá origem a bradizoítas (*bradys*, lento) no hospedeiro intermediário, podendo ocorrer ou não também no hospedeiro definitivo. A reprodução sexuada produz oocistos com dois esporocistos que darão finalmente quatro esporozoítas cada um.

Dos gêneros até aqui estudados (*Toxoplasma, Besnoitia, Cystoisospora, Sarcocystis* e *Frenkelia*) apenas duas espécies atacam o homem: *Toxoplasma gondii* e *Sarcocystis hominis*. Ver Cap. 25.

FAMÍLIA CRYPTOSPORIDIIDAE

Protozoários caracterizados por efetuarem sua reprodução aderidos à superfície das células hospedeiras ou no interior de um vacúolo parasitóforo, porém extracitoplásmico. Têm gamontes independentes (não há sizígia) e grande número de microgametas. O oocisto produz diretamente os esporozoítas (sem esporocistos). Espécies do gênero *Cryptosporidium* vivem no muco e nas vilosidades intestinais de roedores e outros mamíferos. A infecção assintomática do homem, por espécies oportunistas, como *Cryptosporidium parvum*, pode revelar-se extremamente grave por ocasião de uma imunodepressão (em paciente com AIDS, particularmente).

Subordem Haemosporina

Não há sizígia. O microgamonte produz oito microgametas flagelados; o zigoto é móvel (oocineto) e produz numerosos esporozoítas nus, dentro do esporocisto, cada qual com membrana celular tripla e complexo apical geralmente sem conoide.

São parasitos heteroxenos, com esquizogonia no hospedeiro vertebrado e esporogonia no hospedeiro invertebrado. Transmitidos por insetos hematófagos.

FAMÍLIA PLASMODIIDAE

Evolução em dípteros culicídeos. No hospedeiro vertebrado há um ciclo esquizogônico no sangue, com digestão da hemoglobina e acumulação de pigmento (hemozoína) em vários estádios do ciclo vital; gametócitos produzidos no interior de hemácias maduras.

Todos os agentes da malária são do gênero *Plasmodium*. Ver Caps. 26 a 29.

FAMÍLIA HAEMOPROTEIDAE

Não evolui em mosquitos, mas sim em moscas e culicoides. Ciclo esquizogônico em células dos tecidos do vertebrado e gamontes (únicos elementos com pigmento) em hemácias.

FAMÍLIA LEUCOCYTOZOIDAE

Pigmento ausente em todas as fases do ciclo. Não evoluem em mosquitos. Muitos autores não aceitam a separação destas duas últimas famílias, ambas sem interesse para nós.

FILO CILIOPHORA

Protozoários com dois tipos de núcleo (exceto em poucas formas homocariotas): macro- e micronúcleo; cílios simples ou organelas compostas que estão tipicamente presentes em pelo menos alguma fase do ciclo evolutivo; a infraciliatura está presente sob a membrana celular mesmo quando faltem os cílios. A reprodução faz-se por divisão binária transversal, mas pode ter lugar também por brotamento e por divisão múltipla. Existem fenômenos de sexualidade envolvendo conjugação, autogamia e citogamia. No citoplasma, observa-se a existência de um vacúolo pulsátil.

A maioria das espécies é de vida livre, porém muitas são parasitas ou são simbiontes de grande variedade de hospedeiros.

É na classe **Kinetofragminophorea**, com infraciliatura oral apenas ligeiramente diferente da somática, citóstoma geralmente apical ou subapical e aparelho citofaringiano proeminente, que se encontra a ordem **Trichostomatida**, com uma única espécie capaz de infectar o homem e produzir disenteria semelhante à da amebíase: *Balantidium coli*, parasito habitual do porco. Ver Cap. 30.

REINO ANIMALIA: SUB-REINO METAZOA

Não havendo uma classificação geral dos metazoários que corresponda ao consenso dos especialistas, adotaremos para cada filo ou para os agrupamentos menores aquela que melhor possa atender aos propósitos deste livro, seja pela autoridade e critério dos que a propõem, seja pela simplicidade com que aborde os problemas da sistemática dos parasitos e dos vetores envolvidos em sua transmissão.

Dentre os numerosos filos deste sub-reino (cerca de 30), serão considerados apenas os **Platyhelminthes**, **Nemathelminthes**, **Acanthocephala**, **Arthropoda** e **Mollusca**.

FILO PLATYHELMINTHES

Animais metazoários com simetria bilateral e corpo achatado dorsoventralmente; não possuem cavidade celômica, estando todos os órgãos internos mergulhados em um parênquima de células estreladas. São também desprovidos de sistema esquelético, circulatório ou respiratório. O sistema digestório, quando presente, não possui abertura anal. O aparelho excretor é formado por protonefrídias, do tipo solenócito (um tipo de célula onde há uma cavidade com tufo de flagelos continuamente em movimento, continuando-se por um canal excretor, através do qual ela drena seus produtos para os tubos coletores). A maioria dos platielmintos é hermafrodita, contando com órgãos reprodutores bastante complexos.

A sistemática do grupo tem sido alterada muitas vezes, não se tendo chegado ainda a um consenso. Do ponto de vista prático, em medicina, abordaremos neste livro apenas dois grupos de Platyhelminthes que contêm parasitos do homem: **Trematoda** (essencialmente os **Digenea**) e **Cestoidea**, designados como classes, segundo fazem os autores em sua maioria.

TREMATODA: CLASSE DIGENEA

Os trematódeos digenéticos, únicos de que nos ocuparemos, são organismos endoparasitos, com o corpo não-segmentado e revestido por uma citomembrana que recobre o tegumento de natureza sincicial. Não há, pois, um revestimento de tipo epitelial, nem cutícula.

Possuem órgãos de fixação constituídos fundamentalmente por ventosas musculosas, desprovidas de acúleos, uma das quais dispõe-se em torno da abertura oral, estando a outra situada ventralmente. Sistema digestório incompleto, terminando em fundo cego (não há ânus). Aparelho excretor abrindo-se em um só por posterior. Hermafroditas, porém com alguns gêneros tendo os sexos separados (dioicos).

O ciclo vital é complicado, heteroxeno, com vários estádios larvários e, pelo menos, um hospedeiro intermediário. Ver Cap. 31.

A classificação dos Digenea é extremamente difícil, razão pela qual cada especialista tem seu próprio esquema de agrupamento em famílias, superfamílias, ordens etc. Para as finalidades deste livro, parece-nos suficiente que mencionemos as famílias em que se encontrem espécies que parasitam habitualmente o homem.

Família Schistosomatidae

Distingue-se por apresentar os sexos separados e, na subfamília **Schistosomatinae**, acentuado dimorfismo sexual. São helmintos delgados e longos que, na fase adulta, habitam o sistema venoso de mamíferos e aves.

As espécies que parasitam o homem, todas do gênero **Schistosoma**, são: *S. mansoni*, *S. haematobium*, *S. japonicum*, *S. intercalatum*, além de outras que só ocasionalmente infectam as pessoas, na África ou na Ásia. Ver Caps. 32 a 35.

Família Fasciolidae

Vermes grandes e largos, de aspecto foliáceo, com a ventosa ventral situada próximo da oral, sendo ambas bem desenvolvidas. Tanto os cecos intestinais com os testículos e o ovário são estruturas tubulares muito ramificadas. As gônadas estão na parte posterior do corpo, o ovário adiante dos testículos e o poro genital à frente do acetábulo. Bolsa do cirro e cirro bem desenvolvidos.

São parasitos do fígado e das vias biliares. *Fasciola hepatica* tem ampla distribuição geográfica, sendo fundamentalmente uma zoonose dos países criadores de carneiros, do mesmo modo que a *F. gigantica*. *Fasciolopsis buski* é encontrado na Ásia e na Indonésia. Ver Cap. 36.

Família Opisthorchiidae

Trematódeos pequenos ou médios, delgados e de contorno lanceolado. Ceco simples, vesícula excretora em forma de Y, gônadas na região posterior do corpo, estando o ovário mais para a frente, e um testículo atrás do outro.

22 BASES DA PARASITOLOGIA MÉDICA

Habitam a vesícula biliar de répteis, aves e mamíferos. *Clonorchis sinensis* é um dos parasitos mais importantes do homem na Ásia Oriental, enquanto *Opisthorchis tenuicollis* (= *O. felineus*) encontra-se na Europa e na Ásia. Esta última espécie já foi descrita na República do Equador.

Família Paragonimidae

Helmintos de corpo carnoso, pequenos ou grandes, geralmente encurvados em forma de concha. Apresentam superfície espinhosa, ventosas pequenas, gônadas na região média do corpo, com ovário situado anteriormente aos testículos; poro genital geralmente posterior ao acetábulo. Vesícula excretora em Y.

Esses helmintos infestam aves e mamíferos carnívoros, localizando-se no sistema digestório, na cavidade geral ou encapsulados na pele, pulmões e outros órgãos. *Paragonimus westermani* é encontrado frequentemente parasitando o pulmão do homem em muitas regiões da Ásia e ocorre, também, nas ilhas do Pacífico, na África e em alguns países da América do Sul (Peru, Equador, Colômbia e Venezuela).

Família Heterophyidae

Espécies pequenas, ovoides ou piriformes, com a superfície do corpo espinhosa e com ventosa ventral situada, tipicamente, no meio do corpo. Gônadas na região posterior. Não há cirro e o poro genital abre-se para trás do acetábulo, em estrutura semelhante a uma ventosa (denominada gonocótilo). Parasitam mamíferos e aves que se alimentam de peixes, mas infestam ocasionalmente o homem, principalmente *Heterophies heterophies* e *Metagonimus yokogawai*, na Ásia, África e Europa.

Família Gastrodiscidae

Compreende helmintos grandes ou médios, grossos e de contorno piriforme, com uma ventosa oral na extremidade anterior e outra, ventral, muito desenvolvida, junto à extremidade posterior. Vivem na luz do sistema digestório de todas as classes de vertebrados. O homem é parasitado por *Gastrodiscoides hominis*, na Índia e no Sudeste Asiático.

Outras Famílias

Já foram descritas infestações humanas ocasionais com cercárias dos trematódeos de aves e de outros animais silvestres (várias espécies de *Schistosoma*, *Schistosomatium*, *Gigantobilharzia*, *Trichobilharzia* etc.), produzindo dermatites nas pessoas expostas; ou infecções com as formas adultas dos trematódeos de famílias como **Dicrocoelidae** (gêneros *Dicrocoelium* e *Eurytrema*), **Clinostomatidae** (*Clinostomun*), **Strigeidae** (*Prohemistomum*), **Echinostomatidae** (*Echinostoma*), **Plagiorchidae** (*Plagiorchis*) etc.

QUADRO 2.3 Posição sistemática dos principais platelmintos parasitos do homem e sua ação patogênica

Classe	Ordem	Família	Gênero	Espécie	Doença que causa
Trematoda (Subclasse **Digenea**)	Schistosomatida	{ Schistosomatidae	{ *Schistosoma*	*S. mansoni* *S. hematobium* *S. intercalatum* *S. japonicum* *S. mekongi*	Esquistossomíase mansoni Esquistossomíase hematóbia Esquistossomíase intercalata Esquistossomíase japônica Esquistossomíase mecongi
	Echinostomatida	Fasciolidae	*Fasciola*	{ *F. hepatica*	Fasciolíase
			Fasciolopsis	{ *F. buski*	Fasciolopsíase
		Gastrodiscidae	{ *Gastrodiscoides*	{ *G. hominis*	Gastrodiscoidíase
	Plagiorchiida	{ Paragonimidae	{ *Paragonimus*	{ *P. westermani*	Paragonimíase
	Opistorchiida	Opistorchiidae	*Clonorchis*	{ *C. sinensis*	Clonorquíase
			Opistorchis	{ *O. felineus* etc.	Opistorquíase
		Heterophyidae	*Heterophyes*	{ *H. heterophyes*	Heterofíase
			Metagonimus	{ *M. yokogawai*	Metagonimíase
Cestoidea	Cyclophyllida	Teniidae	*Taenia*	{ *T. saginata* *T. solium*	Teníase Teníase, cisticercose
			Echinococcus	{ *E. granulosus*	Equinococose, hidatidose
		Hymenolepididae	{*Hymenolepis*	*H. nana* *H. diminuta*	Himenolepíase Himenolepíase
		Dilepididae	{ *Dipylidium*	{ *D. caninum*	Dipilidíase
	Pseudophyllida	{Diphyllobothriidae	{ *Diphyllobothrium*	{ *D. latum*	Difilobotríase

CLASSE CESTODARIA (= CESTODA)

Platelmintos cuja extremidade anterior (delgada) constitui um órgão de fixação, denominado **escólex**, provido de estruturas adesivas que variam de espécie a espécie: ventosas, bótrias, botrídias, acúleos etc. O corpo ou estróbilo é geralmente alongado, em forma de fita, e dividido em certo número de segmentos, as **proglotes**. Falta completamente o aparelho digestório, mas há uma multiplicidade de órgãos reprodutores que, além do mais, são hermafroditas. Só no gênero *Dioicocestus* os sexos são separados. A larva, denominada **oncosfera**, possui seis acúleos.

Todas as espécies são parasitas, mas das nove ou mais ordens que formam a classe apenas duas têm importância médica: **Pseudophyllidea** e **Cyclophyllidea** (Cap. 37).

Ordem Pseudophyllidea

Escólex tendo como órgãos adesivos, tipicamente, duas bótrias rasas e alongadas (pseudobotrídias). Proglotes curtas e largas, com suas glândulas vitelógenas de tipo folicular, numerosas e amplamente disseminadas por todo o estróbilo. Abertura uterina permanente, na superfície ventral. As proglotes grávidas não se destacam do estróbilo. Ciclo vital com uma larva procercoide e, depois, outra plerocercoide, em hospedeiros diferentes. O tamanho do verme adulto varia de alguns milímetros a uma dezena de metros de comprimento. A maioria das espécies é encontrada em peixes. Ver Cap. 37.

FAMÍLIA DIPHYLLOBOTHRIIDAE

Contém uma única espécie de importância médica: *Diphyllobothrium latum (= Dibothriocephalus latus)*.

Suas principais áreas endêmicas estão nos lagos frios da região do Báltico e do Danúbio, bem como da Europa Ocidental, da América do Norte e dos Andes. Outras espécies já foram assinaladas como parasitas do homem.

Ordem Cyclophyllidea

Animais de tamanho muito variável (de alguns milímetros até 10 ou 20 metros), comumente encontrados parasitando o intestino de aves e mamíferos, menos vezes de répteis ou de anfíbios. O escólex possui quatro ventosas bem desenvolvidas e proeminentes, na generalidade dos casos, assim como um rostelo retrátil, armado ou não de acúleos. A glândula vitelógena é única e compacta. Os poros genitais abrem-se nas margens das proglotes. Não há abertura uterina, desprendendo-se as proglotes grávidas à medida que completem seu amadurecimento. As seguintes famílias contêm parasitos habituais ou ocasionais do homem:

FAMÍLIA TAENIIDAE

Parasitos de mamíferos, especialmente carnívoros, e de algumas aves. Encontram-se aí algumas espécies com larga distribuição geográfica e grande significação médica, pois *Taenia solium* e *T. saginata* têm por único hospedeiro definitivo o homem, que além disso pode ser infestado pelas formas larvárias de *Echinococcus granulosus*, de *Multiceps multiceps* e da própria *Taenia solium*. Nas regiões neártica e paleártica, o mesmo pode suceder com as formas larvárias de *Echinococcus multilocularis*, se bem que raramente. Ver Caps. 38 a 40.

FAMÍLIA HYMENOLEPIDIDAE

Contém um parasito frequente do homem (*Hymenolepis nana*) e outro ocasional (*H. diminuta*), próprio do rato.

FAMÍLIA DILEPIDIDAE E OUTRAS

Parasitos ocasionais da espécie humana são encontrados nas famílias Dilepididae (*Dipylidium caninum*), Davaineidae (*Raillietina demerariensis* e outras), Anoplocephalidae (*Bertiella studeri* e *Inermecapsifer cubensis*) e Mesocestoididae (*Mesocestoides variabilis*).

FILO ACANTHOCEPHALA

Constitui um grupo de helmintos endoparasitos (em todas as fases evolutivas), bastante homogêneo e filogeneticamente compacto.

Suas principais características são: corpo segmentado, cilíndrico ou achatado, com simetria bilateral; na região anterior há uma probóscida revestida de numerosas fileiras de acúleos, móvel e invaginável; ausência dos aparelhos digestório, circulatório e esquelético; o aparelho excretor, quando presente, é formado de protonefrídias de tipo solenócito; a cavidade geral do corpo é um pseudoceloma amplo e ocupado quase inteiramente pelo aparelho reprodutor. Os sexos são separados e o ciclo vital heteroxeno, com um artrópode servindo de hospedeiro intermediário.

As espécies parasitas de animais domésticos infestam ocasionalmente o homem. Exemplos: *Macracanthorhynchus hirudinaceus* e *Moniliformis moniliformis*.

FILO NEMATHELMINTHES

Reúne frouxamente um certo número de classes cujas relações filogenéticas são incertas, mas que apresentam em comum estes caracteres: corpo cilíndrico, não-segmentado e com simetria bilateral; cavidade geral constituída por um pseudoceloma; tubo digestivo completo, com esôfago altamente diferenciado; aparelho excretor geralmente do tipo protonefrídia; sistemas respiratório e circulatório ausentes. Os sexos são separados (mas há exceções e espécies partenogenéticas) com aparelho reprodutor de estrutura simples. Apenas duas classes contêm parasitos, encontrando-se os próprios da espécie humana na classe **Nematoda**. Ver Cap. 42.

CLASSE NEMATODA

Helmintos fusiformes ou filiformes, cujo revestimento exterior é uma cutícula formada por escleroproteínas, podendo apresentar projeções ou expansões especializadas.

A camada subcuticular forma cordões longitudinais e, abaixo dela, só se encontra uma camada de músculos com disposição também longitudinal. Esôfago tipicamente muscular e com luz trirradiada. Anel nervoso anterior e periesofágico. Sistema excretor formado por células, por tubos ou por ambos, sem estruturas ciliadas. Ausência completa de cílios ou flagelos. Sexos separados, na generalidade dos casos. Gônadas de tipo tubular que, nas fêmeas, têm abertura própria e, nos machos, abrem-se em uma cloaca subterminal.

Esta classe, com um número de espécies só inferior à dos insetos, compreende uma grande maioria de seres de vida livre, tanto aquáticos como terrestres, além de numerosas espécies parasitas (talvez mais de cem mil). As ordens ou superfamílias (segundo o ponto de vista dos diversos autores, em relação à sistemática desta classe) em que se encontram organismos importantes para a medicina são:

Superfamília Ascaridoidea

Helmintos grandes, encontrados na luz do intestino de vertebrados. Boca provida de três lábios proeminentes, sem cápsula bucal; esôfago musculoso e cilíndrico. Tubos excretores em forma de H. Fêmea com um par de úteros, ovidutos e ovários (didelfa). Machos com um só testículo e com dois espículos iguais. Os órgãos sensoriais compreendem papilas labiais, anfídios, fasmídios e papilas genitais. Ciclo geralmente monoxeno. Uma única família interessa à parasitologia humana: **Ascarididae**. Ver Cap. 43.

Ascaris lumbricoides é frequentemente encontrado no intestino, sobretudo nas zonas rurais e em áreas pouco saneadas. Parasitos ocasionais encontram-se no gênero *Toxocara* e em outros, provocando quadros clínicos de *larva migrans* visceral ou cutânea.

Superfamília Oxyuroidea

Nematoides fusiformes, de tamanho pequeno ou médio, com a cauda longa e pontuda nas fêmeas. Cutícula lisa ou ligeiramente anelada. Três a seis lábios, cavidade bucal pequena, esôfago com um segmento cilíndrico, seguido de um istmo estreito e de um bulbo posterior musculoso, provido de válvulas. Sistema excretor em forma de H.

As fêmeas têm um ou dois úteros (monodelfas ou didelfas) cujas porções terminais contam com musculatura bem desenvolvida (ovijectores). Machos com um testículo e com dois, um ou nenhum espículo. Círculo de 8 a 10 papilas cefálicas, anfídios reduzidos a simples sacos, fasmídios e papilas genitais presentes. Ciclo monoxeno.

Na família **Oxyuridae** encontra-se *Enterobius vermicularis*, parasito comum do intestino humano. Ver Cap. 44.

Superfamília Rhabditoidea

Formas pequenas, geralmente de vida livre, no solo ou na água. Há espécies parasitas de vegetais e de animais. Possuem sortimento completo de papilas sensoriais cefálicas; anfídios reduzidos a pequenos sacos e fasmídios presentes. Cavidade bucal de aspecto variável. O esôfago musculoso pode apresentar um ou dois bulbos posteriores ou ser desprovido deles, como no gênero *Strongyloides*. Aparelho excretor simétrico. Fêmeas monodelfas ou didelfas, machos com testículo único, espículos iguais, um gubernáculo e asas caudais sustentadas pelas papilas genitais. Ver Cap. 45.

Strongyloides stercoralis desenvolve um ciclo de vida livre, no solo, e outro parasitário, na mucosa intestinal do homem, onde só se encontram fêmeas partenogenéticas e larvas.

Superfamília Ancylostomatoidea

Nematódeos de tamanho pequeno ou médio, que parasitam o intestino ou o sistema respiratório de vertebrados, principalmente mamíferos. Geralmente apresentam uma cápsula bucal bem desenvolvida, provida muitas vezes de dentes, placas cortantes ou outras formações cuticulares especiais. Possuem 4 a 10 papilas labiais e 4 papilas cefálicas; anfídios reduzidos. Esôfago cilíndrico ou claviforme, sem bulbo. Sistema excretor em forma de H, com duas células excretoras. Fêmeas com dois úteros (por isso ditas didelfas), dois ovários e com ovijectores bem desenvolvidos. Os machos possuem um só testículo, dois espículos iguais e uma bolsa copuladora muito característica, sustentada por raios. São monoxenos.

Na família **Ancylostomatidae** estão as espécies importantes para nós, particularmente *Ancylostoma duodenale* e *Necator americanus*, ainda que o homem possa infectar-se com outras espécies desses e de outros gêneros.

Superfamília Metastrongyloidea

Helmintos delgados, polimiários (pois têm sob o tegumento uma camada muscular com numerosas fibras musculares visíveis em corte transversal), tendo a boca rudimentar com seis lábios; bolsa reduzida ou ausente, nos machos; fêmeas prodelfas; exigem um hospedeiro intermediário. Ver Cap. 49.

Superfamília Filarioidea

São vermes sempre parasitos, caracterizados pelo aspecto geral filiforme. Habitam o sistema circulatório, as cavidades celômicas, os músculos ou o tecido conjuntivo de vertebrados. A cavidade bucal e os lábios são indistintos ou faltam completamente. Esôfago constituído de uma porção anterior muscular e outra posterior, glandular. Sistema excretor, quando presente, em forma de U e sem células excretoras. As fêmeas são didelfas, ovíparas ou larvíparas, com vulva funcional situada na região anterior do corpo. Os machos são muito menores que as fêmeas, sem bolsa copuladora, com gubernáculo e espículos desiguais. Parasitos heteroxenos, exigindo para completar o ciclo um inseto hematófago como hospedeiro intermediário.

Várias espécies são patogênicas para o homem (*Wuchereria bancrofti*, *Brugia malayi*, *Onchocerca volvulus*, *Dipetalonema perstans*, *Loa loa* etc.) ou nele desenvolvem parasitismo assintomático (*Mansonella ozzardi* e *Dipetalonema streptocerca*). Ver Caps. 50 e 51.

Superfamília Dracunculoidea

Também abrangendo vermes filiformes, que parasitam o tecido conjuntivo ou o celoma. O esôfago desses helmintos apresenta uma região anterior delgada e muscular, outra posterior, mais dilatada e glandular.

As fêmeas são vivíparas, porém a vulva, situada posteriormente ou no meio do corpo, não é funcional para a saída das larvas, que devem abandonar o organismo materno através de uma ruptura na parede uterina e na parede do corpo do helminto, quando este entra em contato com a água. Os machos são muito menores que as fêmeas.

Em *Dracunculus medinensis* (conhecido como filária de Medina), a fêmea chega a medir 50 a 100 cm de comprimento, por 1 mm de diâmetro, enquanto o macho mede 2 a 4 cm apenas. As larvas desenvolvem-se em crustáceos (*Cyclops*).

Superfamília Trichuroidea

Parasitos do tubo digestivo de mamíferos e aves, ou de órgãos anexos. O corpo, de tamanho pequeno ou médio, tem a região anterior filiforme e a posterior mais calibrosa e fusiforme. Os lábios e a cavidade bucal são indistintos ou ausentes; esôfago muito longo, delgado, formado por uma fiada

QUADRO 2.4 Posição sistemática dos principais nematelmintos parasitos do homem e sua ação patogênica

Classe	Ordem e superfamília	Família	Gênero	Espécie	Doença que causa
Nematoda	Rhabditorida (Rhabdiasoidea)	{ Strongyloididae	{ *Strongyloides*	{ *S. stercoralis*	Estrongiloidíase
	Strongylida (Ancylostomatoidea)	{ Ancylostomatidae	*Necator*	{ *N. americanus*	Ancilostomíase, necatoríase
				A. duodenale	Ancilostomíase
			Ancylostoma	*A. braziliense*	*Larva migrans* cutânea
				A. ceylanicum	*Larva migrans* cutânea
				A. caninum	*Larva migrans* cutânea
	Metastrongylida (Metastrongyloidea)	{ Angiostrongylidae	{ *Angiostrongylus*	*A. costaricensis*	Angiostrongilíase
				A. cantonensis	Angiostrongilíase
	Ascaridida (Ascaridoidea)	{ Ascarididae	*Ascaris*	{ *A. lumbricoides*	Ascaríase
			Lagochilascaris	{ *L. minor*	Lagoquilascaríase
			Toxocara	{ *T. canis e T. cati*	Toxocaríase, *larva migrans* visceral
	Oxyurida (Oxyuroidea)	{ Oxyuridae	{ *Enterobius*	{ *E. vermicularis*	Enterobíase (oxiurose)
	Spirurida (Filarioidea)	{ Onchocercidae	*Wuchereria*	{ *W. bancrofti*	Filaríase linfática
			Brugia	{ *B. malayi e B. timori*	Filaríase linfática
			Onchocerca	{ *O. volvulus*	Oncocercíase
			Mansonella	{ *M. ozzardi*	—
			Dipetalonema	*D. perstans*	—
				D. streptocerca	—
			Loa	{ *L. loa*	Loíase
			Dirofilaria	{ *D. imitis*	Dirofilaríase
	Camallanorida (Dracunculoidea)	{ Dracunculidae	{ *Dracunculus*	{ *D. medinensis*	Dracunculíase
	Trichuroidea (Trichuroidea)	Trichuridae	{ *Trichuris*	{ *T. trichiura*	Tricuríase
			{ *Capillaria*	{ *C. hepatica*	Capilaríase
		Trichinellidae	{ *Trichinella*	{ *T. spiralis*	Triquinelíase

de células glandulares atravessadas por um canal esofagiano, reduzido a uma simples parede cuticular. Quimiorreceptores: anfídios saculares e fasmídios ausentes. As fêmeas são monodelfas e os machos têm um só testículo, um espículo e uma bainha do espículo evaginável. O aparelho copulador pode faltar. Ciclo monoxeno.

As principais espécies são: *Trichuris trichiura* e *Trichinella spiralis*, havendo outras que raramente infectam o homem. Ver Cap. 32.

FILO ARTHROPODA

Metazoários celomados, com simetria bilateral e o corpo segmentado metamericamente. Alguns dos somitos (metâmeros), ou todos eles, podem apresentar apêndices articulados com forma e funções as mais variadas.

O processo de cefalização chega a produzir, em geral, uma cabeça bem distinta, onde se encontram os órgãos sensoriais especializados e os apêndices bucais. No tegumento, a cutícula apresenta placas ou segmentos bem quitinizados e rígidos, os **escleritos**, onde os músculos tomam inserção. Os escleritos articulam-se entre si pelas porções da cutícula que se conservam flexíveis.

A cavidade celômica contém a hemolinfa, que banha todos os órgãos e é movimentada pelas contrações de um tubo cardíaco dorsal (sistema circulatório aberto). O sistema digestório é completo e diferenciado no sentido crânio-caudal. O sistema nervoso compreende dois gânglios cerebrais, na região anterior, unidos por um anel circum-entérico a uma dupla cadeia nervosa ventral, com um par de gânglios em cada somito. Os sexos são separados. Ver Cap. 34.

Alguns grupos de artrópodes podem interessar à medicina, em vista da ação tóxica desenvolvida por espécies providas de glândulas ou estruturas venenosas. Mas, neste livro, só nos ocuparemos dos grupos e espécies que são realmente parasitos ou que são hospedeiros intermediários ou vetores de parasitos do homem, na região neotropical ou na região etiópica (particularmente em países de expressão portuguesa da África).

Tais espécies encontram-se em duas classes: **Insecta** (ou **Hexapoda**) e **Arachnida**.

CLASSE INSECTA

Artrópodes com cabeça, tórax e abdome diferenciados. Na cabeça apresentam um par de antenas, olhos simples ou compostos, ou de ambos os tipos; peças bucais de tipo mastigador, lambedor ou picador-sugador.

No tórax, inserem-se três pares de pernas e dois pares de asas, podendo estas últimas estarem modificadas ou ausentes. Respiração traqueal. Excreção por meio de tubos de Malpighi que se abrem no intestino. Sexos separados e uma só abertura sexual na extremidade do abdome. Desenvolvimento pós-ovular com várias mudas (ecdises), metamorfoses completas, incompletas ou sem metamorfoses.

Das muitas ordens que compõem esta classe, estudaremos apenas quatro: Hemiptera, Diptera, Siphonaptera e Anoplura.

Ordem Hemiptera

Os hemípteros são insetos grandes, com peças bucais picadoras alojadas em uma bainha (labro) que, quando em repouso, fica dobrada sob a cabeça e o tórax; pronoto grande e escutelo triangular, aparecendo entre as bases das asas; tipicamente, estão providos de dois pares de asas, sendo o primeiro par de tipo hemi-élitro, ou seja, com a base coriácea e a parte distal membranosa. Metamorfose incompleta. Ver Cap. 54.

Sua importância na agricultura é considerável, em vista dos danos que causam às plantas. Mas do ponto de vista médico-sanitário, apenas duas famílias interessam por seus hábitos hematófagos: **Cimicidae** (como os percevejos das camas), com asas rudimentares e reduzidas a duas escamas dorsais, e **Reduviidae**, que na subfamília **Triatominae** inclui os "barbeiros", com asas normais e probóscida reta, formada de três segmentos. Os transmissores da tripanossomíase americana (doença de Chagas) são espécies de triatomíneos dos gêneros *Triatoma*, *Rhodnius* e *Panstrongylus*, principalmente.

Ordem Diptera

Insetos pequenos ou grandes, com cabeça, tórax e abdome bem distintos. O mesonoto, que é o arco dorsal do segundo segmento do tórax, é desenvolvido e com um par de asas transparentes. Segundo par de asas transformado em balancins. Há espécies ápteras. Peças bucais de tipo picador-sugador ou lambedor. Metamorfoses completas e larvas sem pernas. Três subordens de dípteros são importantes na transmissão de doenças: **Nematocera**, **Brachycera** e **Cyclorrhapha**.

SUBORDEM NEMATOCERA

Insetos que possuem antenas longas, com 6 a 39 artículos. Larvas com cabeça bem desenvolvida; pupa nua, que dá nascimento ao inseto adulto por uma fenda dorsal em forma de T. (Ver Cap. 55.) Principais famílias:

Família Psychodidae

Insetos pequenos e de tórax bastante arqueado, com o corpo, as asas e as pernas revestidos de pêlos, mas com raras escamas. Asas pontudas, com nove ou mais nervuras que chegam até a margem; as nervuras transversais são encontradas apenas na metade basal das asas.

Os transmissores das leishmaníases pertencem aos gêneros da subfamília **Phlebotominae**, tais como *Lutzomyia*, *Phlebotomus* etc.

Família Culicidae

Seus membros são conhecidos geralmente como mosquitos, caracterizando-se pelas asas arredondadas nas extremidades e com nove ou mais nervuras que lhes chegam até a margem; as nervuras transversais estão presentes na metade distal da asa.

As escamas são abundantes em todo o corpo, sobre as nervuras das asas e na margem posterior destas. Mesonoto dividido em escudo, escutelo e pós-escutelo. Antenas pilosas nas fêmeas e plumosas nos machos. Ver Cap. 56.

No gênero *Anopheles* encontram-se os transmissores da malária; no gênero *Aëdes,* os da febre amarela; no gênero *Culex* (bem como nos dois anteriores), os transmissores da filaríase linfática e de viroses diversas (febre amarela, dengue, encefalites etc.).

Família Simuliidae

Insetos hematófagos, com aspecto de pequenas moscas; asas sem pelos nem escamas e com menos de nove nervuras que se prolongam até a margem. Antenas curtas e sem pelos. A *Onchocerca volvulus*, filária que habita o tecido conjuntivo subcutâneo, tem como hospedeiros intermediários espécies do gênero *Simulium*.

Família Ceratopogonidae

Composta de dípteros muito pequenos, medindo 1 a 2 mm de comprimento. Com peças bucais picadoras, relativamente curtas, e com antenas pilosas e longas (14 segmentos). As asas, sem escamas e com muitos pelos, exibem venação típica, com poucas nervuras. Quando em repouso, as asas se cruzam sobre o dorso do inseto. Os transmissores de algumas filárias (*Acanthocheilonema*, *Mansonella*) pertencem ao gênero *Culiocoides*.

SUBORDEM BRACHYCERA

Dípteros com aspecto de moscas, de tamanho grande, sem lúnula na cabeça, mas com antenas mais curtas que o comprimento do tórax e formadas por 3 ou 4 segmentos; o último podendo apresentar-se anelado. As asas apresentam venação característica. Na família **Tabanidae**, única de interesse médico, os olhos exibem cores brilhantes; os ocelos são rudimentares ou ausentes, as larvas têm cabeça atrofiada e as pupas são nuas. Ver Cap. 57.

Várias espécies do gênero *Chrysops* são hospedeiras da filária *Loa loa*, podendo também transmitir mecanicamente tripanossomos de mamíferos e *Pasteurella tularensis*.

SUBORDEM CYCLORRHAPHA

Moscas caracterizadas por trazerem na região frontal da cabeça uma sutura curva — a **sutura ptilineal** — e uma cicatriz — a **lúnula** — de concavidade voltada para baixo. Antenas formadas de três segmentos, no último dos quais implanta-se uma cerda grossa, a arista, simples ou plumosa. Larvas com cabeça atrofiada e pupas que se desenvolvem dentro de um **pupário**. O adulto nasce do pupário por uma abertura circular.

Algumas espécies de moscas picadoras, em vista de seu hematofagismo, são vetores mecânicos de doenças (p. ex., *Stomoxys calcitrans*; outras, do gênero *Glossina*, participam do ciclo evolutivo do *Trypanosoma brucei gambiense*, do *T. b. rhodesiense* etc., sendo responsáveis pela ocorrência da doença do sono e de outras tripanossomíases, na África.

Finalmente, as larvas de várias espécies não-picadoras são parasitas habituais ou ocasionais do homem, produzindo doenças denominadas miíases. São gêneros causadores de miíases: *Dermatobia, Gasterophilus, Hypoderma, Oestrus, Calliphora, Chrysomyia, Lucilia, Phormia, Sarcophaga, Wohlfahrtia* etc. Mais de trinta espécies já foram assinaladas produzindo miíases cutâneas, e outras tantas foram responsabilizadas por miíases intestinais.

QUADRO 2.5 Posição sistemática dos principais dípteros parasitos ou vetores de doenças humanas

Ordem	Subordem	Família	Gênero	Espécie	Doença que causa ou transmite
Diptera	Nematocera	Psychodidae	Lutzomyia	*L. intermedia*	Leishmaníase tegumentar americana
				L. pessoai	"
				L. migonei	"
				L. whitmani	"
				L. wellcomei	"
				L. peruensis	"
				L. umbratilis	"
				L. trapidoi	"
				L. ylephiletor	"
				L. panamensis	"
				L. olmeca olmeca	"
				L. flaviscutellata	"
				L. paraensis	"
				L. amazonensis	"
				L. longipalpis	Leishmaníase visceral americana
			Phlebotomus	*P. papatasi*	Leishmaníase cutânea do Velho Mundo
				P. duboscqi	"
				P. sergenti	"
				P. pedifer	"
				P. rossi	"
				P. argentipes	Leishmaníase visceral (calazar indiano)
				P. perniciosus	Leishmaníase visceral (calazar infantil)
				P. martini	Leishmaníase visceral (calazar)
		Culicidae	Culex	*C. quinquefasciatus*	Filaríase linfática
			Aëdes	*A. aegypti*	Febre amarela, dengue
				A. leucocelaenus	Febre amarela silvestre
				A. scapularis	"
				A. fluviatilis	"
			Haemagogus	*H. spegazzinii*	"
			Anopheles	*A. darlingi*	Malária
				A. aquasalis	"
				A. albitarsis	"
				A. albimanus	"
				A. nuñeztovari	"
				A. pseudopunctipennis	"
				A. punctimacula	"
				A. cruzi	"
				A. bellator	"
				A. neivai	"
				A. gambiae	"
				A. funestus	"
		Simuliidae	Simulium	*S. damnosum*	Oncocercíase
				S. neavei	"
				S. ochraceum	"
				S. metalicum	"
				S. callidum	"
				S. exiguum	"
				S. guianense	"
				S. oyapockense	"
				S. amazonicum	Mansonelose
		Ceratopogonidae	Culicoides	*C. furens*	Mansonelose
	Brachycera	Tabanidae	Chrysops	*Chrysops* spp.	Loíase, tripanossomíases de animais
	Cyclorrhapha	Calliphoridae	Cochliomyia	*C. hominivorax*	Miíase
				C. macellaria	Miíase
		Sarcophagidae	Baercea	*B. cruenta*	Miíase
			Sarcodexia	*S. lambens*	Miíase
		Cuterebridae	Dermatobia	*D. hominis*	Miíase (berne)
		Muscidae	Musca	*M. domestica*	Vetor mecânico de microrganismos
			Stomoxys	*S. calcitrans*	Vetor mecânico do berne
			Neivamyia	*Neivamyia* spp.	Vetor mecânico do berne
		Glossinidae	Glossina	*G. palpalis*	Doença do sono
				G. fuscipes	"
				G. tachinoides	"
				G. fusca	"
				G. morsitans	"
				G. pallidipes	"

BASES DA PARASITOLOGIA MÉDICA

QUADRO 2.6 Posição sistemática dos principais insetos vetores ou agentes de doenças humanas

Classe	Ordem	Família	Gênero	Espécie	Doença que transmite ou causa
Insecta	Hemiptera	Reduviidae	*Triatoma*	*T. infestans*	Tripanossomíase americana (D. de Chagas)
				T. braziliensis	"
				T. maculata	"
				T. sordida	"
				T. rubrofasciata	"
				T. dimidiata	"
				T. phyllosoma pallidipennis	"
				T. guasayana	"
				T. platensis	"
				T. eratyrusiformis	"
				T. patagonica	"
			Panstrongylus	*P. megistus*	"
				P. geniculatus	"
				P. lignarius	"
			Rhodnius	*R. prolixus*	"
				R. neglectus	"
		Cimicidae	*Cimex*	*C. lectularius*	Alergia à picada do inseto
				C. hemipterus	Alergia à picada do inseto
	Diptera (ver Quadro 2.5)				
	Siphonaptera	Pulicidae	*Pulex*	*Pulex irritans*	Dermatite
			Xenopsylla	*X. braziliensis*	Dermatite
				X. cheopis	Peste bubônica, rickettsioses
				X. astia	Rickettsioses
			Ctenocephalides	*C. canis*	Cestoidíases
				C. felis	Cestoidíases
		Hectopsyllidae	*Tunga*	*T. penetrans*	Tungíase
		Malacopsyllidae	*Polygenis*	*P. bohlsi bohlsi*	Peste (silvestre)
				P. platensis	"
				P. litargus	"
			Delostichus	*D. talis*	Peste (silvestre)
		Hystrichopsyllidae	*Leptopsylla*	*L. segnis*	Rickettsioses
		Dolichopsyllidae	*Nosopsyllus*	*N. fasciatus*	Rickettsioses
	Anoplura	Pediculidae	*Pediculus*	*P. capitis*	Pediculose, rickettsioses
				P. humanus	Pediculose, rickettsioses
			Pthirus	*P. pubis*	Ftiríase

Ordem Siphonaptera

Esta ordem tem, como sinônimos, as denominações de **Aphaniptera** e **Suctoria**. Seus membros, popularmente conhecidos como pulgas, são insetos pequenos e sem asas, tendo o corpo achatado no sentido laterolateral. A cutícula é bem esclerosada e os metâmeros nítidos imbricam-se uns sobre os outros. São ectoparasitos ou micropredadores hematófagos, dispondo de peças bucais de tipo picador-sugador que ficam alojadas entre os palpos labiais, quando em repouso. As pernas são bem desenvolvidas, com tarsos pentâmeros. As metamorfoses são completas. Ver Cap. 58.

Ordem Anoplura

Insetos pequenos, sem asas e com achatamento dorsoventral do corpo. São os piolhos, ectoparasitos de mamíferos. As peças bucais estão adaptadas para furar e sugar, visto que a alimentação é exclusivamente sanguínea, retirando-se para o interior da cabeça quando não estão em uso. A cabeça é mais estreita que o tórax. Neste, os três segmentos encontram-se fundidos. Os espiráculos torácicos são dorsais, enquanto os abdominais abrem-se em placas quitinosas, nas margens laterais do corpo. Tarsos com um só artículo e uma só unha. Os **Anoplura** apresentam metamorfose incompleta. Três espécies de piolhos, da família **Pediculidae**, são encontradas infestando o homem: *Pediculus capitis*, *Pediculus humanus* e *Pthirus pubis*. Ver Cap. 59.

CLASSE ARACHNIDA: SUBCLASSE ACARI

Artrópodes que apresentam um cefalotórax, ora distinto ora fundido com o abdome. Antenas ausentes e seis pares de apêndices no cefalotórax, constituindo as quelíceras, os pedipalpos e quatro

QUADRO 2.7 Subclasse Acari. Posição sistemática dos principais ácaros vetores ou agentes de doenças humanas

Ordem	Subordem	Família	Gênero	Espécie	Doença que transmite ou causa
Parasitiformes	Metastigmata (ou Ixodides)	Ixodidae	Amblyoma	A. cajennense	Rickettsiose (tifo exantemático)
				A. americanum	Rickettsiose (tifo exantemático)
			Ixodes	Ixodes spp.	Doença de Lyme; paralisia por picada
			Rhipicephalus	R. sanguineus	Rickettsiose (tifo exantemático)
			Boophilus	B. microplus	Babesiose
			Haemaphysalis	H. leporis-palustris	Rickettsiose (tifo exantemático)
			Dermacentor	D. andersoni	Tifo exantemático; paralisia por picada
				D. variabilis	Tifo exantemático; paralisia por picada
				D. nitens	—
	Mesostigmata	Argasidae	Argas	A. persicus	Dermatite
				A. miniatus	Dermatite
			Ornithodoros	O. moubata	Febre recorrente; paralisia por picada
				O. rostratus	Febre recorrente; paralisia por picada
		Macronyssidae	Ornithonyssus	O. bacoti	Dermatite urticariforme; tifo murino
				O. sylviarum	Dermatite; encefalite tipo St. Louis
		Dermanyssidae	Dermanyssus	D. gallinae	Dermatite; encefalite tipo St. Louis
Acariformes	Prostigmata (ou Trombidiformes)	Trombiculidae	Trombicula	T. akamuchi	Rickettsiose (febre tsutsugamushi)
			Apolonia	A. tigipioensis	Dermatite
		Demodicidae	Demodex	D. folliculorum	—
				D. brevis	—
		Pyemotidae	Pyemotis	P. tritici	Dermatite (sarna dos cereais)
	Astigmata (ou Sarcoptiformes)	Sarcoptidae	Sarcoptes	S. scabiei	Escabiose (sarna, sarna norueguesa)
		Acaridae	Tyrophagus	T. putrescentie	Dermatite (sarna dos especieiros)
		Pyroglyphidae	Dermatophagoides	D. pteronyssinus	Dermatite; alergia respiratória (asma)
				D. farinae	"
				D. deanei	
			Pyroglyphus	P. africanus	"
			Sturnophagoides	S. brazilliensis	"
			Euroglyphus	E. maynei	"
		Glyceyphagidae	Blomia	B. tropicalis	"
		Chortoglyphidae	Chortoglyphus	C. arcuatus	"
		Saproglyphidae	Suidasia	S. pontifica	"
		Cheyletidae	Cheyletus	C. malaccensis	"

30 BASES DA PARASITOLOGIA MÉDICA

pares de pernas na fase adulta. Olhos simples, quando presentes. Não possuem apêndices locomotores abdominais. Peças bucais e aparelho digestório especialmente adaptados para sugar. Respiração cutânea, traqueal ou por sacos pulmonares. Sexos geralmente separados, com uma única abertura genital na região anterior e ventral do abdome. Desenvolvimento direto ou com fases larvárias.

Apenas a subclasse **Acari** contém parasitos e agentes transmissores de doenças, especialmente de viroses e rickettsioses. Compreende artrópodes de porte pequeno ou médio, com cefalotórax e abdome fundidos. As quelíceras, juntamente com os pedipalpos e as porções mediais destas, que se soldaram para constituir o **hipostômio**, formam um aparelho picador-sugador denominado **capítulo**. Ver Caps. 60 e 61.

Ordem Parasitiformes

Os carrapatos (ou carraças) são ácaros que pertencem a esta ordem, caracterizada pela abertura do sistema traqueal em placas espiraculares quitinosas, ditas peritremas ou estigmas. Compreende duas subordens: **Metastigmata** e **Mesostigmata**.

SUBORDEM METASTIGMATA
Que para alguns autores é sinônimo de **Ixodides**, reunindo espécies cujos peritremas estão situados perto do 4º par de pernas. Essas espécies são agrupadas em duas famílias:

Família Argasidae
Carrapatos cujo capítulo fica recoberto pela margem anterior do corpo. Sem escudo dorsal. Os peritremas estão situados nos espaços entre o 3º e o 4º pares de pernas. Dois gêneros são importantes, *Argas* e *Ornithodoros*, com muitas espécies vetoras de doença.

Família Ixodidae
Capítulo situado na borda anterior do corpo. Presença de um escudo dorsal. Os peritremas encontram-se depois do quarto par de pernas. Vários gêneros e numerosas espécies participam da transmissão de doenças infecciosas, em particular: *Amblyomma, Ixodes, Rhipicephalus, Boophilus, Haemaphysalis, Dermacentor, Hyalomma* etc.

Todos os ixodídeos vivem como ectoparasitos ou micropredadores, alimentando-se do sangue dos animais ou do homem, razão pela qual facilmente se infectam e transmitem os agentes infecciosos de rickettsioses (tifo exantemático) e doença de Lyme, além da "paralisia por picada do artrópode".

SUBORDEM MESOSTIGMATA
Ácaros de dimensões menores que os carrapatos, desprovidos de olhos e com placas quitinosas no tegumento. O hipostômio é liso. Os peritremas ficam entre o 3º e o 4º par de pernas. A principal família é Dermanyssidae.

Família Dermanyssidae
Além de causar a sarna das galinhas, *Dermanyssus gallinae* pode atacar o homem e transmitir-lhe o vírus da encefalite tipo Saint Louis.

Ordem Acariformes

São os ácaros, no sentido restrito deste nome (em inglês: *mites*), de pequenas dimensões, sem peritremas, e importantes por transmitirem algumas doenças ou produzirem dermatites em seus hospedeiros. Nesta ordem encontramos as seguintes famílias e espécies:

FAMÍLIA TROMBICULIDAE
Espécies do gênero *Trombicula* e *Eutrombicula* são responsáveis por dermatites pruriginosas; e *Trobicula akamushi* transmite a febre tsutsugamushi, uma rickettsiose do Oriente. No Brasil, foi descrita uma dermatite por *Apolonia tegipioensis*.

FAMÍLIA SARCOPTIDAE
Sarcoptes scabiei é agente da sarna humana.

FAMÍLIA ACARIDAE
Tyrofagus farinae e espécies afins causam a sarna dos especieiros e, quando ingeridos com a farinha, onde se desenvolvem, produzem um quadro de diarreia, geralmente benigno.

FAMÍLIA PYEMOTIDAE
Pediculoides ventricosus é também um agente ocasional da sarna dos vendeiros na América do Norte, Europa, África e Ásia.

FAMÍLIA DEMODICIDAE
A sarna do cão e de outros animais é produzida por parasitos do gênero *Demodex*: *D. folliculorum* infecta eventualmente as glândulas sebáceas do homem.

FILO MOLLUSCA

Metazoários com simetria básica bilateral e celoma reduzido à cavidade pericárdica. A forma varia consideravelmente, de um grupo a outro. Na classe Gastropoda, o corpo compreende: (a) uma cabeça nem sempre bem diferenciada; (b) o pé ou sola plantar, que se continuando com a cabeça forma um cefalopódio; (c) e, sobre este, uma concentração de vísceras formando a massa visceral, recoberta pelo manto ou *pallium*.

A respiração, de tipo branquial, utiliza geralmente brânquias em forma de ctenídio ou outras estruturas.

A única classe de interesse médico é **Gastropoda**, por conter grande número de espécies que são hospedeiras intermediárias de trematódeos digenéticos do homem. Ver Cap. 62.

CLASSE GASTROPODA

Moluscos assimétricos, providos de concha constituída por uma só peça (com ou sem opérculo) e com enrolamento espiral. A cabeça é geralmente diferenciada e a massa visceral apresenta, em relação ao resto do corpo, uma torção de 180º.

Além dessa torção, há um desenvolvimento assimétrico da massa visceral e do complexo paleal (coração, rim, gônadas, ctenídio etc.) que reduz esses órgãos a seu componente unilateral. Há três subclasses: **Prosobranchia, Opisthobranchia** e **Pulmonata**. Os **Opisthobranchia**, graças a um processo que desfez a torção primitiva, têm brânquias situadas para trás do coração; são todos marinhos e sem interesse para nós.

SUBCLASSE PROSOBRANCHIA

Moluscos aquáticos, tendo a concha espiralada e sempre dotada de um opérculo. Possuem uma só gônada e as brânquias estão situadas para diante do coração. Compreende três ordens:

Ordem Archaeogastropoda

Designada também pelos nomes **Scutibranchiata** e **Aspidobranchia**, compreende moluscos primitivos, com rim duplo e duas aurículas; a rádula é formada por numerosas fileiras de dentes (cada uma com um dente central, dois a cinco laterais e numerosos marginais, dispostos em leque). São geralmente marinhos, havendo poucas famílias de água doce (**Neritidae, Helicidae** etc.), sem significação médica ou epidemiológica.

Ordem Neogastropoda

Moluscos exclusivamente marinhos e, portanto, sem importância para a transmissão de trematódeos que infectam o homem.

Ordem Mesogastropoda

Ou, segundo alguns autores, **Pectinibranchiata**. Possuem um só rim (o esquerdo), e canal genital único, do lado direito, que se abre em um pênis cefálico.

Os órgãos paleais direitos são atrofiados, a osfrádia bem desenvolvida e as brânquias em forma de pente estão presas ao manto em toda sua extensão. Rádula com três a sete fileiras longitudinais de dentes. Compreende a maioria dos moluscos operculados de água doce e todas as famílias que contêm hospedeiros intermediários de trematódeos de importância médica.

FAMÍLIA HIDROBIIDAE

Corresponde, na nomenclatura de outros autores, a: Amnicolidae, Bithyniidae ou Rissoidae.

Moluscos aquáticos ou anfíbios com a concha dextrógira, delgada, alongada ou subesférica, geralmente com menos de 10 mm de comprimento. Opérculo córneo ou calcário presente. Sexos separados, possuindo o macho um órgão copulador (pênis) digitiforme ou ramificado, preso ao lado direito do corpo. Borda do manto lisa. Rádula com sete fileiras de dentes.

Na subfamília **Hydrobiinae** encontra-se o gênero *Oncomelania*, com os transmissores da esquistossomíase japônica.

Na subfamília **Buliminae** estão alguns gêneros de moluscos transmissores de *Clonorchis sinensis*.

FAMÍLIA SYNCERIDAE

Animais anfíbios ou terrestres, medindo menos de 8 mm de comprimento, com opérculo córneo e espiralado. Tentáculos curtos e grossos. Brânquias ausentes. Algumas espécies imitam por sua morfologia o gênero *Oncomelania*.

FAMÍLIA THIARIDAE (= MELANEIDAE)

Conchas de paredes espessas e bem calcificadas, turriculadas, de cor escura ou negra e erodidas na ponta. A borda do manto é franjada ou festonada. Na base dos tentáculos encontram-se os olhos pedunculados. Vivem em águas doces ou salobras e têm ampla distribuição geográfica.

Na subfamília **Thiarinae**, os descendentes são encubados em uma bolsa existente na região do colo. A borda do manto apresenta digitações. O gênero *Thiara (= Melania)* está envolvido na transmissão de *Paragonimus westermani*.

Na subfamília **Pleuroceriinae**, cujos membros põem ovos ou incubam a prole em uma bolsa uterina, a borda do manto é lisa ou ondulada, mas nunca digitada. Espécies dos gêneros *Semisulcospira* e *Hua* participam na transmissão de *Paragonimus* e de *Metagonimus*.

FAMÍLIA VIVIPARIDAE

Moluscos grandes, que habitam lagos e lagoas e possuem conchas dextrógiras, angulosas e carenadas, com opérculo córneo. Neste há um núcleo excêntrico envolvido por linhas concêntricas. As fêmeas incubam os descendentes no útero. Nos machos o tentáculo direito é truncado ou recurvado e serve de órgão copulador. Os olhos estão em grandes dilatações bulbosas, na base dos tentáculos.

FAMÍLIA PILIDAE (= AMPULARIIDAE)

Moluscos grandes, globosos, medindo vários centímetros de diâmetro e providos de opérculo com núcleo excêntrico e linhas de crescimento concêntricas ao núcleo. Enrolamento dextrógiro ou sinistrógiro; as espiras têm superfície arredondada, com listras paralelas ou sem elas. As espécies do gênero *Ampularia* são conhecidas, no Brasil, por aruás.

SUBCLASSE PULMONATA

Gastrópodes sem brânquias, porém dotados de uma cavidade paleal muito vascularizada que funciona como pulmão e tem uma estreita abertura de entrada, fechada por prega contrátil — o pneumóstoma. O sistema nervoso, por apresentar-se concentrado e com seus troncos principais abaixo do tubo digestivo, não exibe o cruzamento observado nos outros grupos de moluscos, em consequência da torção da massa visceral. Coração com uma só aurícula e um só ventrículo, estando este colocado atrás da aurícula. São hermafroditas. Não possuem opérculo para fechar a concha. Habitam o solo ou as águas doces, sendo por vezes anfíbios. Dividem-se em quatro ordens, das quais três são de importância médica desigual:

Ordem Basommatophora

Cabeça com um único par de tentáculos, não-invagináveis, e com olhos sésseis situados na base destes. Tegumento liso. Hábitos exclusivamente aquáticos (dulcícolas) ou anfíbios. Compreende quatro famílias.

FAMÍLIA PLANORBIDAE

Animais com concha discoide ou helicoidal, enrolamento sinistrógiro, tentáculos cilíndricos e finos e abertura dos órgãos genitais no lado esquerdo do corpo.

Nesse mesmo lado, junto à abertura anal, há uma prega do tegumento muito vascularizada, denominada **pseudobrânquia**. O sangue é vermelho (fato que permite distingui-los facilmente de outros moluscos de água doce). A rádula possui muitas fiadas longitudinais de dentes, dispostos em filas transversais aproximadamente retilíneas, com um dente central simétrico e bicúspide, dentes laterais tricúspides e os marginais exibindo progressiva fragmentação dessas cúspides.

Os moluscos transmissores da esquistossomíase mansônica pertencem ao gênero *Biomphalaria*, enquanto os vetores da esquistossomíase hematóbica são do gênero *Bulinus*.

FAMÍLIA PHYSIDAE

Conchas helicoidais, acuminadas e sinistrógiras; animais com tentáculos cilíndricos e com abertura anal à esquerda; não possuem pseudobrânquia nem sangue vermelho, pelo que se distinguem dos *Planorbidae*. Dentes da rádula dispostos em V. Hospedam trematódeos de aves responsáveis por dermatite cercariana não-esquistossomótica.

FAMÍLIA LYMNAEIDAE

Conchas acuminadas, porém com enrolamento dextrógiro. Aberturas anogenitais do lado direito. Tentáculos curtos e triangulares. Dente central da rádula com uma só cúspide. Muitas espécies são transmissoras de *Fasciola hepatica* e de *Fasciola gigantica*, assim como de outros trematódeos que provocam dermatite cercariana.

FAMÍLIA ANCYLIDAE

Sem importância médica. Esses moluscos são pequenos e aparentemente simétricos, providos de uma concha em forma de escudo ou barrete (concha pateliforme).

Ordem Stylommatophora

Cabeça com dois pares de tentáculos retráteis (invagináveis para o interior da cabeça), com os olhos situados nas extremidades do segundo par. Tegumento com textura granulosa. Concha bem desenvolvida, ou rudimentar e oculta no manto. Hábitos terrestres. Algumas espécies são hospedeiras de *Dicrocoelium dendriticum*, um trematódeo que muito raramente foi encontrado parasitando o homem. Outras espécies, da família *Veronicellidae*, são hospedeiras intermediárias do nematoide *Angiostrongylus costaricensis*.

QUADRO 2.8 Posição sistemática dos principais moluscos gastrópodes, de água doce, vetores de doenças humanas

Subclasse	Ordem	Família	Gênero	Espécie	Doença que transmite
Pulmonata	Stylommatophora	Cochlicopidae	{ *Cionella*	{ *C. lubrica*	Dicrocelíase
		Enidae	{ *Zebrina*	{ *Z. detrita*	"
		Helicidae	{ *Helicella*	{ *Helicella* spp. (?)	"
		Limacidae	{ *Limax*	{ *L. maximus*	Angiostrongilíase
		Phylomycidae	{ *Phyllocaulis*	{ *P. variegatus*	"
	Systellommatophora {	Veronicellidae	{ *Vaginulus*	{ *V. ameghini*	Angiostrongilíase
				{ *V. occidentalis* (?)	"
	Basommatophora	Planorbidae	*Biomphalaria*	*B. glabrata*	Esquistossomíase mansônica
				B. tenagophila	"
				B. straminea	"
				B. pfeifferi	"
				B. alexandrina	"
			Bulinus	*B. truncatus*	Esquistossomíase hematóbica
				B. globosus	"
				B. africanus	"
				B. beccarii	"
				B. forskalii	Esquistossomíase intercalata
		Physidae	{ *Physa*	{ *Physa* spp.	Dermatites cercarianas
		Lymnaeidae	{ *Lymnaea*	{ *Lymnaea* spp.	Fasciolíases
Prosobranchia {	Mesogastropoda	Hydrobiidae (=Amnicolidae)	*Oncomelania*	*O. hupensis*	Esquistossomíase japônica
				O. quadrasi	"
				O. nosophora	"
			Parafossarulus	{ *P. manchouricus* etc.	Clonorquíase
			Bithynia (= *Bulimus*)	*B. fuchsiana*	Clonorquíase
				B. longicornis	"
				B. leachi etc.	Opistorquíase
			Assiminea	{ *A. lutea* etc.	Clonorquíase
			Aroapyrgus	{ *A. mirandoi* etc.	Paragonimíase
		Thiaridae (= Melaniidae)	*Semisulcospira*	{ *S. libertina* etc.	Paragonimíase; metagonimíase
			Thiara	{ *T. granifera* etc.	Paragonimíase; metagonimíase
		Pilidae	{ *Marisa*	{ *M. cornuarietis*	—

Ordem Systellommatophora

Reúne espécies (conhecidas como lesmas) que não apresentam concha, nem enrolamento do corpo, nem saco pulmonar ou cavidade pulmonar definida. O tegumento dorsal forma uma estrutura — o manto ou noto — que protege todo o corpo, da cabeça, anteriormente, até o ânus, no extremo posterior. Os tentáculos, não-invagináveis, trazem os olhos nas pontas. Há um pênis cefálico, encontrando-se a vagina sob o noto, no lado direito do corpo. Na família **Veronicellidae** encontram-se espécies que transmitem a angiostrongilíase.

II

PROTOZOÁRIOS PARASITOS DO HOMEM

3

Tripanossomíase por Trypanosoma cruzi: *Doença de Chagas*

CARACTERIZAÇÃO DO PARASITO
   Ciclo e formas evolutivas em hospedeiros vertebrados
   Ciclo e formas evolutivas em hospedeiros invertebrados
TRIPANOSSOMÍASE AMERICANA
  Infectividade
  Resistência ao parasitismo
  Patologia
   Mecanismos patogênicos
   Alterações anátomo e fisiopatológicas
  Sintomatologia e formas clínicas

   Período de incubação
   Fase aguda
   Fase crônica
  Diagnóstico
   Diagnóstico clínico
   Diagnóstico parasitológico
   Diagnósticos imunológicos
  Prognóstico
  Terapêutica

A **tripanossomíase** humana encontrada nas Américas é conhecida por doença de Chagas, tripanossomíase (ou tripanossomose) americana, e tem por agente causal o *Trypanosoma cruzi*, flagelado que determina no homem quadros clínicos com características e consequências muito diversas.

A infecção apresenta uma fase aguda, com lesões localizadas, e outra fase, crônica, que pode produzir quadros clínicos variados e incuráveis. Destacam-se, por sua gravidade, a cardiopatia chagásica que ocorre em 27% dos casos, as dilatações de órgãos cavitários, que afetam principalmente o aparelho digestivo (megaesôfago, megacólon etc.) em 6% dos infectados, e distúrbios neurológicos em 3%. As lesões cardíacas são responsáveis por elevada mortalidade, especialmente na fase crônica da doença, que pode sobrevir mesmo 10 a 20 anos depois do processo agudo.

A OMS (1998) estima entre 16 e 18 milhões o número de indivíduos parasitados, nas Américas.

CARACTERIZAÇÃO DO PARASITO

Várias espécies de protozoários flagelados parasitam o homem, mas há um grupo que se destaca porque seus membros possuem, além das estruturas celulares habituais, uma organela bastante singular, o **cinetoplasto** (Fig. 3.1). Este é formado por um segmento de sua longa mitocôndria onde se encontra abundante DNA de tipo especial, o **kDNA**. O núcleo é único, havendo também um só flagelo, que nasce do corpúsculo basal ou blefaroplasto, junto

ao cinetoplasto. O grupo constitui a ordem **Kinetoplastida**, onde a família **Trypanosomatidae** reúne grande número de espécies parasitas de insetos e de vertebrados (ver Cap. 2).

Trypanosoma cruzi apresenta muitas variações morfológicas, fisiológicas e ecológicas, além de variações quanto à sua infectividade e patogenicidade, o que leva os autores a pensar que não se trate de uma espécie bem definida mas sim de um "complexo *cruzi*", englobando várias entidades. Mais de 60 linhagens ou cepas já foram descritas por diferentes autores, segundo diferentes critérios.

Com base nas informações reunidas e nos estudos sobre o DNA ribossômico, três grupos de *T. cruzi* foram propostos recentemente no Brasil (1999):

O **grupo 1** é aquele encontrado em animais silvestres e triatomíneos que com eles convivem, particularmente na região amazônica. Esses flagelados mantêm-se no ciclo silvestre e produzem, no homem, infecções esporádicas e assintomáticas.

O **grupo 2** é o prevalente nas áreas endêmicas da doença humana e tem como principal vetor o *Triatoma infestans*. Supõe-se que seja originário dos Andes bolivianos, tendo-se adaptado, com este vetor, a um ciclo doméstico nas habitações rústicas das zonas rurais. Acompanhando migrações humanas, propagou-se para os países do sul do Continente e invadiu o Brasil a partir dos estados sulinos. Ele é responsável pelas formas sintomáticas e graves da doença.

O **grupo 3**, de ocorrência mais rara, é também uma zoonose de animais silvestres, a merecer mais estudos para compreensão de seu papel epidemiológico.

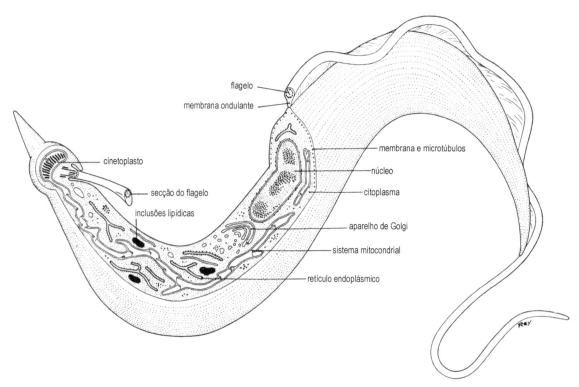

Fig. 3.1 Representação esquemática de um tripanossoma, supondo que a metade superior de sua região posterior tivesse sido removida para mostrar a estrutura de várias organelas.

Os *T. cruzi* dos grupos 1 e 3 raramente causam infecções (assintomáticas) do homem.

Os gêneros e espécies da família **Trypanosomatidae**, ainda que possuam todos basicamente a mesma organização, exibem morfologia que varia não só de gênero para gênero, ou de espécie para espécie, como também no decorrer do ciclo biológico de cada espécie. As mudanças morfológicas podem estar condicionadas pelo tipo de hospedeiro em que a espécie se encontre (vertebrado ou invertebrado), do tecido que esteja parasitando (sangue, fibras musculares, macrófagos etc.) ou, mesmo, da posição que o parasito esteja ocupando no aparelho digestivo do inseto vetor. Também nos meios de cultura a forma se modifica no decurso do tempo ou devido a outras circunstâncias (Fig. 3.2).

As formas que o *Trypanosoma cruzi* pode apresentar, durante seu ciclo vital, são:

Amastigota. Quando se apresenta como um microrganismo de pequenas dimensões (cerca de 4 μm) e contorno aproximadamente circular, ovoide ou fusiforme (Figs. 3.2 *A* e 3.3). Seu corpo é achatado, com pouco citoplasma e com núcleo relativamente grande, redondo e excêntrico. O cinetoplasto de forma discoide é bem visível, porém o flagelo, curtíssimo e incluído em uma invaginação da membrana chamada **bolso flagelar**, geralmente não é reconhecível nas preparações coradas e examinadas à microscopia óptica, mas sim à microscopia eletrônica. Por não haver a parte externa do flagelo, o amastigota pouco se move.

Epimastigota. Caracteriza-se por sua forma alongada (fusiforme) e por ficar o cinetoplasto discoide nas proximidades do núcleo; também, porque o bolso flagelar, sempre estreito, abre-se lateralmente (Figs. 3.2 *D* e 3.4). O flagelo emerge, portanto, longe da extremidade anterior, mas mantém-se colado à membrana celular por uma prega da bainha flagelar denominada **membrana ondulante**, em vista de acompanhar os movimentos flagelares. Só depois de ultrapassar o polo anterior da célula é que o flagelo se torna livre.

Tripomastigota. Forma que apresenta o corpo celular longo e achatado, como nos epimastigotas, porém, tendo o cinetoplasto arredondado e o bolso flagelar deslocados para a região entre o núcleo e a extremidade posterior, não raro muito próximos desta (Figs. 3.1 e 3.2 *E*). O flagelo percorre externamente toda a extensão da célula, aderido por sua longa membrana ondulante (ver dimensões adiante).

Ciclo e Formas Evolutivas em Hospedeiros Vertebrados

Trypanosoma cruzi infecta grande número de mamíferos e é transmitido de um hospedeiro a outro por intermédio de insetos

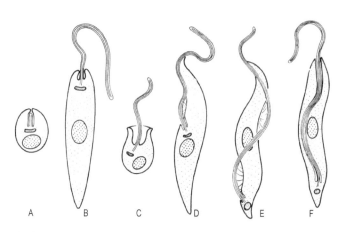

Fig. 3.2 Principais formas sob as quais podem apresentar-se os flagelados da família Trypanosomatidae: *A*, Amastigota; *B*, Promastigota; *C*, Coanomastigota; *D*, Epimastigota; *E*, Tripomastigota; *F*, Opistomastigota.

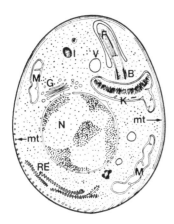

Fig. 3.3 Desenho esquemático da ultraestrutura da forma amastigota de *T. cruzi*: **B**, blefaroplasto; **F**, flagelo; **G**, aparelho de Golgi; **I**, inclusão citoplásmica; **K**, cinetoplasto; **M**, mitocôndria; **mt**, microtúbulos; **N**, núcleo; **RE**, retículo endoplásmico.

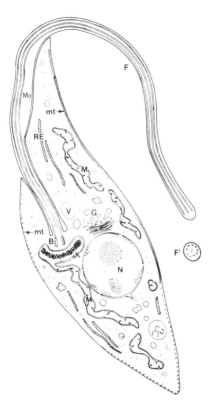

Fig. 3.4 Desenho esquemático da ultraestrutura da forma epimastigota de *T. cruzi*. Significação das letras como na Fig. 3.3. **F'**, corte transversal do flagelo; **Mo**, membrana ondulante e **V**, vacúolo.

estritamente hematófagos — os **triatomíneos** —, que são hemípteros da família **Reduviidae** (ver Cap. 35). Na espécie humana, a transmissão pode dar-se também por transfusão de sangue.

No organismo dos vertebrados (animais ou homens), os parasitos assumem a forma de tripomastigotas (no sangue) ou de amastigotas (no interior das células de diversos tecidos), enquanto nos insetos encontram-se no tubo digestivo principalmente como epimastigotas ou tripomastigotas.

Tripomastigotas Sanguícolas. Nadando no sangue periférico dos mamíferos, o *T. cruzi* apresenta-se como um microrganismo muito ágil, medindo em média 20 μm de comprimento por 2 μm de largura. Nas amostras de sangue fixadas e coradas, tem a forma de um C, outras vezes a de um S, com extremidades afiladas e um cinetoplasto globoso.

Um exame cuidadoso mostra que há nítido polimorfismo entre os tripanossomos sanguícolas (Fig. 3.5). Assim, costuma-se descrever dois tipos morfológicos extremos, entre os quais podem existir todas as formas intermediárias:

a) **formas finas** (com 20 μm de comprimento por 1 μm de largura), sinuosas, com um cinetoplasto afastado da extremidade posterior, que é longa e delgada. A movimentação dessa forma é rápida e direcional, de modo que o parasito atravessa facilmente o campo do microscópio;

b) **formas largas** (que medem até 15 μm de comprimento, por 2 a 4 μm de largura), caracteristicamente recurvadas em C ou U, ou com dupla curvatura em S nas preparações fixadas. O cinetoplasto fica muito próximo da extremidade posterior. Nos exames a fresco, a movimentação mostra-se lenta e não direcional, agitando-se o parasito no campo do microscópio quase sem afastar-se do lugar.

O significado dessas diferenças morfológicas não está bem esclarecido. Algumas observações sugerem que após a inoculação em animal de laboratório:

i) as formas delgadas dos tripomastigotas desaparecem rapidamente da circulação, ou por terem penetrado em células dos tecidos do hospedeiro (onde passam a amastigotas), ou por terem sido destruídas pelos processos imunológicos. Elas parecem incapazes de evoluir no tubo digestivo dos insetos, quando estes se alimentam de sangue;

ii) as formas largas não penetram nas células do hospedeiro vertebrado, mas persistem durante muito tempo no sangue, pois

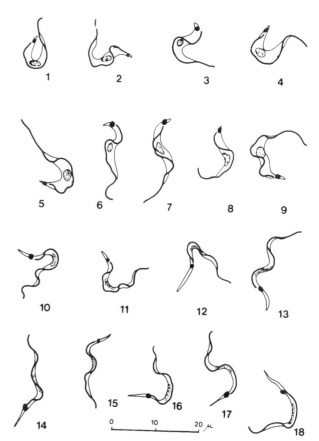

Fig. 3.5 Variação morfológica exibida pelos indivíduos que formam uma população de *Trypanosoma cruzi*, no sangue, onde se destacam as formas largas (*1* a *9*) e as delgadas (*10* a *18*). Desenho do Prof. L. M. Deane.

são muito resistentes à aglutinação ou à lise pelo soro do hospedeiro imune; elas são também pouco sujeitas à fagocitose pelos macrófagos. Estas formas tendem, portanto, a se acumular no sangue e caracterizam a parasitemia dos períodos crônicos da doença. Elas são altamente infectantes para os triatomíneos.

Os tripomastigotas, tanto finos como largos, não se reproduzem no sangue. Não foi possível demonstrar que aí utilizassem glicose, parecendo que dependem de proteínas do soro como única fonte energética.

Amastigotas Intracelulares. Nas culturas de tecidos, examinadas ao microscópio e a fresco, pode-se ver a penetração dos tripomastigotas no interior das células. O mecanismo de interiorização corresponde a um processo de fagocitose induzida, de que participam tanto o parasito como a célula hospedeira, sendo precedida pela aderência dos tripomastigotas à membrana do macrófago ou de outras células.

O parasito fica, pois, contido em um vacúolo digestivo, onde pode ser eventualmente morto e digerido. Esse desfecho é evitado pelos tripomastigotas ao escaparem do vacúolo digestivo e invadirem o citoplasma da célula parasitada, onde sofrem total reorganização estrutural (Figs. 3.3 e 3.6), transformando-se em **amastigotas** ovoides, que medem apenas 4 μm no maior diâmetro. O cinetoplasto, que é um disco convexo-côncavo, aparece agora à microscopia óptica (coloração pelo Giemsa) como um

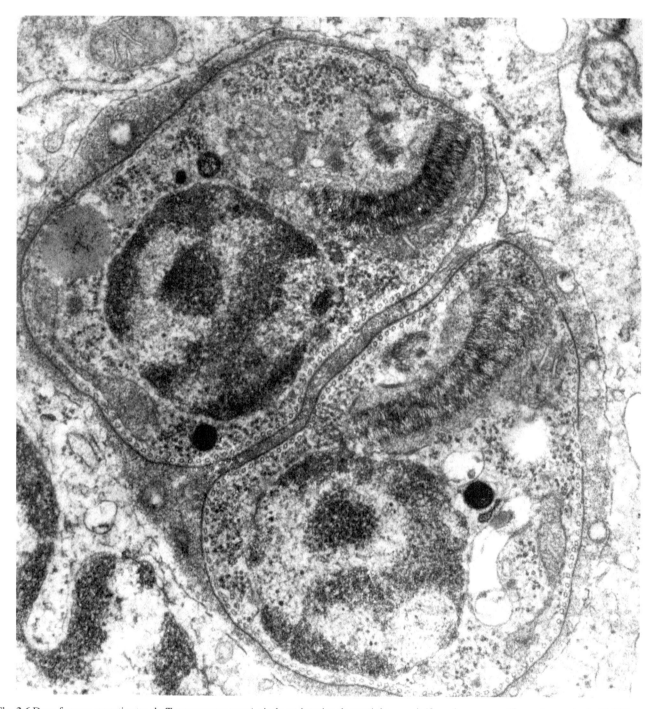

Fig. 3.6 Duas formas amastigotas de *Trypanosoma cruzi*, ainda no interior do vacúolo parasitóforo de um macrófago. Aumento de 45.000 vezes. Original da Dra. Regina Milder (USP, São Paulo).

bastonete curto e encurvado (visão de perfil do cinetoplasto), situado perto do núcleo.

Fisiologicamente, a característica mais importante dos amastigotas é sua capacidade de multiplicação. Mediante divisão binária simples, que se repete a cada 12 horas, o amastigota produz um número crescente de elementos-filhos semelhantes, que, pouco a pouco, vão consumindo o citoplasma da célula parasitada, até sofrerem nova transformação: agora no sentido **amastigota → tripomastigota**, algumas horas antes de romperem a célula hospedeira. O ciclo intracelular demora 5 ou 6 dias, ao que parece, e produz cerca de nove gerações de parasitos.

O ciclo **tripomastigota → amastigota → tripomastigota** assegura a continuidade da infecção no hospedeiro vertebrado, bem como a propagação do parasitismo a outros órgãos e tecidos (formação de novos "ninhos de parasitos") e o progresso das lesões devidas diretamente ao parasitismo.

Ciclo e Formas Evolutivas em Hospedeiros Invertebrados

Quando o triatomíneo, ao sugar sangue de um vertebrado infectado, ingere tripanossomos sanguícolas (que, como vimos, não se reproduzem), tem início um ciclo de desenvolvimento característico do *T. cruzi* na luz do tubo digestivo do inseto (Fig. 3.7).

No estômago deste, constatam-se fenômenos regressivos, como se o meio lhes fora inadequado. Os tripomastigotas delgados parecem condenados à destruição.

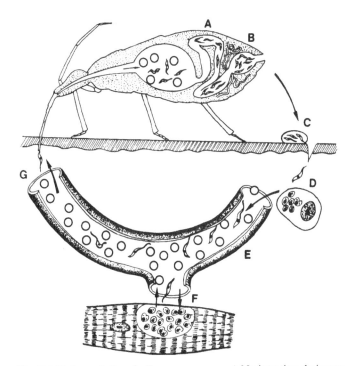

Fig. 3.7 Ciclo evolutivo do *Trypanosoma cruzi*. No intestino do inseto (**A**) há multiplicação de formas epimastigotas; na ampola retal (**B**), os parasitos transformam-se em tripomastigotas metacíclicos que são eliminados com as fezes (**C**); ao penetrarem no hospedeiro vertebrado, os flagelados invadem células do SFM cutâneo (**D**) onde, sob a forma amastigota, voltam a multiplicar-se; daí passam para o sangue, como tripomastigotas (**E**), e disseminam-se pelo organismo, parasitando músculos e outros tecidos (**F**). O ciclo fecha-se quando o paciente é sugado por outro triatomíneo (**G**) e as formas sanguícolas chegam ao intestino do inseto.

Epimastigotas Intestinais. Mas aqueles flagelados que chegam ao intestino do hemíptero encontram, por sua vez, um meio extremamente favorável, onde assumem a forma epimastigota, e se instalam permanentemente, pois a infecção mantém-se aí durante toda a vida do inseto.

Esses flagelados apresentam-se com dimensões e aspecto bastante variáveis, citoplasma abundante, cinetoplasto discoide e situado perto do núcleo. Membrana ondulante curta e flagelo livre bem desenvolvido. Muitos deles estão em divisão, pois foi restabelecida sua capacidade reprodutiva, bloqueada durante a fase tripomastigota anterior (Fig. 3.4).

A multiplicação no intestino do inseto é muito ativa, realizando-se por divisão binária longitudinal (Fig. 3.8). Os epimastigotas permanecem muitas vezes agrupados, formando enormes rosáceas. Tais formas não são infectantes para hospedeiros vertebrados, constituindo um estádio reprodutor adaptado essencialmente ao aparelho digestivo dos insetos.

Tripomastigotas Metacíclicos. Porém, quando os epimastigotas são levados para o segmento posterior do intestino do triatomíneo (ou reto), aderem à mucosa pela extremidade do flagelo e sofrem aí nova metamorfose, pela qual retomam a forma tripomastigota.

Por constituírem as formas finais do ciclo no inseto, são agora denominados tripomastigotas metacíclicos.

Os metacíclicos lembram as formas delgadas dos tripanossomos do sangue. Medem cerca de 17 μm de comprimento, sendo finos e muito ativos. Eles são expulsos com as dejeções do inseto, eventualmente durante um repasto sanguíneo, de mistura com um pouco do sangue ingerido.

Tendo outra vez suspensa a capacidade de sintetizar DNA e reproduzir-se, esses tripanossomos não podem evoluir se não penetrarem em um hospedeiro vertebrado. Isso é possível por exibirem propriedades que não se encontravam nos epimastigotas: podem viver em temperaturas mais altas (em torno de 37°C); têm capacidade invasiva para atravessar as mucosas ou a conjuntiva e para penetrar nas células dos vertebrados, transformando-se, de novo, em amastigotas.

Dessa maneira, as distintas formas evolutivas adotadas sucessivamente pelo parasito permitem que se feche o ciclo biológico de *T. cruzi* através de seus hospedeiros vertebrados e invertebrados.

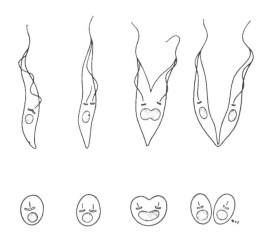

Fig. 3.8 Divisão binária longitudinal em forma epimastigota (na série de cima) e em forma amastigota (na série inferior). A divisão do blefaroplasto e do cinetoplasto, com elaboração de um segundo flagelo, precede a divisão nuclear, e esta, a do corpo celular que progride da extremidade anterior (flagelar) para a posterior.

TRIPANOSSOMÍASE AMERICANA

Esta infecção é uma zoonose de mamíferos silvestres do Continente Americano que se estende do sul dos EUA até a Argentina e o Chile, com forte incidência no Brasil.

Como zoonose, não parece ter afetado o homem antes da colonização europeia. Porém, os colonizadores introduziram novas relações de produção, novas formas de ocupação da terra e novos modos de morar, entre os quais se contam as casas com paredes de barro fendilhadas (pau-a-pique) e os casebres cobertos de palha, habitados pelas famílias mais pobres das áreas rurais.

Nas gretas e na palha dessas habitações criaram-se ambientes muito favoráveis para a vida de várias espécies de **triatomíneos**, conhecidos no Brasil sob as denominações populares de: "barbeiro", "chupança" ou "bicho de parede", bem como por "fincão", "bicudo" ou "chupão". Na Argentina, são as "*vinchucas*", na Venezuela, os "*chipos*", e na Colômbia, "*pitos*". Originariamente silvestres (ou mesmo exóticos, como *Triatoma infestans*, um inseto andino que invadiu o Brasil), eles aí se domiciliaram e passaram a transmitir a infecção aos animais domésticos e aos moradores das casas miseráveis.

Nem todos os indivíduos infectados apresentam sintomas clínicos. Muitos, depois de uma fase aguda, permanecem como portadores assintomáticos da infecção. Outros, porém, desenvolvem lesões graves e progressivas que conduzem à cardiopatia chagásica, ao megaesôfago, ao megacólon e a outras formas da doença. Não existe, até o presente, um tratamento específico preventivo ou curativo para a tripanossomíase crônica devida ao *T. cruzi*, sendo os medicamentos atuais úteis apenas na fase aguda.

Infectividade

Trypanosoma cruzi é infectante para grande número de hospedeiros. Cerca de uma centena de mamíferos silvestres e domésticos já foram encontrados naturalmente infectados. As outras classes de vertebrados são refratárias a esse parasito. Em relação aos insetos vetores, são triatomíneos dos gêneros *Triatoma*, *Panstrongylus*, *Rhodnius* e *Eutriatoma* (mais de trinta espécies) que se apresentam naturalmente infectados.

Vias de Penetração. As formas infectantes, ou seja, os tripomastigotas metacíclicos contidos nas fezes dos insetos, penetram facilmente através das mucosas e das conjuntivas ou de qualquer solução de continuidade da pele. Não atravessam a pele íntegra, mas o próprio local da picada do inseto pode constituir a porta de entrada, se contaminada com as dejeções que esses hemípteros costumam emitir enquanto se alimentam. Feridas ou escoriações causadas pelo coçar (que é motivado pelo prurido resultante da resposta alérgica à saliva do triatomíneo) são outros pontos favoráveis para a invasão.

A transmissão materno-infantil, por via transplacentária, tem sido comprovada. Outros modos de transmissão possíveis, se bem que raros, são pelo leite materno e pelo coito.

Pequenos surtos epidêmicos já foram registrados, após refeições coletivas, em que houve contaminação de alimentos (talvez por triatomíneos ou pelas secreções anais de marsupiais parasitados).

Em zonas endêmicas, ou nos centros para onde afluem indivíduos infectados, as transfusões de sangue constituem sério fator de risco quando não se faz a seleção dos doadores de sangue ou a esterilização das amostras pela violeta-de-genciana. O mesmo pode suceder com transplantes de órgãos.

Dispersão e Localização dos Parasitos. Na região do tegumento onde se deu a penetração, os tripomastigotas são fagocitados pelos macrófagos, por mecanismo de endocitose mediado por determinados receptores de membrana, e não são destruídos nos fagossomos, mas se transformam em amastigotas. Estes produzem uma substância (semelhante a perforinas) que, em pH ácido, rompe a parede do vacúolo fagocitário onde se encontram, invadem o citoplasma das células hospedeiras e aí se multiplicam até destruí-las completamente. Recuperam então a forma tripomastigota e saem para os espaços intersticiais.

Alguns desses flagelados invadem novas células da vizinhança (utilizando os mesmos mecanismos de penetração), enquanto outros são disseminados pela corrente circulatória linfática ou sanguínea (fenômeno dito **parasitemia**), indo colonizar os órgãos e tecidos mais diversos, em pontos afastados do local de contaminação inicial.

No sangue, eles podem sobreviver longamente apenas nos períodos iniciais da infecção (fase aguda), antes que se desenvolva a reação imunitária, por volta da quarta ou quinta semana, quando cai rapidamente a parasitemia, pois os tripomastigotas a que se ligam os anticorpos específicos ficam **opsonizados**, isto é, facilmente fagocitáveis, podendo ser digeridos pelos macrófagos. Na fase crônica, a presença de flagelados no sangue é raramente observada, sendo demonstrada apenas por técnicas especiais, como o **xenodiagnóstico** (ver adiante), pela inoculação do sangue suspeito em animais sensíveis ou pela hemocultura.

As localizações preferenciais das formas intracelulares variam consideravelmente com a cepa de *T. cruzi* em causa.

Algumas linhagens são predominantemente "miotrópicas", isto é, colonizam de preferência as fibras musculares esqueléticas e miocárdicas (Fig. 3.9), sendo pouco encontradas nas células do **sistema fagocítico mononuclear (SFM)**. Outras são "reticulotrópicas", apresentando-se em número considerável no interior de macrófagos do baço, do fígado, da medula óssea etc., que fazem parte desse sistema (outrora conhecido como sistema retículo-endotelial).

Resistência ao Parasitismo

Depois de superadas as barreiras anatômicas à penetração, representadas pela pele íntegra, a defesa do organismo depende da reação inflamatória local e da fagocitose, ou de substâncias antiparasitárias do soro e dos tecidos.

A frequência com que se observam infecções assintomáticas no homem fala a favor de uma **resistência natural** em muitos indivíduos.

Em pacientes que se encontram na fase aguda da doença, tem sido comprovado um aumento significativo das imunoglobulinas do tipo IgM, acompanhado de uma elevação das IgG. Porém, na fase crônica, apenas as IgG costumam estar aumentadas.

Entretanto, na espécie humana, a **resistência adquirida** só pode ser inferida de dados indiretos e por analogia com o que se observa em animais de laboratório. Quando inoculados experimentalmente, estes mostram que as IgM alcançam um máximo por volta da sexta semana e retornam ao normal decorridas umas 20 semanas. No soro dos animais infectados, mas não no humano, pôde-se demonstrar a presença de anticorpos protetores.

Quando se injeta na pele de indivíduos com tripanossomíase americana um extrato de *T. cruzi*, produz-se uma reação intradérmica de **hipersensibilidade**, caracterizada pela formação de pápula eritematosa, com "pseudópodes". O máximo dessa reação, relacionada com o desenvolvimento da imunidade celular,

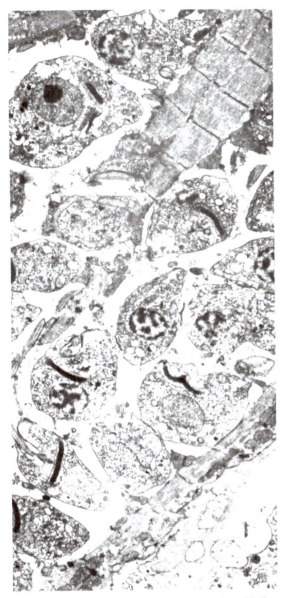

Fig. 3.9 Formas amastigotas de *Trypanosoma cruzi*, multiplicando-se no interior de uma fibra muscular estriada. Microfotografia feita em microscopia eletrônica. (Original do Dr. Zigman Brener, Centro de Pesquisas René Rachou, Belo Horizonte.)

é observado após 24 horas, e sua regressão completa tarda cerca de 5 dias.

Diversos experimentos com animais de laboratório acumularam provas de que os mecanismos que habitualmente estimulam a atividade do sistema fagocítico mononuclear contribuem para fazer baixar a parasitemia e diminuem a mortalidade dos animais inoculados, enquanto as condições que reduzem a atividade dos macrófagos levam a infecções mais graves, com elevada mortalidade.

Patologia

A virulência do parasitismo depende da linhagem de *Trypanosoma cruzi*, assim como das condições que prevalecem quando determinada cepa do flagelado se instala no hospedeiro vertebrado em causa.

A origem ou fonte de infecção pode ser uma das razões da diversidade de comportamento do parasito. Sabe-se que a doença de Chagas é mais benigna em certas regiões geográficas do que em outras: no Estado do Rio Grande do Sul (Brasil), no México, bem como no Chile, os eletrocardiogramas feitos em indivíduos com reação sorológica positiva para *T. cruzi* mostram-se geralmente normais. Mas, nos Estados de São Paulo e Minas Gerais, as cardiopatias chagásicas têm sido frequentes.

Dos fatores dependentes do hospedeiro e que condicionam maior virulência, podemos citar:

a) a idade, pois a suscetibilidade é maior em indivíduos jovens;

b) as influências hormonais, visto que em animais de laboratório a cortisona ou a hidrocortisona estimulam a parasitemia. O mecanismo envolvido parece ser a inibição do sistema fagocítico mononuclear, reduzindo a inflamação, produção de anticorpos e fagocitose;

c) as deficiências nutricionais, particularmente a carência de vitaminas (de ácido pantotênico, de piridoxina ou de vitamina A), bem como uma dieta deficiente em lisina, levam a um aumento da parasitemia, das lesões viscerais e da mortalidade, em ratos.

MECANISMOS PATOGÊNICOS

A multiplicação dos parasitos e a destruição das células hospedeiras pela ação direta dos flagelados, seguidas pela invasão de novas células, vão num crescendo que se manifesta pelo aumento concomitante da parasitemia, durante o período inicial da doença. Eventualmente, a morte pode sobrevir na fase aguda da infecção.

Essa destruição parasitotrófica, como a poderíamos chamar, constitui um dos mecanismos patogênicos da tripanossomíase americana, mas não é o único. Mesmo na fase aguda, observa-se que não há paralelismo entre a carga parasitária e a gravidade da doença. O mecanismo patogênico, nesses casos, é praticamente desconhecido, lembrando por seu aspecto um processo tóxico.

As células e fibras parasitadas não despertam, inicialmente, nenhuma reação em torno. Mas quando se rompem, destruídas pelos parasitos, são envolvidas por um processo **inflamatório focal** que, nos primeiros dias da infecção (fase aguda), caracteriza-se por infiltração fugaz de neutrófilos, como nas inflamações agudas em geral. Nesses leucócitos podem ser vistas formas amastigotas fagocitadas. Segue-se o aparecimento de mononucleares, principalmente células da linhagem linfocitária (com predominância de linfócitos T, sobretudo CD8$^+$ ou células citotóxicas/supressoras) e alguns macrófagos.

A morte pode resultar de uma miocardite difusa aguda.

Se o organismo sobrevive ao período agudo, surgem as **reações imunológicas** e, a partir da terceira semana, os monócitos e linfócitos passam a predominar nos exsudatos inflamatórios que se tornam confluentes e difusos. Quando o processo se agrava aparecem fenômenos degenerativos ou, mesmo, focos de necrose que, depois, se transformam em áreas focais de **fibrose**.

Mas a inflamação da fase aguda, em nítido contraste com o que ocorre na fase crônica, não tem grande potencial fibrosante. Os processos inflamatórios agudos tendem a curar-se pela reabsorção dos exsudatos, enquanto as lesões da fase crônica evoluem para a fibrose. Neste caso, o processo orienta-se para a formação de focos granulomatosos e **granulomas**. Veem-se, então, numerosos macrófagos (histiócitos), dispostos de maneira mais ou menos ordenada, em camadas, e com abundante citoplasma, constituindo as chamadas "células epitelioides"; e aparecem gigantócitos (células multinucleadas resultantes da fusão de histiócitos).

Quando se procede ao exame histológico do coração dilatado e flácido da fase aguda da doença, encontra-se uma miocardite focal, por vezes com focos confluentes. Na fase crônica, há cardiomegalia com hipertrofia e dilatação do coração e, histologicamente, escassos focos inflamatórios crônicos.

Segundo uma das escolas que buscam explicar a patogenia da doença de Chagas (Koberle), toda vez que se rompem ninhos de amastigotas e os flagelados são destruídos, libertar-se-iam substâncias tóxicas ou neurolíticas que atuariam sobre as células nervosas situadas nas proximidades. Haveria, então, considerável destruição de neurônios, principalmente dos gânglios parassimpáticos.

Em consequência da destruição dos neurônios dos plexos mientéricos do tubo digestivo (e da desnervação de outros órgãos cavitários) resulta, inicialmente, diminuição da coordenação muscular e, portanto, alterações do movimento peristáltico progressivo. A retenção ou estase de seu conteúdo produz dilatação do órgão e maior estimulação motora. Sobrevém, então, hipertrofia da musculatura e um agravamento progressivo das perturbações fisiológicas, devido ao círculo vicioso que se estabelece.

Finalmente, a musculatura lesada pela hiperatividade e pela irrigação insuficiente (desproporcional, em face da hipertrofia do órgão) entra em atonia. Assim, se formam os "megas", que são caracterizados pela enorme dilatação de vísceras ocas e por seu aperistaltismo (Figs. 3.13 e 3.14).

Muitos autores divergem desse modo de interpretar os fatos, pois em autópsias de casos agudos humanos e em cobaias inoculadas não encontraram destruição significativa de neurônios ganglionares cardíacos. Em outros casos agudos e nos crônicos, com acentuada destruição de neurônios, havia intensa reação inflamatória, levando-os a pensar que as alterações nervosas seriam secundárias aos processos de miocardite. Também não encontraram evidências da produção de uma neurotoxina.

Esses autores consideram que as lesões da fase crônica são devidas não só aos efeitos diretos dos parasitos sobre os tecidos como à produção de um estado hiperérgico, de exagerada resposta imunitária. Entre as manifestações da **hipersensibilidade** contam-se as reações inflamatórias granulomatosas de diferentes órgãos (coração, sistema nervoso, aparelho digestivo etc.), periarterites, endarterites e arterites necrosantes, que se acompanham de tromboses, perturbações tróficas ou necrose dos territórios irrigados pelos vasos envolvidos.

A degeneração dos plexos nervosos viscerais, a do sistema nervoso central ou a de áreas parenquimatosas podem ocorrer, então, durante a fase crônica e não apenas como consequência das lesões do período agudo.

Sempre chamou a atenção dos autores a desproporção entre o número reduzido de parasitos e a extensão das lesões cardíacas ou de outros órgãos, na fase crônica. É possível que a hipersensibilidade do organismo doente se desenvolva não só em relação aos parasitos e seus produtos, mas também aos materiais alterados das células do hospedeiro, destruídas pelos amastigotas, e não mais reconhecidos como materiais próprios pelo sistema imunológico do paciente (fenômeno de autoimunidade).

Desse modo, desenvolver-se-ia um mecanismo de autoagressão semelhante ao existente na artrite reumatoide e em outras doenças do colágeno.

Trabalhos experimentais, feitos sobretudo em coelhos e em cultura de células cardíacas, demonstraram que os linfócitos T sensibilizados (procedentes de um hospedeiro infectado com *T. cruzi*) têm a capacidade de atacar células e fibras miocárdicas que contenham parasitos, desenvolvendo ação citotóxica específica. Tal ação seria importante nas fases iniciais da doença, quando é grande a abundância de parasitos nos tecidos.

Porém, os mesmos linfócitos mostram-se capazes de destruir células e fibras musculares não parasitadas. Assim, o mecanismo de autoagressão prosseguiria durante a fase crônica da moléstia (quando o parasitismo já se tornou muito escasso), sendo estimulado por antígenos parasitários e, talvez, por grupos antigênicos da membrana das fibras musculares cardíacas que mostram alguma semelhança com os antígenos de *T. cruzi*.

Um processo de **hipersensibilidade de tipo retardado**, mediado por linfócitos T sensibilizados, seria, pois, a causa da destruição autoimune das fibras musculares, na miocardite chagásica. Neurônios e outras células poderiam sofrer processo análogo.

ALTERAÇÕES ANÁTOMO E FISIOPATOLÓGICAS

Chagoma de Inoculação. A lesão inicial (que, na prática, nem sempre é observada) chama particularmente a atenção quando se implanta no olho ou em suas imediações. A reação inflamatória acompanha-se, então, de conjuntivite e de edema bipalpebral, geralmente unilateral, que impede a abertura do olho correspondente. Isso constitui o **sinal de Romaña** (Fig. 3.10).

A inflamação propaga-se, por via linfática, aos gânglios regionais pré e retroauriculares, submaxilares ou cervicais. Essa adenite satélite contribui para formar, então, um complexo oftalmoganglionar muito sugestivo para o diagnóstico clínico.

Mesmo quando a penetração de parasitos não se dê pela região periocular, pode haver a formação de uma tumoração cutânea, com hiperemia e com ligeira dor local, constituindo outra modalidade do **chagoma de inoculação**. As lesões iniciais regridem espontaneamente, ao fim de uma ou duas semanas.

Alterações no Sangue. A parasitemia torna-se patente entre o quarto e o quadragésimo dia (em geral, entre o oitavo

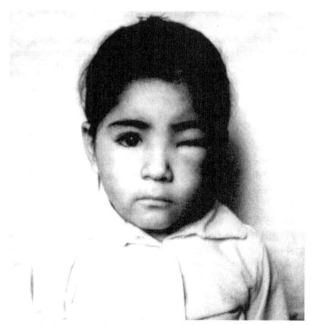

Fig. 3.10 Paciente com chagoma de inoculação (sinal de Romaña), onde o edema bipalpebral e unilateral comunica um aspecto característico à fácies chagásica. (Documentação cedida pelo Dr. J. C. Pinto Dias.)

e o décimo segundo dia), após a infecção, e dura cerca de um mês. Às vezes, o hemograma dos pacientes nessa fase mostra uma ligeira leucocitose, com linfocitose, mas há tendência à leucopenia. A anemia pode ser particularmente grave, em alguns casos. Na fase crônica, o exsudato inflamatório mostra predominância de linfócitos T (sobretudo CD8$^+$) e poucos linfócitos B ou macrófagos.

Alterações no Coração. Este órgão é o que se encontra afetado com maior frequência, se bem que as lesões possam ser leves nas formas benignas da doença.

Os parasitos formam "ninhos de amastigotas", às vezes bastante grandes e de formato alongado, ao se multiplicarem no interior das fibras musculares. Mas, como vimos, enquanto estas não se romperem, não haverá sinais de inflamação no local.

Depois, as fibras cardíacas apresentam-se parcialmente dissociadas pelo edema intersticial. Em torno das que estão sendo destruídas, forma-se um infiltrado inflamatório que está presente também em outros pontos do miocárdio.

Além das lesões inflamatórias, veem-se outras, isquêmicas, com produção de infartos microscópicos, em função das alterações arteriolares. As fibras cardíacas podem apresentar intensa degeneração das miofibrilas. As células nervosas ganglionares ficam quase sempre lesadas.

A miocardite aguda é mais frequente em crianças do que em adultos e pode levar a dilatação cardíaca, a congestão passiva, a edemas e derrames cavitários, como consequência da insuficiência circulatória. A morte pode ocorrer então.

Em outras ocasiões, as lesões da fase aguda continuam-se com as da fase crônica; ou pode haver melhora, com diminuição da parasitemia, da dilatação cardíaca e desaparecimento dos sintomas clínicos, por tempo variável.

Na fase crônica, uma fibrose difusa ocupa o lugar das áreas inflamadas e necrosadas, sobretudo no ventrículo esquerdo, onde também se produzem tromboses com maior frequência. Interpondo-se aos processos de cicatrização e reparação, novas áreas inflamatórias podem surgir. A substituição dos elementos musculares por tecido conjuntivo vai acarretar redução da força de contração do coração e pôr em marcha mecanismos compensadores tais como:

- aumento do diâmetro das fibras musculares cardíacas, tanto mais acentuado quanto mais extensos forem os focos inflamatórios crônicos e maiores as sequelas fibróticas;
- aumento do volume cardíaco: dilatação das cavidades e hipertrofia das paredes do órgão (Figs. 3.11 e 3.12);
- taquicardia.

O comprometimento do sistema autônomo regulador das contrações cardíacas (nódulo sinusal, nódulo atrioventricular e feixe de His) traz como consequência uma grande variedade de perturbações, tanto da formação dos estímulos cardíacos, como de sua propagação. Daí resultam arritmias sinusais, extrassistolia, bloqueio da condução em um dos ramos do feixe de His (principalmente do direito), bloqueio atrioventricular (com ritmo ventricular de 40-50 batimentos por minuto), fibrilação atrial etc.

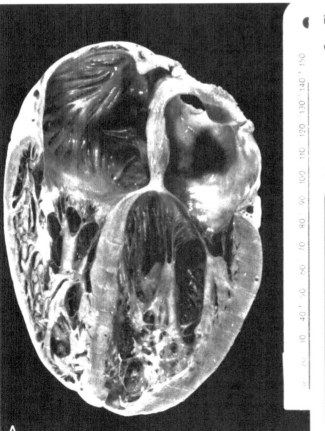
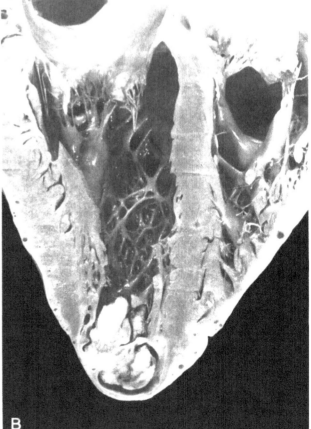

Fig. 3.11 *A*, Secção através do coração de um paciente com infecção crônica por *Trypanosoma cruzi* (visão posteroanterior), em que se pode observar a dilatação afetando todas as câmaras do órgão, espessamento da parede e adelgaçamento da ponta do ventrículo esquerdo; *B*, Secção através dos ventrículos de um coração com infecção crônica por *Trypanosoma cruzi* em que se vê, além do espessamento das paredes e do adelgaçamento da ponta, a presença de trombo formado no ápice do ventrículo esquerdo. (Documentação cedida pelo Dr. H. Lenzi, IOC/FIOCRUZ.)

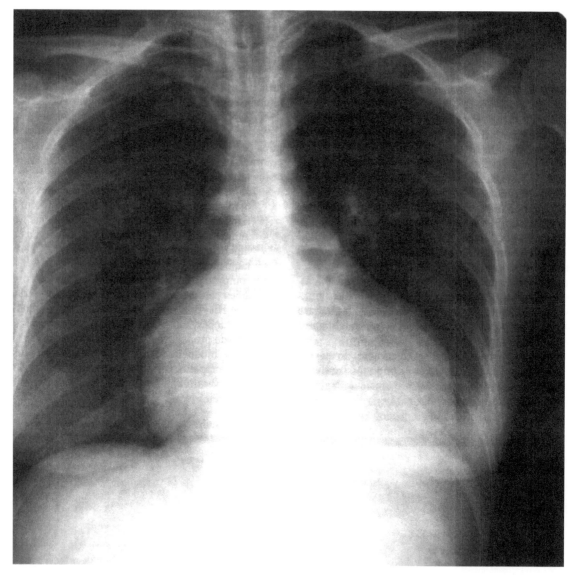

Fig. 3.12 Radiografia de uma paciente, 40 anos de idade, que apresenta grande aumento do volume cardíaco devido a tripanossomíase causada por *Trypanosoma cruzi*. (Documentação do Serviço do Dr. N. C. Caminha, Rio de Janeiro.)

Quando os mecanismos de compensação cardíacos se tornam incapazes de superar as deficiências de sua força de contração, aparece a insuficiência circulatória, pois passa a haver um déficit no volume de sangue e na quantidade de oxigênio que chegam por minuto a cada órgão ou tecido, inclusive ao miocárdio, comprometendo o metabolismo local.

Isso traduz-se clinicamente por dispneia aos esforços, insônia, congestão visceral e edema dos membros inferiores, que terminam, como nas insuficiências cardíacas de outras etiologias, em assistolia. Devido às lesões vasculares, aos microinfartos ou às embolias, a morte pode ser súbita.

Alterações do Sistema Digestório. Os parasitos são encontrados na musculatura lisa, nas células nervosas e em outros elementos da parede do tubo digestivo. Porém, sempre em pequeno número.

As lesões podem produzir-se em qualquer sítio, mas predominam no esôfago, nos cólons e sigmoide, ou no intestino delgado. São processos subagudos e crônicos de miosite (focal e intersticial), que se acompanham de:
- formação de granulomas;
- arterites necrosantes, lesando a camada média arteriolar;
- destruição dos plexos nervosos da parede (plexos de Meissner e de Auerbach); e
- inflamação crônica em diferentes fases.

A destruição dos neurônios ganglionares parece desempenhar papel relevante nas alterações do trânsito esofágico e intestinal (que se tornam cada vez mais lentos e difíceis), bem como na hipertrofia muscular e, finalmente, na dilatação e atonia desses órgãos, conhecidos respectivamente por **megaesôfago** (Fig. 3.13) e **megacólon** (Fig. 3.14).

O que caracteriza a disfunção do esôfago é a incoordenação motora, de modo que não se observa a propagação da onda contrátil ao longo do órgão, nem o reflexo de abertura do cárdia, após o ato da deglutição. A mesma incoordenação é responsável pela estagnação do bolo fecal no intestino grosso e consequente hipertrofia e dilatação das paredes do cólon distal, sigmóide e reto.

Em 500 autópsias de chagásicos crônicos, o megaesôfago foi encontrado em 20% e o megacólon em 24% dos casos.

Alterações do Sistema Nervoso. No sistema nervoso central pode-se encontrar:

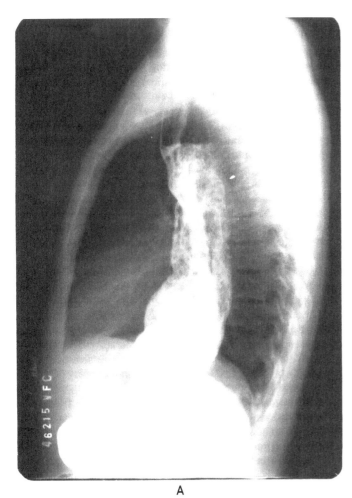
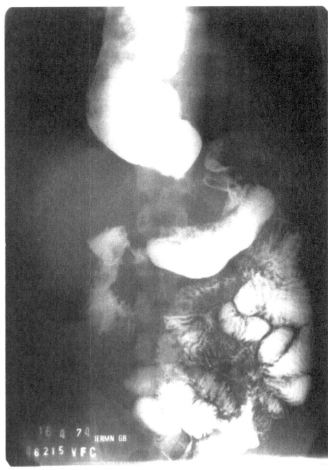

Fig. 3.13 Radiografias, com contraste, do esôfago de doentes com tripanossomíase americana e megaesôfago: *A*, visão lateral onde se vê o órgão dilatado em toda sua extensão; *B*, outro caso, mostrando a parte inferior do esôfago, radiografado de frente. (Documentação do Serviço do Dr. N. C. Caminha, Rio de Janeiro.)

- congestão e edema, com escassos focos hemorrágicos;
- discreta infiltração perivascular de células inflamatórias; e
- formação de numerosos nódulos (granulomas) disseminados pelo cérebro, cerebelo e pedúnculos cerebrais.

Nas células nervosas ou outras, degeneradas, encontram-se ninhos parasitários. A destruição dessas células e a disseminação dos flagelados conduzem a uma meningoencefalite difusa. Há também necroses focais.

Lesões em Outros Órgãos. O fígado apresenta muitas vezes, na fase aguda, aumento de volume, assim como congestão e degeneração gordurosa das células parenquimatosas. O baço, também, pode estar aumentado. Os linfonodos são sede de inflamação satélite (que acompanha o chagoma de inoculação) ou de uma adenite generalizada, durante a fase aguda. Nos músculos esqueléticos há ninhos parasitários com amastigotas, focos inflamatórios e edema difuso. Esse edema inflamatório encontra-se em quase todos os órgãos e somente regride quando cai a parasitemia, por volta de 6 a 12 semanas após o início da doença.

Sintomatologia e Formas Clínicas

PERÍODO DE INCUBAÇÃO

Varia entre uma e três semanas, ainda que já se tenham registrado casos com apenas quatro a cinco dias. Ele depende talvez da via de penetração, do inóculo, da estirpe de *T. cruzi* em causa e das condições do paciente. Nas infecções transfusionais, esse período costuma ser mais longo e pode estender-se por mais de 60 dias.

FASE AGUDA

No início, a tripanossomíase americana pode apresentar uma sintomatologia frustra ou tão fugaz que passa inteiramente despercebida. Na maioria das vezes, a fase aguda é oligossintomática, decorrendo com febre, pouco característica, e apresentando uma reduzida resposta celular a antígenos de *T. cruzi* (teste intradérmico).

Os sintomas manifestam-se geralmente em indivíduos jovens e sobretudo os que se encontram nos primeiros anos de vida. Na Argentina, a *Misión de Estudios de Patología Regional (ME-PRA)*, analisando 1.232 casos agudos, encontrou uma proporção de 66% com idade menor que 10 anos. Em Bambuí (Minas Gerais, Brasil), 78,6% dos pacientes estavam nesse mesmo grupo etário.

Correspondendo ao período em que os tripanossomos são facilmente encontrados no sangue, essa fase caracteriza-se clinicamente por febre, sensação de fraqueza, poliadenite, aumento do fígado e do baço. A febre, no início da doença, algumas vezes é pouco elevada, outras chega a 39 ou 40°C, para manter-se depois abaixo de 38°C. Pode ser de tipo contínuo, remitente

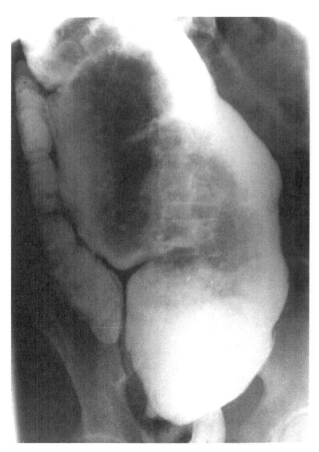

Fig. 3.14 Megacólon em paciente com tripanossomíase americana e importante dilatação do intestino grosso. (Documentação do Serviço do Dr. Caminha, Rio de Janeiro.)

ou irregular, e acompanhar-se de outros sintomas gerais como astenia, cefaleia, dores pelo corpo e anorexia. O período febril dura 30 a 45 dias.

O edema bipalpebral e unilateral, que marca o começo da doença (sinal de Romaña), não ocorre em todos os casos, pois é função da penetração do parasito pela região ocular ou suas imediações. Sua frequência não deve ser maior que 10% (Fig. 3.10).

O edema instala-se rapidamente; é elástico, de coloração vermelho-violácea e indolor, acompanhando-se de conjuntivite e lacrimejamento. O olho pode ficar completamente fechado. Costuma haver uma adenite satélite. Esse edema pode estender-se a toda a face ou ser, mesmo, mais generalizado. Convém recordar, entretanto, que um quadro semelhante ao sinal de Romaña pode ser desencadeado pela simples inoculação de saliva de triatomíneos, nas proximidades do olho. Também outros agentes infecciosos ou traumáticos podem simular o mesmo quadro.

Nas formas agudas graves, surgem quadros de miocardite, com taquicardia ou outras alterações do ritmo, abafamento de bulhas, aumento da área cardíaca e sinais de insuficiência circulatória (edemas de estase, congestão hepática, falta de ar aos esforços etc.). Em crianças com menos de cinco anos, a mortalidade é elevada.

Outras formas graves, mas raras, são as que se acompanham de meningoencefalite aguda. Ocorrem quase sempre em lactentes e sua evolução termina em geral pela morte do paciente, ao fim de poucos dias.

FASE CRÔNICA

Em certa proporção de casos, que varia com a região considerada e outros fatores desconhecidos, o parasitismo pelo *T. cruzi* desenvolve-se de forma assintomática assumindo caráter latente desde o início.

Tais casos assintomáticos (só com reação sorológica ou xenodiagnóstico positivos) são designados por alguns autores como **formas indeterminadas**, pois têm um prognóstico incerto: tanto podem evoluir para as formas crônicas típicas, como permanecer latentes (sem sintomas, com eletrocardiograma normal e com radiografias normais de coração, esôfago e cólons).

A forma indeterminada é a mais frequente entre os pacientes crônicos, representando 50 a 70% dos casos, nas áreas endêmicas da tripanossomíase americana, no Brasil.

Há pacientes com sintomatologia pobre e, por isso, são casos difíceis de diagnosticar: **formas oligossintomáticas**. Esses doentes são descobertos ocasionalmente, durante inquéritos epidemiológicos, pelo achado de parasitos no sangue ou por reações sorológicas positivas.

Em outros pacientes, as **formas crônicas sintomáticas** podem seguir-se imediatamente ao período agudo; ou instalar-se depois de um intervalo assintomático de duração variável: muitos anos, às vezes. Também podem instalar-se sem que tenha havido um quadro agudo característico, como se observa frequentemente nas áreas endêmicas.

Duas formas clínicas são muito importantes pela frequência com que ocorrem e pela gravidade que podem apresentar: (a) a **cardiopatia crônica devida ao *T. cruzi***; (b) os "megas": **megaesôfago** e **megacólon**, principalmente.

Cardiopatia Crônica Devida ao *Trypanosoma cruzi*. Apresenta-se com grande variedade de quadros clínicos, que nada têm de específico, a não ser sua etiologia. Observamos, nesses casos, desde simples arritmias até os sinais e sintomas de uma insuficiência cardíaca compensada ou descompensada.

Há pacientes que têm apenas palpitações e astenia, mostrando aos exames alterações eletrocardiográficas (principalmente perturbações da condução e da repolarização ventricular), extrassistolia, área cardíaca normal ou ligeiramente aumentada.

Os pacientes com arritmias queixam-se de palpitações, sensação de parada do coração e vertigens. Nos casos de bloqueio atrioventricular, há bradicardia acentuada, com crises vertiginosas e, por vezes, ataques convulsivos (síndrome de Stoke-Adams), decorrentes da má irrigação cerebral.

Outra caracterização da fase crônica é o aumento do coração. A área cardíaca, avaliada pelo exame radiológico (Fig. 3.12), pode mesmo orientar o prognóstico da doença, pois dá informações mais seguras sobre sua evolução que o eletrocardiograma. Se o tamanho do órgão é normal, ou pouco aumentado, melhor é o prognóstico.

Quando o aumento das cavidades é global, ou quando predomina no ventrículo direito, a dispneia ou não se manifesta ou, pelo menos, não está em proporção com a gravidade do padecimento cardíaco. Ela pode apresentar-se só tardiamente.

Nos casos mais graves, a insuficiência cardíaca descompensada acompanha-se dos mesmos sintomas que aparecem nas cardiopatias de outras etiologias (edemas, derrames cavitários, congestão visceral, dispneia).

Entre os acidentes mais sérios que podem sobrevir nessa fase estão as tromboses e as embolias por destacamento de trombos parietais, que são levados a outros órgãos. Em Bambuí (Minas Gerais), no passado, a morte súbita era registrada com elevada frequência (em 22,8% dos casos estudados), enquanto a devida à insuficiência cardíaca crônica, em apenas 5,7% dos casos.

Os Casos com Megas. As perturbações funcionais do esôfago e do cólon começam a manifestar-se, em alguns casos, apenas decorridos um a três meses da fase aguda. Em outros, esse intervalo é inferior a dois anos. Por essa razão o megaesôfago tem sido encontrado mesmo em crianças.

De 800 casos estudados em Goiás (Brasil), 15% só acusavam trânsito lento; cerca de metade apresentava esôfago com pequeno ou moderado aumento de calibre; enquanto os grandes aumentos, com atividade motora reduzida ou inaparente, atonia e grande retenção de contraste (ao exame radiológico) representavam 37% dos pacientes (Fig. 3.13).

Os primeiros sintomas são sempre de disfagia. O paciente tem dificuldade de deglutir alimentos sólidos, como arroz, e bebe água para ajudar a descer. Surge depois uma tendência à regurgitação. Nos casos mais avançados a disfagia é substituída pela sensação de plenitude intratorácica retroesternal.

Outras manifestações clínicas são: dor epigástrica ou retroesternal que melhora com a ingestão de líquidos; soluços, intensa salivação e emagrecimento. A reação de fixação de complemento é positiva em mais de 90% dos casos.

As lesões intestinais (colopatias) da tripanossomíase americana causam inicialmente constipação, que se vai agravando pouco a pouco. O doente começa fazendo uso de laxativos suaves e termina por necessitar de catárticos e lavagens intestinais.

No megacólon (Fig. 3.14), que frequentemente está associado ao megaesôfago, constata-se ainda: meteorismo e timpanismo do hipocôndrio esquerdo; o sigmoide é palpável, volumoso e com aspecto tumoral, devido aos fecalomas (nas fases avançadas), além de outros sintomas da doença.

Diagnóstico

DIAGNÓSTICO CLÍNICO

Elementos importantes para a suspeita da etiologia chagásica são: a região de procedência do paciente ou o fato de ter vivido ou pernoitado em casas onde havia triatomíneos. Outro antecedente a levar em conta é o fato de o paciente ter recebido transfusões sanguíneas, mesmo fora das áreas endêmicas, pois nem todos os bancos de sangue cumprem as normas para uma triagem rigorosa dos doadores. Durante a fase aguda, o diagnóstico é facilitado quando está presente o sinal de Romaña (Fig. 3.10).

Em pacientes de áreas endêmicas, deve-se pensar na tripanossomíase americana sempre que crianças apresentarem febre, com poliadenite, aumento do fígado e do baço e sintomas cardíacos. Noutros casos, as arritmias e a insuficiência circulatória em adultos jovens chamam, muito, a atenção.

Devido à inespecificidade e diversidade das manifestações clínicas, os métodos de laboratório devem ser utilizados sempre que se queira confirmar ou afastar o diagnóstico de tripanossomíase.

No período agudo recomenda-se principalmente o exame parasitoscópico do sangue, a punção-biópsia de linfonodo, a imunofluorescência, a hemaglutinação etc. Na fase crônica, são mais indicadas as provas imunológicas; o xenodiagnóstico e a cultura ou a inoculação em animais de laboratório.

DIAGNÓSTICO PARASITOLÓGICO

Pesquisa de Parasitos no Sangue. Os tripanossomos são abundantes nos primeiros dias ou semanas de infecção e podem ser encontrados em exames de uma gota de sangue fresco entre lâmina e lamínula. Nos casos de transmissão congênita, a parasitemia é geralmente alta. A rápida movimentação dos flagelados, deslocando as hemácias em torno, facilita sua visualização.

Utilizam-se também esfregaços corados pelo Giemsa ou pelo Leishman. Se o exame for negativo, deve ser repetido em dias subsequentes.

Quando diminui a parasitemia (6 a 8 semanas depois), convém mais a pesquisa em gota espessa, desemoglobinizada e corada, ou a busca no "creme leucocitário" de uma amostra de sangue centrifugada com anticoagulante. A centrifugação em tubo capilar é outra forma de buscar os flagelados na interface soro/eritrócitos.

Durante os exames, deve-se distinguir *T. cruzi* de *T. rangeli*, que é encontrado no sangue humano em algumas regiões endêmicas da América Central e norte da América do Sul (ver Cap. 4).

Punção-biópsia de Linfonodo. Especialmente quando há adenite satélite do chagoma de inoculação, pode-se encontrar *T. cruzi* em macrófagos ou no exsudato inflamatório. As formas intracelulares assemelham-se, por sua morfologia, aos amastigotas do gênero *Leishmania* (Caps. 5 e 6), mas distinguem-se de *Toxoplasma gondii* pela ausência de cinetoplasto nos trofozoítos deste último (Cap. 11).

Hemocultura. Com finalidade diagnóstica, utilizam-se principalmente os meios difásicos, com base de ágar-sangue, ou o meio de Warren para cultura dos parasitos.

Em que pese a existência de grande variedade de meios de cultura onde o *T. cruzi* cresce fácil e abundantemente, a hemocultura, como processo diagnóstico desta tripanossomíase, tem sido decepcionante na fase crônica. O inóculo deve ser grande; a incubação (a 28°C) longa, com exames aos 30, 45 e 60 dias, por exemplo; e o número de testes deve multiplicar-se no tempo. Mais de metade dos casos escapam ao diagnóstico com um só teste. Quando repetida em série, a hemocultura pode revelar mais de 80 ou 90% dos casos positivos.

Xenodiagnóstico. Alguns exemplares de triatomíneos, criados no laboratório e alimentados com sangue de aves (e, portanto, limpos de qualquer infecção), depois de mantidos em jejum por 3 a 4 semanas, são postos a sugar sangue do paciente suspeito. Quando há tripanossomos, os insetos se infectam e, alguns dias ou semanas mais tarde, passam a eliminar parasitos em suas fezes.

As espécies mais utilizadas, no laboratório, para o xenodiagnóstico são *Triatoma infestans, T. sordida, T. pseudomaculata* e *Panstrongylus megistus.*

A probabilidade de êxito da prova depende do nível de parasitemia, do volume de sangue ingerido pelos insetos e do número de triatomíneos empregado.

Quando negativa, a prova não exclui a possibilidade de tratar-se de infecção por *T. cruzi.* Ela é mais eficiente nos casos agudos, quando o resultado pode ser lido após 7 a 10 dias.

Xenodiagnóstico artificial é o que se faz *in vitro*, para evitar contato dos insetos com o paciente (sobretudo se ele apresentar sensibilidade à saliva dos triatomíneos, ou recusar ser picado por estes). Punciona-se uma veia do paciente e coloca-se o sangue dentro de um preservativo estéril (não lubrificado), depois de adicionar-lhe um anticoagulante. O preservativo com sangue é preso internamente à borda de um recipiente adequado (cristalizador, p. ex.), onde vários insetos são colocados e passam a sugar o sangue através da membrana, mesmo em temperatura de laboratório.

O maior inconveniente do xenodiagnóstico é a necessidade de manter, no laboratório, uma colônia de triatomíneos limpos (isto é, criados a partir de ovos e alimentados com sangue de aves). A possibilidade de infecção com *T. rangeli* deve ser levada em conta nas áreas de distribuição desse tripanossomo.

DIAGNÓSTICOS IMUNOLÓGICOS

Os métodos imunológicos são importantes no reconhecimento da tripanossomíase americana, não só pela grande sensibilidade e pela facilidade de execução, como também porque fornecem informações de valor em prazos curtos (dentro de horas ou minutos). Eles se beneficiam do fato de aparecerem os anticorpos no sangue muito cedo, ainda na fase aguda da infecção, e de se manterem continuamente ao longo de toda a fase crônica da doença. Mas não há correlação entre os níveis de anticorpos e os de parasitemia.

Os testes sorológicos são indicados: a) para estabelecer ou afastar um diagnóstico de tripanossomíase, em portadores de cardiopatia de etiologia não definida, de megaesôfago ou de megacólon; b) no exame de gestantes oriundas de áreas endêmicas, para controle da transmissão congênita; c) em bancos de sangue, para evitar a transmissão transfusional; d) em inquéritos soro-epidemiológicos; e) no acompanhamento de pacientes tratados.

Os métodos imunológicos mais utilizados são: a imunofluorescência indireta, a hemaglutinação indireta, os imunotestes enzimáticos e a hemaglutinação.

Imunofluorescência Indireta. Caracteriza-se por sua grande sensibilidade e pela precocidade das respostas positivas, na fase aguda. Mais de 70% dos casos podem ser diagnosticados nesse período, após a segunda ou terceira semana da doença.

Entretanto, dada a frequência com que essa fase é assintomática e passa despercebida, o teste é aplicado em geral nas formas crônicas da doença. Estudos comparativos feitos com outros métodos mostraram que os resultados são concordantes em 97% dos casos, mantendo-se a sensibilidade e a especificidade sempre em torno ou acima de 99%.

Havendo suspeita de infecção congênita, os títulos altos de IgM, no sangue da criança (determinados por esta reação), constituem um indício seguro de infecção. Por atravessarem a barreira placentária, as IgG não possuem a mesma significação, a não ser depois dos seis meses de idade.

Imunotestes Enzimáticos (ELISA). A reação faz-se em tubo ou em cavidades de uma placa de matéria plástica em cuja superfície interna os extratos do antígeno solúvel de *T. cruzi* foram fortemente adsorvidos. Se houver anticorpos no soro do paciente, eles se ligarão ao antígeno e, por sua vez, fixarão as antiglobulinas humanas (que serão adicionadas depois) e permitirão constatar o fenômeno, pois essas antiglobulinas estão conjugadas com uma enzima capaz de dar reação colorida.

Além de simples e barato, o método pode ser automatizado para o processamento quantitativo de grande número de amostras, em um leitor especial para isso (espectrofotômetro). Ele pode ser utilizado tanto na fase aguda da doença (se for empregada uma antiglobulina M) como na fase crônica (com antiglobulina G).

Hemaglutinação. Existem técnicas e materiais padronizados, para esta prova. Assim, sua realização consiste apenas em diluir o soro (ou eluir o sangue coletado em papel de filtro) em solução salina a 0,85%, na proporção de 1:30; misturar duas gotas desta diluição com uma de suspensão de hemácias sensibilizadas, agitando levemente, e ler o resultado uma a duas horas depois.

Um **teste de hemaglutinação rápida** foi desenvolvido para uso em bancos de sangue e em inquéritos epidemiológicos. Utiliza hemácias de carneiro sensibilizadas com extrato de *T. cruzi*, em suspensão concentrada a 10%. Basta adicionar, sobre uma lâmina de vidro, duas gotas de soro ou plasma e uma de reagente, agitar a mistura com leve movimento de rotação, e ler

ao fim de três minutos. Por usar eritrócitos não preservados, o reagente é de curta duração.

Hemaglutinação Indireta. Este teste pode ser realizado facilmente, em qualquer laboratório e mesmo em consultório, contando-se para isso com *kits* comerciais de excelente padrão.

Prognóstico

Depende da fase ou forma da doença, para cuja caracterização se requer uma série de exames (sorologia, eletrocardiografia, ecocardiografia, radiologia etc.) além do exame clínico.

Na fase aguda, hoje cada vez mais rara, a evolução da infecção por *T. cruzi* pode ser grave e fatal. Mesmo assim, a mortalidade não chega aos 10%, de acordo com estudos a respeito. Ultrapassada essa fase, a tendência em geral é para lenta evolução que, segundo alguns autores, leva inexoravelmente ao aparecimento de lesões cardíacas e de outros órgãos. Outros especialistas distinguem dois tipos de evolução:

1. Na **forma indeterminada**, sem manifestações clínicas e sem alterações eletrocardiográficas, a taxa de mortalidade, dez anos depois de estabelecido o diagnóstico, é muito baixa. Em Bambuí (Minas Gerais), 45% dos casos pertenciam a essa forma e a sobrevivência era de 97,4%, ao fim desse prazo. A doença não cura espontaneamente, mas pode permanecer assintomática indefinidamente.

2. Na **forma crônica** da cardiopatia chagásica, isto é, nos casos com sintomatologia clínica (ainda que por vezes oligossintomática) e com alterações eletrocardiográficas precoces, o prognóstico é menos favorável. A sobrevivência, após o décimo ano, em Bambuí, foi de aproximadamente 55% para os homens e 70% para as mulheres. A mortalidade máxima situava-se no grupo etário de 35 a 45 anos.

Os casos com bloqueio atrioventricular completo têm prognóstico muito mais grave, do mesmo modo que os pacientes com: extrassistolia frequente, bloqueio completo de ramo esquerdo, fibrilação atrial e padrões extensos de áreas eletricamente inativas.

Terapêutica

O tratamento específico da doença encontra-se ainda em sua etapa experimental. Os ensaios clínicos só revelaram, até agora, poucos medicamentos ativos contra o *T. cruzi* (nitrofurazona, furaltadona, levofuraltadona e nifurtimox), mas apenas um que os médicos poderão utilizar para o tratamento: o **benznidazol** (um derivado imidazólico).

Entretanto, ficou demonstrado que essa atividade é parcial e que nenhum deles produz a cura da tripanossomíase. A eficiência das drogas varia com a linhagem do parasito.

Benznidazol. O tratamento (sob supervisão médica) é indicado nos casos agudos e em jovens com a forma indeterminada. Nos casos agudos, esta droga produz remissão rápida da febre (em 24 a 48 horas) e dos outros sintomas, ao mesmo tempo que cai a parasitemia. Em 10% dos casos, entretanto, a parasitemia se mantém. Deve ser usada na dose de 5 mg por quilograma de peso do paciente, por dia (dividida em duas tomadas), durante 30 a 60 dias. Nesse grupo, pode haver negativação sorológica e parasitológica em mais de 60% dos casos, bem como a cura da meningoencefalite que, sem tratamento, é sempre fatal.

Algumas manifestações de intolerância à droga são: anorexia, náuseas e vômitos; cefaleia, dor abdominal e perda de peso; polineuropatia periférica, em quase todos os pacientes adultos, depois da 4ª semana; erupção cutânea de tipo eritema polimorfo não bolhoso; e distúrbios da hematopoese, com granulocitopenia ou agranulocitose. Depois da segunda semana, deve-se fazer um hemograma semanalmente.

Critério de Cura. A cura é de constatação difícil, exigindo exames clínicos e laboratoriais (xenodiagnóstico e testes soro-lógicos) repetidos semestralmente ou anualmente durante pelo menos três anos.

Outros Recursos Terapêuticos. Nas perturbações do ritmo cardíaco e na insuficiência circulatória, a medicação é sintomáti-ca, como em outras cardiopatias. O megaesôfago e o megacólon são tratados cirurgicamente.

4

Tripanossomíase por Trypanosoma cruzi: *Epidemiologia e Controle*

EPIDEMIOLOGIA DA TRIPANOSSOMÍASE AMERICANA
   Distribuição geográfica e prevalência
   Elementos da cadeia epidemiológica
     Os triatomíneos
     Espécies de importância médica
   Hospedeiros vertebrados do Trypanosoma cruzi
   Mecanismos e ciclos de transmissão
   Tripanossomíase endêmica e infecções naturais

CONTROLE DA TRIPANOSSOMÍASE AMERICANA
   Objetivos do controle
   Metodologia do controle
     Combate aos triatomíneos
     Saneamento ambiental: melhoria das habitações
     Educação sanitária e participação comunitária
     Profilaxia da tripanossomíase americana em
     bancos de sangue
TRYPANOSOMA RANGELI

EPIDEMIOLOGIA DA TRIPANOSSOMÍASE AMERICANA

Distribuição Geográfica e Prevalência

O *Trypanosoma cruzi* faz parte de um ecossistema que é exclusivamente americano, sendo encontrado em extensas áreas do Continente, desde o sul dos Estados Unidos até o sul da Argentina e do Chile (entre as latitudes de 42ºN e 49ºS).

Como enzootia, a tripanossomíase encontra-se em quase todos os territórios habitados por **triatomíneos**, porém a distribuição da doença de Chagas humana é menos ampla, limitada aos lugares em que houve domiciliação dos triatomíneos. Em certas regiões a infecção humana não ocorre ou só se verifica esporadicamente. Estimou-se que 90 milhões de pessoas viviam em áreas onde havia risco de infecção (Fig. 4.1) e 16 a 18 milhões estariam infectadas.

No México, os casos diagnosticados são relativamente poucos. Na América Central todos os países têm populações infectadas em maior ou menor grau. Na América do Sul, entretanto, é onde a endemia ganhou sua maior importância. Os países originariamente mais afetados foram o Brasil, a Argentina, o Chile, a Colômbia e a Venezuela.

A área endêmica brasileira, onde se encontravam os insetos vetores, ocupava quase um quarto do território nacional. Ela abrigava uma população humana, rural, exposta ao risco de infecção, da ordem de 65 milhões de habitantes. Nessa área, um inquérito soro-epidemiológico nacional, pela técnica de imunofluorescência, feito de 1979 a 1980, constatava uma taxa de positividade igual a 4,2%, variando amplamente a percentagem de soros positivos entre 0,1% no Maranhão e 8,8% no Rio Grande do Sul e Minas Gerais.

O número de pessoas infectadas era estimado em 5 milhões.

Os inquéritos sorológicos na população escolar (de 7 a 14 anos) realizados no período de 1990-1999 mostraram que a prevalência havia baixado para 0,14% no país, tornando-se igual a zero no Maranhão, em Tocantins, Alagoas, Mato Grosso, Distrito Federal e Espírito Santo. No Rio Grande do Sul baixou para 0,70% após as medidas de controle vetorial e nos demais Estados endêmicos variou entre 0,02 e 0,45% (Quadro 4.1).

As migrações humanas têm levado muitos indivíduos infectados a viver em lugares (principalmente cidades) ou países onde não há transmissão vetorial, mas pode ocorrer a transfusional, como nos EUA, onde se estimava existirem mais de 300.000 chagásicos imigrados.

Elementos da Cadeia Epidemiológica

São eles: (a) os animais ou homens parasitados; (b) os hemípteros reduvídeos da subfamília Triatominae e (c) outros animais ou homens suscetíveis que, vivendo nas áreas endêmicas, correm o risco de infecção e de virem a integrar a vasta rede de transmissão da parasitose.

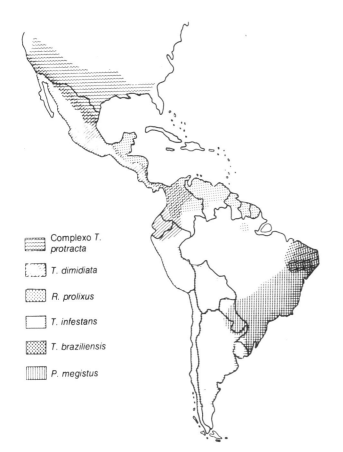

Fig. 4.1 Distribuição geográfica das principais espécies de triatomíneos vetores de *Trypanosoma cruzi*. (Redesenhada, com algumas modificações, de I. A. Sherlock, *apud* Brener & Andrade, 1979.)

QUADRO 4.1 Tripanossomíase americana no Brasil – inquérito sorológico nacional (1975-1981) e inquérito sorológico em escolares de 7 a 14 anos (1990-1999)

Unidade da Federação	Prevalência estimada (em %) nos períodos	
	1975-1981	1990-1999
BRASIL	**4,2**	**0,14**
Roraima	0,3	—
Amapá	—	—
Pará	0,5	—
Amazonas	1,9	—
Acre	2,4	—
Rondônia	0,4	—
Maranhão	0,1	0,00
Piauí	4,0	0,04
Ceará	0,8	0,02
Rio Grande do Norte	1,8	0,20
Paraíba	3,5	0,16
Pernambuco	2,8	0,07
Alagoas	2,5	0,00
Sergipe	6,0	0,19
Bahia	5,4	0,03
Minas Gerais	8,8	0,07
Espírito Santo	0,3	0,00
Rio de Janeiro	1,7	—
Tocantins	7,4	0,00
Goiás	7,4	0,45
Distrito Federal	6,1	0,00
Mato Grosso	2,8	0,00
Mato Grosso do Sul	2,5	0,05
Paraná	4,0	0,03
Santa Catarina	1,4	—
Rio Grande do Sul	8,8	0,70

Fonte: GT – Doença de Chagas/FNS/MS (1999).

OS TRIATOMÍNEOS

São insetos grandes, medindo 1 a 4 cm de comprimento (Fig. 4.2), que podem ser distinguidos facilmente de outros hemípteros por serem hematófagos e possuírem uma tromba retilínea constituída de três segmentos apenas. Os gêneros de maior interesse médico são: *Triatoma*, *Panstrongylus* e *Rhodnius*, reconhecíveis pela morfologia da cabeça (Fig. 4.3).

Os triatomíneos (ver descrição e classificação no Cap. 34) nascem de ovos que medem um milímetro. A maioria eclode em cerca de 20 dias, variando esse tempo segundo as espécies.

As ninfas que surgem passam por cinco estádios, sofrendo outras tantas mudas, antes de chegarem a adultas.

No último estádio aparecem esboços de asas, mas só os insetos adultos são alados e voam (Fig. 4.4).

Aos poucos dias de nascidas, as ninfas começam a alimentar-se de sangue, pois tanto os machos como as fêmeas são hematófagos obrigatórios em todas as fases da vida. As fêmeas requerem refeições sanguíneas também para o amadurecimento de seus folículos ovarianos.

As preferências alimentares variam com as espécies, mas também com as oportunidades criadas pelo meio onde algumas populações de insetos passaram a viver. A proximidade de fonte alimentar e sua abundância são mais importantes que outros fatores na orientação dos insetos para a busca de alimentos. Assim, populações silvestres de *Triatoma infestans* de *Panstrongylus megistus* e de *Rhodnius prolixus*, que se nutrem de preferência sobre marsupiais, roedores e aves, passaram a buscar o sangue humano ou de cães e gatos, quando se adaptaram às casas rurais e ao peridomicílio.

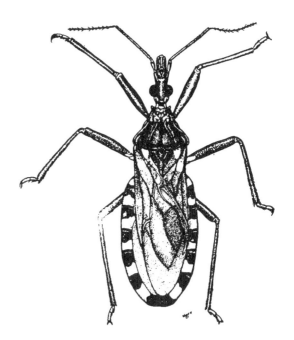

Fig. 4.2 *Triatoma infestans*, macho adulto.

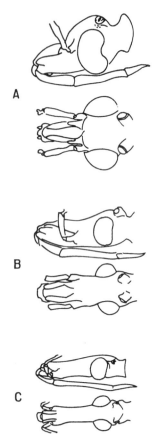

Fig. 4.3 Cabeças de triatomíneos hematófagos, que se caracterizam pela probóscida ou tromba retilínea e compreendendo apenas três segmentos articulados. *(A)* Gênero *Panstrongylus*, que possui cabeça globosa e antena implantada em um tubérculo situado junto à margem anterior do grande olho composto. *(B)* Gênero *Triatoma*, com esse tubérculo situado a meia distância entre o olho e a extremidade anterior da cabeça. *(C)* Gênero *Rhodnius*, com a inserção antenal bem próxima da extremidade anterior de sua cabeça cilíndrica e alongada.

Os triatomíneos têm hábitos noturnos. Durante o dia, mantêm-se escondidos e, à noite, saem para alimentar-se. A picada é indolor, podendo demorar 20 minutos ou mais, e em algumas pessoas provoca intensa reação alérgica. Em lugares sombrios, ou quando famintos, picam também de dia.

Durante o ato de alimentar-se ou depois, os insetos costumam defecar, fato muito importante na transmissão de tripanossomíase, visto que as formas infectantes de *T. cruzi* (tripanossomos metacíclicos) são eliminadas exclusivamente pelas fezes dos insetos.

Os transmissores mais eficientes, como *R. prolixus*, *T. infestans* e *P. megistus*, defecam habitualmente durante o repasto sanguíneo ou logo após.

Apenas decorridos alguns dias da última muda (ecdise), os insetos adultos já podem copular e a oviposição começará 10 a 20 dias depois. O número de ovos produzidos por fêmea chega a mais de 500, variando com a espécie, a alimentação, a temperatura e a umidade prevalentes.

A longevidade média das fêmeas adultas de *T. infestans* é de 15 a 16 meses, mas há espécies cuja fase adulta dura cerca de 20 meses. A capacidade de povoamento de novas casas infestadas deve ser grande, pois, na ausência de inimigos naturais ou de condições adversas do meio, 92 a 98% dos ovos eclodem e o índice de sobrevivência dos estádios larvários é superior a 90%.

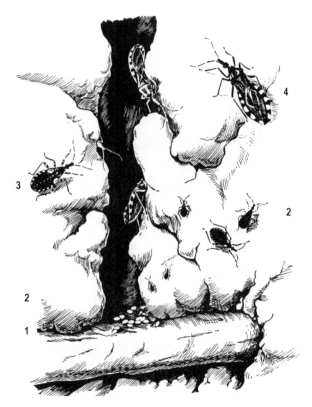

Fig. 4.4 *Triatoma infestans* e seu ciclo evolutivo no biótopo constituído pelas paredes de barro fendilhado, em casas de taipa. Vê-se em: *(1)* ovos, *(2)* ninfas nos primeiros estádios, *(3)* ninfa de quinto estádio e *(4)* inseto adulto. (Segundo Geigy & Herbig, *Erreger und Übertrager tropischer Krankheiten*, 1995.)

ESPÉCIES DE IMPORTÂNCIA MÉDICA

Ainda que todas as espécies ensaiadas se infectem no laboratório, com uma ou outra linhagem de *Trypanosoma cruzi*, o número de espécies que em condições naturais têm importância epidemiológica é reduzido. Elas pertencem quase sempre aos gêneros *Triatoma*, *Panstrongylus*, *Rhodnius*, *Psammolestes*, *Cavernicola*, *Eratyrus* e *Parabelminus*, dentre os quais os três primeiros são os mais importantes.

Do ponto de vista epidemiológico, as espécies vetoras podem ser agrupadas em três categorias:
a) espécies estritamente silvestres;
b) espécies peridomiciliárias ou semidomiciliárias; e
c) espécies predominantemente domiciliárias.

Espécies de Triatomíneos Silvestres. A maioria das espécies é encontrada unicamente em hábitats silvestres e associadas a certos vertebrados.

Ainda que só transmitam a infecção ao homem quando este invade os ecótopos selváticos onde vivem, são muito importantes epidemiologicamente porque mantêm os **focos naturais** da zoonose, transmitindo o *T. cruzi* entre os animais vertebrados que são reservatórios da infecção.

Nas regiões em que se encontrem apenas triatomíneos com hábitos silvestres, como na Amazônia e em grande parte do México, os casos de infecção humana são raros.

Outras espécies, ainda que essencialmente silvestres, podem ser capturadas ocasionalmente perto ou dentro das casas, atraídas pela luz. Mas não colonizam em ambientes artificiais.

Espécies Peridomiciliárias ou Semidomiciliárias. Constituem um grupo de espécies encontradas em hábitats silvestres mas que invadem as casas e seus anexos com relativa frequência, podendo formar aí pequenas colônias. Vamos mencionar, como exemplos, no Brasil: *Rhodnius neglectus, Triatoma brasiliensis, T. pseudomaculata* e *T. sordida*, além do *Panstrongylus megistus*; e na Venezuela: *T. maculata*.

P. megistus demonstra hábitos diferentes conforme a região em que o localizemos. No sul do Brasil (Ilha de Santa Catarina e litoral de São Paulo), é espécie exclusivamente silvestre, que coloniza em ninhos de roedores e marsupiais. No interior do Estado de São Paulo, antes do controle vetorial, era frequente em galinheiros e outras construções peridomiciliárias, invadindo facilmente as residências, além de ocupar hábitats tipicamente silvestres. Em Minas Gerais e na Bahia, particularmente na cidade de Salvador, *P. megistus* cria-se nas casas, em plena zona urbana.

Espécies de Triatomíneos com Hábitos Domiciliários. São aquelas que se adaptaram a certos tipos de casas existentes nas zonas rurais, em particular às casas de taipa, cobertas de palha, ou às construções igualmente más de zonas urbanas e suburbanas (mocambos, barracões etc.).

Por isso, constituem o grupo de insetos de maior importância para a transmissão do *Trypanosoma cruzi* ao homem.

Essas espécies são também encontráveis em dependências tais como galinheiros, pombais, coelheiras e currais, bem como em armazéns ou depósitos e em muros externos de pedra ou de outros materiais, de onde estabelecem vínculos epidemiológicos como o ecossistema onde circula o *T. cruzi*, fora do hábitat humano. Quase sempre podem ser encontradas também em seus hábitats primitivos.

Rhodnius prolixus, que em algumas regiões da Venezuela apresenta-se como espécie exclusivamente silvestre, tem uma variedade doméstica que constitui um dos vetores mais eficientes da doença, distribuindo-se desde o sudeste do México até a Guiana Francesa. No norte da América do Sul é incontestavelmente o principal transmissor da tripanossomíase.

Triatoma infestans é outra espécie que merece destaque: na parte meridional do continente sul-americano, ela predomina pelo número, pelo grau de infecção e pela extrema adaptação ao hábitat doméstico. No Peru, Bolívia, Paraguai, Chile, Argentina, Uruguai e no sul do Brasil, é o principal quando não o único vetor no interior das casas (Figs. 4.2 e 4.4).

As paredes de barro fendilhado e os tetos de palha fornecem ao *T. infestans* (e a algumas espécies de hemípteros) um ambiente tão favorável à existência e multiplicação que, sendo ele relativamente raro nos ecótopos naturais, passou a formar populações muito numerosas nesse hábitat artificial. Além das casas de barro (taipa), *T. infestans* tem sido encontrado com menor frequência em construções peridomiciliárias, palmeiras e outros locais (Quadro 4.2).

Hospedeiros Vertebrados do *Trypanosoma cruzi*

Mamíferos Silvestres com Tripanossomíase. A lista dos animais silvestres já encontrados com infecção natural por *Trypanosoma cruzi* é considerável.

Marsupiais, desdentados (tatus) e quirópteros (morcegos), além de roedores, leporídeos, carnívoros e primatas, de vários gêneros e espécies, estão entre eles. Os marsupiais parecem ser os reservatórios silvestres mais importantes.

Didelphis marsupialis (Fig. 4.5), popularmente chamado gambá, mucura ou cassaco, no Brasil, e *tlacuache,* em alguns países latino-americanos, é um mamífero arborícola, de hábitos noturnos, que se alimenta de frutas, vermes, larvas e pequenos vertebrados, pelo que ataca os galinheiros. Constrói seus ninhos em buracos de árvores, entre folhas de palmeiras e gravatás ou em outros locais: às vezes, dentro das casas. É abundante, sobretudo onde o homem introduziu desequilíbrios ecológicos que reduziram ou afastaram seus inimigos naturais, ou onde aumentaram suas fontes alimentícias.

As taxas de infecção pelo *Trypanosoma cruzi* variam amplamente de lugar para lugar, sendo geralmente altas (quase sempre acima de 20%); os tripanossomos infectantes são abundantes na secreção das glândulas anais do gambá que este consegue ejetar como um mecanismo de defesa. *Didelphis azarae* tem hábitos semelhantes e é encontrado na Argentina, Uruguai e Brasil.

Desde os estudos pioneiros de Carlos Chagas (em 1912), o tatu — *Dasypus novemcinctus* — foi reconhecido como um dos reservatórios da doença (Fig. 4.6). Sua área de distribuição é extensa, em toda a América. Durante o dia, esse animal vive em galerias subterrâneas comendo, eventualmente, vermes e larvas de insetos; de noite, sai para atacar formigueiros e ninhos de cupim. Ele é encontrado infectado com *T. cruzi* numa taxa que varia de 10 a 50%.

O parasitismo foi registrado também em outras espécies de tatu. Em suas tocas encontra-se um triatomíneo, o *Panstrongylus geniculatus*, igualmente infectado.

QUADRO 4.2 Hábitos alimentares de algumas espécies de triatomíneos, em função do hábitat que ocupem: silvestres (Sil.) ou domésticos (Dom.). Percentagem de insetos encontrados com sangue de determinados tipos de vertebrados, segundo o teste de precipitinas específicas

	P. megistus		*T. infestans*		*R. prolixus*		*T. sordida*	
Origem do sangue	Sil.	Dom.	Sil.	Dom.	Sil.	Dom.	Sil.	Dom.
Homem	—	80,8	—	29,7	—	91,1	0,06	8,4
Cão	—	2,5	—	18,6	—	4,4	0,1	6,5
Gato	—	0,1	—	10,0	...	...	0,4	2,9
Roedor	9,7	0,1	12,1	3,5	17,2	—	26,6	13,0
Marsupial	68,6	...	29,3	2,4	50,2	—	19,3	8,7
Ave	17,7	12,9	56,9	18,6	6,7	—	41,2	47,5
Morcego	2,3	—	1,7	0,5	—	—	6,5	3,6
Tatu	1,1	—	—	—	—	—	0,1	0,2
Outras	—	2,2	—	4,1	9,4	—	0,7	5,0
Mista	0,6	1,9	—	7,3	16,5	—	3,4	4,2

Fonte: Vários autores.

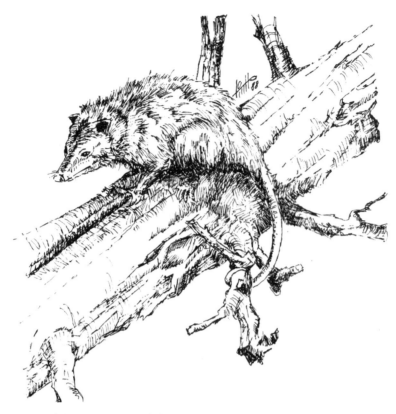

Fig. 4.5 O gambá (*Didelphis marsupialis*) e outros marsupiais constituem os principais reservatórios do *Trypanosoma cruzi* nos ecótopos naturais.

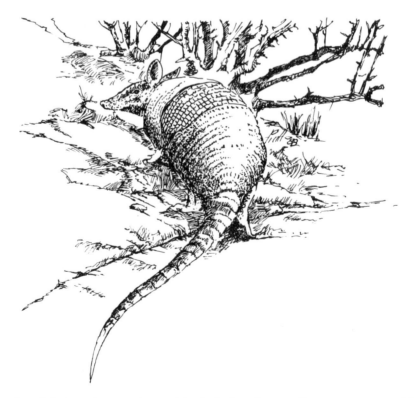

Fig. 4.6 Tatu (*Dasypus novemcinctus*), juntamente com outras espécies de desdentados, contribuem para manter o ciclo de transmissão do *Trypanosoma cruzi* no ambiente silvestre.

No Panamá, atribui-se importância epidemiológica a dois outros desdentados: o tamanduá e a preguiça.

Mais de 50 espécies de roedores já foram encontradas naturalmente parasitadas. Chamam a atenção, no Brasil, por suas taxas de positividade entre 10 e 20%, a cutia, o preá e o rato-do-campo (*Akodon*). Quanto aos morcegos, várias espécies são comprovadamente reservatórios da infecção.

Mamíferos Domésticos com Tripanossomíase. A infecção dos animais domésticos e sinantrópicos (isto é, os ecologicamente associados ao homem) passou a ser encontradiça, nas zonas endêmicas, como consequência da adaptação de algumas espécies de triatomíneos ao hábitat humano e, muito especialmente, a de *Triatoma infestans*, *Panstrongylus megistus* e *Rhodnius prolixus*.

Em geral, os cães são mais parasitados que os gatos de uma mesma área, mas o contrário pode suceder em determinados lugares. O grau de parasitismo, para cada espécie, varia amplamente, podendo escalonar-se entre 3 e 50%. A significação deles como reservatórios de parasitos para as novas gerações de insetos que se criam no domicílio parece evidente e sobrepuja a de outros mamíferos, pois estes outros participam de modo menos constante da fauna que sustenta o ciclo parasitário lá onde vive o homem.

Ainda que menos estudada, a infecção de ratos, camundongos, cobaias e de outros animais pode ser igualmente significativa em alguns lugares.

Nas zonas rurais do Peru e da Bolívia, a cobaia (ou *cuy*) é criada nas casas, para a alimentação, e contribui para manter a população de *T. infestans*, encontrando-se fortemente parasitada.

Mecanismos e Ciclos de Transmissão

A tripanossomíase americana era, primitivamente, uma zoonose de mamíferos silvestres e, só mais tarde, adquiriu o caráter de zoonose de animais domésticos e de endemia humana. Em algumas regiões, como na Hileia Amazônica ou no norte do continente americano, o parasitismo mantém-se apenas em seu ciclo silvestre.

A dinâmica de transmissão parece não exigir mais que uma espécie de **hospedeiro vertebrado** e uma outra de **hospedeiro invertebrado**, em cada foco enzoótico. Sua eficiência depende de fatores como:

a) abundância de **triatomíneos**, que, por sua vez, é função das fontes de alimentação para os insetos, no local (densidade dos vertebrados das espécies antes referidas);

b) poder infectante da linhagem de *Trypanosoma cruzi* local, para os hospedeiros vertebrados e invertebrados, e tempo que o hospedeiro vertebrado permanece infectante para os hemípteros.

Em cada local e em cada nicho ecológico do parasito desenvolve-se um ciclo de transmissão de que participam poucas espécies de hospedeiros, quer vertebrados, quer invertebrados, formando um **foco epizoótico elementar**. Este foco elementar pode ser uma toca, um ninho, uma árvore, um curral ou uma casa.

Mas os focos epizoóticos elementares estão longe de serem compartimentos estanques. Um número pequeno de triatomíneos silvestres invade ocasionalmente as casas ou as construções anexas. Com maior facilidade, alguns espécimes adultos, alados, podem voar de um foco epizoótico elementar para outro, transportando o parasito.

Do ponto de vista epidemiológico, podemos distinguir: um ciclo de transmissão silvestre, outro paradoméstico e um terceiro relacionado mais estreitamente com a endemia humana (Fig. 4.7).

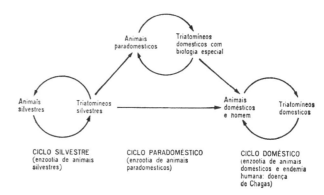

Fig. 4.7 Representação esquemática dos três ciclos epidemiológicos que asseguram a circulação do *Trypanosoma cruzi* nos ecossistemas silvestres, paradomésticos e domésticos, apontando suas relações de origem e suas possíveis influências no desenvolvimento da tripanossomíase americana.

Ciclo Silvestre da Tripanossomíase. Conforme vimos, grande é o número de reservatórios e de vetores nos hábitats naturais. O hematofagismo obrigatório dos triatomíneos, em todas as fases de sua vida, é o resultado adaptativo de uma convivência com várias espécies de mamíferos (e requer agora essa convivência). São bons exemplos dessa associação (hemíptero-vertebrado) a de *Panstrongylus geniculatus* com os tatus, referida anteriormente, ou a de *Panstrongylus megistus* com os gambás.

Ciclo Paradoméstico da Tripanossomíase. Os animais silvestres que vivem próximo das casas ou que frequentam o peridomicílio mostram graus variáveis de parasitismo e mantêm focos epizoóticos com características interessantes para a compreensão da epidemiologia da tripanossomíase americana, bem como para a problemática de controle ou erradicação. Temos um exemplo desse ciclo nos ratos que vivem nos forros das casas, onde também se encontra *Triatoma rubrofasciata*.

Ciclo Doméstico da Tripanossomíase. Os animais domésticos (cães, gatos etc.) e o próprio homem constituem as fontes de infecção neste ciclo, onde os vetores são espécies de triatomíneos que se encontram nas casas miseráveis habitadas por uma parte considerável das populações rurais latino-americanas (especialmente as casas de barro cru, com paredes fendilhadas), um hábitat extremamente favorável para a multiplicação dos hemípteros (Fig. 4.4).

Centenas e até milhares de *Triatoma infestans* podem ser capturados em uma só casa de taipa.

A proporção de insetos infectados, nas casas das áreas endêmicas, varia muito, mas pode chegar a 65% em alguns casos.

Os inquéritos feitos outrora pelo Ministério da Saúde (SUCAM), entre 1975 e 1977, demonstraram que 5% das casas de 1.492 municípios brasileiros das áreas endêmicas tinham triatomíneos e que 4,5% dos insetos examinados encontravam-se infectados.

Na Venezuela, 45% dos *Rhodnius prolixus* podiam estar eliminando tripanossomos em suas fezes.

Por esses dados, vê-se que o ciclo doméstico comporta uma intensa circulação dos parasitos, a qual, uma vez estabelecida, já não depende mais dos ciclos silvestres e paradomésticos, ainda que as combinações entre eles não estejam fechadas. Nas regiões onde os triatomíneos se domiciliaram, como é o caso onde prevalece o *T. infestans*, a função dos animais silvestres é praticamente nula no ciclo doméstico, porque, com exceção dos gambás, eles quase nunca se aproximam das casas.

BASES DA PARASITOLOGIA MÉDICA

A passagem do *Trypanosoma cruzi* de um ciclo ao outro é mais provável nos lugares onde predominam triatomíneos com hábitos semidomésticos.

Tripanossomíase Endêmica e Infecções Naturais

O homem contamina-se quase sempre em casa, quando à noite os hemípteros vêm sugar-lhe o sangue e expulsam com as fezes os tripanossomos metacíclicos, altamente infectantes. Esta é a modalidade habitual de transmissão da doença, operando no ciclo doméstico e determinando seu caráter endêmico. Adultos e crianças estão igualmente expostos ao risco de contaminação.

Infecções ocasionais são produzidas, eventualmente, quando os homens penetram em ambientes silvestres: trabalhando nas florestas, abrindo estradas, construindo barragens, fazendo derrubadas, atuando nos garimpos ou em outras circunstâncias; mas também quando os triatomíneos silvestres paradomésticos penetram casualmente no interior das habitações próximas.

Isto ocorre tanto nas áreas endêmicas, juntando mais alguns casos ao número elevado dos que contraíram sua infecção no ciclo doméstico, como também em regiões em que apenas ocorre o ciclo silvestre; ou nas regiões em que há um ciclo silvestre e outro peridoméstico, com numerosos casos registrados.

Transmissão Transfusional da Tripanossomíase. Outra modalidade de transmissão ocasional é a que se dá por **transfusão de sangue**, quando os doadores estão com parasitemia. Os inquéritos e exames de rotina feitos em bancos de sangue têm mostrado a frequência de indivíduos infectados por *T. cruzi* entre os candidatos a doador, com índices que variam de 0 a 28%. A taxa de exames de sangue positivos é maior entre os doadores procedentes de zonas rurais, das áreas endêmicas, muitos dos quais atuam como doadores "remunerados", em vista do êxodo rural, do desemprego e da miséria que os atinge.

Estimou-se em 10 mil o número de transfusões feitas anualmente, no Brasil, com amostras de sangue positivas para a tripanossomíase. O risco é pois elevado tanto em zonas endêmicas como nos centros médicos, para onde convergem doadores vindos de todos os quadrantes. Ele é maior nas pequenas cidades das regiões endêmicas e tende a agravar-se com o uso crescente da **hemoterapia**, realizada em serviços nem sempre capacitados para fazer a profilaxia da doença. A população de alto risco é representada principalmente pelos hemofílicos e outros pacientes politransfundidos.

Transmissão Congênita da Tripanossomíase. O conhecimento que temos sobre a incidência da transmissão por via transplacentária é muito precário, levando naturalmente a uma subestimação do problema.

A tripanossomíase congênita foi encontrada em 1,3% dos recém-nascidos examinados e em 2,8% dos fetos necropsiados no Estado da Bahia. O recém-nascido infectado desenvolve a forma aguda da doença. Sobre 100 casos relatados, 66 nasceram vivos e 28 faleceram entre o 4º e o 24º mês.

Transmissão por Outras Vias. O contágio por via digestiva deve ser frequente entre os animais, porém raro na espécie humana. Trata-se da contaminação de alimentos (particularmente do caldo de cana, do açaí e da bacaba) por triatomíneos ou pelas secreções anais dos gambás. Pequenos surtos epidêmicos, geralmente de âmbito familiar ou após refeições coletivas, foram registrados no Rio Grande do Sul, em Santa Catarina, na Paraíba e na Amazônia. Resultaram então formas agudas da tripanossomíase, com alguns casos fatais.

As transmissões pelo leite ou pelo coito, assinaladas por alguns autores, parecem ser muito raras na população humana.

O transplante de órgãos já produziu casos, agravados pelo uso concomitante de imunodepressores. Também foram registrados alguns casos de acidentes laboratoriais que produziram infecções agudas ou crônicas.

CONTROLE DA TRIPANOSSOMÍASE AMERICANA

Não existindo terapêutica eficaz, nem processos de imunização para proteger os indivíduos suscetíveis, a luta contra essa endemia restringe-se fundamentalmente ao combate aos triatomíneos e à modificação do biótopo que propiciou a instalação do ciclo doméstico de transmissão do parasito: a casa de taipa e similares.

Para as pessoas que se expõem ao risco de contaminação apenas ocasionalmente, recomenda-se evitar o pernoite em lugares abertos ou em casas com triatomíneos, usando mosquiteiros quando não tenham outras alternativas.

Vimos quão numerosos e dispersos são os focos epizoóticos elementares da tripanossomíase *cruzi*. Impossível extingui-los todos.

Objetivos do Controle

O que se tem em vista é a interrupção dos ciclos parasitários doméstico e paradoméstico, e da transmissão por transfusão de sangue. Os triatomíneos visados pelas campanhas preventivas são, pois, os que vivem nas casas e suas dependências, ou que invadem as casas com frequência, vindos do exterior.

O êxito impressionante alcançado pelo programa de controle desenvolvido pela SUCEM (da Secretaria de Saúde do Estado de São Paulo), interrompendo a transmissão vetorial em todo o Estado, outrora uma das áreas endêmicas mais importantes do Brasil, e o rápido progresso do controle em outras regiões endêmicas, feito pela SUCAM – hoje absorvida pelo Instituto Nacional de Saúde (INS) do Ministério da Saúde – demonstram que a solução do problema já existe e pode ser aplicada, independentemente de quaisquer outros recursos científicos ou técnicos a serem inventados.

Como resultado desse controle, já foi interrompida a transmissão na maioria dos estados brasileiros e se registra uma diminuição dos casos graves da doença e da transmissão por via congênita.

Metodologia do Controle

De um modo geral, o programa recomendado para o controle da tripanossomíase americana obedece à seguinte ordem:

1. Reconhecimento geográfico da área a trabalhar.

2. Inquérito epidemiológico preliminar (por método imunológico estandardizado) e inquérito sobre triatomíneos, sua distribuição geográfica, seus hábitats e os índices de infecção por *Trypanosoma cruzi*.

3. Fixação de objetivos, planejamento das medidas de intervenção e mobilização dos recursos econômicos.

4. Organização ou adaptação dos serviços de saúde encarregados da implementação do programa. Aquisição do material necessário e preparação do pessoal.

5. Desenvolvimento de programas de educação sanitária e de participação da comunidade na luta contra a endemia.

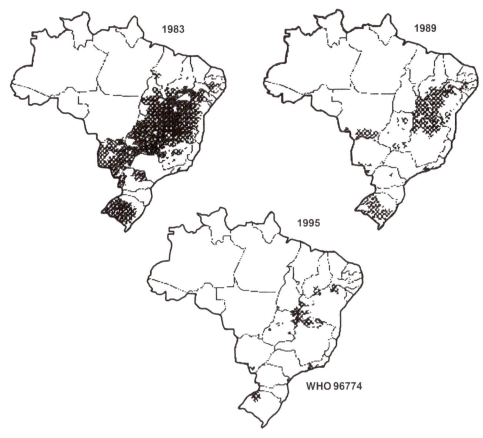

Fig. 4.8 Áreas ocupadas pelo *Triatoma infestans* em 1983, 1989 e 1995. Fonte: Weekly Epidemiological Record, WHO, 01/1997.

6. Borrifação dos domicílios e anexos com inseticidas de ação residual.

7. E a vigilância epidemiológica baseada em inquéritos entomológicos periódicos, que indicarão a necessidade e a frequência de novas intervenções (quando subsistir infestação residual ou houver reinvasão de triatomíneos nas casas).

COMBATE AOS TRIATOMÍNEOS

Faz-se aplicando inseticidas com ação residual nas paredes das casas, depósitos, galinheiros, currais e estábulos em que se verifique a presença de insetos adultos, ninfas ou ovos; ou de todas as construções da localidade ou área endêmica.

As drogas mais usadas têm sido o hexacloro-ciclo-hexano (BHC), o dieldrin, o malation e outros compostos organoclorados, organofosforados ou carbamatos.

No Brasil, utilizam-se agora somente os **piretroides** de longa ação residual, biodegradáveis e menos tóxicos para o homem e os animais domésticos. São eles a **deltametrina**, as **cipermetrinas**, a **lambdacialotrina** e a **ciflutrina**.

O expurgo das moradias deve ser feito com muito cuidado, removendo-se previamente todos os móveis, quadros, retratos, cartazes e enfeites de parede. Os alimentos devem ser bem cobertos ou retirados das casas. O inseticida será aplicado por aspersão (rociamento) não só na superfície das paredes e no forro ou teto, como também nas frestas, rachaduras e buracos que possam abrigar os hemípteros. Nas habitações de barro, taipa ou tábuas, tratar inclusive as superfícies externas. Os anexos da casa serão igualmente desinsetizados.

Um controle eficiente e econômico pode ser conseguido rociando-se com a solução do inseticida adequado, numa primeira fase, todas as construções existentes nas áreas endêmicas; e fazendo-se, em etapas posteriores, a **desinsetização seletiva**, isto é, apenas das casas que voltarem a infestar-se. Para reconhecer as habitações que foram repovoadas pelos triatomíneos, usam-se drogas insetífugas, como o **féretro**, que os obriga a sair de seus esconderijos.

A reinvasão das casas por triatomíneos, muitas vezes constatada, demonstra a necessidade da vigilância epidemiológica para o controle a longo prazo e a eliminação da endemia.

Atualmente, como resultado das ações antivetoriais levadas a efeito pelos serviços de saúde (SUCEM e INS, Secretaria de Vigilância em Saúde) nas regiões endêmicas do Brasil, o número de municípios com casas infestadas por triatomíneos já é bastante reduzido, estando o *T. infestans* em via de ser eliminado (Fig. 4.8).

O desaparecimento do principal vetor da tripanossomíase americana fará com que a transmissão por insetos venha a tornar-se esporádica nessas regiões (Fig. 4.9).

SANEAMENTO AMBIENTAL: MELHORIA DAS HABITAÇÕES

O êxito das campanhas de desinsetização não deve esconder que a medida mais radical para interromper a transmissão da doença de Chagas, nos domicílios, é a substituição dos casebres de taipa (construções de pau a pique barreadas) e outros tipos igualmente insalubres de moradias por casas construídas dentro das normas técnicas e higiênicas mínimas aceitáveis, onde os triatomíneos não encontram condições para implantar-se.

Esta é também a solução política e economicamente mais difícil, enquanto perdurar o descaso pelas condições de moradia e pela proteção da saúde das populações rurais ou suburbanas.

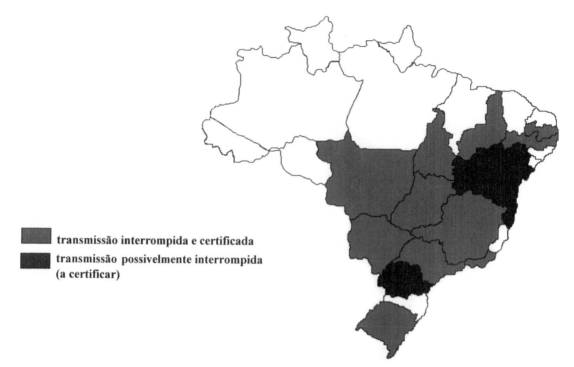

Fig. 4.9 Interrupção da transmissão vetorial da doença de Chagas por *Triatoma infestans*. Brasil, 2005.

EDUCAÇÃO SANITÁRIA E PARTICIPAÇÃO COMUNITÁRIA

O esclarecimento das populações que vivem em zonas endêmicas, além de despertar-lhes a consciência para os riscos de doença, inerentes às más condições de habitação, terá que motivá-las a buscar soluções práticas para o problema. Entre estas, encontram-se a impermeabilização das paredes, sempre que possível, e o uso de inseticidas domésticos (ou de defensivos agrícolas).

A participação da comunidade nos programas de controle da endemia deve ser promovida e estimulada para que a população local assuma parte da responsabilidade na execução dos programas de luta e exija a continuidade das operações profiláticas ou a correta aplicação das medidas de vigilância epidemiológica. Elemento importante para essa vigilância é o reconhecimento e a denúncia de focos residuais, feitos pela população esclarecida, aos serviços de controle.

PROFILAXIA DA TRIPANOSSOMÍASE AMERICANA EM BANCOS DE SANGUE

Duas ordens de medidas são utilizáveis para impedir a transmissão por transfusão:

1. Exclusão de todos os candidatos a doadores de sangue que, examinados, revelarem-se positivos nos testes sorológicos para diagnóstico da infecção por *T. cruzi*.

Para isso, cada amostra de sangue destinada à transfusão deve ser submetida a uma prova adequada para o diagnóstico específico, tanto nos bancos de sangue das regiões endêmicas como nos de lugares para onde possam convergir doadores infectados (ver *Diagnóstico*, no Cap. 3).

2. Adição de substâncias tripanossomicidas às partidas de sangue destinadas à transfusão, sempre que não for possível a identificação e a exclusão dos doadores suspeitos. Comprovou-se que a violeta-de-genciana é eficiente para impedir a transmissão da tripanossomíase americana, após 24 horas de contato, quando adicionada na proporção de 0,25 grama do corante para cada litro de sangue.

TRYPANOSOMA RANGELI

Este tripanossomo também parasita o homem e grande número de mamíferos domésticos e silvestres, mas não causa doença alguma. Lá onde ocorre, seu conhecimento é de grande importância médica em vista de criar problemas tanto para o diagnóstico correto da infecção por *T. cruzi*, como para seu estudo epidemiológico.

Trypanosoma rangeli, em sua forma sanguícola, é um tripomastigota de tamanho médio (25 a 35 μm de comprimento), delgado e de extremidades bem afiladas. O cinetoplasto, que é pequeno e punctiforme, fica situado, quase sempre, longe da extremidade posterior. Possui membrana ondulante bem visível e seu flagelo alonga-se em uma porção livre anterior (Fig. 4.10).

Não existem formas intracelulares dos parasitos nos tecidos dos hospedeiros vertebrados. Os tripomastigotas da corrente sanguínea não se multiplicam, ocorrendo a reprodução sob a forma de amastigotas no interior de vasos capilares das vísceras.

Mesmo quando a parasitemia seja muito baixa, *T. rangeli* consegue infectar com êxito os triatomíneos que constituem seus hospedeiros e multiplicar-se no intestino do inseto.

O poder infectante dos flagelados que chegam à ampola retal parece ser pequeno ou nulo. Entretanto, a evolução de *T. rangeli* completa-se quando os flagelados da luz intestinal passam para a cavidade geral do inseto (onde se multiplicam como epimastigotas, transformando-se mais tarde em tripomastigotas). A partir da hemolinfa, invadem as glândulas salivares e adotam a forma de pequenos **tripomastigotas metacíclicos**, com elevada capacidade infectante. Quando o inseto picar outro vertebrado ou o homem, irá injetar o parasito com sua secreção salivar. A transmissão é, portanto, inoculativa.

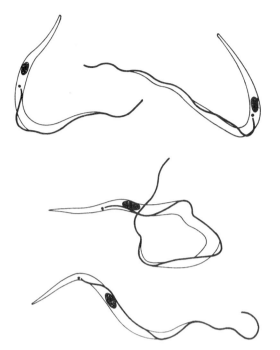

Fig. 4.10 *Trypanosoma rangeli*: formas epimastigotas e tripomastigotas. As últimas são sanguícolas e medem geralmente 25 a 35 μm de comprimento.

No homem, a infecção experimental pôde ser mantida por ano e meio, sem que se pudesse demonstrar a produção de manifestações clínicas ou outras atribuíveis ao *T. rangeli*. Depois de três semanas de parasitemia, a infecção torna-se inaparente, só podendo ser comprovada por hemocultura ou xenodiagnóstico.

Para distinguir esta parasitose da produzida por *T. cruzi*, tanto nas infecções puras como nos casos de associação, recorre-se ao xenodiagnóstico, à cultura ou a provas imunológicas. A reação de fixação do complemento (com antígeno de *T. cruzi*) é negativa na grande maioria dos casos com *T. rangeli* apenas. Mediante semeadura em cultura de tecido, *T. cruzi* é facilmente isolável de *T. rangeli*, que aí não cresce.

T. rangeli tem sido encontrado parasitando o homem na região neotropical, e já foi registrado na Guatemala, em El Salvador, Panamá, Colômbia, Venezuela, Caiena (Guiana Francesa) e Paraguai, com casos esporádicos em Costa Rica, no Brasil e possivelmente no Peru.

Sua distribuição geográfica parece ser tão ampla quanto a de seu principal transmissor, o *Rhodnius prolixus*; mas no Paraguai, o vetor é *Triatoma infestans*.

Infecções naturais foram encontradas no cão e no gato, assim como em gambás, tamanduás, coatis, e vários símios.

5

Leishmaníases Cutâneas e Mucocutâneas do Novo Mundo

AGENTES ETIOLÓGICOS DAS LEISHMANÍASES
   O gênero Leishmania
      Complexo "Leishmania braziliensis"
      Complexo "Leishmania mexicana"
      Complexo "Leishmania donovani"
      Leishmaníases cutâneas do Velho Mundo
   Ciclo biológico e formas evolutivas das leishmânias
   Relações parasito/hospedeiro vertebrado
      No hospedeiro não-imune
      No hospedeiro com imunidade
   Hospedeiros invertebrados: flebotomíneos
LEISHMANÍASE MUCOCUTÂNEA POR LEISHMANIA BRAZILIENSIS
   Patologia e imunologia
      Lesões cutâneas
      Lesões mucosas
   Sintomatologia e formas clínicas
   Diagnóstico

Tratamento
Ecologia e epidemiologia
   Distribuição geográfica
   Fontes de infecção: animais reservatórios e vetores
   Transmissão
Controle
LEISHMANÍASE CUTÂNEA POR LEISHMANIA PANAMENSIS
LEISHMANÍASE CUTÂNEA POR LEISHMANIA GUYANENSIS
LEISHMANÍASE CUTÂNEA POR LEISHMANIA PERUVIANA
LEISHMANÍASE CUTÂNEA POR LEISHMANIA MEXICANA
LEISHMANÍASE CUTÂNEA POR LEISHMANIA AMAZONENSIS
LEISHMANÍASE TEGUMENTAR DIFUSA
LEISHMANÍASE TEGUMENTAR AMERICANA (LTA)

Os parasitos do gênero *Leishmania*, transmitidos ao homem por insetos flebotomíneos nas regiões quentes do Velho e do Novo Mundo, determinam infecções denominadas **leishmaníases** (ou leishmanioses), que afetam particularmente o **sistema fagocítico mononuclear (SFM)**, descrito no Cap. 1. Mas, por apresentarem características clínicas e epidemiológicas diferentes em cada área geográfica, foram consideradas doenças distintas. Podemos reuni-las em quatro grupos:

1. Formas que produzem exclusivamente lesões cutâneas, ulcerosas ou não, porém limitadas — constituem a **leishmaníase cutânea**.

2. Formas que se complicam frequentemente com o aparecimento de lesões ulcerosas destrutivas nas mucosas do nariz, boca e faringe — designadas coletivamente pelo nome de **leishmaníase mucocutânea** ou de **leishmaníase cutâneo-mucosa**.

3. Formas viscerais, em que os parasitos apresentam acentuado tropismo pelo SFM do baço, do fígado, da medula óssea e dos tecidos linfoides — determinando a **leishmaníase visceral** ou **calazar**.

4. Formas disseminadas cutâneas, não-ulcerosas, que se apresentam em indivíduos anérgicos (isto é, que não respondem aos antígenos do parasito), ou que aparecem tardiamente, em pacientes que haviam sido tratados de calazar — são os casos de **leishmaníase cutâneo-difusa**.

A leishmaníase cutânea é doença benigna. A mucocutânea pode causar lesões terrivelmente mutilantes do maciço facial, ao passo que a forma visceral acompanha-se de elevada mortalidade, quando não tratada. Os parasitos isolados de todos os casos são morfologicamente parecidos, mas não idênticos entre si (Fig. 5.1). As relações entre os possíveis agentes etiológicos e as formas clínicas que produzem encontram-se no Quadro 5.1.

Para o nome das doenças, a *Nomenclatura Internacional de Doenças* (CIOMS/OMS, 1987) propõe que se diga: leishmaníase cutânea por ...; leishmaníase mucocutânea por ...; leishmaníase cutâneo-difusa por ...; ou leishmaníase visceral por ... (seguida do nome do agente etiológico, sempre que conhecido).

LEISHMANÍASES CUTÂNEAS E MUCOCUTÂNEAS DO NOVO MUNDO

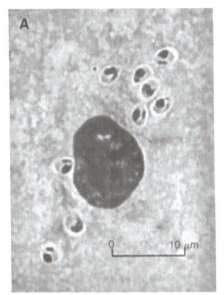

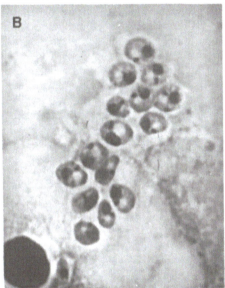

Fig. 5.1 Formas amastigotas de *Leishmania* em esfregaços coradas pelo método de Giemsa. *A, Leishmania braziliensis. B, Leishmania amazonensis.* Notar as diferenças de tamanho e de outros aspectos morfológicos. (Fotos originais cedidas pelos Drs. R. Laison e J. J. Shaw, Wellcome Parasitology Unit, Instituto Evandro Chagas, Belém, Pará.)

As leishmaníases cutâneas e mucocutâneas do Novo Mundo são por vezes denominadas coletivamente como Leishmaníase Tegumentar Americana (LTA).

AGENTES ETIOLÓGICOS DAS LEISHMANÍASES

O Gênero *Leishmania*

Os protozoários que causam as leishmaníases humanas são flagelados (da família **Trypanosomatidae** e do gênero *Leishmania*) caracterizados por apresentarem apenas duas formas durante seu ciclo vital:

a) forma **amastigota**, quando os parasitos estão no interior das células dos hospedeiros vertebrados (Fig. 5.2 *A*);

b) forma **promastigota**, quando se desenvolvem no tubo digestivo dos hospedeiros invertebrados (insetos flebotomíneos), bem como nos meios de cultura (Fig. 5.2 *B*).

As diferentes espécies de leishmânias que costumam infectar o homem são classificadas, atualmente (OMS, 1990), de acordo com suas principais características, em um certo número de complexos fenotípicos:

COMPLEXO *"LEISHMANIA BRAZILIENSIS"*

Os membros deste complexo são encontrados apenas nas Américas (Região Neotropical). Suas formas amastigotas intracelulares são de tamanho relativamente pequeno (em torno de 2,3 μm, no maior diâmetro). Parasitam a pele, mas não apresentam tendência a invadir as vísceras.

As lesões no homem podem ser simples ou múltiplas, com caráter expansivo e tendência a produzir metástases, isto é, disseminação e colonização dos parasitos, em áreas distantes do ponto em que penetraram, com produção de novas lesões. Os parasitos não costumam ser abundantes nas ulcerações e crescem pobremente em meios de cultura. Pertencem a este complexo as espécies seguintes:

Leishmania braziliensis
Leishmania panamensis
Leishmania guyanensis
Leishmania peruviana

COMPLEXO *"LEISHMANIA MEXICANA"*

No homem, as lesões produzidas pelas leishmânias deste grupo localizam-se na pele e são benignas, não apresentando metástases nasofaringianas. Na fase amastigota, os parasitos são

QUADRO 5.1 Leishmaníases do Novo Mundo e seus agentes etiológicos

Leishmaníase tegumentar americana			Leishmaníase visceral
Leishmaníase cutânea	Leishmaníase mucocutânea	Leishmaníase cutâneo-difusa	Leishmaníase visceral americana
—	—	*L. infantum* (?)	*L. infantum* (= *L. chagasi*)
L. braziliensis	*L. braziliensis*	—	—
L. panamensis	*L. panamensis*	—	—
L. peruviana	—	—	—
L. guyanensis	—	—	—
L. venezuelensis	—	—	—
L. mexicana	—	*L. mexicana*	—
L. amazonensis	—	*L. amazonensis*	—
L. pifanoi	—	*L. pifanoi*	—

Nota: Para alguns autores *L. chagasi* é sinônimo de *L. infantum*. Para outros, *L. pifanoi* e *L. amazonensis* são idênticas.

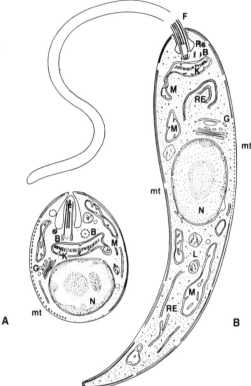

Fig. 5.2 Representação esquemática da ultraestrutura das diferentes fases evolutivas de uma *Leishmania*. A, Forma amastigota. B, Forma promastigota. As letras significam: B, blefaroplastos; F, flagelo; G, aparelho de Golgi; K, cinetoplasto; L, inclusões lipídicas; M, mitocôndria; mt, microtúbulos sob a membrana celular; N, núcleo; RE, retículo endoplásmico; Rs, reservatório ou bolso flagelar.

maiores que os do complexo "*L. braziliensis*" e medem cerca de 3,2 μm de comprimento (Figs. 5.1 *B* e 5.3). Os flagelados crescem bem nos meios de cultura e no hamster, produzindo neste animal lesões ricas em parasitos, que dão metástases.

Parece que várias espécies de *Leishmania* integram este complexo, na Região Neotropical, ainda que apenas três estejam bem caracterizadas:

Leishmania mexicana
Leishmania amazonensis
Leishmania pifanoi

COMPLEXO "*LEISHMANIA DONOVANI*"

Os parasitos são de pequeno tamanho (amastigotas com cerca de 2,1 mm de diâmetro) e mostram forte tendência a invadir as vísceras, localizando-se de preferência no sistema macrofágico do baço, do fígado, da medula óssea e dos órgãos linfoides. Eles produzem diversos tipos clínico-epidemiológicos de leishmaníase visceral. Em geral, os autores propõem como membros deste complexo as três espécies seguintes:

Leishmania donovani
Leishmania infantum
Leishmania chagasi

LEISHMANÍASES CUTÂNEAS DO VELHO MUNDO

Os parasitos responsáveis por estas formas produzem infecções que ficam limitadas à pele, não dando origem a metástases mucosas nem invadindo as vísceras dos pacientes. São transmitidos por insetos do gênero *Phlebotomus*, principalmente na Bacia do Mediterrâneo e na Ásia. As espécies mais importantes são:

Leishmania tropica
Leishmania major
Leishmania aethiopica

Ciclo Biológico e Formas Evolutivas das Leishmânias

Nos Hospedeiros Vertebrados. O hábitat normal dessas leishmânias é constituído pelos vacúolos digestivos dos histiócitos (ou macrófagos teciduais), que fagocitam rapidamente os parasitos quando os encontram livres no meio intersticial mas, paradoxalmente, não conseguem destruí-los. No interior dos macrófagos, os amastigotas são pequenos, tendo o corpo celular levemente achatado. O contorno é ovoide e, por vezes, elíptico ou fusiforme (Fig. 5.3).

Quando fixados e corados pelo método de Giemsa, seu citoplasma toma a cor azul, contrastando com o núcleo, excêntrico, que se cora em vermelho. O cinetoplasto, corado em violeta, fica situado perto do núcleo, quase sempre tangente a ele. Sua forma, em verdade, é a de um disco convexo-côncavo, visto de perfil. Em geral, o blefaroplasto e o curto flagelo intracelular não são visíveis nessas preparações. Examinado ao microscópio eletrônico (Figs. 5.2 e 5.3), o parasito mostra quase a mesma organização e as mesmas estruturas que a forma amastigota de *Trypanosoma cruzi* (Fig. 3.3).

As leishmânias reproduzem-se aí por divisão binária simples, razão pela qual o número de parasitos vai crescendo, no interior do macrófago parasitado, até que, por sua quantidade e pela destruição produzida na célula hospedeira, esta se rompa e os flagelados sejam liberados no meio intercelular. Mas logo eles serão fagocitados por outros macrófagos, estendendo sucessivamente a infecção.

Nos Hospedeiros Invertebrados. Quando o inseto vetor, sempre um flebotomíneo, picar o indivíduo ou o animal parasitado, irá retirar, com o sangue ou com a linfa intersticial, as leishmânias, que passarão a evoluir no interior de seu tubo digestivo. Aqui (como nos meios de cultura) as formas amastigotas tornam-se alongadas e seus flagelos crescem, passando os parasitos a promastigotas (Fig. 5.2 *B*).

As formas promastigotas alcançam dimensões entre 14 e 20 μm de comprimento, têm núcleo central e o cinetoplasto situado próximo da extremidade anterior. O corpo flexível movimenta-se tracionado pelo comprido flagelo que emerge do polo anterior da célula. Os promastigotas multiplicam-se ativamente, também por divisão binária longitudinal.

Depois de aumentar consideravelmente em número, esses flagelados invadem as porções anteriores do estômago e o proventrículo do inseto. Neste, que é a última porção do intestino anterior (precedendo imediatamente o estômago que, por sua vez, faz parte do intestino médio), a grande multiplicação parasitária pode vir a dificultar a ingestão de sangue pelo flebotomíneo, quando ele tentar de novo alimentar-se.

O inseto faminto é assim levado a picar e a sugar muitas vezes e, eventualmente, a atacar muitas pessoas ou animais.

Após cada esforço por ingerir sangue, os músculos encarregados da sucção relaxam e causam a regurgitação do material aspirado, de mistura com os parasitos. Desse modo, fica assegurada a inoculação de formas infectantes em novos hospedeiros vertebrados.

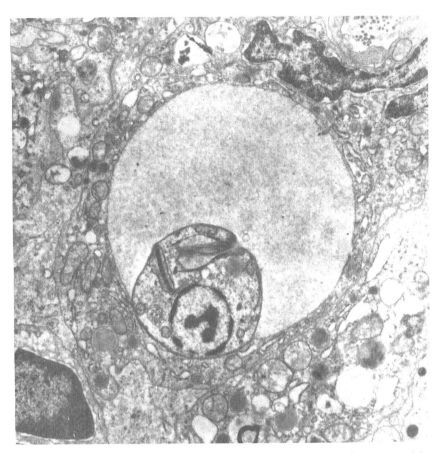

Fig. 5.3 *Leishmania mexicana*. Forma amastigota no interior de um vacúolo parasitóforo, onde se destacam o núcleo, o cinetoplasto e o flagelo contido no bolso flagelar; o parasito está aderido à membrana do vacúolo do macrófago sobre um terço de seu contorno. Material de lesão experimental, na pata do hamster (24.000 aumentos; original da Dra. Regina Milder, Dep. de Parasitologia, USP, São Paulo).

Na pele do vertebrado (homem, p. ex.), ao serem fagocitados pelos macrófagos e retornarem à forma amastigota intracelular, completa-se o ciclo dos parasitos e sua propagação a novos indivíduos suscetíveis.

Relações Parasito/Hospedeiro Vertebrado

NO HOSPEDEIRO NÃO-IMUNE

Quando a *L. tropica*, por exemplo, é pela primeira vez introduzida na pele de um homem, o parasitismo induz a proliferação das células histiocitárias e a fagocitose dos flagelados por esses macrófagos teciduais que, além de não conseguirem destruir os parasitos, ainda permitem sua multiplicação no interior dos vacúolos digestivos.

A proliferação de macrófagos, ou hiperplasia histiocitária, chega a ser considerável e o crescimento numérico das leishmânias continua, até que apareça no local uma infiltração de linfócitos e plasmócitos.

Depois da chegada destes elementos imunocompetentes, vê-se que os macrófagos deixam de proliferar como antes e sua população decai.

Concomitantemente, diminui o número de parasitos a tal ponto que, após certo tempo, só se possa comprovar sua presença mediante semeadura do material de punção, ou de biópsia, em um meio de cultura conveniente.

Finalmente, as leishmânias desaparecem (as culturas ficam negativas) e a reação inflamatória local regride, dando lugar a um processo de reparação e cura.

A cura espontânea, na leishmaníase do Velho Mundo, é seguida de imunidade sólida e duradoura, em relação à espécie de *Leishmania* que a produziu. O mesmo não sucede se a lesão for extirpada cirurgicamente, antes de completar sua evolução, ou quando for tratada precocemente.

Os Processos Ulcerosos. Esse esquema geral de evolução da lesão leishmaniótica cutânea, no homem, apresenta variantes. Frequentemente a hiperplasia histiocitária e a inflamação local causam a necrose (morte celular) da epiderme e das camadas subjacentes, na área parasitada, em vista das perturbações mecânicas e tróficas decorrentes desse crescimento patológico.

A eliminação do material necrosado leva à formação de uma úlcera.

A cura passa a envolver, agora, mecanismos de reparação e cicatrização que deixam quase sempre alterada a estrutura histológica primitiva.

Forma-se uma cicatriz residual.

NO HOSPEDEIRO COM IMUNIDADE

Quando a *L. tropica* é injetada em indivíduos imunes, nem todos os flagelados são destruídos imediatamente. Mas, 48 horas mais tarde, já não se conseguem culturas positivas, evoluindo as lesões para a cura.

Formas Recidivantes. Entretanto, verificou-se experimentalmente que, em uma minoria de indivíduos, a imunidade resultante da cura espontânea das lesões não foi totalmente eficiente. Nesses casos, a área de infiltração que confina com a margem da lesão (aparentemente curada) segue expandindo-se pouco a pouco. A reação inflamatória tende a ser exagerada e grave, mas os parasitos são raros, necessitando-se recorrer à cultura para pô-los em evidência.

As reações celulares aqui são também expressão de um mecanismo de defesa imunológica que, no entanto, não chega a destruir completamente os parasitos. O máximo que consegue é reduzi-los consideravelmente em número, mas permitindo que a reação inflamatória se mantenha indefinidamente. É a leishmaníase recidiva.

A *L. tropica*, nesses casos, é a mesma que naqueles de cura espontânea; o organismo do hospedeiro é quem manifesta um comportamento diferente.

Esta situação corresponde ao que se observa habitualmente com *L. braziliensis*, na leishmaníase mucocutânea (ou espúndia), onde não só as lesões cutâneas tendem a manter um decurso crônico, como surgem metástases a distância, particularmente na mucosa do nariz.

Leishmaníase Cutânea Difusa. Noutros casos, o processo tende a agravar-se, se a infiltração dos leucócitos e plasmócitos não conseguir desenvolver sua função protetora, suprimindo ou reduzindo o número de leishmânias. Teoricamente, na ausência de mecanismos defensivos eficazes, a proliferação de histiócitos e parasitos deve prosseguir sem limites.

É o que sucede, efetivamente, na leishmaníase cutânea difusa. Aqui, instala-se uma hipertrofia e uma hiperplasia do sistema fagocitário mononuclear, que passa a ocupar extensas áreas cutâneas, insinuando-se entre os demais elementos histológicos e ganhando progressivamente novos espaços. Alguns autores consideram essas lesões como verdadeiros tumores (histiocitomas). Nelas o citoplasma dos macrófagos fica abarrotado de leishmânias.

A falta de uma resposta imunológica celular comprova-se, na leishmaníase cutânea difusa, pela negatividade da prova de Montenegro (reação que se observa quando se faz uma injeção intradérmica de parasitos mortos, de cultura). Essa prova é positiva quando o paciente desenvolve sua imunidade celular.

Hospedeiros Invertebrados: Flebotomíneos

Os insetos vetores das leishmaníases são pequenos, muito pilosos e cor de palha ou castanho-claros, facilmente reconhecíveis pela atitude que adotam quando pousados, pois as asas permanecem entreabertas e ligeiramente levantadas, em vez de se cruzarem sobre o dorso. Por isso são conhecidos, no Nordeste brasileiro, por "cangalha", "cangalhinha", "asa-dura" e "orelha-de-veado". No Sul, dão-lhes os nomes de "mosquito-palha" e "biriguí". Na Amazônia, é "tatuíra" e, nos países de expressão castelhana, *aliblanco, jején, papalotilla, mosco* etc. (Fig. 5.4).

São dípteros da família **Psychodidae** e subfamília **Phlebotominae** (ver o Cap. 2, Quadro 2.5, e o Cap. 36). Apenas dois gêneros são realmente importantes para a epidemiologia das leishmaníases:

1. **Lutzomyia** — que abrange a maioria das espécies do Novo Mundo e quase todas aquelas cujas fêmeas picam o homem. Aqui se encontram todos os vetores de leishmaníases das Américas.

2. **Phlebotomus** — que inclui os transmissores de leishmaníases da África, da Europa e da Ásia.

Nas regiões tropicais, os insetos põem seus ovos no solo e outros lugares úmidos das florestas, bosques, matas secundárias ou, mesmo, em plantações de café, cacau ou banana. As larvas transformam-se em pupas e em insetos adultos ao fim de um mês ou mais.

Somente as fêmeas são hematófagas, necessitando de refeições sanguíneas para pôr seus ovos, mas sugam também plantas, como fazem regularmente os machos. Os animais silvestres

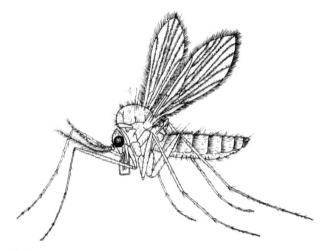

Fig. 5.4 Os hospedeiros intermediários e transmissores de leishmaníases são espécies pertencentes ao gênero *Lutzomyia* (nas Américas) ou ao gênero *Phlebotomus* (no Velho Mundo), que apresentam o aspecto acima.

constituem suas fontes normais de alimentação sanguínea, mas algumas espécies picam também o homem (isto é, são antropófilas) e adquirem importância para a transmissão da infecção leishmaniótica à população humana.

LEISHMANÍASE MUCOCUTÂNEA POR *LEISHMANIA BRAZILIENSIS*

Esta forma de *leishmaníase tegumentar americana* recebe também os nomes de leishmaníase cutâneo-mucosa, espúndia, ferida brava e úlcera de Bauru.

Caracteriza-se pela produção de lesões cutâneas de vários tipos e, frequentemente, por lesões secundárias na região nasal ou na região bucofaringiana. Atualmente distingue-se esta doença de outras infecções produzidas por leishmânias do mesmo complexo, mas que determinam lesões cutâneas sem metástases mucosas (*L. guyanensis* e *L. peruviana*), ou que raramente causam tais metástases (*L. panamensis*).

Patologia e Imunologia

Leishmania braziliensis não apresenta sempre a mesma capacidade invasiva ou a mesma virulência. Fatores de ordem ecológica podem influir neste sentido. Também estirpes isoladas de diferentes casos mostram patogenicidade variável para os animais de laboratório. Só o cão doméstico e os equinos desenvolvem lesões semelhantes às do homem.

Por outro lado, vimos que as características genéticas do hospedeiro e seus mecanismos de regulação imunológica muito contribuem para a diversidade dos quadros apresentados pela leishmaníase e a maior ou menor frequência de produção de metástases.

Nas infecções que se manifestam apenas por lesões cutâneas simples e de curta duração, não se consegue demonstrar a presença de anticorpos no sangue, pelo teste de imunofluorescência, um dos mais sensíveis para isso.

Mas desde que apareça infiltração linfoplasmocitária, nos tecidos parasitados, lesões extensas ou múltiplas, assim como metástases nas mucosas, esse e outros testes passam a detectá-los, na generalidade dos casos. O papel desempenhado pela imunidade humoral não é ainda bem conhecido, sendo baixos os títulos de anticorpos específicos no soro.

A imunidade celular manifesta-se mais tardiamente. Ela é considerada de importância fundamental para o processo de cura, visto seu aparecimento coincidir com os primeiros sinais de regressão das lesões e com a diminuição da população de parasitos. Para evidenciá-la, usa-se a **reação de Montenegro**, que é um teste de hipersensibilidade retardada aos antígenos de *L. braziliensis* (ver o item *Diagnóstico*). O teste pode ser negativo até seis ou mais semanas após o início da lesão cutânea, ou permanecer negativo nos casos tratados precocemente.

LESÕES CUTÂNEAS

Na área do tegumento em que se deu a inoculação do parasito pela picada do inseto, veem-se modificações histológicas que produzem localmente uma reação inflamatória caracterizada por:

a) hiperplasia e hipertrofia histiocitária, ou seja, aumento do número e do tamanho dos macrófagos (parasitados ou não) que, por se acumularem em grande número, destacam-se das demais estruturas nos cortes histológicos, aparecendo como áreas claras do derma (denominadas clareiras de Montenegro);

b) edema e infiltração celular, representada por grande número de linfócitos e plasmócitos, dispostos por vezes ao redor dos focos de proliferação histiocitária; e

c) hiperplasia do epitélio que recobre a zona inflamada, com acentuada proliferação das células da camada germinativa, formando cordões que penetram profundamente no derma (acantose). Pode haver hiperqueratose (espessamento da camada córnea) e, mesmo, a formação de pérolas córneas na espessura do epitélio. As papilas dérmicas também se mostram inflamadas.

O número de leishmânias, no início, é considerável. Depois, a evolução pode apresentar cursos muito diferentes. Ora encaminha-se para completa regressão das manifestações cutâneas, ora adota um desenvolvimento lento, com progressão discreta, sem ulceração.

Mais frequentemente, a inflamação cutânea marcha para a necrose, formando-se uma úlcera rasa ou uma ulceração profunda (Fig. 5.5), de bordos salientes, endurados, com os limites internos talhados a pique, ou mesmo com as margens subminadas. Removido o material necrótico que o recobre, o fundo da úlcera mostra-se granuloso e limpo.

A úlcera leishmaniótica caracteriza-se por sua tendência à cronicidade e a uma evolução lenta, quer para a expansão, quer para a regressão, mesmo sem tratamento. A cicatrização pode dar-se num prazo de seis meses a vários anos, mas geralmente dentro de 12 a 15 meses.

Nas lesões não-ulcerosas, quando predominam os processos de hiperplasia da epiderme, esta fica muito espessada e mostra, macroscopicamente, um crescimento verrucoso ou papilomatoso da pele, na região afetada. A ulceração posterior desses processos vegetantes dá lugar às formas úlcero-vegetantes.

LESÕES MUCOSAS

Quaisquer que sejam o curso e a forma das lesões cutâneas, estejam elas em evolução ou tenham já regredido inteiramente e cicatrizado, a leishmaníase causada pela *L. braziliensis* mostra acentuada propensão para originar metástases na mucosa nasal.

A propagação dá-se provavelmente por via hematogênica. Nódulos com focos circunscritos de infiltrados histiocitários podem surgir, com raros parasitos e tendência à ulceração, localizando-se na porção cartilaginosa do septo nasal.

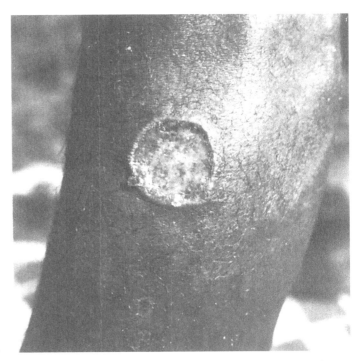

Fig. 5.5 Lesão ulcerosa típica da leishmaníase tegumentar, no membro inferior de um paciente de Mesquita, Rio de Janeiro, Brasil. (Documentação do Dr. Cruz Manuel Aguilar, Fac. de Medicina, Valência, Venezuela.)

Essas úlceras costumam progredir em extensão e profundidade, determinando periostites, assim como a destruição das cartilagens e dos ossos do nariz, da região palatina ou do maciço facial.

Dá-se, progressivamente, a perfuração do septo ou do palato e infiltração inflamatória das partes moles contíguas. Eventualmente, o processo estende-se à faringe e à laringe. Além dessas lesões secundárias, é possível o encontro de metástases cutâneas, por vezes múltiplas.

Sintomatologia e Formas Clínicas

O período de incubação varia de alguns dias a mais de um ano, mas geralmente dura em torno de 2 a 3 meses.

As lesões iniciais, no ponto de inoculação, costumam ser do tipo pápulo-vesiculoso, algumas vezes acompanhadas de linfangite e inflamação dos gânglios regionais (adenite satélite). Mas, também, podem ser tão discretas que passam despercebidas.

A pápula termina por ulcerar-se e exibir aqueles caracteres típicos da lesão leishmaniótica: ulceração crônica, indolor, de contornos regulares, com borda saliente (talhada a pique), pouco exsudativa e com fundo granuloso (Figs. 5.5 e 5.6).

A localização preferencial é nas partes descobertas do corpo, que são mais expostas às picadas dos flebotomíneos, principalmente nos membros inferiores, nos membros superiores e na cabeça. No início da doença costuma haver uma só lesão, para dentro de alguns meses apresentar-se o que parece ser uma disseminação hematogênica, ou linfática, com parasitos em novas localizações.

Quanto ao número de lesões, 50% dos pacientes tinham uma só ulceração; 22% tinham duas; 17% tinham três ou quatro; e os demais exibiam acima de quatro úlceras (11% dos casos), segundo observações feitas em antigas áreas endêmicas do Estado de São Paulo.

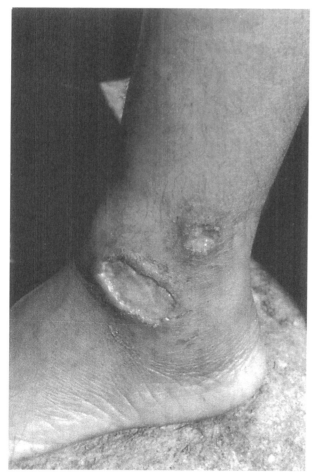

Fig. 5.6 Lesões ulcerosas múltiplas de leishmaníase tegumentar. (Documentação do Dr. C. M. Aguilar.)

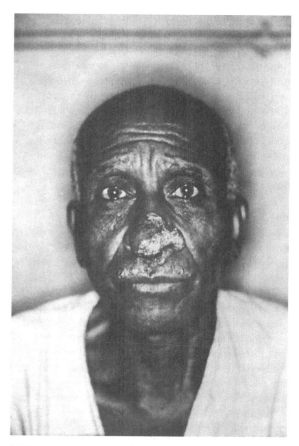

Fig. 5.7 Lesões mucosas na leishmaníase tegumentar americana. (Documentação do Dr. M. C. A. Marzochi, FIOCRUZ/ENSP, Rio de Janeiro.)

Nas úlceras antigas, as infecções bacterianas supervenientes comunicam-lhes aspecto purulento, com formação de crostas sob as quais fica por vezes retido um sequestro de pus.

O comprometimento das mucosas, segundo diferentes autores, encontra-se em 15 a 20% dos casos. Em São Paulo, foi outrora observada em mais de um terço dos pacientes com lesão cutânea há mais de um ano. Mas, atualmente, graças ao diagnóstico e ao tratamento precoces, o envolvimento das mucosas não vai além de uns 2% dos casos, nas áreas endêmicas estudadas.

As leishmânias podem ser isoladas da mucosa nasal com aspecto normal. Em seguida, aparecem hiperemia e infiltrações localizadas que não tardam em ulcerar. Os sintomas iniciais, aqui, são os de uma coriza crônica. Os pacientes queixam-se de obstrução nasal e, na medida em que progride a lesão ulcerativa, aparece a dor.

A destruição do septo provoca o abaixamento da ponta do nariz. Isto, mais a infiltração local e o aspecto telangiectásico (devido à dilatação dos pequenos vasos e capilares), concorrem para dar à fisionomia do paciente a impressão sugestiva de focinho de anta (fácies tapirídia). O lábio superior também é atingido pela inflamação (Fig. 5.7).

Nas formas mais avançadas da doença, há destruição do dorso do nariz, que costuma progredir sobre as áreas vizinhas do maciço facial, mutilando horrivelmente o semblante do indivíduo. As lesões orofaringianas e laríngeas produzem perturbações da fonação, ou afonia, além de comprometer a alimentação.

Sintomas gerais que podem acompanhar o quadro são: febre, mal-estar e anemia moderada.

O aspecto repugnante das lesões e o mau-cheiro condenam o paciente a certo grau de segregação social, e suas consequências repercutem sobre o psiquismo e o comportamento do doente.

Diagnóstico

Nas formas típicas, o diagnóstico clínico faz-se sem dificuldade, especialmente se o paciente procede de áreas endêmicas ou esteve em contato com as florestas de zonas leishmanióticas. Mas, em geral, esse diagnóstico necessita de confirmação ou é estabelecido mediante provas de laboratório.

As ulcerações cutâneas devem ser distinguidas das úlceras tropicais (fusoespiroquéticas), que geralmente se localizam na parte inferior das pernas, onde costumam ser extensas, de limites irregulares, muito supurativas, fétidas e dolorosas. As formas verrucosas, vegetantes etc. devem ser diferençadas de iguais lesões produzidas pela bouba, pela blastomicose, pela esporotricose etc.

Pesquisa do Parasito. A *L. braziliensis* será pesquisada mediante biópsia ou raspagem das lesões cutâneas ulceradas, especialmente na borda da úlcera, junto à base, após completa limpeza da lesão. Melhor ainda é a punção da borda inflamada, bem como das lesões não-ulceradas. As úlceras novas são ricas em parasitos que, depois, vão-se tornando raros.

Com o material de biópsia pode-se fazer impressão (por aposição) sobre lâminas de microscopia e, como nos casos de raspagem ou punção, corá-las pelo Giemsa, para exame ao microscópio; ou se procede à preparação de cortes histológicos.

Nas formas verrucoso-papilomatosas o número de parasitos costuma ser muito pequeno ou nulo. Também nas lesões mucosas, conforme vimos anteriormente, as leishmânias são encontradas com dificuldade. Nas fases iniciais, ainda não ulceradas, é mais fácil demonstrar o parasitismo que, eventualmente, chega a ser abundante.

Em todos os casos, o material obtido pode ser semeado em meios de cultura, como o meio NNN, mas sem grandes vantagens para o diagnóstico.

Diagnóstico Imunológico. A reação intradérmica é a mais usada para esse fim.

Conhecida também como *reação de Montenegro* ou como teste de leishmânia, essa prova é realizada com um antígeno preparado a partir de culturas.

O antígeno consiste em promastigotas de *L. braziliensis*, mortas e suspensas em solução fenolada, contendo 40 microgramas de N/ml.

Injeta-se 0,1 a 0,2 ml do antígeno, geralmente na face anterior do antebraço. Fazer a leitura no terceiro dia, pois sua positividade é indicada pelo aparecimento de uma pápula eritematosa, com a base dura e que alcança o tamanho máximo dentro de 48 horas, mas persiste, ainda, 4 a 5 dias.

A resposta positiva é obtida em 95% dos casos comprovados de leishmaníase. A prova pode ser negativa nos casos recentes (onde o encontro de parasitos pelo exame microscópico é geralmente fácil), mas nos casos crônicos torna-se o método de escolha por sua alta sensibilidade e especificidade.

Tratamento

Antimoniais Pentavalentes. São os mais recomendados, devido à rápida eliminação renal do Sb pentavalente e sua limitada acumulação nos tecidos, o que torna dispensáveis as interrupções do tratamento após curtos períodos de cura. O que tem tido maior aceitação é o antimoniato de meglumine. Usam-se também o estibogluconato de sódio, a etil-estibamina e a ureia-estibamina.

Glucantime é um produto farmacêutico (contendo antimoniato de N-metilglucamina ou antimoniato de meglumine) que se administra por via intramuscular, até um máximo de 10 ml (2 ampolas), diariamente, durante 20 dias pelo menos.

Pentamidinas. São drogas que têm poder curativo menor que o do *Glucantime* e de maior toxicidade, a prescrever quandos os antimoniais não derem resultados satisfatórios. A pentamidina isotianato (*Lomedine*), a hidroxiestilbamidina e a estilbamidina encontram-se entre as mais utilizadas.

Injetar a pentamidina por via intramuscular profunda: 4 mg/kg de peso, três vezes por semana, durante 5 a 25 semanas, ou mais, até que desapareçam as lesões. Ela pode provocar hipotensão e síncope, após as injeções. É contraindicada nas insuficiências renais e nos pacientes com hipersensibilidade.

Anfotericina B. Deve ser administrada por via endovenosa, gota a gota, na dose diária de 0,2 mg por quilo de peso do paciente (até um máximo de 50 mg), dissolvidos em 500 ml de soro glicosado a 5%; o tempo de perfusão é de 3 a 4 horas. O tratamento pode ser diário ou três vezes por semana, durante 3 a 12 semanas. A dose total fica entre 0,2 e 1,2 grama.

Quase todos os pacientes apresentam efeitos colaterais, como cefaleia, febre, calafrios e náuseas, controláveis com aspirina ou dexametasona. Alguns têm proteinúria transitória. Anemia, leucopenia e trombocitopenia são mais raras, indicando depressão da medula óssea.

Ecologia e Epidemiologia

DISTRIBUIÇÃO GEOGRÁFICA

A leishmaníase mucocutânea ou espúndia é autóctone do Novo Mundo, como sugerem as representações da doença na cerâmica inca pré-colombiana (*huacos* peruanos). Sua distribuição compreende todo o território brasileiro, particularmente a Amazônia, e as áreas florestais adjacentes, nos países vizinhos: Argentina, Paraguai, Bolívia, Peru, Colômbia, Venezuela e Guiana Francesa (Fig. 5.8). Ela já foi descrita, também, no Panamá, em Costa Rica, Honduras, Belize, México e Ilha de Guadalupe.

No Leste Brasileiro, a incidência cresce a partir da floresta atlântica, na encosta do planalto, e se prolonga por esta, rumo oeste. É bastante disseminada na Bahia. Em Minas Gerais, as áreas mais afetadas estão na bacia do rio Mucuri e na do rio Doce, que se continuam no Estado do Espírito Santo. Para o interior, a área endêmica ocupa o sul de Minas e o Triângulo Mineiro, bem como Mato Grosso do Sul e Goiás.

Focos ativos de leishmaníase tegumentar encontram-se no próprio município do Rio de Janeiro (bairros de Campo Grande e Jacarepaguá). Em São Paulo, a doença manifestou-se com grande intensidade no começo do século XX e ocupou extensa área. Atualmente, os casos novos são encontrados no sul do Estado de São Paulo, que abrange a zona da Mata Atlântica.

FONTES DE INFECÇÃO: ANIMAIS RESERVATÓRIOS E VETORES

A leishmaníase causada por *L. braziliensis* é uma zoonose de mamíferos silvestres, que permanecem praticamente desconhecidos, apesar das persistentes investigações. Sua transmissão depende, em grande parte, de espécies de flebotomíneos das florestas primitivas. Aqui, a composição florística condiciona

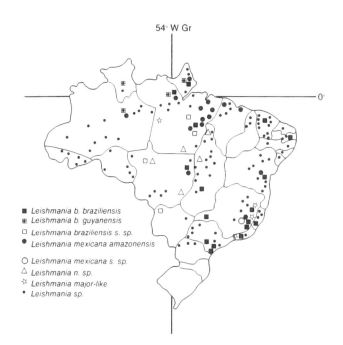

Fig. 5.8 Distribuição geográfica da leishmaníase cutânea no Brasil, com indicação das espécies e subespécies. (Segundo Deane & Grimaldi, 1985.)

hábitats a que estão adaptados os diversos elementos faunísticos envolvidos na estrutura epidemiológica: hospedeiros naturais e insetos. No sul do Brasil, por exemplo, as espécies predominantes na mata virgem são: *Lutzomyia migonei*, *L. whitmani* e *L. pessoai*.

Derrubada a floresta primitiva, cresce a mata secundária ou "capoeira", onde a fauna de vertebrados e de insetos já não é mais a mesma. Além disso, a presença do homem e dos animais domésticos (cães e equinos), em suas proximidades, tende a interferir no ecossistema em que circula *Leishmania braziliensis*, associada à *Lutzomyia intermedia* ou à *L. whitmani*; aquela, facilmente adaptável ao ambiente modificado, e esta mais silvestre. A doença humana torna-se então mais frequente.

Até o presente, no Brasil, os únicos insetos vetores comprovados de *Leishmania braziliensis* são:

a) ***Lutzomyia intermedia***, cuja vasta área de distribuição inclui o norte da Argentina, o Paraguai e o Brasil (até a Paraíba como limite setentrional), tanto no litoral como no interior. Habita florestas primitivas e de segunda formação. Tem sido capturada no interior de cidades, bastando a proximidade de vegetação densa para criar-se. Nas áreas anteriormente ocupadas pela Mata Atlântica, é o flebotomíneo predominante (95% da fauna flebotômica). Seus hábitos são semidomésticos, invadindo casas e abrigos de animais domésticos.

b) ***Lutzomyia pessoai***, com distribuição do Rio Grande do Sul até a Bahia, Goiás e Mato Grosso do Sul. Silvestre como a espécie anterior, pode invadir as casas próximas da mata (até 100 ou 150 metros de distância), durante o crepúsculo ou à noite. É antropófila mas pica igualmente diversos animais de sangue quente, domésticos ou não.

c) ***Lutzomyia wellcomei*** é transmissor em alguns lugares da Amazônia (Serra dos Carajás, Pará), onde vive em florestas altas, de terra firme, picando o homem de dia e de noite, pois é espécie antropófila.

Outras espécies (*Lutzomyia migonei*, *L. whitmani*, *L. paraensis* e *L. amazonensis*) também foram incriminadas, nas áreas endêmicas da espúndia; porém a espécie de *Leishmania* não recebeu confirmação.

A percentagem de insetos infectados com leishmânias é sempre muito baixa (entre 0,01 e 0,3%, em alguns inquéritos).

Quanto aos reservatórios vertebrados, constatou-se a infecção da paca, da cutia e do rato-de-taquara, em São Paulo; e de *Oryzomys concolor*, em Mato Grosso.

Porém, também aqui as leishmânias envolvidas não foram caracterizadas. No Ceará, o rato doméstico (*Rattus rattus*) tem sido capturado com infecção, em áreas endêmicas situadas distante de florestas e bosques.

A *Leishmania braziliensis* vem sendo isolada, com grande frequência, de cães, equinos e muares, tanto na Venezuela como no Brasil (Bahia, Minas Gerais e Rio de Janeiro).

TRANSMISSÃO

Aparentemente, todos os indivíduos têm suscetibilidade semelhante à infecção, dependendo a incidência da leishmaníase tegumentar da maior ou menor exposição ao risco de inoculação pela picada dos flebotomíneos. O ciclo epidemiológico primitivo, e que é, também, o mais importante, compreende:

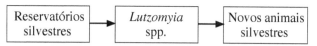

O homem e alguns animais domésticos são eventualmente infectados ao penetrarem no ecótopo florestal, onde circula o parasito.

A população suscetível é constituída principalmente de trabalhadores empenhados em obras de desbravamento, como a abertura de estradas, as derrubadas para o aproveitamento agrícola do solo e outras finalidades, bem como de lenhadores, caçadores, barrageiros, garimpeiros etc. Estão sujeitos ao mesmo risco os familiares que vivem na orla florestal ou em casas construídas em clareiras no seio da mata.

A leishmaníase tegumentar americana invade também áreas suburbanas ou zonas rurais onde o cão, os muares e outros animais domésticos foram encontrados com infecção. O ciclo epidemiológico, aqui, passou a compreender:

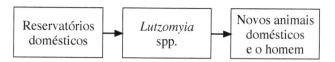

O homem agora participa eventualmente do ciclo, em consequência da adaptação parasitária a condições ecológicas muito peculiares.

Esse é o caso das zonas economicamente empobrecidas, onde pequenos agricultores plantam frutas e legumes, sem eliminar completamente a mata secundária que permeia suas culturas e sustenta a fauna flebotômica local.

Como a proporção de flebotomíneos encontrados com infecção natural é geralmente muito baixa, a transmissão fica na dependência da densidade dos insetos na região, de sua antropofilia e da frequência com que os indivíduos são picados. Resulta desse fato certa periodicidade na maior ou menor incidência da doença, durante o ano, devido ao aumento das populações flebotômicas em seguida ao início da época das chuvas.

Ondas epidêmicas acompanham muitas vezes os movimentos de populações humanas que, em busca de novas áreas para cultura, deslocam a frente pioneira rumo às terras virgens das florestas tropicais, como sucedeu no Oeste Paulista, nas primeiras décadas do século XX, em função da cultura cafeeira.

Tais deslocamentos seguem sendo estimulados por empreendimentos econômicos, como a exploração de minérios, o garimpo de ouro e diamantes, a construção de barragens, nos vales dos grandes rios, e a colonização da Amazônia; ou, simplesmente, pela abertura de novas vias de comunicação através da paisagem geográfica que abriga os extensos focos naturais da zoonose (como, por exemplo, a construção da Rodovia Transamazônica).

Controle

A planificação da luta contra a leishmaníase mucocutânea devida à *L. braziliensis* e os resultados que se podem esperar dela dependem das circunstâncias epidemiológicas locais e de um certo número de condicionantes econômicos e sociais.

Na Baixada Fluminense (Estado do Rio de Janeiro), onde a transmissão efetuada pela *Lutzomyia intermedia* tinha caráter domiciliar, a aplicação de DDT nas casas, na época em que se fazia a campanha contra a malária, permitiu controlar o problema durante algum tempo. Eliminada a malária e suspensa a dedetização, a leishmaníase voltou a incidir.

Onde os flebotomíneos são estritamente silváticos, as medidas mais importantes a tomar são a construção das casas a grande distância da orla florestal e o desmatamento em torno dos povoados, além do uso eventual de inseticidas nas casas. A telagem das casas e o uso de mosquiteiros exigem telas de trama muito fina, e em geral muito quentes para os climas tropicais. Recomenda-se impregnar as telas e cortinados com inseticidas.

O controle dos animais reservatórios é impensável, enquanto não tivermos melhores conhecimentos a respeito. Porém os animais domésticos podem ser diagnosticados e tratados, ou eliminados.

LEISHMANÍASE CUTÂNEA POR
LEISHMANIA PANAMENSIS

Esta variedade benigna de leishmaníase americana incide em Honduras, Nicarágua, Costa Rica, Panamá, Colômbia e Venezuela, tendo por agente etiológico a *L. panamensis*.

Patologia e Clínica. As lesões, no homem, são únicas ou em pequeno número, consistindo em úlceras rasas ou crateriformes, de caráter persistente. Há tendência para a disseminação do parasitismo ao longo dos linfáticos com a produção dos nódulos leishmanióticos. Em raras ocasiões (cerca de 2% dos casos) assinalaram-se localizações nasais da infecção, o que determina um quadro de leishmaníase mucocutânea.

Para o diagnóstico e o tratamento, seguem-se as mesmas normas propostas para a leishmaníase mucocutânea devida à *L. braziliensis*.

Ecologia, Epidemiologia e Controle. Diversos animais silvestres são portadores da infecção nas zonas florestais.

As preguiças são os reservatórios mais importantes no Panamá e em Costa Rica, mas outros animais foram também encontrados parasitados. As infecções são inaparentes em todos eles, mas os parasitos puderam ser isolados tanto da pele como do sangue, fígado, baço, medula óssea e pulmões. Cerca de 3% dos cães das áreas endêmicas encontram-se infectados, exibindo ulcerações nas orelhas ou inflamação nas narinas, que podem perdurar anos. Assim, eles se comportam como reservatórios domésticos da leishmaníase.

Os moradores que se instalam em áreas florestais são atingidos em proporções elevadas (mais de 40% em uma localidade próxima da cidade de Panamá). Em Costa Rica, 40% dos casos humanos diagnosticados em 1975 incidiam em crianças com menos de 10 anos de idade, e quase 30% no grupo etário de 10-19 anos.

Os mais prováveis transmissores da *Leishmania panamensis* são *Lutzomyia trapidoi*, *L. ylephiletor*, *L. gomesi* e *L. panamensis*.

As medidas de controle são as mesmas que nas outras leishmaníases tegumentares americanas.

LEISHMANÍASE CUTÂNEA POR
LEISHMANIA GUYANENSIS

Esta variedade de leishmaníase cutânea, conhecida como "piã das florestas", "*pian-bois*" na Guiana Francesa e "*bosch-yaws*" no Suriname, só se distingue da espúndia pela benignidade de suas lesões e pela ausência de complicações mucosas oronasais, além de apresentar diferenças em seus aspectos epidemiológicos. Seu agente causal, a *Leishmania guyanensis*, é morfologicamente semelhante à *L. braziliensis*.

Patologia e Clínica. As lesões cutâneas são semelhantes às da espúndia, porém as úlceras são menores e curam-se espontaneamente.

Pode haver uma só úlcera crateriforme, mas a multiplicidade das lesões é mais frequente. Já foram vistos casos com mais de 20 ou 30. Elas aparecem de preferência nos membros inferiores e superiores, mas podem instalar-se em todo o corpo. Observam-se também metástases ao longo dos trajetos linfáticos, sob a forma de nódulos subcutâneos.

Alguns autores admitem a ocorrência de metástases na mucosa nasal, em 5% dos casos, mas o fato é contestado por outros investigadores que atribuem tais casos à infecção pela *L. braziliensis*, cuja área de distribuição imbrica-se com a de *L. guyanensis*.

Ecologia, Epidemiologia e Controle. Os focos enzoóticos do piã das florestas ocupam o Planalto Guiano, na região norte da América do Sul. Sua distribuição geográfica é vista, atualmente, como abrangendo a Guiana, o Suriname, a Guiana Francesa e, no Brasil, o Amapá e Roraima, além das partes setentrionais dos Estados do Pará e do Amazonas. Foi assinalada também na Colômbia e no Peru.

O meio ecológico é representado pelas florestas tropicais situadas em elevações compreendidas entre 500 e 1.000 metros, caracterizadas por clima quente e úmido. Mas a doença ocorre também na Planície Amazônica.

Os animais reservatórios mais importantes são mamíferos silvestres como as preguiças e os tamanduás, havendo outros animais de que se isolou a leishmânia. O inseto que parece deter a maior responsabilidade na transmissão é *Lutzomyia umbratilis*, pois além de abundante nas áreas endêmicas do Brasil e da Guiana Francesa, tem índices relativamente elevados de infecção (1 a 7,3%) e ataca o homem com grande intensidade.

O aparecimento de casos humanos da doença relaciona-se, em geral, com os trabalhos de derrubada da floresta primitiva, principalmente em função de uma agricultura rudimentar e itinerante.

Outras vezes, porém, decorre de grandes empreendimentos econômicos, como a exploração do manganês, no Amapá (Brasil).

As medidas de controle são as mesmas recomendadas para a luta contra a leishmaníase mucocutânea, devida a *L. braziliensis*.

LEISHMANÍASE CUTÂNEA POR
LEISHMANIA PERUVIANA

Conhecida desde o período pré-colombiano e sendo já atribuída, pelos nativos, à picada de insetos, a leishmaníase cutânea dos Andes (ou uta) foi descrita pelos cronistas da época colonial e pelos naturalistas que visitaram o Peru, antes do século XX.

Patologia e Clínica. Essa modalidade benigna da leishmaníase cutânea distingue-se clínica e epidemiologicamente da espúndia.

A lesão inicial causada pela *Leishmania peruviana* é uma pápula avermelhada e pruriginosa que se vesiculiza, algumas vezes, no prazo de 1 a 4 semanas. Logo se ulcera, mostrando um fundo granuloso, com os bordos elevados e endurados. Os parasitos, que a princípio são aí muito abundantes, vão-se tornando raros depois. A úlcera exsuda um líquido viscoso e sangra facilmente com qualquer trauma. O processo inflamatório estende-se, muitas vezes, ao longo dos linfáticos, produzindo um rosário de nódulos que podem ulcerar, por sua vez.

Os gânglios linfáticos que drenam a região estão em geral aumentados de volume, em vista das infecções bacterianas supervenientes.

No Equador, as lesões são múltiplas em cerca da metade dos casos. Mas não mostram tendência para produzir metástases na mucosa nasal. Sempre que ocorrem lesões nasais, elas resultam da propagação, por contiguidade, de outras existentes na pele da vizinhança.

Em geral, a infecção encaminha-se para a cura espontânea após 12 a 15 meses, mas podendo sua duração estender-se de seis meses a muitos anos. Aparentemente, o primeiro ataque confere sólida imunidade, pois não se observam recaídas nos habitantes das regiões endêmicas.

O diagnóstico e o tratamento fazem-se como nas outras formas de leishmaníase tegumentar.

Ecologia, Epidemiologia e Controle. A uta ocorre nas regiões andinas do Equador e Peru, entre 500 e 3.000 metros de altitude, enquanto a espúndia é observada em lugares que ficam abaixo dos 500 metros.

A paisagem em que se desenvolve compreende os vales elevados da vertente ocidental dos Andes, com clima seco e escassa vegetação. Aí não existem florestas ou bosques. Os reservatórios são provavelmente roedores silvestres (dos gêneros *Phyllotis* e *Akodon*).

Nas zonas endêmicas, encontrou-se o cão infectado na proporção de 40%. Em geral ele não mostra ulcerações, mas o parasito pode ser isolado da pele, em áreas discrômicas ou com alopecia, principalmente no focinho e nas orelhas.

Várias espécies de flebotomíneos vivem aí, mas apenas *Lutzomyia peruensis* foi encontrada com flagelados, devendo ser provavelmente o principal vetor.

A transmissão é mais intensa no verão e no outono do que no resto do ano, quando as poucas chuvas anuais caem na região e a fauna flebotômica aumenta consideravelmente.

O combate aos flebotomíneos mediante inseticidas de ação residual é a medida fundamental para o controle da endemia. Outros recursos são o tratamento dos pacientes, a eliminação dos cães parasitados e a proteção contra a picada dos insetos.

LEISHMANÍASE CUTÂNEA POR *LEISHMANIA MEXICANA*

Etiologia. *Leishmania mexicana* é o agente causal da *"úlcera de los chicleros"*, uma zoonose florestal que ocorre no México, na Guatemala e em Belize. Neste último país recebe o nome de *"baysore"*.

O parasito (Fig. 5.3) é morfologicamente semelhante às demais espécies de *Leishmania*, porém, destaca-se pelo tamanho maior de suas formas amastigotas (3,2 μm de comprimento) e pelo espectro de suas isoenzimas. Os flagelados crescem fácil e rapidamente no meio de cultura NNN.

Leishmania mexicana desenvolve imunidade cruzada com *L. tropica* mas não assegura proteção dos indivíduos imunes contra as infecções por leishmânias do complexo *"L. braziliensis"*. No entanto, os pacientes imunizados por infecções devidas a parasitos do complexo *"L. braziliensis"* adquirem, em muitos casos, resistência às do complexo *"L. mexicana"*.

Patologia e Clínica. A úlcera dos *chicleros* caracteriza-se pela produção de lesões infiltrativas da pele, do tipo nodular subcutâneo, bem como de processos ectimoides ou de pequenas ulcerações francas que se localizam predominantemente na cabeça, ainda que ocorram também nos membros superiores e inferiores ou no tronco dos pacientes. Em geral há uma só lesão que, em 60 a 90% dos casos, encontra-se em uma das orelhas. A ação corrosiva da úlcera pode levar a uma destruição progressiva e mutilante do pavilhão auricular, ou propagar-se para as regiões vizinhas.

O envolvimento linfático é raro, sendo encontrado em cerca de 2% dos pacientes. As metástases cutâneas são pouco frequentes (em 7% dos casos), havendo apenas alguns casos na literatura médica de invasão da mucosa nasal, sempre por contiguidade.

A tendência é para a cura espontânea, em poucos meses, em mais de 80% dos casos; mas, quando nas orelhas, o processo segue geralmente um curso crônico que pode durar um ano, dois ou mais.

Períodos ulcerativos alternam-se, por vezes, com outros de regressão ou cura aparente.

Nos casos curados fica uma cicatriz, retraída e discrômica. As lesões pequenas tendem a evoluir para a fibrose.

Diagnóstico e tratamento são feitos como nas demais leishmaníases tegumentares.

Ecologia, Epidemiologia e Controle. O ecossistema onde circula a *Leishmaníase mexicana* pertence ao ambiente das florestas tropicais de clima úmido, que no México se estendem pelos Estados de Yucatán, Campeche, Tabasco, Chiapas e Território de Quintana Roo, com focos também nos Estados de Oaxaca e Vera Cruz. Ele se prolonga pelo norte da Guatemala e por Belize, incluindo as ilhas da baía de Honduras.

As fontes de infecção encontram-se em determinadas espécies de roedores silvestres (dos gêneros *Ototylomys*, *Nectomys* e *Heteromys*) que estão parasitadas em elevadas proporções. Esses animais e outros reservatórios já identificados têm hábitos arbóreos, descendo ao solo durante à noite, quando são picados pelos flebotomíneos. Os insetos que habitualmente transmitem o parasitismo entre roedores e que picam o homem são: *Lutzomyia olmeca* e *L. panamensis*.

É doença exclusivamente silvática, pois não infecta as pessoas que não penetram nas florestas, mesmo quando habitem perto ou em povoados situados nas clareiras.

Quando a floresta é substituída por plantações, como sucedeu em Honduras e Costa Rica, modifica-se o bioma, desaparecem os transmissores naturais e, por conseguinte, essa forma de leishmaníase.

A população exposta ao risco de infecção é constituída quase só por trabalhadores adultos, do sexo masculino, que ficam morando em acampamentos no seio da mata, e são picados ao crepúsculo ou durante à noite.

Os trabalhadores envolvidos na extração do *chicle* (látex utilizado nas gomas de mascar) fazem-se acompanhar de muitos cães, na floresta, mas estes são pouco sensíveis à infecção.

A profilaxia é eficiente quando se possa evitar o contato com a floresta, mas constitui problema difícil para os que tenham de viver nos acampamentos ou trabalhar dentro da mata. O uso de mosquiteiros adequados (com tela de malhas muito finas, à prova de flebótomos) e o emprego de repelentes pode, eventualmente, ser útil quando a exposição ao risco for temporária.

LEISHMANÍASE CUTÂNEA POR *LEISHMANIA AMAZONENSIS*

A *Leishmania amazonensis*, tanto na forma amastigota como na promastigota, é maior que as leishmânias do complexo *"L. braziliensis"*.

Também esse parasito circula entre pequenos roedores da floresta e alguns marsupiais, mas é pouco encontrado infectando o homem devido ao fato de seu principal vetor ser pouco antropófilo.

Patologia e Clínica. A doença manifesta-se pela produção de lesões únicas ou limitadas em número, geralmente ricas em parasitos. Não há predileção pela localização no pavilhão da orelha, como sucede com a úlcera dos *chicleros*, nem costuma ela dar origem a metástases na mucosa oronasal. Seu diagnóstico e tratamento são feitos de maneira idêntica à que se recomendou para as outras leishmaníases cutâneas ou mucocutâneas.

Epidemiologia. A área geográfica onde se encontra a *Leishmania amazonensis* abrange toda a Bacia Amazônica (compreendendo a parte brasileira e, seguramente, a dos países vizinhos) bem como territórios adjacentes, inclusive Maranhão, Bahia e Minas Gerais. A presença desta *Leishmania* já foi assinalada na Colômbia, no Panamá e também em Trinidad.

As fontes de infecção compreendem pequenos roedores da floresta e, mais raramente, alguns marsupiais. O inseto vetor, no Brasil, é a *Lutzomyia flaviscutellata*. Não há medidas específicas de controle.

LEISHMANÍASE TEGUMENTAR DIFUSA

Esta modalidade clínica ou forma lepromatosa da leishmaníase tegumentar foi atribuída à *Leishmania pifanoi*, que apresenta, além de acentuado tropismo dérmico, marcada tendência à disseminação das lesões. Sabemos, hoje, que o quadro é induzido também por parasitos de espécies diferentes, como *L. mexicana* e *L. amazonensis*, nas Américas; ou *L. aethiopica*, na África (ver o Quadro 5.1).

Patologia. O processo tem início com o desenvolvimento de lesão única no ponto de inoculação dos parasitos pelos flebotomíneos. Segue-se uma dispersão metastática que dará origem a lesões múltiplas, não-ulcerativas, disseminadas por todo o tegumento do paciente. Os nódulos são ricos em macrófagos que vão sendo abarrotados de parasitos. Mas a reação inflamatória local é muito reduzida ou mesmo ausente.

A sorologia consegue detectar, em muitos casos, a presença de anticorpos circulantes. A imunidade celular, avaliada pela reação à leishmanina (reação de Montenegro) está, porém, ausente ou é muito reduzida. Entretanto, os pacientes com reação negativa respondem normalmente a outros testes imunológicos de tipo retardado e não demonstram maior suscetibilidade que as pessoas normais a outras infecções intercorrentes.

Supõe-se que as condições preliminares para o desenvolvimento do tipo difuso de leishmaníase são as características genéticas do paciente.

Um defeito na regulação da função dos macrófagos impediria que estes pudessem destruir os parasitos de maneira eficiente. Por outro lado, o crescimento exagerado da população parasitária poderia levar à produção de antígenos a níveis tão altos que induzissem uma *tolerância imunológica* responsável pela negatividade do teste de Montenegro.

Quadro Clínico. O parasitismo manifesta-se inicialmente pelo aparecimento de um nódulo eritematoso (alguns pacientes apresentam máculas ou úlceras). A partir da lesão inicial o tegumento vizinho vai sendo alcançado paulatinamente, quer mediante um processo infiltrativo, quer mediante o aparecimento, meses depois, de lesões satélites de tipo macular, papular ou nodular.

O crescimento e multiplicação das lesões é processo lento, que dura anos. Há pouca propensão para que venham a ulcerar; mas, alastrando-se em superfície, as lesões chegam a confluir e a formar placas, de tamanho e forma muito variáveis, cujos limites podem ser nítidos ou apagarem-se insensivelmente, na transição para a pele sã.

No rosto, o processo localiza-se geralmente nas partes centrais e nos pavilhões auriculares, lembrando, por seu aspecto, a hanseníase lepromatosa (Fig. 5.9). Na mucosa nasal encontram-se por vezes infiltração discreta, com muitos parasitos, e pequenas ulcerações ao nível do septo cartilaginoso, revestidas de crostas.

Nos membros inferiores, predominam as lesões escamosas. Nos joelhos, tornozelos, cotovelos e dorso das mãos podem apresentar-se como hiperqueratose (Fig. 5.10).

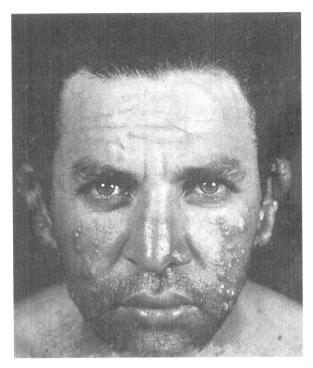

Fig. 5.9 Leishmaníase tegumentar difusa: lesões infiltrativas disseminadas e sem tendência a ulceração, nos pavilhões auriculares e no rosto. (Documentação do Prof. J. Convit, Clínica Dermatológica, Universidade Central de Venezuela, Caracas.)

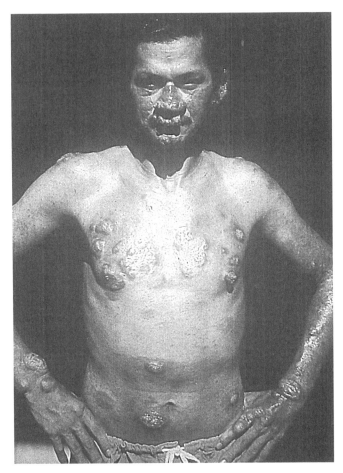

Fig. 5.10 Paciente procedente do Pará (Amazônia) com leishmaníase tegumentar difusa. (Documentação da Dra. Ana Maria Miranda, do Hospital dos Servidores Públicos, Rio de Janeiro, RJ.)

74 BASES DA PARASITOLOGIA MÉDICA

**QUADRO 5.2 Taxa de incidência de leishmaniose tegumentar americana
(por 100 mil habitantes), por ano, segundo região
Brasil, 1990 a 2005**

Regiões	1990	1993	1996	1999	2002	2005
Brasil	17,2	18,1	19,1	19,8	16,1	14,1
Norte	75,5	91,6	88,5	92,3	74,0	71,1
Nordeste	29,8	18,8	25,3	19,7	19,3	15,6
Sudeste	3,8	7,4	3,5	5,7	4,0	3,5
Sul	0,9	3,6	2,6	1,9	3,7	2,0
Centro-Oeste	26,9	39,6	45,0	56,9	39,9	33,3

Fonte: Ministério da Saúde/SVS – Sistema de Informação de Agravos de Notificação (Sinan) e base populacional do IBGE.
Nota: Dados sujeitos a revisão (atualizados em setembro/2006).

Os parasitos são sempre abundantes nas lesões e nos gânglios infartados. Em algumas ocasiões, foram encontrados no sedimento do sangue e no material retirado por punção da medula óssea, fato este que aproxima a leishmaníase tegumentar difusa de alguns aspectos descritos no calazar, como a leishmaníase dérmica pós-calazar (ver o Cap. 6).

Diagnóstico e Tratamento. Clinicamente, a doença se parece muito com a sarcoidose de Boeck, com a hanseníase lepromatosa e, naturalmente, com a leishmaníase dérmica póscalazar. Frequentemente os doentes são internados em serviços de hanseníase, até que um exame parasitológico demonstre sua verdadeira etiologia.

O diagnóstico é fácil quando se suspeita de leishmaníase e se busca o parasito nas lesões cutâneas. Vimos que aí ele é sempre abundante.

O tratamento dá bons resultados nas formas incipientes, com o emprego de Solustibosan, um antimonial pentavalente em injeções diárias.

O prognóstico, ainda que bom quanto à sobrevivência dos pacientes, é mau quanto ao desenvolvimento do quadro patológico, observando-se muitas vezes a contínua progressão das lesões por todo o tegumento.

Epidemiologia e Controle. Depois dos primeiros casos descritos na Venezuela, em 1945, vários outros foram assinalados naquele e em outros países da América: no Equador, no Panamá, na República Dominicana e no Brasil (Amazônia, Maranhão, Nordeste do país e Bahia). Na África, foram assinalados casos na Etiópia e na Tanzânia.

Para a prevenção e o controle, as medidas são aquelas já referidas para as outras formas de leishmaníase.

LEISHMANÍASE TEGUMENTAR AMERICANA (LTA)

Sob esta denominação (abrangendo as leishmaníases cutâneas e as mucocutâneas do Brasil), a Secretaria de Vigilância Epidemiológica do Ministério da Saúde registrou, no período de 1987 a 2004, a ocorrência média anual de 27.738 casos de LTA, apresentando coeficientes de detecção que oscilavam entre 13,47 e 22,94 por 100.000 habitantes (Quadro 5.2).

No período de 1990 a 2005, a leishmaníase tegumentar vem apresentando taxas de incidência que oscilam entre 13,5 e 22,9 por 100.000 habitantes no Brasil. Vale destacar que no ano de 1998 houve uma queda significativa na taxa (13,5), fato que pode estar relacionado a problemas operacionais ocorridos naquele ano, afetando a notificação de casos.

As taxas mais elevadas ocorrem na região Norte do país, com valores entre 4 e 6 vezes maiores que a média nacional. Valores elevados também são encontrados nas regiões Centro-Oeste e Nordeste.

6

Leishmaníase Visceral

OS PARASITOS DO COMPLEXO "LEISHMANIA DONOVANI"
RELAÇÕES PARASITO-HOSPEDEIRO
  Infectividade e resistência
  Patologia
  Sintomatologia
  Formas clínicas
DIAGNÓSTICO DA LEISHMANÍASE VISCERAL
  Métodos parasitológicos
  Métodos sorológicos e imunológicos

TRATAMENTO E PROGNÓSTICO DA LEISHMANÍASE VISCERAL
ECOLOGIA E EPIDEMIOLOGIA DA LEISHMANÍASE VISCERAL
  Distribuição geográfica e prevalência
  Fatores ecológicos da distribuição
  Fontes de infecção e reservatórios
  Os insetos vetores: flebotomíneos
CONTROLE DA LEISHMANÍASE VISCERAL

A **leishmaníase visceral** (também denominada **calazar**) é doença endêmica em várias regiões do mundo, mas também capaz de produzir surtos epidêmicos graves. Caracteriza-se clinicamente por manifestar-se com febre irregular, esplenomegalia, anemia e, em sua fase terminal, quando não tratada, caquexia e elevada taxa de mortalidade.

A leishmaníase visceral tem por causa flagelados do complexo "*Leishmania donovani*". Aqui estão incluídas várias espécies ou subespécies, cujos nomes diferem segundo os autores, pois a taxonomia do gênero *Leishmania* permanece assunto aberto à discussão.

Segundo o Ministério da Saúde, os casos notificados, no período 1984-2002, foram 48.455, dos quais 66% ocorreram nos Estados da Bahia, Ceará, Maranhão e Piauí. Nesse período, foram registrados em média 3.156 casos por ano e uma incidência de 2 casos por 100.000 habitantes. Predomina em zonas secas (com pluviometria inferior a 800 mm por ano) onde se encontra em vales e montanhas (os chamados "boqueirões" e "pés-de-serra"); mas, nos últimos tempos, mostra tendência a invadir áreas periurbanas de grandes cidades.

OS PARASITOS DO COMPLEXO *"LEISHMANIA DONOVANI"*

A separação de duas espécies responsáveis pelo calazar, **Leishmania donovani** e **Leishmania infantum**, parece bem assentada. Quanto ao agente do calazar americano, denominado muitas vezes como *Leishmania chagasi* ou *L. donovani chagasi*, não se tem encontrado justificação suficiente para ser distinguido de *L. infantum*. No entanto, seu uso é frequente na documentação científica. Por outro lado, o nome *L. donovani* é muito utilizado como designação comum a todos os membros do complexo "*Leishmania donovani*", tanto nos documentos mais antigos como em trabalhos recentes, sobretudo se o parasito só foi identificado morfologicamente.

No Cap. 5, já descrevemos a morfologia e a biologia dos parasitos e dissemos que os flagelados do complexo "*L. donovani*" estão adaptados para viver em temperaturas em torno de 37°C, fato que lhes permite invadir os órgãos profundos, depois de terem colonizado áreas cutâneas. Esse tropismo visceral é uma característica importante do parasito e explica muito de sua patogenia.

As espécies do complexo "*L. donovani*" vivem, como amastigotas (Fig. 6.1), no interior de células do **sistema fagocítico mononuclear**, principalmente nas células de Kupffer do fígado, nas células reticulares e macrófagos do baço, da medula óssea e dos gânglios linfáticos, que são os órgãos mais ricos em células desse sistema; mas também nos rins, nas suprarrenais, nos intestinos, pulmões e pele. Os parasitos podem ser vistos no sangue no interior de leucócitos (sobretudo de monócitos).

Dentro das células parasitadas, multiplicam-se por divisão binária, até que a acumulação de um grande número de amas-

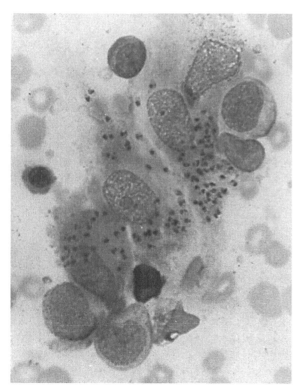

Fig. 6.1 Leishmânias em esfregaço de material de baço (hamster), corado pelo método de Giemsa. (Documentação do Dep. de Hematologia da Escola Paulista de Medicina, São Paulo.)

tigotas-filhos acabe por destruir cada célula-hospedeira, permitindo aos parasitos volverem ao meio intersticial, ao plasma etc. Ao serem fagocitados por outros macrófagos, recomeçam o mesmo ciclo. Os monócitos podem levá-los a todos os pontos do organismo.

Quando os flebotomíneos sugam o sangue de animais ou de pessoas infectadas, contraem o parasitismo e as leishmânias passam de amastigotas para promastigotas, no tubo digestivo dos insetos. Sob essa forma, multiplicam-se intensamente, particularmente se o crescimento dos flagelados for estimulado por sucos vegetais ou açucarados que os flebotomíneos tenham ingerido (em vez de sangue) nas refeições subsequentes ao repasto infectante.

A acumulação de flagelados chega a ser tão abundante que, às vezes, provoca o bloqueio parcial ou total do proventrículo dos insetos, estrutura que precede o estômago e é revestida de pelos quitinizados (ver o Cap. 35).

RELAÇÕES PARASITO-HOSPEDEIRO

Infectividade e Resistência

Os flebotomíneos infectam novos hospedeiros vertebrados mediante inoculação pela picada, conforme já foi descrito no Cap. 5.

O poder infectante dos insetos varia em função da espécie de flebotomíneo presente, da abundância de reservatórios da infecção na área, da cepa do parasito, bem como de outras circunstâncias, inclusive a suscetibilidade dos novos hospedeiros, que é geneticamente determinada. A doença é mais frequente em crianças com menos de 10 anos (54,4% dos casos). Naquelas com menos de 5 anos ocorrem 41% dos casos. O sexo masculino é mais atingido (60% do total). A explicação está na baixa resistência imunológica e na desnutrição frequente nas áreas endêmicas. Nos últimos anos, nota-se uma tendência da endemia a invadir zonas periurbanas.

A resposta inicial do homem à infecção por leishmânias do grupo "*L. donovani*", no local onde o inseto inoculou os parasitos, é um processo inflamatório com formação de pápula ou nódulo de base dura. Ela pode evoluir para a cura ou regredir, depois de uma disseminação do parasito.

Em condições naturais, segundo se presume, nem todas as infecções desenvolvem um quadro do tipo visceral, havendo exemplos de evolução benigna, assintomática e com cura espontânea.

As formas benignas também conferem imunidade, impedindo muitos dos indivíduos sujeitos ao risco de infecção, nas áreas endêmicas, de adoecer quando recebam uma estirpe mais virulenta do parasito. Dois tipos de resposta imunológica podem ser observados:

1) A **imunidade humoral**, que se traduz pela elevação do teor de gamaglobulinas no soro e pelas reações sorológicas positivas. Mas os anticorpos específicos produzidos durante a infecção não asseguram proteção conta o parasitismo. Há, mesmo, uma superprodução de imunoglobulinas pelo sistema imunológico que se encontra desregulado e fabrica enormes quantidades de anticorpos inespecíficos: **hipergamaglobulinemia**.

No homem, o título de imunoglobulinas eleva-se rapidamente (particularmente o de IgG) e as gamaglobulinas podem chegar a representar 50% do total de proteínas séricas. Mas logo que os sinais e sintomas desapareçam, caem os títulos (rapidamente também), mantendo-se entretanto positivos por vários anos, na grande maioria dos casos tratados.

2) O segundo tipo de resposta é a **imunidade celular**, que pode ser demonstrada com a reação da leishmanina, ou **reação de Montenegro** (ver o Cap. 5). Na leishmaníase visceral, assim como na leishmaníase tegumentar difusa, o teste de leishmanina permanece negativo durante o curso da doença e só se torna positivo por ocasião da cura. Ele é, pois, um indicador importante para o prognóstico.

Patologia

A presença de leishmânias no interior de células do sistema fagocítico mononuclear de alguns órgãos (pele, intestino, mucosa nasal etc.) não se acompanha, em geral, de alterações patológicas importantes. Porém, a hipertrofia e a hiperplasia do sistema macrofágico das vísceras é a razão da **esplenomegalia**, da **hepatomegalia**, bem como das **alterações da medula óssea**. Nelas, as células reticulares e macrófagos aumentam consideravelmente em número e seu citoplasma torna-se abundante, contenham ou não parasitos no seu interior. Pouco a pouco, fagocitando as leishmânias que abandonam as células destruídas, quase todos esses macrófagos vão ficando parasitados.

Os histiócitos que em outras circunstâncias protegem o organismo, por envolver e destruir corpos estranhos ou microrganismos presentes no meio interno, transformam-se neste caso em extenso campo de cultura para a *Leishmania*, crescendo ao mesmo tempo que se estende o parasitismo.

Como consequência, o baço aumenta de volume, sua cápsula se espessa e sua polpa mostra, ao exame microscópico, uma tal predominância de macrófagos que estes chegam a comprimir os folículos linfoides (ou corpúsculos de Malpighi), de aspecto atrófico, e constrangem a circulação nos capilares, provocando grande congestão do órgão. Zonas de enfarte podem ser observadas.

O fígado, também, aumenta de volume. Microscopicamente, ressalta a hipertrofia considerável das células de Kupffer, fazendo saliência no interior dos capilares sinusoides ou aglomerando-se nos espaços porta, sempre abarrotados de leishmânias.

Na medula óssea, os macrófagos parasitados substituem, pouco a pouco, o tecido hemopoético. Há também comprometimento dos linfonodos, que ficam ingurgitados e cheios de parasitos. Mesmo na parede intestinal, principalmente ao nível dos folículos linfoides (placas de Peyer), pode haver hiperplasia histiocitária, necrose e formação de pequenas úlceras da mucosa.

Com o crescimento da população de leishmânias, passa a haver massa enorme de material antigênico que irá provocar **tolerância imunológica** por excesso de antígeno. A doença assume, então, caráter agudo e pode ter evolução fulminante, se não for controlada pela quimioterapia. Há também **imunodepressão**, ficando reduzida a capacidade de resposta a outros antígenos e de resistência a outras infecções.

Em virtude das alterações que atingem os órgãos formadores e reguladores da composição sanguínea, sobrevém **anemia**, que faz baixar a contagem de hemácias, a menos de 3 milhões/mm^3 nas fases avançadas da doença. Uma redução da vida média das hemácias, no calazar, também contribui para essa anemia.

Há leucopenia, com redução predominante de polimorfonucleares e aumento do número absoluto de mononucleares. O número total de glóbulos brancos está em geral abaixo de 4.000/mm^3. Os linfócitos acusam aumento percentual, mas há ligeira redução do número absoluto por milímetro cúbico. Há também plaquetopenia.

No soro, verifica-se redução das proteínas do tipo albumina e aumento das globulinas, dando como resultado uma inversão da relação albumina/globulina (que normalmente está em torno de 1,5).

Nos casos crônicos instala-se uma fibrose do baço que pouco a pouco conduz a completa modificação de sua arquitetura. A fibrose do fígado, por sua vez, acompanha-se de hipertensão porta, ascite e outras manifestações correlatas.

No Nordeste Brasileiro, a presença de leishmânias na pele foi comprovada em 20% dos pacientes. Nos casos tratados, e após decorridos alguns anos, podem surgir na pele lesões nodulares e infiltrativas, com eritema, as quais contêm grande número de parasitos.

Sintomatologia

As duas modalidades de leishmaníase visceral, o calazar indiano, devido à *Leishmania donovani*, e o infantil, produzido por *L. infantum*, diferem mais por suas características epidemiológicas do que pelas manifestações sintomáticas. Há, entretanto, algumas diferenças em seus aspectos clínicos.

1) O **calazar indiano** ataca preferentemente os indivíduos adultos e, só em 5 a 6% dos casos, crianças ou adolescentes. Muitas vezes assume caráter epidêmico.

Cerca de 10% dos pacientes apresentam leishmaníase dérmica pós-calazar, com lesões cutâneas ricas em parasitos, o que facilita a infecção dos insetos, pois não há cães parasitados ou outros animais que possam servir de reservatórios da doença.

2) No **calazar infantil**, o cão é o principal reservatório da *L. infantum* e, na Região do Mediterrâneo, apenas 1 ou 2% dos casos incidem em adultos. Ocorre também na África Oriental, na China, no Sudeste da Ásia e na América Latina (onde muitos autores chamam de *L. chagasi* seu agente etiológico). Sua incidência no sexo masculino é duas vezes maior que no feminino.

Período de Incubação. Sua duração é muito variável, situando-se entre 2 e 4 meses, nos casos estudados no Ceará (Brasil). Na Índia, a inoculação de voluntários mostrou que a incubação vai de 2,5 a 8 meses.

Fase Inicial da Doença. No local da picada dos insetos vetores pode formar-se pequeno nódulo endurecido (de alguns milímetros) que se apresenta externamente como uma pápula, de cor pálida ou ligeiramente pigmentada. Essa lesão inicial, que foi descrita na África e na Ásia Central, localiza-se de preferência no rosto e desaparece antes que surja o quadro sintomático típico. A infecção pode terminar aí, tudo dependendo da estirpe de *Leishmania* e da resposta imunológica do paciente.

Na maioria dos casos estudados, a leishmaníase visceral ou começa de modo gradual — imperceptivelmente, com adinamia, perda de apetite, palidez, ligeiro aumento do baço e elevação da temperatura, depois — ou então, de forma abrupta, com febre alta (39,5 a 40°C), contínua ou não, lembrando infecções intestinais, febre tifoide ou malária. Neste período pode haver eosinofilia.

Decurso da Doença. A **febre** é o sintoma mais notável, pela sua constância, sendo de tipo irregular ou remitente. Em muitos casos, a curva febril mostra um duplo ascenso diário, mas há, também, casos subfebris ou com hipertermia (40-41°C), acompanhada de pulso rápido, palidez e fraqueza.

A **esplenomegalia** é a segunda manifestação, em importância. O volume do baço aumenta com relativa rapidez, tanto em crianças (Fig. 6.2) como em adultos, e pode ultrapassar a cicatriz umbilical (Fig. 6.3). Sua consistência é dura e, mesmo sendo indolor à palpação, causa uma sensação de dor surda pela disten-

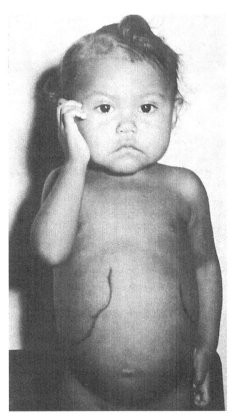

Fig. 6.2 Criança com baço e fígado aumentados devido a leishmaníase visceral, em área endêmica de Sobral (Ceará, Brasil). (Documentação do Prof. L. M. Deane, FIOCRUZ/IOC, Rio de Janeiro.)

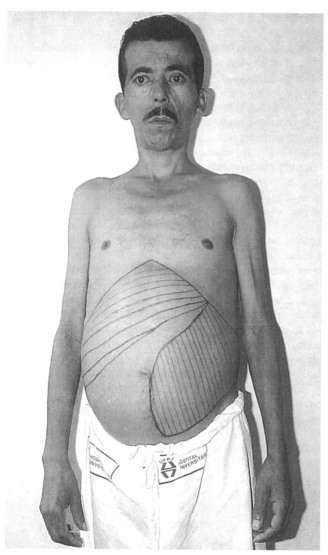

Fig. 6.3 Doente com calazar que apresentava, antes de tratado, acentuado emagrecimento e hepatoesplenomegalia de grau avançado. (Documentação do Dr. Mauro C. A. Marzochi.)

são de sua cápsula. O aumento do fígado costuma ser em escala menor que o do baço. Há, quase sempre, aumento generalizado dos gânglios linfáticos (micropoliadenia).

Com o progredir da doença, acentua-se a anemia e há marcada tendência às hemorragias. As epistaxes são frequentes, assim como as hemorragias gengivais ou digestivas e, algumas vezes, petéquias. Pode haver edema da pele, bem como hiperpigmentação.

Aparecem comumente alterações respiratórias, como tosse seca ou com expectoração; raramente, broncopneumonia.

As perturbações do apetite e o emagrecimento tendem a conduzir, progressivamente, a um estado de **desnutrição** grave. Nos casos não-tratados, a esplenomegalia segue aumentando, ao mesmo tempo que cresce o esgotamento geral e a atonia muscular.

A evolução da doença pode ser rápida, levando o paciente à caquexia e à morte dentro de algumas semanas ou de alguns meses; ou pode assumir um curso crônico. O desfecho sobrevém, muitas vezes, por doença intercorrentes (sobretudo infecções bacterianas) num organismo cujos mecanismos imunológicos já se encontram muito comprometidos.

Formas Clínicas

Segundo a sintomatologia e a evolução, as seguintes formas de leishmaníase visceral podem ser distinguidas:

a) **Formas assintomáticas, latentes e frustras.** Quando a evolução é silenciosa, ou os sintomas são tão discretos que a doença fica sem diagnóstico.

b) **Formas agudas.** De evolução rápida e fatal em prazos curtos (20 a 40 dias), sobretudo em crianças de um ou dois anos. A febre é alta e contínua, com pronunciada anemia e aumento relativamente pequeno do baço. Aparecem freqüentemente complicações próprias da patologia infantil, tais como pneumonia, enterocolite etc.

c) **Forma subaguda.** Com evolução mais lenta (entre cinco meses e um ano), ocorrendo frequentemente entre crianças e encerrando-se pela morte em caquexia.

d) **Formas crônicas.** São as mais comuns e apresentam uma evolução lenta, que pode durar anos, com fases de remissão e recaídas alternando-se por períodos de semanas ou meses. É encontrada nas crianças maiores e nos adultos (Fig. 6.3). É a forma que melhor responde aos tratamentos.

e) **Leishmaníase dérmica pós-calazar.** Em uma pequena proporção de casos, pacientes que não receberam tratamento ou, mesmo, alguns dos que foram tratados passam a apresentar **leishmânides**, algum tempo depois desse tratamento. Estas lesões aparecem na pele do rosto e em outras partes do corpo, sob a forma de pequenos nódulos, de máculas eritematosas, de discromias ou de papilomas contendo grande quantidade de leishmânias. Elas constituem manifestações secundárias da infecção por *L. donovani*, não ocorrendo na leishmaníase infantil produzida por *L. infantum*.

DIAGNÓSTICO DA LEISHMANÍASE VISCERAL

O encontro do parasito constitui o requisito básico para o diagnóstico de leishmaníase visceral.

A sorologia é útil para uma triagem de casos, quando for difícil demonstrar a presença de leishmânias, bem como em inquéritos epidemiológicos.

A diferenciação clínica entre esta parasitose e outras condições mórbidas capazes de causar esplenomegalia febril é praticamente impossível. No entanto, a suspeita clínica deve ser levantada sempre que ocorrerem quadros com febre irregular, anemia progressiva e esplenomegalia. Mesmo os casos suspeitos são de notificação obrigatória.

Métodos Parasitológicos

As leishmânias podem ser encontradas no interior de células fagocitárias fixas ou livres, sendo reconhecidas por sua morfologia de amastigotas (Fig. 6.1). Elas devem ser distinguidas das formas amastigotas de *Trypanosoma cruzi* e dos trofozoítos de *Toxoplasma*.

Os parasitos podem ser encontrados no material aspirado da medula óssea, do baço, ou de linfonodos aumentados de volume. Alguns autores recomendam a punção do baço como método de escolha, porém a maioria prefere a punção esternal (em adultos) ou a punção da crista ilíaca (em crianças), para evitar os riscos de ruptura do baço e hemorragia interna.

Com o material aspirado, preparar esfregaço (estendido em lâmina de microscopia), fixar e corar pelo método de Giemsa, ou por método equivalente. A semeadura em meios de cultura (como o de **NNN**) pode melhorar as chances de se evidenciar o parasitismo, em casos de infecção ligeira.

Métodos Sorológicos e Imunológicos

Só têm indicação nas fases iniciais da doença, nas formas assintomáticas ou oligossintomáticas, com parasitismo pobre, e nos inquéritos epidemiológicos. Os procedimentos mais usados são:

1. **Método de ELISA.** Além de muito simples e econômico, requer apenas 50 ml de sangue, colhido em papel de filtro sobre incisão na polpa digital. O sangue é, depois, eluído no laboratório.

2. **Contraimunoeletroforese.** É outro método caracterizado por sua alta sensibilidade na leishmaníase visceral.

3. **Imunofluorescência indireta.** Realizada em lâminas, usando-se como antígenos as formas promastigotas de cultura. Na fase de estado do calazar é positiva, com títulos elevados, em todos os casos. Dá reações inespecíficas (cruzadas), mas em geral fracas, com tripanossomíase, malária, esquistossomíase, oncocercose, lepra, sífilis e algumas micoses sistêmicas, mas particularmente com a leishmaníase tegumentar.

4. **Reação de fixação do complemento.** Usa como antígeno um extrato acetônico de bacilos da tuberculose, de BCG ou de *Mycobacterium butyricum.* A prova é muito sensível, dando mais de 90% de positividade em casos com evolução inferior a três meses. Os títulos são geralmente elevados. A reação é também positiva na leishmaníase tegumentar, na lepra, na tuberculose e na tripanossomíase. Porém, apenas na lepra os títulos são relativamente altos, enquanto as outras doenças só acusam reações fracas.

Nos inquéritos epidemiológicos, utilizam-se, para o diagnóstico da infecção em animais, os mesmos métodos aqui recomendados.

TRATAMENTO E PROGNÓSTICO DA LEISHMANÍASE VISCERAL

A primeira linha de medicamentos para a leishmaníase visceral é constituída pelos antimoniais pentavalentes. Com eles é feito o tratamento padrão, ainda que não sejam medicamentos ideais, exigindo administração parenteral prolongada e acompanhando-se, muitas vezes, de recaída. Em todas as regiões endêmicas encontram-se casos que não respondem ao tratamento.

A segunda linha de medicamentos compreende o isotiocianato de pentamidina, a anfotericina B e o alopurinol, que são mais tóxicos que os antimoniais pentavalentes.

Antimoniais Pentavalentes. Utilizam-se atualmente duas drogas: o **antimoniato de meglumine** e o **estibogluconato de sódio**. São produtos quimicamente similares e com o mesmo grau de toxicidade. Quando administrados por via parenteral são rapidamente excretados pela urina, razão pela qual recomenda-se a prescrição de doses diárias do medicamento, para maior efeito terapêutico. As crianças requerem doses um pouco mais altas que os adultos e mostram-se também mais resistentes aos efeitos colaterais das drogas.

Antimoniato de N-metilglucamina ou Antimoniato de Meglumine. O produto farmacêutico (Glucantime) contém 85 mg/ml e a dose diária é de 20 mg de Sb^V por quilo de peso do paciente, até um máximo de 850 mg. Isto implica tomar, por via endove-

nosa (ou intramuscular), um máximo de 10 ml de antimoniato de meglumine (2 ampolas), diariamente, durante 20 dias pelo menos. A injeção endovenosa deve ser feita lentamente (em 5 minutos) com agulha fina, para evitar-se a trombose da veia.

Estibogluconato de Sódio ou Gluconato de Sódio e Antimônio (Pentostam, Stibanate, Dibanate, Stihek ou Solyusurmin). É fornecido em solução a 10%, ou seja, com 100 mg/ml. A dose diária é, portanto, de 8,5 ml para os adultos. Esquema terapêutico e forma de administração como para Glucantime. A duração do tratamento com cada uma dessas drogas varia com as características locais das estirpes de *L. donovani* e *L. infantum*, devendo ser avalizada pela observação terapêutica, na respectiva área.

Se a cura da leishmaníase visceral não for conseguida com o primeiro tratamento antimonial, este deve ser repetido por período mais longo. Só depois passar para os medicamentos da segunda linha.

A ausência de resposta ao primeiro tratamento, isto é, a falta de melhora clínica ou parasitológica, tem sido constatada em certa proporção de casos (2% a 8%).

Há que distinguir os que respondem lentamente à terapêutica daqueles que não respondem de todo. Nos primeiros, deve-se prolongar o tratamento; nos outros, elevar a dose ou passar para outras drogas. Quando há recaídas, aumenta o risco de insucesso.

Diamidinas Aromáticas. A segunda linha de medicamentos destina-se a tratar os casos que não responderam aos antimoniais e os casos de recidivas. Devido à maior toxicidade e menor eficácia dessas drogas (pentamidina, estilbamidina e hidroxiestilbamidina), seu uso deve ser limitado a tais pacientes. Elas são eliminadas lentamente pela urina.

A **pentamidina** deve ser dada na dose de 4 mg/kg de peso do paciente, três vezes por semana, durante 5 a 25 semanas, dependendo da resposta. Usar a solução a 1%, se a via for a intramuscular. No local da injeção forma-se uma induração dolorosa que pode evoluir para um abscesso asséptico. Uma solução a 10% é empregada para a via endovenosa.

Os efeitos tóxicos imediatos que costumam aparecer são: astenia, hipotensão, dispneia, dor de cabeça, sudorese e sensação de formigamento; vômitos e dores epigástricas, também. Nos tratamentos prolongados podem produzir-se lesões hepáticas, pancreáticas, renais e do sistema nervoso.

Antibióticos e Outros Medicamentos. A **anfotericina B** é, também, um produto de eliminação lenta. Para o tratamento da leishmaníase visceral, prescrevê-la em perfusões endovenosas diárias, durante 4 a 6 horas, começando com doses de 5 a 10 mg e aumentando cada dia 5 a 10 mg, até alcançar a dose de 0,5 a 1 mg/kg de peso do paciente. Continuar o tratamento com essa dosagem, agora em dias alternados.

Sua duração total dependerá da resposta obtida, ficando a dose total utilizada entre 1 e 3 gramas da droga. Os efeitos colaterais foram descritos no Cap. 5.

O **alopurinol** é outro medicamento disponível, na segunda linha, cuja vida média no sangue é de 40 minutos, sendo rapidamente metabolizado para oxipurinol, muito menos ativo. Os efeitos tóxicos são raros (exantema, febre, leucopenia e hepatite).

A dose a ser prescrita é de 6,7 a 10 mg/kg de peso, três vezes ao dia, durante seis semanas (isto é, 20 a 30 mg/kg por dia). O critério de cura deve ser a negativação do exame parasitológico da medula óssea, durante duas a oito semanas, segundo a rapidez da resposta terapêutica.

Prognóstico. É mau em doentes não-tratados, havendo mortalidade da ordem de 75 a 85% entre as crianças e de 90 a 95% entre os adultos. Essas taxas caíram consideravelmente graças aos recursos terapêuticos atuais.

Em algumas regiões (Índia, China), costuma aparecer a leishmaníase dérmica pós-calazar, decorridos dois a 10 anos do tratamento da doença. Este quadro responde bem à terapêutica antimonial, mas a recorrência não é rara e exige repetidos tratamentos. Em outras áreas (Sudão e Quênia), a leishmaníase dérmica pós-calazar pode apresentar-se durante ou depois da medicação, mas geralmente evolui espontaneamente para a cura dentro de poucos meses.

ECOLOGIA E EPIDEMIOLOGIA DA LEISHMANÍASE VISCERAL

Distribuição Geográfica e Prevalência

A leishmaníase visceral ocorre nas Américas, na Ásia, na África e na Europa (Fig. 6.4).

Nas Américas, a leishmaníase visceral incide sobretudo no Brasil, na Venezuela e na Argentina (Chaco). Infecções isoladas foram vistas no Paraguai, Bolívia, Peru, Colômbia, El Salvador, Honduras, Guatemala e México.

As principais áreas endêmicas do Brasil estão no Nordeste (do Maranhão até a Bahia), onde ocorreram 94% dos 12.345 casos notificados no período 1980-1989 e 92,7% dos 2.600 ocorridos em 1993. Registraram-se também muitos casos em Minas Gerais e no Rio de Janeiro. Fatos novos foram o aparecimento de calazar em Santarém e Monte Alegre (Pará), a partir de 1984, e em Roraima, a partir de 1989, talvez devido à grande imigração de trabalhadores (entre os quais alguns portadores da infecção) e seus cães infectados (Fig. 6.5).

Fatores Ecológicos da Distribuição

O parasitismo e a doença são observados em climas equatoriais, tropicais e subtropicais, nas Américas e na África, mas também em climas temperados do Mediterrâneo e da Ásia. Certo grau de umidade é necessário (não inferior a 70%), razão pela qual os casos ocorrem de preferência em vales, margens de rios, de lagos etc., incidindo principalmente em certas estações do ano, variável de região para região.

As áreas rurais são as mais atingidas pela endemia. Nas cidades, são os bairros periféricos, que guardam algumas características de zonas rurais, como em Sobral e Russas (no Ceará), Teresina (no Piauí) e Jacobina (na Bahia).

Casas de barro e outras habitações miseráveis, situadas próximo da mata, com quintais onde se abrigam animais domésticos e de criação, favorecem o contato reservatório-vetor-homem e, por conseguinte, o surgimento de casos (Fig. 6.6).

Vários são os quadros ambientais ou paisagens em que ocorre a leishmaníase visceral, nas Américas. Na Planície Amazônica, são as "terras firmes"; no Nordeste Brasileiro, as faixas de planícies litorâneas e as baixadas dos grandes rios da região; também os vales e sopés das serras do sertão semiárido, onde a topografia assegura um pouco de umidade, nas matas. Na Bahia e em Minas Gerais, os vales boscosos são ainda os ambientes mais propícios à *Lutzomyia longipalpis*. Nesses vales e pés-de-serra, o calazar não só é mais frequente, como pode assumir caráter endemo-epidêmico.

Fontes de Infecção e Reservatórios

Com exceção do calazar de tipo indiano, onde apenas os homens e os flebotomíneos participam da cadeia de transmis-

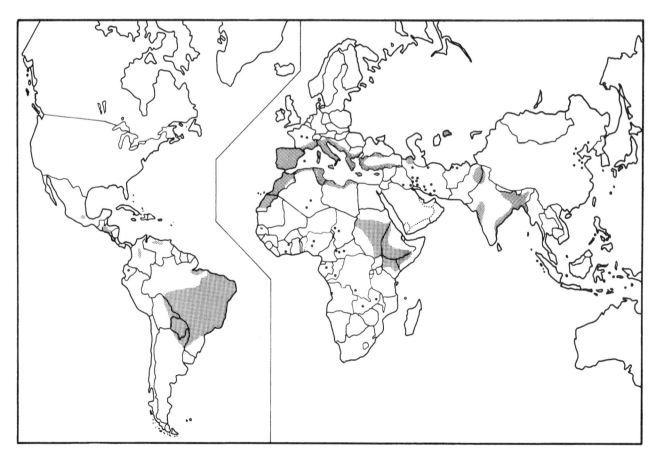

Fig. 6.4 Distribuição geográfica das zonas endêmicas de leishmaníase visceral, no mundo. Os pontos indicam a existência de casos esporádicos. (Desenhada segundo *OMS – Série de Informes Técnicos nº 701*, 1984.)

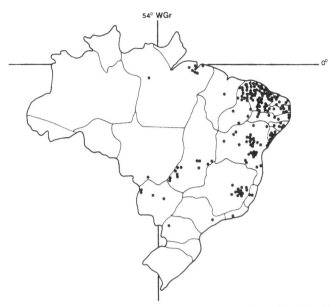

Fig. 6.5 Distribuição geográfica de leishmaníase visceral no Brasil. Principais municípios onde foram assinalados casos humanos. (Segundo Deane & Grimaldi, 1985.)

são da *Leishmania donovani*, o parasito mantém-se através de complicados circuitos biológicos.

Como **zoonose** que é, a infecção por *L. infantum* (ou *L. chagasi*) exige a participação do cão ou de outros vertebrados, além dos flebotomíneos específicos de cada foco natural da doença. Os reservatórios vertebrados variam de região para região, ora compreendendo animais domésticos, ora silvestres ou, ainda, uma combinação de ambos que servem de suporte biológico para os dípteros hematófagos.

Em áreas desabitadas onde se pode contrair a leishmaníase visceral, são os canídeos silvestres, como o chacal na Ásia Central e a raposa na Europa, ou outros animais não identificados, que mantêm a infecção como uma **zoonose**.

No Mediterrâneo, o cão apresenta-se infectado com muita frequência e constitui, assim, a principal fonte de infecção; mas não se exclui a possibilidade de reservatórios silvestres. Nas Américas e na China Oriental o cão é também reservatório importante (Fig. 6.7).

Animais silvestres foram encontrados parasitados, no Brasil, com o que se dispõe aqui de três tipos de fontes de infecção:

a) pacientes na fase ativa da infecção ou convalescentes;
b) cães parasitados;
c) canídeos silvestres, como o *Lycalopex vetulus* e o *Cerdocyon thous*, conhecidos localmente como "raposas" e encontrados naturalmente infectados em áreas endêmicas (Fig. 6.8). Na Amazônia, é alta a frequência do parasitismo em *C. thous* e, como este animal não apresenta sintomas, é considerado a fonte silvestre mais importante de leishmaníase visceral da região.

Segundo se apurou durante um surto no Ceará, as leishmânias são encontradas, na pele, em 16,3% das biópsias humanas e em 77,6% das biópsias caninas, sendo que na pele dos cães elas são muito mais abundantes.

A infecção experimental das *Lutzomyia longipalpis* foi conseguida com frequência três vezes maior e mais intensamente quando os insetos picavam cães do que quando sugavam homens doentes. Individualmente, o cão é, pois, reservatório mais importante que o homem, já que em natureza ambos são avidamente sugados pelos flebotomíneos.

A percentagem de cães infectados tem sido sempre mais alta, ou muito mais alta, que a de pessoas doentes, mas como a população humana é consideravelmente maior que a canina, os percentuais não exprimem o número relativo de fontes de infecção disponíveis para os insetos vetores. Em várias regiões do Nordeste, durante os surtos epidêmicos, o número absoluto de casos humanos superou sempre o de animais infectados. Entretanto, no decurso de uma epidemia, as condições de transmissão podem fazer com que, em determinado momento, prevaleça ora a zoonose, ora a antroponose.

Na Venezuela, constatou-se também uma elevada incidência da leishmaníase canina, parecendo que lá sua condição de fonte de infecção mais importante não padece dúvidas.

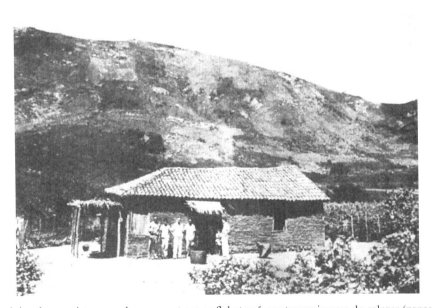

Fig. 6.6 Paisagem característica do ecossistema onde se encontram os flebotomíneos transmissores do calazar (zonas florestais de vales ou encostas úmidas), os reservatórios domésticos (cães) e os indivíduos suscetíveis, ao pé da Serra do Rosário (Sobral, Ceará). Um canídeo campestre (*Lycalopex vetulus*) infectado foi capturado nas imediações. (Documentação do Prof. L. M. Deane.)

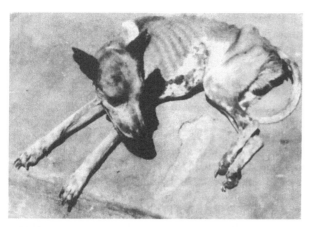

Fig. 6.7 Cão calazarento, apresentando sinais da doença: pele com áreas glabras e úlceras disseminadas, com abundância de leishmânias; unhas muito crescidas, devido à falta de atividade; diarreia e caquexia. Examinado pela equipe do Prof. L. M. Deane, durante um surto epidêmico, no Ceará, Brasil.

Quanto à importância da "raposa", *Lycalopex vetulus* (Fig. 6.8), torna-se difícil sua estimativa por não se conhecer nada sobre o número de animais existentes nas áreas endêmicas. Individualmente uma "raposa" é fonte tão eficiente para os insetos quanto o cão.

Os Insetos Vetores: Flebotomíneos

Nas Américas, a espécie de flebotomíneo que tem a maior importância como vetora da leishmaníase visceral ou calazar é a **Lutzomyia longipalpis**, cuja distribuição geográfica é a mesma que a de casos humanos da doença. Na Europa, Ásia e África, os transmissores pertencem ao gênero *Phlebotomus*, variando as espécies de uma região para outra. Uma descrição sucinta dos fletobomíneos encontra-se no Cap. 36 (Figs. 36.1 e 36.3 a 36.6).

L. longipalpis, primitivamente um inseto silvestre, adaptou-se ao peridomicílio, invadindo casas e abrigos de animais domésticos, nas zonas rurais. Ela se encontra também em áreas urbanas de localidades pequenas ou na periferia de cidades grandes, como Fortaleza. Habita áreas periurbanas da cidade do Rio de Janeiro, vivendo na vegetação de encostas parcialmente desmatadas dos morros, ao nível da cota de 100 metros.

Recentemente, *Lutzomyia cruzi* foi incriminada como vetora do calazar em Mato Grosso do Sul.

Quando a temperatura e a umidade ambientais aproximam-se das encontradas nos microclimas dos abrigos naturais, os flebotomíneos abandonam esses locais. E, como as fêmeas têm hábitos zoófilos e antropófilos, vão picar indiferentemente os animais ou o homem. A atividade desses insetos é crepuscular e noturna.

Nas regiões semiáridas, com uma estação de chuvas bem marcada, é nesse período que se multiplicam os insetos. Mas, durante o início da quadra estival, uma população numerosa persiste ainda e vai diminuindo pouco a pouco. A variação da densidade dos insetos, segundo os meses do ano, condiciona, por sua vez, o ritmo periódico da curva de incidência da doença.

Em vista do tempo requerido para o crescimento abundante dos flagelados e da vida curta dos insetos adultos (cerca de 20 dias), é necessário que o flebotomíneo se infecte muito cedo, talvez por ocasião de suas primeiras refeições sanguíneas, para que possa efetuar a transmissão.

A proporção de insetos encontrados com infecção natural é sempre muito baixa. Assim, a transmissão fica na dependência de existir, nos focos americanos, uma densidade grande de *L. longipalpis*, fato que se constata nas áreas de leishmaníase visceral, mesmo no interior das casas, sempre que haja um surto epidêmico.

Outro mecanismo possível de transmissão do calazar, entre os animais, é o contágio direto pelo coito.

CONTROLE DA LEISHMANÍASE VISCERAL

Estudos Preliminares para o Planejamento. A luta contra a leishmaníase visceral deve ter como ponto de partida um conhecimento adequado das condições epidemiológicas locais. Requer, portanto:

1) Levantamentos para conhecer as áreas endêmicas e a prevalência (ou incidência) da doença na população humana, tomando como base as **notificações** feitas pelos médicos, hospitais e serviços de saúde, ou os inquéritos sorológicos realizados especialmente para isso.

2) Estudo da fauna flebotômica da região, para conhecer a distribuição e a frequência das espécies vetoras, dentro e fora das casas, nas diversas épocas do ano e sob diferentes condições.

3) Inquéritos sorológicos em cães, para estimar a prevalência do calazar canino e avaliar sua importância como fonte de infecção. Mas também para identificar os animais parasitados, em vista das medidas de controle a serem adotadas.

4) Estudos sobre reservatórios silvestres do parasito que eventualmente se encontrem na área.

5) Preparação de mapas detalhados e reconhecimento geográfico da área a trabalhar.

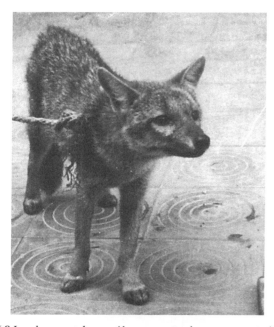

Fig. 6.8 *Lycalopex vetulus*, canídeo campestre de pequeno porte (60 cm de comprimento, mais 35 a 40 cm de cauda), encontrado no Nordeste e regiões centrais do Brasil, até o sul de Minas Gerais e São Paulo. O exemplar da foto e 5,3% dos espécimes capturados em áreas endêmicas de calazar tinham grande abundância de leishmânias na pele. (Documentação do Prof. L. M. Deane.)

Planejamento e Operações de Controle. A partir desses dados deve-se estabelecer um plano de controle que defina os objetivos precisos, a estratégia adotada, os métodos de ação e os recursos necessários.

Aprovado o plano, recrutar e formar o pessoal. As ações efetivas são:

Combate aos Flebotomíneos. Para impedir o aparecimento de novos casos, é preciso interromper a transmissão com a aplicação de inseticidas nas paredes das casas e dos abrigos de animais domésticos (estrebarias, currais, chiqueiros e galinheiro), onde os insetos se reúnem em grande número (ver o Cap. 5). Os flebotomíneos são suscetíveis à ação dos inseticidas comuns, de efeito residual, como DDT, dieldrin, BHC, piretrinas etc.

Desse modo, as fêmeas são destruídas em proporções elevadas, fazendo cair rapidamente a população de insetos. Mas quando estes têm hábitos exófilos, ou são estritamente silvestres, seu controle torna-se difícil. Daí ser necessário desenvolver, ao mesmo tempo, um trabalho de extinção das fontes de infecção existentes na região.

Tratamento dos Doentes. Todos os pacientes devem ser procurados e tratados, inclusive os casos assintomáticos, sendo esta uma doença de notificação obrigatória. Para fazê-lo dentro dos prazos mais curtos, é indispensável aperfeiçoar os métodos de diagnóstico (treinando o pessoal técnico), equipar os laboratórios e colocá-los ao alcance da população.

Eliminação dos Cães. Todos os animais com diagnóstico positivo para leishmaníase, quer apresentem os sinais da doença, quer não, devem ser eliminados. Fazer a triagem com provas imunológicas. A eficácia desse procedimento foi amplamente demonstrada na China e no Brasil (Ceará, Minas Gerais e Rio de Janeiro).

7

Flagelados das Vias Digestivas e Geniturinárias: Tricomoníase e Giardíase

TRICHOMONAS VAGINALIS *E TRICOMONÍASE*
   Morfologia e fisiologia
   Infectividade e resistência ao parasitismo
   Patologia e sintomatologia
   Diagnóstico
   Tratamento
   Epidemiologia e profilaxia
TRICHOMONAS TENAX
PENTATRICHOMONAS HOMINIS

GIARDIA INTESTINALIS
   Morfologia e biologia
   Patologia
   Sintomatologia
   Diagnóstico
   Tratamento
   Epidemiologia e profilaxia
CHILOMASTIX, RETORTAMONAS *E* ENTEROMONAS

Na luz de vários órgãos cavitários do homem e da mulher, encontram-se muitas vezes alguns flagelados parasitos. Mas apenas duas espécies são patogênicas: **Trichomonas vaginalis** e **Giardia intestinalis**.

Quanto às demais, nenhum dano causam. Persiste, contudo, certo interesse em seu estudo porque o diagnóstico diferencial com as espécies patogênicas depende de um conhecimento adequado, quando menos, de sua morfologia.

Os flagelados que vivem no aparelho digestivo (Fig. 7.1) são:

Trichomonas tenax, na boca;

Giardia intestinalis, no duodeno;

Pentatrichomonas hominis, Chilomastix mesnili, Enteromonas hominis e *Retortamonas intestinalis*, no intestino.

Na vagina da mulher, assim como na uretra e na próstata do homem, habita outro flagelado: *Trichomonas vaginalis*.

Três dessas espécies (*T. vaginalis, T. tenax* e *P. hominis*) pertencem à família **Trichomonadidae**, caracterizada por apresentarem seus membros 3 a 6 flagelos e um sistema de estruturas fibrilares, ligadas aos corpúsculos basais dos flagelos (ou blefaroplastos), uma das quais é denominada **axóstilo**. As espécies de interesse pertencem a dois gêneros: *Trichomonas*, com quatro flagelos livres; e *Pentatrichomonas*, com cinco flagelos livres.

TRICHOMONAS VAGINALIS E TRICOMONÍASE

Morfologia e Fisiologia

A forma típica de *Trichomonas vaginalis* é alongada, ovoide ou piriforme, medindo 10 a 30 μm de comprimento por 5 a 12 μm de largura. Mas como não existem estruturas de sustentação sob a membrana celular, que lhe confiram rigidez, essa forma varia muito e permite mesmo a emissão de pseudópodes.

T. vaginalis possui quatro flagelos livres que partem de uma depressão do polo anterior, denominada **canal periflagelar**, e se dirigem para a frente. Um quinto flagelo, recorrente, emerge fora desse canal e fica voltado para trás, mantendo-se aderente em toda sua extensão ao corpo celular por uma prega que constitui a **membrana ondulante**, mas que não chega até a extremidade posterior (Figs. 7.2 e 7.3).

Cada flagelo nasce de um blefaroplasto e, desses mesmos blefaroplastos ou de suas proximidades, partem feixes com estrutura fibrilar que percorrem distâncias maiores ou menores, no interior do citoplasma. São eles (Fig. 7.3) os seguintes:

1) o **axóstilo**, em forma de fita, constituído pela justaposição de microtúbulos que percorrem toda a extensão do corpo celular e fazem saliência no polo posterior;

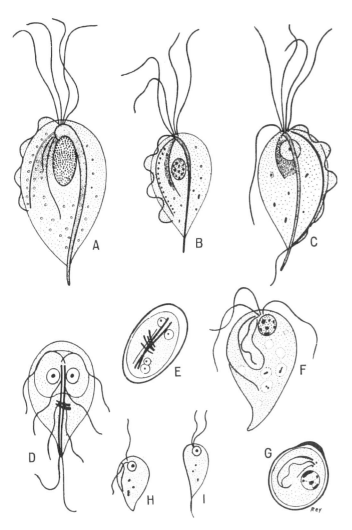

Fig. 7.1 Flagelados das cavidades naturais do homem: A, *Trichomonas vaginalis*, parasito que habita o aparelho geniturinário. B, *Trichomonas tenax*, da cavidade bucal. C, *Pentatrichomonas hominis* que, como todos os demais enumerados a seguir, é encontrado no intestino. D, *Giardia lamblia*, trofozoíto. E, Cisto de *Giardia*. F, *Chilomastix mesnili*, trofozoíto. G, Cisto de *Chilomastix*. H. *Retortamonas intestinalis*. I, *Enteromonas hominis*.

2) a **costa** é uma faixa que percorre o citoplasma nas proximidades do flagelo recorrente, tendo partido do mesmo blefaroplasto que este;

3) o **corpo parabasal** corresponde ao conjunto das fibras parabasais (uma mais longa que a outra) e o aparelho de Golgi, com suas membranas paralelas e suas vesículas.

O núcleo celular é relativamente grande, alongado, e situado na metade anterior do corpo celular. Uma camada de retículo endoplásmico envolve a membrana nuclear. No citoplasma, encontram-se disseminados inúmeros vacúolos, granulações e membranas do retículo endoplásmico.

T. vaginalis vive habitualmente sobre a mucosa vaginal, podendo ser observado em outros lugares do aparelho geniturinário. No homem, já foi encontrado no prepúcio, na uretra e na próstata.

Seu metabolismo é anaeróbio, razão pela qual o desenvolvimento do flagelado, tanto em cultura como em condições naturais, faz-se melhor em presença de um crescimento bacteriano. A ação favorável das bactérias consistiria em criar um ambiente redutor, pois a presença de oxigênio é nociva para os tricômonas.

A reprodução de *T. vaginalis* é por divisão binária longitudinal. Não se conhecem formas de multiplicação sexuada. Também não há formação de cistos para a propagação. *T. vaginalis* sobrevive, entretanto, várias horas em uma gota de secreção vaginal e, na água, resiste 2 horas a 40°C.

Infectividade e Resistência ao Parasitismo

Os mecanismos de transmissão de *T. vaginalis* ainda não estão inteiramente esclarecidos.

A propagação pelo coito deve ser a forma mais frequente, visto que o parasito infecta facilmente o homem, alojando-se na uretra, nas vesículas seminais ou na próstata, mesmo quando isso não se acompanhe de manifestações clínicas.

As mães infectadas podem contaminar suas filhas durante o parto, numa pequena proporção de casos (cerca de 5%). Por outro lado, a frequência com que se observa a infecção de moças virgens, quando a mãe está parasitada (superior a 80%, em um estudo sobre o assunto), sugere que a propagação da parasitose ocorra muitas vezes pela água ou por fômites (roupa íntima ou de cama, artigos de toalete e banho etc.) quando molhados ou incompletamente secos.

A vagina normal é notavelmente resistente às infecções e, para alguns autores, a implantação do *T. vaginalis* estaria associada a certas modificações do meio vaginal. Dentre as alterações que favoreceriam o desenvolvimento do flagelado estariam: (a) modificações da flora bacteriana vaginal; (b) diminuição da acidez local; (c) diminuição do glicogênio, nas células do epitélio; (d) acentuada descamação epitelial. Na base dessas modificações poderiam estar fatores hormonais, ou outros processos de natureza inflamatória ou irritativa.

Trichomonas vaginalis pode ser encontrada em mulheres com pH vaginal entre 4 e 8, porém incide com maior frequência entre pH 6 e 6,5.

Depois da puberdade os valores normais do pH local estão em torno de 3,8 e 4,5. Nesse meio fortemente ácido (definido como Grau I) proliferam os bacilos de Döderlein, que metabolizam o glicogênio e produzem ácido láctico. Nessas condições, não se observa em geral a presença de *T. vaginalis*.

Quando o pH se eleva (Grau II), decresce a população de bacilos de Döderlein e os flagelados passam a ser encontrados. Mas sua frequência é máxima quando a acidez se torna ainda menor e o bacilo de Döderlein fica completamente substituído pela microflora constituída por bactérias de outra natureza (Grau III). Nessas condições, metade das mulheres examinadas alberga *T. vaginalis*.

Provas de proteção realizadas em camundongos, aos quais se inoculavam culturas axênicas de *T. vaginalis*, revelaram que a proteção conferida pelo soro dos doentes era tanto mais intensa quanto maior havia sido a duração da infecção, dependendo ainda dos títulos de anticorpos no soro. O desaparecimento do poder protetor e dos anticorpos específicos num prazo relativamente curto, após a cura, sugere a existência de um estado de premunição, nessa parasitose.

Patologia e Sintomatologia

A infecção humana por *T. vaginalis* é silenciosa, em muitos casos. A proporção de casos assintomáticos varia muito nas

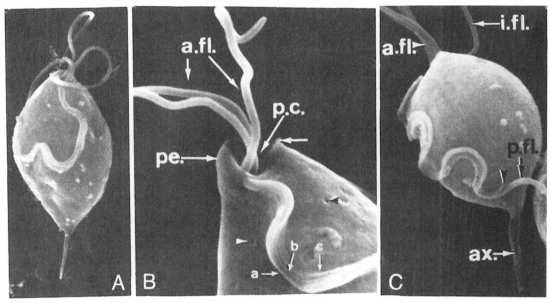

Fig. 7.2 Aspectos que apresentam *Trichomonas vaginalis* (A), *T. faetus* (B) e *Pentatrichomonas hominis* (C), quando vistos por meio da microscopia de varredura, com aumento de 4.720×, 10.450× e 8.000×, respectivamente; **a. fl.**, flagelos anteriores; **ax.**, axóstilo; **i. fl.**, flagelo independente ou recorrente; **p. c.**, canal periflagelar; **pe.**, pelta; **p. fl.**, flagelo posterior e membrana ondulante (indicados também pelas letras **a**, **b** e **c**). As depressões assinaladas com flechas são talvez vesículas de pinocitose. (Segundo Warton & Honigberg — *J. of Protozool.*, **26**:56-62, 1979.)

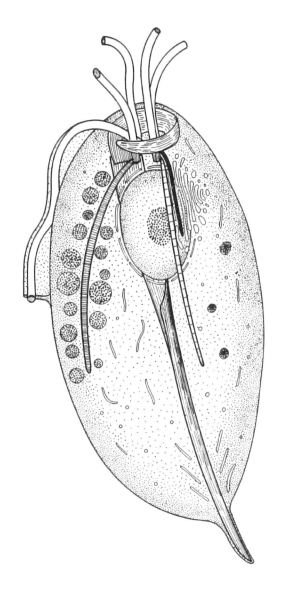

Fig. 7.3 Ultraestrutura de *Trichomonas* (esquema baseado em dados de microscopia eletrônica): os flagelos estão seccionados e seus blefaroplastos são envolvidos pela pelta; à esquerda do núcleo vê-se a costa, cercada de hidrogenossomos, e à direita o aparelho de Golgi com duas fibras parabasais; o axóstilo percorre o eixo celular, fazendo saliência no extremo inferior.

estatísticas apresentadas por diferentes autores, dependendo dos métodos de diagnóstico e dos critérios adotados para definir que sinais ou sintomas indicam patogenicidade.

O exame ginecológico das pacientes que não apresentam queixa alguma pode demonstrar a existência de lesões discretas. Outras exibem alterações e importância maior ou menor acompanhadas de sintomas. Algumas vezes há erosões da superfície da mucosa, na vagina e na uretra, com intensa reação inflamatória que chega até o cório. O infiltrado inflamatório contém principalmente neutrófilos e alguns eosinófilos.

Das manifestações objetivas, a mais frequente é a leucorreia, que, em mulheres adultas, consiste na produção de um corrimento abundante, geralmente esbranquiçado, sem sangue, podendo ter origem na vulva, na vagina (ou seu fórnix) ou na cérvix uterina.

O corrimento varia muito quanto ao aspecto e quantidade, sendo constituído de exsudato inflamatório, muco, células epiteliais descamadas, leucócitos e piócitos em abundância, bactérias diversas e considerável número de *Trichomonas*. Dependendo dos microrganismos associados modificam-se a cor, a viscosidade, o cheiro e o aspecto (espumoso ou bolhoso, se há fermentação com muita produção de gás). Muitas vezes ele é irritante para a pele das regiões perigenitais. Nas formas agudas, a vulva, o períneo e as áreas cutâneas vizinhas podem estar avermelhados e edemaciados.

Dos processos inflamatórios da mucosa, os mais encontrados são as cervicites, parecendo ser justamente o muco cervical um dos focos de resistência do parasito. Em um terço dos casos de cervicite, ela pode ser pura, isto é, desacompanhada de lesões em outras partes. Mas geralmente associa-se com vaginite ou vulvovaginite. Estas, por sua vez, podem ser as únicas alterações anatomopatológicas.

A vaginite pode ir desde um pontilhado hiperêmico da mucosa até um processo inflamatório intenso e generalizado. Essa inflamação tende a agravar-se nos dias que precedem ou seguem à menstruação.

Os autores divergem de opinião quanto à influência que a gestação possa exercer no processo. Há os que registram uma piora do quadro, durante a prenhez, e os que negam tal fato.

As pacientes, à parte o corrimento, queixam-se de prurido, por vezes intenso; de ardor e de sensação de queimação, que se agravam à noite e são exacerbados pelo ato sexual.

Geralmente há infecção masculina quando o cônjuge apresenta tricomoníase. Nos homens, a infecção costuma ser subclínica e benigna, mas pode produzir uretrites e próstato-vesiculites, acompanhadas de disúria e polaciúria, com secreção matutina mucoide ou purulenta, prurido e escoriações no sulco bálano-prepucial. Há casos de evolução crônica.

Diagnóstico

O quadro clínico, ainda que muitas vezes sugestivo, não é constante nem específico. Mesmo que *Trichomonas vaginalis* seja uma das principais causas de leucorreia, outros agentes podem estar envolvidos, tais como as leveduras do gênero *Candida* (monília), as infecções gonocócicas ou por outras bactérias, corpos estranhos e diversos fatores irritativos, lesões traumáticas, ulcerações, tumores etc.

A demonstração do parasito é essencial para um diagnóstico seguro. A técnica empregada consiste na coleta de um pouco de secreção vaginal, recolhida preferivelmente com pipeta grossa e após colocação de espéculo; misturar com soro fisiológico em

uma lâmina, cobrir com lamínula e examinar ao microscópio, para buscar os tricômonas vivos e em movimento.

Se os parasitos forem pouco abundantes e o exame a fresco negativo, deve-se semear o material no meio de cultura de Kupferberg. Como os flagelados sobrevivem pelo menos 24 horas na secreção vaginal diluída com solução de Ringer, não é necessário fazer a semeadura imediatamente. Inocular no tubo de cultura o sedimento obtido por centrifugação. Nos homens, a pesquisa é feita no sedimento urinário, na secreção uretral ou prostática, após massagem da próstata.

Um ou dois dias antes do exame, suspende-se a aplicação local de quaisquer desinfetantes ou de anticoncepcionais de natureza química.

Tratamento

Para ser efetivo, o tratamento da tricomoníase deve ser administrado tanto aos pacientes como a seus parceiros sexuais. Caso contrário, a reinfecção é a regra. As drogas a usar são os derivados nitroimidazólicos, que se descrevem detalhadamente a propósito do tratamento da amebíase (ver o Cap. 9). Recomenda-se um ou outro dos medicamentos seguintes:

Metronidazol. Prescrever, por via oral, a dose de 250 miligramas, duas a três vezes ao dia, durante 10 dias.

Ornidazol. Nas infecções agudas, administrar como dose única, oral: três comprimidos de 500 mg. Nos casos crônicos: dois comprimidos de 500 mg, diariamente, durante cinco dias.

Tinidazol. Também em dose única por via oral: quatro comprimidos de 500 mg, cada um.

Nimorazol. Como acima: comprimidos de 250 mg, duas vezes ao dia, durante seis dias.

A mesma dosagem é prescrita para homens e mulheres. Qualquer que seja a terapêutica adotada, as mulheres devem fazer uso concomitante de medicação local, com aplicação diária de um comprimido ou geleia contendo 500 mg da mesma droga.

Esses medicamentos podem apresentar efeitos colaterais (ver o Cap. 9) e são contra-indicados durante a gravidez.

Epidemiologia e Profilaxia

A tricomoníase é moléstia cosmopolita, incidindo nas mulheres adultas em proporções elevadas. As estatísticas mundiais e as do Brasil registram taxas que oscilam entre 20 e 40% das pacientes examinadas. Entre as que apresentam leucorreia, a proporção pode chegar a 70% dos casos.

Nos homens a prevalência parece ser muito menor, talvez porque o diagnóstico se faça com maior dificuldade, ou porque a benignidade da infecção raras vezes dê motivo a uma consulta médica para isso. Ainda assim, inquéritos têm revelado taxas que oscilam entre 10 e 15% e, entre maridos de mulheres infectadas, um positivo sobre cada quatro.

Sendo transmitida principalmente pelas relações sexuais, pode ser considerada uma doença venérea (a de maior incidência, em escala mundial, talvez).

Ocorre de preferência no grupo etário de 16 a 35 anos. Entretanto, a propagação em outras circunstâncias deve ocorrer muitas vezes, quando a promiscuidade e a falta de higiene asseguram a transferência do parasito através da água do banho, das instalações sanitárias (bidês, banheiras, privadas etc.), de objetos de toalete e de roupa íntima ou de cama.

Trichomonas vaginalis resiste muito tempo na água corrente e suporta durante uma ou duas horas temperaturas entre 40 e

46°C. Em gotículas de secreção vaginal, não completamente dessecadas, permanece viável por 6 horas e na solução de Ringer, 24 horas.

O controle da tricomoníase tropeça nos complicados problemas relativos aos costumes sexuais e aos preconceitos que prevalecem nessa área, tal como sucede com a prevenção das outras doenças de transmissão sexual. Ele deve basear-se na educação sanitária, no diagnóstico precoce, no tratamento intensivo dos casos (sempre que possível, por casais ou famílias) e na recomendação de medidas higiênicas. A intensa propaganda para o uso de preservativos, que se seguiu ao aparecimento da síndrome de imunodeficiência adquirida (AIDS), deverá contribuir em certa medida para seu controle.

TRICHOMONAS TENAX

Este flagelado, cuja distribuição é cosmopolita, parece-se com *T. vaginalis*, do qual se distingue pelo tamanho menor (5 a 12 μm), pelo núcleo pequeno e arredondado e por seu hábitat que é a cavidade bucal (Fig. 7.1 *B*). Vive no tártaro que circunda os dentes, nas cáries e nas lesões ulcerativas ou purulentas, mas não parece capaz de qualquer atividade patogênica. A transmissão deve fazer-se pelas partículas da saliva, durante a tosse ou a fala, e pelo beijo. Seu controle faz-se pela higiene dentária e pelo tratamento das cáries ou focos inflamatórios.

PENTATRICHOMONAS HOMINIS

Além de possuir cinco flagelos livres, saindo pela depressão de sua extremidade anterior, *Pentatrichomonas hominis* apresenta mais um outro, recorrente, que forma a membrana ondulante. Como esse flagelo é muito mais longo que o corpo celular, a membrana ondulante estende-se até o polo posterior da célula e, a partir desse ponto, ainda sobra um segmento de flagelo livre (Figs. 7.1 *C* e 7.2 *C*).

P. hominis não é patogênico. Vive nos intestinos delgado e grosso, povoando principalmente a região cecal e últimas porções do íleo, onde se nutre de bactérias e outros materiais da luz intestinal. Raramente aparece em fezes formadas, mas torna-se abundante em dejeções líquidas. Não produz cistos.

A distribuição do parasito é universal mas a prevalência costuma ser baixa.

GIARDIA INTESTINALIS

Morfologia e Biologia

Giardia intestinalis (sinonímia: *Giardia duodenalis*, *G. lamblia* e *Lamblia intestinalis*) é um pequeno protozoário flagelado, que parasita o homem e vários animais domésticos ou silvestres. Em muitos países é o parasito intestinal mais frequente do homem, estimando-se que a incidência mundial seja da ordem de 500.000 casos por ano. Durante seu ciclo vital apresenta duas formas: trofozoíto e cisto.

A forma trofozoítica, medindo 10 a 20 μm de comprimento por 5 a 15 μm de largura, tem simetria bilateral e contorno piriforme, quando vista de face (Fig. 7.1 *D*). O corpo, bastante deformável, mostra um achatamento dorso-ventral. Na superfície ventral há uma área achatada, simétrica, aproximadamente circular, que constitui um **disco adesivo** ou **disco suctorial**, ocupando os dois terços dessa face (Figs. 7.4 e 7.5); ele é sustentado internamente por placas estriadas e circunscrito externamente por um delicado rebordo.

No interior do citoplasma, as estruturas são quase sempre duplas e simétricas. Assim, há um par de núcleos, cada qual tendo um corpo central ou **cariossomo**, mas sem cromatina periférica.

Dois feixes de fibras, ou **axonemas**, que se iniciam junto a oito blefaroplastos, percorrem o corpo celular longitudinalmente. Os flagelos formam pares com a seguinte disposição:

- dois nascem de blefaroplastos situados junto às extremidades anteriores dos axonemas, cruzam-se em X para dirigirem-se aos lados opostos do corpo celular e emergem lateralmente, depois de bordejar a margem anterior do disco (Fig. 7.1 *D*);
- dois nascem próximo dos primeiros, encaminham-se para trás e emergem medialmente, na margem posterior do disco (Fig. 7.4);
- o terceiro par sai um pouco mais para trás;
- o último par sai da extremidade posterior da giárdia.

A atividade dos flagelos imprime um deslocamento rápido e irregular ao parasito, como que às sacudidas.

Nas preparações coradas pela hematoxilina aparecem duas formações paralelas, semelhantes a vírgulas: são os **corpos parabasais**, que correspondem efetivamente ao aparelho de Golgi. Não há mitocôndrias.

Os trofozoítos vivem no duodeno e primeiras porções do jejuno, sendo por vezes encontrados nos condutos biliares e na vesícula biliar, pois encontram aí grande abundância de fosfolipídios (necessários à estrutura da membrana celular e que o parasito é incapaz de sintetizar). Eles aderem em grande número à superfície da mucosa graças ao disco suctorial que possuem (Fig. 7.5). Os parasitos chegam a formar um revestimento extenso a tal ponto que, segundo alguns autores, seria capaz de interferir na absorção de gorduras e vitaminas lipossolúveis, especialmente a vitamina A.

A nutrição das giárdias faz-se através da membrana e por processo de pinocitose que se observa tanto na face ventral como na dorsal.

A reprodução realiza-se assexuadamente, por divisão binária longitudinal, sendo o processo bastante complexo.

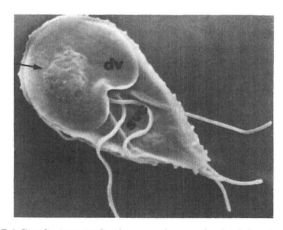

Fig. 7.4 *Giardia intestinalis* vista em microscopia eletrônica de varredura, pela face ventral, onde se observam a presença do disco adesivo ventral (**dv**) com protrusões de sua superfície (flecha) e os flagelos que se exteriorizam pela superfície ventral (**svc**) e extremidade caudal. (Original da Dra. Fátima Knaippe, Centro de Investigaciones y Estudios Avanzados, Inst. Politécnico Nacional, México, DF.)

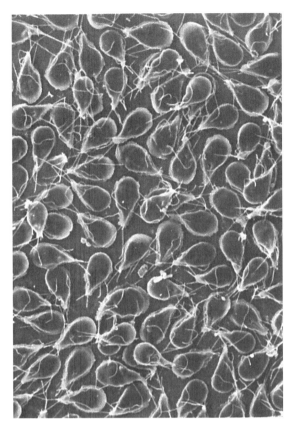

Fig. 7.5 População de *Giardia intestinalis* cultivada sobre um substrato de colágeno, onde os trofozoítos se fixam por meio de disco ventral. (Original da Dra. Fátima Knaippe.)

Nas evacuações líquidas (diarreicas) os trofozoítos aparecem em grande número, porém em fezes formadas predominam os cistos. Centenas de milhões ou bilhões de cistos podem ser eliminados diariamente por um indivíduo infectado.

Os cistos são elipsoides ou ovoides (Fig. 7.1 *E*) e medem cerca de 12 μm de comprimento. Têm uma membrana externa fina e bem destacada do citoplasma. Nas preparações coradas pelo Lugol e, melhor ainda, nas coradas pela hematoxilina, veem-se as estruturas internas que estão duplicadas em relação às do trofozoíto, isto é, 4 núcleos pequenos, aproximadamente circulares e com cariossomo central; 4 grupos de axonemas e de corpos parabasais. A disposição entretanto pode ser irregular, estando ora os 4 núcleos reunidos perto de um dos polos, ora agrupados aleatoriamente nos dois extremos.

Na água os cistos podem conservar sua vitalidade durante dois meses ou mais. *In vitro*, consegue-se o desencistamento, após exposição a 37°C e pH 2, seguida de semeadura em meios de cultura com pH 6,8 e naquela temperatura.

A presença de suco pancreático aumenta substancialmente a taxa de desencistamento. Essas condições imitam a passagem dos cistos pelo estômago e sua eclosão no intestino.

Patologia

O parasitismo pela *Giardia intestinalis* é em geral assintomático, mas também pode estar relacionado com quadros clínicos de diarreia aguda ou com formas crônicas de diarreia e má absorção intestinal. Formas graves são observadas em pessoas sem imunidade ou imunodeficientes.

Nas infecções experimentais de voluntários, conseguiu-se a implantação do parasito em todos os casos, quando o inóculo compreendia 100 cistos ou mais. Uma ou duas semanas depois começavam a aparecer cistos nas fezes. O parasitismo permanecia quase sempre assintomático, curando-se espontaneamente em muitos casos. A eliminação de cistos pelo indivíduo infectado não é constante, podendo negativar-se temporariamente durante muitos dias.

Alguns autores têm relacionado a patologia da giardíase com a existência de linhagens diferentes do parasito. *G. intestinalis* seria um complexo de espécies ou variedades, geneticamente separáveis em grupos e subgrupos, sendo algumas mais e outras menos patogênicas.

Quanto aos fatores dependentes do hospedeiro, a idade é muito importante, predominando os quadros sintomáticos entre os menores de 5 anos e declinando muito depois da adolescência. Também se atribui maior suscetibilidade aos pacientes com hipogamaglobulinemia e, principalmente, a uma deficiência de IgA.

Na opinião de alguns autores a infecção seria controlada pela produção de anticorpos específicos IgM, IgG e IgA que aumentam na fase de eliminação do parasito, em animais de experiência.

As lesões anatomopatológicas atribuídas ao parasito têm sido principalmente atrofia das vilosidades e dos microvilos, reduzindo a área de absorção da mucosa intestinal, infiltração por linfócitos e outros elementos inflamatórios, e aumento da secreção de muco.

Vários outros defeitos aparecem em um caso ou outro, sem que estejam presentes nos demais casos.

Há indícios sugerindo a produção de uma toxina pelas giárdias. Entretanto, tem-se buscado uma explicação patogênica em possível interferência na absorção de gorduras pela mucosa intestinal, quando o número de parasitos forrando as superfícies duodenal e jejunal fosse muito grande. O elevado teor de gorduras que permanece na luz intestinal causaria então uma síndrome diarreica persistente.

Sabe-se haver má absorção intestinal corrigível pelo tratamento antiparasitário, mas não se sabe que mecanismo a produz.

Sintomatologia

Nos casos sintomáticos, o período de incubação costuma ser de uma a três semanas, mas pode prolongar-se até seis semanas.

Os sintomas mais frequentemente registrados em alguns surtos epidêmicos de giardíase foram: evacuações líquidas ou pastosas (em 93 a 96% dos pacientes), número aumentado de evacuações, mal-estar, cólicas abdominais, fraqueza e perda de peso. Sintomas menos frequentes foram: diminuição do apetite, náuseas, vômitos, flatulência, distensão abdominal, ligeira febre, cefaleia e nervosismo.

A diarreia, que é a manifestação mais constante, ora é aguda e autolimitada, ora intermitente, ou crônica e persistente. As fezes pastosas ou liquefeitas são malcheirosas, geralmente claras ou acinzentadas. Frequentemente elas contêm muco, mas raras vezes sangue ou pus. Nos casos mais graves pode haver esteatorreia. A duração média da doença em surtos epidêmicos é de seis semanas (variando de 1 a 30 semanas).

Além das formas agudas, o processo pode evoluir para formas subagudas ou crônicas.

Assim, em uma epidemia estudada no Oregon, um terço dos 500 casos evoluiu para a forma subaguda, que se estendeu até

90 BASES DA PARASITOLOGIA MÉDICA

quatro meses. Nestes pacientes, além de diarreia intermitente, durando poucos dias de cada vez, as queixas eram de anorexia, náuseas, distensão e desconforto abdominal; flatulência, lassidão e perda de peso.

Em alguns casos pode haver distensão e desconforto epigástrico, sem alterações do trânsito intestinal, simulando os quadros de úlcera péptica, de alteração das vias biliares, de hérnia do hiato ou de pancreatite.

Os sintomas da giardíase crônica, alongando-se por muitos meses ou anos, variam também entre manifestações benignas e outras de gravidade, tal como na forma subaguda. Em pacientes com deficiência imunológica, pode-se encontrar diarreia persistente, má absorção e perda de peso acentuada.

Em crianças, a sintomatologia é semelhante, constituindo por vezes uma síndrome com diarreia crônica, dor abdominal e abdome distendido, anorexia, perda de peso e crescimento retardado.

Evidentemente, tais quadros clínicos só poderão ser imputados a uma etiologia giardiana quando, após o tratamento específico, os sintomas forem suprimidos com a desparasitação.

Diagnóstico

Os métodos de diagnóstico habituais são: (a) nos casos de fezes formadas, a busca de cistos de *Giardia*; (b) nas evacuações diarreicas, a pesquisa de trofozoítos ou de cistos. Quando negativos, os exames devem ser repetidos várias vezes, com técnicas de concentração.

Os trofozoítos podem ser vistos e caracterizados a fresco, diluindo-se a matéria fecal com solução fisiológica, ligeiramente aquecida, e examinando-a ao microscópio entre lâmina e lamínula.

Os parasitos podem ser vistos também no conteúdo duodenal aspirado por meio de sonda, onde se encontram as formas vegetativas. Aí, as pesquisas são mais frequentemente positivas que nos exames de fezes, pois muitos pacientes eliminam poucos cistos ou só o fazem por curtos períodos, entremeados de intervalos negativos, ora mais, ora menos longos. Mas há também casos em que o exame de fezes é positivo e o conteúdo duodenal negativo, razão para que nunca se deixe de fazer exames coprológicos.

Tratamento

Os derivados nitroimidazólicos (**metronidazol, ornidazol, tinidazol** e **nimorazol**) são os medicamentos mais recomendados para a cura da giardíase. As doses a prescrever para os adultos são as mesmas utilizadas no tratamento da tricomoníase. Para crianças, as doses são:

Metronidazol: 15 a 20 mg/kg de peso corporal, por dia, sob a forma de xarope, fracionados em duas ou três tomadas por dia. A duração do tratamento é de 5 dias.

Ornidazol: para crianças até 1 ano, um quarto de comprimido de 500 mg, duas vezes por dia; de 1 a 6 anos, meio comprimido, duas vezes por dia; de 7 a 12 anos, três quartos de comprimido, duas vezes por dia. Duração do tratamento: 5 dias.

Tinidazol: 50 a 60 mg/kg de peso corporal, por dia, da formulação pediátrica, também durante 5 dias.

Nimorazol: 25 mg/kg de peso, por dia, durante 5 dias. Fracionar as tomadas diárias em duas ou três vezes.

Outras drogas que podem ser empregadas no tratamento da giardíase são a furazolidona e a quinacrina.

Epidemiologia e Profilaxia

Giardia intestinalis é encontrada em todo o mundo, mas parece incidir mais em regiões de clima temperado do que em zonas tropicais. Sua prevalência média era de 7,2%, segundo inquéritos já antigos. Enquanto no Estado de São Paulo a taxa de prevalência entre escolares era de 20 a 25%, em Sergipe estava em torno de 5% e na Bahia, de 2% apenas.

A incidência aumenta, nas crianças, até a puberdade e cai depois para taxas muito menores, não se sabendo se devido à imunidade ou a outras condições fisiológicas. Ela é maior entre os grupos populacionais que apresentam condições higiênicas mais precárias e em instituições fechadas (creches, asilos, orfanatos etc.).

Os homens, animais domésticos (como cães e gatos) e diversos animais silvestres são reservatórios dos parasitos.

Os surtos localizados parecem resultar sobretudo da contaminação das águas de abastecimento. A infecção pode provir do consumo de água poluída com dejetos humanos e, menos frequentemente, de alimentos contaminados com matéria fecal; ou das mãos sujas de indivíduos infectados, ao prestar serviços pessoais; assim como de relações entre homossexuais. Os portadores sãos (eliminadores de cistos) parecem mais importantes na transmissão que os doentes.

Nos EUA (com prevalência média de 4%), aproximadamente 30 surtos epidêmicos, devidos à água, foram registrados entre 1942 e 1975, afetando dezenas de milhares de pessoas. Nos países desenvolvidos está sendo considerada uma doença reemergente, sobretudo em centros de atendimento diário a crianças e outras pessoas.

A prevenção deve compreender todas as medidas higiênicas recomendadas para controlar a propagação de agentes infecciosos e parasitários disseminados pelas fezes e pelas mãos sujas (ver o Cap. 9: *Controle da amebíase*).

A concentração de cloro utilizada habitualmente para o tratamento da água não é suficiente para destruir os cistos de *Giardia*.

CHILOMASTIX, RETORTAMONAS E *ENTEROMONAS*

Na ordem **Retortamonadida** há flagelados que parasitam o homem: um com muita frequência — *Chilomastix mesnili*; e outro, raramente — *Retortamonas intestinalis*. Ambos são destituídos de patogenicidade e só merecem ser conhecidos, do ponto de vista médico, por causa do diagnóstico diferencial com outras espécies patogênicas, no exame de fezes.

Chilomastix mesnili tem corpo piriforme e assimétrico que termina em delgada ponta na extremidade posterior (Fig. 7.1 *F* e *G*). Mede 10 a 20 μm de comprimento. O núcleo pequeno e redondo fica situado próximo ao polo anterior da célula, onde se encontram também os cinetoplastos de quatro flagelos. Três dos flagelos dirigem-se para a frente e são completamente livres. O quarto está colado à membrana, no interior de um grande citóstoma alongado e com as bordas nitidamente marcadas por um sistema de fibrilas. Forma cistos de 7 a 10 μm, ovais ou piriformes. No interior dos cistos vê-se, além do núcleo, a estrutura do citóstoma.

Entre os flagelados que raramente são encontrados nas fezes ou que passam facilmente despercebidos estão:

Retortamonas intestinalis (= *Embadomonas intestinalis*), que possui corpo alongado e dois flagelos (Fig. 7.1 *H*), produzindo cistos piriformes.

Enteromonas hominis (= *Tricercomonas intestinalis*), que possui três flagelos livres; dois anteriores e um dirigido para trás, correndo em parte colado à membrana celular; seus cistos são alongados e contêm quatro núcleos (Fig. 7.1 *I*).

8

Amebas Parasitas do Homem

AMEBAS ESTRITAMENTE PARASITAS, DA FAMÍLIA ENDAMOEBIDAE
  Gênero Entamoeba
    Entamoeba hartmanni
    Entamoeba coli
    Entamoeba gingivalis
  Gênero Endolimax: Endolimax nana
  Gênero Iodamoeba: Iodamoeba bütschlii
AMEBAS DE VIDA LIVRE EVENTUALMENTE PATOGÊNICAS

  Família Acanthamoebidae: Gênero Acanthamoeba
  Família Schizopyrenidae: Gênero Naegleria
NEGLERÍASE OU MENINGOENCEFALITE AMEBIANA PRIMÁRIA
  Patologia e clínica
  Diagnóstico e tratamento
EPIDEMIOLOGIA DAS INFECÇÕES POR AMEBAS DE VIDA LIVRE

As amebas que se encontram frequentemente nos exames de fezes humanas são protozoários da ordem **Amoebida**. Muitas pertencem à família **Endamoebidae** e uma delas — *Entamoeba histolytica* — é responsável pela amebíase. Várias outras vivem como inquilinos inofensivos de nosso intestino.

Mas, na família **Acanthamoebidae**, que compreende seres normalmente de vida livre, há espécies que já foram isoladas das fezes, das vias aéreas superiores, e de casos de meningoencefalite granulomatosa.

Em outro grupo de amebas de vida livre (ordem **Schizopyrenida**), caracterizadas pela existência de uma fase flagelada em seu ciclo vital, também há uma espécie que pode esporadicamente adaptar-se ao parasitismo e invadir o sistema nervoso, onde produz meningoencefalite geralmente fatal: é a *Naegleria fowleri*.

AMEBAS ESTRITAMENTE PARASITAS DA FAMÍLIA ENDAMOEBIDAE

Esta família compreende amebas parasitas do aparelho digestivo ou dos tecidos de vertebrados, mas também formas coprozoicas, de vida livre. São amebas de pequenas dimensões, sem flagelos e desprovidas em geral de vacúolo pulsátil. Elas formam cistos uni ou plurinucleados. Três gêneros têm importância médica: ***Entamoeba*, *Endolimax* e *Iodamoeba.***

Gênero *Entamoeba*

Tem como característica um núcleo esférico, vesiculoso, uma membrana delgada é revestida, internamente, de grânulos cromáticos (cromatina periférica), enquanto um ou mais grânulos se reúnem no centro ou perto dele (cromatina central), formando uma estrutura denominada **cariossomo**. Nesse gênero, o cariossomo é sempre de pequenas dimensões (Figs. 8.1 e 8.2).

As espécies de *Entamoeba* que interessam à medicina humana podem ser distribuídas em vários grupos, de acordo com o número de núcleos que apresente sua forma cística madura, fato esse que ajuda a orientar o diagnóstico, nos exames parasitológicos. Assim:

a) com cistos de até 8 núcleos: *E. coli*;

b) com cistos de até 4 núcleos: *Entamoeba histolytica*, *E. dispar* e *E. hartmanni*;

c) com cistos de 1 núcleo: *E. polecki* (parasito do porco e eventualmente do homem);

d) sem cistos conhecidos: *E. gingivalis* (da cavidade bucal).

Descreveremos a seguir as espécies que, sendo frequentemente encontradas infectando o homem, não se mostram patogênicas para ele; bem como as espécies de vida livre que só ocasionalmente atacam o organismo humano. O próximo capítulo será dedicado inteiramente ao estudo da ***Entamoeba histolytica*** e das diversas formas clínicas da amebíase. *E. dispar* é morfologicamente indistinguível de *E. histolytica*, porém não é patogênica.

92 BASES DA PARASITOLOGIA MÉDICA

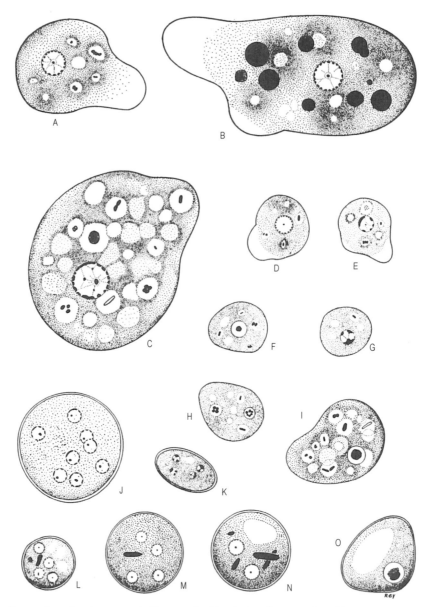

Fig. 8.1 Amebas que parasitam o intestino humano. *A*, *Entamoeba histolytica*, forma trofozoítica pequena (minuta) e não-patogênica. *B*, *E. histolytica*, forma trofozoítica grande (magna), cuja atividade patogênica é caracterizada pela presença de hemácias fagocitadas, em seu citoplasma. *C*, *Entamoeba coli*, trofozoíto. *D* e *E*, *Entamoeba hartmanni*, trofozoítos. *F* e *G*, *Endolimax nana*, trofozoítos. *H*, *Dientamoeba fragilis*. *I*, *Iodamoeba bütschlii*. *J*, Cisto maduro de *E. coli*. *K*, Cisto de *Endolimax nana*. *L*, Cisto de *E. hartmanni*. *M*, Cisto maduro de *E. histolytica*. *N*, Cisto jovem de *E. histolytica*. *O*, Cisto de *Iodamoeba bütschlii*.

ENTAMOEBA HARTMANNI

É um parasito intestinal do homem, com distribuição mundial, mas prevalente nas regiões temperadas. Não desenvolve ação patogênica, pois vive na luz do intestino, fagocitando bactérias e fungos.

Sua importância está no fato de que, por sua morfologia, tem sido confundida frequentemente com as formas pequenas de *E. histolytica*. No Quadro 8.1 são dados os principais caracteres distintivos entre ambas. O diagnóstico diferencial entre *E. histolytica* e as demais espécies que vivem no intestino do homem deve basear-se na estrutura nuclear, após coloração pela hematoxilina (Fig. 8.1 *D* e *E*) ou no aspecto e tamanho dos cistos.

Na fase trofozoítica, *E. hartmanni* é uma das menores amebas do grupo (mede 5 a 12 μm), move-se ativamente e permite ver claramente a distinção entre o citoplasma central, finamente granuloso (endoplasma), e o citoplasma periférico e hialino (ectoplasma). O núcleo é pequeno, com cariossomo em geral punctiforme e excêntrico (Fig. 8.2 *B*). A cromatina periférica, em dois terços dos casos, distribui-se como em *E. histolytica*, isto é, como grânulos pequenos, de tamanho uniforme, distintamente separados uns dos outros por intervalos regulares ou unidos numa linha contínua junto à membrana; mas no terço restante dos casos, o material cromático condensa-se para formar barras, ou desenhos em forma de crescente, de tamanho variável, mas sempre colados à face interna da membrana nuclear.

No citoplasma, os vacúolos contêm bactérias e, por vezes, leveduras, mas nunca hemácias.

Os cistos são esféricos ou ligeiramente ovalados, com quatro núcleos quando maduros. Medem 4 a 10 μm (geralmente entre 5 e 8 μm).

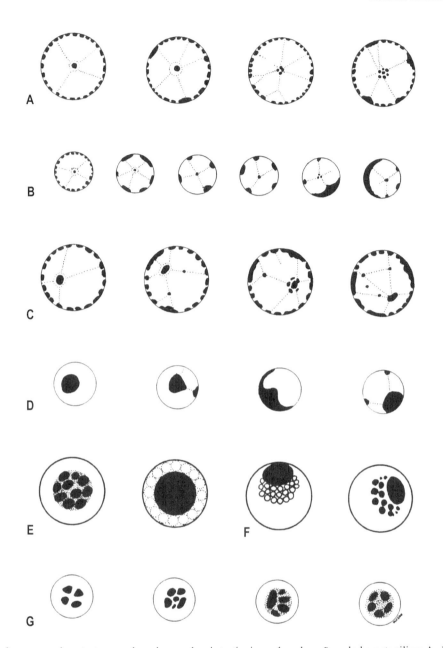

Fig. 8.2 Aspectos mais frequentes da estrutura nuclear das amebas intestinais, após coloração pela hematoxilina: A, *Entamoeba histolytica*. B, *Entamoeba hartmanni*. C, *Entamoeba coli*. D, *Endolimax nana*. E, Núcleos de formas trofozoíticas de *Iodamoeba bütschlii*. F, Núcleos de formas encistadas de *I. bütschlii*. G, *Dientamoeba fragilis*.

ENTAMOEBA COLI

Parasito da cavidade intestinal, onde se nutre de bactérias e detritos alimentares, seus trofozoítos e cistos são eliminados com as fezes. A distribuição geográfica da espécie é mundial.

As formas vegetativas (que medem 18 a 28 μm) têm um núcleo visível mesmo a fresco, percebendo-se o **cariossomo excêntrico** e um anel de grânulos periféricos (Figs. 8.1 *C* e 8.2 *C*).

O endoplasma é bastante granuloso, cheio de vacúolos, onde se encontram bactérias fagocitadas em grande número, leveduras, algumas vezes cistos de outros protozoários e, muito raramente, hemácias. O ectoplasma escasso vê-se, de preferência, nos pseudópodes.

Os cistos são esféricos, ligeiramente ovoides ou, muito raramente, irregulares, medindo habitualmente 15 a 25 μm. A parede cística é espessa; o citoplasma, sem vacúolos, contém de 1 a 8 núcleos, segundo o grau de maturidade. A fresco, pode-se notar no citoplasma uma área de textura mais lisa, correspondendo às reservas do glicogênio que se coram em vermelho pelo Lugol. Também podem estar presentes umas formações refringentes lembrando agulhas ou espículas: são os **corpos cromatoides.**

Quando corados pela hematoxilina, os cistos uninucleados mostram um núcleo semelhante ao das formas trofozoíticas.

O diâmetro nuclear e a quantidade de cromatina vão-se reduzindo à medida que aumenta o número de núcleos, observando-se sempre um cariossomo irregular e excêntrico. Os corpos cromatoides, quando presentes, ficam intensamente corados, ora como agulhas isoladas, ora como feixes em que se notam suas pontas finas. Mas o glicogênio é dissolvido durante o processo de coloração e deixa em seu lugar um "vacúolo" claro e grande, principalmente nos cistos que se encontram na fase binucleada.

Vacúolos de glicogênio e corpos cromatoides são raros nos cistos maduros.

94 BASES DA PARASITOLOGIA MÉDICA

QUADRO 8.1 Caracteres para a diferenciação entre *Entamoeba histolytica* e *E. hartmanni*, de acordo com a fase evolutiva e o método de observação (Segundo Burrows, 1965)

Características	E. histolytica	E. hartmanni
TROFOZOÍTOS		
Exame a fresco:		
Dimensões	12 a 20 μm.	5 a 8 μm.
Movimentação	Ativa.	Ativa.
Corados pela hematoxilina:		
Tamanho do núcleo	3 a 4 μm.	2 a 2,5 μm.
Cariossomo	Punctiforme, geralmente central.	Punctiforme, central ou excêntrico.
Cromatina periférica	Distribuição regular (grãos distintos ou linha contínua) com pequenas falhas.	Distribuição regular (em 70% dos casos) ou irregular: com poucos grãos separados e os acúmulos em forma de crescente.
CISTOS		
Exame a fresco:		
Dimensões	10 a 15 μm.	4 a 10 μm (em geral 5 a 8 μm).
Corados por Lugol:		
Tamanho dos 4 núcleos	1/2 a 1/3 do diâmetro dos cistos.	1/3 a 1/4 do diâmetro dos cistos.
Glicogênio	Massas intensamente coradas.	Difuso e levemente corado.
Corados pela hematoxilina:		
Núcleo (cistos com 1 só núcleo)	3,5 a 4,2 μm.	2 a 2,8 μm.
Cromatina periférica	Distribuição variável.	Distribuição variável.
Glicogênio	Um só vacúolo.	Vários vacúolos.
Corpos cromatoides	Semelhantes.	Semelhantes.
Núcleos (cistos com 2 a 4 núcleos)	Maiores que os de *E. hartmanni*.	Menores que os de *E. histolytica*.

ENTAMOEBA GINGIVALIS

É espécie cosmopolita que vive na boca, principalmente na base dos dentes posteriores, sem causar lesões, se bem que prolifere muito quando há processos inflamatórios causados por outros microrganismos. Requer meio redutor, pois é anaeróbia. Os trofozoítos corados pela hematoxilina férrica apresentam um núcleo que se assemelha ao de *E. histolytica*. Não se conhecem cistos desta ameba.

Gênero *Endolimax*: *Endolimax nana*

E. nana é uma pequena ameba (medindo 6 a 15 μm, a maioria tendo menos de 12 μm) que vive nos segmentos cólicos do intestino humano, sem causar nenhum mal. Emite lentamente seus pseudópodes grossos e hialinos. Nas preparações coradas, o citoplasma mostra-se claro e cheio de vacúolos digestivos com fungos e bactérias fagocitadas (Fig. 8.1 *F* e *G*). O núcleo é pequeno, vesicular, com membrana nuclear delicada e sem revestimento interno de grânulos de cromatina.

O cariossomo é grande, compacto e irregular, ligando-se, às vezes, à membrana por meio de filamentos delgados (Fig. 8.2 *D*).

Os cistos são elípticos ou ovoides, medindo 8 a 12 μm no maior diâmetro, por 5 a 7 μm de largura (Fig. 8.1 *K*). No interior encontram-se quatro núcleos pequenos, pobres em cromatina, mas lembrando o aspecto descrito nas formas trofozoíticas.

Gênero *Iodamoeba*: *Iodamoeba bütschlii*

As amebas deste gênero possuem núcleo limitado por espessa membrana, mas sem cromatina periférica. O cariossomo ou endossomo é grande, central e fica separado da membrana por uma fileira de grânulos acromáticos. *Iodamoeba bütschlii* tem o citoplasma muito vacuolizado e dentro dos vacúolos encontram-se muitas bactérias e partículas fagocitadas. Mede entre 6 e 16 μm de diâmetro.

Os cistos, de igual tamanho que os trofozoítos (Fig. 8.1 *I* e *O*), são caracterizados não só pela forma irregular como por conterem uma ou duas áreas de glicogênio bem demarcadas, que, quando coradas pelo Lugol, tomam o corante intensamente.

Com a hematoxilina, o aspecto do núcleo é semelhante ao dos trofozoítos, mas, frequentemente, com o cariossomo excêntrico ou aderido por um lado à membrana nuclear (Fig. 8.2 *F*).

Iodamoeba bütschlii tem ampla distribuição geográfica e é encontrada nas fezes com relativa frequência. Ela é considerada um parasito não-patogênico.

AMEBAS DE VIDA LIVRE EVENTUALMENTE PATOGÊNICAS

As amebas que só esporadicamente parasitam o homem pertencem a duas famílias: **Acanthamoebidae** (da ordem **Amoebida**) e **Schizopyrenidae** (da ordem **Schizopyrenida**).

Encontram-se elas por toda parte, habitando lagos e lagoas, piscinas, solos humíferos, esgotos e cursos de água que recebem efluentes industriais, em todos os continentes e todos os climas.

Família Acanthamoebidae: Gênero *Acanthamoeba*

São amebas pequenas, cujos trofozoítos uni ou multinucleados não apresentam fase flagelada. A divisão celular faz-se como nas mitoses comuns, isto é, com o desaparecimento da membrana nuclear e formação de placa equatorial. Produzem cistos, mesmo quando colonizando nos tecidos do hospedeiro que venham a parasitar.

Amebas do gênero *Acanthamoeba* têm cistos uninucleados com dupla parede, provida de poros (ostíolos) e com a camada externa irregular. O trofozoíto emite subpseudópodes de pontas finas, por vezes filiformes, que nascem de um pseudópode globoso e hialino (Fig. 8.3).

Alguns estudos puderam estabelecer uma correlação significativa entre a presença desses organismos nas fossas nasais e histórias pregressas de cefaleias, resfriados frequentes e sangramento do nariz. Como os isolamentos foram repetidos nos mesmos indivíduos, em diferentes ocasiões, deve-se admitir que as amebas aí colonizavam.

Por outro lado, espécies e linhagens diferentes de *Acanthamoeba* foram isoladas de raspados da faringe, durante investigações sobre viroses respiratórias, em pessoas sem qualquer quadro clínico, vivendo em áreas urbanas e saneadas de uma cidade dos EUA. No inquérito, que incidiu sobre mais de dois mil indivíduos, houve 33 positivos, 82% dos quais sendo menores de 5 anos.

Acanthamoeba polyphaga foi isolada, nestes últimos anos, de vários pacientes com **ulcerações da córnea**, de caráter agudo ou crônico. Algumas estirpes desta espécie, encontradas no meio ambiente, mostraram-se patogênicas para camundongos, por via nasal.

Desde que se adote a nomenclatura recomendada por Page (1976), pode-se dizer que não existem provas de patogenicidade outrora atribuída a amebas do gênero *Hartmannella*, todos os relatos nesse sentido devendo ser atribuídos a espécies de *Acanthamoeba* ou de *Naegleria*.

Acantamebíase. Também denominada meningoencefalite amebiana ou encefalite granulomatosa amebiana, esta doença de ocorrência rara é uma infecção crônica, causada por *Acanthamoeba* spp., que acomete indivíduos debilitados, algumas vezes recebendo medicação imunodepressora, e que não referem contato anterior com as coleções de água doce para banho ou natação. Admite-se que a infecção se estabeleça pela invasão amebiana da pele, do aparelho respiratório ou das vias urinárias e posterior disseminação hematogênica, que atingiria o encéfalo.

Os pacientes apresentam alterações mentais, sinais e sintomas de irritação meníngea e hipertensão intracraniana, evoluindo para o coma e a morte ao fim de duas a seis semanas.

Até agora não há provas de que *Acanthamoeba* ou *Hartmannella* possam vir a instalar-se como parasitos intestinais do homem, apesar de já terem sido isoladas repetidamente de fezes humanas.

Família Schizopyrenidae: Gênero *Naegleria*

Estas amebas são uninucleadas, com o corpo de forma cilíndrica, que emite pseudópode hialino e único, e com fase flagelada em seu ciclo vital. O núcleo, em repouso, tem um só nucléolo volumoso.

Ao gênero *Naegleria* pertence a espécie **Naegleria fowleri** (Fig. 8.3), que causa uma meningoencefalite amebiana primária do homem.

Os trofozoítos vivos de *N. fowleri* têm como dimensões, em média, 22 µm de comprimento por 7 µm de largura. Eles se mantêm ativos e com rápido movimento de translação, mesmo na água destilada, a 21°C, durante 10 dias. Um a seis vacúolos pulsáteis podem ser vistos, mas o núcleo é pouco visível. Há um único pseudópode anterior que assegura o movimento direcional do protozoário.

Transferidos para a água destilada, alguns trofozoítos transformam-se, horas depois, em organismos biflagelados (sem citóstoma).

N. fowleri distingue-se de *N. gruberi* e de outras amebas isoladas de pacientes suspeitos de meningoencefalite primária, por sua ultraestrutura, pela ausência de poros na membrana cística e pelo comportamento em meios de cultura.

Os parasitos podem ser isolados do líquor dos pacientes e cultivados em ágar (semeando-os com *Escherichia coli* ou com outras enterobactérias), entre 21 e 37°C; ou isolados em cultivos de tecidos (onde crescem pouco). Suspensões de cérebro, provenientes de casos fatais, permitem o isolamento por instilação nasal em camundongos, que desenvolvem meningoencefalite e morrem ao fim de cinco ou seis dias.

NEGLERÍASE OU MENINGOENCEFALITE AMEBIANA PRIMÁRIA

Todos os casos diagnosticados adequadamente foram atribuídos, até o presente, a amebas de vida livre do gênero *Naegleria* e, particularmente, a *N. fowleri*. Os pacientes eram pessoas que se encontravam previamente em ótimas condições de saúde, sem antecedentes significativos até adoecerem.

Patologia e Clínica

Os achados anatomopatológicos e as experiências de laboratório sugerem fortemente que a infecção ocorra por via olfativa, devido à contaminação da nasofaringe com águas contendo amebas. Supõe-se que a natação em águas naturalmente habitadas por *Naegleria* constitua fator de alto risco, pois, no laboratório, pode-se infectar animais instilando um pequeno número desses protozoários na mucosa nasal. Os antecedentes epidemiológicos de muitos casos clínicos falam no mesmo sentido.

A doença inicia-se subitamente, com cefaleia e ligeira febre por vezes acompanhada de dor de garganta ou de rinite. Nos três

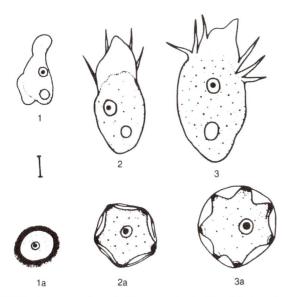

Fig. 8.3 Trofozoítos e cistos de *Naegleria fowleri* (**1** e **1a**), *Acanthamoeba castellanii* (**2** e **2a**) e *A. astronyxis* (**3** e **3a**). A escala corresponde a 5 µm. (Segundo K. Bose et al., 1990.)

dias seguintes, os sintomas tendem a agravar-se consideravelmente, aumentando a cefaleia e a febre e aparecendo vômitos e rigidez da nuca. No fim do terceiro dia, o paciente acusa desorientação, ou pode já ter entrado em coma. O exame do líquido cefalorraquidiano mostra aumento da pressão e caráter purulento.

A evolução faz-se inexoravelmente para a morte, ao fim de cinco ou seis dias. A necrópsia revela, nesses casos, um quadro uniforme: meninges com hiperemia e discretas coleções de exsudato purulento, principalmente nos sulcos e nas cisternas aracnoides da base do cérebro. Os bulbos olfativos, muito congestionados ou francamente hemorrágicos, mostram áreas de necrose.

O exame histológico permite ver a reação fibrino-purulenta das meninges, com infiltração de células mononucleares e polimorfonucleares, tanto no cérebro como na medula. Arterites necrosantes aparecem nas áreas mais afetadas. As amebas podem ser vistas nos exsudatos ou acumulando-se em torno de vasos sanguíneos.

Há sempre encefalite, que varia desde o aspecto de uma invasão amebiana dispersa, com inflamação do tecido nervoso, até intensa proliferação dos parasitos, com alterações hemorrágicas e purulentas, mais pronunciadas na substância cinzenta, sob as áreas de meningite avançada; porém, menos frequentes ao longo da substância branca, que, em todos os órgãos, é muito menos afetada.

A mucosa nasal costuma estar inflamada e ulcerada, mas as amebas aí são raras. Sua abundância e as alterações inflamatórias aumentam ao longo dos ramos nervosos olfativos e através da lâmina crivosa do etmoide, até alcançarem os bulbos olfativos.

É nas porções ventrais dos bulbos que se encontram as maiores concentrações de amebas e a mais pronunciada desorganização inflamatória, sugerindo mais uma vez que a rota de infecção siga essa via nervosa.

As alterações encontradas em outros órgãos (congestão e edema pulmonar, broncopneumonia, esplenite aguda e, ocasionalmente, miocardite) parecem efeitos secundários e inespecíficos da infecção cerebral.

Diagnóstico e Tratamento

A maioria dos casos referidos na literatura foi hospitalizada como sendo de meningites bacterianas fulminantes, as quais costumam apresentar quadro clínico semelhante.

Os exames laboratoriais indicam sempre a existência de infecção piogênica aguda.

O exame do líquido cefalorraquidiano, pelos métodos rotineiros, nada apresenta que aponte para um diagnóstico diferencial, se bem que a ausência de bactérias patogênicas, em um líquor purulento, deva alertar o médico para recomendar a busca insistente de amebas.

O diagnóstico deve ser feito pelo exame do material a fresco e sem que tenha sido previamente refrigerado (pois as amebas morreriam então) e depois de agitação, para ressuspender o sedimento.

Examinar entre lâmina e lamínula, com pequeno aumento do microscópio.

Quando possível, fazer a observação em contraste da fase. A identificação do parasito baseia-se na morfologia e em sua movimentação direcional.

Na ausência de tratamento, o prognóstico é sempre fatal nas infecções comprovadas por *Naegleria*.

A **anfotericina B**, administrada por via endovenosa, na dose de 1 mg por quilo de peso corporal, e por dia, é a única droga ativa, *in vivo*, contra as amebas desse gênero. As vias intratecal e intraventricular foram utilizadas em aditamento à endovenosa em um caso que conseguiu obter alta, com desaparecimento completo das amebas.

EPIDEMIOLOGIA DAS INFECÇÕES POR AMEBAS DE VIDA LIVRE

As amebas de vida livre são ubiquitárias, habitando tanto águas doces como salgadas, lagos, lagoas, terrenos úmidos, esgotos e solos ricos em matéria orgânica, suportando as temperaturas de águas termais ou de regiões antárticas. As da família **Acanthamoebidae** (*Acanthamoeba* e *Hartmannella*) contam-se entre as espécies mais frequentes em coleções de água doce.

Inquéritos feitos no México e na cidade do Rio de Janeiro permitiram isolar de águas minerais largamente consumidas pela população vários gêneros de amebas de vida livre.

O encontro, em fezes humanas, de amostras patogênicas sugere que os indivíduos portadores possam vir a desenvolver, eventualmente, uma **meningoencefalite amebiana granulomatosa**, como infecção oportunística de origem endógena, em decorrência das imunodeficiências naturais ou adquiridas.

Quanto às amebas responsáveis pela **meningoencefalite amebiana primária**, sabe-se que as espécies de *Naegleria* têm distribuição mundial, em climas tropicais e temperados, podendo ser isoladas de fontes termais, lagoas, piscinas, águas servidas e esgotos. Porém, as cepas patogênicas da espécie *N. fowleri* são muito mais raras que as estirpes ou as espécies não-patogênicas.

As *Naegleria* patogênicas têm sido encontradas principalmente em águas termais e efluentes aquecidos das indústrias. Os casos de infecção humana têm sido correlacionados frequentemente com importantes alterações ecológicas e, sobretudo, com a contaminação e poluição térmica de cursos de água.

N. fowleri não foi encontrada em piscinas para natação, talvez devido à ação do cloro utilizado nesses locais, mas espécies patogênicas de *Acanthamoeba* foram isoladas frequentemente.

Os casos de negleríase têm sido registrados, de forma esporádica, em regiões e países tão diferentes como a Austrália, a Nova Zelândia, a ex-Tchecoslováquia, a Bélgica, a Grã-Bretanha, a Nigéria, o Zaire, os EUA e o Brasil.

Em sua maioria, eles compreendiam pessoas na faixa etária de 7 a 20 anos, estando os dois sexos igualmente representados.

9

Amebíase

MORFOLOGIA E BIOLOGIA DA ENTAMOEBA HISTOLYTICA
   Ciclo parasitário
   Organização da Entamoeba histolytica
   Fisiologia da Entamoeba histolytica
INFECTIVIDADE E IMUNIDADE NA AMEBÍASE
PATOLOGIA DA AMEBÍASE
   Patogenicidade e virulência
   Localizações intestinais
   Localizações hepáticas
   Outras localizações
FORMAS CLÍNICAS E SINTOMATOLOGIA
   Amebíase intestinal
   Complicações da amebíase intestinal

   Amebíase hepática
   Amebíase pleuropulmonar e de outros órgãos
DIAGNÓSTICO DA AMEBÍASE
   Pesquisa de Entamoeba histolytica
   Diagnóstico imunológico
TRATAMENTO DA AMEBÍASE
   Amebicidas da luz intestinal
   Amebicidas teciduais
EPIDEMIOLOGIA DA AMEBÍASE
   Distribuição geográfica
   Fontes de infecção amebiana
   Transmissão da amebíase
   Endemicidade e epidemias
CONTROLE DA AMEBÍASE

Amebíase é a infecção produzida por *Entamoeba histolytica*. Sua importância decorre de ter uma distribuição geográfica de amplitude mundial, elevada incidência, e acompanhar-se, em certa proporção dos casos, de quadros patológicos graves, eventualmente fatais.

A palavra amebíase costuma ser usada para designar a presença de *E. histolytica* no organismo de qualquer hospedeiro vertebrado com ou sem manifestações clínicas. Na maioria dos casos humanos, o parasitismo por essa ameba não produz sintomatologia, sendo em geral devida a estirpes não-patogênicas do parasito.

Falamos, então, da **amebíase intestinal não-invasiva**, pois os parasitos não penetram na mucosa intestinal.

Os casos sintomáticos são os de **amebíase intestinal invasiva**, que apresenta grande variedade de quadros clínicos e de complicações, inclusive com localizações extraintestinais. Tais são, por exemplo, a amebíase intestinal crônica, a colite amebiana fulminante, a apendicite amebiana, os amebomas, a amebíase hepática e o abscesso amebiano do fígado, o abscesso amebiano pulmonar e a amebíase cutânea.

No passado, confundiu-se *E. hartmanni* com *E. histolytica*, admitindo-se que havia uma só espécie com duas raças diferentes quanto às dimensões. Esta interpretação foi descartada em vista da comprovação de que *E. hartmanni* é uma espécie diferente, não só por sua morfologia, como pelo fato de nunca ser patogênica (ver o Cap. 8).

De pacientes com colites, bem como de convalescentes e de portadores sãos, têm sido isoladas estirpes ou variedades de amebas morfologicamente semelhantes à *E. histolytica*, porém com algumas características diferentes, particularmente quanto à patogenicidade e à capacidade de crescerem à temperatura ambiente, em meios de cultura.

Algumas dessas amebas pertencem ao grupo "Laredo" e se distinguem de *E. histolytica* pelas características imunogênicas e bioquímicas, pela resistência aos medicamentos, pela ausência de ação patogênica no organismo humano e pela reduzida ou nula virulência para os animais de laboratório.

O estudo das isoenzimas permitiu a separação em grupos, ou **zimodemos**, de várias linhagens de amebas isoladas do homem ou semelhantes aos parasitos humanos. Até agora, já foi possível distinguir 18 zimodemos de *E. histolytica*.

Por sua vez, a análise do **genoma** e das proporções de bases que compõem o DNA desses microrganismos foi utilizada para separar diversas amostras, sendo encontradas diferenças significativas tanto entre aquelas morfologicamente próximas de *E. histolytica*, como entre diversas estirpes da *E. histolytica* clássica.

98 BASES DA PARASITOLOGIA MÉDICA

No entanto, como as diferenças registradas com um método de identificação nem sempre se ajustam àquelas constatadas com outros métodos, o problema da sistemática permanece de pé.

Desde que se passou a aceitar como boa a espécie *E. dispar*, não-patogênica, e morfologicamente indistinguível de *E. histolytica*, as estatísticas sobre sua distribuição e prevalência necessitam revisão. Os supostos 480 milhões de casos de amebíase infecção devem ser reduzidos para 48 milhões apenas, visto que 90% deles são realmente infecções por *E. dispar*.

Os estudos sorológicos mostraram que apenas *E. histolytica* é responsável pelos quadros amebianos invasivos, levando à produção de anticorpos específicos, enquanto nas infecções por *E. dispar* não se encontram tais anticorpos no soro.

MORFOLOGIA E BIOLOGIA DA *ENTAMOEBA HISTOLYTICA*

Ciclo Parasitário

As amebas intestinais apresentam um ciclo relativamente simples. A infecção começa com a ingestão de formas resistentes, os **cistos**, em geral com água ou alimentos contaminados por fezes de indivíduos portadores de *E. histolytica*.

O desencistamento, que tem lugar no intestino delgado do novo hospedeiro, só se opera a partir de cistos maduros e não exige mais que temperatura adequada (37°C) e um meio anaeróbio. Aí, de cada cisto tetranucleado formam-se oito pequenas amebas com um só núcleo — estádio ou **forma metacística** — que se alimentam e crescem na luz intestinal para logo alcançarem a **forma trofozoítica** (Fig. 9.1).

As amebas maduras são maiores que as metacísticas e muito ativas. Fagocitam bactérias e outras partículas nutritivas do meio e podem multiplicar-se indefinidamente na luz do intestino grosso. Mas, em dado momento, algumas das formas trofozoíticas que se encontram no bolo fecal reduzem sua atividade, deixam de emitir pseudópodes, fagocitar e formar vacúolos digestivos, diminuem de tamanho e se arredondam para constituir uma **forma pré-cística.**

Em torno das amebas pré-císticas é segregado um envoltório resistente, a **parede cística**, e o núcleo divide-se duas vezes para que se constituam novamente cistos típicos, com quatro núcleos. Graças ao encistamento, os parasitos expulsos com as fezes podem resistir às condições do meio exterior e propagar-se.

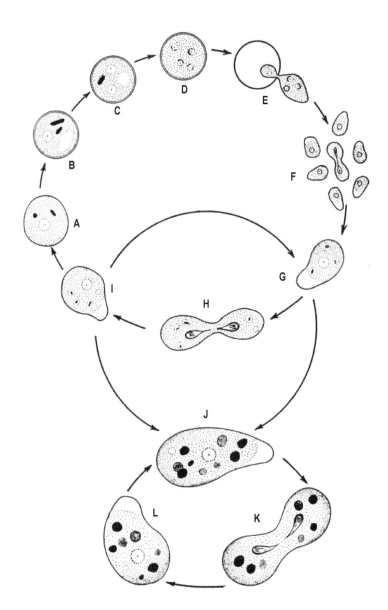

Fig. 9.1 Ciclo biológico da *Entamoeba histolytica*: *A*, Forma pré-cística do parasito. *B*, Cisto jovem, com um só núcleo, corpos cromatoides e vacúolo de glicogênio. *C*, Cisto com dois núcleos. *D*, Cisto maduro, com quatro núcleos. *E*, Desencistamento. *F*, Formação de oito amébulas metacísticas. *G*, *H* e *I*. Ciclo de multiplicação da forma não-patogênica (minuta), na luz do intestino. *J*, *K* e *L*. Ciclo reprodutivo da forma patogênica (magna) nos tecidos do hospedeiro.

Em alguns casos, a *E. histolytica* apresenta capacidade invasiva da mucosa intestinal, penetra nos tecidos e aí coloniza, produzindo formas trofozoíticas maiores que as encontradas na cavidade intestinal. Estas amebas grandes e invasivas constituem a forma que alguns autores denominam "magna" de *E. histolytica*. O parasito desenvolve, então, um ciclo patogênico, alimentando-se de hemácias, de células ou de fragmentos celulares. Multiplica-se nos tecidos do hospedeiro por divisão binária, mas sem produzir cistos.

O ciclo não-patogênico, na luz do intestino grosso, e o ciclo patogênico, que se realiza nos tecidos da parede intestinal, do fígado ou de outros órgãos, podem ocorrer simultaneamente ou não. Entretanto, a sobrevivência do parasito, a largo prazo, depende das amebas que permanecem na luz intestinal, únicas capazes de produzir cistos, que passam de um hospedeiro a outro.

Organização da *Entamoeba histolytica*

As características da *E. histolytica* na fase trofozoítica diferem um pouco se a considerarmos durante o ciclo patogênico, isto é, sua forma invasora dos tecidos, ou se a tomarmos durante o ciclo apatogênico.

Forma Invasiva (Patogênica). Compreende células relativamente grandes que medem em termos médios entre 20 e 30 μm, mas que podem chegar até 60 μm. Elas aparecem raramente nas fezes, a não ser em casos de diarreia ou de disenteria (Figs. 9.1 e 9.2).

In vivo, vê-se que a ameba modifica constantemente sua forma pela emissão de pseudópodes grossos e digitiformes, às vezes de modo explosivo. Outras vezes, com um único pseudópode anterior, ela parece deslizar sobre uma superfície sólida.

O citoplasma, em uma estreita faixa cortical ou **ectoplasma**, é hialino e contrasta com a massa central de aspecto granuloso, o **endoplasma**, onde estão o núcleo e os vacúolos digestivos. O conteúdo dos vacúolos da forma patogênica é, quase sempre, constituído de hemácias fagocitadas ou de hemoglobina em maior ou menor grau de digestão; também de células dos tecidos parasitados ou fragmentos delas englobados pelas amebas.

O núcleo em geral não é visível nas preparações a fresco, e em microscopia com contraste de fase aparece como uma vesícula de contorno refringente. Depois de fixada e corada a ameba pela hematoxilina férrica, pode-se ver a membrana nuclear, forrada internamente por uma série de pequenos grânulos escuros, aproximadamente de mesmo tamanho e separados por curtos intervalos claros.

Ocupando posição central no núcleo, há outro grânulo punctiforme, de contorno regular e igualmente escuro, denominado **cariossomo** (Fig. 8.2 A).

A forma invasora não evolui para a formação de cistos, razão pela qual estes não são encontráveis nos tecidos do hospedeiro infectados com *E. histolytica* (Fig. 9.3), contrariamente ao que se observa nas infecções por *Acanthamoeba*.

Forma Não-invasiva (Não-patogênica). De dimensões menores, pois mede geralmente 10 a 20 μm, é a mais frequentemente encontrada em exames de fezes líquidas. Deve ser considerada

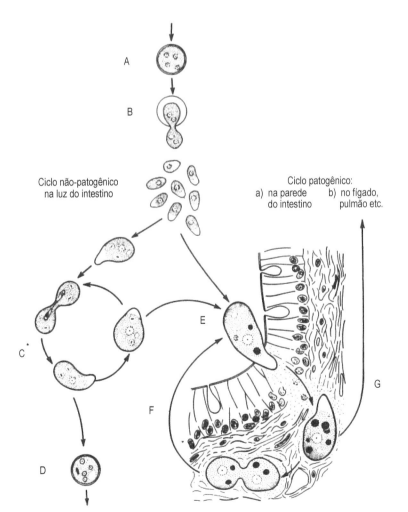

Fig. 9.2 Evolução da *Entamoeba histolytica* no organismo do homem. *A*, Cistos maduros ingeridos pelo paciente. *B*, Desencistamento no tubo digestivo. *C*, Ciclo não-patogênico desenvolvendo-se na luz do intestino grosso. *D*, Produção de cistos que são expulsos com as fezes. *E*, Desenvolvimento da forma invasora de *E. histolytica*. *F*, Ciclo patogênico, com multiplicação dos trofozoítas na parede intestinal onde se alimentam de hemácias ou restos celulares e determinam necroses. *G*, Propagação eventual da infecção para o fígado, pulmões ou outros órgãos.

a forma normal do parasito, única capaz de produzir cistos e, portanto, de completar o ciclo biológico da espécie. Muito ativa, emite pseudópodes continuamente.

Nas preparações coradas, vê-se que o ectoplasma é pouco abundante e os vacúolos digestivos, em lugar de eritrócitos, contêm bactérias fagocitadas na luz intestinal, bem como outros materiais provenientes desse meio (Fig. 9.1). No mais, a morfologia é semelhante à da forma patogênica.

Forma Pré-cística. Em determinadas circunstâncias (ver adiante), a forma não-invasiva da luz intestinal evolui para a constituição de cistos resistentes às condições do meio externo.

Nessa transição a ameba reduz sua motilidade, deixa de emitir pseudópodes e de fagocitar, desaparecendo os vacúolos digestivos. O parasito torna-se esférico ou ovoide. Desaparece também a distinção entre endoplasma e ectoplasma e, no citoplasma, começam a formar-se estruturas refringentes em forma de bastão ou de charuto que se coram fortemente pela hematoxilina: são os **corpos cromatoides**, constituídos por agregados de ribonucleoproteínas.

Cistos. Com pequeno aumento, os cistos de *E. histolytica* apresentam-se ao microscópio como minúsculas esferas refringentes e hialinas. Medem em média 12 μm de diâmetro.

A parede cística é delgada, mas nas preparações coradas exibe duplo contorno (Fig. 8.1 *M* e *N*). Os núcleos, dificilmente visíveis a fresco, podem ser postos em evidência com uma gota de Lugol que se junte à preparação; ou, melhor ainda, quando tratados pela hematoxilina.

Nos cistos jovens há um só núcleo, semelhante em tamanho e aspecto ao da forma pré-cística. Grande área de citoplasma é ocupada por uma formação rica em glicogênio que, por isso, cora-se em castanho-avermelhado pelo Lugol, enquanto o citoplasma fica amarelado. As técnicas de coloração pela hematoxilina removem o glicogênio, deixando em seu lugar um espaço claro, donde a denominação de "**vacúolo**" **de glicogênio** que se lhe dá. Uns poucos corpos cromatoides podem ser vistos nos cistos imaturos.

À medida que os cistos amadurecem o núcleo divide-se, produzindo primeiro cistos binucleados, depois tetranucleados. Sinais de amadurecimento dos cistos são, também, o desaparecimento de corpos cromatoides e "vacúolos" de glicogênio, raramente observados naqueles que já exibem quatro núcleos.

Fisiologia da *Entamoeba histolytica*

As amebas ingerem alimentos quer por fagocitose quer por pinocitose ou por transporte de materiais através da membrana. As amebas intestinais acumulam grandes reservas de polissacarídios dos quais ao menos uma parte é glicogênio, e os metabolizam ciclicamente. Nos cistos, as reservas concentram-se nos chamados "vacúolos" de glicogênio que aparecem e logo desaparecem sem que se saiba por quê.

A *E. histolytica*, considerada outrora como um organismo anaeróbio, é reconhecida hoje como microaerófila. Ela deriva sua energia da transformação da glicose em ácido pirúvico por um processo algo diferente da via clássica encontrada nos demais organismos.

E. histolytica tem necessidade de ferro em quantidade acima da média normal. O ferro é utilizado pelo protozoário para formar ferro-sulfoproteínas com importante função nos mecanismos respiratórios do protozoário. A avidez que os trofozoítos demonstram pelas hemácias talvez esteja relacionada com isso e se reflete na patogenicidade.

INFECTIVIDADE E IMUNIDADE NA AMEBÍASE

Infectividade. A infecção amebiana tem lugar quando os cistos maduros de *E. histolytica* são ingeridos por um indivíduo suscetível. Pois nem todos os pacientes, inoculados por via oral, se infectam.

A participação das bactérias, de produtos elaborados por elas ou das condições que elas criam no tubo digestivo parece constituir uma exigência para a vida das amebas na luz do intestino e, também, quando se inicia a invasão da mucosa intestinal, ou a do fígado. Já no seio dos tecidos, os parasitos crescem e multiplicam-se, produzindo extensas lesões necróticas, em condições aparentemente assépticas (Fig. 9.3).

A infecção humana foi conseguida por vários autores a partir de cistos isolados de "portadores sãos", isto é, de indivíduos que não apresentavam manifestações clínicas, e de pessoas que nem antes nem depois registraram em sua história sintomas relacionados com amebíase.

A mobilidade das **isoenzimas** de *E. histolytica* isoladas de amostras procedentes dos quatro continentes e analisadas mediante eletroforese permitiu identificar até agora vários **zimodemos**, dos quais sete são potencialmente patogênicos e 11 não-patogênicos.

Dos vários grupos ou zimodemos em que se classificam essas amebas, apenas os grupos II, VI, VII e IX contêm parasitos isolados de casos sintomáticos de amebíase.

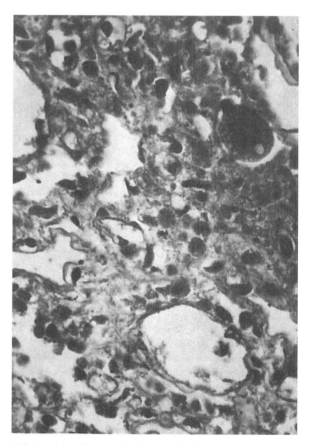

Fig. 9.3 Amebíase intestinal. *Entamoeba histolytica*, em sua forma invasora e patogênica, leva à necrose as células do tecido parasitado, mas praticamente não provoca reação inflamatória local. (Documentação do Dep. de Patologia do IOC/FIOCRUZ.)

Imunidade. É inquestionável existir uma resistência dos pacientes ao parasitismo. Porém, quase nada sabemos sobre os mecanismos envolvidos. Até aqui, não se conseguiu demonstrar uma correlação significativa entre a presença de reações imunológicas e a proteção do hospedeiro.

Os portadores assintomáticos de *E. histolytica* em geral não apresentam anticorpos específicos no soro, o que se explica pela ausência de poder invasivo das amebas que colonizam apenas na luz intestinal.

Nos casos sintomáticos, várias técnicas imunológicas demonstram a presença de imunoglobulinas específicas no soro da maioria dos pacientes, sendo os títulos sempre elevados em relação aos níveis normais. A produção de anticorpos pode persistir, depois de curada a infecção, por períodos compreendidos entre seis meses e alguns anos.

PATOLOGIA DA AMEBÍASE

Patogenicidade e Virulência

A infecção amebiana tem caráter cosmopolita. Entretanto, não se observa qualquer correlação entre a prevalência e a patogenicidade, pois os resultados do parasitismo são extremamente variáveis.

Em muitos casos, nenhuma manifestação clínica se apresenta; em outros, uma colite amebiana fulminante ou uma necrose amebiana do fígado podem causar a morte do paciente. Entre os quadros extremos, todos os graus intermediários são possíveis.

Diversos autores têm comprovado que a virulência da *E. histolytica* não é sempre a mesma, variando de uma cepa a outra, ou com as passagens sucessivas através de animais sensíveis ou de meios de cultura.

Nas infecções experimentais, tanto a patogenicidade como a virulência mostraram-se dependentes da flora microbiana intestinal presente.

A inoculação intracecal de cobaias livres de germes intestinais não se acompanhou da implantação de *E. histolytica*; entretanto, as cobaias normais (isto é, com flora bacteriana intestinal) infectaram-se com o mesmo inóculo e sofreram a invasão dos tecidos, com formação de úlceras amebianas em 90% dos casos.

Por outro lado, quando os animais livres de germes foram contaminados por via oral com *Escherichia coli*, ou com *Aerobacter aerogenes*, alguns dias antes da inoculação das amebas, produziu-se uma colite ulcerativa em seguida à injeção dos protozoários.

Experiências *in vitro*, usando como substrato cultura de células dispostas em camada simples, permitiram verificar que a lise das células era sempre precedida de aderência da membrana celular da ameba à membrana da célula a ser destruída, e que o número de células destruídas era proporcional ao número de amebas, bem como ao tempo de contato.

A forma patogênica de *E. histolytica* ataca células epiteliais da mucosa e exerce ação lítica sobre outras células do hospedeiro, também através de mecanismos de contato. A produção de certas enzimas pela ameba, como a hialuronidase, deve contribuir no mesmo sentido.

Várias circunstâncias parecem influir sobre a virulência das amebas. Além da má nutrição, fatores que produzem imunodepressão tendem a provocar ou a agravar as manifestações clínicas da amebíase. Mulheres que são portadoras assintomáticas podem desenvolver um quadro severo durante a gravidez ou o puerpério. A administração de grandes quantidades de ferro aos animais de laboratório exalta a ação patogênica de *E. histolytica*.

Localizações Intestinais

Quando prevalecem condições favoráveis à patogenicidade das amebas, estas começam a atacar os tecidos do hospedeiro prontamente, encontrando-se lesões decorridas apenas 24 a 90 horas da contaminação. A mucosa íntegra pode ser invadida, mas o ataque é grandemente facilitado quando fatores traumáticos ou de outra natureza abrirem portas à penetração do protozoário.

As lesões iniciais, no intestino grosso, parecem limitar-se ao epitélio da superfície mucosa. Depois, os trofozoítos são vistos em diferentes níveis do tecido conjuntivo, entre as glândulas de Lieberkühn, levando a crer que essa é a via preferencial de invasão.

Multiplicando-se na submucosa, as amebas podem ganhar profundidade ou, mesmo, invadir as criptas glandulares a partir de sua base. Em torno dos parasitos as células dos tecidos parasitados mostram vários estádios de degeneração celular. A **necrose** é o principal elemento anatomopatológico para explicar o quadro desenvolvido pela amebíase.

A necrose amebiana conduz à formação de pequenas úlceras superficiais. A multiplicação dos parasitos e sua progressão nos tecidos aumentam em profundidade a área necrosada, até alcançar a camada muscular (que oferece resistência a essa propagação), e seguem depois lateralmente, de modo a formar úlceras com paredes subminadas e uma abertura relativamente estreita para a luz intestinal.

Macroscopicamente, as lesões mais precoces caracterizam-se pelo surgimento de pontos avermelhados ao longo da mucosa do intestino grosso, correspondendo a pequenas áreas congestas. Algumas dessas áreas apresentam já ulcerações superficiais, de dimensões extremamente reduzidas.

Logo em seguida surgem úlceras de bordos nítidos, crateriformes, cheias de material necrótico, ou escavadas, tendo em volta um halo hiperêmico.

Na medida em que progridem as ações necrosantes da mucosa e submucosa, subminando as paredes e provocando a morte das camadas superficiais, as úlceras aumentam de diâmetro, tornam-se confluentes e de limites irregulares.

Microscopicamente, chama a atenção do observador a ausência ou escassez de reações inflamatórias, em torno dos parasitos e das áreas necrosadas.

Quando não há uma infecção bacteriana intercorrente, coisa que se vê com pouca frequência, apesar da riqueza microbiana dos cólons, são escassos os elementos celulares que se acumulam no local: linfócitos, eosinófilos, macrófagos etc. (Fig. 9.3).

Na colite crônica, as lesões são de idade muito diferente, encontrando-se lado a lado processos iniciais e outros em fases avançadas ou em via de recuperação.

As lesões encontram-se com maior frequência na região cecal no sigmoide e no reto, zonas essas onde normalmente ocorre mais prolongada estase do conteúdo intestinal. O envolvimento do apêndice é frequente.

Nas zonas de trânsito rápido, cólons transverso e descendente, os processos amebianos são mais raros. Excepcionalmente são encontrados antes da válvula ileocecal.

Nos casos mais graves, todo o intestino grosso está comprometido.

Em raras ocasiões aparecem lesões semelhantes a tumores, os **amebomas**, caracterizados por grande espessamento da parede intestinal, com ulceração ou sem ela. Há suspeita de que esse tipo de reação anatomopatológica, onde as amebas são pouco abundantes, corresponda a um processo de hipersensibilidade do organismo à *E. histolytica*.

Localizações Hepáticas

É possível que a invasão dos vasos sanguíneos pelas amebas que se multiplicam na mucosa intestinal leve-as com frequência para o fígado. Mas poucas vezes o parasitismo consegue implantar-se aí.

O fígado humano e o de animais de experiência mostram grande resistência à colonização amebiana, curando-se das infecções experimentais dentro de poucos dias.

Em cobaias, ao que parece, é necessária a existência de uma infecção intestinal crônica para facilitar a adaptação do parasito ao meio oferecido pelo parênquima hepático.

A presença de bactérias no inóculo parece indispensável. Basta associar as amebas à *Escherichia coli*, por exemplo, para que se formem regularmente os abscessos.

Quando a *Entamoeba histolytica* se implanta no fígado humano, formam-se inicialmente lesões muito pequenas e múltiplas, o que sugere sua origem hematogênica. Depois as lesões tendem a unir-se, dando lugar à constituição de focos de necrose extensos: os **abscessos amebianos**.

Estes podem ser vários, mas em geral um só está presente, alcançando não raro grandes dimensões.

O material necrosado termina por fundir-se em um líquido espesso, castanho-avermelhado ou cor de chocolate, que contém tecido hepático lisado, sangue, bile e algumas amebas. Por seu aspecto, costuma ser referido como **pus chocolate**.

Tanto a palavra "pus" como a denominação "abscesso" constituem, no caso, impropriedades de linguagem, pois, ainda que consagradas pelo uso, não descrevem o fenômeno observado senão em sua aparência. Este é uma **necrose de coagulação** com posterior liquefação asséptica do tecido hepático.

A parede do "abscesso" é essencialmente constituída por uma faixa de tecido necrosado onde não se operou ainda a fusão do material morto. No parênquima vizinho encontram-se amebas em maior número, pois as que permanecem na área necrótica degeneram. As lesões antigas podem estar envolvidas por uma cápsula fibrosa, que pouco a pouco vai sendo igualmente invadida pelos parasitos.

A ruptura de um abscesso hepático pode fazer-se para a cavidade peritoneal ou, depois de ter provocado aderências e reduzido a mobilidade do hemidiafragma direito, esvaziar-se na pleura ou no pericárdio.

Outras Localizações

Os casos de amebíase com localizações pleuropulmonares pericárdicas e cerebrais são geralmente resultantes dos processos hepáticos, seja em consequência da formação de abscessos subfrênicos, seja na ausência destes.

A **amebíase pulmonar** costuma ser, por isso, uma necrose secundária do lobo inferior ou médio do pulmão direito. Eventualmente, há formação de uma fístula hepatobrônquica com evacuação do abscesso hepático, com produção de empiema (pus na cavidade pleural), ou com ambas as coisas.

Mas, ocasionalmente, um ou mais abscessos pulmonares de origem supostamente hematogênica ocorrem nos pulmões, sem que existam antecedentes hepáticos. Acredita-se que a invasão torácica possa fazer-se também por via linfática.

A **amebíase cerebral** é geralmente uma complicação das formas hepáticas ou pulmonares, mas foram descritos alguns casos em que não se pôde demonstrar pela autópsia envolvimento do fígado ou dos pulmões. A via hematogênica deve ter sido a utilizada nesses casos.

A **amebíase cutânea**, ainda que relativamente rara, constitui a quarta localização extraintestinal, por sua frequência. Dois terços desses casos tinham úlceras cutâneas nos órgãos genitais e eram ou lactentes (menores de 12 meses de idade), ou pessoas adultas com determinados comportamentos sexuais (pederastia, sodomia).

FORMAS CLÍNICAS E SINTOMATOLOGIA

O período de incubação varia consideravelmente, tendo sido registrados desde casos com sete dias, até os de 70, 80 e 95 dias. Aparentemente, esse período depende da quantidade de material infectante ingerida pelo paciente e das condições de seu aparelho digestivo.

As manifestações clínicas da amebíase e suas complicações são de tal modo proteiformes que, apenas por razões didáticas, vamos descrevê-las agrupadas em determinados quadros convencionais.

Amebíase Intestinal

Infecções assintomáticas ou com poucos sintomas constituem a grande maioria dos casos de amebíase, mas podem ocorrer formas latentes que conduzem, mais tarde, a surtos agudos ou, eventualmente, a complicações graves.

Nas autópsias, têm sido encontradas lesões em indivíduos que não apresentavam história clínica da doença.

Alguns autores propõem a expressão **amebíase invasiva** para caracterizar a existência de fatores, ligados ao parasito ou ao hospedeiro, que concorrem para o aparecimento de lesões anatomopatológicas. A amebíase intestinal invasiva evidencia-se por:

- sintomas e sinais da doença;
- presença de trofozoítos hematófagos, nas evacuações;
- alterações características da mucosa intestinal, observáveis mediante endoscopia;
- presença de anticorpos específicos no soro.

A **amebíase não-invasiva** mostra, pelo contrário, além de uma evolução assintomática, ausência de anticorpos no sangue.

Amebíase Intestinal Invasiva. Este quadro clínico é conhecido também como **colite amebiana aguda** ou como **disenteria amebiana**. Os sintomas costumam instalar-se subitamente e sua evolução pode assemelhar-se à da disenteria bacteriana, com dor abdominal, febre, leucocitose geralmente inferior a 10 mil glóbulos brancos por microlitro e evacuações frequentes. Estas, que a princípio contêm fezes líquidas, logo se tornam simples misturas de muco e sangue. A mortalidade é geralmente alta, quando não medicada, podendo ocorrer o desfecho dentro de 7 a 10 dias. Na epidemia de Chicago, em 1933 (ver adiante), a mortalidade foi da ordem de 7%.

Em geral, os sintomas mais graves se atenuam após 4 ou 5 dias e a amebíase passa para a fase crônica ou assume um curso subagudo.

Nas formas subagudas da doença, mais comuns que as formas graves, o ataque inicial ou os subsequentes podem ter um começo rápido, com elevação de temperatura (37,5 a 39°C), fortes dores abdominais, tenesmos e dejeções diarreicas ou disentéricas, cujo número chega a ser bastante grande (10 a 20 por dia).

As evacuações contêm matérias fecais, muco e sangue. O quadro mantém-se por uma a quatro semanas, quando não é tratado, podendo causar emagrecimento, fraqueza, nervosismo e abatimento.

Nos casos benignos, nota-se anorexia, lassidão, desconforto abdominal, acompanhados de evacuações diárias de fezes moles, onde só uma observação atenta registra a presença de muco e um pouco de sangue.

Amebíase Intestinal Crônica. É uma das modalidades clínicas mais frequentes da amebíase. Manifesta-se por evacuações de tipo diarreico ou não, várias vezes ao dia (cinco ou seis, talvez), flatulência, desconforto abdominal ou ligeira dor. Raramente a febre acompanha esse quadro, que dura poucos dias. Entre as crises medeiam longos períodos (de muitos dias ou semanas) absolutamente sem sintomas.

Se frequentes, essas manifestações intestinais conduzem a um estado de fadiga, de perda de peso e de reduzida capacidade para o trabalho.

O quadro gastrintestinal pode sugerir perturbações funcionais do aparelho digestivo ou alterações psiconeuróticas, com sintomas digestivos. Outras vezes, uma sensação de plenitude e distensão abdominal ou de desconforto epigástrico podem acompanhar-se de náuseas e vômitos. Períodos de constipação alternam-se frequentemente como outros de diarreia.

O exame físico revela cólons ligeiramente dolorosos, sobretudo nas regiões do ceco e do sigmoide.

A retossigmoidoscopia permite ver-se a mucosa congesta, recoberta de muco, com ulcerações múltiplas superficiais e com um exsudato necrótico purulento de cor amarelo-acinzentada (em 7% dos casos). Nas fases disentéricas, as úlceras são maiores e mais profundas, podendo ser vistas em quase metade dos casos. A mucosa friável e com soluções de continuidade sangra facilmente.

Colite Amebiana Fulminante. Entre os quadros graves de amebíase intestinal aguda, destaca-se a forma fulminante que afeta particularmente as mulheres durante a gravidez e o puerpério, bem como pacientes sujeitos à **imunodepressão**, seja medicamentosa, seja de outra natureza. Os cólons ficam cravejados de úlceras, das quais grande parte chega até à perfuração da parede intestinal.

O quadro clínico é dominado por uma síndrome tóxica, febril, com dor em todo o abdome que pode apresentar reação de defesa, rigidez da parede e ausência de ruídos intestinais, devido à peritonite; ou mostrar-se distendido por um íleo paralítico. Cólicas fortes e tenesmo acompanham as evacuações mucossanguinolentas. Desidratação e hemorragia intestinal podem complicar o quadro.

A evolução é para o agravamento progressivo, com morte ao fim de alguns dias ou semanas, a menos que se consiga impedi-la administrando altas doses de **deidroemetina** (parenteral), ou de **ornidazol** por via oral.

Complicações da Amebíase Intestinal

Perfuração. Ainda que de ocorrência relativamente rara, a perfuração com peritonite encontra-se em 3 a 5% das autópsias de casos fatais da doença.

Algumas vezes ela é intraperitoneal; mas frequentemente é retroperitoneal, dependendo a evolução clínica e o prognóstico, neste caso, da reação parietal que se desenvolva para fechar a brecha.

Hemorragia. Raramente maciça, ela pode ser pequena e persistente, quando uma úlcera de crescimento rápido chega a erodir artérias ainda não atingidas por processos de endarterite obliterante. Malnutrição e outros fatores, somando-se às perdas por sangramento, podem levar à anemia.

Apendicite e Tiflite Amebianas. A invasão do cécum (tiflite) e do apêndice apresenta os mesmos sinais e sintomas que a apendicite bacteriana, distinguindo-se pela presença de sangue em evacuações diarreicas; mas a intervenção cirúrgica é contraindicada, devido às condições da mucosa edemaciada e friável, às dificuldades com a sutura e à alta mortalidade. As complicações podem ser agravadas por associação bacteriana, quando não é a amebíase que se implanta sobre as lesões infecciosas de natureza bacteriana.

Ameboma. É a mais frequente das complicações de tipo crônico, constituídas geralmente por tecido granulomatoso firme e com ulcerações. Há tendência ao crescimento contínuo e produção de sintomatologia variada, capaz de ser confundida com a de outras condições patológicas. Localiza-se de preferência na parede anorretal e no cécum.

A história clínica pode referir diarreias e disenterias, ou não. Sintomas frequentes são: anorexia, perda de peso, febre e mal-estar. Uma obstrução intestinal ou a presença de massa tumoral palpável podem sugerir carcinoma do cólon ou do reto.

O diagnóstico diferencial deve ser feito também com tumores benignos, diverticulites, esquistossomíase, tuberculose e outras colopatias.

A escassez de amebas nos amebomas dificulta o diagnóstico, mesmo nas biópsias.

Mas os testes imunológicos são positivos e a resposta à terapêutica antiamebiana costuma ser rápida e eficiente, a menos que infecções bacterianas e fibrose alterem o quadro, exigindo sua remoção cirúrgica.

Amebíase Hepática

O envolvimento hepático na amebíase não é raro, pois, em autópsias de pacientes que morrem dessa doença, há lesões amebianas do fígado em um terço dos casos.

As lesões difusas e abscessos pequenos ou afastados da superfície do órgão podem evoluir silenciosamente por muito tempo. Por outro lado, apenas 30 a 40% dos casos de abscesso hepático comprovado têm história clínica de amebíase intestinal, podendo o envolvimento do fígado surgir um a três meses depois do quadro intestinal, ou concomitantemente.

A incidência do abscesso é dez vezes mais frequente nos adultos que nas crianças e é três vezes mais encontrado no sexo masculino que nas mulheres. A evolução do processo é insidiosa, ainda que os sintomas possam instalar-se subitamente.

A sintomatologia inclui dor ou desconforto no hipocôndrio direito, que se agrava com a movimentação; a intensidade da dor é variável e simula algumas vezes a cólica biliar, irradiando-se, como esta, para a região escapular do mesmo lado (dor referida, devido à inervação metamérica); a febre é irregular e intermitente, com calafrios, suores, náuseas e vômitos. Há fraqueza e perda de peso.

Durante o exame físico, encontra-se geralmente um fígado aumentado de volume e doloroso à percussão na área relacionada com o abscesso. Ligeira icterícia pode ser observada em 10 a 15% dos casos.

O exame radiológico revela elevação do hemidiafragma direito e diminuição de sua mobilidade. Quando há envolvimento do diafragma, por extensão das lesões hepáticas, a dor irradia-se para a região clavicular. A radiologia mostra pequeno derrame pleural, e o exame físico acusa modificação dos sinais acústicos da base pulmonar.

104 BASES DA PARASITOLOGIA MÉDICA

A localização e a avaliação das dimensões do processo necrótico do fígado podem ser feitas por meio de técnicas cintilográficas ou mediante ecotomografia. A punção exploradora ou evacuadora deve ser precedida de tratamento amebicida, para evitar a extensão do parasitismo a um trajeto fistuloso ou à pele.

Amebíase Pleuropulmonar e de Outros Órgãos

Nas **infecções pulmonares**, as manifestações clínicas variam muito. Em sua forma clássica, há febre, dor torácica no lado direito, tosse e expectoração de material com aspecto que ora lembra molho de chocolate, ora de tomate, ou então gelatina. Mas, havendo infecção secundária, o catarro torna-se amarelado, verde ou rosado.

Quase metade dos pacientes tem, ao mesmo tempo, fígado aumentado de tamanho ou doloroso, ou uma história pregressa de disenteria.

A radiologia permite identificar ampla gama de sinais, que vão desde pequena mobilidade do hemidiafragma direito ou uma discreta e limitada elevação projetando-se sobre o desenho da cúpula diafragmática, até uma efusão pleural franca, uma consolidação pulmonar ou a formação de abscesso.

Outros pacientes queixam-se de tosse pertinaz, pouca expectoração espessa, escura, ou mucoide, mas sem sinais de envolvimento hepático ou com manifestações radiológicas mínimas. Entretanto, a *E. histolytica* pode ser encontrada no escarro de muitos deles e o tratamento específico age eficazmente.

As **localizações cerebrais** podem simular um abscesso piogênico ou serem completamente inespecíficas, não recebendo diagnóstico adequado, a menos que seja este sugerido pelos antecedentes amebianos, sobretudo hepáticos ou pulmonares.

Muitos desses pacientes foram vistos na fase terminal das formas graves de amebíase hepática ou pulmonar. A morte sobreveio 3 a 17 meses depois da hospitalização, tendo a autópsia demonstrado lesões hepáticas em todos os casos.

DIAGNÓSTICO DA AMEBÍASE

Na maioria das vezes, o quadro clínico da amebíase inclui-se no que se denomina **síndrome do cólon irritável** ou colite mucosa. Esta síndrome tem numerosas causas. Por isso, a *Entamoeba histolytica* pode estar ausente de um quadro como esse; ou estando presente, pode ser ou não ser sua causa. Aí reside uma das principais dificuldades do diagnóstico etiológico, razão pela qual são necessárias quatro condições para o diagnóstico seguro de amebíase:

1) um quadro clínico compatível com essa protozoose;
2) a presença demonstrada de *Entamoeba histolytica*;
3) um teste sorológico positivo, indicando que houve efetiva penetração do parasito nos tecidos do hospedeiro;
4) resposta favorável à terapêutica antiamebiana, quando tratamentos não específicos tiverem falhado.

A forma aguda da amebíase exibe quadros clínicos comuns a outras doenças que produzem disenteria ou diarreia. Mas, em qualquer situação, o diagnóstico deve basear-se nos exames parasitológicos ou, quando isso não for possível, nas provas indiretas e outros recursos laboratoriais.

Nos casos crônicos, o diagnóstico pode ser prejudicado pela atitude do paciente e suas deficiências de comunicação, quer aceitando como normal o fato de defecar várias vezes por dia, eliminar fezes moles ou sentir cólicas precedendo as evacuações, quer pela dificuldade de descrever sintomas mais ou menos indefinidos.

Por outro lado, alguns especialistas alertam os médicos contra a tendência muito antiga e generalizada de atribuir à amebíase grande número de quadros sintomáticos, que traduzem disfunção intestinal e se relacionam com outros processos infecciosos, com colopatias orgânicas, ou com dietas e hábitos inadequados dos pacientes. O reconhecimento desses fatos e o estabelecimento de diagnósticos em bases mais rigorosas permitiria livrar muita gente de tratamentos amebicidas inúteis.

Pesquisa de *Entamoeba histolytica*

A expulsão de parasitos nas fezes é intermitente, irregular, o que exige frequentemente a feitura de vários exames, em dias diferentes, para que se possa dar um resultado seguramente negativo.

A eficiência dos exames reduz-se com o uso de purgativos, o mesmo sucedendo após o emprego de antibióticos e de outras drogas, especialmente amebicidas e antimaláricos. Recomenda-se, nesses casos, aguardar uns 10 dias para repetir a pesquisa.

O modo mais confiável de diagnóstico da amebíase, em pacientes sintomáticos, consiste no exame imediato de material colhido durante a retossigmoidoscopia (esfregaço de mucosa, aspiração de úlceras) ou de fezes recém-emitidas, para busca de amebas vivas e com mobilidade característica, eventualmente hematófagas. Segundo os casos, as técnicas a empregar serão distintas:

Pesquisa em Fezes Líquidas. Aí encontraremos sobretudo as formas trofozoíticas, sendo raros os cistos. Nos casos de disenteria amebiana aparecem nas fezes as formas grandes de *E. histolytica*, contendo muitas vezes hemácias fagocitadas em seu citoplasma. Glóbulos vermelhos podem ser abundantes no campo microscópico, em vista das ulcerações hemorrágicas.

Os exames a fresco devem ser feitos dentro de curto prazo após as evacuações, reduzindo-se a vitalidade do parasito mais ou menos rapidamente em função do abaixamento da temperatura e da desidratação do material. Para o exame, diluir o material em solução fisiológica.

A maneira mais adequada de diagnosticar corretamente as formas trofozoíticas das amebas é fixá-las previamente, a úmido (no fixador de Schaudinn, p. ex.), e corá-las pela hematoxilina férrica. Os caracteres para separar *E. histolytica* de outras amebas intestinais foram apresentados no Quadro 8.1, nas Figs. 8.1 e 8.2, bem como no texto do Cap. 8.

O diagnóstico da amebíase deve ser feito por pessoal especialmente treinado para isso. Na falta de pessoal com experiência suficiente, os erros de diagnóstico são extremamente frequentes.

Pesquisa em Fezes Formadas. Predominando aqui as formas císticas, recomendam-se as técnicas de concentração para cistos. A mais usada na prática é a técnica de centrífugo-flutuação no sulfato de zinco. Um aperfeiçoamento desse método é a técnica de Ferreira & Abreu.

Pesquisa em Outros Materiais. As formas trofozoíticas podem ser pesquisadas em material aspirado ou curetado de ulcerações cutâneas. Nos casos de localizações viscerais extraintestinais, o parasito deve ser procurado nos líquidos e exsudatos colhidos por punção, ainda que raramente possa ser demonstrado no "pus" extraído de abscessos do fígado e de outros órgãos.

Diagnóstico Imunológico

Mesmo que só a demonstração do parasito ofereça diagnóstico etiológico seguro, as dificuldades que se encontram para isso e a necessidade de demonstrar o caráter invasivo da ameba (o que permite distinguir *E. histolytica* de *E. dispar*) obrigam-nos a recorrer aos métodos imunológicos. Eles são importantes também nos casos de amebíase extraintestinal. As técnicas mais em uso, atualmente, são:

- ELISA.
- contraimunoeletroforese;
- hemaglutinação indireta;
- imunofluorescência indireta;
- imunodifusão dupla em gel de ágar (Ouchterlony);
- radioimunoensaio.

A técnica de **ELISA** mostra-se muito sensível e de fácil execução, mesmo nas condições que acompanham os trabalhos de campo. Dá altos títulos com o soro de pacientes portadores de amebíase hepática e títulos menores na amebíase intestinal invasiva, porém mais elevados que os obtidos com outros métodos imunológicos.

A hemaglutinação e a contraimunoeletroforese são muito sensíveis, mas como os anticorpos envolvidos nesses processos persistem durante muitos anos após a infecção, eles pouco informam sobre a situação atual do paciente. Sua principal utilidade é nos inquéritos epidemiológicos, para revelar a proporção de indivíduos que têm ou tiveram amebíase em determinada localidade.

Em populações pouco sujeitas a reinfecções, a imunofluorescência é um bom método de triagem, mas pode dar títulos baixos (1:64) tanto em casos de amebíase ativa, como em pessoas com história pregressa de disenteria.

A técnica da difusão de precipitinas em ágar-gel (teste da dupla difusão, de Ouchterlony) é a que maior correlação apresenta com as infecções efetivamente em curso. Nos casos em que ela se mantenha positiva por mais de um ano, deve-se suspeitar de que a infecção ameebiana do paciente não foi eliminada pelo tratamento.

Na prática, os testes de maior sensibilidade devem ser usados como métodos de triagem diagnóstica, particularmente quando se trate de amebíase extraintestinal ou quando o uso de drogas impossibilite o recurso aos exames parasitoscópicos. Eles devem ser acompanhados por outros testes capazes de indicar atividade ameebiana atual, mas sobretudo devem alertar o médico para persistir na busca dos parasitos, ou para o uso de processos semiológicos que possam orientar segura e racionalmente o tratamento. A contraimunoeletroforese pode ser utilizada para detectar antígenos no **"pus" amebiano**.

TRATAMENTO DA AMEBÍASE

Nos casos de disenteria grave, o paciente permanecerá em repouso, com dieta de consistência branda, rica em proteínas e vitaminas, mas pobre em resíduos e carboidratos. Deve receber líquidos em abundância.

Os medicamentos a empregar, tanto nas formas agudas como nas crônicas da amebíase intestinal, bem como nas localizações extraintestinais, pertencem a duas categorias: a dos que atuam na luz do intestino e a dos que agem nos tecidos invadidos pelas amebas.

Amebicidas da Luz Intestinal

Dicloracetamidas. Estes compostos, quase insolúveis na água, são muito pouco absorvidos pela mucosa intestinal, razão pela qual têm sua ação limitada à cavidade intestinal. Pela mesma razão são praticamente atóxicos para o homem e não têm contraindicações. Como efeito colateral, podem provocar flatulência, que desaparece ao fim do tratamento.

Os principais produtos em uso são: **Teclosan**, comprimidos de 100 ou 500 mg, ou suspensão (com 50 mg por 5 ml); **Furamida** ou **furoato de diloxamida**, em comprimidos de 500 mg; **Etofamida**, comprimidos de 200 ou 500 mg, ou suspensão (com 100 mg por 5 ml); **Clefamida**, comprimidos de 250 mg. A dosagem para os adultos é de 3 a 6 comprimidos por dia (dependendo da droga utilizada), durante 5 a 10 dias. Para as crianças prescrevem-se doses menores, geralmente sob a forma de suspensões.

Estes amebicidas agem, por contato, sobre os trofozoítos que se encontrem na luz do intestino; mas, como todos os demais medicamentos usados contra esses parasitos, não destroem seus cistos. Em todas as formas de parasitismo por *Entamoeba histolytica* as dicloracetamidas encontram indicação:

a) nos casos assintomáticos, ou de portadores sãos (eliminadores de cistos), para destruir o ciclo não-patogênico que se desenvolve na luz do intestino e é responsável pela produção de cistos e, portanto, pela transmissão da amebíase.

b) nos casos de amebíase intestinal invasiva ou nas infecções extraintestinais, para impedir a reinvasão dos tecidos e assegurar a erradicação do parasito. Nestes casos, devem ser associadas aos medicamentos que agem nos tecidos (ver adiante).

Amebicidas Teciduais

Nitroimidazóis. São as drogas de escolha para o tratamento das formas sintomáticas de amebíase, devido ao fato de serem absorvidas pelo intestino e agirem eficazmente sobre as amebas que se encontram nos tecidos. Em consequência de sua rápida absorção ao nível do intestino delgado, a quantidade de nitroimidazóis que chega ao intestino grosso é insuficiente para eliminar os parasitos que vivem na luz desse órgão. Razão pela qual o esquema terapêutico deve incluir, sempre, uma dicloracetamida. As principais drogas em uso são:

O **metronidazol**, atualmente o produto mais usado para tratamento da amebíase sintomática. A posologia recomendada é de 25 a 30 mg/kg de peso, por dia, dividida em três tomadas por via oral, preferivelmente depois das refeições. Um tratamento dura 7 a 10 dias. Há formulações injetáveis.

Doses menores (2,4 mg/kg de peso, de uma só vez ou divididas em três tomadas por dia) deram bons resultados em casos não complicados de abscesso hepático, combinado com a aspiração do "pus". Alguns insucessos já foram assinalados no tratamento de abscessos e em outros casos.

O metronidazol tem gosto amargo e produz efeitos colaterais pouco pronunciados, em 15 a 30% dos pacientes: náuseas, vômitos, gosto metálico na boca, dores abdominais e diarreia. Mais raramente, há dor de cabeça, tonturas e dormência nas pernas. Depois de metabolizado, é excretado pela urina (que fica avermelhada), pela bile, saliva, leite, esperma e secreção vaginal.

O medicamento é contraindicado nas afecções do sistema nervoso, nas disfunções sanguíneas e no primeiro trimestre da gestação. Devido à inibição que provoca em diversas enzimas do metabolismo do álcool (semelhante ao efeito do dissulfiram), a ingestão alcoólica durante ou depois do tratamento pode cau-

106 BASES DA PARASITOLOGIA MÉDICA

sar confusão mental, perturbações visuais, cefaleia, náuseas e vômitos, sonolência e hipotensão.

O **tinidazol** tem propriedades semelhantes às do metronidazol, mas alcança concentração dupla no sangue, após 24 horas. Prescrevem-se para adultos, por via oral, 2 gramas por dia (tomados de uma só vez, após a refeição), durante dois dias. Para crianças, 40 a 60 mg/kg de peso, após as refeições, durante dois a três dias consecutivos. Não ingerir álcool durante o tratamento. Os efeitos colaterais são como com o metronidazol. Não deve ser prescrito a gestantes, no primeiro trimestre de gravidez e durante o aleitamento.

O **ornidazol** distingue-se dos anteriores apenas em alguns detalhes: concentração plasmática elevada, 1 a 2 horas depois da administração oral, e eliminação lenta; ausência de incompatibilidade com o álcool; fraca neurotoxicidade e ausência de teratogenicidade.

Dosagem para os adultos: 500 mg, duas vezes ao dia, durante 5 a 10 dias, por via oral. Efeitos colaterais em cerca de 15% dos pacientes.

O **nimorazol**, conhecido também como nitrimidazina, tem propriedades semelhantes às dos medicamentos precedentes. Alcança alta concentração sanguínea e urinária.

A dose habitual é de 40 mg/kg de peso do paciente, por dia, durante 5 a 10 dias; administração oral.

EPIDEMIOLOGIA DA AMEBÍASE

Distribuição Geográfica

A simples presença da *Entamoeba histolytica* na luz intestinal, caracterizada pela eliminação de cistos, é frequente em todo o mundo, variando sua incidência anual, segundo as regiões, entre 5 a 50% da população. Calculou-se (1982) que o número total de portadores do parasito seria da ordem de 480 milhões de pessoas. Mas os casos de **amebíase-doença** (ou amebíase invasiva) não devem ser mais que um décimo desse número, os demais sendo atribuíveis à *E. dispar*.

Estima-se que, anualmente, entre 40.000 e 110.000 óbitos são devidos à amebíase, o que colocaria esta protozoose como segunda causa de mortalidade, depois da malária, dentre as parasitoses humanas. Além disso, a doença é responsável por prolongados períodos de incapacidade das pessoas atingidas, que necessitam de assistência médica e, mesmo, de hospitalização, razão pela qual a amebíase constitui importante problema médico e de saúde pública.

A amebíase infecção incide no Novo Mundo com taxas muito elevadas, não raro superiores a 20 ou 30%. No Brasil, foram encontradas prevalências muito altas em lugares como Manaus, Belém, João Pessoa e Porto Alegre; e relativamente altas nos Estados da Bahia, Minas Gerais e Rio Grande do Sul. No Estado de São Paulo, a maioria dos inquéritos outrora realizados registrava entre 10 e 20% de exames positivos para o complexo *E. histolytica*.

Diferenças Regionais da Virulência. Um fato notável chama a atenção dos epidemiologistas: nas regiões frias ou temperadas do mundo, a amebíase-doença é rara ou inexistente. No entanto, o número de portadores sãos pode ser elevado, e a percentagem da população que elimina cistos tetranucleados pode ser tão grande como nas regiões de endemia grave.

O abscesso amebiano também tem sua geografia própria. Frequente na península indo-chinesa (em 25% dos casos de indivíduos com amebíase), também é encontradiço na Índia,

na África do Norte e no México. Mas poucas vezes se observa em países como a Venezuela, a Colômbia e o Equador, onde as taxas de parasitismo intestinal são elevadas.

Fontes de Infecção Amebiana

Os pacientes com amebíase intestinal de tipo crônico, os casos oligossintomáticos e os assintomáticos (portadores sãos) constituem as principais fontes de infecção, pois são legiões e expulsam cistos de *E. histolytica* em suas fezes consistentes e de aspecto normal. Contam-se, muitas vezes, 60 cistos por miligrama de fezes. Cada evacuação de 100 gramas pode disseminar, portanto, 6 milhões desses cistos.

Os doentes com formas de amebíase invasiva só transmitem sua infecção se apresentarem, também, uma população de trofozoítas na luz intestinal capaz de encistar-se em fezes formadas. Entretanto, pacientes com disenteria aguda ou diarreia não podem transmitir a amebíase, mesmo que preencham a condição anterior, enquanto estiverem eliminando fezes líquidas, pois nesse meio não se opera o encistamento das amebas.

A transmissão só será possível depois que cessar a emissão de fezes líquidas e que se modificar o estado da massa fecal, ao normalizar-se o trânsito intestinal.

As percentagens de exames positivos para cistos, obtidas em inquéritos sobre a população geral, darão ideia incorreta da importância das fontes de infecção em cada país ou região, se o diagnóstico não for estabelecido com todo o rigor.

A maioria dos inquéritos publicados no passado, sem levar em conta a distinção entre *E. histolytica* e *E. dispar* ou *E. hartmanni*, deve ser interpretada com muita reserva.

Transmissão da Amebíase

Mecanismos de Transmissão Direta. Todos os seres humanos parecem igualmente suscetíveis à *Entamoeba histolytica*. A transmissão direta, de homem a homem, realiza-se habitualmente por meio das **mãos sujas**.

Contaminada com matéria fecal durante a higiene anal, depois das evacuações, as mãos podem reter cistos de amebas, sobretudo sob as unhas. Nestas condições os cistos permanecem viáveis, quando menos, por 5 minutos, se o paciente não lavar as mãos. Esse tempo pode prolongar-se até 45 minutos se as unhas forem longas e bem ajustadas ao seu leito cutâneo, prevenindo a dessecação, que mata os cistos em 5 a 10 minutos.

As mãos de um indivíduo suscetível podem contaminar-se ao cuidar de um eliminador de cistos de *E. histolytica*, ou ao prestar assistência a outros doentes que estejam eventualmente eliminando tais cistos, e sendo depois levadas à boca (ao comer, roer as unhas etc.) asseguram a ingestão das formas infectantes do parasito.

A propagação por relações sexuais (sodomia) parece ser cada vez mais frequente e faz da amebíase uma das **doenças sexualmente transmitidas**. Entre os fatores de alto risco encontram-se a homossexualidade, a mudança frequente de parceiros sexuais e o contato oral-anal direto ou indireto (felação).

Mecanismo de Transmissão Indireta. Eles podem ser vários, dentre os quais destacam-se os seguintes:

- contaminação de alimentos pelas mãos poluídas de um eliminador de cistos;
- contaminação de alimentos com fezes humanas utilizadas como adubo;
- veiculação dos cistos pela água poluída com dejetos humanos; e
- transporte mecânico por insetos.

É provável que os eliminadores de cistos que manipulam alimentos sejam importantes disseminadores de *E. histolytica*. Em uma epidemia havida em Chicago, em 1934, um preparador de saladas parece ter sido a fonte de infecção para os hóspedes de um hotel.

E em Aruba, nas Antilhas, o tratamento específico dos manipuladores de alimentos fez baixar de 90% a incidência da amebíase em uma população de trabalhadores.

Por outro lado, os manipuladores de legumes são os indivíduos mais sujeitos ao risco de infecção, quando esses vegetais foram adubados com fezes humanas.

O consumo de alimentos crus, quer porque tenham sido adubados com excrementos humanos, quer porque tenham sido regados com águas poluídas, ou porque manuseados por mãos infectadas, podem facilitar a transmissão.

Já foram descritos cinco surtos epidêmicos de amebíase em que a disseminação da parasitose foi motivada por conexões cruzadas entre a rede de esgotos e o abastecimento de água. Vazamentos nos esgotos representam permanente ameaça de contaminação de canalizações de água imperfeitas, ou do lençol freático, ou de outras fontes de água usadas pela população.

Poços rasos, abertos, ou construídos em terrenos calcários, onde o fendilhamento natural impede uma filtração perfeita da água que chega a tais poços, estão muito sujeitos à contaminação fecal.

As coleções de águas superficiais (rios, córregos, valas, lagoas etc.) estão expostas ao mesmo risco. Na água, os cistos mantêm-se viáveis cerca de 10 dias e, dada sua baixa densidade (= 1,060), a velocidade de sedimentação é pequena (3 metros em 4 dias), o que assegura prolongada permanência em suspensão. Se houver contaminação frequente, é possível que determinada coleção de água mantenha-se permanentemente infectante.

Em temperaturas de refrigerador os cistos resistem, na água, até 6 ou 7 semanas. Ainda assim, muitos autores consideram que, nas condições habituais, a função propagadora da água de beber é muito pequena, dada a dispersão dos elementos infectantes em volumes consideráveis do líquido. Inquéritos feitos na Índia confirmam esse conceito.

Finalmente, tem-se atribuído às moscas e às baratas algum papel como transportadores mecânicos de cistos, que transitam sem alterações pelo tubo digestivo dos insetos e são eliminados com suas dejeções. As moscas já foram encontradas com infecções naturais.

Fatores Coadjuvantes da Transmissão. Além de circunstâncias que favoreçam a implantação do parasitismo, devem-se considerar aquelas que facilitam a eclosão dos quadros patológicos.

Ainda que encontrada desde a mais tenra infância até a extrema velhice, a prevalência da amebíase é maior na idade adulta. Algumas atividades profissionais aumentam o risco da doença, como o trabalho de desobstrução e reparação de redes de esgotos, a manipulação de alimentos adubados ou irrigados com água poluída etc.

A aglomeração e a vida em condições insalubres facilitam a eclosão de casos ou mesmo de epidemias, como tem sido verificado entre soldados em campanha, em campos de prisioneiros e entre refugiados, ou entre trabalhadores alojados em péssimas condições higiênicas.

Nos últimos anos, a infecção amebiana tem sido encontrada com alta frequência entre os homossexuais, particularmente nos EUA, onde atinge 20 a 30% da população masculina desse grupo, se bem que os zimodemos mais vezes isolados não sejam

patogênicos. Como já sucede com vários outros parasitos intestinais, a amebíase é agora incluída entre as doenças sexualmente transmitidas e adquire especial gravidade quando associada à **síndrome de imunodeficiência adquirida (AIDS)**.

Desnutrição, estafa e outras circunstâncias debilitantes predispõem à doença. A dieta, mesmo abundante, não parece estranha à frequência maior ou menor da amebíase-doença, parecendo concorrer para ela a predominância de alimentos hidrocarbonados ou a escassez de proteínas.

Tem sido assinalada, de longa data, a frequência com que surtos de enterocolites e disenterias de outra etiologia se acompanham de aumento correspondente do número de casos de amebíase. Possivelmente as modificações da flora intestinal que se apresentam em tais circunstâncias contribuam diretamente para exaltar a patogenicidade da *E. histolytica*, independentemente das lesões bacterianas produzidas na mucosa. O simples deslocamento de indivíduos ou de populações (imigrantes, turistas, soldados etc.) de uma região para outra pode acrescentar a um intestino já parasitado pela *E. histolytica* aquele fator (bacteriano, viral ou outro) que opera sua transformação para a forma patogênica.

Endemicidade e Epidemias

Contrariamente ao que em geral sucede com a disenteria bacteriana, a forma intestinal da amebíase é doença essencialmente endêmica.

Verdadeiras manifestações epidêmicas foram, no entanto, observadas algumas vezes. A mais famosa foi a da Exposição Internacional de Chicago, em 1933, quando o afluxo de mais de 8 milhões de visitantes e a superlotação dos hotéis e restaurantes deu como resultado a produção de 1.409 casos e 100 mortes (7% de letalidade). Dois hotéis foram a origem das infecções, devido à contaminação da água de beber por instalações sanitárias acidentalmente em conexão com os reservatórios.

Na mesma Chicago, em 1934, depois de um incêndio nos matadouros da cidade, a intercomunicação entre as redes de água potável e de águas servidas levou à eclosão de 300 casos de colite e disenteria amebiana, entre as 1.600 pessoas que haviam bebido a água poluída.

Os inquéritos epidemiológicos comprovaram fatos análogos em outras ocasiões e em outros países.

CONTROLE DA AMEBÍASE

Programas de Controle. O estado em que se encontram os conhecimentos sobre a amebíase limitam nossa capacidade de intervenção quase unicamente ao controle da transmissão do parasito.

Nem a busca e tratamento de casos sintomáticos pode influir sobre a situação, visto serem os "portadores sãos" as principais fontes de infecção. O número delas, a falta de motivação para a quimioterapia de massa, bem como de condições para implementá-la e seu custo, obrigam-nos a buscar soluções modestas dentro de programas integrados de luta contra as doenças transmissíveis de veiculação fecal, ou contra as diarreias.

De qualquer forma, inquéritos preliminares e sondagens periódicas são necessários para uma justa avaliação do problema amebiano e do valor dos métodos de controle. A formação de pessoal competente para diagnosticar e para orientar as medidas de controle é de suma importância.

Educação Sanitária. Dadas as características da amebíase e as dificuldades de identificá-la para o grande público como um problema específico de saúde coletiva, sua abordagem educacional deve ser feita no contexto da luta contra as doenças diarreicas ou da educação sexual.

Vimos que a amebíase é, em larga medida, uma **doença de mãos sujas**. A educação sanitária, além de insistir sobre a obrigação de usar latrinas e instalações sanitárias e de não defecar no chão, deve pôr ênfase no fato de que lavar as mãos é uma das medidas mais importantes para se evitar a transmissão da doença. Deve-se lavar as mãos, sempre que possível com água e sabão:

a) depois de defecar e limpar-se;
b) antes de preparar ou tocar em alimentos que serão consumidos crus ou que não sofrerão uma nova cocção;
c) antes das refeições;
d) depois de tocar em objetos ou alimentos que possam ter sido contaminados com fezes, águas poluídas ou mãos sujas;
e) depois de cuidar da higiene de quaisquer doentes e de possíveis eliminadores de cistos.

Além disso, deve-se aconselhar o uso de unhas curtas, ou então lavá-las frequentemente com escova e sabão. Não roer as unhas.

Evitar alimentos que possam estar contaminados ou que (como legumes e frutas) possam não ter sido convenientemente lavados ou desinfetados. Evitar alimentos manipulados por vendedores ambulantes e consumidos sem outros cuidados.

A educação sexual deve incluir a amebíase entre as noções de risco inerente a determinadas práticas relacionadas com o sexo.

Saneamento Ambiental. Para que as medidas acima tenham sentido, é essencial que o abastecimento de água seja abundante e de fácil acesso. A água para uso doméstico deve ser potável e livre de contaminação fecal.

Para maior segurança (ou onde não haja tratamento da água), usar nos domicílios filtros de porcelana porosa. Previne-se, assim, também o risco de contaminação por defeitos existentes na rede de distribuição de água. A cloração é ineficaz, nas concentrações toleráveis para se beber.

Como métodos de depuração química, de uso limitado, citaremos o tratamento pelo **permanganato de potássio** (0,3 grama para 10 litros de água); depois de 20 minutos, descorar a água, com hipossulfito a 2%. A **Cloramina** é usada na proporção de 1 comprimido de 0,25 grama para 1 ou 2 litros (dependendo do grau de poluição da água), durante 30 minutos.

A existência de instalações sanitárias e rede de esgotos é importante para a profilaxia. Mas o **tratamento dos esgotos** deve assegurar a destruição dos cistos, antes de seu lançamento em rios, lagos etc.

Não se deve permitir que fezes humanas sejam utilizadas como adubo (a menos que convenientemente tratadas) ou que contaminem águas destinadas à irrigação.

O lodo seco, resultante do tratamento anaeróbio dos esgotos em câmaras digestoras, deve alcançar temperaturas de 60 a 70°C, para destruir os cistos, antes que possa ser utilizado como fertilizante.

Identificação e Tratamento das Fontes de Infecção. Ainda que importantes, essas medidas são extremamente difíceis de executar, devido ao número de pessoas que deveriam ser alcançadas por elas. Os serviços básicos de saúde devem encaminhar aos centros de diagnóstico e tratamento todos os casos sintomáticos, suspeitos de amebíase, para confirmação e medicação.

Nas zonas de alta endemicidade, os casos assintomáticos não exigem tratamento, em vista da elevada probabilidade de reinfecção. Mas nas zonas não-endêmicas ou de baixa endemicidade, ou onde é elevada a frequência de estirpes de *E. histolytica* de alta patogenicidade, os casos assintomáticos deverão ser tratados com as dicloracetamidas.

Os serviços de saúde devem ter por objetivo prioritário a identificação e o tratamento dos indivíduos (manipuladores e preparadores de alimentos, pessoal de restaurantes, de hotéis etc.) cujas atividades impliquem maior risco para a disseminação dos parasitos. Nesses casos, o exame de fezes feito periodicamente, por técnicos competentes, permitirá identificar e tratar os eliminadores de cistos, sintomáticos ou não.

O tratamento dos assintomáticos é igualmente obrigatório sempre que os pacientes devam receber, por outros motivos, qualquer terapêutica imunodepressora, ou que se lhes diagnostique doença imunodebilitante (AIDS, particularmente).

Proteção dos Indivíduos de Alto Risco. O uso das dicloracetamidas como quimioprofiláticos poderá encontrar emprego nos casos de exposição temporária ao risco de infecção.

10

Os Esporozoários e as Coccidíases

CICLO VITAL DOS ESPOROZOÁRIOS
FAMÍLIAS E GÊNEROS DE INTERESSE MÉDICO
COCCÍDIOS E COCCIDÍASES
ISOSPORA BELLI E ISOSPORÍASE
   O parasito e seu ciclo
   Patologia e clínica
   Diagnóstico e tratamento
   Epidemiologia e profilaxia

SARCOCYSTIS E SARCOCISTOSE
   Os parasitos e seu ciclo
   Patologia e clínica
   Epidemiologia e profilaxia
CRYPTOSPORIDIUM E CRIPTOSPORIDÍASE
   Os agentes etiológicos
   Quadro clínico da criptosporidíase
   Diagnóstico e tratamento
   Epidemiologia e profilaxia

Os esporozoários formam um agrupamento de protozoários muito homogêneo, que constitui a classe **Sporozoea** (= **Sporozoa**). Além de serem todos parasitos obrigatórios e apresentarem um ciclo biológico onde se alternam a reprodução sexuada e a reprodução assexuada, caracterizam-se porque, em determinadas fases de sua vida, possuem no polo anterior de seu corpo alongado umas estruturas celulares especiais que formam o **complexo apical**, destinado à sua fixação e penetração nas células dos organismos hospedeiros.

Quando bem desenvolvido, esse complexo compreende estruturas em forma de anéis situados no polo anterior do parasito, sob a membrana celular e centrados em torno de uma pequena depressão onde vêm terminar algumas organelas alongadas denominadas **roptrias** e outras conhecidas como **micronemas** (Fig. 10.1). Essas organelas contêm materiais necessários à invasão dos locais a parasitar.

Sob os anéis polares há outra organela que, por sua forma, recebeu o nome de **conoide**. Da circunferência do conoide, parte um conjunto de microtúbulos que ficam aderidos à face interna da membrana celular e concorrem para manter a forma do parasito.

CICLO VITAL DOS ESPOROZOÁRIOS

No desenvolvimento desses protozoários vamos distinguir, por comodidade de exposição, dois ciclos menores, que se alternam sempre com regularidade: um assexuado e outro sexuado.

Ciclo Assexuado ou Esquizogônico. Inicia-se com o **esporozoíta**, uma forma alongada e móvel do parasito, dotada de complexo apical. O nome esporozoíta vem de sua formação no interior de um envoltório resistente, o **esporo** ou **esporocisto** (Fig. 10.2 E).

Ao abandonar o esporocisto, o esporozoíta deve alcançar de alguma forma seu hábitat, no organismo de um novo hospedei-

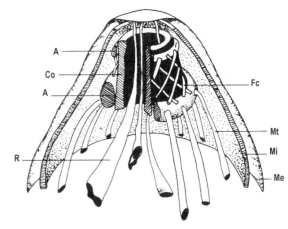

Fig. 10.1 Esquema para mostrar a estrutura do aparelho apical de um esporozoário, *Toxoplasma gondii* (redesenhado de Souza, 1974). **A**. Anéis do conoide. **Fc**. Fibras do conoide. **Me**. Membrana externa. **Mi**. Membrana interna. **Mt**. Microtúbulos do conoide (Co). **R**. Roptria.

ro. Isso é facilitado quando este ingere os esporos que estavam contaminando seus alimentos, por exemplo.

Graças ao aparelho apical, o esporozoíta invade células do epitélio digestivo (ou outras) do organismo hospedeiro e torna-se um parasito intracelular.

Aí sofre transformações morfológicas (inclusive o desaparecimento do complexo apical), nutre-se e cresce.

Ao fim do crescimento, o núcleo põe-se a dividir várias vezes, num processo de multiplicação assexuada de que resulta, primeiro, uma forma multinucleada, ou **esquizonte**; depois, o citoplasma se divide também, para dar origem simultaneamente a elementos-filhos uninucleados. Esse processo é chamado de **reprodução esquizogônica**, ou **esquizogonia** (Fig. 10.2 A).

Os organismos-filhos daí resultantes são chamados **merozoítas** e, ao se formarem, voltam a possuir um complexo apical que lhes permitirá invadir novas células do mesmo hospedeiro. A partir de cada merozoíta, o ciclo assexuado pode repetir-se, sucedendo-se as fases de crescimento e de multiplicação esquizogônica, por várias gerações; ou, então, o desenvolvimento parasitário encaminha-se para um processo de reprodução sexuada, conhecido como **esporogonia**.

Ciclo Sexuado ou Esporogônico. Inicialmente os merozoítas (ou alguns dentre eles) diferenciam-se em células especializadas para a reprodução sexuada: são os **gametócitos**.

Aqueles que se destinam a produzir gametas masculinos chamam-se microgametócitos (Fig. 10.2 B) e os que se transformarão em gametas femininos são os **macrogametócitos** (Fig. 10.2 C).

Como esses nomes sugerem, os elementos masculinos e femininos que vão resultar daí são morfologicamente diferentes.

Os **microgametas** ou gametas masculinos são delgados e flagelados, dotados de motilidade, portanto.

Os **macrogametas** ou gametas femininos são maiores e imóveis.

Quando gametas de sexos opostos se unem (cópula) formam um ovo ou **zigoto** que logo se encista e passa a chamar-se **oocisto** (Fig. 10.2 C e D).

FAMÍLIAS E GÊNEROS DE INTERESSE MÉDICO

Dentro da classe **Sporozoea** (ou Sporozoa) encontramos apenas dois grupos de interesse para a parasitologia humana.

A ordem **Coccidiida**, que compreende os coccídios, e a ordem **Haemosporidiida**, que inclui os parasitos da malária, sendo todos protozoários pequenos intracelulares e parasitos de vertebrados e invertebrados. Três famílias de **Coccidiida** contêm parasitos que infectam a espécie humana:

1. A família **Eimeriidae** comporta muitas espécies dos gêneros *Eimeria* e *Isospora*, que são parasitos de animais domésticos, e *Isospora belli*, que infecta o homem (Fig. 10.3).
2. Na família **Cryptosporidiidae** estão algumas espécies do gênero *Cryptosporidium*, que são protozoários geralmente inócuos, mas oportunistas, e se tornam patogênicos quando os pacientes vêm a sofrer de qualquer tipo de imunodepressão (AIDS, por exemplo).
3. A família **Sarcocystidae** conta com apenas três espécies de interesse médico: *Sarcocystis hominis*, *Sarcocystis suihominis* e *Toxoplasma gondii*.

Analisaremos em seguida as coccidíases humanas, mas deixaremos a toxoplasmose para o próximo capítulo, dado seu grande interesse médico.

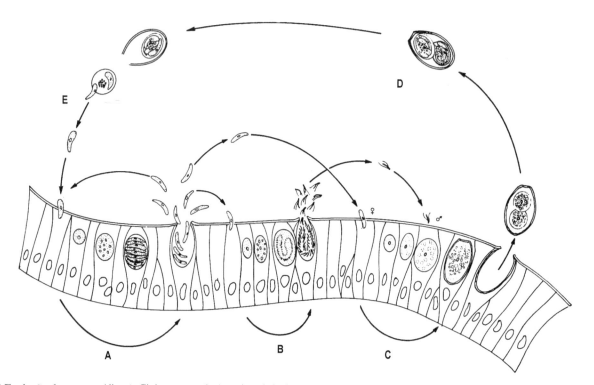

Fig. 10.2 Evolução de um coccídio. *A*, Ciclo assexuado (esquizogônico) que se repete certo número de vezes, segundo a espécie. *B*, Microgametogênese com formação dos gametas masculinos. *C*, Macrogametogênese e fecundação do gameta feminino por um microgameta, dando origem ao oocisto. *D*, Formação dos esporozoítas que se dá geralmente no meio exterior. O processo de reprodução sexuado (de *B* a *D*) constitui a fase de multiplicação esporogônica; *E*. Libertação dos esporozoítas, no organismo de um novo hospedeiro.

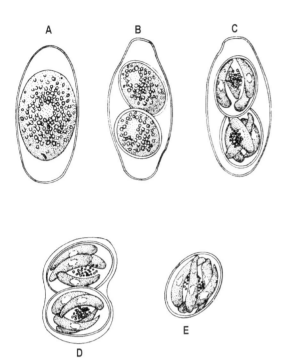

Fig. 10.3 As três figuras superiores representam oocistos de *Isospora belli*, em diferentes estádios de maturação. *A*, Na fase inicial, com um só esporoblasto. *B*, Em seguida, com dois esporoblastos que já produziram cada qual seus esporocistos. *C*, Oocisto maduro, com dois esporocistos, contendo quatro esporozoítas cada, além de granulações do corpo residual. As duas figuras inferiores representam formas infectantes de *Sarcocystis hominis*. *D*, Dois esporocistos maduros e ainda envolvidos pela frágil membrana do oocisto. *E*, Um esporocisto isolado, depois da ruptura do oocisto.

COCCÍDIOS E COCCIDÍASES

Numerosas espécies do gênero *Eimeria* causam doenças graves nas aves, no gado e em outros animais de importância econômica para o homem. Galinhas, patos, perus, faisões, pombos etc. são infectados por mais de vinte espécies de *Eimeria*.

Este gênero caracteriza-se facilmente porque no interior dos oocistos formam-se quatro esporocistos, cada um deles com dois esporozoítas. O gênero *Isospora* distingue-se porque os oocistos contêm dois esporocistos, cada qual com quatro esporozoítas.

Ao ingerir carne de animais parasitados, inclusive aves e peixes, os oocistos dos respectivos coccídios podem aparecer nas fezes humanas, sem maior significação patológica, pois apenas atravessam o tubo digestivo sem desencistarem-se ou serem digeridos.

Porém, algumas espécies parasitam efetivamente o homem — *Isospora belli*, *Sarcocystis hominis* e *Sarcocystis suihominis*, enquanto outras são patogênicas apenas para indivíduos imunodeficientes: *Cryptosporidium* spp.

ISOSPORA BELLI E ISOSPORÍASE

O Parasito e seu Ciclo

A infecção por *Isospora belli*, ou **isosporíase**, é adquirida pela ingestão de oocistos, procedentes de contaminação fecal.

Na luz do intestino delgado, os esporozoítas são liberados e invadem as células epiteliais da mucosa, onde se multiplicam abundantemente por esquizogonia.

Assim que as células parasitadas degeneram e se rompem, os merozoítas passam a invadir novos pontos do epitélio, produzindo extensas destruições a esse nível.

Por fim, parte dos merozoítas evolui para gametócitos e gametas que, após copularem, dão lugar à formação de zigotos e **oocistos**.

Estes são elípticos e frequentemente apresentam uma ou ambas as extremidades estreitando-se à maneira de um colo. Medem uns 30 μm de comprimento por 10 a 12 μm de largura (Figs. 10.3 e 10.4). Ao serem expulsos nas fezes os oocistos ainda não completaram seu desenvolvimento: no interior da parede cística, com duplo contorno, vê-se a massa citoplásmica nucleada e cheia de granulações; ela não preenche todo o espaço, deixando livres as regiões polares (Fig. 10.3 *A*).

Esta célula única (zigoto) divide-se em duas, que são chamadas **esporoblastos** (Fig. 10.3 *B*). Nesse estádio evolutivo é que são vistos nas fezes.

No solo, dependendo das condições ambientais, o processo de esporogonia prossegue dentro de cada oocisto. Os esporoblastos segregam cada qual uma membrana resistente em torno de si, transformando-se em **esporocistos**. O amadurecimento estará completo quando cada esporoblasto tiver formado quatro esporozoítas, restando ainda no interior de cada um dos esporocistos certa quantidade de citoplasma residual, granuloso e sem núcleo, de cuja superfície se destacam os esporozoítas, no fim da esporogonia (Figs. 10.2 *C* e 10.4 *B*). Os esporozoítas são encurvados (em forma de banana) e de extremidades afiladas, numa das quais se encontra o aparelho apical.

Em um dos polos do oocisto há um poro, ou micrópila, por onde os esporozoítas escaparão quando o parasito alcançar o tubo digestivo de um novo hospedeiro.

Patologia e Clínica

As isósporas produzem infecções benignas do intestino delgado, ao invadirem as células epiteliais de revestimento e das criptas de Lieberkühn, provocando reação inflamatória da mucosa.

Talvez, na maioria dos casos, o parasitismo por *I. belli* seja assintomático. Em casos observados de infecção experimental com

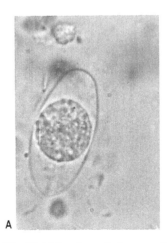 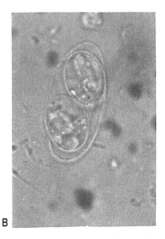

Fig. 10.4 Microfotos de *Isospora belli*: *A*, Oocisto imaturo, observado nas fezes de um paciente. *B*, Oocisto maduro com dois esporocistos contendo os respectivos esporozoítas.

112 BASES DA PARASITOLOGIA MÉDICA

oocistos de *I. belli*, surgiram febre e diarreia depois de 7 a 10 dias. Durante uns 10 dias perdurou o mesmo quadro com oscilações da temperatura em torno de 38 a 39°C. Depois sobreveio cura espontânea, sem necessidade de medicação. Mas a eliminação de oocistos manteve-se por cerca de um mês ou mais.

O quadro de enterite pode alongar-se por um mês. Em um caso, os oocistos só apareceram nas fezes 4 semanas após ingestão acidental de material infeccioso e foram eliminados durante 10 dias.

Outros sintomas observados nas infecções naturais são: perda de apetite, astenia, dor de cabeça e náuseas. As evacuações chegam a ser frequentes, com cólicas ou dores abdominais. O início pode ser súbito com febre, calafrios e, em seguida, diarreia, meteorismo ou mesmo uma síndrome disenteriforme.

Nos pacientes com AIDS, a infecção costuma ser crônica e, em geral, intermitente. *I. belli* produz, eventualmente, em indivíduos imunodeficientes, uma diarreia debilitante que pode levar à morte.

Diagnóstico e Tratamento

O diagnóstico da isosporíase é feito pela demonstração de oocistos nas fezes (métodos de Kato, da safranina/azul-de-metileno etc.). Ele é dificultado, muitas vezes, pela escassez de tais formas parasitárias, razão pela qual são sempre exigidas técnicas de concentração dos oocistos e repetição dos exames, nos casos suspeitos.

O aparecimento dos parasitos nas evacuações dá-se, em geral, após duas semanas da infecção, e atinge seu máximo por volta da terceira semana. A evolução da doença, em pessoas imuno-logicamente normais, é para a cura espontânea e completa, ao fim de um prazo médio de 40 dias.

Alguns autores recomendam o tratamento com sulfamidas, com antimaláricos ou antibióticos, porém outros não registraram modificações no curso da infecção com o emprego dessas drogas.

Nos aidéticos, a isosporíase responde rapidamente ao tratamento oral com **sulfametoxazol-trimetoprim** (descrito adiante, no item *Diagnóstico e tratamento da criptosporidíase*), em doses menores que as indicadas contra *Cryptosporidium*.

Recomenda-se, por isso, em certos casos, a instituição de tratamento quimioprofilático, tal como se propõe para a crip-tosporidíase. **Metronidazol** e **quinacrina** são apontados como drogas alternativas.

Epidemiologia e Profilaxia

A infecção resulta provavelmente da ingestão de água ou de alimentos contaminados, tal como em outras protozoo-ses intestinais, mas não dispomos de informações sobre as condições que regem sua propagação. A raridade dos casos faz pensar que o homem não deve ser o único hospedeiro de *I. belli*. A transmissão sexual é possível em certos casos (sodomia, felação).

A isosporíase humana tem sido registrada em países das mais diversas regiões do mundo, parecendo ser cosmopolita. No Chile, os coccídios ocorrem em cerca de 3% dos exames coprológicos, sendo *I. belli* nove vezes mais frequente que *Sarcocystis hominis*. No Brasil, a frequência registrada em São Paulo é inferior a 1 por 1.000 exames, prevalecendo *S. hominis* na proporção de 3 para 2. Em Vitória (Espírito Santo), encontrou-se 0,5% para *I. belli* e 3,7% para *Sarcocystis*.

O exame de pacientes com a síndrome de imunodeficiência adquirida, no Rio de Janeiro, constatou 10,5% de positivos para *I. belli*, entre os homossexuais, e taxas bem mais baixas para os demais. No Haiti, é encontrada em 15% dos aidéticos.

SARCOCYSTIS E SARCOCISTOSE

Os Parasitos e seu Ciclo

Os parasitos do gênero *Sarcocystis* são conhecidos há mais de 150 anos e foram encontrados em grande variedade de animais (peixes, répteis, aves e mamíferos, inclusive o homem), desde as regiões árticas até as tropicais.

Em alguns lugares, 100% dos bois e carneiros estão infectados. No entanto, a natureza e a biologia desses parasitos permaneceram ignoradas até recentemente.

A infecção é denominada **sarcocistose**, mas recebe também os nomes de sarcosporidiose e sarcosporidíase.

Sabe-se agora que os *Sarcocystis* são parasitos heteroxenos, exigindo um hospedeiro para a fase assexuada de seu ciclo e outro para a fase sexuada. Na primeira, parasitam essencialmente os músculos esqueléticos e cardíacos de animais (herbívoros) que servem de alimento para os hospedeiros definitivos (carnívoros e onívoros).

Ciclo Assexuado. Nas massas musculares, eles formam cistos tubulares, que variam de forma e de tamanho, segundo as espécies, numa gama que vai de cistos microscópicos a formações com vários centímetros de comprimento.

Estes últimos aparecem, ao exame macroscópico, como estrias brancas correndo paralelamente às fibras musculares, e, quando as infecções são muito pesadas, o próprio músculo fica esbranquiçado. Cada cisto é envolvido por nítida parede que, em algumas espécies, tem aspecto liso; noutras, mostra numerosas projeções externas (filiformes ou digitiformes) que são características para cada espécie.

O interior do cisto é, em geral, dividido por delgados septos que delimitam compartimentos repletos de **cistozoítas**: uns são redondos (metrócitos), outros em forma de banana (bradizoítas). Os metrócitos não são infectantes (pelo menos no caso de *Sarcocystis muris*), enquanto os bradizoítas maduros evoluirão para gametócitos no hospedeiro definitivo (predador). Na parte central dos cistos velhos, os cistozoítas morrem e se desintegram, deixando ver um desenho de septos que lembra favos de mel.

Ciclo Sexuado. Demonstrou-se experimentalmente que alimentando-se camundongos, assim como cães, gatos e outros carnívoros, ou o próprio homem, com carne de gado infectada com os cistos acima descritos, eles passam a eliminar, ao cabo de 15 dias, esporocistos semelhantes aos dos coccídios; e seguem expulsando-os por largo período.

Nestes hospedeiros os cistozoítas penetram na mucosa intestinal, localizando-se ao nível da lâmina própria subepitelial, e desenvolvem o ciclo sexuado ou esporogônico (sem ser precedido de esquizogonia). Cada uma das três espécies de *Sarcocystis* dos bovinos (*S. hominis*, *S. cruzi* e *S. hirsuta*) tem seus próprios hospedeiros para o ciclo sexuado (respectivamente, o homem, o cão e o gato), ainda que os cistozoítas sejam relativamente eurixenos.

Os cistos são eliminados, por tempo notavelmente longo, como esporocistos maduros e geralmente isolados. Eles só liberam os esporozoítas, entretanto, quando em contato com a bile dos hospedeiros adequados para o ciclo assexuado (esquizo-gônico).

Duas espécies de *Sarcocystis* foram identificadas como parasitos do homem.

1. ***Sarcocystis hominis*** (antes denominado *Isospora hominis*) tem por hospedeiro intermediário o gado bovino (*Bos taurus*). Além do homem, alguns macacos podem atuar como hospedeiros definitivos do parasito, albergando a fase sexuada de seu ciclo evolutivo.

O oocisto é um pouco maior que o de *I. belli*; mas, como sua membrana é muito delicada, rompe-se facilmente, deixando em liberdade os dois esporocistos já plenamente formados que aparecem nas fezes juntos ou isolados (Fig. 10.3 *D* e *E*). Esses esporocistos, ovoides, medem cada um 10×15 μm, em média, e contêm 4 esporozoítas arqueados, além do citoplasma residual. Eles só aparecem nas fezes humanas cerca de 10 dias depois da infecção; mas seguem sendo eliminados durante 40 dias ou mais.

2. ***Sarcocystis suihominis*** (antes confundido com *I. hominis*) tem o porco doméstico (*Sus scrofa*) por hospedeiro intermediário. Os esporocistos medem em torno de $9 \times 12,5$ μm e têm a mesma organização que a espécie precedente. O período pré-patente é também de 10 dias e a eliminação de esporocistos pode ir até 30 dias, pelo menos.

Patologia e Clínica

Pelo fato de não haver, nos hospedeiros definitivos, um ciclo esquizogônico na coccidíase intestinal produzida por *Sarcocystis*, as lesões ao nível da mucosa intestinal humana são mínimas e geralmente não se traduzem por um quadro sintomático. Também, não costuma haver uma resposta imunológica importante. As reinfecções podem repetir-se inúmeras vezes, em função do consumo de carne mal cozida, o que explicaria os casos de eliminação de esporocistos durante muito tempo.

O parasitismo causado por *Sarcocystis* adquire gravidade no hospedeiro intermediário, devido a sua localização nos músculos cardíacos e esqueléticos. E, por atingir o gado e outros animais domésticos, chega a ser importante problema de medicina veterinária.

Os casos de **sarcocistose muscular humana** são muito raros. Em pacientes das Américas, da Europa, bem como da África e Ásia, foram descritos cistos medindo desde 57×45 μm até aqueles medindo $5,3$ cm $\times 322$ μm, localizados na musculatura esquelética, cardíaca ou da laringe.

Vários desses casos eram assintomáticos e só foram diagnosticados após necrópsia. Outros estavam relacionados com lesões locais ou doenças sistêmicas. Entre os sintomas registrados encontravam-se: dolorimento muscular persistente, miosite, tumefação, mal-estar, febre, broncoespasmo etc. O quadro anatomopatológico compreendia, nesses casos, fibrose intersticial e infiltração perivascular, com eosinofilia.

Em um caso diagnosticado e acompanhado durante muitos anos, havia tumefação muscular, temperatura elevada, mal-estar e broncoespasmo. Esse quadro, que se apresentava com recaídas severas, repetiu-se durante 7 anos sem responder à terapêutica e, por fim, desapareceu espontaneamente.

Diagnóstico e Tratamento. O diagnóstico oferece as mesmas dificuldades já referidas em relação às outras coccidíases, pela pouca abundância de parasitos nas fezes. As técnicas de concentração devem ser as preferidas para os exames coproparasitológicos.

Na sarcocistose muscular, a imunofluorescência indireta e a reação de fixação do complemento, com antígenos específicos, pode dar resultados positivos. Não parece haver reação cruzada com *Toxoplasma*. A biópsia de músculo tem sido outro método de diagnóstico, permitindo visualizar o parasito. Não se conhece medicação adequada para esta parasitose.

Epidemiologia e Profilaxia

Contrariamente à transmissão de *I. belli* que parece fazer-se de homem a homem através de contaminação fecal, *Sarcocystis* apresenta um tipo de distribuição muito especial, por sua ocorrência cosmopolita e sua incidência mais frequente entre pessoas com altos padrões de vida e de higiene.

A sarcocistose é uma zoonose contraída pelo homem ao consumir carne de boi ou de porco crua ou mal cozida.

A propagação da infecção aos hospedeiros intermediários é facilitada pelo longo período de eliminação dessas formas infectantes e, provavelmente, pela frequência das reinfecções humanas.

Os esporocistos parecem resistentes tanto aos sistemas de tratamento de esgotos quanto às condições do meio ambiente, quando há poluição fecal do solo. Eles chegam às pastagens em quantidade suficiente para manter uma alta prevalência da infecção no gado bovino e suíno.

Para a prevenção seriam necessárias medidas como: só consumir carne que estivesse suficientemente cozida para assegurar a destruição dos parasitos; evitar a poluição fecal do solo e o uso de dejetos humanos como adubo (inclusive quando provenientes de estações de tratamento de esgotos); fiscalizar o gado abatido, em matadouros, para eliminar as carcaças e vísceras evidentemente parasitadas; impedir que cães e gatos tenham acesso a elas. Em alguns países da Europa, conseguiu-se eliminar as sarcocistose dos suínos, pelos cuidados higiênicos em sua criação e pelo uso de dietas artificiais.

CRYPTOSPORIDIUM E CRIPTOSPORIDÍASE

Os Agentes Etiológicos

Esta doença, também denominada criptosporidiose, é devida a protozoários incluídos na classe **Sporozoea** (ordem **Eucoccidiida**) e denominados *Criptosporidium* spp. Sua sistemática é ainda imprecisa. Não obstante serem encontrados como parasitos intestinais de grande número de mamíferos, aves, répteis e peixes, o número de espécies não parece ser maior que quatro (das 19 já descritas).

No intestino do camundongo, *Cryptosporidium* apresenta-se como um esquizonte esférico extracelular (medindo 5 a 7 μm de diâmetro), aderido ao epitélio, ou contido em um vacúolo parasitóforo. Esse esquizonte forma oito merozoítas.

O oocisto maduro, esférico ou ovoide, com diâmetro de 4 a 5 μm, constitui a forma infectante e contém quatro esporozoítas (Fig. 10.5). Ele é eliminado com as evacuações de pacientes ou de animais que apresentam diarreia.

Nos últimos anos, *Cryptosporidium* foi reconhecido como uma das principais causas de diarreia em crianças pré-escolares e particularmente em infantes, assim que deixam de receber alimentação exclusivamente ao seio materno.

A transmissão faz-se pela passagem dos oocistos, de um hospedeiro a outro, por via fecal-oral. A fonte infectante pode ser tanto uma pessoa como um animal que esteja eliminando oocistos. Estes também podem ser veiculados pela água ou pe-

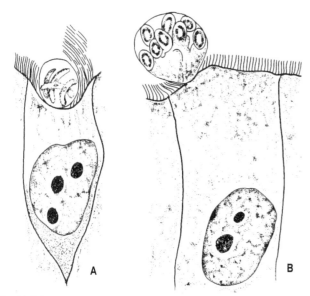

Fig. 10.5 *Cryptosporidium parvum*, no epitélio intestinal do camundongo. *A*, Oocisto maduro com seus quatro esporozoítas. *B*, Fim da esquizogonia. (Segundo E. Tyzzer, apud P.P. Grassé, *Traité de Zoologie*.)

los alimentos (penetração por via digestiva) ou pela poeira (via respiratória). Chegando ao estômago e intestinos, os esporozoítas são liberados e se fixam ao epitélio, onde têm lugar a esquizogonia e a esporogonia.

Quadro Clínico da Criptosporidíase

O período de incubação dura 4 a 14 dias e o início é explosivo. Nas pessoas normais, geralmente crianças, a infecção provoca uma enterocolite aguda e autolimitada, com cólicas e diarreia, que se cura espontaneamente dentro de uma ou duas semanas. Essa primoinfecção assegura proteção contra novas manifestações da doença.

Ela se torna importante quando atinge pessoas com deficiência imunológica (crianças com marasmo ou desnutrição, com hipogamaglobulinemia congênita, pacientes usando drogas imunossupressoras e indivíduos com AIDS). De 58 casos notificados ao CDC, nos EUA, até 1983, 33 tinham AIDS e sofriam de diarreia que era geralmente intensa e irreversível.

Nesses casos, o início é insidioso e o quadro vai se agravando progressivamente. As evacuações tornam-se frequentes e volumosas, havendo considerável perda de peso.

Clinicamente, a criptosporidíase dos aidéticos caracteriza-se por diarreia aquosa, acompanhada de cólicas, flatulência, dor epigástrica, náuseas e vômitos, anorexia e mal-estar. A dor abdominal e a diarreia ocorrem geralmente logo em seguida à ingestão de alimentos.

Os pacientes apresentam intolerância à lactose e má absorção de gorduras. Em alguns casos, as vias biliares estão envolvidas no processo, com o que se agrava a sintomatologia e aumenta a tendência à cronicidade e a dificuldade de tratamento.

O exame físico pouco acrescenta, além de revelar sinais de desidratação e caquexia. Os sintomas persistem, em geral, até a morte por outras causas.

Casos de portadores assintomáticos de *Cryptosporidium* já foram descritos; mas, em pacientes com AIDS, isso deve ser visto como um breve intervalo antes do desenvolvimento inevitável da enterocolite.

Diagnóstico e Tratamento

Deve-se suspeitar de criptosporidíase em pacientes imunodeprimidos ou com imunodeficiência de outras origens, assim como em homossexuais com diarreia.

O diagnóstico é feito pela demonstração do parasito, no exame de fezes. A eliminação de oocistos faz-se durante todo o período diarreico, se bem que seja mais abundante nos primeiros dias.

Os métodos de concentração, pela flutuação em sacarose ou outros, são recomendados quando os parasitos escasseiam.

Várias técnicas de coloração e uso de corantes fluorescentes (como a acridina-orange) são empregados para facilitar seu encontro.

Os trabalhos sobre diagnóstico sorológico indicam aumento de anticorpos específicos, pela técnica de imunofluorescência indireta, com títulos que permanecem altos durante pelo menos um ano.

Pacientes com imunidade normal curam-se em geral espontaneamente, mas em certos casos podem necessitar reidratação oral ou parenteral.

Em que pesem algumas publicações registrando êxito na terapêutica da criptosporidíase, em pacientes imunodeficientes, não foi ainda encontrada uma droga eficaz.

A **espiramicina**, a **paramomicina** e a **azitromicina** têm sido as mais promissoras, por diminuírem a gravidade da infecção, quando administradas por via oral. Reidratação e outras medidas sintomáticas (antidiarreicos) contribuem para melhorar o estado dos pacientes.

Epidemiologia e Profilaxia

Encontrada em todos os continentes, esta infecção ocorre com prevalência de 0,6 a 20%, em populações selecionadas de países desenvolvidos, e entre 4 e 32% em países em desenvolvimento.

Nos Estados Unidos, 3 a 4% dos pacientes com AIDS apresentam enterite por *Cryptosporidium*, sendo a incidência maior entre os aidéticos homossexuais. No Haiti e em alguns países da África, metade dos pacientes com AIDS têm criptosporidíase.

A criptosporidíase é hoje considerada uma **zoonose**.

O gado, os animais domésticos e os de laboratório constituem fontes de infecção, mas não sabemos se são mais importantes que a transmissão de homem a homem. Esta parece responsável pela disseminação domiciliar, em hospitais e outras instituições. A água contaminada tem sido responsabilizada em alguns surtos e em infecções de viajantes.

Os oocistos são resistentes a muitos desinfetantes iodados, clorados, cresílicos e mesmo ao formol a 5%.

Mas alguns ensaios indicam que a água sanitária do comércio, o formol a 10% e o aquecimento a 65°C, durante 30 minutos, são capazes de destruí-los.

Os pacientes com AIDS, quando parasitados, costumam ser grandes eliminadores de oocistos infectantes de *Cryptosporidium*, em suas fezes, razão pela qual devem ser atendidos com cuidados especiais: uso de luvas, lavagem e desinfecção das mãos, esterilização dos objetos contaminados e descontaminação adequada das superfícies.

11

Toxoplasmose

ORGANIZAÇÃO E ULTRAESTRUTURA DO
TOXOPLASMA GONDII
FISIOLOGIA E CICLO VITAL
    Hábitat do parasito
    Ciclo biológico e reprodução
RELAÇÕES PARASITO-HOSPEDEIRO NA
TOXOPLASMOSE
    Infectividade
    Resistência ao parasitismo
    Patologia e clínica

DIAGNÓSTICO DA TOXOPLASMOSE
    Diagnóstico parasitológico
    Diagnóstico imunológico
    Exames neurológicos
TRATAMENTO DA TOXOPLASMOSE
    Medicamentos disponíveis
    Terapêutica nas diversas formas clínicas
EPIDEMIOLOGIA E CONTROLE DA TOXOPLASMOSE
    Distribuição geográfica e prevalência
    Transmissão da toxoplasmose
    Controle da toxoplasmose

A toxoplasmose é uma zoonose que infecta o gato e inúmeras outras espécies de vertebrados homeotérmicos. Ela tem por causa o **Toxoplasma gondii**, um esporozoário que desenvolve parasitismo intracelular e ocorre com muita frequência na população humana sob a forma de infecção crônica assintomática. Mas é capaz de determinar nos indivíduos adultos um quadro agudo febril, com linfadenopatia; e, nas crianças, uma forma subaguda de encefalomielite e coriorretinite. A forma congênita é particularmente grave. Sua importância decorre de:

a) ser uma infecção cosmopolita e estar muito difundida: 15 a 68% da população adulta norte-americana, segundo as áreas geográficas, têm sorologia positiva para anticorpos de *T. gondii*;

b) atacar fetos e crianças pequenas (mais de três mil casos por ano, só nos EUA);

c) constituir uma infecção oportunista, que se manifesta com gravidade sempre que o paciente venha a sofrer um processo de imunodeficiência. Pelo menos 30% dos aidéticos que são soropositivos para *T. gondii* acabam por desenvolver uma encefalite toxoplásmica.

ORGANIZAÇÃO E ULTRAESTRUTURA DO *TOXOPLASMA GONDII*

Por sua forma, o *Toxoplasma gondii* (Fig. 11.1) parece-se com o esporozoíto de um coccídio, pois é alongado, ligeiramente encurvado em arco ou crescente e com uma das extremidades mais atenuada que a outra (lembra geralmente a forma de uma banana). Mede 4 a 8 μm de comprimento por 2 a 4 μm de largura. Quando examinado a fresco, no exsudato peritoneal de animais infectados, é bastante refringente. O núcleo está situado no meio do corpo e se cora em vermelho pelo método de Giemsa, enquanto o citoplasma fica azul.

Ao microscópio eletrônico, vê-se que o toxoplasma é revestido por duas membranas: uma externa e simples (membrana celular unitária) e outra interna e dupla (constituída pela adesão de duas membranas unitárias), sob a primeira.

O aparelho apical tem a estrutura descrita no Cap. 10 (Fig. 10.1) e participa, juntamente com as roptrias, das ações necessárias à penetração nas células do hospedeiro. Roptrias e micronemas dispõem-se na região anterior, indo desde as proximidades do núcleo, onde têm maior volume, até a extremidade anterior, que alcançam depois de se adelgaçarem e de atravessarem o conoide.

FISIOLOGIA E CICLO VITAL

Hábitat do Parasito

Toxoplasma gondii é parasito intracelular obrigatório, invadindo os mais diversos tipos de células no organismo dos

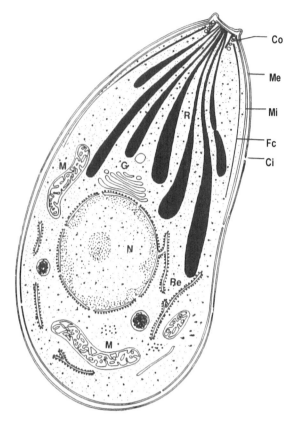

Fig. 11.1 Ultraestrutura de *Toxoplasma gondii* (desenho esquemático). **Ci**, citóstoma; **Co**, conoide; **Fc**, fibras do conoide; **G**, aparelho de Golgi; **M**, mitocôndria; **Me**, membrana externa; **Mi**, membrana interna fenestrada; **N**, núcleo; **R**, roptrias; **Re**, retículo endoplásmico.

hospedeiros. Sua afinidade maior é para as células do sistema fagocítico mononuclear, para os leucócitos e para as células parenquimatosas.

Ao penetrar nas células do hospedeiro, os toxoplasmas desenvolvem um processo ativo de endocitose. Em microscopia eletrônica pôde-se demonstrar que a membrana da célula invadida não se rompe; mas, depois que o parasito ligou-se a ela pelo conoide, invagina-se para endocitar o *Toxoplasma* (Fig. 11.2 A). Além disso, a membrana desse vacúolo parasitóforo deve ser diferente da dos fagossomos, visto que os lisossomos não conseguem fundir-se com ela e derramar aí seu conteúdo para destruir o parasito (Fig. 11.2 B).

No momento da penetração, as roptrias esvaziam-se, parecendo que seu conteúdo é necessário nesse processo e que a membrana do vacúolo onde se abrigam os toxoplasmas seja, ao menos em parte, modificada por eles. Através dela realizam-se as trocas metabólicas entre os parasitos e o organismo hospedeiro.

Ciclo Biológico e Reprodução

Tal como os *Sarcocystis* (da mesma família), *T. gondii* desenvolve um ciclo sexuado nos hospedeiros definitivos e um ciclo assexuado nos hospedeiros intermediários.

Porém, nos hospedeiros definitivos, *T. gondii* realiza os dois ciclos. Espécies dos gêneros *Felis* e *Lynx* — mas particularmente os gatos — são os únicos hospedeiros nos quais o *T. gondii* pode completar todo o seu duplo ciclo vital (Fig. 11.5).

Os outros animais (mamíferos ou aves) não podem manter senão as fases assexuadas do ciclo e desempenham, portanto, o papel de hospedeiros intermediários. Eles transmitem a infecção apenas quando sua carne servir para a alimentação de animais carnívoros ou onívoros (e do próprio homem) ou quando venham a fazê-lo por via congênita.

No Tubo Digestivo dos Gatos. Quando um gato jovem é alimentado com camundongos que tenham toxoplasmose aguda ou crônica, começam a aparecer em suas fezes oocistos imaturos de *Toxoplasma*, alguns dias depois. O mesmo sucede se lhe administrarmos, por via oral, cistos obtidos pela trituração de tecidos de outro animal infectado.

A eliminação de oocistos pode durar um mês, e desaparecer em seguida. Mas o isolamento de toxoplasmas do intestino de gatos infectados pode ser positivo mesmo um ano depois da infecção.

A necrópsia de gatinhos sacrificados durante o período de eliminação fecal dos parasitos revela a presença de toxoplasmas dentro das células epiteliais do intestino. Os parasitos que aí penetraram arredondam-se e começam a multiplicar-se assexuadamente (por endogenia, como se verá adiante), podendo repetir esse ciclo muitas vezes.

Mas alguns deles diferenciam-se em gametas, produzindo macrogametas e microgametas, que vão copular, formar um zigoto que logo segrega uma membrana cística e, assim, fechar seu ciclo sexuado (gametogônico). Os oocistos formados deixam as células epiteliais, antes de completarem seu desenvolvimento, e saem para o exterior com as fezes (Fig. 11.3).

Esses oocistos (que medem em torno de 12,5 por 11 μm) amadurecem no meio externo em 2 a 5 dias, para o que requerem oxigênio, e então apresentam no seu interior dois esporocistos, cada qual com quatro esporozoítos e uma massa de citoplasma residual. Assim que ficam maduros, eles passam a ser infectantes se ingeridos por gatos ou quaisquer outros animais suscetíveis: aves, mamíferos e, inclusive, o homem (Fig. 11.6).

Nos Tecidos dos Hospedeiros. A evolução dos toxoplasmas nos tecidos de qualquer hospedeiro compreende a invasão das células deste e a multiplicação do parasito endocelular por processo assexuado, a princípio interpretado como consistindo em divisões binárias sucessivas.

Demonstrou-se, porém, que o mecanismo envolvido é semelhante a um brotamento interno (Fig. 11.4), formando-se primeiro, nas proximidades do polo anterior do núcleo, duas estruturas membranosas que se desenvolvem para constituir dois conoides-filhos. Em seguida, o núcleo adota a forma de uma ferradura, com as pontas crescendo em direção aos conoides. Na medida em que vão se formando dois núcleos-filhos independentes, as estruturas membranosas vão crescendo para trás, envolvendo cada um dos núcleos e englobando outras organelas celulares.

A célula-mãe degenera logo depois, e deixa livres os dois toxoplasmas-filhos. A esse processo de reprodução assexuada deu-se o nome de **endodiogenia**, ou **endogenia**.

Em hospedeiros não-imunes, com infecção aguda, a multiplicação dos toxoplasmas faz-se dentro das células parasitadas, em um espaço limitado por membrana: o **vacúolo parasitóforo**. Ela conduz à formação de pseudocistos que, ao atingirem certas dimensões, rompem-se e deixam os parasitos em liberdade para invasão de outras células. Como esse processo é relativamente rápido e novos pseudocistos podem desenvolver-se em seguida, os parasitos aí formados foram chamados **taquizoítas** (do grego *tachys*, rápido).

Nas formas crônicas da infecção, em hospedeiros com imunidade, os toxoplasmas reproduzem-se também por endogenia,

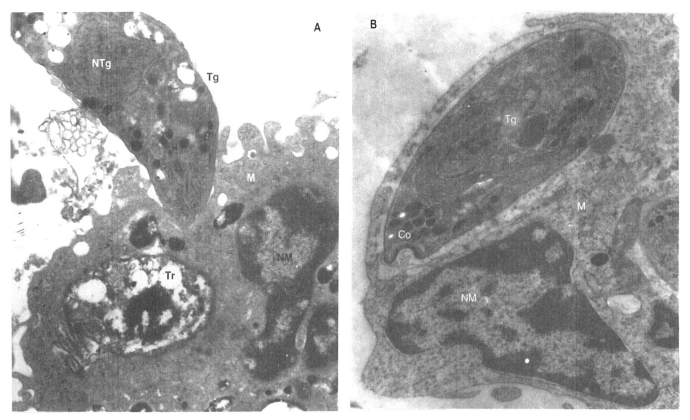

Fig. 11.2 A, *Toxoplasma gondii* (**Tg**) sendo endocitado por um macrófago (**M**): notar a aderência entre o macrófago e o parasito, em vários pontos da membrana do extremo anterior deste último. O macrófago da figura havia endocitado anteriormente um *Trypanosoma* (**Tr**) que se encontra em franca digestão. **NTg**, núcleo do *Toxoplasma gondii*; **NM**, núcleo do macrófago. (Documentação da Dra. Maria de Nazareth S. L. de Meirelles, Dep. de Ultraestrutura e Biologia Celular/IOC/FIOCRUZ, Rio de Janeiro.) B, *T. gondii* já no interior do vacúolo parasitóforo de um macrófago. (Original da Dra. Regina Milder, Dep. de Parasitologia/USP, São Paulo.)

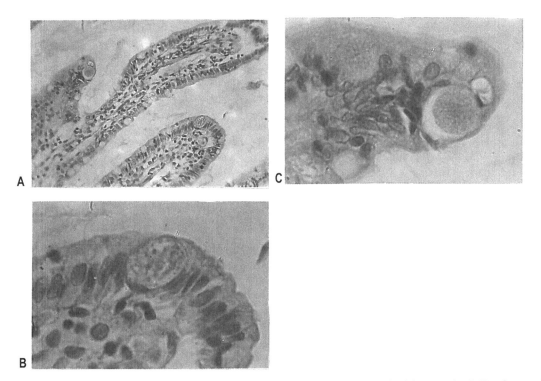

Fig. 11.3 *Toxoplasma gondii*. A, Intestino de gato, corte onde se processa o desenvolvimento do ciclo sexuado. B, Esquizonte. C, Oocisto.

118 BASES DA PARASITOLOGIA MÉDICA

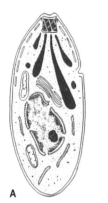 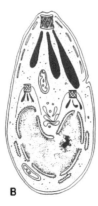 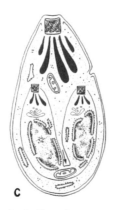 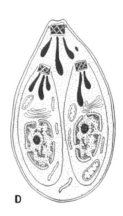 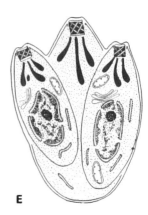

Fig. 11.4 Representação esquemática da reprodução de *Toxoplasma gondii* por endogenia. *A*, Um trofozoíto antes do processo. *B*, Formação de dois conoides-filhos, no citoplasma, e núcleo com aspecto recurvado, em U, dirigindo-se cada ponta para um dos conoides. *C*, Completa-se a divisão do núcleo e a individualização estrutural dos trofozoítos-filhos, pelo crescimento da membrana em direção posterior. *D* e *E*, Os dois novos trofozoítos separam-se abandonando os restos da célula-mãe.

porém muito lentamente, e formam grandes aglomerados parasitários que segregam envoltórios císticos, semelhantes aos que vimos formarem-se em torno dos *Sarcocystis* (Cap. 10).

Os cistos de *Toxoplasma* medem entre 20 e 200 μm, podendo ser arredondados ou alongados. Os parasitos que se encontram dentro desses cistos contam-se por centenas (Fig. 11.5) e foram denominados **bradizoítas** (do grego *bradys*, lento).

Quando os gatos são infectados, por via oral, a partir de cistos ou de pseudocistos, o período pré-patente da infecção dura 7 a 9 dias. Porém quando se lhes administram oocistos por via digestiva, eles só começam a eliminar uma nova geração de oocistos em sua fezes decorridas 3 a 7 semanas.

O ciclo vital completo do *Toxoplasma gondii* nos hospedeiros definitivos e intermediários (ou acidentais), e suas alternativas, podem ser resumidos como mostra a Fig. 11.6.

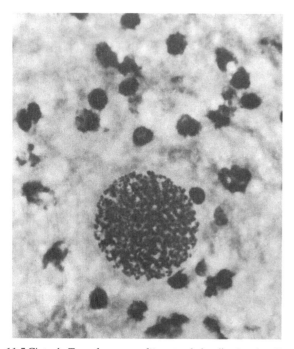

Fig. 11.5 Cisto de *Toxoplasma gondii* contendo bradizoítas, localizados no sistema nervoso central. Impressão de órgão corado pelo Giemsa. (Documentação do Dep. de Parasitologia da USP, São Paulo.)

O *T. gondii* não pôde ser cultivado nos meios acelulares até aqui experimentados, mas desenvolve-se bem em qualquer tipo de cultura de tecido. No laboratório, é mantido por passagens em animais (camundongos).

RELAÇÕES PARASITO-HOSPEDEIRO NA TOXOPLASMOSE

Infectividade

Vimos que tanto os oocistos, eliminados pelos gatos e amadurecidos ao meio exterior, quanto os taquizoítos e os bradizoítos, encontrados no interior de pseudocistos e de cistos, respectivamente, ou livre nos tecidos dos animais hospedeiros, são capazes de infectar os animais de laboratório inoculados por via digestiva ou parenteral.

Desde as primeiras investigações, foi observado que os toxoplasmas não apresentam sempre a mesma infectividade e virulência. Os resultados variam segundo a fonte de onde se isolou o parasito. Assim, a inoculação de camundongos com toxoplasmas isolados de diferentes hospedeiros naturais traduz-se pelo desenvolvimento lento do quadro infeccioso, difícil de confirmar e exigindo, por vezes, numerosos repiques "cegos" (isto é, aparentemente negativos) antes que se estabeleça uma infecção evidente e virulenta.

Essa particularidade tem sido atribuída a uma progressiva adaptação do parasito a cada espécie de novo hospedeiro onde esteja evoluindo. Contudo, não se pode negar a existência de linhagens diferentes de *Toxoplasma gondii* na natureza.

Resistência ao Parasitismo

O grau de suscetibilidade nos animais varia com a cepa de *Toxoplasma*; mas, para uma dada linhagem, alguns hospedeiros mostram-se mais suscetíveis que outros.

Todas as espécies estudadas revelam certo grau de imunização nas reinoculações. Gatos experimentalmente infectados com cistos, por via oral, passaram a eliminar oocistos em 60% dos casos; mas, após uma segunda dose infectante, apenas 25% voltaram a eliminá-los, e em bem menor quantidade. Já na terceira infecção, nenhum oocisto foi eliminado. A resposta sorológica foi observada em todos os animais testados, após a primoinfecção.

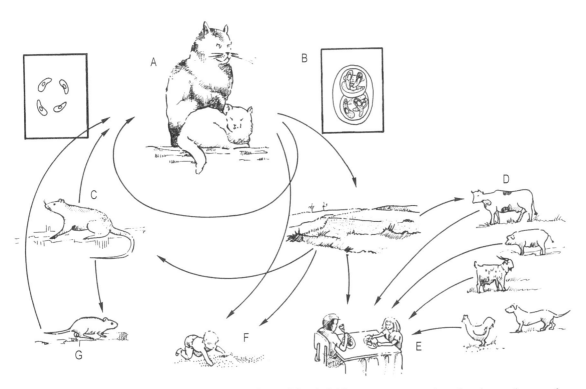

Fig. 11.6 Ciclo biológico de *Toxoplasma gondii*. *A*, O gato é o hospedeiro definitivo, porque no seu intestino desenvolve-se a fase sexuada do parasito e a produção de oocistos. *B*, Estes vão contaminar o meio ambiente (solo, pastagens, águas) ao serem eliminados com as fezes dos felídeos. *C*, Os roedores e outros pequenos animais são hospedeiros intermediários, por se infectarem com os oocistos e desenvolverem pseudocistos ou cistos em seus tecidos, capazes de infectar novos gatos e outros carnívoros, quando comidos por eles. *D*, Muitos animais domésticos ou silvestres adquirem igualmente a infecção, através das pastagens ou do feno poluído, comportando-se também como hospedeiros intermediários. *E*, O homem infecta-se ao comer carne mal cozida destes hospedeiros, ou quando ocasionalmente ingere cistos eliminados pelos gatos (*F*). A transmissão congênita ocorre entre animais e na espécie humana (*G*).

Portanto, mesmo nos hospedeiros definitivos e com ciclo parasitário completo, a imunidade não é absoluta, apesar de persistirem os anticorpos aparentemente durante toda a vida dos felídeos.

Na fase crônica da infecção, encontrando-se apenas formas encistadas nos tecidos, as provas sorológicas podem ser negativas ou apresentarem títulos extremamente baixos. O *Toxoplasma* tem sido isolado de muitos pacientes com reações imunológicas negativas. Aliás, todas as observações sobre a resistência e pequena permeabilidade da parede cística convergem no sentido de que devam ser muito reduzidas as trocas de substâncias antigênicas através dessa membrana.

Trabalhos experimentais recentes sugerem que na toxoplasmose, como noutras infecções por parasitos endocelulares, a proteção é assegurada principalmente pela imunidade celular, cabendo aos anticorpos circulantes um papel secundário. Os macrófagos ativados parecem ser os principais agentes dessa imunidade celular. Eles são induzidos a inibir a reprodução dos parasitos ou a destruir os toxoplasmas, quando previamente incubados com linfócitos e antígenos específicos.

A permanência de infecções latentes e silenciosas, em pequenos cistos localizados no sistema nervoso, em linfonodos ou no globo ocular, constitui grave ameaça para aqueles que venham a desenvolver uma imunodepressão, ou que devam receber tratamentos imunossupressores.

Patologia e Clínica

Com linhagens virulentas, os animais inoculados desenvolvem um quadro agudo. As células mais frequentemente invadidas pelos parasitas são os leucócitos e macrófagos, mas os toxoplasmas podem ser encontrados, em breve prazo, em quase todos os tecidos do hospedeiro.

O número de parasito chega logo a algumas dezenas ou centenas por célula, formando um pseudocisto que, sendo uma estrutura transitória, rompe-se e libera grande número de parasitas para invasão de novas células. A ação destrutiva assim desenvolvida pode levar os animais à morte em poucos dias.

Com linhagens não-virulentas, a inoculação intraperitoneal produz a formação de pseudocistos, em ritmo lento. A maior densidade parasitária é encontrada por volta do sexto dia. As células geralmente contêm menos de 20 parasitas quando prestes a romperem-se. Esse parasitismo decresce até que, após duas semanas, já não se encontrem aí os toxoplasmas.

A partir do quarto dia, porém, podem ser vistas no cérebro algumas células parasitadas e, com oito dias, já se observam parasitas envolvidos por uma membrana cística. Em torno dos cistos não há reação do tecido, nem se encontram parasitas isolados ou pseudocistos, como na etapa inicial (aguda) da doença. Os cistos são vistos também no pulmão, na musculatura esquelética, fígado, baço, rins e músculo cardíaco.

O quadro da doença, no homem, varia consideravelmente, sobretudo em função da idade em que se dê a contaminação. Por isso têm sido descritas duas formas de toxoplasmose-doença: a congênita ou neonatal e a dos adultos e crianças maiores.

Toxoplasmose Congênita ou Neonatal. Mulheres com infecção crônica pelo *T. gondii* não contaminam seus filhos durante o desenvolvimento intrauterino. Nem existem provas de que a toxoplasmose crônica possa causar abortamento. No entanto,

120 BASES DA PARASITOLOGIA MÉDICA

as mulheres que contraem toxoplasmose durante o período de gestação estão sujeitas a riscos de alta gravidade.

O curso da doença parece depender da idade que tenha a gestação quando se der a infecção, e da capacidade que possam ter os anticorpos maternos para proteger o feto.

Quando a infecção materna ocorre entre a concepção e o sexto mês de gestação, costuma haver um quadro agudo ou subagudo, invadindo os parasitos todos os órgãos fetais, mas prevalecendo as lesões do sistema nervoso e da retina. Quando no último trimestre, a doença tende a ser branda ou assintomática. Entretanto, mais da metade dos filhos de mães que se infectaram durante a gravidez nasce sem toxoplasmose.

As formas graves da doença se iniciam com um processo agudo em que há espleno- e hepatomegalia, icterícia, exantema e, por vezes, linfadenopatia generalizada, pneumonite, hepatite, derrames cavitários, anemia e meningoencefalite. Esse quadro agudo poucas vezes é observado, porque ocorre geralmente durante a vida intrauterina e leva à morte fetal ou ao abortamento. As crianças que sobrevivem, em geral, apresentam anomalias e grande retardo no desenvolvimento físico e mental.

A infecção passa muitas vezes para sua fase subaguda ou crônica, regredindo as alterações viscerais e permanecendo as neuro-oculares. Estima-se que 20 a 30% das crianças nascidas com toxoplasmose têm esta forma da doença. A localização exclusivamente ocular aparece em 10% dos casos.

Evidências da doença podem manifestar-se por ocasião do nascimento ou, mais frequentemente, surgem alguns dias depois, ou decorridas semanas ou meses. A síndrome mais característica compreende:

a) retinocoroidite, em 90% dos pacientes com infecção;

b) calcificações cerebrais (em 69%);

c) perturbações neurológicas (em 60%);

d) hidrocéfalo interno ou microcefalia (em 50% dos casos).

As lesões iniciais são nódulos miliares disseminados por todo o encéfalo, ou agrupados em torno de focos necróticos. Algumas áreas maiores de necrose e caseificação, podendo chegar até 2 cm de diâmetro, são encontradas no tecido nervoso e nas meninges. Nas proximidades de tecido aparentemente sadio podem ser vistos pseudocistos ou cistos. Os ventrículos cerebrais estão dilatados, com tecido de granulação nas paredes e descamação do epitélio ependimário. Há hiperplasia e infiltração nas leptomeninges.

As lesões cerebrais podem calcificar-se, aparecendo ao exame radiológico como manchas arredondadas, faixas ou grãos disseminados.

O exame do liquor, que é hipertenso, revela xantocromia, aumento das células e da albumina e, por vezes, parasitos. A inoculação em animais de laboratório é quase sempre positiva.

Lesões oculares graves, extensas e bilaterais, caracterizam-se por edema da retina, graus diversos de degeneração e de inflamação, envolvendo as áreas necrosadas. A coroide apresenta alterações vasculares, hemorragias, infiltrados inflamatórios e edema. Pode haver neurite óptica. Outras alterações oculares também podem estar presentes, como microftalmo, nistagmo, estrabismo, catarata, irite ou atrofia óptica.

Entre as manifestações neurológicas estão as perturbações psicomotoras, convulsões generalizadas, espasticidade, opistótono ou retração da cabeça, rigidez da nuca, paralisias. Pode haver dificuldade para a alimentação do paciente.

A proporção de casos fatais na toxoplasmose congênita sintomática é muito alta. As crianças que sobrevivem são frequentemente deficientes mentais.

Em alguns casos, há uma reativação da infecção congênita muitos anos depois, que deve ser prevenida pelo tratamento precoce.

Toxoplasmose Pós-natal. Não se conhece a duração do período de incubação, supondo-se que possa ser de 5 a 20 dias, ou de vários meses. A maioria dos casos adquiridos na segunda infância ou na idade adulta é assintomática ou não exibe um quadro clínico definido. Os casos sintomáticos mais frequentes podem ser agrupados nas categorias seguintes:

1) formas subclínicas, sem febre ou outras queixas, que são diagnosticadas somente nos exames médicos de rotina;

2) formas com adenopatia e sem febre;

3) formas febris com adenopatia.

A duração da doença pode variar de uma semana a alguns meses, acompanhando-se de quadros sintomáticos inconstantes, ora obrigando o paciente a ficar acamado, ora não. Em alguns casos predomina a sensação de fadiga. Comumente há linfocitose com mononucleares atípicos.

As adenopatias parecem ser as manifestações mais frequentes da infecção em adultos. Os linfonodos mais afetados costumam ser os cervicais. Outros sintomas que acompanham são: mal-estar, mialgias, cefaleia e anorexia.

Uma retinocoroidite pode ser a consequência ou a única manifestação de uma toxoplasmose, confirmada pelos títulos altos das provas sorológicas. Provavelmente, ela é a sequela tardia de uma infecção congênita. A perda da visão em um olho ou alterações da visão normal, sentidas pelo paciente, podem ser os motivos da consulta ao médico. O exame oftalmológico vai encontrar lesões de retinite focal necrotizante.

Mas ocorrem também formas graves, nos adultos. Há casos clínicos fulminantes e rapidamente fatais, com exantema macropapular (durando até duas semanas e cobrindo todo o corpo, com exceção da face e das regiões palmar e plantar); com febre, mal-estar, dores musculares e articulares, no início. Esses casos acompanham-se de prostração, hepatite, esplenite, miocardite e, por vezes, meningite e encefalomielite. A morte sobrevém em uma semana, talvez, ou então a evolução pode fazer-se para a cura.

Toxoplasmose em Pacientes Imunodeficientes. Contrastando com a infecção de indivíduos normais, a doença é extremamente grave em pacientes com imunodepressão.

Infecções crônicas e totalmente assintomáticas assumem subitamente caráter agudo, e passam a dominar a cena, em doentes que venham a sofrer depressão imunológica de etiologias diversas, ou em consequência de terapia imunossupressora.

Com a pandemia de AIDS a partir dos anos 1980, a situação tornou-se frequente, pois a toxoplasmose vem ocupando um lugar destacado como causa de óbito por infecções oportunistas nesses pacientes. Na maioria dos casos desenvolve-se um quadro clínico de encefalite aguda, que mata em poucos dias. Outras vezes a evolução é prolongada.

Os pacientes com a síndrome de imunodeficiência adquirida que desenvolvem encefalite toxoplásmica já têm, em geral, o diagnóstico de AIDS; porém, em alguns casos, a encefalite é a primeira manifestação clínica de uma imunodepressão. Isto ocorre, principalmente, em áreas de alta endemicidade de *T. gondii*. Até fevereiro de 1987, o CDC (Atlanta, EUA) já havia registrado 637 casos comprovados de toxoplasmose do sistema nervoso central, naquele país, entre os 30 mil casos de AIDS, mas essa taxa de 2,1% não representava senão parte da realidade.

Nos países e regiões em que se consome muita carne mal cozida, a frequência de sorologia positiva para toxoplasmose é elevada (como na França, 96%, e na Alemanha, 70%), razão pela qual 25% dos pacientes com AIDS desenvolvem lá encefalite toxoplásmica.

A maioria dos pacientes apresenta febre e dor de cabeça. A alteração das funções cerebrais manifesta-se por confusão, letargia e alucinações ou psicose franca, perda de memória ou do conhecimento e coma. Convulsões aparecem em um terço dos casos e sintomas neurológicos focais em 60% dos pacientes, principalmente hemiparesias, além de afasia, ataxia, escotomas, paralisia de nervos cranianos, movimentos desordenados etc. Em poucos casos observa-se coriorretinite e, mais raramente, meningismo.

Os achados do laboratório clínico são inespecíficos. O exame do liquor pode ser normal, revelar discreto aumento de linfócitos e monócitos e um aumento das proteínas. A tomografia computadorizada e as imagens de ressonância magnética podem fornecer subsídios sugestivos de encefalite toxoplásmica.

Nos pacientes com transplante de órgãos, a toxoplasmose aguda pode ser uma complicação decorrente do uso de imunodepressores ou de uma infecção introduzida com o órgão transplantado (receptor soronegativo e doador soropositivo).

DIAGNÓSTICO DA TOXOPLASMOSE

O diagnóstico clínico é praticamente impossível na toxoplasmose do adulto, assintomática ou com sintomas indefinidos, mas as suspeitas são grandes nos casos de retinocoroidite. O quadro da toxoplasmose congênita ou neonatal é mais característico; porém não basta para firmar o diagnóstico, que dependerá sempre da confirmação laboratorial.

Nos casos de AIDS com encefalite, tem-se generalizado a prática do diagnóstico terapêutico, devendo-se pensar em outras etiologias quando não houver resposta favorável ao tratamento contra a toxoplasmose.

Diagnóstico Parasitológico

A parasitemia é muito fugaz e só se observa na fase aguda da doença. Mas, em exsudatos e no liquor, os parasitos podem ser pesquisados no sedimento após centrifugação. Os toxoplasmas podem ser vistos em cortes de tecidos ou em impressões de órgãos, corados pelo Giemsa.

Isolamento de Toxoplasmas. Faz-se habitualmente pela inoculação intraperitoneal do material suspeito em animais de laboratório, como o camundongo jovem, bastante suscetível à infecção. Examinar o exsudato peritoneal, depois de 6 a 10 dias, e, caso este seja negativo, inoculá-lo em outros camundongos jovens.

Por vezes o isolamento é difícil, especialmente se a cepa for pouco virulenta para o camundongo, exigindo várias "passagens cegas", de animal, até que, exaltada a virulência para esse hospedeiro, possam ser encontrados os toxoplasmas no exsudato peritoneal. Se os animais resistirem vivos 6 semanas e os parasitos não forem encontrados após 8 a 10 passagens, o resultado pode ser considerado negativo.

Na infecções congênitas, os parasitos podem ser vistos em cortes da placenta. Na caracterização morfológica é preciso ter presente a semelhança do *Toxoplasma* com fungos (*Histoplasma*, *Cryptococcus*), com formas amastigotas de *Leishmania* e *Trypanosoma* e com outros protozoários (*Sarcocystis*, *Encephalitozoon*).

Diagnóstico Imunológico

Devido às limitações e dificuldades inerentes às técnicas parasitológicas, os métodos sorológicos são os mais comumente usados para o diagnóstico da toxoplasmose. No entanto, essa prática sofre das complicações resultantes da alta prevalência de anticorpos específicos na população geral, conforme mencionamos no início deste capítulo. A pesquisa de anticorpos específicos é feita principalmente pela **técnica de ELISA** (para IgG ou IgM) e descrita a propósito de outras doenças. Outros métodos utilizáveis são:

- reação de Sabin-Feldman, ou teste do corante (IgG e IgM);
- reação de imunofluorescência indireta;
- reação de hemaglutinação indireta;
- reação de aglutinação do látex;
- reação de fixação do complemento.

Anticorpos IgM Específicos. São detectados mediante o teste imunoenzimático (ELISA), a imunofluorescência indireta ou outros métodos. Aparecem na primeira semana de infecção e apresentam seu pico, geralmente, dentro de um mês.

Na maioria dos pacientes os soros tornam-se não-reagentes (isto é, com títulos menores que 1:16) depois de alguns meses. Nos casos mais favoráveis, os anticorpos IgM específicos tendem a não ser mais detectados entre o terceiro e o quinto mês após a infecção.

De acordo com os conhecimentos atuais, um título de IgM negativo exclui o diagnóstico de toxoplasmose aguda com menos de três semanas de duração, mas não exclui a possibilidade de infecções mais antigas.

Raramente um título alto pode permanecer por um ano ou mais. Portanto, um só exame com título alto de IgM, ou uma série de dois ou mais testes com elevação do título (realizar concomitantemente os testes com as várias amostras), permitem diagnosticar infecção recente ou reativação de infecção anterior. No caso de pacientes com imunodeficiência, não se sabe com que frequência pode haver elevação das IgM em seguida à reativação da toxoplasmose.

Anticorpos IgG Específicos. Podem ser detectados e dosados pelo teste de imunofluorescência indireta (o mais usado atualmente), pela reação de Sabin-Feldman, pelo teste de hemaglutinação indireta e pela reação de fixação do complemento.

Sempre que a comparação de duas amostras de soro do paciente, tomadas com intervalo de três semanas (mas processadas simultaneamente), acusar uma elevação do título com qualquer desses métodos, podemos falar de infecção aguda. Em geral, essa elevação do título vai a 1:1.000 ou mais, na fluorescência e no teste do corante. Mas como o pico de anticorpos IgG é alcançado ao fim de um ou dois meses, os testes devem ser aplicados logo, quando se quer surpreender uma elevação da titulação. Um teste isolado para IgG, mesmo quando o título for elevado, tem pouco valor diagnóstico.

Em pacientes que já apresentem títulos altos no primeiro exame, parece mais conveniente utilizar a reação de fixação do complemento ou a de hemaglutinação, que têm seus picos mais tardiamente, para efeito de comparação e diagnóstico.

Sorologia em Mulheres Grávidas. O teste mais usado é o da imunofluorescência indireta para IgM. Mas recentemente tem sido empregado o teste imunoenzimático reverso, para captura de anticorpos IgM específicos.

Caso não se disponha desses métodos, repetir o teste de imunofluorescência indireta para IgG ou o teste do corante, em duas amostras de soro com intervalo de uma a três semanas, para verificar se o título está em elevação. Se o título na imunofluorescência para IgG for menor que 1:1.000 e for negativo na imunofluorescência com anti-IgM, não será necessário prosseguir na avaliação.

Um resultado negativo pela imunofluorescência indireta com anti-IgM, dentro das três primeiras semanas de gestação, significa

122 BASES DA PARASITOLOGIA MÉDICA

que a toxoplasmose não foi adquirida durante essas três semanas, quaisquer que sejam os títulos na imunofluorescência indireta para IgG ou no teste do corante. Por outro lado, depois de três semanas, um teste negativo para IgM não exclui a possibilidade de que a infecção começou durante ou após a concepção.

Sorologia em Pacientes Imunodeprimidos. Ainda que a maioria dos pacientes imunocomprometidos e com toxoplasmose tenham respostas imunológicas normais, têm sido registrados casos de falso-negativos.

Também foram assinalados casos de falso-positivos na imunofluorescência indireta, para pesquisa de anticorpos IgM, em pacientes com anticorpos antinucleares. O fator reumatoide (autoanticorpo IgG anti-IgG) também pode causar um resultado falso-positivo na imunofluorescência indireta para IgM. A solução desses problemas consiste em utilizar-se o teste imunoenzimático reverso para captura de IgM específica.

Teste do Corante, de Sabin-Feldman. Foi o primeiro teste desenvolvido para o diagnóstico imunológico da toxoplasmose e é considerado, ainda, o padrão de referência para a avaliação de outras técnicas. Pelo fato de exigir, na reação, toxoplasmas vivos, sua utilização requer condições especiais e a manutenção do ciclo parasitário no laboratório, o que limita muito o seu emprego.

Seu fundamento está em que os toxoplasmas vivos (obtidos de exsudato peritoneal de camundongos com menos de 3 dias de infecção), quando incubados a 37°C, por uma hora, em presença de soro imune inativado a 56°C (soro problema) e de soro normal contendo um "fator acessório" em quantidades adequadas, perdem sua afinidade pelo azul-de-metileno, deixando o citoplasma de corar-se por essa droga em meio alcalino (pH 11). O título da reação é dado pela maior diluição do soro do paciente em que pelo menos 50% dos toxoplasmas perderam sua afinidade pelo corante.

O teste torna-se positivo duas a três semanas após a infecção e persiste com títulos altos ($\geq$ 1:1.024) por longo tempo. Depois mantém-se positivo com títulos baixos (1:16 a 1:256) por toda a vida.

Imunofluorescência Indireta. É atualmente o teste mais utilizado para o diagnóstico da toxoplasmose, graças à facilidade de execução e interpretação dos resultados; bem como à economia. O antígeno é constituído por taquizoítos fixados em uma lâmina.

Os resultados obtidos com este teste são comparáveis aos do teste do corante. Ambos mostram uma elevação precoce dos títulos de anticorpos (dez dias a quatro semanas) após a infecção. Os títulos podem elevar-se a 1:10.000 no início, mas caem com o tempo para permanecerem em níveis baixos por vinte ou trinta anos.

Hemaglutinação Indireta. Os anticorpos detectados pela reação de hemaglutinação indireta aparecem mais tardiamente que os do teste do corante (cerca de uma semana mais tarde). Os títulos elevam-se tanto quanto o teste do corante e mantêm-se igualmente por longo tempo.

Reação de Fixação do Complemento. Ela revela anticorpos que são dos últimos a aparecer (depois da quarta semana do início da infecção), mas que não subsistem por mais de cinco anos. Os níveis que alcança são mais baixos que os de outros anticorpos. Em poucas semanas eles podem chegar a 1:100 ou a 1:200, baixando um mês depois, para negativarem-se dentro de um ou dois anos. Consideram-se positivos os títulos a partir de 1:8. Em vista das dificuldades técnicas que acompanham sua execução, esta reação tende a ser abandonada.

Exames Neurológicos

Devido ao fato da encefalite toxoplásmica ser a causa mais frequente de lesões focais intracerebrais em pacientes com AIDS, o estudo das imagens obtidas pela tomografia computadorizada (TC) e pela ressonância magnética (RM) tornaram-se indispensáveis para o diagnóstico e o tratamento desses pacientes.

Massas lesionais hipodensas, múltiplas e bilaterais são reveladas pela TC. As lesões têm predileção pelos gânglios da base e pela junção hemisférica córtico-medular. Porém, os abscessos podem aparecer isoladamente e localizarem-se em qualquer parte do cérebro.

Nos pacientes com sintomas neurológicos focais, a TC tem sido praticamente tão eficiente quanto a RM para a identificação das lesões cerebrais, mas nos outros casos esta última técnica revela massas lesionais não detectadas pela TC. Na toxoplasmose cerebral, a RM sempre revela multiplicidade de lesões, a ponto de se dever pensar em outras etiologias se for encontrada uma única lesão.

Os efeitos da terapêutica específica podem ser apreciados através das imagens neurorradiológicas ou de ressonância magnética, que diminuem em número e tamanho. Mas a resolução das lesões requer semanas ou meses, podendo deixar sequelas nos focos de necrose.

TRATAMENTO DA TOXOPLASMOSE

Este assunto é ainda controverso. A maioria dos estudos tem sido feita em animais de laboratório e instituída pouco depois de estabelecida a infecção. Os estudos clínicos são ainda insuficientes para que se possam fixar normas quanto à posologia e à duração da terapêutica.

Acresce que as drogas efetivas são poucas e bastante tóxicas, nas doses requeridas para o tratamento. Os únicos medicamentos que já demonstraram ser eficazes contra a toxoplasmose aguda de pacientes adultos são combinações de sulfonamidas com pirimetamina.

A quimioterapia tem caráter sobretudo supressivo, agindo sobre os toxoplasmas em fase proliferativa (taquizoítos), mas deixando fora de alcance os bradizoítos protegidos pelas formações císticas. Por isso as principais indicações terapêuticas são para o tratamento de processos e lesões em atividade.

Medicamentos Disponíveis

Sulfadiazina é a mais utilizada das sulfonamidas. São igualmente ativas a sulfamerazina, a sulfametazina e a sulfapirazina, com a mesma posologia. Associações dessas sulfas, conhecidas como sulfonamidas tríplices, são igualmente recomendadas.

Para adultos e crianças, a dosagem de sulfadiazina que se recomenda é de 100 a 125 mg/kg de peso do paciente e por dia, dividida em quatro doses, por via oral. Continuar o tratamento por duas a quatro semanas. Se aparecerem fenômenos tóxicos, encurtar sua duração. Se a doença ativa persistir, prolongar a terapêutica.

A **pirimetamina** (Daraprim, Malocide) deve ser administrada por via oral, em associação com as sulfas. Alguns especialistas recomendam a dose de 75 a 100 mg, durante 10 dias (para os adultos), reduzindo-a para 50 mg, por mais 10 dias, e depois 25 mg, diariamente.

Outros recomendam doses menores, desde o início (25 mg/dia). Para crianças, dar 1-2 mg/kg/dia divididos em duas doses para tomar a cada 12 horas nos três primeiros dias; reduzir depois as doses à metade, se persistirem as manifestações clínicas, ou à quarta parte (0,5 mg/kg/dia), nos casos sem sintomatologia. A duração será a mesma que para as sulfas.

Uma a duas vezes por semana, é necessário controlar os pacientes com exames de sangue completos, visto que a pirimetamina é um antifólico e pode deprimir a atividade da medula óssea. Para reduzir o efeito tóxico da pirimetamina sobre a medula, administrar ácido folínico (não ácido fólico, que neutralizaria a ação do medicamento sobre o toxoplasma) na dose de 2 a 10 mg por dia, para um adulto; ou substituí-la por levedura de pão, fresca e refrigerada (5 a 10 gramas por dia).

O tratamento da toxoplasmose ocular é feito, também, segundo o esquema acima. Mas, para reduzir as reações de hipersensibilidade, que constituem os principais responsáveis pelas manifestações inflamatórias locais, acrescentar corticoides ao esquema terapêutico: 30 a 60 mg de prednisona ou prednisolona por dia, durante 5 a 10 dias, e doses decrescentes depois.

Clindamicina. Quando há intolerância às sulfas, pode-se usar esta droga como medicação alternativa, por via endovenosa: 900 a 1.200 mg cada 6 ou 8 horas, durante 6 semanas, associada à pirimetamina. A posologia, por via oral, é de 450 mg a cada 6 horas.

Espiramicina. É outra alternativa, sendo administrados 3 g/dia (para adultos), divididos em quatro administrações por via oral. Para crianças: 40-50 mg/kg/dia.

Terapêutica nas Diversas Formas Clínicas

Nas Infecções Congênitas. A toxoplasmose contraída durante o primeiro trimestre da gravidez foi considerada, no passado, como razão suficiente para indicar-se o abortamento, nos países em que a legislação e a ética médica o permitiam. Atualmente, pensa-se que esta não deve ser uma regra absoluta, pois cerca de metade das crianças nascidas nessas condições nunca apresentou a infecção.

O tratamento materno, precoce, é aconselhado para prevenir a contaminação fetal, empregando-se para isso a espiramicina (2 a 4 mg por dia), que, não atravessando a barreira placentária, também não oferece risco iatrogênico para o embrião.

Nos últimos estágios da gravidez, quando o aborto está fora de possibilidade, o diagnóstico de infecção fetal requer a instalação de um tratamento à base de sulfadiazina ou de outras sulfonamidas. A pirimetamina é absolutamente contraindicada, nesses casos, por sua ação reconhecidamente teratogênica.

Nas Infecções Adquiridas Depois do Nascimento. Admite-se em geral que os casos assintomáticos, mesmo com altos títulos de anticorpos, não devam ser tratados. Também os casos de simples linfadenites toxoplásmicas não requerem tratamento, por sua evolução benigna e autolimitada. Mas tanto os pacientes com processos ativos (febre, miocardites, pneumonites, retinocoroidites ou encefalites) como os imunodeficientes devem ser tratados adequadamente.

Nos Pacientes Imunodeprimidos. Em pessoas com AIDS e outros doentes com imunodepressão, é imprescindível fazer-se sistematicamente o diagnóstico sorológico de infecção por *T. gondii*, para se conhecer a situação de risco existente (sempre muito alto) e, aos primeiros sintomas neurológicos, proceder aos exames do encéfalo por TC ou RM, que permitirão precisar a ocorrência de encefalite e, inclusive, fazer depois a avaliação dos resultados terapêuticos.

Excluídos outros diagnósticos prováveis nesses casos (linfoma, abscesso por fungos, tuberculose, infecção por citomegalovírus e sarcoma de Kaposi), o tratamento deve ser instituído mesmo quando não haja senão razoável suspeita de toxoplasmose.

Como terapia primária, administrar sulfadiazina (ou sulfonamidas tríplices) associada com pirimetamina e ácido folínico, durante pelo menos seis semanas. Continuar, depois, com tratamento supressivo à base de pirimetamina (25 a 50 mg diariamente, por via oral). A natureza recidivante da encefalite toxoplásmica torna o tratamento permanentemente necessário, nos doentes com síndrome de imunodeficiência adquirida (AIDS).

Resultados iniciais favoráveis são obtidos em 80 a 90% dos pacientes com AIDS, porém os efeitos tóxicos sobre a medula acabam por exigir a suspensão desses medicamentos anti-*Toxoplasma*, tanto mais que a drogas utilizadas contra a infecção por HIV (azidotimidina, p. ex.) também produzem alterações das funções hematológicas. A clindamicina (endovenosa) tem sido usada como alternativa para os sulfamídicos. É, entretanto, urgente a descoberta de novas drogas menos tóxicas e mais eficazes.

EPIDEMIOLOGIA E CONTROLE DA TOXOPLASMOSE

Distribuição Geográfica e Prevalência

A distribuição da toxoplasmose é universal. Mas, por falta de inquéritos epidemiológicos, a prevalência não é bem conhecida.

A nível mundial, os índices costumam estar compreendidos entre 25 e 50% ou mais. No Brasil, situam-se entre 50 e 80%, sendo esta última taxa a prevalência encontrada em um inquérito feito no Rio de Janeiro.

Alguns estudos indicam que as taxas de positividade aumentam com a idade dos indivíduos (0% abaixo dos 5 anos de idade; 18% de 6 a 15 anos; 26% de 16 a 30 anos). Elas são mais elevadas nas zonas rurais do que nas urbanas.

Os casos clínicos confirmados, no entanto, constituem reduzido número, não ultrapassando em geral a ordem das centenas, nas maiores estatísticas publicadas antes da pandemia de AIDS. Mas não sabemos em que medida isso expressava uma despreocupação com o problema ou as dificuldades com o diagnóstico.

A toxoplasmose adquirida por mulheres, durante o período de gravidez, nos EUA (antes dos anos 1980), foi estimada ocorrer em 2 a 6 casos por 1.000 gestações. No Rio de Janeiro, foi verificado que 4 recém-natos em 1.000 nascidos vivos apresentaram-se com toxoplasmose congênita inaparente (subclínica).

Considerando que em certas regiões dos EUA e da Europa os testes do corante deram 50% ou mais de positividade entre os adultos, e que não é impossível a existência de reações cruzadas com *Sarcocystis* etc., pergunta-se: qual o real significado de tais números?

Transmissão da Toxoplasmose

Fontes de Infecção. São as mais abundantes e disseminadas que se possam imaginar, pois *Toxoplasma gondii* tem sido encontrado em grande número de animais domésticos, como o cão, o gato, o coelho, o porco, o carneiro, o boi, além de ratos e de galinhas, pombos e outras aves domésticas (Fig. 11.6). O número de animais silvestres que se encontram infectados aumenta continuamente, com as pesquisas. Mas enquanto os animais que se comportam como hospedeiros intermediários de *T. gondii*, ao serem caçados ou consumidos pelos carnívoros, só contaminam a um ou poucos predadores, os hospedeiros definitivos conseguem, através da contaminação fecal do solo, multiplicar enormemente as fontes de infecção.

124 BASES DA PARASITOLOGIA MÉDICA

O número de oocistos eliminados por um gato infectado, em uma só evacuação, é da ordem de 2 a 20 milhões; isso em 20 gramas de fezes, que, misturados com o solo, podem assegurar uma concentração de 10 a 100 mil oocistos por grama. Acrescente-se a isso o fato de permanecerem os gatos infectantes por longos períodos. A dispersão desse material pela chuva, pelo vento ou pela fauna coprófila pode representar alto potencial de disseminação da toxoplasmose.

Condições do Meio e Transmissão. Enquanto os taquizoítos do *T. gondii* são pouco resistentes às condições do meio externo, os oocistos eliminados pelos felinos embrionam no solo em poucos dias e mantêm-se viáveis durante muitos meses, no solo úmido e sombreado. Dessa forma, os gatos asseguram a poluição do domicílio e do peridomicílio, onde devem infectar-se os animais domésticos e, eventualmente, crianças e adultos.

Os dados epidemiológicos indicam que os gatos se infectam principalmente caçando pequenos roedores parasitados, tal como deve suceder também com outros carnívoros; ou com os restos de animais abatidos para o fornecimento de carne à população humana. Mas podem infectar-se igualmente ao revolver a terra dos lugares onde costumam defecar e ao lamberem as patas ou o pelo contaminado com oocistos de origem fecal.

Inquéritos feitos em algumas ilhas do Pacífico mostraram que a toxoplasmose humana e a toxoplasmose animal estavam ausentes daquelas ilhas em que não havia gatos.

Ao que parece, basta um só gato infectado para que se tenha uma fonte adequada de contaminação do meio para uma infecção geral dos herbívoros de uma região (ovelhas, por exemplo). A eliminação de oocistos dura 3 ou 4 semanas. Como já referimos, os gatos podem reinfectar-se e voltar a eliminar oocistos.

O gado deve contaminar-se através das pastagens e do feno poluídos pelos felinos, particularmente pelos gatos errantes, que acusaram maiores taxas de prevalência de toxoplasmose que os domésticos.

Ainda que os oocistos sejam infectantes também para o homem e que as crianças possam contaminar-se ao brincar em montes de areia para construção ou em caixas de areia dos parques infantis (locais frequentados provavelmente também pelos gatos, para defecar), ou em função da intimidade das pessoas com esses animais, a origem da toxoplasmose humana deve-se principalmente a:

1) ingestão de carne crua ou mal cozida de gado ou de caça, que contenha cistos de *T. gondii*; e o consumo de produtos cárneos não cozidos (linguiça, presunto etc.) igualmente infectados. A manipulação dessas matérias cruas pode oferecer risco de contaminação por via oral, através das mãos sujas.

2) transmissão congênita por mulheres que se infectaram durante a gravidez. Os taquizoítos atingem primeiro a placenta e, depois, o feto. Nas infecções crônicas (por exemplo, nas que ocorreram antes da gravidez) não há transmissão transplacentária.

Na carne e nas vísceras, as formas infectantes são os bradizoítos contidos nos cistos. Estes suportam temperaturas de 4°C durante três semanas, mas morrem se a carne for congelada a –15°C durante mais de três dias; ou a –20°C durante mais de dois dias.

Controle da Toxoplasmose

Os indivíduos com infecção crônica parecem ter relativa proteção contra reinfecções (estado de premunição) e correm um risco limitado de reagudização do processo, exceto em casos de imunodepressão.

Os grupos populacionais mais expostos ao risco de infecção por *Toxoplasma* são as crianças de baixa idade e as pessoas que não apresentam sorologia positiva, principalmente quando convivem com gatos, ou quando manipulam carnes e produtos cárneos crus. Para prevenir a toxoplasmose, observar rigorosamente os preceitos seguintes:

1. O risco maior vem do consumo de carne crua ou mal cozida de porco, de carneiro, de boi etc. (aves e ovos sendo de menor significação), bem como de derivados cárneos que não sofreram cocção suficiente. Portanto, a medida preventiva mais importante consiste na cocção adequada: os cistos morrem se a carne for inteiramente submetida a uma temperatura de 65°C e mantida nessa temperatura durante 4 ou 5 minutos. Eles são também destruídos nos produtos salgados ou preparados com nitratos.

2. Manter boa higiene e lavar as mãos depois de manipular aqueles alimentos crus. Habituar a esses mesmos cuidados higiênicos as crianças que brincam em tanques de areia ou em contato com o solo, eventualmente poluídos por gatos. Lavar as mãos também depois de contato com gatos, em cujos pêlos podem estar retidos oocistos que amadurecem em poucos dias.

3. Os gatos domésticos devem receber alimentos secos, enlatados ou fervidos e não se deve permitir que cacem (combater os ratos de outra forma) ou comam carniça. Eles devem ser examinados para ver se eliminam oocistos. Quando os exames forem positivos, administrar-lhes a 2-sulfamoil-4, 4'-diamino-fenilsulfona, 10 mg por quilo de peso do animal. Para que não se reinfectem, impedi-los de sair.

4. Não havendo possibilidade de diagnóstico ou de tratamento, esses animais devem ser descartados, especialmente se na casa viverem crianças pequenas ou mulheres em perspectiva ou início de gestação. Evitar contato com gatos vadios ou desconhecidos.

5. As fezes dos gatos e o material de forração de seus leitos devem ser eliminados diariamente, antes que os oocistos tenham tempo para embrionar. Quando se utilizam caixas de areia para a defecação dos gatos, estas devem ser tratadas periodicamente (2 vezes por semana) com água fervendo, para destruir os oocistos eventualmente existentes. Nunca envolver gestantes nessas tarefas.

6. Os tanques de areia para recreação das crianças devem ser cobertos quando não estão em uso, ou cercados de modo a impedir o acesso aos gatos. Senão, tratá-los periodicamente com água fervendo.

7. O exame e o acompanhamento sorológico das gestantes, além de identificar as pacientes em situação de risco (que têm sorologia negativa), podem permitir o reconhecimento de uma toxoplasmose aguda materna e recomendar o tratamento específico, com curas repetidas durante todo o período de gravidez, a fim de proteger a criança até seu nascimento. O exame sistemático do material placentário deveria constituir uma forma de vigilância epidemiológica, além de assegurar a prevenção das sequelas tardias da toxoplasmose congênita.

12

Malária: Os Plasmódios Humanos

CICLO EVOLUTIVO DOS PLASMÓDIOS
  No hospedeiro vertebrado (homem)
  No hospedeiro invertebrado (inseto)
MORFOLOGIA E ULTRAESTRUTURA DOS PLASMÓDIOS
FISIOLOGIA DOS PLASMÓDIOS

CARACTERIZAÇÃO MORFOLÓGICA DOS PLASMÓDIOS,
NO HOMEM
  Plasmodium falciparum
  Plasmodium vivax
  Plasmodium malariae
  Plasmodium ovale
ALTERAÇÕES MORFOLÓGICAS DAS HEMÁCIAS
PARASITADAS

A malária continua sendo uma das mais importantes doenças parasitárias, mesmo quando as medidas de controle e os medicamentos modernos tenham reduzido sua extensão geográfica ou sua incidência em muitas áreas.

Em verdade, depois dos êxitos alcançados na luta contra essa endemia na década de 1960, o problema voltou a agravar-se em muitos países, a partir de 1970, de tal forma que, segundo a OMS (1998), mais de dois bilhões de pessoas (ou 40% da população mundial) vivem hoje em áreas onde há risco de infecção e 300 a 500 milhões estavam parasitados em 1997. Estima-se que o número de óbitos causados anualmente pela malária esteja entre 1,5 e 2,7 milhões.

Tanto os agentes da malária humana, como os de outros mamíferos e aves, pertencem à família **Plasmodiidae** e ao gênero **Plasmodium**. As espécies que habitualmente parasitam o homem são quatro:

1. ***Plasmodium falciparum***, que produz a febre terçã maligna, com quadros clínicos em que os acessos febris repetem-se ciclicamente com intervalos de 36 a 48 horas. É responsável pela maioria dos casos fatais.

2. ***Plasmodium vivax***, agente da febre terçã benigna, com ciclo febril que retorna a cada 48 horas.

3. ***Plasmodium ovale***, com distribuição limitada ao Continente Africano e responsável por outra forma de febre terçã benigna, com ciclo de 48 horas.

4. ***Plasmodium malariae***, causa da febre quartã, que se caracteriza pela ocorrência de acessos febris a cada 72 horas.

Em relação aos hospedeiros vertebrados, os plasmódios são em geral estenoxenos. Assim, em condições naturais, os da malária humana só se desenvolvem no homem. A exceção é o *P. malariae*, que infecta também algumas espécies de macacos.

Os hospedeiros invertebrados, que se tornaram elos obrigatórios na cadeia de transmissão dos plasmódios humanos, limitam-se a umas quantas espécies de mosquitos do gênero ***Anopheles*** para cada região geográfica.

CICLO EVOLUTIVO DOS PLASMÓDIOS

No Hospedeiro Vertebrado (Homem)

O ciclo parasitário inicia-se quando o anofelino infectado, ao picar uma pessoa para chupar-lhe o sangue, inocula diretamente na circulação, com sua saliva, as formas infectantes do *Plasmodium* que se haviam acumulado nas glândulas salivares do inseto (Figs. 12.1 *A* e 12.2).

Antes de decorrida uma hora, essas formas, que são **esporozoítas**, não se encontram mais no sangue.

É que os parasitos já alcançaram o fígado e invadiram as células hepáticas, depois de um reconhecimento molecular destas e endocitose.

Em contato com uma superfície sólida, os esporozoítas apresentam movimento de escorregamento graças a uma proteína transmembrana da classe das **trombospondinas** que, através da membrana celular, liga-se ao sistema actina-miosina da célula. Além de condicionar o escorregamento, as moléculas de trombospondina participam do processo de aderência e penetração do parasito nas células do hospedeiro. Ao fazer com que a membrana do hepatócito adira à superfície do esporozoíta, e deslocando-se as moléculas de trombospondina em

126 Bases da Parasitologia Médica

direção posterior (como no fenômeno de formação de capuz) elas acabam por levar o esporozoíta para dentro do hepatócito (endocitose).

No vacúolo parasitóforo assim formado, os esporozoítas transformam-se em estruturas arredondadas, revestidas por uma membrana celular simples e sem aparelho apical, denominadas **criptozoítas**, pois é com dificuldade que podem ser descobertos nessa fase (Fig. 12.1 *B*).

Além de crescer, os criptozoítas iniciam um ciclo de reprodução assexuada, conhecido como **ciclo pré-eritrocítico** ou esquizogonia pré-eritrocítica, em vista de preceder obrigatoriamente a fase de parasitismo sanguíneo. Assim que começam as divisões nucleares, os parasitos passam a ser chamados *esquizontes* e, no fim da esquizogonia, dão lugar à formação de milhares de elementos-filhos: os **merozoítas** (Fig. 12.1 *C*).

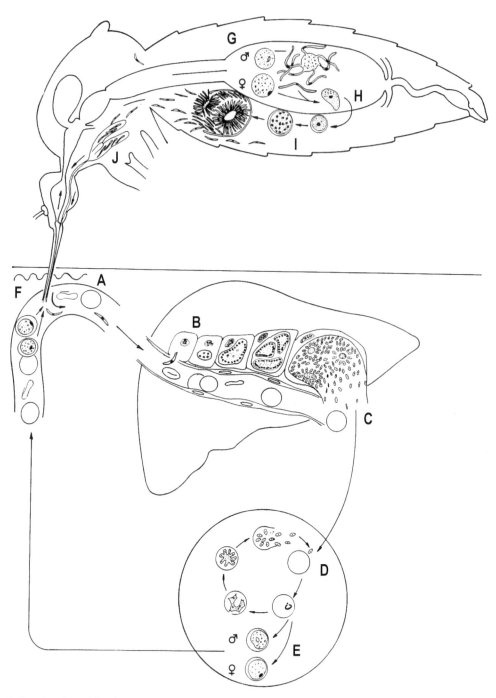

Fig. 12.1 Ciclo evolutivo dos plasmódios humanos. *A*, Inoculação de esporozoítas pelo mosquito (*Anopheles*), na circulação do homem. *B*, Invasão e multiplicação assexuada (ciclo esquizogônico pré-eritrocítico) no interior das células hepáticas. *C*, Disseminação das formas infectantes para as hemácias (merozoítas). *D*, Invasão e multiplicação assexuada dos parasitos (ciclo esquizogônico eritrocítico) no interior das hemácias, passando pelas fases de trofozoíta, esquizonte, rosácea e merozoítas sanguíneos que irão repetir o ciclo eritrocítico. *E*, Formação de gametócitos masculinos e femininos. *F*, Ingestão dos gametócitos por um anofelino. *G*, Ciclo sexuado no inseto, com formação de gametas masculinos (exflagelação) e femininos. *H*, Zigoto ou oocineto. *I*, Oocisto e produção de esporozoítas que se disseminam pela hemolinfa do inseto. *J*, Concentração de esporozoítas infectantes nas glândulas salivares do inseto. Para maior clareza, o esquema não tomou em consideração o tamanho relativo das diversas estruturas.

A esquizogonia pré-eritrocítica dura de seis a 16 dias, segundo a espécie de *Plasmodium*.

A célula hepática parasitada, muito distendida e degenerada, acaba por romper-se, deixando em liberdade os merozoítas, muitos dos quais são fagocitados e destruídos pelas células de Kupffer.

Os que sobrevivem invadem as hemácias, graças a um mecanismo semelhante ao utilizado pelos esporozoítas, e dão início ao segundo ciclo de reprodução assexuada dos plasmódios:

O **ciclo esquizogônico hemático** ou **ciclo eritrocítico** (Fig. 12.1 *D*).

No sangue, este ciclo esquizogônico repete-se a intervalos regulares e característicos para cada espécie: 36 a 48 horas para *P. falciparum*, 48 horas para *P. vivax* e *P. ovale* ou 72 horas para *P. malariae*. Essa periodicidade se relaciona diretamente com o ritmo das crises febris observado em cada forma de malária.

A esquizogonia eritrocítica dos plasmódios humanos ocorre de preferência no sangue dos capilares profundos, das vísceras, sendo que, no caso de *P. falciparum*, raramente os esquizontes são vistos no sangue periférico, exceto em infecções graves.

Depois de algum tempo de evolução da infecção malárica, aparecem no interior das hemácias algumas formas que já não se dividem. São os **gametócitos**: eles também crescem no sangue dos capilares profundos, porém mais lentamente que os trofozoítas, e depois aparecem na circulação geral. Possuem morfologia característica e devem assegurar a continuidade da espécie quando os parasitos forem retirados da circulação sanguínea por outro anofelino que venha alimentar-se sobre o paciente (Fig. 12.1 *F*).

No Hospedeiro Invertebrado (Inseto)

Quando um paciente é portador das formas sexuadas do parasito, dizemos que ele é **gametóforo**.

Ao sugar-lhe o sangue, o mosquito ingere as hemácias e os leucócitos, que são digeridos no estômago do inseto juntamente com todas as formas evolutivas do parasito, exceto os dois tipos de **gametócitos** (Fig. 12.1 *E* e *G*):

a) o **macrogametócito**, que no estômago do anofelino passará a **macrogameta** ou gameta feminino;

b) o **microgametócito**, que aí sofrerá três mitoses, das quais resultarão oito núcleos-filhos e a formação de outros tantos **microgametas**, conforme se explicará mais adiante: são os gametas masculinos.

O processo rápido de formação dos microgametas, denominado **exflagelação**, dura poucos minutos e é desencadeado pelo simples abaixamento da temperatura do meio, podendo ser observado ao microscópio, entre lâmina e lamínula, em sangue citratado que contenha gametócitos.

Quando os gametas se unem, forma-se uma célula-ovo ou **zigoto** que, depois de algum tempo, começa a deslocar-se com movimentos de escorregamento, razão pela qual é chamado **oocineto**. Este se dirige para o revestimento epitelial da parede intestinal do inseto, onde penetra e se aloja.

Aí, segrega um envoltório protetor e passa a ser denominado **oocisto**. Inicia-se então o processo de multiplicação esporogônica, ou **esporogonia**, mediante o qual são formados centenas ou milhares de elementos-filhos, os **esporozoítas**, ao mesmo tempo que o oocisto cresce consideravelmente de tamanho.

O oocisto maduro acaba por romper-se e libertar os esporozoítas que invadem a hemolinfa do inseto. Muitos deles migram para as glândulas salivares.

Completa-se, assim, o ciclo vital dos plasmódios no hospedeiro invertebrado.

MORFOLOGIA E ULTRAESTRUTURA DOS PLASMÓDIOS

Esporozoítas. São organismos alongados com extremidades afiladas, que medem 11 μm de comprimento por 1 μm de diâmetro, em média (Fig. 12.2). Sua membrana externa encontra-se revestida de uma capa superficial formada principalmente por um material proteico — a **proteína circunsporozoítica** — de grande importância antigênica. A composição e a estrutura molecular desta proteína têm sido estudadas muito detalhadamente pelos pesquisadores que buscam uma vacina contra a malária.

Na extremidade anterior, em forma de cone truncado, há um sistema de penetração ou **complexo apical** que compreende três formações anulares, centrados por uma pequena depressão apical, onde vêm ter um par de roptrias e numerosos micronemas (ver Cap. 10). Estas estruturas contêm substâncias necessárias à aderência e penetração do parasito nas células do hospedeiro vertebrado. Elas ocupam o terço anterior do corpo do esporozoíta.

Nas glândulas salivares do inseto, onde se concentram em grande número, os esporozoítas podem permanecer viáveis quase dois meses, até que sejam inoculados pelo mosquito na circulação de um paciente.

Criptozoítas. A penetração do parasito nas células hepáticas depende da proteína transmembrana do grupo das trombospondinas, já referida, que parece essencial para a aderência do esporozoíta ao hepatócito e para sua endocitose.

Assim que se encontram no interior de células do fígado, as formas infectantes acima descritas sofrem profundas transformações morfológicas, para dar lugar à **fase esquizogônica** de crescimento e multiplicação dos plasmódios.

As modificações compreendem uma grande simplificação estrutural, desaparecendo os componentes do aparelho apical (estruturas anulares, roptrias e micronemas) e outras estruturas

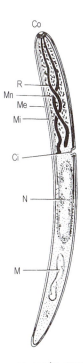

Fig. 12.2 Estrutura de um esporozoíta, mostrando o aparelho de penetração ou complexo apical (**Co**), as roptrias (**R**) e os micronemas (**Mn**); vê-se a membrana externa (**Me**) e a dupla membrana interna (**Mi**), bem como o citóstoma (**Ci**), o núcleo (**N**) e a mitocôndria (**M**).

fibrilares ou membranosas que asseguravam a forma do esporozoíta. Por isso ele se torna agora arredondado — é o **criptozoíta**.

No interior da célula hospedeira o parasito cresce rapidamente e logo se produzem numerosas divisões nucleares, passando a constituir um esquizonte. Em dois ou três dias, centenas de núcleos-filhos podem ser contados, bem como outras tantas mitocôndrias.

No fim da esquizogonia, os núcleos e respectivas mitocôndrias migram para expansões digitiformes que se formam na superfície do esquizonte e, desprendendo-se do corpo deste, tornam-se **merozoítas**. O número produzido a partir de cada criptozoíta é da ordem do milhar ou dezenas de milhar. Na formação de cada merozoíta são reconstituídas estruturas da membrana e as organelas de penetração.

Como se vê, o ciclo esquizogônico caracteriza-se por um duplo processo de desdiferenciação e nova diferenciação celular, com uma fase de multiplicação nuclear intercalada. Reprodução e diferenciação celular alternam-se no tempo, já que o destino dos merozoítas é invadir novas células do hospedeiro — as hemácias — e repetir o mesmo fenômeno muitas vezes.

Nem todos os esporozoítas de *P. vivax* (ou de *P. ovale*) iniciam um ciclo esquizogônico desde que penetram na célula hepática. Distinguem-se, hoje, esporozoítas que o fazem imediatamente e que, portanto, produzem malária com período de incubação curto (de duas a quatro semanas) e esporozoítas que, após invadirem os hepatócitos, entram em estado de latência, no qual permanecem muitos meses.

São estes últimos — os **hipnozoítas** — responsáveis pelas recaídas tardias, observadas em pacientes com malária do tipo terçã benigno. Eles são também os agentes das formas de malária com períodos de incubação muito longo (6 a 9 meses) encontradas em países com invernos prolongados.

Infecções por *P. vivax* com período de latência prolongado podem produzir-se também nos trópicos, como foi visto em El Salvador (25 semanas em média). A diferença entre esses tipos de esporozoítas parece resultar da diversidade genética que caracteriza, individualmente, os membros de uma população de plasmódios na fase infectante.

Merozoítas. Tanto os que são produzidos na fase pré-eritrocítica, como os resultantes das esquizogonias sanguíneas, são similares e não podem invadir senão hemácias. Os do ciclo pré-eritrocítico distinguem-se, porém, por terem dimensões um pouco maiores que os sanguíneos. Estruturalmente, parecem-se com os esporozoítas, sendo entretanto muito mais curtos e grossos (Fig. 12.3 A).

Na extremidade anterior está o complexo apical, com três anéis envolvendo a depressão de onde partem as roptrias, curtas e dilatadas. Em torno delas, vê-se um certo número de micronemas e microesferas.

A superfície do parasito é recoberta por uma capa ou envoltório de aspecto piloso constituída por glicoproteínas. O envoltório glicoproteico e outras moléculas de adesão formam parte do material que permite ao merozoíta capturar e invadir o eritrócito que vai parasitar. Ele é, também, fortemente antigênico. Em *P. falciparum*, o principal antígeno aí encontrado é um polipeptídio de 58.000 dáltons, integrante da membrana. Outras proteínas imunologicamente importantes foram localizadas nas roptrias e nos micronemas, também envolvidos na aderência e na penetração dos merozoítas em hemácias.

Os merozoítas invadem as hemácias rapidamente (em menos de um minuto), devendo previamente aderir à superfície do glóbulo vermelho mediante as glicoproteínas de sua membrana celular, mas a penetração só se completará quando o merozoíta

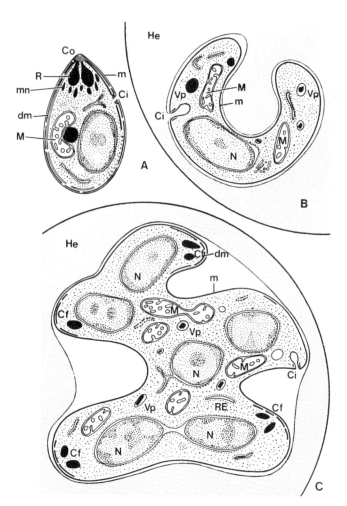

Fig. 12.3 Ultraestrutura de um merozoíta (*A*), de um trofozoíta (*B*) e de um esquizonte (*C*). **Cf,** complexos apicais em formação; **Ci,** citóstoma; **Co,** conoide; **dm,** dupla membrana interna; **He,** hemácia hospedeira; **M,** mitocôndria; **m,** membrana externa; **mn,** micronemas; **N,** núcleo; **R,** roptrias; **RE,** retículo endoplásmico; **Vp,** vacúolos com pigmento malárico.

tiver conseguido reorientar-se de modo que o ponto de aderência coincida com o vértice de seu aparelho apical.

Observa-se então a formação de uma junção, entre a membrana do parasito e a da hemácia, e o aparecimento de uma depressão nesta última, em seguida a um derrame do conteúdo das roptrias. Essa depressão aprofunda-se, ao mesmo tempo que a junção se desloca em forma de anel, e arrasta para dentro de sua cavidade todo o corpo do merozoíta (endocitose).

O envoltório piloso externo é abandonado pelo parasito, durante esse processo, e se difunde no plasma sanguíneo (material antigênico solúvel, glicoproteico). As estruturas densas do complexo apical (micronemas e microesferas) diminuem em número e tornam-se mais delgadas, enquanto as roptrias parecem esvaziar-se de seu conteúdo. Uma proteína de 155.000 dáltons dos micronemas (também denominada antígeno RESA) passa depois a fazer parte da membrana da hemácia parasitada.

A invasão é inibida pela presença de soro imune. Pensa-se que as imunoglobulinas, ao se ligarem ao envoltório piloso acima referido, bloqueiam o mecanismo de aderência e penetração. Mas é também possível que haja um bloqueio dos receptores de membrana da hemácia pelos anticorpos. Esses receptores são diferentes para cada espécie de *Plasmodium*.

Os merozoítas de algumas espécies, como *P. vivax*, têm preferência por hemácias jovens (reticulócitos); outros, por eritrócitos maduros, como é o caso de *P. malariae*; mas *P. falciparum* parasita indiferentemente qualquer tipo de hemácia.

Trofozoítas Sanguíneos. No interior das hemácias, observa-se o mesmo processo de desdiferenciação do merozoíta, conduzindo à produção de um trofozoíta ameboide e sem complexo apical, que emite pseudópodes ora grossos, ora finos e laminares, os quais, abraçando porções do estroma eritrocítico, simulam movimentos de fagocitose e formação de grandes vacúolos digestivos. Esses "vacúolos" grandes são produtos de uma ilusão óptica, pois, contrariamente ao que se pensava antes, a fagocitose nos trofozoítas faz-se através do citóstoma, com a ingestão de pequenos fragmentos do citoplasma da célula hospedeira (Fig. 12.3 *B* **Vp**).

Esquizontes. Ao mesmo tempo que o parasito cresce, aumentando sua massa citoplásmica e sua riqueza em ribossomos, expressões da intensa atividade sintetizadora, vemos o núcleo dividir-se sucessivamente em dois e mais núcleos-filhos, até chegar aos números característicos para cada espécie, porém bastante variáveis (entre 6 e 32, como valores extremos).

No fim da esquizogonia eritrocitária, o citoplasma do plasmódio começa a elevar-se em alguns pontos onde a membrana celular se espessa, duplica-se e forma um complexo apical e as microesferas (Fig. 12.3 *C*).

As saliências citoplásmicas logo se transformam em digitações ocupando um espaço vazio que se abre entre o parasito e o citoplasma da hemácia. Em cada uma das digitações penetram um núcleo e a respectiva mitocôndria, para formarem o futuro merozoíta (Fig. 12.4).

O aspecto do parasito neste momento, à microscopia óptica, é o de uma **rosácea**, com o pigmento malárico concentrado numa porção do citoplasma que constituirá o **corpo residual**, quando a hemácia romper-se e libertar os merozoítas. A rosácea recebe, também, o nome de **merócito**.

Gametócitos. A formação dos gametócitos tem início a partir dos trofozoítas sanguíneos. Desconhecemos qual o estímulo ou o mecanismo que desencadeia a diferenciação. A proporção relativa dos sexos varia de uma linhagem para outra, predominando a de macrogametócitos.

Os gametócitos jovens desenvolvem pouca atividade ameboide e não produzem figuras de anel. Gastam o dobro do tempo de um trofozoíta para amadurecer completamente, mas alcançam tamanhos maiores e vivem no sangue por muito mais tempo.

Microgametas. A formação dos gametas masculinos, no estômago do mosquito, é rápida, pois dura cerca de 5 a 20 minutos. Os oitos núcleos-filhos formados deslocam-se para a periferia da célula. A **exflagelação**, há pouco mencionada, inicia-se com violenta comoção no conteúdo do gametócito masculino, fenômeno esse relacionado com a formação das organelas motoras (flagelos) no interior do citoplasma.

Os flagelos organizam-se e crescem a partir dos corpúsculos basais ou centríolos, situados na profundidade da massa citoplásmica. Rapidamente cada um alcança a superfície e a ultrapassa, arrastando consigo uma expansão da membrana celular. Os núcleos-filhos migram então para a bainha do flagelo. Cada uma dessas formações mantém-se ativa, chicoteando em torno continuamente, até que se desprendam e passem a buscar livremente um gameta feminino. A estrutura do microgameta resume-se, pois, praticamente a uma membrana que envolve o flagelo e o núcleo, este situado a meia distância entre os dois extremos (Fig. 12.5).

Macrogametas. As modificações observadas na diferenciação dos gametócitos femininos são discretas. Antes da fecundação, aparece um cone atrativo na superfície do macrogameta, por onde se dará a penetração do microgameta.

Zigoto ou Oocineto. A fecundação do macrogameta pelo microgameta efetua-se poucos minutos depois de ter o anofelino se alimentado de sangue infectado com gametócitos. O macro- e o micronúcleo tardam ainda algum tempo para se fundirem e constituírem o **zigoto**, que só estará em condições de continuar sua evolução um dia depois.

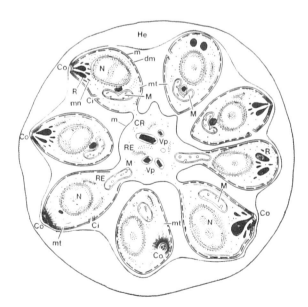

Fig. 12.4 Estrutura de uma rosácea ou merócito, no interior de um glóbulo vermelho do sangue. Os merozoítas filhos foram apanhados pelo corte em diferentes planos ou direções e mostram, portanto, aspectos diversos das mesmas estruturas. **Ci,** citóstoma; **Co,** complexo apical com as roptrias (**R**) e micronemas (**mn**); **CR,** citoplasma residual, onde ficam retidos todos os vacúolos com pigmento malárico (**Vp**) após a separação dos merozoítas; **dm,** membrana interna dupla e fenestrada; **He,** hemácia; **m,** membrana externa; **mt,** microtúbulos situados sob a membrana interna e irradiando-se do complexo apical; **N,** núcleo; **M,** mitocôndrias.

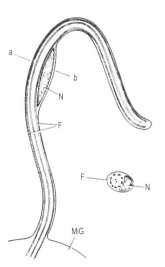

Fig. 12.5 Estrutura de um microgameta, por ocasião de sua formação (exflagelação). **F,** Flagelo, com suas nove fibrilas pares, periféricas, e duas singelas centrais. **MiG,** Superfície do microgametócito. **N,** Núcleo masculino; à direita, secção transversal correspondente ao plano *a-b*.

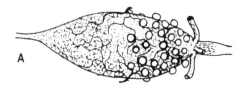

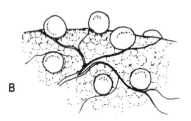

Fig. 12.6 *A*, Oocistos desenvolvendo-se na superfície do estômago de um anofelino, sobretudo na metade posterior (ou inferior, se considerarmos o hábito das fêmeas descansarem, após o repasto, com a cabeça dirigida para cima). *B*, Oocistos de *P. falciparum* com três ou quatro dias de idade, representados com maior aumento.

Então o zigoto alonga-se e adquire motilidade, razão pela qual passa a ser denominado **oocineto** (Fig. 12.1 *H*). No estômago do mosquito, o oocineto invade o epitélio e aí se fixa, ou localiza-se entre o epitélio e sua membrana basal.

Oocisto e Esporoblastoide. O oocineto transforma-se em **oocisto** ao envolver-se de uma grossa cápsula, perfeitamente distinta da membrana basal. Através dessa parede cística passam materiais necessários à nutrição do parasito (Figs. 12.1 *I* e 12.6).

Por baixo da cápsula (Fig. 12.7, **Cap**), o estádio de desenvolvimento do oocisto durante o qual se processa o crescimento e a multiplicação nuclear é conhecido por **esporoblastoide** (Fig. 12.7, **Espb**). O núcleo único do oocineto entrou em repetidas divisões e, portanto, o esporoblastoide conterá um número crescente de núcleos-filhos. As mitocôndrias também estão se multiplicando. Com o progredir da diferenciação, podem-se distinguir no esporoblastoide duas regiões:

a) uma central, basófila, onde se acumulam as mitocôndrias e os núcleos, agora incontáveis e pequenos; ela forma o **corpo central do esporoblastoide** (que pode fragmentar-se em várias massas menores, envolvidas pela mesma cápsula);

b) outra região, periférica, formada por saliências ou digitações da superfície do esporoblastoide. Essa é a área de formação dos **esporozoítas**.

Em movimentos mais ou menos sincronizados, os núcleos migram para o interior das digitações, seguidos das respectivas mitocôndrias e outros elementos citoplásmicos. O desenvolvimento dos esporozoítas ficará completo quando seus pedúnculos de inserção se estrangularem e se romperem. Continuando a produção de esporozoítas, o corpo central do esporoblastoide vai diminuindo de tamanho, até ficar sendo apenas um citoplasma residual.

Os esporozoítas acumulam-se densamente no interior do oocisto, formando feixes paralelos. Atingida plena maturidade, o oocisto

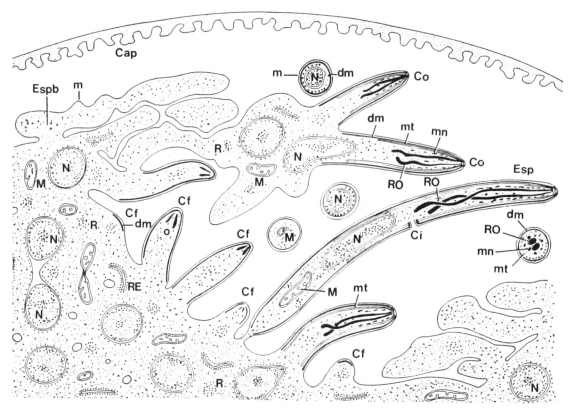

Fig. 12.7 Formação de esporozoítas (**Esp**) na superfície de um esporoblastoide (**Espb**) contido no interior de um oocisto; **Cap,** cápsula que reveste o oocisto. Em **Cf** veem-se complexos apicais em formação, que encabeçam as projeções digitiformes e que se transformarão em esporozoítas, depois de receberem um núcleo e uma mitocôndria. Os desenhos circulares representam secções passando pela região anterior, média e posterior dos esporozoítas. **Ci,** citóstoma; **Co,** complexo apical com as respectivas roptrias (**RO**) e micronemas (**mn**); **dm,** membrana interna, dupla; **m,** membrana externa do esporoblastoide; **mt,** microtúbulos sob a membrana interna.

rompe-se, permitindo a saída e disseminação desses elementos-filhos na hemolinfa do inseto. A dispersão dos esporozoítas faz-se por todo o organismo do mosquito, mas posteriormente eles se concentrarão principalmente nas glândulas salivares.

O ciclo esquizogônico é condicionado pela temperatura ambiente e só se realiza dentro de determinados limites para cada espécie. Dura 10 a 12 dias para *P. falciparum* e 8 a 10 dias para *P. vivax*. Se, depois de infectado, o mosquito viver menos que esse tempo, não poderá transmitir a malária.

FISIOLOGIA DOS PLASMÓDIOS

Os esporozoítas podem viver durante meses nas glândulas salivares dos mosquitos, onde consomem glicose e outros nutrientes.

Os trofozoítas e esquizontes sanguíneos alimentam-se basicamente da **hemoglobina**, contida nas hemácias parasitadas, que vão ingerindo pouco a pouco, através do citóstoma. Mas nem todos os materiais necessários ao parasito encontram-se dentro da hemácia. Alguns procedem evidentemente do plasma, que deverá fornecer, além da glicose, várias vitaminas, metionina, ácido p-aminobenzoico, purinas e pirimidinas, fosfatos etc.

Como não possuem fontes energéticas próprias, as formas assexuadas dos plasmódios dependem de um fornecimento contínuo de hidratos de carbono. Mas, ainda que vários deles possam ser utilizados pelo parasito, somente a glicose pode satisfazer suas necessidades a longo prazo.

Todos os plasmódios utilizam em seu metabolismo a via glicolítica (glicólise) e produzem ácido lático em proporções maiores ou menores (90% dos produtos finais, em plasmódios de primatas). Como a glicólise é fonte precária de energia, esses microrganismos mostram-se perdulários e consomem muito mais glicose do que necessitariam se utilizassem vias metabólicas mais eficientes. Acrescente-se a isso a quantidade de parasitos que são encontrados no sangue, ao fim de algum tempo de infecção (50.000 por mm^3 de sangue, ou mais, na terçã maligna), e compreender-se-á o motivo da grande redução do nível de glicogênio hepático nesses casos.

São ainda poucas as informações sobre o metabolismo proteico dos plasmódios. Sabemos que o parasito digere a hemoglobina, separando o pigmento (hematina) que, depois de transformado em **hemozoína**, vai-se acumulando no próprio citoplasma sob a forma de cristais ou de formações amorfas, no interior dos vacúolos digestivos residuais; é o chamado **pigmento malárico**.

No fim da esquizogonia, ao romperem-se as hemácias e libertarem-se os merozoítas, o pigmento que se havia acumulado é lançado no plasma sanguíneo, junto com o citoplasma residual do esquizonte. Daí ele é retirado pelas células de Kupffer do fígado e pelos macrófagos ou outras células fagocitárias do baço e de outros órgãos. Os leucócitos também ficam ingurgitados de pigmento malárico.

No interior das células do sistema fagocítico mononuclear, a hemozoína vai sendo oxidada muito lentamente, para formar hemossiderina, que o organismo do vertebrado pode reaproveitar.

A fração globina e outras proteínas de célula hospedeira são rompidas por hidrólise ou fosforólise, e cerca de metade dos aminoácidos é reutilizada na síntese proteica do parasito.

CARACTERIZAÇÃO MORFOLÓGICA DOS PLASMÓDIOS, NO HOMEM

Plasmodium falciparum

Formas Pré-eritrocíticas. Quando injetados por um anofelino, os esporozoítas evoluem rápida e simultaneamente no fígado, de modo a produzir uma só geração de formas pré-eritrocíticas. No fim do quinto dia, o esquizonte maduro já contém 40.000 merozoítas.

Formas Eritrocíticas. A primeira característica dessa espécie está no fato de encontrarem-se no sangue circulante apenas as formas jovens dos trofozoítas e os gametócitos maduros; todas as demais formas do ciclo esquizogônico sanguíneo evoluem nas hemácias que se encontram nos capilares das vísceras, geralmente aderidas às paredes endoteliais.

Em exames a fresco, os trofozoítas de *P. falciparum* mostram-se como formações pequenas, hialinas e anulares, no interior dos glóbulos vermelhos parasitados. Estes contêm muitas vezes mais de um parasito (Fig. 12.8 A). O trofozoíta apresenta movimentos ameboides, se bem que não tão intensos como os observados em *P. vivax*.

A forma e a coloração da hemácia invadida não se modificam em consequência do parasitismo, pelo menos quando apreciadas

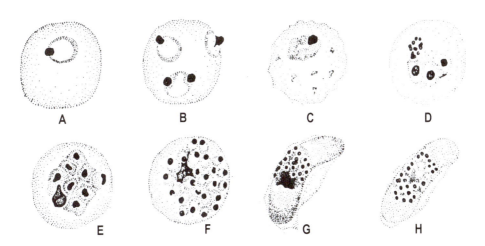

Fig. 12.8 *Plasmodium falciparum*. *A* a *C*, trofozoítas; *D* e *E*, esquizontes; *F*, merócito; *G*, macrogametócito; *H*, microgametócito. (Segundo Pessoa, *Parasitologia Médica*.)

à luz da microscopia comum. A coloração pelo Giemsa revela certo número de manchas vermelhas, grosseiras e relativamente grandes, que a microscopia eletrônica mostrou serem constituídas por fendas existentes no estroma da hemácia, revestidas de membranas.

Essas manchas recebem o nome de **granulações de Maurer**, sendo raramente observadas nas fases iniciais do parasitismo da hemácia (quando esta contém apenas trofozoítas jovens).

Examinados depois de fixados e corados, esses parasitos exibem dimensões bem menores que as das outras espécies de plasmódios humanos. As formas jovens, em anel, medem um sexto a um terço do diâmetro da hemácia. O citoplasma, que se cora em azul pelo método de Giemsa, aparece como o aro de um anel delgado. Em um ponto de seu contorno, o núcleo (cromatina), fortemente corado em vermelho, apresenta-se ora como um bloco redondo, ora com a forma de barra, ou já dividido em dois.

Nas hemácias fixadas à parede dos capilares prossegue a esquizogonia, que termina pela formação de 8 a 32 merozoítas (geralmente 8 a 16), ao fim de 36 a 48 horas de evolução (Fig. 12.8 E e F).

Gametócitos. Por sua forma peculiar, proporcionam outro dado importante para o diagnóstico de *P. falciparum*: são alongados e curvos.

O **macrogametócito**, em forma de banana ou de crescente, mede 12 a 14 μm de comprimento e tem as extremidades ligeiramente afiladas. O citoplasma toma coloração azul intensa, o núcleo é mais ou menos denso, geralmente periférico ou excêntrico e cercado de grânulos de hemozoína. A hemácia, distendida pelo parasito, deforma-se ou rompe-se, deixando-o livre no plasma (Fig. 12.8 G).

Quanto ao **microgametócito**, é pouco mais curto (9 a 11 μm) e menos encurvado. Tem o citoplasma fracamente corado em azul ou róseo, a cromatina nuclear difusa e centralmente situada e o pigmento malárico disseminado por todo o citoplasma (Fig. 12.8 H).

Os gametócitos surgem pela primeira vez no sangue periférico uma semana depois do início das crises febris.

Suas formas juvenis não costumam aparecer, a não ser quando se trate de casos graves, com alta parasitemia, ocasião em que as demais formas esquizogônicas também são encontráveis nos exames hematológicos.

Plasmodium vivax

Formas Pré-eritrocíticas. Os esquizontes, observados nas infecções experimentais do homem e do chimpanzé, completam sua evolução no oitavo dia, produzindo em torno de 10.000 merozoítas cada um. Os **hipnozoítas**, encontrados nesta espécie, permanecem quiescentes durante longos períodos.

Trofozoítas. No sangue, a fresco, o trofozoíta jovem de *P. vivax* apresenta-se como um disco arredondado que, em poucas horas, manifesta intensa atividade ameboide. O núcleo refringente aparece como um grânulo brilhante. Decorridas cerca de 2 a 4 horas, começam a acumular-se no citoplasma as granulações de pigmento malárico. Entre 24 e 36 horas é quando a movimentação do parasito alcança maior intensidade, justificando sua vivacidade plenamente o nome dado à espécie: *P. vivax*. Quando começa a esquizogonia, os movimentos reduzem-se, o parasito arredonda-se, o pigmento fica concentrado em uma pequena zona, enquanto se formam os núcleos-filhos dos futuros merozoítas (ao término de 48 horas).

As esquizogonias costumam completar-se durante as horas da tarde, em toda a massa sanguínea. Em menos de 5 minutos, os merozoítas libertados pelas hemácias que se romperam penetram em novas células sanguíneas para repetir o ciclo.

Nas preparações coradas (Giemsa), o **trofozoíta jovem** aparece como pequena massa azul de citoplasma, ovoide ou redonda, com cromatina densa e fortemente corada em vermelho (Fig. 12.9 A e B).

Sua grande mobilidade faz com que a forma se torne logo irregular e muito variável; algumas vezes, o citoplasma se alonga em prolongamentos finos e curvos que imitam anéis completos ou incompletos.

Quando maiores, os trofozoítas exibem aspectos extravagantes, espalhando-se por toda a hemácia, onde porções do citoplasma azul, unidas ao resto do parasito apenas por delgadas pontes, parecem blocos independentes e anucleados. Pequenos granulados de pigmento encontram-se disseminados pelo cito-

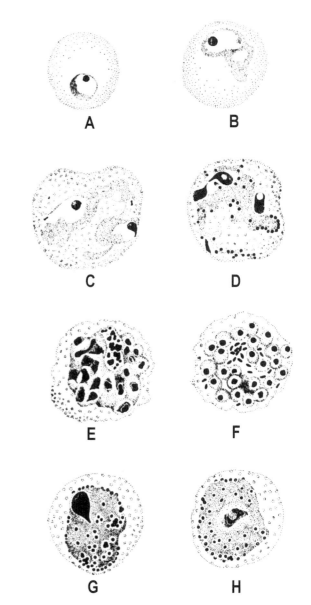

Fig. 12.9 *Plasmodium vivax*. A e B, trofozoítas; C a E, esquizontes; F, merócito; G, macrogametócito; H, microgametócito. (Segundo Pessoa, *Parasitologia Médica*.)

plasma. Com 16 horas de evolução, o *P. vivax* já ocupa um terço do volume da hemácia. Esta última, tendo sido modificada pelo parasitismo, apresenta particularidades que ajudam a reconhecer uma infecção pelo *P. vivax*:

a) os eritrócitos parasitados dilatam-se e ficam mais pálidos, contrastando esses aspectos com o das hemácias vizinhas não infectadas;

b) conforme veremos adiante, a membrana celular dos eritrócitos parasitados modifica-se e exibe uma fina granulação, conhecida como **granulações de Schüffner**. As granulações tornam-se mais evidentes quando a coloração da lâmina é feita em meio ligeiramente alcalino (pH entre 7,2 e 7,4).

Nos **pré-esquizontes**, o citoplasma é mais abundante, e os grânulos de pigmento, maiores e mais escuros. Por vezes, chega a ser difícil distingui-los dos gametócitos.

A cromatina dos **esquizontes** varia muito de aspecto, em função das mitoses que se estão processando. Vemos, assim, algumas massas vermelhas e densas, bem como outras de textura frouxa, finamente granulosa, ou como filamentos estirados entre porções nucleares mais compactas. Os esquizontes maduros tendem a apresentar contornos mais regulares, arredondados, e a ocupar quase todo o volume da célula hospedeira (Fig. 12.9 *C* a *E*).

Raramente a mesma hemácia contém mais de um parasito.

A proporção de glóbulos vermelhos parasitados varia com a intensidade da infecção inicial e com a duração da doença. Não costuma passar de 50.000 o número de parasitos desta espécie por milímetro cúbico de sangue.

As **rosáceas** de *P. vivax* são grandes, pois enchem 4/5 ou mais do volume da hemácia, com 8 a 10 μm de diâmetro. Aí são vistos geralmente entre 12 e 18 núcleos pequenos (Fig. 12.9 *F*), fortemente corados, correspondendo a outros tantos **merozoítas**.

Gametócitos. Aparecem mais tarde que os trofozoítas, pois seu desenvolvimento é duas vezes mais lento. No sangue periférico, podemos encontrar tanto as formas juvenis como os gametócitos maduros, estes caracterizados pelo citoplasma abundante, o contorno regular, arredondado, e o núcleo grande, com cromatina pouco densa (Fig. 12.9 *G* e *H*). Há muito pigmento malárico.

Os **gametócitos femininos** ocupam quase todo o volume das hemácias dilatadas (10 a 11 μm de diâmetro). Costumam ser de 3 a 8 vezes mais frequentes que os masculinos. Seu citoplasma cora-se mais fortemente de azul (pelo Giemsa) e o núcleo, situado geralmente na periferia, possui cromatina relativamente densa.

Os **microgametócitos** são ligeiramente menores, têm citoplasma azul-pálido, o núcleo situado centralmente e com a cromatina frouxa.

Quando a população de trofozoítas e esquizontes decai, em face dos mecanismos imunológicos desenvolvidos pelo hospedeiro, os gametócitos sobrevivem na corrente sanguínea e por muito tempo ainda.

Plasmodium malariae

Formas Pré-eritrocíticas. Os esquizontes com 12 dias e meio de evolução contêm cerca de 1.500 núcleos. Seu desenvolvimento é, pois, mais lento que o das outras espécies.

Trofozoítas. No sangue, a fresco, os trofozoítas de *P. malariae* mostram-se muito menos ativos que os de *P. vivax*. Os parasitos dispõem-se frequentemente em faixa transversal ou enchem quase todo o volume da hemácia. No citoplasma, sempre abundante, os grãos de pigmento são pouco numerosos, porém têm maior volume que nos demais plasmódios humanos.

Após coloração, a morfologia de *P. malariae* pode ser caracterizada pelas considerações seguintes (Fig. 12.10).

Os **trofozoítas jovens**, quando exibem a forma de anel, são indistinguíveis dos de *P. vivax* e ocupam também um terço do diâmetro da hemácia. Seu citoplasma mostra-se logo mais abundante, e sua forma tende a estirar-se em faixas azuis que cruzam o glóbulo vermelho de lado a lado. Essas faixas são muito características, apresentando-se delgadas nos trofozoítas e esquizontes jovens, ou largas nas fases mais tardias, podendo ocupar quase toda a hemácia (Fig. 12.10 *C* e *D*). Tais formas podem simular perfeitamente gametócitos.

De um modo geral, o parasitismo pelo *P. malariae* distingue-se daquele desenvolvido por *P. vivax* em vista de *P. malariae* invadir eritrócitos já maduros e que mantêm, durante todo o ciclo esquizogônico, seu diâmetro e coloração normais. Assim, as formas evolutivas que preenchem todo o volume da hemácia normal são menores que as de *P. vivax* (que lotam o espaço de hemácias dilatadas). Esta distinção serve particularmente para identificar os gametócitos de ambas as espécies, morfologicamente muito semelhantes.

Nas hemácias com infecções por *P. malariae*, não há granulações de Schüffner. Em raras ocasiões, aparecem alterações nas células parasitadas, as **granulações de Ziemann**, que são maiores e de aspecto mais grosseiro que as de Schüffner.

O **merócito** forma 8 a 10 merozoítas, dispostos como as pétalas de uma flor em torno do citoplasma residual, onde fica acumulado todo o pigmento (Fig. 12.10 *E* e *F*).

Gametócitos. São como os de *P. vivax*, diferindo apenas por seu menor tamanho. Muitas vezes é impossível distingui-los dos trofozoítas médios (Fig. 12.10 *G* e *H*).

Plasmodium ovale

Formas Pré-eritrocíticas. Os esquizontes maduros medem 70 a 80 mm no nono dia de infecção e produzem cerca de 15.000 merozoítas cada.

Formas Eritrocíticas. Os **trofozoítas jovens** são grandes e possuem um núcleo também volumoso.

As hemácias parasitadas aumentam de tamanho precocemente e exibem granulações de Schüffner.

Seus contornos ovalares ou irregulares têm quase sempre a margem denteada. Os **esquizontes** não chegam a preencher quase toda a hemácia, como nas infecções por *P. vivax*.

Os **merócitos** formam 6 a 12 merozoítas (geralmente 8) no fim de cada ciclo de 48 horas.

Os **gametócitos**, que se assemelham aos de *P. vivax*, também se distinguem por apresentarem diâmetros menores que o do glóbulo vermelho onde se encontram.

ALTERAÇÕES MORFOLÓGICAS DAS HEMÁCIAS PARASITADAS

Os glóbulos vermelhos onde se desenvolvem os plasmódios sofrem alterações morfológicas características que variam segundo a espécie de parasito. Assim, a microscopia eletrônica revela a presença de digitações ou protrusões que se formam na superfície das hemácias contendo *P. falciparum* ou *P. malariae*. As saliências são ricas em antígenos parasitários incorporados à membrana celular do eritrócito.

Nas infecções por *P. falciparum*, essas alterações contribuem para aumentar a adesividade das hemácias entre si ou às células

134 BASES DA PARASITOLOGIA MÉDICA

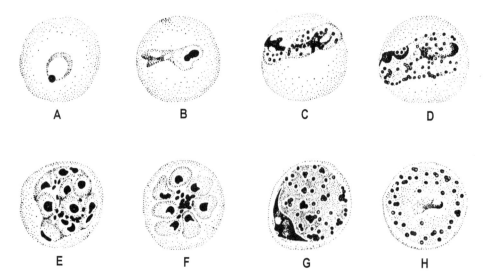

Fig. 12.10 *Plasmodium malariae*. A e B, trofozoítas; C a E, esquizontes; F, merócito; G, macrogametócito; H, microgametócito. (Segundo Pessoa, *Parasitologia Médica*.)

endoteliais dos pequenos vasos e explicariam o sequestro visceral das hemácias contendo trofozoítas maduros, esquizontes e rosáceas. Elas seriam também a razão da formação de pequenos êmbolos ou trombos que obliteram a circulação local.

No caso de *P. malariae*, essas anomalias não se acompanham do desaparecimento dos parasitos em esquizogonia, na circulação periférica. Porém, quando a imunidade do hospedeiro se desenvolve, os glóbulos vermelhos parasitados começam a ser retidos no fígado, onde formam sólidos complexos com as células de Kupffer (aparecendo juntas de aderência entre as membranas plasmáticas celulares). Tais sequestros poderiam explicar a duração extremamente longa das infecções por *P. malariae*, com recidivas tardias do quadro clínico da doença (ver Cap. 13) e evasão do parasito aos mecanismos imunológicos de defesa do hospedeiro.

Os eritrócitos habitados por *P. vivax* e *P. ovale* tornam-se maiores e mais pálidos que os não parasitados e apresentam, na superfície, pequenos alvéolos cercados de numerosas vesículas adjacentes (com aspecto de vesículas de pinocitose) cujas membranas também contêm antígenos parasitários.

Os alvéolos correspondem ao que se descreve habitualmente, em microscopia óptica, como **granulações de Schüffner**.

13

Malária: A Doença

INFECTIVIDADE DOS PLASMÓDIOS HUMANOS
RESISTÊNCIA AO PARASITISMO
  Imunidade natural
  Imunidade adquirida
  Mecanismos imunológicos
PATOLOGIA DA MALÁRIA
  Mecanismos patogênicos
  Alterações anátomo e fisiopatológicas
QUADROS SINTOMÁTICOS NA MALÁRIA
  Quadro clínico habitual
  Variações clínicas da malária
  Malária grave por Plasmodium falciparum
  Nefropatias maláricas
  Síndrome esplenomegálica tropical
DIAGNÓSTICO DA MALÁRIA
  Diagnóstico laboratorial
  Diagnóstico clínico

MEDICAMENTOS ANTIMALÁRICOS
  As amino-4-quinoleínas
  As amino-8-quinoleínas
  Outros compostos com núcleo quinoleína
  Pirimidinas
  Sulfamidas e antibióticos
  Artemisina e derivados
  Resistência aos quimioterápicos
TRATAMENTO DA MALÁRIA
  Tratamento segundo o nível de atendimento
  Tratamento em áreas com P. falciparum *não-resistente*
  Tratamento em áreas com P. falciparum *resistente*
  Tratamento da malária grave
PROGNÓSTICO

INFECTIVIDADE DOS PLASMÓDIOS HUMANOS

A **malária** ou paludismo é também conhecida por impaludismo, febre palustre, febre intermitente ou, de acordo com suas formas clínicas, por febre terçã benigna, febre terçã maligna e febre quartã. No Brasil, tem também outros nomes populares, como: maleita, sezão, tremedeira, batedeira ou, simplesmente, febre. Seus agentes são esporozoários do gênero ***Plasmodium***.

O homem é o hospedeiro natural de *Plasmodium falciparum*, de *P. vivax*, de *P. malariae* e de *P. ovale*, mas resistente aos plasmódios de outros mamíferos, aves ou répteis. Somente o *P. malariae* infecta também outros animais (chimpanzés e símios americanos), em condições naturais.

O número de esporozoítas encontrados nas glândulas salivares de um anofelino infectado pode variar de uma centena até dezenas de milhares. E cada vez que uma fêmea picar um paciente, muitos deles serão inoculados diretamente nos vasos sanguíneos da pele, com a saliva do inseto.

A permanência dos esporozoítas na circulação talvez não vá além de meia hora, havendo indicações de que os parasitos sejam logo transportados até o fígado, onde passam a multiplicar-se por esquizogonia (ciclo pré-eritrocítico), dentro de hepatócitos (ver Cap. 12).

RESISTÊNCIA AO PARASITISMO

A resistência, na malária, decorre da interação de diferentes fatores que regulam as relações parasito-hospedeiro, muitos dos quais têm sido objeto de intensa investigação nos últimos anos. Ela depende tanto de fatores genéticos e de mecanismos fisiológicos inespecíficos, que se opõem à implantação dos parasitos no organismo do hospedeiro, como do desenvolvimento de uma imunidade adquirida humoral ou celular, que tende a bloquear os plasmódios, a acelerar sua destruição ou a reduzir os efeitos patogênicos do parasitismo.

Imunidade Natural

Varia muito de grau, indo desde uma resistência absoluta, que impede determinadas espécies de infectar o homem (como os plasmódios aviários ou os de macacos antropoides), até uma resistência relativa, que torna benignas as infecções por outros plasmódios de símios (*Plasmodium simium*, por exemplo) e depende da capacidade do organismo hospedeiro mobilizar rapidamente seu sistema macrófago-linfoide contra os parasitos.

Certos fatores de defesa são prevalentes em algumas populações humanas. Os habitantes da África Ocidental, na faixa que vai da Mauritânia à República dos Camarões, são refratários ao *Plasmodium vivax*, que não é aí encontrado. Essa imunidade decorre essencialmente de características genéticas. Os mecanismos envolvidos relacionam-se ora com os sistemas de grupos sanguíneos, ora com a presença de hemoglobinas anormais.

O eritrócito humano contém cerca de 300 ou mais determinantes de grupos sanguíneos diferentes. Os merozoítas reconhecem alguns deles como receptores de membrana específicos, através dos quais desenvolve-se o processo de aderência e penetração do parasito no interior da hemácia.

Constatou-se que os eritrócitos humanos do tipo **Duffy negativo**, Fy$^{(a-b-)}$, são refratários à penetração do *P. vivax* e que as pessoas que apresentam o genótipo FyFy resistem à infecção por esse plasmódio, enquanto a infecção é possível nos indivíduos **Duffy positivos** (isto é, com fenótipos Fy^a ou Fy^b, ambos dominantes, ou seus híbridos). O caráter genético FyFy é frequente nas populações negras, o que explica a ausência de *P. vivax* em muitas regiões da África.

Os receptores para *P. falciparum*, nas hemácias, são diferentes dos utilizados por *P. vivax*, pois aquele plasmódio infecta os indivíduos com qualquer tipo Duffy. Sabe-se, agora, que a **glicoforina A** é o fator responsável pela ligação do merozoíta de *P. falciparum* à membrana da hemácia e por sua penetração.

A resistência à infecção malárica está muitas vezes relacionada com a presença de **hemoglobinas anormais** no sangue dos pacientes. Essas hemoglobinas atípicas são resultado de mutações genéticas, herdadas como um caráter mendeliano. Elas produzem quadros de anemia crônica nesses indivíduos, pois suas hemácias são frágeis e facilmente hemolisadas, tendo uma vida média relativamente curta.

A vida curta das hemácias pode impedir que, em muitos casos, o ciclo esquizogônico sanguíneo se complete, conduzindo a uma redução considerável de parasitemia. Daí a benignidade da infecção malárica e sua tendência para a cura em prazos mais curtos em pacientes com esses defeitos congênitos: **drepanocitose** (ou anemia falciforme), **hemoglobina C** (ou Hb-C) e as **talassemias**.

A resistência ao parasitismo foi encontrada também em indivíduos que apresentam outro defeito genético: uma deficiência da enzima **glicose-6-fosfato-desidrogenase** (G-6-PD), nas hemácias.

Há outros mecanismos de resistência que não encontraram até aqui uma explicação. Assim, algumas pessoas conseguem permanecer indenes, em áreas malarígenas, e outras só apresentam quadros benignos da doença.

Quanto a fatores fisiológicos, sabe-se que camundongos, ratos e macacos postos em dieta láctea resistem muito mais aos seus respectivos plasmódios. Esse efeito, no entanto, pode ser abolido com a administração do ácido p-aminobenzoico, que é um fator de crescimento indispensável aos plasmódios e inexistente no leite.

Imunidade Adquirida

Varia com a espécie de *Plasmodium*, a cepa e o inóculo, mas também com o grau e a duração da infecção. Por outro lado, depende das condições do paciente, inclusive de seu estado nutricional, das condições de repouso ou fadiga, do uso de medicamentos etc.

A imunidade adquirida nas regiões hiperendêmicas pode ser passiva durante os três primeiros meses, nas crianças que receberam das mães, por via placentária, as imunoglobulinas IgG específicas. É possível que a resistência nesse período seja, ainda, aumentada pela dieta láctea.

A importância dos fatores humorais (produção de anticorpos) foi demonstrada experimentalmente pela proteção passiva conferida a hospedeiros suscetíveis que receberam globulinas ou soro de doadores imunes. No entanto, em pacientes infectados com *P. falciparum* e *P. vivax*, a presença de altos títulos de anticorpos não impede o parasito de reproduzir-se, de modo que o tratamento quimioterápico segue sendo imprescindível.

A imunidade na malária é específica para cada espécie de parasito e, mesmo, para cada estádio evolutivo de um mesmo parasito, donde se conclui que os antígenos que induzem proteção devem ser diferentes de *Plasmodium* a *Plasmodium* e em cada fase do ciclo evolutivo (esporozoítas, formas sanguíneas etc.).

A aquisição gradual de uma imunidade protetora, por pessoas expostas à malária em áreas de alta endemicidade, é dirigida contra a fase sanguínea. Ela requer 3 a 6 anos de exposição para assegurar, aos indivíduos que sobrevivem, larga proteção contra os efeitos mórbidos e quase completa eliminação do risco de mortalidade devida à malária. Mas, ainda que o nível de anticorpos continue a crescer, raramente se alcança uma proteção total. A maioria dos adultos continua a ter parasitos circulando no sangue durante longos períodos. Essa imunidade também não interfere na produção de gametócitos, senão pela redução considerável dos trofozoítas sanguíneos, a partir dos quais eles são formados.

Mecanismos Imunológicos

Os estudos feitos em animais permitiram constatar que o processo imunológico na malária envolve mecanismos, interdependentes, que compreendemos ainda muito pouco. Esquematicamente vamos resumi-los como sendo humorais (por meio de **anticorpos**) e mediados por células (em que estas colaboram com os anticorpos ou elaboram substâncias ativas distintas dos anticorpos, as **linfocinas**).

Mecanismos Humorais. Desde as primeiras esquizogonias sanguíneas e a intervalos regulares, uma grande quantidade de antígenos parasitários é lançada na circulação, compreendendo desde os corpos residuais dos merócitos até as glicoproteínas da superfície externa dos merozoítas que são abandonados por ocasião da penetração nas hemácias. Outros produtos do catabolismo são também eliminados no meio interno. Muitas substâncias estranhas ao organismo aparecem como resultado da morte e destruição dos parasitos bem como das hemácias por eles invadidas.

No início da infecção, os anticorpos podem desencadear resposta imune contra os esporozoítos reconhecendo a proteína circum-esporozoítica (CS), localizada na superfície do parasito, e dessa forma impedir a invasão dos hepatócitos por tais parasitos. Porém, essa ação não é suficientemente rápida para impedir totalmente essa invasão, que se realiza em poucos minutos.

De grande importância é a resposta imune contra o estágio eritrocitário dos plasmódios por ser então que se desenvolvem em maior grau a patologia e a sintomatologia da malária. A resposta imune nesse estágio é, predominantemente, dependente dos mecanismos da imunidade humoral, embora participem também outros mecanismos como a imunidade inata e a produção de citocinas.

Estudos realizados nas áreas endêmicas mostraram que os indivíduos expostos aos antígenos do parasito desenvolvem resposta imune mediada por anticorpos. Neles é alta a prevalência de anticorpos contra a fase sanguínea, tais como o antígeno 1 da membrana apical (AMA-1) e as proteínas da superfície do merozoíto (MSPs). Antígenos específicos de *Plasmodium* são também apresentados na membrana das hemácias parasitadas.

Um dos aspectos mais característicos da infecção malárica é a **hipergamaglobulinemia**. Ela é marcada pela produção aumentada de IgG, assim como pelos níveis elevados de IgM. No entanto, apenas 5 a 10% das IgG presentes no soro podem ser absorvidos pelos parasitos da malária, isto é, reagem com os antígenos maláricos. A abundante produção de anticorpos não-específicos (inclusive a de anticorpos heterófilos e autoanticorpos) sugere que os plasmódios devem estimular sua produção seja mediante mecanismos que desencadeiam a multiplicação linfocitária, seja através da inibição das células T supressoras (T_S) que controlam essa multiplicação.

Mecanismos Celulares. A hiperplasia do sistema macrófago-linfoide é a base da imunidade celular contra os protozoários em geral e contra os plasmódios em particular. A **fagocitose** é, em verdade, o principal dispositivo de defesa do organismo contra esses parasitos. Após cada esquizogonia, muitos merozoítas são fagocitados e destruídos, e o mesmo sucede com muitas hemácias parasitadas. Esse trabalho de limpeza desenvolve-se principalmente no baço, que aumenta consideravelmente de volume (**esplenomegalia**), assim como no fígado e na medula óssea, onde o sistema fagocítico mononuclear (SFM) é também abundante.

O ritmo de fagocitose encontra-se bastante incrementado pela colaboração dos linfócitos T_C. Os mecanismos pelos quais eles participam da destruição dos plasmódios são vários: como células auxiliares dos linfócitos B (aumentando a resposta humoral), como ativadores de macrófagos, ou de células NK (*natural killer cells*) ou, ainda, pela produção de substâncias capazes de agir sobre os esquizontes, no interior das hemácias (**linfocinas**).

A interação do anticorpo com as células imunocompetentes parece ser importante nos mecanismos de defesa antimalárica. Macrófagos provenientes de pessoas imunes são mais aptos a fagocitar merozoítas do que os macrófagos de indivíduos normais. Esse aumento da atividade fagocitária é estimulado por anticorpos específicos e relaciona-se unicamente com os merozoítas.

Conforme vimos anteriormente, as hemácias parasitadas apresentam antígenos específicos do *Plasmodium* em sua membrana e, portanto, podem ser reconhecidas e destruídas pelo sistema imunológico do hospedeiro.

PATOLOGIA DA MALÁRIA

Mecanismos Patogênicos

A malária é doença sistêmica que provoca alterações na maioria dos órgãos, variando porém sua gravidade dentro de amplos limites, desde as formas benignas até as muito graves e fatais. A principal ação patogênica é exercida pela anóxia dos tecidos, devida à redução da capacidade de transporte de oxigênio pelo sangue. A ela somam-se as perturbações locais do fluxo circulatório e um aumento da glicólise anaeróbia nos tecidos.

Anóxia. A falta de oxigênio é uma decorrência da destruição intra e extravascular de elevado número de hemácias, parasitadas ou não.

Parte de tal destruição ocorre quando os merócitos rompem as hemácias onde estão. Os macrófagos fagocitam esses restos celulares, mas também eritrócitos inteiros contendo parasitos, bem como outros que trazem, adsorvidos na superfície, os imunocomplexos com complemento. O complemento destes complexos, além de danificar a membrana celular (mesmo em hemácias que não contenham plasmódios), facilita sua fagocitose.

A redução da taxa de hemoglobina começa desde os primeiros dias de febre e se torna evidente ao fim de uma semana.

Perturbações Circulatórias. A circulação em certas áreas é perturbada por vasoconstrição arteriolar e dilatação capilar, que agravam a anóxia local (hiperatividade do sistema nervoso simpático).

Na terçã maligna, a aderência das hemácias às paredes vasculares é facilitada pelas protrusões digitiformes e pela presença aí de antígenos que se ligam aos receptores da membrana das células endoteliais (mais abundantes, talvez, nos vasos cerebrais), concorrendo para a obstrução de pequenos vasos e, consequentemente, para maior anóxia tecidual ou para as necroses isquêmicas focais.

Aumento da Glicólise Anaeróbia. Outro fator de anóxia histotóxica desenvolve-se no interior das próprias células. Assim, a fosforilação oxidativa das mitocôndrias hepáticas é inibida pelo soro de pacientes com malária aguda, com o que prevalece a glicólise anaeróbia.

Algumas dificuldades provêm diretamente do metabolismo dos parasitos, tais como seu elevado consumo de glicose (ver Cap. 12), com redução consequente das reservas de glicogênio hepático.

Do catabolismo parasitário resulta o lançamento, na circulação do organismo hospedeiro, de quantidades crescentes de ácido lático, hemozoína e detritos celulares. Mas o aumento do ácido lático no líquor, observado em quase todos os casos de malária cerebral, parece devido também à predominância da glicólise anaeróbia nos tecidos, face à deficiente oxigenação.

A hipoglicemia ocorre em dois grupos de pacientes, com infecção por *P. falciparum*: naqueles com formas graves e em mulheres grávidas ou no puerpério. Ela resulta de um suprimento reduzido de glicose e de uma demanda aumentada (pela hiperinsulinemia, pelo metabolismo anaeróbio dos tecidos e pelo metabolismo dos parasitos).

Acumulação de Pigmento. A hemozoína lançada na circulação é fagocitada pelos leucócitos, pelos macrófagos e pelos demais elementos do sistema fagocitário. O acúmulo de hemozoína nos tecidos, principalmente nas formas crônicas da malária, leva a uma pigmentação escura dos órgãos, especialmente daqueles mais ricos em elementos do SFM. Muito lentamente o pigmento é transformado em hemossiderina, para posterior reutilização do Fe pelo organismo.

Antígenos Parasitários. Na fase eritrocitária da infecção constata-se no sangue a presença dos imunógenos que integram as várias formas do parasito, mas também a existência de antígenos parasitários solúveis, que circulam no plasma, ou que se manifestam na superfície da membrana das hemácias, parasitadas ou não. Estes antígenos estão presentes durante as infecções e nas primeiras semanas depois da cura.

Há uma relação cinética entre o aparecimento dos antígenos solúveis, a produção de anticorpos e a formação subsequente de complexos imunes. Depósitos do IgM são encontráveis nos glomérulos renais, desde o terceiro dia de infecções experimentais. A partir da segunda semana, os cortes histológicos mostram depósitos de imunocomplexos contendo IgG e complemento (C3). No início, a deposição de imunocomplexos é focal, mas durante as recrudescências e recaídas tende a tornar-se generalizada. A nefrite produzida pela febre quartã (*Plasmodium malariae*) é mediada por esses complexos imunes.

Alterações Anátomo e Fisiopatológicas

No Sangue. Mesmo nas infecções benignas, o número de glóbulos vermelhos destruídos é considerável e tende a levar, caso a doença se prolongue, a certo grau de **anemia**. Nas infecções pesadas, a anemia instala-se rapidamente ainda na fase aguda da moléstia, pois em cada esquizogonia eritrocítica podem estar envolvidos 0,5% a 1% das hemácias, na terçã benigna; ou 2% a 25% na terçã maligna, raramente mais. Nos casos de *P. malariae* e de *P. ovale* a parasitemia é sempre baixa.

Com a diminuição do número de eritrócitos surgem fenômenos de **anóxia**, tanto mais que as hemácias atualmente parasitadas cedem todo seu oxigênio ao metabolismo do parasito. Hipoproteinemia, aumento da permeabilidade capilar e edema acompanham essa anemia.

Na terçã maligna, além de ocorrerem esses fenômenos com particular intensidade, surgem as complicações decorrentes da tendência das hemácias a se aglutinarem, constituindo pequenos êmbolos; ou a aderirem em grande número à superfície dos endotélios vasculares, principalmente no sistema nervoso central, no rim e no baço, formando eventualmente trombos e zonas de enfarte. No sistema nervoso, resultam daí manifestações neurológicas variadas, cuja gravidade pode levar ao coma e à morte do paciente.

No Baço. Em consequência das infecções agudas, este órgão torna-se dilatado, congesto e de tonalidade escura. A cápsula fica tensa, sujeita a ruptura traumática. Não há alterações histológicas específicas, mas os capilares e seios venosos estão repletos de hemácias parasitadas, com os parasitos em todas as fases evolutivas. A fagocitose aí é intensa.

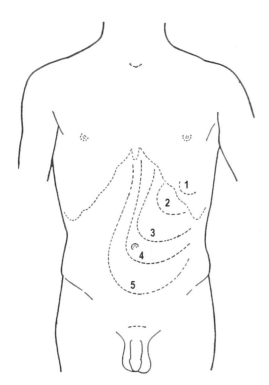

Fig. 13.1 Diferentes graus de esplenomegalia, segundo a escala de Hackett: **1**, baço palpável somente em inspiração forçada; **2**, limite inferior do órgão chegando até metade da distância entre o rebordo costal e o umbigo; **3**, limite inferior entre a metade dessa distância e o umbigo; **4**, idem entre o umbigo e a metade da distância deste ao púbis; **5**, além dessa medida.

No Fígado. Durante a fase aguda, também o fígado apresenta-se congesto, ligeiramente aumentado de tamanho, porém liso e mole. Ao corte, mostra coloração normal, tendendo para o chocolate ou castanho-escuro. Nos casos crônicos, há hepatomegalia, espessamento da cápsula e consistência firme do parênquima, que fica castanho-escuro.

As alterações histológicas são atribuíveis, em parte, à anóxia devida à circulação lenta através dos capilares do órgão. Há hiperemia periportal e, nos sinusoides, hiperplasia das células de Kupffer que contêm muito pigmento. Os hepatócitos apresentam alterações patológicas (tais como tumefação turva, alterações nucleares, numerosas mitoses e infiltração gordurosa).

Na Medula Óssea. Além da congestão, da presença de grande número de glóbulos vermelhos parasitados e de ativa fagocitose, notam-se: hiperplasia do sistema fagocitário mononuclear (SFM), reação eritroblástica com grande produção de reticulócitos (proporcional ao grau de anemia) e inibição da maturação de granulócitos. Com o tempo, vai-se acumulando pigmento malárico.

No Cérebro. Nos casos fatais (devido somente à terçã maligna), encontram-se no cérebro congestão e edema, com exsudato nos sulcos, fenômenos de anóxia e eventualmente microembolias ou tromboses capilares.

QUADROS SINTOMÁTICOS NA MALÁRIA

Quadro Clínico Habitual

Período de Incubação. Na malária, os sintomas variam com a espécie e a cepa do plasmódio, bem como com a resistência do paciente.

O período de incubação é também muito variável. Em alguns casos a febre aguda surge antes que se possa demonstrar a presença dos parasitos no sangue, isto é, no período pré-patente; outras vezes, só alguns dias depois de confirmada a parasitemia (Fig. 13.2).

Depois dos surtos agudos, ele volta ao tamanho e condições anteriores. Mas nos casos crônicos, a esplenomegalia persiste (Fig. 13.1); a consistência do órgão continua firme; e a coloração tende para um cinza-chocolate, devido ao acúmulo de pigmento e à redução da hiperemia. Há hiperplasia dos elementos histiocitários e dos macrófagos, que contêm grânulos volumosos de hemozoína. Há também fibrose intersticial, espessamento da cápsula e das trabéculas.

A duração da fase pré-clínica oscila em torno de 12 dias na terçã maligna (9 a 15 dias de incubação), 14 dias na terçã benigna (10 a 20 dias de incubação) e 30 dias na febre quartã (incubação de 20 a 40 dias).

Início da Doença. O aparecimento do ataque primário pode ser muito retardado em indivíduos que estiveram tomando drogas antimaláricas com finalidade profilática. Pela mesma razão, o quadro clínico é passível de profundas modificações.

Antes que surjam os acessos febris típicos, o paciente pode apresentar sintomas prodrômicos (precursores) que consistem em dores de cabeça, mal-estar, dores pelo corpo e ligeira elevação da temperatura, especialmente nas infecções pelo *P. vivax*. O início costuma ser súbito, principalmente com *P. falciparum* e *P. malariae*.

O Acesso Malárico. Quando começa a febre alta, esta pode não apresentar o aspecto que tanto caracteriza a doença, sendo, pelo contrário, contínua, renitente ou irregular, Pode ser diária, no princípio, para assumir um ritmo terçã ou quartã dias depois.

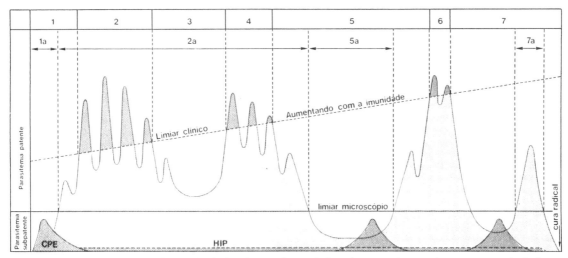

Fig. 13.2 Fases de uma infecção malárica: **1**, período de incubação; **1a**, período pré-patente (exame de sangue negativo); **2**, ataque primário composto de vários paroxismos; **2a**, período com hemoscopia positiva; **3**, período de infecção latente; **4**, recrudescência (ou recidiva a curto prazo); **5**, período de infecção latente; **5a**, hemoscopia negativa; **6**, recidiva clínica, a longo prazo; **7**, cura clínica; **7a**, recidiva parasitológica. As recidivas a longo prazo significam que os hipnozoítas (**HIP**), existentes no fígado, entraram em atividade reprodutiva e seus merozoítas iniciaram novo ciclo eritrocitário. **CPE**, ciclo pré-eritrocítico.

Três fases podem ser reconhecidas no curso de um paroxismo ou acesso malárico típico:

1) Calafrios marcam a primeira fase. O paciente é rapidamente invadido por forte sensação de frio que o faz buscar cobertores e toda sorte de agasalhos. Esse frio é, no entanto, puramente subjetivo, porque sua temperatura já entrou em ascensão. Mas nada pode aliviá-lo e, ao agravar-se o quadro, o doente fica pálido, cianótico, a pele fria, enquanto os dentes começam a bater e todo o corpo é sacudido por tremores de frio intensos e incontroláveis. O pulso torna-se rápido e fino, podendo sobrevir náuseas e vômitos. Depois de 15 minutos a uma hora, o frio passa. Começa a segunda fase.

2) Sensação de calor, o rosto afogueado e cefaleia intensa marcam o novo quadro. A temperatura alcança 39 a 40°C, podendo chegar a 41°C. O pulso agora é cheio, amplo; a pele, quente e seca. Ondas de calor fazem o paciente pedir a retirada das cobertas. Em alguns casos há delírio. A situação permanece estacionária por duas a quatro horas. Algumas vezes mais.

3) Finalmente, a sudorese aparece, ao mesmo tempo que a temperatura cai. A pele, úmida, logo é regada por abundante transpiração que empapa a roupa do paciente e molha os lençóis. Passa a dor de cabeça; e uma sensação de alívio substitui o mal-estar anterior.

Como resíduo da crise, o doente pode manifestar certo grau de fadiga, ou, então, recuperar-se totalmente. Por vezes, retoma o trabalho como se nada houvera sucedido.

O intervalo apirético dura até que se complete um ciclo esquizogônico nas hemácias, repetindo-se o mesmo quadro no terceiro dia, ou seja, dia sim dia não, no caso de infecção por *P. vivax* ou *P. ovale*; e cada 72 horas nas infecções por *P. malariae* (Fig. 13.3).

A irregularidade da febre, no início da doença, seria devida ao assincronismo das esquizogonias. Com o decorrer do tempo, uma tendência à sincronização vai fazer com que os acessos venham a intervalos regulares.

Mas, na terçã benigna, observa-se algumas vezes ritmo cotidiano. As crises sobrevêm a cada 24 horas, o que indica a existência de dois ciclos eritrocíticos independentes e alternados no tempo: um completando-se nos dias ímpares, outro nos dias pares. O ritmo cotidiano representa, pois, a soma de dois ciclos normais, cada qual com seu intervalo de 48 horas. Se um dos ciclos desaparecer, a curva térmica passará a ser típica.

Também na terçã maligna e na quartã podem ocorrer ritmos aditivos. Nesta última, três ciclos, cada um atrasado de 24 horas em relação ao outro, dão em resultado uma febre diária.

O ciclo de *P. falciparum* é menos sincronizado que os demais, visto que as esquizogonias se realizam com intervalos variáveis de 36 a 48 horas. Por essa razão a febre é com frequência irregular, e os paroxismos mais demorados que nos outros casos.

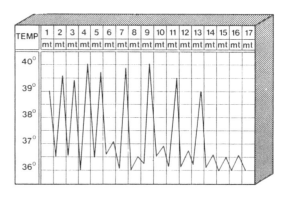

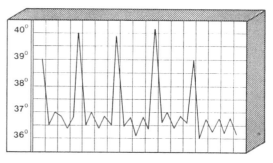

Fig. 13.3 Curva térmica na malária. Acima, febre terçã benigna (*Plasmodium vivax* ou *P. ovale*), com acessos cotidianos no início e ritmo regular, dia sim dia não, depois. No gráfico inferior, ritmo quartão produzido pelo *Plasmodium malariae*, com acessos espaçados de 72 horas.

140 BASES DA PARASITOLOGIA MÉDICA

Recrudescências e Recaídas. Nas infecções por *P. vivax* os acessos repetem-se durante uma semana, duas ou mais. Depois, tornam-se menos intensos, a parasitemia reduz-se consideravelmente e se negativa. O paciente passa bem durante alguns dias ou algumas semanas. Mas a febre pode retornar, com igual ou menor intensidade, constituindo o que se chama de **recrudescência**.

As recrudescências correspondem, pois, ao reaparecimento a curto prazo de manifestações clínicas, devidas à persistência do ciclo hemático e sua reagudização (elevação da parasitemia). Distinguem-se das **recaídas** da malária porque estas últimas apresentam-se mais tardiamente, por vezes depois de meses ou anos de evolução silenciosa do parasitismo.

Admite-se, hoje, que as recaídas resultam da lenta maturação de alguns esquizontes — os **hipnozoítas** — no fígado. O tempo gasto nessa maturação é determinado pelas características genéticas de cada esporozoíta, dentro da população de parasitos injetados pelo mosquito. Assim se explicam tanto os casos de malária com incubação muito longa, encontrados na Rússia ou na Holanda, como as recaídas mais precoces ou mais tardias, com cepas de *P. vivax* e de *P. ovale*.

O *P. falciparum* só determina umas poucas recidivas a curto prazo, isto é, recrudescências do ciclo sanguíneo, não havendo, pois, o mecanismo de dormência em seus esporozoítas.

Esse mecanismo estaria também ausente em *P. malariae*, ficando todas as recidivas na dependência da prolongada persistência das formas eritrocíticas. Estas puderam ser comprovadas em pacientes inoculados com sangue parasitado (ciclo hemático) mesmo após mais de 520 dias. O sequestro de hemácias parasitadas por *P. malariae*, no fígado, ao formar complexos com as células de Kupffer, contribuiria para prolongar a infecção. Há registro de recrudescência após 30 a 40 anos.

Variações Clínicas da Malária

A malária mostra-se frequentemente grave em crianças e gestantes ou em adultos procedentes de áreas não-endêmicas (sem imunidade) que vão trabalhar ou, simplesmente, visitar zonas com transmissão ativa.

É raro que ocorra envolvimento cerebral na terçã benigna, se bem que tonturas, vertigens, desorientação transitória e síncope possam ser observadas.

Nas crianças, a febre nem sempre apresenta o ritmo intermitente, podendo ser ligeira, irregular ou quase contínua. As convulsões aparecem mais frequentemente do que nos adultos. Nos casos prolongados, há anemia progressiva e grande aumento do volume do baço (esplenomegalia), que é mais encontrável em pacientes de pouca idade.

O comprometimento intestinal pode resultar numa forma que lembra a cólera; mas também pode simular apendicite, obstrução intestinal ou mesmo peritonite.

As formas crônicas da malária tornam-se cada vez mais raras nos países ou nas regiões que instituíram seu controle. No decurso delas, a sintomatologia que interrompe os períodos assintomáticos reduz-se, muitas vezes, a certo mal-estar, dores de cabeça e musculares, palpitações, cansaço, insônia e irritabilidade. Nas crianças, a malária crônica compromete o desenvolvimento físico e mental, em vista da anemia crônica, hepatoesplenomegalia, perturbações do aparelho digestivo e do apetite. A febre é recorrente. A evolução faz-se em geral para a cura, se bem que possa conduzir também à caquexia e às complicações fatais.

Dois quadros graves da forma aguda e dois da forma crônica merecem maior destaque:

Malária Grave por *Plasmodium falciparum*

Ela é definida pela presença de formas assexuadas de *P. falciparum* no sangue, mais alguma das complicações ou manifestações potencialmente fatais enumeradas a seguir:

• hiperparasitemia (mais de 5% das hemácias parasitadas);

• malária cerebral, a ser suspeitada sempre que houver qualquer deterioração da consciência (confusão, delírio, torpor, embotamento ou coma), distúrbio convulsivo, distúrbio neurológico focal ou psicose. Mas como muitos desses sintomas podem ser consequências do estado febril e reversíveis, utilizam-se como critérios de malária cerebral os seguintes: (I) coma profundo (a resposta motora ao estímulo doloroso não é localizada ou inexiste) e com mais de seis horas de duração; (II) estão afastadas as encefalopatias de outra etiologia; (III) há confirmação da infecção por *P. falciparum*;

• anemia grave: hematócrito abaixo de 20%; hemoglobina inferior a 4,4 mmol/l (ou 7,1 g/dl);

• icterícia: diretamente visível ou definida como concentração de bilirrubina sérica total acima de 50 μmol/l (ou 2,9 mg/dl);

• distúrbios hidreletrolíticos e de ácido-base que exijam terapia intravenosa;

• insuficiência renal, definida por excreção urinária inferior a 400 ml/dia e creatinina sérica superior a 265 μmol/l (mais de 3,0 mg/l), sem melhora após reidratação;

• hipertermia (temperatura retal acima de 39°C);

• vômito da medicação administrada por via oral;

• colapso circulatório (choque, hipotensão);

• outras alterações, como edema pulmonar, hemoglobinúria, distúrbios hemorrágicos e da coagulação, hipoglicemia, infecções associadas e complicações.

A malária grave tem sido registrada com maior frequência durante os surtos epidêmicos em indivíduos recentemente infectados, isto é, sem imunidade.

Em certas áreas endêmicas, porém, tanto crianças e gestantes como adultos de todas as idades e condições podem ser atingidos, tendo-se notado nesses casos baixos títulos de imunoglobulinas no soro e no líquor, ao contrário dos títulos elevados nos demais membros da população local.

As consequências clínicas da malária perniciosa podem manifestar-se através de uma variedade de síndromes, segundo os órgãos e sistemas mais atingidos. As principais são: a malária cerebral, a malária aguda das crianças e a das gestantes.

Malária Cerebral. As formas com envolvimento cerebral chegam, em algumas estatísticas, a 10% dos casos com infecção por *P. falciparum*. Elas são responsáveis por 80% dos óbitos devidos à malária.

O início da doença é gradual ou súbito. Queixando-se apenas de dor de cabeça, o paciente pode entrar em coma horas depois. O coma pode ser precedido de convulsões. Sinais de meningite são mais comuns em crianças.

Em casos de evolução rápida e dramática, os principais sintomas e sinais clínicos são: febre, cefaleia, confusão mental, sonolência, vômitos, diarreia, desidratação, convulsões e coma.

Os sintomas podem variar consideravelmente. A sintomatologia muda de um momento para outro, surgindo monoplegias, hemiplegias ou disartrias transitórias. Quadros espásticos e flácidos sucedem-se. E se, em geral, a malária cerebral sugere um processo de encefalite ou de meningite, outras vezes lembra o alcoolismo, o tétano, a epilepsia e outras condições, sem prejuízo de sua variabilidade.

A anemia é uma característica constante de malária grave, 30% dos pacientes necessitando de transfusões. A icterícia pode ser consequência da hemólise. Ao serem hospitalizados, os pacientes apresentam em geral hipovolemia (baixa pressão venosa central, hipotensão postural, oligúria com alta densidade urinária) e desidratação (falta de turgor cutâneo e tensão ocular diminuída).

As complicações podem ser múltiplas, como o edema pulmonar (por sobrecarga de fluidos ou outras causas entre as quais a gravidez ou o puerpério), a hipoglicemia (principalmente em gestantes), as infecções associadas (inclusive septicemia por bactérias Gram-negativas) etc.

Malária Grave em Lactentes e Crianças. A infecção por *P. falciparum* é potencialmente grave e mesmo fatal para as crianças das áreas endêmicas, nos cinco primeiros anos de vida. A malária congênita é rara devido à resistência das hemácias com hemoglobinas fetais.

Nos primeiros meses, a doença é geralmente benigna, graças à imunidade passiva recebida da mãe imune. Depois, o índice parasitário vai aumentando com a idade e pode elevar-se de menos de 10%, nos três primeiros meses, para 80 a 90% ao fim do primeiro ano. A taxa de mortalidade alcança seu máximo durante os dois primeiros anos de vida para baixar em seguida. O grau de imunidade já é importante durante a idade escolar, quando 75% dos casos podem ser de parasitemias assintomáticas.

A anemia costuma ser grande, nos casos com alta parasitemia, e, nas crianças que antes já eram anêmicas, acompanha-se de taquicardia, dispnéia e insuficiência cardíaca.

Na malária cerebral, as convulsões ocorrem em quase 10% das crianças com menos de 5 anos e em apenas 1,5% das maiores de cinco anos. Elas são seguidas pelo coma, mas este pode instalar-se depois de um estado de sonolência progressivo.

Malária Grave na Gestação. A malária pode representar uma complicação muito séria da gravidez, causando a morte materna, o aborto ou morte fetal, a natimortalidade, a prematuridade ou o baixo peso ao nascer; e predispõe a gestante para a eclâmpsia e para as toxemias nefríticas.

Formas latentes da infecção palúdica tornam-se patentes durante o parto ou o puerpério. Mas não se sabe se isso é devido à imunodepressão (natural na gravidez), ou a fatores associados com a placenta, que promoveriam acentuada multiplicação parasitária. A placenta parece ser o local preferencial para a sequestração e o desenvolvimento dos parasitos de *P. falciparum*, que acabam por levar esse órgão à falência e ao sofrimento fetal consequente.

O organismo materno fica muito sujeito à hipoglicemia, que já foi constatada em 50% das gestantes com malária cerebral, tratadas com quinina. Em outros casos, a hipoglicemia aparece em infecções aparentemente normais tratadas com quinina, em mulheres que se encontravam no segundo ou terceiro trimestre da gravidez. Os sintomas que acompanham são: sudorese, um comportamento anormal ou perda repentina da consciência. Nestes casos, as pacientes respondem logo à injeção endovenosa de glicose a 50% (até 1,0 mg/kg), seguida de infusão endovenosa de glicose a 10%, controlada por determinações frequentes da glicemia.

Outro risco importante, sobretudo depois do parto, é o edema pulmonar agudo, cuja etiologia não está esclarecida.

A malária devida ao *P. falciparum* pode causar anemia profunda após o primeiro trimestre de gravidez. Por outro lado, ela induz geralmente contrações uterinas e, consequentemente, sofrimento fetal, que costumam passar despercebidos.

Febre Hemoglobinúrica. É uma complicação rara de terçã maligna, especialmente em casos tratados com quinina. A primaquina também pode ajudar a desencadear o processo em pacientes com deficiência de glicose-6-fosfato-desidrogenase nas hemácias. Caracteriza-se pelo aparecimento de crises hemolíticas de intensidade e frequência variáveis. Os sintomas são os da hemólise intravascular aguda, com hemoglobinúria, febre, prostração e, mesmo, choque. A anemia instala-se rapidamente, com icterícia ligeira.

Nefropatias Maláricas

Ainda que lesões renais possam ser produzidas tanto por infecções agudas como por formas crônicas da doença, os quadros anatomopatológicos diferem em vários aspectos.

No homem, glomerulonefrites e síndrome nefrótica foram descritas em infecções agudas por *P. falciparum*, demonstrando-se a presença de depósitos de imunoglobulinas (principalmente IgM) e complemento, na membrana dos glomérulos e nas áreas do mesângio.

Os sintomas clínicos são ligeiros, surgindo duas a três semanas após a infecção. Com o tratamento antimalárico, os depósitos de imunocomplexos desaparecem rapidamente e as alterações renais mostram-se reversíveis, cessando também a albuminúria e outras anomalias urinárias.

Na febre quartã, não obstante ser a infecção tanto ou mais benigna que a devida ao *P. vivax*, com períodos apiréticos mais longos e crises febris de mais curta duração, as complicações renais são mais frequentes que nas outras formas de malária. Trata-se em geral de um quadro nefrótico, acompanhado de albuminúria e edema.

As nefropatias associadas com *P. malariae* têm caráter crônico e progressivo, com proteinúria persistente, não respondendo ao tratamento específico e reagindo debilmente aos corticosteroides. Histologicamente, encontram-se depósitos granulosos de imunoglobulinas G e M em quase todos os casos, complemento em um terço e antígenos maláricos em um quarto das biópsias estudadas.

O fato de só uma pequena proporção de indivíduos com infecção malárica desenvolver estes tipos de lesão renal e, também, as razões por que os depósitos de imunocomplexos tendem a perpetuar-se nas paredes capilares permanecem sem explicação. Suspeita-se o envolvimento de mecanismos de autoimunidade nesse processo.

Síndrome Esplenomegálica Tropical

Normalmente, os pacientes com malária crônica atravessam uma fase da doença em que a esplenomegalia é notável. Mas com o correr do tempo e o desenvolvimento da imunidade, esses habitantes de zonas endêmicas apresentarão uma diminuição do volume do baço (ainda que o peso médio do órgão mantenha-se acima do normal), mesmo em presença de altos títulos de anticorpos. Estes últimos são mantidos pelas reinfecções, agora com parasitemias autolimitadas, breves e assintomáticas.

A esplenomegalia tropical corresponde a uma forma de resposta imunológica aberrante, observada em casos de malária recorrente, com elevação exagerada dos níveis de IgM no soro, bem como dos títulos de anticorpos específicos contra a malária. Ela tem sido registrada em áreas malarígenas da Amazônia, assim como nas de países africanos, asiáticos e do Pacífico. Ocorre tanto em zonas holo e hiperendêmicas como em áreas mesoendêmicas, quer seja o *P. falciparum* ou o *P. vivax* a espécie de plasmódio presente.

Sua relação com a malária é comprovada por associar-se a elevados títulos de anticorpos específicos; por ter a síndrome desaparecido de regiões onde o paludismo foi erradicado; e por regredirem a anemia, a esplenomegalia e o teor de imunoglobulinas com tratamentos antimaláricos prolongados. A razão de encontrar-se tão raramente essa síndrome, bem como seu mecanismo causal, permanecem ignorados.

Clinicamente, o quadro pode ser discreto e sem queixa. Manifesta-se em adultos jovens, com história de febres recorrentes durante muitos anos e esplenomegalia persistente, que começou na infância ou na adolescência; sensação de repuxamento no hipocôndrio esquerdo ou de desconforto abdominal, quando o tamanho do baço é muito grande. Há, por vezes, crises dolorosas, com reação de defesa abdominal, rigidez e sensibilidade da parede, como nos casos de abdome agudo, mas que regridem dias depois com medidas conservadoras.

A anemia que acompanha o quadro chega a ser assintomática, por instalar-se lentamente, de modo a permitir uma acomodação do paciente a sua limitada capacidade de esforço. Ela é devida em parte à hemodiluição que decorre da elevação oncótica causada pela hipergamaglobulinemia. Porém, episódios hemolíticos agudos podem agravar subitamente a situação.

Ao exame, o paciente apresenta-se pálido, com veias jugulares e do antebraço dilatadas (hipervolemia), pulso em geral lento e pressão baixa, coração normal ou ligeiramente aumentado; e hepatoesplenomegalia.

DIAGNÓSTICO DA MALÁRIA

Diagnóstico Laboratorial

A única maneira segura de estabelecer-se o diagnóstico, em pacientes suspeitos de malária, é demonstrar a presença do *Plasmodium* em exames de sangue.

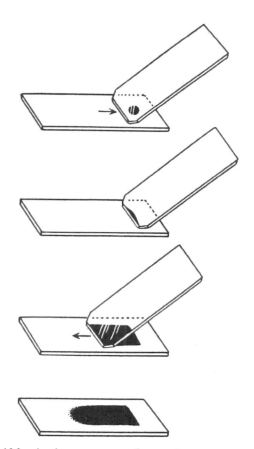

Fig. 13.4 Maneira de preparar um esfregaço de sangue para a pesquisa de plasmódios. O material é depois fixado e corado pelo método de Giemsa, ou outro derivado da técnica de Romanovski.

Esta pesquisa deve ser feita em todos os pacientes febris, nas áreas endêmicas, e em todos aqueles que procedam dessas áreas. Isso é indispensável para prevenir as formas graves, imprevisíveis, de malária cerebral, causadas pelo *P. falciparum* e suscetíveis de se instalarem subitamente, evoluindo eventualmente para o coma e a morte. O exame deve ser feito, portanto, o mais cedo possível.

Recomenda-se preparar uma lâmina com gota espessa e outra com gota estirada (gota estendida); ou melhor, utilizar os dois processos de diagnóstico na mesma lâmina. A técnica de preparação da gota estirada é vista na Fig. 13.4.

A gota espessa deve ser cuidadosamente examinada por profissional competente, durante 5 minutos pelo menos, antes de considerar-se o exame negativo. O esfregaço fino, ou gota estirada, requer 10 a 15 minutos de exame. Se aparecer pigmento malárico em leucócitos, continuar a pesquisa, pois isso constitui sério indício de parasitismo. Se a suspeita clínica ou outras circunstâncias justificarem novas buscas, os exames de sangue serão repetidos duas vezes por dia, nos dias subsequentes.

O diagnóstico só é completo quando identificada a espécie de *Plasmodium*, pois o prognóstico a curto e longo prazos, bem como a escolha dos medicamentos, depende, em certa medida, da espécie em causa.

Também é útil estimar-se o grau de parasitemia, se bem que nas infecções devidas ao *P. falciparum* a escassez de trofozoítas no sangue periférico não assegure nem a benignidade da doença, nem sua evolução favorável, se a medicação não for estabelecida rápida e energicamente.

Ainda que os métodos de demonstração de anticorpos, até agora empregados, raramente deem resultados negativos com soros de pacientes que tenham parasitemia patente, não se deve utilizá-los em lugar da hemoscopia para o diagnóstico de pessoas doentes. A presença de anticorpos no soro de um paciente não significa, necessariamente, a presença de infecção, uma vez que os anticorpos podem permanecer durante três meses, depois da cura parasitológica. Se os testes forem positivos, a norma é procurar os parasitos em exames de sangue, como indicado acima.

Diagnóstico Clínico

Quando o exame de sangue não puder ser feito ou for negativo, apesar das razões que mantêm a suspeita, deve-se considerar como fatos sugestivos e mais vezes relacionados com a malária:

1) febre com caráter intermitente, sobretudo se a febre ou os sintomas que a acompanham recorrem com regularidade cada 48 ou 72 horas;

2) anemia de tipo hipocrômico, com taxas de leucócitos normal ou ligeiramente baixa, alta percentagem de monócitos e, talvez, alguns leucócitos com pigmento; a contagem leucocitária pode elevar-se no início da febre (fase dos calafrios);

3) baço aumentado e doloroso;

4) residência ou procedência de zona endêmica; visita curta ou turismo em zona endêmica; assim como história pregressa de uma exposição provável à picada de mosquitos anofelinos;

5) resposta favorável e rápida aos antimaláricos.

O diagnóstico diferencial terá de ser feito, em certos casos, com a febre tifoide, a febre amarela, a hepatite infecciosa, o calazar, a esquistossomíase mansônica, o abscesso amebiano do fígado, a leptospirose, a febre recorrente e outros processos febris.

Em crianças pequenas, que podem apresentar quadros clínicos mais variados e menos típicos, há que excluir as outras causas de doenças febris prevalentes na área, antes de passar ao tratamento.

MEDICAMENTOS ANTIMALÁRICOS

As Amino-4-quinoleínas

Mostram-se muito eficazes contra as formas assexuadas sanguíneas (efeito esquizonticida sanguíneo), menos ativos contra os gametócitos de *P. vivax* ou *P. malariae* e inativos para os gametócitos de *P. falciparum* ou para as formas esquizogônicas hepáticas.

Na prática, deslocaram a quinina e os demais antimaláricos desse tipo, em vista do rápido efeito sobre a febre, da baixa toxicidade e da capacidade de retardar o aparecimento de recidivas. São também de baixo custo, fato muito importante na programação da luta contra a malária.

A absorção gastrintestinal faz-se prontamente, localizando-se depois em vários tecidos de onde as drogas são metabolizadas e excretadas lentamente. Os parasitos contidos nas hemácias têm a extraordinária capacidade de concentrar essas drogas 600 vezes, no interior do glóbulo vermelho, em relação a sua concentração no plasma, alcançando assim o nível tóxico para o plasmódio.

Cloroquina (Resoquina, Nivaquina, Aralém etc.). É a mais usada das amino-4-quinoleínas, por ser rápida e quase completamente absorvida no intestino, e por alcançar maior concentração no sangue que as outras do mesmo grupo, quando se empregam as mesmas doses.

É prescrita na dose inicial de 0,6 grama de base, por via oral, seguida de 0,3 g após seis horas, e mais 0,3 g diariamente até o terceiro ou quarto dia de tratamento, nos casos agudos. Em relação ao peso do paciente, a primeira dose é de 10 mg/kg seguida de três doses de 5 mg/kg (total: 25 mg/kg de peso corporal). Desaconselha-se o uso parenteral da cloroquina devido aos possíveis efeitos tóxicos.

A cloroquina tem sido o antimalárico mais largamente usado em todo o mundo, nos últimos 40 anos. Com as doses recomendadas para o tratamento supressivo da malária, seus efeitos colaterais são raros e, quando ocorrem, são leves: cefaleia, tonturas, anorexia e perturbações gastrintestinais (náuseas, vômitos ou dor abdominal) e, algumas vezes, prurido. Ainda que incômodos, têm curta duração, sem outras consequências.

Manifestações tóxicas agudas foram vistas em crianças que ingeriram acidentalmente doses elevadas de cloroquina e em adultos que tomaram deliberadamente a droga para suicidar-se.

Doses de cloroquina, entre 150 e 750 mg de base, tomadas de modo sistemático durante longos períodos, podem dar lugar a efeitos tóxicos pela acumulação seletiva do produto em certos tecidos.

Dois tipos de lesões podem ser observados: (a) opacidades corneanas, cuja frequência nos consumidores de doses elevadas do medicamento situa-se entre 10 e 50%, mas têm caráter reversível; (b) lesões retinianas, menos frequentes e irreversíveis, podendo conduzir à cegueira. As alterações podem aparecer com a tomada diária de 100 mg de cloroquina, durante 10 anos, mas nunca foram registradas com doses semanais de 300 mg.

Amodiaquina (ou Camoquina). É medicamento do mesmo grupo e mostra-se ligeiramente menos ativa que a cloroquina, sendo utilizada segundo os mesmos esquemas terapêuticos.

As Amino-8-quinoleínas

Não obstante a semelhança química com as amino-4-quinoleínas, essas drogas são pouco ativas contra as formas assexuadas sanguíneas, nas doses toleradas (não servindo portanto para o tratamento dos casos agudos), mas são eficientes contra os esquizontes hepáticos e os gametócitos. Elas previnem a instalação do ciclo eritrocítico, quando os parasitos se encontram ainda na fase pré-eritrocítica, e asseguram a cura radical depois do surto agudo, por impedir as recaídas e destruir os gametócitos.

As principais drogas desse grupo são a **primaquina**, a **plasmoquina** e a **pentaquina**. Elas são absorvidas rapidamente e logo excretadas, muito pouco ficando retido nos tecidos. Somente a primaquina ainda encontra aplicação no tratamento da malária, geralmente associada a um esquizonticida sanguíneo.

Os efeitos colaterais limitam grandemente seu uso. Pela elevada toxicidade que apresentam, podem ocasionar dores abdominais, náuseas, vômitos, tonturas e sonolência. Complicações menos frequentes são: anemia hemolítica, hemoglobinúria, cianose, icterícia e atrofia amarela aguda do fígado. Os acidentes hemolíticos são desencadeados em pacientes que apresentam nas hemácias deficiência da desidrogenase da glicose-6-fosfato (G-6-PD), defeito esse de natureza genética.

Outros Compostos com Núcleo Quinoleína

Quinina. É o mais ativo dentre uma vintena de alcaloides extraídos da casca de quina (*Cinchona ledgeriana*), tendo em comum com outros antimaláricos um núcleo quinoleína. Outrora foi o único medicamento contra a malária, mas agora só é empregado nos casos em que os plasmódios desenvolvam resistência aos demais medicamentos, ou nas formas graves devidas ao *P. falciparum*.

Trofozoítas, esquizontes e merozoítas sanguícolas das quatro espécies de plasmódios humanos são destruídos, mas não as formas hepáticas (pré-eritrocítica), nem os gametócitos de *P. falciparum*. Trata-se, pois, de uma droga que cura os surtos agudos, sem impedir as recaídas.

O cloridrato, ou o sulfato de quinina (este último conhecido por quinino), é administrado por via oral na dose de 10 mg/kg de peso, três vezes ao dia, durante uma semana ou mais (geralmente 1,8 grama/dia).

Nos casos graves, administrar o **bicloridrato de quinina**: 10 mg/kg de peso corporal, em solução fisiológica para perfusão endovenosa, durante 2 a 4 horas. Repetir de 8 em 8 horas ou de 12 em 12 horas, até que o paciente possa absorver um medicamento por via oral. Não ultrapassar 2 gramas por dia.

Quanto aos efeitos colaterais, a droga desenvolve ação irritativa sobre os tecidos e pode causar fenômenos tóxicos, principalmente nos elementos nervosos do ouvido e da retina, com produção de zumbido, vertigens, surdez, fotofobia e diplopia; também causa cefaleia, náuseas, vômitos, diarreia e febre. Tais manifestações, entretanto, costumam ser discretas e reversíveis quando se empregam doses terapêuticas, porém graves se houver superdosagem.

Mefloquina. É uma quinoleína-metanol, análoga da quinina, que, mesmo não sendo uma droga ideal para o tratamento da malária, mostra-se ativa contra os plasmódios resistentes à cloroquina, em dose única de 750 mg. Pode ser usada só ou em combinação com sulfadoxina e pirimetamina. Vômitos e vertigens são manifestações que podem acompanhar o uso desse medicamento, sobretudo em doses mais elevadas.

144 BASES DA PARASITOLOGIA MÉDICA

Dada a necessidade de proteger a mefloquina como alternativa para outros tratamentos de plasmódios resistentes, recomenda-se (OMS, 1984) um controle estrito de seu uso, nas áreas endêmicas, que deve ficar limitado aos casos polifármaco-resistentes de infecções agudas por *P. falciparum*. Por ser de eliminação muito lenta, permanece muito tempo no organismo em doses subterapêuticas, facilitando assim o desenvolvimento de resistência, caso os pacientes permaneçam na área endêmica.

Pirimidinas

A **pirimetamina** (Daraprim, Malocide ou Cloridrin) é um poderoso agente supressivo da malária. Combate o ciclo esquizogônico hepático e impede a evolução dos gametócitos no mosquito. Sobre a esquizogonia sanguínea, é eficaz porém lenta.

A absorção intestinal é também lenta e a concentração no sangue só alcança seu pico após duas horas. A toxicidade é muito baixa e, nas doses usuais, quase nula. Dão-se, no primeiro dia, 50 mg e, no segundo dia, 25 mg para um adulto.

As manifestações tóxicas, que aparecem com dosagem alta ou uso prolongado, consistem em ataques convulsivos agudos e anemia megaloblástica. Acidentes graves foram registrados em crianças atraídas pelo sabor doce do medicamento, Nas intoxicações crônicas que surgem após uso prolongado de doses altas, pode haver anorexia, vômitos, dor abdominal, diarreia, anemia, leucopenia e trombocitopenia.

A administração de pirimetamina, particularmente em áreas com programas de quimioprofilaxia extensiva, induz o aparecimento de linhagens resistentes de *Plasmodium falciparum*.

Sulfamidas e Antibióticos

Estas drogas, de ação prolongada, são inadequadas isoladamente para o tratamento da malária. No entanto, mostram-se úteis como potenciadores de outros medicamentos, especialmente da pirimetamina, e encontram aplicação no tratamento das infecções por *P. falciparum* resistentes à cloroquina e outros medicamentos.

Sulfadoxina. A combinação mais usada é a de sulfadoxina (1.000 mg) mais pirimetamina, encontrada no comércio sob o nome de Fansidar e contendo metade das doses por comprimido. Em lugar de sulfadoxina pode ser empregada a **sulfametopirazina** ou Sulfalene, na dose de 2 gramas.

Antibióticos. Em geral, os antibióticos curam as infecções por *P. falciparum* se administrados durante sete ou mais dias consecutivos. O **cloridrato de tetraciclina** pode ser usado na dose de 1 ou 2 gramas por dia, divididos em quatro doses iguais. Como a ação dos antibióticos é lenta, torna-se necessário usar junto com um esquizonticida sanguíneo de ação rápida.

Artemisina e Derivados

Artemisina ou Ginghaosu. É o princípio ativo antimalárico extraído de uma planta chinesa (*Artemisia annua* L.) de uso popular há mais de mil anos. É um sesquiterpeno, diferente portanto de todas as outras classes de antimaláricos.

Vários derivados da artemisina, que é pouco solúvel, estão sendo utilizados: **artemeter**, solúvel nos lipídios (preparação intramuscular), e **artesunato**, hidrossolúvel (endovenoso), são mais eficientes que o princípio ativo vegetal. Agem rapidamente e são de eliminação rápida. Mostram-se superiores às quinoleínas, no tratamento da malária simples ou grave, e praticamente destituídos de efeitos colaterais. São ativos contra as formas resistentes de *P. falciparum*.

Resistência aos Quimioterápicos

O primeiro registro de resistência de plasmódios a quimioterápicos foi feito no Brasil, em 1910. Porém, a partir de 1947, começaram a surgir referências ao aparecimento de resistência em plasmódios de regiões tratadas com alguns antimaláricos sintéticos. A partir de 1961, constatou-se o surgimento de resistência à cloroquina no Brasil, na Colômbia, na Venezuela, no Panamá, no Peru e no Sudeste da Ásia. Depois de 1970, o problema acabou por estender-se ao Sul da Ásia e, por fim, à África.

A resistência parece devida, em primeiro lugar, à ocorrência de mutações espontâneas, pois nada demonstra que os antipalúdicos utilizados na clínica exerçam efeitos mutagênicos sobre os plasmódios; e, em segundo lugar, à pressão seletiva desenvolvida pelos medicamentos sobre as populações de parasitos sensíveis (que vão desaparecendo) e de parasitos resistentes (que passam a prevalecer) em determinada região.

Essa seleção é independente da dose utilizada. Assim, a resistência que aparece em casos tratados com pequenas doses torna os parasitos refratários também às doses altas da droga.

Permanecem desconhecidos quais os elos metabólicos que se encontram alterados nos plasmódios resistentes à cloroquina. Sabe-se apenas que sua capacidade de concentrar a droga ficou muito reduzida.

TRATAMENTO DA MALÁRIA

Tratamento Segundo o Nível de Atendimento

Como em geral a atenção aos maleitosos deve ser dispensada em diferentes níveis dos serviços de saúde, deve-se definir o que pode ser feito em cada um deles.

1. Nível periférico (cuidados primários de saúde). O agente sanitário ou enfermeiro deve tomar uma amostra de sangue, em todos os casos de febre (excluídos evidentemente aqueles com etiologia clara, como sejam, em crianças: sarampo, varicela, otites, amigdalites, difteria etc.), e administrar em seguida, aos suspeitos de malária, um tratamento presuntivo (ver adiante). Se o exame de sangue permitir a comprovação parasitológica do diagnóstico, dar o tratamento radical (Quadro 13.1), levando em conta o peso do paciente (Quadro 13.2). Encaminhar todo paciente em estado grave para um centro de saúde ou hospital, onde será visto por médico.

2. Nos centros de saúde e hospitais. O diagnóstico de laboratório deve ser estabelecido sem demora, e o tratamento radical instituído após comprovada a parasitemia, a menos que o exame clínico recomende outra orientação. As formas mais graves da malária devem receber a orientação de um especialista.

Juntamente ou após o tratamento do quadro clínico, medicamentos antimaláricos adequados devem ser administrados para prevenir recrudescências ou recaídas, assim como impedir que a infecção possa ser transmitida aos anofelinos (medicamentos antirrecidivantes e gametocitocidas ou esporonticidas).

Tratamento em Áreas com *P. falciparum* Não-resistente

Em áreas endêmicas de malária, onde não se constatou a resistência de *P. falciparum* à **cloroquina** (ou em pacientes procedentes dessas áreas), deve-se fazer o tratamento com esse fármaco (Quadro 13.1).

QUADRO 13.1 Esquemas terapêuticos utilizados no tratamento das formas benignas ou moderadamente graves de malária causadas por *Plasmodium falciparum* (OMS, 1984). Doses expressas em miligramas

Medicamentos	1º dia	2º dia	3º dia	4º a 7º dia
Em áreas sem resistência às amino-4-quinoleínas:*				
Cloroquina (base) ou	900	300	300	—
Amodiaquina (base) em 2-3 doses	600-800	400	400	—
Em áreas com resistência às amino-4-quinoleínas,** mas sensíveis a:				
Sulfadoxina	1.500	—	—	—
+ pirimetamina ou	75	—	—	—
Sulfalene	1.500	—	—	—
+ pirimetamina	75	—	—	—
Em áreas com resistência aos medicamentos acima:				
Quinina*** ou	1.800	1.800	1.800	1.800/dia
Quinina***	1.800	1.800	1.800	1.800/dia
+ tetraciclina	1-2 g	1-2 g	1-2 g	1-2 g/dia

*Dose eficaz também para infecções por *P. malariae* e por *P. vivax*; mas nos casos devidos ao *P. vivax*, administrar depois 15 mg de primaquina por dia, durante duas semanas, para a cura radical.
**Nos casos mais graves, juntar a esse tratamento a administração de 3 a 9 doses de quinina (com intervalos de 8 horas).
***Dividir a dose diária de quinina em três, e tomar a cada 8 horas.

Em regiões de alta endemicidade, com populações parcialmente imunes, onde haja dificuldade para fazer o diagnóstico microscópico, pode-se dar o tratamento presuntivo; porém as crianças e os indivíduos não imunes (primeiro ataque malárico) devem receber o tratamento radical.

No *tratamento presuntivo*, a posologia para as pessoas adultas é de 600 mg de **cloroquina-base** (ou de **amodiaquina**) por via oral, um só dia (isto é, 4 comprimidos).

O *tratamento radical* com cloroquina, a ser administrado aos pacientes com confirmação parasitológica da infecção, deve prolongar-se por três dias:

- no 1º dia, 600 a 900 mg de cloroquina (e para crianças, 10 mg por quilo de peso corporal), divididos em 2 ou 3 doses, com 4 a 6 horas de intervalo;
- no 2º dia, 300-450 mg de base (para as crianças, 5 mg/kg de peso);
- no 3º dia, 300-450 mg de base (para as crianças, como acima).

QUADRO 13.2 Posologia para a prescrição de medicamentos antimaláricos a pessoas com menos de 60 kg*

Idade	Peso (kg)	Fração da dose que se recomenda para adultos
2 meses	4,5	1/6
4 meses	6,5	1/5
12 meses	10,0	1/4
3 anos	15,0	1/3
7 anos	23,0	1/2
12 anos	40,0	3/4
20 anos ou mais	60,0	1/1

*Segundo Wensdorfer, W., ed., *Drug-resistant malaria*. Geneva UNDP/World Bank/WHO, Special Programme for Research and Training in Tropical Diseases, 1982.

Administrar, depois, dose única de 45 mg de **primaquina** para evitar as recaídas e a transmissão da infecção aos mosquitos. Nas mulheres grávidas o tratamento radical deve ser feito após o parto, devido aos efeitos colaterais da primaquina.

Caso se utilize a **amodiaquina**, dar no primeiro dia 600 a 800 mg do medicamento; 400 mg no segundo dia e 400 mg no terceiro.

Nas infecções por *P. vivax* e por *P. ovale*, depois da cloroquina (dada como acima) administrar primaquina: 15 mg diários, durante 14 dias, para os adultos; e 5 mg diários para as crianças com mais de dois anos, por igual período.

Tratamento em Áreas com *P. falciparum* Resistente

1. Em áreas com *P. falciparum* sensível às associações antifólico-sulfamida, mas onde as amino-4-quinoleínas são ineficazes, medicar com: **sulfadoxina**, 1,5 grama, mais 75 mg de **pirimetamina** (dose única); ou **sulfalene**, 1,5 grama, mais 75 mg de **pirimetamina** (dose única).

Nos casos mais graves, convém adicionar a esses esquemas de tratamento 3 a 9 doses de *quinina*, espaçadas de 8 horas, para baixar rapidamente a parasitemia (Quadro 13.1).

A associação sulfadoxina-pirimetamina encontra-se no comércio com o nome de Fansidar (comprimidos de 0,5 g de sulfadoxina mais 0,025 g de pirimetamina): usar 3 comprimidos para um adulto.

2. Em regiões com *P. falciparum* resistente tanto às amino-4-quinoleínas como às associações antifólico-sulfamida, seguir um dos esquemas abaixo:

a) **Quinina**, 1.800 mg por dia, durante três dias, mas subdividindo as doses diárias em três, a serem dadas com 8 horas de intervalo. Esse tratamento pode ser continuado por sete dias nas regiões em que se notou uma baixa da sensibilidade à droga.

b) **Quinina**, como acima, mais uma dose diária de 1 a 2 gramas de **tetraciclina** (ou doxiciclina, ou minociclina).

Tratamento da Malária Grave

Hospitalizar o doente, sempre que possível, e instituir imediatamente o tratamento parenteral, segundo o regime abaixo:

Perfusão endovenosa de soro isotônico (10 ml/kg de peso do paciente, com duração de 2 a 4 horas), contendo o **bicloridrato de quinina** na dose de 10 mg/kg de peso do doente. Repetir essa medicação a cada 8 a 12 horas, até que o paciente seja capaz de receber tratamento por via oral, conforme os esquemas terapêuticos acima indicados.

Por seus possíveis efeitos tóxicos, são contraindicados o uso parenteral de cloroquina e o uso de corticoides para o tratamento do acesso pernicioso.

Na malária cerebral, deve-se combater a infecção, reduzir o edema cerebral, controlar as convulsões e o equilíbrio hidreletrolítico. **Diazepam** é a droga mais indicada para controlar as convulsões (10 a 20 mg por via endovenosa), recomendando-se também paraldeído (paracetaldeído), fenitoína e clorpromazina.

O controle do balanço hídrico é muito importante nos casos complicados de malária, sobretudo em pacientes com perturbações renais, gastrintestinais ou metabólicas. Crianças mal nutridas, com hipoproteinemia, estão sujeitas a desenvolver edema generalizado durante um surto de malária. Há que prevenir tanto a superidratação (que na febre terçã maligna pode levar a edema pulmonar, cerebral e coma) como a desidratação, que leva a hemoconcentração, dificuldade circulatória e anóxia dos tecidos (inclusive do miocárdio), ou a oligúria e uremia.

Quando a sudorese é intensa, a perda de sódio pode levar a uma hiponatremia. O estado de choque, quando se produz, é basicamente inespecífico e requer imediata infusão de líquido isotônico para restabelecer o volume sanguíneo. Recomenda-se uma mistura salina contendo cloreto de sódio e bicarbonato de sódio em partes iguais.

A anemia causada pela malária raramente requer transfusões para seu tratamento. Nos casos graves, porém, elas são necessárias, desde que o hematócrito caia abaixo de 20% ou a taxa de hemoglobina a menos de 4,4 mmol/l ou 7,1 g/dl.

A medicação antimalárica e a dieta adequada são, em geral, suficientes para curar a anemia. Mas convém lembrar que, frequentemente, os pacientes de áreas endêmicas já apresentavam certo grau de anemia antes da febre, devido à subnutrição, à ancilostomíase ou a outras causas, e requerem por isso um complemento de ferro na dieta, bem como ácido fólico para atender à demanda aumentada pela eritropoese (mormente se a pirimetamina foi empregada no tratamento).

PROGNÓSTICO

Um tratamento correto assegura quase sempre excelente prognóstico, com total recuperação do paciente.

Nas infecções por *P. vivax* e por *P. malariae*, costuma haver recaídas, mesmo quando o tratamento da fase aguda tenha sido feito, com toda a correção, pois apenas as amino-8-quinoleínas, como a primaquina, conseguem impedi-las. Essas recaídas podem apresentar-se durante os três anos que se seguem ao ataque primário por *P. vivax* e, no caso de *P. ovale*, durante um ano e meio. É ao *P. malariae* que se devem as recaídas mais tardias, podendo ocorrer mesmo depois de 20 anos. A frequência com que elas se manifestam depende inclusive das condições epidemiológicas, variando de 15%, em áreas de endemicidade baixa, a 80% nos focos epidêmicos de *P. vivax*.

Nas infecções por *P. falciparum* só se observam recaídas a curto prazo, isto é, recrudescências, extinguindo-se o parasitismo após o tratamento do primeiro surto agudo.

Nos doentes com terçã maligna não tratados, o prognóstico é sério, resultando muitas vezes na morte do paciente. O risco é particularmente grande nas crianças de baixa idade, nas gestantes e em pessoas procedentes de áreas não-endêmicas. Nos casos de malária cerebral, a mortalidade varia de 5 a 25% e, quando aparecem convulsões ou coma, a proporção de óbitos sobe a 80% dos casos.

14

Malária: Epidemiologia e Controle

DISTRIBUIÇÃO GEOGRÁFICA DA MALÁRIA
O ECOSSISTEMA: FOCOS NATURAIS E ZONAS MALARÍGENAS
OS INSETOS VETORES: ANOFELINOS
    Caracteres gerais e biologia
    Principais vetores nas Américas
OS HOMENS: FONTES DE INFECÇÃO E HOSPEDEIROS SUSCETÍVEIS
EPIDEMIOLOGIA DA MALÁRIA
    O meio: clima e malária
    Transmissão e tipos de malária

CONTROLE OU ERRADICAÇÃO DA MALÁRIA
    Objetivos e estratégias
    Controle da malária
AÇÃO ANTIVETORIAL
    Controle de insetos adultos
    Operações antilarvárias
EXAUSTÃO DAS FONTES DE INFECÇÃO
    Profilaxia individual

DISTRIBUIÇÃO GEOGRÁFICA DA MALÁRIA

As áreas malarígenas do mundo foram divididas em 12 regiões, cada qual com características epidemiológicas próprias e mais ou menos homogêneas, se bem que a malária deva ser considerada sempre como um problema local. Sua distribuição é descontínua e a incidência varia de lugar para lugar. Nas Américas, distinguem-se três regiões:

- uma do Planalto Mexicano para o norte, onde os principais insetos vetores são *Anopheles quadrimaculatus* e *A. pseudopunctipennis*;
- outra abrangendo toda a América Central e Antilhas, desde Tehuantepec até a costa norte da Colômbia e da Venezuela, tendo como principal vetor o *A. albimanus*;
- e a terceira ocupando a maior parte do Continente Sul-Americano, onde a transmissão cabe geralmente ao *A. darlingi*.

Nos territórios africanos compreendidos entre as faixas tropicais de desertos, e recobertos por savanas ou florestas, a malária é transmitida por mosquitos do complexo *Anopheles gambiae* e por *A. funestus* que, sendo vetores particularmente eficientes, determinam a existência de amplíssimas zonas de alta endemicidade.

O quadro das áreas primitivamente malarígenas tem sido em grande parte modificado pelas campanhas de controle e de erradicação (Fig. 14.1).

O ECOSSISTEMA: FOCOS NATURAIS E ZONAS MALARÍGENAS

Para que determinada paisagem geográfica possa ter **malária autóctone** é necessário que reúna todas as condições indispensáveis à formação dos focos naturais da doença.

O **foco natural de malária** pode ser definido como a área em que uma coletividade humana e uma população de anofelinos, de determinadas espécies, mantém a existência e a circulação dos plasmódios da malária humana. Ele é, portanto, a unidade epidemiológica fundamental.

As zonas malarígenas de um país são reuniões de focos naturais. Os elementos típicos da biocenose, nos focos de malária, são:

a) **homens parasitados** por alguma espécie de *Plasmodium*, em cujo sangue encontram-se gametócitos; tais pacientes são chamados de **gametóforos** e constituem as fontes de infecção da área;

b) **mosquitos anofelinos** de espécies capazes de infectar-se, de permitir o desenvolvimento completo dos plasmódios (na fase correspondente ao ciclo esporogônico) e de efetuar a transmissão; são eles os vetores da malária local;

c) **homens suscetíveis** à infecção ou reinfecção.

Para que um destes indivíduos venha a infectar-se é preciso que, ao picá-lo, o mosquito inocule um número razoável de esporozoítas. Experimentalmente isso tem sido conseguido com apenas 50 esporozoítas. O número destes elementos nas glândulas

148 BASES DA PARASITOLOGIA MÉDICA

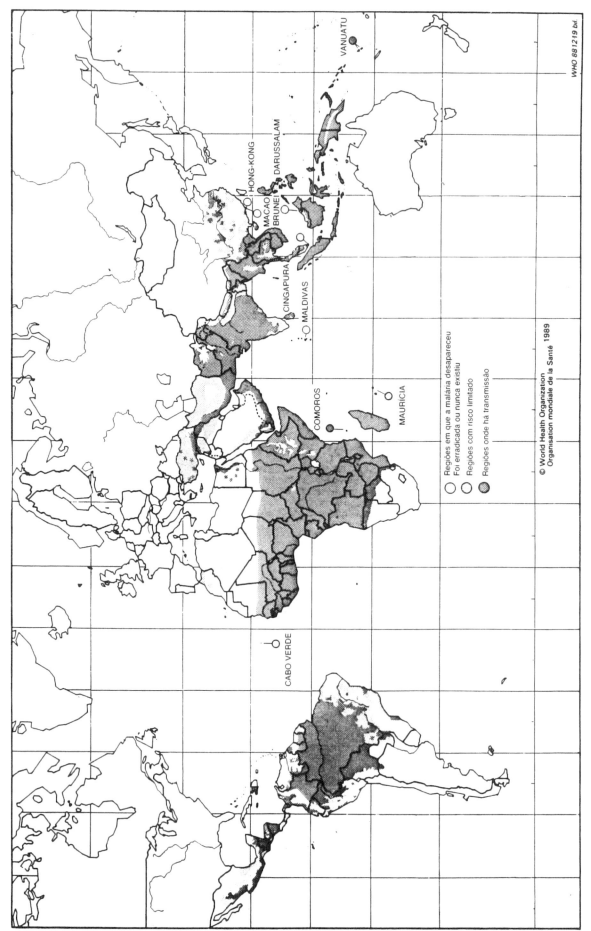

Fig. 14.1 Situação da malária no mundo, em 1987, segundo a Organização Mundial da Saúde (1989).

salivares depende fundamentalmente do número de oocistos e, este, da quantidade de gametócitos ingeridos pelo anofelino ao sugar o sangue de um maleitoso.

A malária permanecerá estável, em determinada área, ou sofrerá flutuações para mais e para menos, em função das condições epidemiológicas presentes. Esse equilíbrio (ou suas variações) depende da interação de numerosos fatores ecológicos, dentre os quais destacam-se:

1) a prevalência, duração e infectividade dos casos de malária, em indivíduos não-imunes. Por **prevalência** entende-se o número de casos existentes em determinado momento ou período;

2) a densidade e a suscetibilidade dos mosquitos, na área;

3) a frequência com que eles picam o homem;

4) a duração média da vida dos anofelinos transmissores;

5) o tempo requerido para que se complete o ciclo esporogônico, nos insetos (variável com a espécie de *Plasmodium* e com a temperatura);

6) a proporção de indivíduos suscetíveis na população humana.

Outros fatores do meio interferem no sistema, atuando através dos que foram acima enumerados e, muito especialmente, através da biologia das espécies de anofelinos que participam mais ativamente da transmissão, em cada lugar. Analisaremos, a seguir, os principais dentre esses fatores.

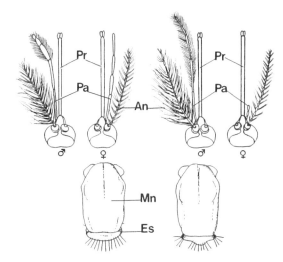

Fig. 14.3 Cabeça e tórax de anofelinos (à esquerda) e de culicíneos (à direita). Os anofelinos têm os palpos longos, tanto nas fêmeas como nos machos, terminando nestes em uma dilatação espatulada; no tórax, o escutelo é simples e com cerdas distribuídas uniformemente. Os culicíneos apresentam palpos curtos nas fêmeas e longos, mas não espatulados, nos machos; o escutelo é trilobado, com um tufo de cerdas em cada lobo. **An**, antenas; **Es**, escutelo; **Mn**, mesonoto; **Pa**, palpos; **Pr**, probóscidas.

OS INSETOS VETORES: ANOFELINOS

Todos os transmissores de malária dos mamíferos são insetos da ordem **Diptera**, da família **Culicidae** e do gênero *Anopheles* (ver Quadro 2.5 e Cap. 37).

A família Culicidae compreende dois grupos importantes de insetos: os **anofelinos** e os **culicíneos**. O aspecto geral desses dípteros é muito parecido, sendo útil na prática sua distinção, já que somente os anofelinos estão envolvidos na transmissão da malária humana. Pode-se fazer tal separação, de modo sumário, considerando os caracteres distintivos apontados nas Figs. 14.2 e 14.3.

O gênero *Anopheles* compreende cerca de 400 espécies, das quais apenas reduzido número tem importância para a epidemiologia da malária, em cada região. Os malariologistas fazem um estudo detalhado da morfologia e da classificação desses insetos para poderem distinguir as poucas espécies transmissoras de malária daquelas outras, numerosas e sem importância médica, que habitam os mesmos territórios (ver Cap. 37).

Na Região Neotropical existem quatro espécies que são vetores primários de plasmódios humanos, em extensas áreas do Continente:

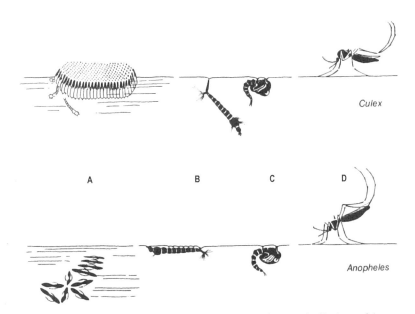

Fig. 14.2 Distinção entre anofelinos (transmissores de malária) e culicíneos (transmissores de filaríases, febre amarela e outras arboviroses): *A*, Ovos de culicíneos são aglutinados e flutuam como jangadas; os dos anofelinos ficam isolados e possuem flutuadores. *B*, As larvas dos culicíneos têm um sifão respiratório que lhes permite respirar com o corpo em posição oblíqua na água, enquanto os anofelinos devem fazê-lo horizontalmente. *C*, As pupas não apresentam diferenças importantes. *D*, Os insetos adultos distinguem-se pela posição que adotam, quando pousados; os anofelinos pousam mantendo o corpo obliquamente em relação ao suporte e os culicíneos ficam com o corpo paralelamente a este.

Anopheles darlingi
Anopheles aquasalis
Anopheles albimanus
Anopheles pseudopunctipennis

Outras dez espécies compreendem transmissores importantes em áreas limitadas deste ou daquele país, como o *Anopheles bellator*, na ilha de Trinidad (Antilhas) e no litoral sul do Brasil. Finalmente, muitas outras constituem vetores secundários ou acidentais, principalmente em focos de elevada transmissão malarígena.

Caracteres Gerais e Biologia

Os anofelinos são pequenos dípteros, medindo em geral menos de 1 centímetro de comprimento ou de envergadura, de corpo delgado e longas pernas, que lhes valeram em algumas regiões o nome de "pernilongos". No Brasil, são conhecidos também por carapanã, muriçoca, mosquito-prego, sovela ou, simplesmente, mosquito.

Comportamento dos Insetos Vetores. A maioria dos anofelinos tem hábitos crespusculares ou noturnos. Durante o dia, dirigem-se para lugares onde ficam ao abrigo da luz excessiva, do vento e dos inimigos naturais (tais como os arbustos e lugares de vegetação densa; ocos de árvores; espaços sob raízes e troncos caídos, ou sob pedras; em grutas ou buracos de animais etc.). Aí encontram também maior grau de umidade durante as horas quentes do dia.

Ao crepúsculo, movidas pela necessidade de uma refeição sanguínea, as fêmeas partem em busca de suas fontes alimentares: animais ou homens. As espécies que procuram principalmente ou unicamente o sangue de animais (mamíferos, aves etc.) são ditas **zoófilas**, enquanto as que picam frequentemente ou preferencialmente o homem são chamadas de **antropófilas**. Certo grau de **antropofilia** é condição essencial para que uma espécie de anofelino seja boa vetora de malária humana.

Anofelinos que costumam penetrar nas habitações humanas participam mais ativamente da transmissão da malária do que as espécies que permanecem de preferência no exterior. Esse traço de comportamento, qualificado como **domesticidade** ou **endofilia** da espécie, é tomado em consideração nos inquéritos epidemiológicos. Ele fornece um dos parâmetros para medir a eficiência dessa espécie, como vetora da doença, e ajuda a planejar a luta antianofélica pela aplicação de inseticidas no interior das casas. A característica oposta à endofilia denomina-se **exofilia**. Entretanto há regiões em que a malária é transmitida por espécies de anofelinos exófilos, fato este que requer outra orientação no planejamento do controle.

Há mosquitos que penetram nas casas durante o crepúsculo vespertino e só se retiram ao amanhecer. Depois de picar, as fêmeas de certas espécies procuram repousar no interior das casas, nas partes baixas das paredes, detrás dos móveis, quadros, roupas penduradas ou outros esconderijos. Outras espécies, como o *A. gambiae* em Moçambique, preferem descansar sob os tetos de palha das casas.

A duração do contato dos insetos com a superfície interna das habitações tem grande importância para o efeito dos inseticidas de ação residual aí aplicados. As espécies ou as variedades que têm por hábito abandonar as casas logo depois de se alimentarem, ou que aí ficam muito pouco tempo, subtraem-se mais facilmente à intoxicação pelos inseticidas, principalmente quando estes (como o DDT) exercem alguma ação excito-repelente sobre os mosquitos.

O ritmo diário de atividade dos anofelinos parece estar sob a influência de fatores do meio, tais como a luminosidade, a temperatura e a umidade. Em condições experimentais, se esses elementos permanecerem constantes, os anofelinos mostram-se igualmente ativos em todas as horas do dia. A luz artificial, à noite, atrai os insetos, mas uma diminuição da luminosidade (como o apagar das luzes) estimula o hematofagismo. A atividade aumenta com a temperatura até um ótimo situado ao redor de 30ºC. A umidade mais favorável está compreendida entre 40 e 80% de umidade relativa.

Longevidade. Os machos costumam ter vida curta, limitada a uns poucos dias. As fêmeas vivem muito mais e, nos países frios, atravessam o inverno hibernando, para procriar na estação favorável.

A longevidade depende de fatores genéticos próprios de cada espécie (longevidade fisiológica) e de fatores ecológicos muito variados, como a alimentação durante a fase larvária e adulta, a atividade desenvolvida pelos alados, a ação da temperatura e da umidade, o efeito das chuvas, dos ventos, dos predadores etc.

Deixando de lado a infortunística, a mortalidade dos mosquitos segue uma curva com razão geométrica. A taxa de mortalidade diária pode ser da ordem de 20% ou muito mais baixa, segundo a espécie.

A sobrevivência por períodos de 60, 70 e 100 dias tem sido registrada para diferentes espécies.

As relações entre longevidade e eficiência na transmissão da malária são evidentes.

Algumas espécies devem falhar como vetores da doença, porque sua vida média é inferior ao tempo requerido para completar-se o ciclo esporogônico dos plasmódios.

Dispersão e Distribuição dos Insetos Adultos. O raio de voo dos anofelinos depende da espécie e das condições externas. A dispersão pode ser passiva, por ação dos ventos, mas a modalidade que assume maior importância prática é a realizada pelos meios de transportes humanos, especialmente navios e aviões.

Os sistemas de transporte marítmo rápido entre a África e o Brasil foi responsável pela introdução, na década de 1930, do *A. gambiae* no Nordeste do Brasil.

Principais Vetores nas Américas

O mapa da Fig. 14.4 apresenta os vetores de malária mais destacados em cada país do Continente Americano. No Brasil, eles pertencem a dois grupos com biologia algo distinta e, por isso mesmo, levantando problemas de natureza diferente para a luta antianofélica.

O primeiro grupo compreende espécies do subgênero *Nyssorhynchus*, das quais *A. (Nissorhynchus) darlingi* e *A. (N.) aquasalis* são as mais importantes, cabendo ao *A. (N.) albitarsis* um papel secundário.

O segundo grupo compreende espécies do subgênero *Kerteszia*, onde *A. (Kerteszia) cruzii* é o transmissor importante e *A. (K.) bellator* não merece tanto destaque.

Anopheles darlingi (Fig. 14.5). Sua área de ocupação primitiva era das mais extensas (desde as regiões orientais do México até o norte da Argentina). No Brasil, antes das campanhas de erradicação, só estavam livres de sua presença os Estados do Rio Grande do Norte, Paraíba, Santa Catarina e Rio Grande do Sul.

Cria-se em grandes coleções de água, como represas, lagos, lagoas, remansos de grandes rios. A salinidade das águas do litoral marítmo constitui fator desfavorável, razão pela qual não é aí observado. Encontra-se em águas profundas, límpidas, pobres de matéria orgânica e sais.

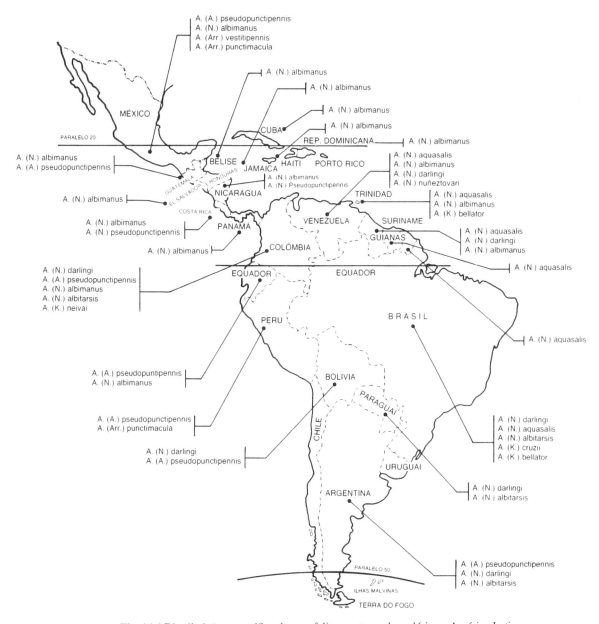

Fig. 14.4 Distribuição geográfica dos anofelinos vetores de malária na América Latina.

Na época das chuvas, formam-se criadouros temporários em alagadiços, escavações e depressões do terreno, valas etc.

Os insetos adultos são capturados em maior abundância no interior das casas do que fora delas. Seu raio de voo alcança 2 km. Além de sua grande domesticidade (endofilia), é notavelmente antropófilo, picando os humanos de preferência a outros animais. Tem-se observado que em casas dedetizadas o *A. darlingi* pousa nas paredes externas e, em muitos lugares, pica frequentemente fora das casas, condicionando uma transmissão extradomiciliária da malária.

A densidade de mosquitos nem sempre é grande e, em certas áreas, ocorre seu desaparecimento nos meses de estio.

Esta espécie é muito suscetível à infecção pelos plasmódios, tendo sido observadas, em condições naturais, taxas de parasitismo superiores a 20% no estômago (**índice oocístico**) e superiores a 5% nas glândulas salivares (**índice esporozoítico**).

Anopheles aquasalis (Fig. 37.1). Em vista de criar-se em águas salobras e suportarem suas larvas alto teor da salinidade, a distribuição desta espécie é quase exclusivamente litorânea, em terrenos de sedimentação marinha. Já ocupou toda a costa Atlântica, desde Peruíbe (no Estado de São Paulo) até o Panamá e Costa Rica; e, na costa do Pacífico, desde estes últimos países até o golfo de Guaiaquil, no Equador.

A maioria das Pequenas Antilhas também se inclui em sua área de distribuição geográfica.

Os criadouros variam consideravelmente quanto ao tamanho e outras características: grandes extensões alagadiças de mangues, valas de drenagem, como as existentes nos bananais, pequenas depressões do terreno, sulcos deixados pelas rodas dos veículos e até mesmo impressões de cascos de animais, com reduzido volume de água.

Embora sejam mais abundantes durante a estação chuvosa, esses anofelinos costumam estar presentes em grande quantidade o ano todo, dentro das habitações e fora delas. No Nordeste do Brasil são muito domésticos, mas em outros lugares predominam no exterior, onde picam mais frequentemente os animais (bovinos e equinos) do que o homem.

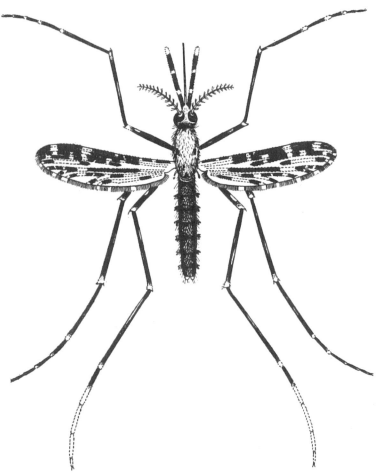

Fig. 14.5 *Anopheles darlingi*, principal transmissor de malária na América do Sul. (Segundo Endemias Rurais — *Métodos de trabalho adotados pelo DNERu*, Rio de Janeiro, 1968.)

A eficiência de *A. aquasalis* como vetor de malária pode ser apreciada pelos índices esporozoíticos encontrados em zonas endêmicas na faixa de 2 a 5% de positivos.

Anopheles albimanus. Sua área de distribuição compreende o México, a América Central, Colômbia, Equador, Venezuela e Antilhas.

Em alguns lugares chega a ser o anofelino mais frequente.

É o mais importante vetor de malária na região do Caribe e no litoral do golfo do México.

As fêmeas têm hábitos domésticos, penetrando nas casas ao crepúsculo; mas saem, para repousar fora, assim que tenham completado seu repasto sanguíneo.

Picam indiferentemente homens ou animais, segundo as disponibilidades. Voam grandes distâncias (até um raio de 20 km).

As larvas criam-se em grande variedade de coleções de água, ensolaradas, doces ou salobras, sobretudo em pântanos, grandes lagos e lagoas, canais e campos de arroz; mas raramente em criadouros temporários. Na estação seca, adaptam-se a pequenos buracos com água e algas, depósitos artificiais para guardar água etc.

Por exigir climas quentes e úmidos, a densidade de *A. albimanus* oscila consideravelmente com as estações. Sua distribuição estende-se muito durante a época das chuvas, para voltar a reduzidos focos na estação seca.

Anopheles cruzii e Anopheles bellator. Estes mosquitos do subgênero *Kerteszia* desovam na água que se acumula na base das folhas de algumas bromélias, conhecidas popularmente por gravatás, caraguatás ou caroatás.

A. cruzii é encontrado somente no Brasil, nas zonas do litoral e encosta do planalto, estendendo-se de Sergipe ao Rio Grande do Sul.

A. bellator ocorre em Trinidad, Venezuela (Delta Amacuro) e Suriname, habitando a costa brasileira desde a Paraíba até o Rio Grande do Sul, com exceção dos Estados de Alagoas e Sergipe.

A densidade desses anofelinos é função da abundância de bromélias. Estas, por sua vez, dependem da pluviosidade.

Na planície litorânea, as *Kerteszia* formam populações importantes quando a encosta do planalto (Serras do Mar e Geral) se aproxima da orla marítima, como entre Vitória e Porto Alegre.

A capacidade de voo de *A. cruzii* e de *A. bellator* não vai além de 1.500 metros.

Anopheles pseudopunctipennis. Único vetor de malária nas vertentes ocidentais dos Andes e principal transmissor nas grandes altitudes, esta espécie é encontrada desde o sul dos Estados Unidos e México, até o norte do Chile e Argentina, ocupando também o norte da Venezuela.

Está adaptada a climas secos de montanha, onde mantém-se todo o ano em nascentes, pequenas correntes e coleções de água doce, para propagar-se na época das chuvas, através dos rios e terrenos alagados, a extensas áreas com menores altitudes. As larvas são encontradas, então, em pequenas lagoas, rios temporários e águas rasas expostas ao sol.

As fêmeas voam distâncias consideráveis (quase 6 km), invadem as casas e sugam avidamente. Em muitas regiões podem ser capturadas em grande número dentro das casas, com altas taxas de infecção. Porém, em outras, são exófilas e pouco importantes como vetores de malária.

OS HOMENS: FONTES DE INFECÇÃO E HOSPEDEIROS SUSCETÍVEIS

Tanto os doentes como os convalescentes e os casos crônicos assintomáticos podem ser fontes de infecção, desde que apresentem gametócitos circulando no sangue.

Nas infecções por *P. vivax*, os gametócitos aparecem praticamente ao mesmo tempo em que se torna patente a parasitemia pelas formas assexuadas. Cada ciclo esquizogônico acompanha-se de nova produção de gametócitos, de modo que a parasitemia é quase sinônimo de **gametocitemia**.

Com *P. falciparum*, os gametócitos só aparecem 10 a 12 dias depois dos trofozoítas sanguícolas e necessitam de mais dois a quatro dias para tornarem-se infectantes. Eles permanecem no sangue por menos tempo que os de *P. vivax*, reaparecendo por ondas, separadas por intervalos sem gametocitemia.

A duração total da gametocitemia, isto é, o número total de dias em que o paciente permanece infectante para os mosquitos, é muito menor que a duração da parasitemia. Em compensação, o número de gametócitos no início da infecção é muito elevado, podendo ultrapassar 1.000 por milímetro cúbico de sangue, durante várias semanas. Depois, há um declínio acentuado e a densidade pode permanecer baixa, nas infecções prolongadas.

As **possibilidades de transmissão da malária**, por parte de uma população de anofelinos com determinado índice esporozoítico, vai depender consideravelmente da proporção de indivíduos suscetíveis e de indivíduos resistentes ao *Plasmodium* que circula na região.

EPIDEMIOLOGIA DA MALÁRIA

As condições de vida, de habitação, a situação econômica e os hábitos das pessoas concorrem para maior ou menor exposição aos riscos de infecção. Mas esses riscos podem ser aumentados por certos empreendimentos econômicos e pelos tipos de atividade desenvolvidos em função disso.

A produção de novos criadouros de mosquitos pode resultar da construção de barragens para a formação de açudes, represas ou lagos artificiais, destinados aos mais diversos fins.

Os criadouros aparecem nas águas rasas do lago, nas ilhas de vegetação flutuante, assim como nos brejos e alagadiços que se formam nos terrenos em torno, em consequência da elevação do lençol freático; ou nas escavações relacionadas com a construção da barragem, que não tardam em acumular água onde proliferam diversas espécies de anofelinos e culicíneos.

Outros fatores humanos, como a agricultura irrigada por processos primitivos e por canais a céu aberto, que multiplicam os criadouros de mosquitos; a construção de estradas, ao longo das quais os empreiteiros deixam escavações feitas para empréstimos de terra; a invasão de florestas e a degradação do meio ambiente por garimpeiros e outros.

Também situações como as decorrentes de atos de guerra: destruição das canalizações e formação de criadouros nas crateras abertas pelas bombas; populações deslocadas, desnutrição e miséria resultantes; invasão por exércitos compostos de gente sem imunidade, ou a introdução de cepas de plasmódios com características antigênicas novas etc. são elementos que interferem agravando consideravelmente os riscos de malária.

O Meio: Clima e Malária

A presença e densidade de anofelinos em dado momento é função das condições do meio físico e, muito particularmente, do número ou da extensão das coleções hídricas que correspondam às exigências ecológicas das espécies, em determinada área.

As relações entre a abundância e distribuição das chuvas, por um lado, e a malária, por outro, são bem evidentes.

Elas se fazem através da biologia dos insetos transmissores, seja quando as águas determinam um aumento pronunciado da densidade de anofelinos na região, o que acelera a transmissão, até criar uma onda epidêmica, seja depois de estiar, quando diminui a população de mosquitos, de forma a reduzir a taxa de propagação da malária e assim terminar a onda epidêmica ou mesmo interromper temporariamente a transmissão.

Essa influência varia, entretanto, de espécie para espécie de vetor, em função dos requisitos apresentados por seus ovos, larvas e pupas. Chuvas pesadas podem arrastá-los para lugares inadequados ou destruir os criadouros de espécies que se desenvolvem em pequenas coleções de água. Mas em geral as chuvas aumentam o número e a extensão dos biótipos favoráveis à multiplicação dos insetos, principalmente quando as precipitações são moderadas, intermitentes e alternadas com períodos de insolação.

A influência da temperatura na transmissão da malária é muito grande por influir sobre a fisiologia dos insetos, conforme já vimos, e sobre a duração do ciclo do parasito (esporogonia) no organismo desses hospedeiros. Temperaturas abaixo de 20°C impedem que se complete o ciclo esporogônico de *P. falciparum*, tendo as demais espécies também suas temperaturas críticas, em níveis um pouco mais baixos. Há também limites máximos de tolerância, ao redor de 33°C. Porém, entre esses extremos, o ciclo esporogônico é tanto mais rápido quanto mais elevada a temperatura.

Em relação ao inseto adulto, o efeito da temperatura está ligado ao da umidade. A vida média dos mosquitos é muito curta em climas secos, impedindo que os plasmódios possam completar seu ciclo vital.

Nas regiões equatoriais, onde as condições climáticas são relativamente estáveis, a transmissão da malária é permanente. A intensidade com que se propaga a infecção é elevada, fazendo com que eventualmente mosquitos pouco eficientes possam participar da estrutura epidemiológica.

Nas regiões tropicais, havendo alternância de uma estação chuvosa e outra seca, mesmo permanecendo elevada a temperatura, a falta de umidade reduz temporariamente a população dos anofelinos mais capazes e exclui a participação dos outros no ciclo de transmissão. A doença adquire um ritmo estacional, relacionado com as chuvas e a umidade atmosférica, ainda que possa ocorrer durante todo o ano.

Em áreas subtropicais, a temperatura cai nos meses de inverno, impedindo a atividade de qualquer tipo de vetor. A transmissão interrompida assume o caráter de surtos epidêmicos anuais, que variam muito quanto à incidência e à severidade.

A situação nas zonas temperadas é definida por invernos prolongados e verões curtos, relativamente frios, durante os quais a duração da esporogonia é longa em comparação com a vida média dos anofelinos. Apenas o *P. vivax* é aí encontrado, causando surtos de malária instável e ocorrendo junto a áreas de anofelismo sem malária.

Transmissão e Tipos de Malária

Intensidade da Transmissão. A malária apresenta padrões epidemiológicos muito diversos de um lugar para outro, ou de uma época para outra.

Nas zonas de incidência muito alta, quase todas as crianças na primeira infância têm parasitemia elevada após os primeiros meses, e a maioria exibe esplenomegalia. Crianças maiores também têm exame de sangue positivo, mas a parasitemia é mais baixa, em vista dos processos imunitários que se desenvolvem. Nos adultos, esses processos asseguram considerável proteção e tanto a frequência de exames de sangue positivos como a das esplenomegalias tende a diminuir. Os sinais clínicos da doença também se reduzem ou desaparecem, nos adultos imunes.

Quando a incidência da malária é baixa, adultos e crianças são igualmente suscetíveis de contraí-la, e a proporção dos que exibem aumento do baço, em cada grupo, é praticamente igual.

Para caracterizar as diferenças observadas em diversas áreas endêmicas alguns autores propõem distinguir as seguintes situações epidemiológicas:

- **Malária holoendêmica**, quando o índice esplênico em crianças é constantemente alto, mais de 75% dos habitantes entre 2 e 10 anos apresentando esplenomegalia, e o índice em adultos é baixo;
- **Malária hiperendêmica**, com índice esplênico maior que 50% nas crianças e elevado nos adultos;
- **Malária mesoendêmica**, com o índice infantil entre 11 e 50%;
- **Malária hipoendêmica**, quando esse índice não ultrapassa 10%.

Epidemias de Malária. São o resultado da transmissão feita simultaneamente a um número não habitual de pacientes. Correspondem, portanto, a uma exacerbação da incidência da malária na região considerada.

Epidemias periódicas ocorrem com frequência, em função de modificações cíclicas nas condições de transmissão e relacionadas com fatores climáticos, como o aumento das chuvas e dos criadouros, ou chuvas mais precoces que estendem a duração do período de transmissão.

Epidemias irregulares podem resultar da introdução de uma nova espécie ou linhagem de parasitos, para a qual a população não apresente imunidade; ou da reintrodução do mesmo parasito após longo período de ausência. Também da introdução de novo e eficiente vetor ou de mudanças na densidade, longevidade ou hábitos alimentares de espécies locais.

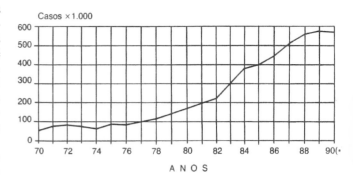

Fig. 14.6 Malária no Brasil. Número de exames de sangue positivos para malária, segundo os inquéritos feitos pelo Ministério da Saúde (Sucam) no período compreendido entre 1970 e 1990.

Situação particularmente grave é observada atualmente na Bacia Amazônica, tanto na parte brasileira (principalmente em Rondônia, Mato Grosso e Pará) como na Venezuela (Estado Bolívar), determinada por mudanças profundas no ecossistema onde circulam os mosquitos e os plasmódios, mas sobretudo pela entrada nesse meio de um grande número de indivíduos sem imunidade, alojados e vivendo em precárias condições.

No Brasil, depois de ter alcançado seu nível mais baixo de endemicidade por volta de 1970 (52.500 casos), a malária voltou a aumentar anualmente para chegar a mais de 500 mil casos notificados por ano, entre 1987 e 1995; depois de ligeira queda em 1996-97, voltou a elevar-se para alcançar mais de 632 mil notificações, em 1999, dos quais 99% ocorriam ou procediam da Amazônia (Figs. 14.6 e 14.7).

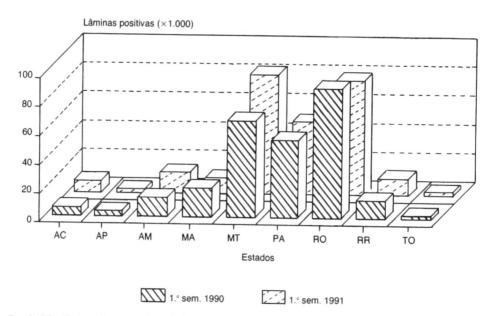

Fig. 14.7 Malária no Brasil. Distribuição dos casos de malária diagnosticados (número de exames de sangue positivos) nos estados da Região Amazônica: **AC**, Acre; **AP**, Amapá; **AM**, Amazonas; **MA**, Maranhão; **MT**, Mato Grosso; **PA**, Pará; **RO**, Rondônia; **RR**, Roraima; **TO**, Tocantins. Dados referentes ao primeiro semestre de 1990 e ao primeiro semestre de 1991, segundo as Coordenadorias Regionais da Fundação Nacional de Saúde.

CONTROLE OU ERRADICAÇÃO DA MALÁRIA

Objetivos e Estratégias

Estratificação Epidemiológica e Definição dos Objetivos. Os objetivos do combate à endemia devem ser claramente definidos e fixados cronologicamente, para serem atingidos a curto, médio ou largo prazo. Eles devem ser estabelecidos em função da realidade característica de cada país ou região. A diversidade das situações epidemiológicas, devida a fatores diferentes (tanto parasitológicos, como entomológicos, ecológicos, demográficos, sociais e político-administrativos), exige um tratamento também diferenciado para cada lugar.

O reconhecimento da distribuição geográfica desses tipos de problemas, relativos à malária, constitui o que se chama de **estratificação epidemiológica**. Ela deve permitir uma escolha apropriada dos métodos de intervenção. Os esquemas abaixo são apenas para orientação geral:

1. O **objetivo a longo prazo** de todo programa antimalárico deve ser a eliminação da endemia de uma zona, de um país ou de um continente e, finalmente, do mundo: a **erradicação**.

2. Os **objetivos intermediários** aplicam-se a zonas onde a eliminação não é atualmente possível, conformando-se com:

a) **reduzir a mortalidade e a morbidade** a níveis insignificantes para o estado de saúde geral da população; e

b) **reduzir a endemicidade** a níveis que não entravem o desenvolvimento sócio-econômico da região.

3. Os **objetivos imediatos** devem ser estabelecidos segundo as condições epidemiológicas, os recursos e as reais possibilidades, visando:

a) **reduzir a mortalidade e a morbidade** devidas à malária;

b) **reduzir o nível de transmissão** nas zonas epidêmicas;

c) **proteger as zonas importantes** para a economia do país, em particular os centros industriais, os grandes projetos agropecuários, as minas etc.; e

d) **impedir a reinvasão da malária**, em zonas já livres dela.

Do ponto de vista prático, os objetivos situam-se ao longo de uma gama de medidas que vão da redução da mortalidade específica, em áreas limitadas, até a execução de um programa completo de erradicação.

Estratégias para a Ação. Para organizar a luta contra a malária, em qualquer nível, é absolutamente imprescindível a existência de um órgão técnico central, responsável pela orientação, coordenação e avaliação contínua dos programas de ação, e capaz de assegurar sua continuidade sem falhas, tanto do ponto de vista operacional como financeiro.

Nesse órgão deve haver, pelo menos, um médico-malariologista, um epidemiologista, um engenheiro sanitário, um administrador especializado em planificação e gestão no campo da saúde.

Condições preliminares e essenciais, para que a programação seja conduzida com eficiência e economia, são:

1. Detalhado **conhecimento da situação epidemiológica**, com base em inquéritos paludológicos e entomológicos.

2. **Reconhecimento geográfico** preciso (que inclui o mapeamento regional, a identificação das habitações, o cadastramento da população, a localização dos criadouros de anofelinos etc.), classificação e estratificação das áreas com características topográficas, climáticas, demográficas e epidemiológicas diferentes.

3. **Definição dos objetivos** e de um plano de controle da malária, tendo em vista a situação epidemiológica, os recursos econômicos disponíveis, a capacidade do pessoal engajado na operação, os meios materiais e o apoio logístico (abastecimento, comunicações, transportes etc.).

4. **Seleção dos métodos de controle** adequados a cada área e estudos de factibilidade, custos etc.

5. Elaboração do **plano de ação** antimalárica para cada fase do trabalho, a ser desenvolvido no espaço e no tempo, de acordo com a estratégia adotada e com o programa de implementação (estratificado), incluindo um sistema de avaliação periódica dos resultados.

6. **Estabelecimento das bases legais e da regulamentação** exigida para a execução do plano.

7. **Mobilização, reorganização ou organização dos serviços de saúde** chamados a implementar o plano de ação, em cada nível da estrutura sanitária do país.

8. **Formação e treinamento do pessoal** necessário, tanto em aspectos técnicos do programa, como nos relacionados com a educação sanitária e a mobilização da comunidade para participar das atividades antimaláricas.

Controle da Malária

Onde um programa de eliminação ou erradicação não for atualmente possível, os projetos de controle podem visar objetivos mais simples ou mais ambiciosos, como os que enumeramos a seguir:

Redução da Taxa de Mortalidade. A redução da mortalidade e da duração do período de doença ou incapacidade são obtidas com a administração de tratamento a todos os casos confirmados ou suspeitos.

Este programa implica dispor-se das quantidades suficientes de antimaláricos, estocados em locais e serviços de saúde facilmente acessíveis, assim como esclarecer a população sobre a natureza da malária, sua importância, gravidade e necessidade de tratamento precoce.

Mas depende, em larga medida, do trabalho desenvolvido a nível de cada localidade da área endêmica por pessoal preparado para descobrir, diagnosticar e tratar cada paciente com febre, quer se conte aí com médicos, com enfermeiros ou com qualquer tipo de agentes sanitários formados para dispensar cuidados primários de saúde.

Redução das Taxas de Mortalidade e de Morbidade. Este objetivo é mais ambicioso e consiste em fazer, além das medidas preconizadas acima, a proteção dos grupos de alto risco, isto é, das mulheres grávidas (a partir do 5º mês de gestação) e das crianças, administrando às pessoas desses grupos o tratamento preventivo (quimioprofilaxia) ao menos durante os períodos de alta transmissão e durante os surtos epidêmicos.

Esse programa, fácil de dizer, tem-se mostrado na prática muito difícil de realizar por exigir estruturas periféricas dos serviços de saúde com capacidade para dar cobertura completa à população respectiva e com a possibilidade de manter, sobre os grupos de alto risco, uma tal vigilância e ascendência que assegurem a tomada sistemática e efetiva das doses do medicamento.

A irregularidade e semiabandono em que costumam cair rapidamente esses programas, em vista das dificuldades de convencer gente atualmente sadia a tomar medicamentos (amargos) por prazos indeterminados, leva à ineficácia da prevenção e sua desmoralização. Leva ainda, o que é mais grave, ao uso irregular de doses subterapêuticas que concorrem para o desenvolvimento da resistência dos plasmódios aos poucos medicamentos de que dispomos contra a malária.

A consciência dessa realidade está levando as autoridades a abandonar a quimioprofilaxia como medida geral de controle, restringindo-a aos casos e situações em que se possa pô-la em prática efetivamente.

156 BASES DA PARASITOLOGIA MÉDICA

Redução da Prevalência e Endemicidade. Elas requerem o controle ou a interrupção da transmissão; e só podem ser conseguidas com as medidas antivetoriais, às quais estarão associadas as demais medidas já enumeradas. Os métodos a empregar são os que visam reduzir a população de mosquitos, ou melhor, a vida média das fêmeas dos principais vetores de malária.

O principal recurso para isso é a aplicação de inseticidas com ação residual, nas habitações. Outras medidas, como a eliminação de criadouros de mosquitos (aterro, drenagem etc.) ou o combate às larvas, com produtos larvicidas, podem contribuir para fazer baixar a densidade de insetos.

Concorrem ainda, para diminuir a transmissão, as medidas que reduzem o contato mosquito-homem, como a localização conveniente das casas, o tipo de construção e a telagem de portas e janelas; o uso de mosquiteiros, de vestuário adequado ou de repelentes. Para as populações de insetos em que o efeito repelente do DDT tornou-se uma característica acentuada, a borrifação com o inseticida contribui para reduzir esse contato homem-vetor.

A estratégia deve estabelecer a ordem de prioridade sempre que a luta antimalárica deva começar em territórios limitados e estender-se progressivamente a outras áreas do país. Deve-se distinguir o controle em meio urbano, baseado sobretudo no saneamento e obras de engenharia para eliminar criadouros de anofelinos, daquele a fazer em zonas rurais, onde a destruição de insetos adultos com inseticidas constitui o aspecto mais importante.

AÇÃO ANTIVETORIAL

Controle de Insetos Adultos

O sucesso da aspersão intradomiciliária de inseticidas de ação residual deve-se ao fato de agir precisamente no ponto crítico do contato mosquito-homem, isto é, nos locais e nas horas em que a transmissão irá efetuar-se, intoxicando especificamente aquelas fêmeas de anofelinos que deveriam tomar parte no mecanismo de propagação da infecção.

Encontra-se aí o ponto mais débil da cadeia epidemiológica, pois a fêmea do anofelino vetor deve sobreviver ao repasto sanguíneo infectante, quando menos, por um tempo suficiente para que se complete o ciclo esporogônico do *Plasmodium*, e, então, seus esporozoítas poderiam ser inoculados em outro paciente.

Vimos que, em condições climáticas favoráveis, o ciclo esporogônico dura 10 a 12 dias para *P. falciparum* e 8 a 10 dias para *P. vivax*. Nesse prazo, uma fêmea terá que alimentar-se três a quatro vezes e, portanto, expor-se igual número de vezes ao risco de pousar sobre paredes onde o inseticida com ação residual foi aplicado.

Os Inseticidas. As drogas mais usadas são: os hidrocarbonetos clorados, os compostos organofosforados, os carbamatos e os piretroides.

1. **DDT ou dicloro-difenil-tricloretano** tem sido o inseticida mais usado, devido a sua eficácia, ao efeito residual duradouro e ao custo muito mais baixo que o dos demais produtos. Sendo praticamente não-volátil e insolúvel na água, sua ação é realmente prolongada. Os insetos são intoxicados apenas quando entram em contato direto com a droga, ocasião em que esta penetra através da cutícula.

Devido a um efeito irritante, o mosquito pode abandonar a superfície tratada antes de ter absorvido a dose tóxica mortal: **efeito excito-repelente**. Outras limitações da droga podem decorrer de sua penetração no substrato, ou de sua cobertura pelas poeiras que impedem o contato direto com os insetos.

2. **Dieldrin** é outro organoclorado poderoso e de largo emprego. Não é volátil e age por contato. Seu efeito prolongado está sujeito às mesmas vicissitudes a que o DDT está exposto. Sendo o mais tóxico dos produtos clorados dessa natureza, para o homem e para os animais domésticos, seu uso exige cuidados especiais.

3. **HCH ou BHC** (hexacloro-hexano ou hexacloro-benzeno ou, melhor, seu isômero *gama*) é um dos compostos clorados mais simples e mais potentes.

O produto técnico consiste em uma mistura de vários isômeros onde o *gama*-HCH representa cerca de 13% em peso. O **lindane** é um produto mais elaborado, contendo 99% do isômero *gama*, porém muito mais caro. Sendo uma droga volátil, mata não só por contato como pelos vapores, o que por outro lado reduz seu tempo de atividade.

Os compostos organofosforados (**malation, fenitrotion, diclorvos** etc.) são inibidores da enzima colinesterase e interferem na transmissão do impulso nervoso dos insetos.

4. Os piretroides sintéticos, biodegradáveis e de longa ação residual, são: a **deltametrina**, as **cipermetrinas**, a **lambdaclialotrina** e a **ciflutrina**, hoje muito utilizadas, se bem que a um custo mais elevado que os organoclorados. Eles podem desenvolver efeitos tóxicos em pessoas sensíveis.

Em geral, os riscos relacionados como uso de inseticidas envolvem principalmente os que manejam as drogas durante sua fabricação, preparação ou aplicação.

A melhor maneira de usar os inseticidas, para obter um prolongado efeito residual, consiste em aplicá-los em suspensão aquosa, sob a forma de pós molháveis. Em geral, os produtos comerciais contêm 75% de substância ativa. Depois de misturados com água, são aplicados por meio de pulverizadores de compressão.

As paredes devem ser rociadas de maneira a que venham a ter entre 1 e 2 gramas de DDT por metro quadrado.

O dieldrin é utilizado também como pasta, em vez do concentrado emulsionável.

Feita a cobertura de todas as casas das áreas malarígenas, deve-se repetir sua aplicação a intervalos regulares, iguais aos de permanência do efeito residual, durante o ano todo ou só nos períodos de transmissão da malária, se esta for descontínua.

Em geral, 8 ciclos de rociamento, com intervalos semestrais, são programados para os 4 anos da fase de ataque, em campanhas de erradicação. No Brasil, segundo algumas observações, o efeito residual do DDT dura 2 anos, se não houver agressões à superfície da parede, o que permite aplicações anuais.

Inseticidas e Poluição Ambiental. O DDT foi usado abusivamente na agricultura, que o aplicava até com avionetas, e produziu tal poluição do solo e das águas, com larga repercussão sobre a fauna, ao ser concentrado na cadeia alimentar (visto ser biodegradado muito lentamente na natureza), que levou à intoxicação de aves marinhas e ameaçou a sobrevivência de diversas espécies. Em consequência, criou-se um movimento de opinião para que seu uso fosse interditado. Muitos países proibiram sua aplicação, obrigando a que se passasse a utilizar outros produtos, como os piretroides, bem mais caros.

Em vista disso, o controle de endemias transmitidas por insetos tornou-se também muito mais caro, e afetou desfavoravelmente os países do Terceiro Mundo, onde a malária e outras doenças veiculadas por mosquitos causam elevada mortalidade e considerável sofrimento.

Passado o período de histeria ambientalista, teve-se de reconhecer que a aplicação intradomiciliar de DDT não polui o ambiente e é indispensável à proteção da saúde nos países pobres.

Assim, a Organização Mundial da Saúde voltou a considerar aceitável o uso do DDT nos programas de controle de malária pelos serviços de saúde.

Ação dos Inseticidas. O efeito tóxico sobre as populações de anofelinos é tanto maior quanto mais acentuada for a domesticidade da espécie (endofilia) e o tempo que as fêmeas permanecerem repousando no interior das casas, pois apenas os mosquitos que penetram nas habitações e anexos pulverizados serão intoxicados. Mas não é indispensável acabar com a espécie vetora para conseguir-se a erradicação da malária. Em verdade os inseticidas operam dois fenômenos:

a) redução da densidade de anofelinos, em função de sua elevada mortalidade, principalmente de fêmeas, e consequente diminuição da oviposição. Esse resultado nem sempre se consegue, pois as espécies pouco domésticas (exófilas) não são muito afetadas sob esse aspecto;

b) redução da longevidade das fêmeas que penetram nas habitações e picam os homens; isto é, daquelas mais propensas a contrair a infecção e transmiti-la, se vivessem tempo suficiente para permitir que o ciclo esporogônico do plasmódio se completasse.

Reduzida a um nível crítico a vida-média destas últimas, cessa a transmissão, ainda que permaneça pouco alterada a densidade anofélica na região. A erradicação da doença ficará assegurada se as fontes de infecção — **indivíduos gametóforos** — esgotarem-se durante o período da campanha. O resultado será o anofelismo sem malária, como já se pode ver em muitas partes do mundo.

Resistência aos Inseticidas. Um grave obstáculo para a consecução desses objetivos foi o aparecimento, entre os anofelinos, de **resistência** (ou tolerância) a doses de inseticidas que seriam letais para a maioria dos membros de uma população normal da mesma espécie. Dois tipos de resistência foram descritos: a de comportamento e a fisiológica.

A resistência de comportamento resulta de uma mudança observada nos hábitos do inseto que o leva a expor-se menos à ação da droga, seja porque pousa agora muito pouco ou nada nas superfícies com inseticida, seja porque a espécie tornou-se exófila, raramente invadindo as casas, ainda que continue sensível às mesmas doses do inseticida.

A resistência fisiológica decorre da capacidade de a espécie suportar maiores concentrações do tóxico que anteriormente. A resistência ao DDT, por exemplo, resulta da capacidade de o inseto metabolizar rapidamente essa molécula.

Os insetos não adquirem a tolerância no decurso de suas vidas. Essa característica é de natureza genética e já se encontra no *pool* genético de uma população, geralmente como um caráter recessivo, ou intermediário, e com frequência muito baixa.

Nas doses tóxicas para determinada espécie, o efeito do inseticida consiste em exercer uma pressão seletiva, destruindo os indivíduos mais sensíveis da população e poupando os mais resistentes.

Para superar o problema, ou para retardar o aparecimento da resistência, em zonas onde ela é ainda desconhecida, busca-se descobrir novos tipos de inseticidas; selecionar criteriosamente aqueles para os quais as espécies vetoras da malária local permanecem ainda sensíveis.

Deve-se também alternar o uso de inseticidas diferentes ou fazer sua aplicação em mosaico, para que em áreas vizinhas possa produzir-se uma diluição dos genes resistentes (graças aos cruzamentos) na população de insetos.

Operações Antilarvárias

As medidas a tomar visam suprimir os criadouros de mosquitos ou, na impossibilidade disso, destruir as formas larvárias na água.

Com o primeiro propósito, eliminam-se os focos de reprodução dos anofelinos mediante aterros, drenagem de pântanos e retificação do curso de rios; desobstrução, limpeza e taludagem das margens de rios e canais; substituição da irrigação com canais a céu aberto por sistemas que utilizam tubos fechados e irrigam por aspersão ou gotejamento.

Para eliminar as larvas dos criadouros permanentes, empregam-se geralmente os novos inseticidas orgânicos, como o **malation**, o **fention** ou o **abate**. Destes, o abate, sendo o produto menos tóxico para os mamíferos, é de emprego mais seguro.

A luta antilarvária é mais eficiente onde as coleções de água são de pequenas dimensões, como nas áreas urbanas ou em zonas áridas e semiáridas.

A destruição das formas larvárias dos anofelinos tende a produzir uma redução da densidade populacional da espécie; mas seus resultados serão precários, se for conseguida apenas essa redução da densidade, quando os anofelinos são suficientemente domésticos e antropófilos para continuar a transmitir a malária nessas condições.

Hoje, a luta antilarvária só é feita quando as circunstâncias a recomendarem. As razões para isso são: que envolve técnicas muito especializadas, exigindo grande quantidade de pessoal diferenciado para o estudo dos criadouros, identificação das larvas e conhecimento de sua biologia; e custa muito caro, pois os gastos são proporcionais à área trabalhada, geralmente extensa.

Como método de controle biológico, recomenda-se o emprego de peixes larvófagos, em particular os do gênero *Gambusia*, ainda que sua eficiência seja muito limitada.

EXAUSTÃO DAS FONTES DE INFECÇÃO

Condição básica para a erradicação, além do controle dos insetos vetores, é a extinção das fontes de onde a infecção possa recomeçar um dia: a **parasitemia dos pacientes**.

A cura parasitológica pode ocorrer espontaneamente, ou em seguida à terapêutica específica. Considerações de ordem prática, durante as campanhas de erradicação, recomendam-se que se aguarde a exaustão natural da grande maioria das infecções assintomáticas, ao mesmo tempo que se assegure a proteção da população contra as reinfecções. A maioria das infecções por *P. vivax* esgota-se em cerca de dois anos e meio; as devidas ao *P. falciparum*, muito antes desse prazo. Mas, como já referimos, *P. malariae* pode resistir 20 anos ou mais.

Quando se tenham esvaziado quase completamente as fontes de infecção, será mais fácil programar a suspensão medicamentosa dos casos restantes, pela identificação dos pacientes e realização do tratamento radical.

Assim, decorridos três ou quatro anos de suspensa a transmissão, pode-se dar início ao trabalho de erradicação dos reservatórios. As drogas a empregar foram discutidas no Cap. 13. Os esquemas para o tratamento das formas benignas de malária encontram-se no Quadro 13.1.

Profilaxia Individual

Para evitar ser picado pelos mosquitos, telar as habitações, usar mosquiteiros para camas ou redes, roupas que assegurem cobertura adequada e repelentes. Recomenda-se, também, utilizar mosquiteiros e cortinas impregnadas com piretroides.

Em vista da insuficiência desses métodos, recomenda-se a **quimioprofilaxia**, particularmente para aqueles que devem expor-se ao risco de infecção por prazos limitados. A **cloroquina** (em comprimidos contendo 150 mg ou 300 mg de base) é a droga mais usada, devendo um adulto tomar 300 mg, uma vez por semana, enquanto permanecer na área endêmica. Pode-se também usar a **amodiaquina**, 400 mg para um adulto, semanalmente. Ao regressar da zona malarígena, convém prolongar essa medicação durante quatro a cinco semanas.

Para proteção em áreas onde há *P. falciparum* resistente à cloroquina, tomar, além da medicação acima prescrita, também três comprimidos de Fansidar (isto é: **sulfadoxina + pirimetamina**) semanalmente; ou Metakelfin (**sulfalene + pirimetamina**), três comprimidos semanais.

As doses de antimaláricos para crianças, ou adultos com menos de 60 kg de peso, devem ser reduzidas conforme mostra o Quadro 13.2.

15

Balantidíase e Outras Protozooses

BALANTIDIUM COLI *E BALANTIDÍASE*
  O parasito
  Patologia da balantidíase
  Sintomatologia, diagnóstico e tratamento
  Epidemiologia e profilaxia

PNEUMOCYSTIS CARINII *E PNEUMOCISTOSE*
  O parasito
  Patologia e clínica
  Diagnóstico e tratamento
  Epidemiologia e profilaxia

Apenas por economia de espaço, neste livro, estamos reunindo em um mesmo capítulo dois parasitos tão diferentes e tão afastados quanto a suas posições na classificação dos seres vivos: *Balantidium coli*, um ciliado parasito do porco e o único que eventualmente infecta o homem; e *Pneumocystis carinii* (mas também *P. jiroveci*), microrganismo unicelular cuja posição sistemática permanece incerta.

Os *Pneumocystis* são parasitas oportunistas, isto é, cuja presença só se faz notar quando o hospedeiro venha a sofrer de uma imunodepressão de qualquer natureza, tornando-se então muito virulentos.

BALANTIDIUM COLI E BALANTIDÍASE

A balantidíase é uma infecção do grosso intestino que, em suas formas mais típicas, produz diarreia ou disenteria, muito semelhante clinicamente à amebíase. Seu agente etiológico é um protozoário ciliado, *Balantidium coli*, da ordem **Trichostomatida** e do filo **Ciliophora** (ver Cap. 2, Quadro 2.2).

Balantidium coli: O Parasito

Por suas dimensões, o *Balantidium coli* é o maior dos protozoários parasitos do homem, pois mede geralmente 60 a 90 μm de comprimento (e pode chegar a 150 μm), por 50 a 60 μm de largura.

Sua forma é aproximadamente ovoide. A extremidade mais delgada é a anterior. Aqui, encontra-se uma depressão em forma de funil, o **perístoma**, que conduz ao **citóstoma**. Toda a superfície da membrana celular, inclusive o perístoma, apresenta **cílios**

dispostos em fileiras helicoidais, cujo batimento coordenado assegura ao protozoário movimentação rápida e direcional, além de produzir correntes líquidas no meio, que dirigem as partículas alimentícias em direção ao citóstoma. Como nos demais ciliados, a membrana apresenta arquitetura complexa, devido à infraciliatura e às depressões e cristas que se elevam entre as fileiras de cílios. No citoplasma encontram-se dois **vacúolos pulsáteis**, um na região anterior e outro na posterior (Fig. 15.1).

Em preparações coradas pela hematoxilina, vê-se o **macronúcleo**, ou núcleo vegetativo grande e riniforme, que se destaca pelo volume e pela coloração intensa. Um segundo núcleo, pequeno e compacto, o **micronúcleo**, fica situado em uma região deprimida do macronúcleo.

Balantidium coli vive no intestino grosso, especialmente na região cecal e no sigmoide, onde se alimenta de bactérias, de fungos, de outros protozoários, grãos de amido, hemácias, células e detritos orgânicos. Os materiais ingeridos através do citóstoma ficam incluídos em vacúolos onde se processa a digestão. Os resíduos não assimilados são expulsos para o exterior através de um poro permanente localizado na extremidade posterior, o **citopígio**.

A multiplicação processa-se, em geral, por divisão binária transversal, sendo precedida pela divisão do macronúcleo e do micronúcleo. Em cultura, pôde-se observar a reprodução sexuada, por conjugação, de que participa apenas o micronúcleo.

Os parasitos, depois de se multiplicarem na luz do intestino, produzem cistos ovoides ou esféricos (com 50 a 60 μm de diâmetro) e revestidos de espessa membrana. Os cistos aparecem em grande número nas fezes sólidas. Eles são resistentes às condições do meio externo e constituem os elementos infectantes para novos hospedeiros. Entretanto, já se demonstrou (na cobaia) que os trofozoítas podem ter o mesmo papel, em vista de atravessarem o estômago sem serem destruídos.

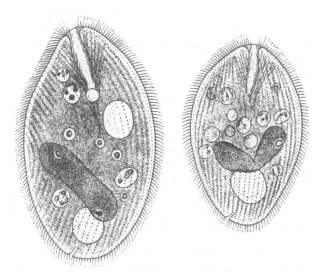

Fig. 15.1 *Balantidium coli* é o maior dos protozoários que parasitam o homem. É diagnosticado raramente em casos de disenteria, sendo encontrado, frequentemente, no intestino do porco. (Segundo Wenyon, 1926.)

Patologia da Balantidíase

Espécies de ciliados do gênero *Balantidium* são encontradas em numerosos hospedeiros vertebrados. A espécie que parasita o porco é indistinguível, morfologicamente, da encontrada no homem. Entretanto, as tentativas de contaminação experimental de voluntários humanos com balantídios sempre deram resultados negativos, quer quando a fonte de infecção fosse o porco, quer quando o próprio homem.

Isso pode indicar um alto grau de resistência natural, ou grande dificuldade de adaptação do parasito às condições peculiares do organismo humano; o que, por outro lado, se coaduna com a raridade dos casos de balantidíase registrados na literatura médica.

Estabelecida a infecção, o *Balantidium coli* pode permanecer um simples habitante da cavidade intestinal, sem produzir qualquer quadro mórbido, ou tornar-se patogênico. A produção de hialuronidase pelo protozoário e sua grande capacidade motora devem ajudar a penetrar na mucosa, ou a abrir passagem até a submucosa e camadas musculares.

Ele determina lesões de tipo necrótico, semelhantes às da amebíase (ver Cap. 9). No porco, as lesões são superficiais mas, no homem, podem ganhar profundidade. Sua gravidade varia consideravelmente, indo desde uma simples hiperemia da mucosa, com inflamação catarral, até a ulceração, com produção de úlceras extensas, de bordas subminadas, coalescentes, em todo o grosso intestino e podendo levar à gangrena.

Histologicamente, o quadro é o mesmo da amebíase. Localizações extraintestinais (nos pulmões, peritônio e trato urogenital) são raríssimas, podendo ocorrer em imunodeprimidos.

Sintomatologia, Diagnóstico e Tratamento

Sintomatologia. O quadro clínico na balantidíase pode ser assintomático, disentérico ou de tipo crônico, com surtos de diarreia. A severidade do quadro disentérico vai desde formas brandas até as fulminantes.

Em geral o paciente queixa-se de diarreia, meteorismo e dores abdominais, acompanhadas de fraqueza e indisposição geral, podendo apresentar anorexia, náuseas e vômitos, cefaleia e febre.

As fezes são líquidas, e o número de evacuações pode elevar-se a meia dúzia ou uma dúzia de vezes por dia, com tenesmo ou sem. O quadro é indistinguível daquele produzido pela amebíase. Nas formas mais graves, além de evacuações mucossanguinolentas, pode haver hemorragias intestinais, desidratação, febre e um desfecho fatal ao fim de alguns dias.

Nos casos crônicos, que podem alongar-se por muitos anos, a diarreia é intermitente, alternando-se com períodos normais ou de constipação intestinal. Pode haver emagrecimento, anemia, eosinofilia e uma síndrome de colite crônica.

Diagnóstico. A etiologia só pode ser estabelecida pelo exame das fezes (a fresco ou após coloração) e demonstração da presença, aí, de formas trofozoíticas ou císticas do *Balantidium coli*. Mas convém ter sempre presente a possível contaminação da amostra fecal, após sua emissão, com ciliados de vida livre, pois estes são muito abundantes no solo e nas águas naturais.

Os cistos predominam em fezes sólidas ou semissólidas, sendo em geral pequena a sua produção no intestino do homem. Recomenda-se, pois, o uso de técnicas de concentração, como na amebíase.

Tratamento. Os casos assintomáticos evoluem espontaneamente para a cura; mas, nas formas graves, a morte do paciente pode resultar de hemorragia, de perfuração intestinal ou de desidratação.

Os antibióticos, principalmente as **tetraciclinas**, são recomendados como os mais eficientes agentes terapêuticos (500 mg, quatro vezes ao dia de **oxitetraciclina**, via oral, durante 10 dias). O **nimorazol** é prescrito na mesma posologia recomendada para a amebíase (ver Cap. 9). O **metronidazol** (Flagyl) e a **paromomicina** (Humatin) são também eficazes.

Epidemiologia e Profilaxia

O porco tem sido considerado a principal fonte de infecção para o homem, pois frequentemente está parasitado por *Balantidium coli* em proporções que oscilam entre 50% e quase 100% dos animais.

As relações entre as linhagens do homem, do porco e de outros animais não estão suficientemente esclarecidas. As dúvidas sobre a importância do porco como reservatório da balantidíase decorrem não só da desproporção geralmente observada entre a incidência suína e a humana, como da raridade da balantidíase em países onde é grande o contato com esses animais (como a China) e sua frequência entre os muçulmanos (no Irã, p. ex.), onde não se observa esse contato. Entre os trabalhadores que lidam com porcos, a ocorrência de balantidíase é igualmente rara.

Até aqui, o número de casos publicados em todo o mundo não vai além de poucos milhares. Em todos os inquéritos coprológicos realizados, a taxa de parasitismo foi sempre muito baixa (menos de 1% ou de 0,1%), sendo que as únicas taxas altas foram registradas em hospitais psiquiátricos. Em alguns surtos da doença parece que as relações inter-humanas foram importantes para a transmissão (manipulação de alimentos e contato direto).

Em vista dos escassos conhecimentos epidemiológicos, as recomendações para a profilaxia da balantidíase limitam-se àquelas usadas contra a amebíase e contra outras parasitoses de disseminação fecal.

O porco deve ser tratado como possível fonte de infecção, até que novos dados esclareçam o assunto.

PNEUMOCYSTIS CARINII E PNEUMOCISTOSE

A **pneumonia** por *P. carinii*, ou pneumocistose, é doença infecciosa que causa, no homem, um tipo de pneumonia intersticial plasmocelular. Sua importância tornou-se evidente depois de 1981, ao ser constatada sua associação frequente com a **síndrome de imunodeficiência adquirida (AIDS)**. Segundo alguns autores, 80 a 90% dos aidéticos contraem pneumonia por *Pneumocystis carinii*, razão pela qual ele é reconhecido como uma das principais causas imediatas de morte (cerca de 40%) dos pacientes com AIDS, nos EUA.

O Parasito

Autores há que consideram este parasito como afim dos coccídios e o incluem entre os haplosporídios, mas muitos pensam ser ele um fungo, em vista das características de seu material genético.

Os trofozoítos apresentam-se como pequenos corpos arredondados uninucleados, envolvidos por uma membrana que mede de 7 a 10 μm de diâmetro e da qual ficam separados por um espaço mucoso. No interior dessa membrana, que se espessa para constituir uma parede cística, o parasito multiplica-se seja por divisão binária, seja por esquizogonia, dando em resultado a formação de cistos com 8 núcleos e, depois, com 8 células de tamanho igual aos trofozoítos.

O método de Giemsa cora os núcleos em violeta-avermelhado-escuro e o citoplasma em azul-claro. O parasitismo é extracelular (Fig. 15.2). Não há métodos de laboratório satisfatórios para a cultura.

Patologia e Clínica

Existem duas formas igualmente graves da doença.

1. A infantil, com pneumonia focal ou generalizada de células plasmáticas, que se apresenta em crianças prematuras, desnutridas ou muito debilitadas, entre 3 e 6 meses de idade, ou com pronunciada deficiência imunológica.

2. Em pacientes jovens ou adultos, com depressão da resposta imunológica humoral, de natureza infecciosa (AIDS, particularmente) ou iatrogênica (por exemplo, em casos de transplantes que recebem tratamento com corticoides), ou em pacientes com ausência congênita de imunidade do sistema linfocitário, leucemias, linfomas, doença de Hodgkin etc.

Ao exame anatomopatológico, os pulmões dos doentes estão aumentados de tamanho, apresentam consistência de borracha e não colapsam quando se abre a cavidade torácica. Nas áreas consolidadas há um exsudato hialino e coloração avermelhada ou cor de café.

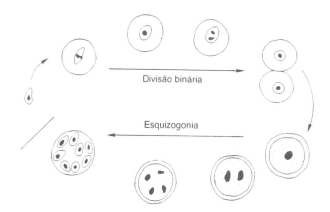

Fig. 15.2 *Pneumocystis carinii*: o ciclo biológico inclui uma fase de multiplicação por divisão binária e outra por esquizogonia que dá lugar à formação de 8 cistozoítos. (Modificado de Jirovec.)

Microscopicamente, encontra-se reação inflamatória intersticial onde predominam os mononucleares e plasmócitos, mas faltam completamente os polimorfonucleares neutrófilos. Os cistos parasitários são abundantes no exsudato espumoso e hialino que reveste as paredes ou preenche os espaços alveolares.

O processo patológico limita-se, geralmente, à pneumonia intersticial plasmocelular; mas alguns autores têm descrito uma disseminação hematogênica, com presença do parasito em outros órgãos.

Clinicamente, a doença manifesta-se depois de um período de incubação de 1 a 2 meses. A sintomatologia aparece em geral bruscamente, com febre pouco elevada ou sem ela, anorexia e, muitas vezes, dor torácica ou abdominal. A evolução é aguda ou subaguda, surgindo então tosse, dispneia e cianose crescentes. A dificuldade respiratória torna o paciente ansioso e taquipneico (isto é, com frequência respiratória elevada). O exame do tórax revela a existência de estertores e, nos casos mais avançados, sinais de consolidação (macicez à percussão). Evidentemente, os sinais e sintomas decorrentes das doenças ou condições que predispuseram o paciente à **pneumocistose** somam-se aos desta e complicam o quadro clínico. A morte pode sobrevir em poucas semanas.

Diagnóstico e Tratamento

Diagnóstico. Pelo fato de *Pneumocystis carinii* desenvolver um quadro clínico semelhante ao de pneumonites de outras etiologias, ele só é sugestivo quando acompanha doenças ou terapêuticas imunodepressoras: AIDS, tratamentos anticancerosos ou de transplantes, por exemplo.

O diagnóstico final de pneumocistose é feito pelo encontro do parasito. Os principais obstáculos para a pesquisa de *Pneumocystis* são o característico mau estado geral do paciente e a dificuldade de isolá-lo das vias aéreas superiores, para o que se requer a lavagem brônquica ou outras técnicas de alto risco.

Para visualizar o parasito e diferenciá-lo de certos fungos, o material precisa ser corado (pelos métodos de Giemsa, de Wright, pelo nitrato de prata metaminado etc.). O diagnóstico microscópico requer certa experiência, sendo mais seguro quando se encontrem os cistos com 8 núcleos ou com 8 cistozoítos.

Os métodos imunológicos para o diagnóstico são ainda objeto de estudos e avaliações. Até aqui, tem sido difícil fazer-se com eles a distinção clara entre indivíduos infectados e não infectados, razão pela qual os métodos sorológicos foram abandonados pelos CDC (Centers for Disease Control, Atlanta, Georgia, EUA), para fins diagnósticos.

Tratamento. Antibióticos e corticosteroides são contraindicados para o tratamento. A medicação específica costuma ser feita com **trimetoprim-sulfametoxazol**, sendo o isotianato de **pentamidina** uma droga alternativa.

Trimetoprim-sulfametoxazol (Bactrim, Septra). É o medicamento de escolha, a menos que o paciente apresente sensibilidade à sulfa. Em indivíduos com AIDS, os efeitos colaterais manifestam-se com elevada frequência (náuseas, vômitos, exantema, leucopenia, trombocitopenia ou nefrite) e obrigam por vezes a suspender a medicação.

A dose diária total (por via oral ou endovenosa) consiste em: **trimetoprim**, 20 mg/kg de peso; **sulfametoxazol**, 100 mg/kg de peso. Essas doses devem ser fracionadas para administração a cada 6 ou 8 horas, durante duas a três semanas. As reações adversas são menos frequentes quando se administram 15 mg de trimetoprim e 75 mg de sulfametoxazol, por kg de peso, em lugar das doses acima. A sobrevivência, segundo diversos autores, varia de 45 a 94%, com 0 a 38% de recaídas. O tratamento teve que ser suspenso em 12 a 50% dos casos.

162 BASES DA PARASITOLOGIA MÉDICA

O trimetoprim pode ser associado com **dapsone** (100 mg/kg de peso, por dia), para uso oral com o mesmo esquema acima; e, segundo estudos preliminares em formas benignas da doença, proporciona 90% de curas.

Isotianato de pentamidina (Lomidine). É administrado na dose de 4 mg/kg de peso, por dia, em perfusão endovenosa lenta diluído em 100 ml de veículo, durante 60 minutos. Repetir a cada 24 horas, durante duas a três semanas.

As curas são da ordem de 80%, mas os efeitos colaterais costumam ser mais severos, obrigando a interromper o tratamento em 11 a 55% dos casos. Eles incluem: gosto metálico na boca, náuseas, anorexia, hipotensão ortostática, elevação da creatinina no soro, hipoglicemia seguida de hiperglicemia, leucopenia, trombocitopenia ou falência renal, em combinações diversas. As alterações da glicemia podem ser graves e irreversíveis.

Epidemiologia e Profilaxia

A distribuição geográfica do parasito é universal, ocorrendo as formas clínicas quando a infecção oportunística venha a encontrar um terreno favorável, representado pelas situações acima descritas de insuficiência ou depressão do sistema imunológico. Dos casos de AIDS notificados nos EUA, 65% estavam associados com *P. carinii.*

P. carinii tem sido encontrado como habitante não-patogênico das vias respiratórias de vários roedores, de cães e gatos, assim como de ovelhas, cabras e macacos. O mecanismo de transmissão é desconhecido, supondo-se que possa propagar-se por via aérea.

Em pessoas que tratam de doentes com pneumocistos pôde-se constatar a presença de reação sorológica positiva, mas a doença não costuma propagar-se de um indivíduo a outro.

A fim de proteger os pacientes de alto risco, foram ensaiados vários esquemas quimioprofiláticos. **Trimetoprim-sulfametoxazol** tomado diariamente, ou durante dois ou três dias consecutivos por semana, mostrou ser efetivo nos casos de AIDS (320 g do primeiro e 1.600 g do segundo, divididos em duas doses por dia). E, para os que toleram mal essa medicação, recomenda-se a associação **pirimetamina-sulfadoxina** (Fansidar): 25 g de pirimetamina e 500 g de sulfadoxina, uma vez por semana, ou o dobro da dose a cada duas semanas, por via oral.

Nos hospitais e serviços de pediatria, a pneumocistose pode apresentar caráter endêmico ou epidêmico. Como medida profilática, tem-se recorrido a enfermarias de isolamento, para controlar os surtos ocorridos entre recém-nascidos. A falta de conhecimentos sobre os mecanismos de transmissão limita a busca de outras soluções.

III

PLATELMINTOS PARASITOS DO HOMEM

16

Esquistossomíase Mansônica: O Parasito

TREMATÓDEOS PARASITOS DO HOMEM
O CICLO DO SCHISTOSOMA MANSONI
OS HELMINTOS ADULTOS
  Organização e morfologia
  Fisiologia

AS FORMAS LARVÁRIAS
  Os ovos de Schistosoma mansoni
  Os miracídios
  Os esporocistos
  As cercárias
  Os esquistossômulos

TREMATÓDEOS PARASITOS DO HOMEM

Os trematódeos são helmintos da classe **Digenea** (ver Cap. 2 e Quadro 2.3), inteiramente adaptados ao parasitismo. Muitas espécies atacam a população humana nas regiões tropicais e temperadas do mundo, particularmente nas áreas menos desenvolvidas.

Clonorchis sinensis, Fasciolopsis buski e *Paragonimus westermani* encontram-se entre as grandes endemias do Extremo Oriente e de outras áreas, assim como *Heterophyes heterophyes* no delta do Nilo e na Ásia. Outras espécies infectam o homem com menor frequência ou raramente. Mas as esquistossomíases estão entre as doenças de alta endemicidade, sobretudo na Ásia, na África, na América do Sul e em algumas ilhas do Caribe.

As **esquistossomíases**, denominadas também esquistossomoses ou bilharzioses, são doenças produzidas por helmintos trematódeos do gênero *Schistosoma* que têm como principais agentes etiológicos, para o homem, as espécies: *S. mansoni, S. haematobium* e *S. japonicum.*

Os trematódeos do gênero *Schistosoma* distinguem-se dos outros Digenea por apresentarem os sexos separados, acentuado dimorfismo sexual (Figs. 16.1 e 16.3) e por terem os machos menos de 10 massas testiculares. Vivem no interior dos vasos sanguíneos de mamíferos.

S. mansoni determina uma infecção denominada **esquistossomíase mansônica** ou intestinal, devido à localização dos parasitos nas vênulas do intestino grosso e sobretudo do reto, com sintomas predominantemente intestinais. Nas formas mais graves, há envolvimento hepatoesplênico e hipertensão no sistema porta. Sua distribuição geográfica, na África, na América do Sul e nas Antilhas, está condicionada pela de algumas espécies de moluscos de água doce, do gênero **Biomphalaria**, que são os hospedeiros intermediários do parasito. No Brasil, a doença é conhecida popularmente por xistossomose, xistosomose, xistosa ou doença dos caramujos.

S. haematobium localiza-se de preferência no plexo vesical e produz um quadro clínico com sintomas urinários, conhecido por **esquistossomíase hematóbica**, esquistossomose (ou bilharziose) vesical, urinária, ou geniturinária. Sua distribuição é predominantemente africana e os moluscos vetores são espécies do gênero **Bulinus**.

S. japonicum é responsável por outra modalidade intestinal da doença, que se encontra na Indonésia, na China e nas Filipinas, onde vivem os hospedeiros intermediários adequados, que são diferentes espécies de moluscos do gênero **Oncomelania**.

O número de pessoas com infecção esquistossomótica, em todo o mundo, foi estimado em 200 milhões. A grande maioria delas vive na Ásia e África. Na América do Sul e Caribe encontram-se vários milhões de casos. No Brasil, admite-se existirem mais de seis milhões.

A gravidade que assume a doença em muitos casos e o déficit orgânico que produz fazem das esquistossomíases um dos mais sérios problemas de saúde pública, em escala mundial, e pesado fardo para as populações das áreas endêmicas.

O CICLO DO *SCHISTOSOMA MANSONI*

Esta espécie, única de interesse médico e sanitário nas Américas, desenvolve sua fase adulta como parasito da luz dos vasos sanguíneos do homem e de outros mamíferos, habitando preferentemente as vênulas do plexo hemorroidário superior e

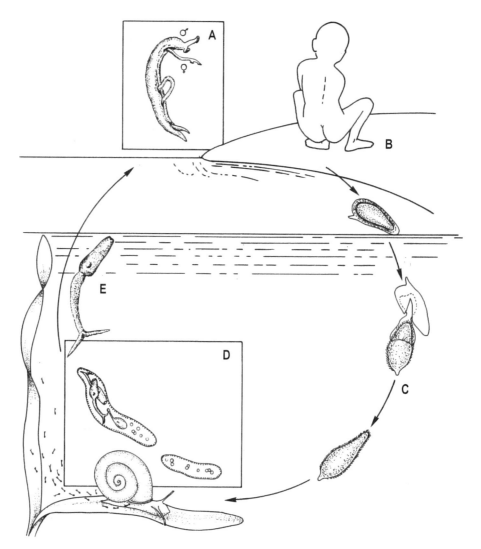

Fig. 16.1 Ciclo evolutivo do *Schistosoma mansoni*: *A*, Vermes adultos acasalados, que vivem nas vênulas da parede intestinal. *B*, Seus ovos são eliminados com as fezes dos pacientes. *C*, Eclodem na água, libertando um miracídio que nada até encontrar o molusco hospedeiro (do gênero *Biomphalaria*). *D*, No interior deste, cada miracídio transforma-se em um esporocisto primário, que gera esporocistos-filhos, os quais formam cercárias no seu interior. *E*, Após abandonar o molusco, as cercárias nadam em busca de novo hospedeiro (vertebrado, homem), onde completarão sua evolução para chegarem a vermes adultos, como se mostra na Fig. 17.2.

os ramos mais finos das veias mesentéricas, particularmente da mesentérica inferior. Aí põe seus ovos.

Depois de atravessarem a mucosa intestinal, os ovos são eliminados com as fezes e, quando chegam em tempo útil a uma coleção de água doce superficial, libertam suas larvas — **miracídios** — que nadam durante algum tempo até encontrarem moluscos do gênero *Biomphalaria* (Fig. 16.2).

Penetrando nos tecidos do molusco de uma espécie adequada, o miracídio transforma-se em um novo tipo larvário, o **esporocisto**, que, por poliembrionia, gera **esporocistos-filhos** e, depois, larvas infectantes para os hospedeiros vertebrados: as **cercárias**. Várias gerações de esporocistos podem suceder-se, todas elas produzindo durante algum tempo suas cercárias.

Voltando ao meio líquido, as cercárias que abandonaram o hospedeiro invertebrado ficam nadando na água, quase sempre em direção à superfície, até que tenham a oportunidade de entrar em contato com a pele do hospedeiro vertebrado (homem ou outro animal suscetível), através da qual penetram ativamente. Aí, cada cercária que consegue sobreviver transforma-se logo em **esquistossômulo**, última forma larvária do parasito.

Os esquistossômulos que não são destruídos na pele ganham a circulação geral e vão ter ao coração, depois aos pulmões (onde também podem ser retidos e destruídos) e, em seguida, ao fígado e outros lugares.

Somente os que chegam ao sistema porta intra-hepático podem completar seu desenvolvimento e alcançar a fase adulta. Os vermes adultos acasalam-se e migram para as vênulas da parede intestinal.

OS HELMINTOS ADULTOS

Organização e Morfologia

Os esquistossomos, contrariamente à generalidade dos trematódeos, apresentam-se como vermes dioicos (isto é, com os sexos separados); são delgados e longos.

O macho de *S. mansoni* mede cerca de 1 cm de comprimento. Sua cor é branca. Na extremidade anterior traz uma ventosa oral, afunilada, e a pequena distância desta uma segunda ventosa, pe-

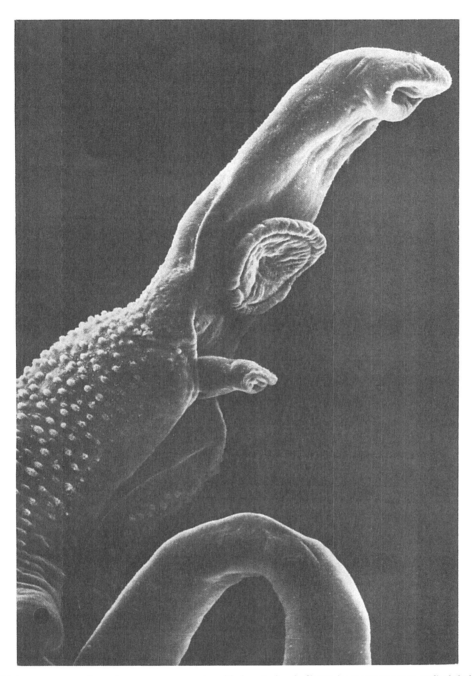

Fig. 16.2 Casal de *Schistosoma mansoni*, vendo-se a pequena extremidade anterior da fêmea (com sua ventosa oral) alojada no canal ginecóforo do macho, cujo segmento anterior, mais volumoso, exibe as duas ventosas. Fotomicrografia tomada em microscopia eletrônica de varredura pelo Dr. Wilmar Jansma (School of Hygiene and Public Health, Johns Hopkins Univ., Baltimore) e publicada em *Schisto Update*.

dunculada, o **acetábulo**. O curto segmento anterior compreendido entre as duas ventosas é cilíndrico e mais fino que o segmento posterior. Este é muito mais longo, achatado dorsoventralmente, porém enrolado de maneira a formar uma calha ou tubo longitudinal, conhecido como **canal ginecóforo**, pois nele costuma estar alojada uma ou, eventualmente, mais fêmeas (Fig. 16.1).

A fêmea tem o corpo cilíndrico, mais longo e mais fino que o do macho (1,2 a 1,6 cm de comprimento). Parece mais escura e acinzentada devido a conter em seu tubo digestivo um pigmento derivado da digestão do sangue (hemozoína). Possui duas ventosas pequenas, estando a ventosa acetabular, pedunculada, muito perto da oral.

Parede do Corpo e Parênquima. Como nos demais trematódeos (Fig. 19.2), o revestimento externo dos vermes adultos é formado por uma citomembrana espessa (equivalente a uma membrana celular dupla) que recobre o **tegumento**. Este é constituído por uma camada sincicial anucleada mas que se liga por pontes citoplásmicas a células nucleadas, situadas mais profundamente.

Na superfície exterior da membrana plasmática há um **glicocálix**, rico em carboidratos. Tanto a membrana como o glicocálix encontram-se em contínua renovação, pois enquanto as camadas superficiais se descamam (colocando na circulação do hospedeiro quantidade considerável de material imunogênico), uma nova está sempre em formação internamente.

A superfície do tegumento exibe grande quantidade de pequenos tubérculos, mais abundantes na superfície dorsal. Estruturas mais delicadas podem ser observadas com grande aumento, em microscopia de varredura, consistindo em minúsculos espinhos situados principalmente na superfície interna das ventosas, assim como botões sensoriais.

Logo abaixo do tegumento estão as camadas musculares da parede do corpo do helminto, responsáveis pela movimentação do animal. Todo o espaço interior, entre os órgãos internos, é ocupado por um tecido denominado **parênquima**, formado de células estreladas e lacunas cheias de um líquido intersticial.

Aparelho Digestivo. No fundo da ventosa anterior encontra-se a boca, único orifício que comunica o tubo digestivo com o meio exterior (Fig. 16.3), pois os trematódeos são desprovidos de ânus (Fig. 19.1). Sua cavidade afunilada continua-se com um curto esôfago, que se divide em dois tubos intestinais. Estes, depois de um trajeto junto às margens laterais do corpo, voltam a unir-se para constituir um cécum único (Fig. 16.3).

Órgãos Reprodutores. O aparelho genital masculino compreende 6 a 8 massas testiculares pequenas, situadas dorsalmente, com seus canais eferentes e um deferente único que se dilata para constituir a vesícula seminal, antes de se abrir para o exterior através de um poro genital situado no início do canal ginecóforo. Não há cirro ou qualquer outro sistema intromissor para a cópula, que deve realizar-se pela coaptação dos orifícios genitais masculino e feminino.

Nas fêmeas, o ovário é oblongo e fica na metade anterior do corpo. Um oviduto curto conduz ao oótipo, que se continua com o tubo uterino. Neste encontram-se 1 ou 2 ovos, raramente 3 ou 4. O poro genital feminino abre-se ventralmente, um pouco para trás do acetábulo. Os dois terços posteriores do corpo estão ocupados pelas glândulas vitelogênicas e seu canal sinuoso, que se une ao oviduto.

Outros Órgãos. Os trematódeos não possuem aparelho circulatório, se bem que o estado de contração de qualquer parte do corpo deva promover a redistribuição do líquido intersticial para as zonas descontraídas. O equilíbrio hídrico é assegurado por células especiais, os **solenócitos**, que expulsam água através de um sistema canalicular a que estão ligadas e que termina na extremidade posterior por um poro excretor.

Fisiologia

Somente uns oito dias após penetrado através da pele, no hospedeiro vertebrado, os esquistossômulos começam a chegar ao fígado e a alimentar-se de sangue.

A atração entre os sexos (quimiotaxia) começa a ter lugar depois da terceira semana, quando se dá o acasalamento. Os helmintos completam seu desenvolvimento em quatro semanas, no sistema porta intra-hepático, antes de migrarem para as vênulas mais finas, tributárias da veia mesentérica inferior e para o plexo hemorroidário superior.

O desenvolvimento do aparelho reprodutor feminino faz-se muito lentamente, se não houver acasalamento com os machos e fecundação. Nas infecções unissexuais, com fêmeas apenas, estas permanecem juvenis e atróficas, no interior do sistema porta intra-hepático, sem poder migrar para seu hábitat definitivo, até que uma segunda infecção, com machos, determine rápido amadurecimento sexual e migração dos casais.

A nutrição dos esquistossomos é assegurada pela ingestão de sangue venoso. Da hemoglobina, os vermes utilizam apenas a globina que é hidrolisada, rejeitando a fração hemina que, como hemozoína, vai depois acumular-se nos macrófagos do fígado e baço do hospedeiro. Em compensação, pôde-se demonstrar a importância da absorção de carboidratos e de aminoácidos através do tegumento. Os vermes acumulam reservas do glicogênio que são 3 a 4 vezes mais abundantes nos machos do que nas fêmeas.

As cercárias têm metabolismo aeróbio; mas, ainda que vivam em um meio com tensão de oxigênio relativamente alta, o metabolismo dos vermes adultos é essencialmente anaeróbio.

O deslocamento dos vermes faz-se por movimentos de extensão e contração do corpo, servindo as ventosas e, em certa medida, os tubérculos do tegumento como elementos de fixação e apoio. A fêmea raramente abandona o canal ginecóforo, sendo levada passivamente durante as migrações do macho, mas consegue alongar-se e insinuar-se nos capilares mais finos, com sua extremidade anterior, perto da qual está o orifício genital.

Assim a oviposição pode efetuar-se nas alças capilares próximas à superfície da mucosa. Ovos isolados ou fiadas numerosas são vistos obstruindo a luz dos capilares. Após algumas posturas, os vermes se retiram para ir invadir outros vasos, onde o fenômeno se repete.

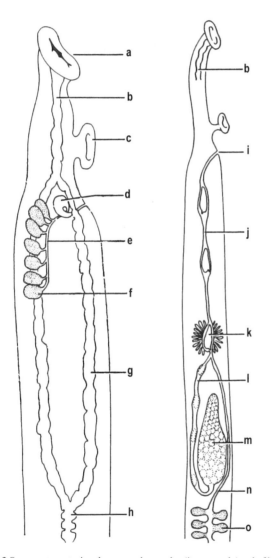

Fig. 16.3 Segmento anterior do corpo do macho (à esquerda) e da fêmea (à direita) de *Schistosoma mansoni*, mostrando esquematicamente os principais órgãos internos: **a**, ventosa oral e boca; **b**, porção anterior do intestino (desenho incompleto, na fêmea); **c**, acetábulo ou ventosa ventral; **d**, vesícula seminal; **e**, canal deferente; **f**, testículos; **g**, porção média bifurcada, do intestino; **h**, cécum; **i**, orifício genital feminino; **j**, útero contendo dois ovos; **k**, um ovo em processo de formação da casca no oótipo; **l**, oviduto; **m**, ovário; **n**, viteloduto; **o**, glândulas vitelinas.

A longevidade dos esquistossomos não parece ultrapassar, em geral, 3 a 5 anos no caso de *S. haematobium*. Quanto ao *S. mansoni*, talvez viva o mesmo ou o dobro desse tempo.

AS FORMAS LARVÁRIAS

Os Ovos de *Schistosoma mansoni*

As fêmeas põem um ovo por vez, calculando-se que o total diário esteja em torno de 300. O ovo de *S. mansoni* mede 110 a 180 μm de comprimento (média: 150 μm) por 45 a 70 μm de largura (média: 65 μm). Tem o polo anterior mais delgado e o posterior mais volumoso, com um espinho lateral saliente e agudo em suas proximidades (Fig. 16.4).

Sua casca é dupla: a externa (ou cório) é resistente, enquanto a interna (ou membrana vitelina) envolve o embrião (miracídio). Por ocasião da oviposição o desenvolvimento embrionário é ainda incompleto, requerendo mais 6 ou 7 dias para completar-se.

Os ovos imaturos, lançados pelas fêmeas na luz dos capilares da mucosa ou da submucosa, devem efetuar um percurso, ainda que curto, para chegar até a cavidade intestinal e serem expulsos com as fezes. O mecanismo dessa migração é pouco conhecido.

A expectativa de vida dos ovos maduros é de aproximadamente 20 dias, morrendo o miracídio caso a expulsão não se complete dentro de três ou quatro semanas após a oviposição. No meio exterior, os ovos mantêm-se vivos 2 a 5 dias na massa fecal sólida, mas em fezes líquidas sobrevivem apenas um dia, devido aos processos de fermentação ou de putrefação. A dessecação causa-lhes a morte em pouco tempo.

Quando as fezes são lançadas na água, ou quando os ovos são arrastados para dentro da água pelas chuvas que lavam os terrenos contaminados, a eclosão dá-se rapidamente. O mecanismo de eclosão parece depender sobretudo da hipotonicidade do meio, que, promovendo a passagem de água para dentro da casca (endosmose), determina aumento da tensão interna e sua ruptura.

Os Miracídios

Assim que abandonem a casca, as larvas põem-se a nadar ativamente, descrevendo grandes círculos. Os miracídios medem 160 por 60 μm e estão revestidos por pequeno número de células epiteliais pavimentosas providas de numerosos cílios. A parede do corpo completa-se com um folheto mesodérmico que contém fibras musculares. Internamente, um líquido claro banha todas as estruturas embrionárias (Fig. 16.4).

Na extremidade anterior do miracídio abre-se um par de glândulas adesivas e uma glândula de penetração, todas unicelulares, contendo materiais que se supõe sejam enzimas.

Os miracídios de *S. mansoni* exibem marcado fototropismo, buscando sempre as áreas mais claras, apesar de não terem olhos ou outros órgãos fotossensíveis conhecidos. São indiferentes à ação da gravidade e, se nadam de preferência junto à superfície da água, são capazes de buscar o molusco hospedeiro em profundidades de um ou dois metros.

Durante as duas primeiras horas após a eclosão, a mortalidade é muito baixa. Entre 24 a 28°C, cerca da metade dos miracídios morre dentro das primeiras 8 horas de vida livre, e os restantes, entre 8 e 12 horas. A penetração dos miracídios no hospedeiro adequado deve efetuar-se dentro das primeiras horas após a eclosão, pois o poder invasivo cai em função da idade do miracídio e se reduz praticamente a zero depois de 10 a 12 horas.

Observações de laboratório sugerem que *Biomphalaria* e outros gêneros de moluscos eliminam substâncias capazes de estimular a atividade miracidiana, desenvolvendo uma ação **quimiocinética** inespecífica, mais do que quimiotáxica.

Aparentemente, a proximidade do molusco condiciona maior atividade larvária e tendência dos miracídios a nadarem descrevendo círculos pequenos, de forma a manterem-se dentro de um espaço reduzido, onde ficam multiplicadas as probabilidades do encontro miracídio-molusco. O processo de penetração dura 3 a 15 minutos, sendo acelerado pela elevação da temperatura.

Os Esporocistos

Ao penetrar no interior do molusco, o miracídio perde seu revestimento epitelial ciliado, permanece nas proximidades do ponto de penetração e se transforma em uma estrutura sacular alongada. Pelo oitavo dia, esta já cresceu bastante e se apresenta como um tubo enovelado imóvel, cheio de células germinativas em multiplicação: é o **esporocisto primário**.

No seu interior, as células germinativas vão se transformar em esporocistos de segunda geração, com a mesma arquitetura, e, por volta da segunda semana de existência (medindo já 1,5 mm de comprimento), ele se rompe para liberar entre 20 e 40 esporocistos-filhos.

Os **esporocistos secundários** migram para o hepatopâncreas e o ovotéstis do molusco, onde continuam a crescer. Quando maduros, exibem na extremidade anterior uma protuberância móvel e um poro para a eliminação de **cercárias**. O tempo necessário para a maturação dos esporocistos-filhos e formação das primeiras cercárias é de 3 a 4 semanas, variando com a temperatura ambiente.

Trabalhos recentes demonstram que, depois de terem produzido cercárias por certo tempo, os esporocistos secundários podem voltar a formar uma terceira geração de esporocistos capaz de

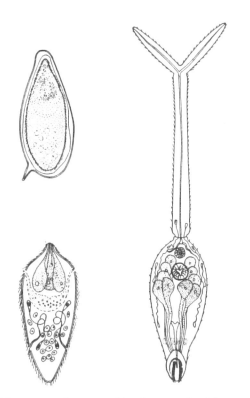

Fig. 16.4 Representação esquemática de ovo, miracídio e cercária de *Schistosoma mansoni*.

retomar a produção de nova geração de cercárias. Essa sucessão de duas formas de reprodução assexuada do trematódeo instala-se regularmente, sempre que a duração de infecção se estenda por mais de 40 dias (a 26°C), e parece continuar durante todo o tempo que perdurar a infecção do molusco.

A sucessão das formas larvárias é, portanto, a seguinte:

Esporocisto I
↓
esporocistos II → **cercárias**
↓
esporocistos III → **cercárias**
↓
etc.

Assim se explica a observação de periodicidade no ritmo de eliminação de cercárias: a eliminação apresenta um máximo por volta de 34 a 40 dias e cai acentuadamente depois, para surgirem novos máximos a intervalos regulares, de duração igual à do primeiro período de incubação.

As Cercárias

Saindo do esporocisto, as cercárias ganham os espaços sanguíneos que envolvem o hepatopâncreas e o ovotéstis, encaminham-se pela corrente circulatória e chegam a algumas áreas bem vascularizadas do tegumento. Aí provocam a formação de minúsculas vesículas na superfície externa, usando aparentemente o conteúdo de um par de glândulas unicelulares; e, ao romperem-se as vesículas, saem para o meio exterior.

Na cercária, que alcança pouco mais de meio milímetro de comprimento, distinguem-se duas partes: o corpo, com cerca de 0,2 mm de comprimento, e a cauda, com cerca de 0,3 mm, bifurcada no extremo distal (Figs. 16.4 e 16.5).

O corpo da cercária apresenta achatamento dorsoventral e contorno piriforme. O tegumento é eriçado de microespinhos, dirigidos para trás. A extremidade anterior e mais estreita do corpo constitui um órgão de fixação cefálico (futura ventosa oral) onde vêm abrir-se canais das **glândulas de penetração**. Há um esboço de tubo digestivo. Na parte posterior do corpo há uma ventosa (o acetábulo).

A cauda, longa e delgada, termina-se pela fúrcula. Ela possui um movimento vibratório que assegura a locomoção da larva, na água, que se faz sempre com a cauda precedendo o corpo.

Dependendo da temperatura, os moluscos podem iniciar a eliminação de cercárias desde a quarta semana de infecção, ocorrendo o fenômeno geralmente por volta da quinta semana. Elas saem de modo intermitente e obedecendo a um ritmo circadiano. No caso de *S. mansoni*, esse ritmo é regulado pela luz, ocorrendo geralmente algumas horas depois de clarear o dia. Em condições de laboratório e sob um regime de luz e obscuridade com 12 horas de duração cada, as larvas começam a abandonar o molusco cerca de duas horas depois de iniciada a iluminação. A maioria da produção diária ganha o meio exterior durante um prazo de cinco horas.

Observações de campo, feitas em cursos de água com correnteza de forte ou média intensidade, mostraram que as cercárias começam a aparecer no meio líquido cerca das 9 horas da manhã e alcançam sua densidade máxima por volta das 11 horas, para diminuir depois, e desaparecem quase completamente entre as 16 e 17 horas. Entretanto, a hora em que a eliminação alcança seu máximo parece variar com a linhagem do parasito.

As horas de presença das cercárias modificam-se com a redução da correnteza ou em águas estagnadas, onde o efeito cumulativo da produção diária desloca os picos de maior densidade cercariana para o período da tarde e prolonga sua presença até o fim do dia.

O número de cercárias produzidas varia de um dia para outro, com o ciclo de desenvolvimento dos esporocistos. Varia também com a espécie de molusco hospedeiro, sendo muito alto em *Biomphalaria glabrata*, que pode eliminar 1.000 a 3.000 cercárias por dia e mais de 100.000 durante toda a vida do molusco. As espécies africanas de *Biomphalaria* produzem geralmente menos de 500 cercárias por dia.

Na medida em que se vão esgotando as reservas energéticas, essas larvas tornam-se cada vez menos ativas e vão sedimentando. A longevidade pode estender-se por dois dias, porém a infectividade decai rapidamente.

Estimuladas pelas substâncias lipídicas da superfície dérmica, as cercárias penetram na pele do hospedeiro definitivo, graças à ação lítica dos produtos de suas glândulas (proteases). O processo completa-se em poucos minutos, sendo a cauda abandonada no exterior.

Os Esquistossômulos

Assim que se encontre nos tecidos da pele, o corpo cercariano transforma-se em **esquistossômulo** — uma larva alongada cujo tegumento modificou-se e adquiriu propriedades novas, inclusive resistência à ação lítica do soro. A permanência, aí, limita-se a dois ou três dias, ao fim dos quais o parasito, se não foi destruído pelos mecanismos de defesa do hospedeiro, acaba por penetrar em um vaso cutâneo e é passivamente arrastado pela circulação em direção ao coração e aos pulmões. Depois de uma semana, os esquistossômulos começam a ser localizáveis no sistema porta intra-hepático, onde pela primeira vez apresentam pigmento hemático no intestino. Aí crescem e amadurecem até o fim da quarta semana (Fig. 17.1).

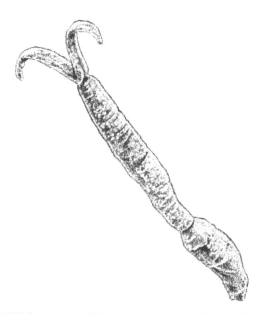

Fig. 16.5 Cercária de *Schistosoma mansoni*. Desenho baseado em imagem de microscopia eletrônica de varredura.

17

Esquistossomíase Mansônica: A Doença

A INFECÇÃO ESQUISTOSSOMÓTICA
RESISTÊNCIA AO PARASITISMO
   Processos inespecíficos de defesa
   Imunidade adquirida
PATOLOGIA DA ESQUISTOSSOMÍASE
   Fase aguda (inicial)
   Fase crônica
QUADROS CLÍNICOS
   Esquistossomíase aguda

Esquistossomíase crônica
Esquistossomíase associada a outras infecções
DIAGNÓSTICO DA ESQUISTOSSOMÍASE
   Exame de fezes
   Eclosão de miracídios
   Biópsia retal
   Métodos imunológicos
TRATAMENTO DA ESQUISTOSSOMÍASE

O parasitismo por *Schistosoma mansoni* é na maioria dos casos assintomático ou oligossintomático; mas pode produzir alterações anatomopatológicas cujo caráter e gravidade cobrem extensa gama de situações, o que imprime a essa doença grande polimorfismo e, em muitos casos, prognóstico incerto. Em algumas áreas, 4 a 5% dos doentes desenvolvem lesões hepatoesplênicas graves.

Sua elevada frequência, na população de muitas regiões (ver Cap. 18), e o déficit orgânico que acarreta para considerável número de indivíduos, comprometendo o desenvolvimento dos jovens e a produtividade dos adultos, ou conduzindo os pacientes com formas hepatoesplênicas a um padecimento crônico grave e mortal, justificam os ingentes esforços que se fazem para conhecê-la melhor e para encontrar-lhe soluções adequadas.

Dispomos, hoje, de bons métodos de diagnóstico, de medicamentos eficientes e seguros, mesmo para tratamentos de massa, e de conhecimentos epidemiológicos suficientes para o controle. Tudo depende, agora, de decisões de alto nível administrativo, da alocação de recursos adequados e da formação do pessoal médico e sanitário indispensável para a organização racional dos programas de controle.

INFECÇÃO ESQUISTOSSOMÓTICA

As cercárias constituem a forma infectante para o homem e outros vertebrados (Fig. 16.5). Quaisquer regiões da pele ou das mucosas são igualmente adequadas como porta de entrada para os *Schistosoma*.

Não parece haver uma atração cercariana. O contato com o hospedeiro vertebrado deve obedecer, portanto, às leis probabilísticas, dependendo da densidade cercariana no local e na hora em que ele ocorre, do tempo de permanência do paciente no foco e da extensão da superfície corpórea exposta; mas, uma vez estabelecido esse contato, a cercária adere à pele por meio de suas ventosas e logo inicia o trabalho de penetração.

A capacidade invasora das larvas depende de um esforço mecânico de penetração e da ação exercida pela secreção das **glândulas cefálicas de penetração**. Nessa secreção encontrou-se uma enzima predominante, com características de elastase, capaz de fragmentar queratina, colágenos e outros constituintes da pele.

Entre os estratos da camada córnea é assim aberto um túnel por onde se insinua o corpo da cercária, que deixa para trás sua cauda já destacada. A penetração demora 2 a 15 minutos, transformando-se a larva, então, em **esquistossômulo** (ver Cap. 16).

Depois de algum tempo, os esquistossômulos penetram nos vasos cutâneos e, através da circulação, chegam à rede vascular dos pulmões. Do pulmão, os esquistossômulos voltam ao coração e são enviados pela circulação geral a todas as partes. Mas somente quando alcançam o **sistema porta intra-hepático** podem completar seu desenvolvimento (Fig. 17.1).

Em duas ou três semanas crescem, seu tubo digestivo desenvolve-se e passa a apresentar pigmento hemático no interior (Fig. 17.2). Dá-se, então, o amadurecimento sexual dos machos e o acasalamento, que é indispensável para que as fêmeas completem seu próprio desenvolvimento (Fig. 17.3).

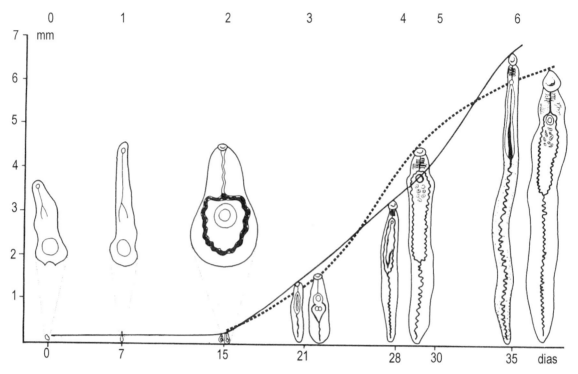

Fig. 17.1 Crescimento de *Schistosoma mansoni* no organismo do hospedeiro vertebrado, onde o corpo cercariano (**0**) transforma-se em esquistossômulo (**1**) e este cresce, formando o tubo digestivo (**2**) e os demais órgãos, para constituir uma forma juvenil (**3**); os órgãos reprodutores iniciam a gametogênese ao fim de 28 a 30 dias (**4**) e a elaborar as cascas ovulares pouco depois (**5**); os vermes adultos começam a oviposição por volta do 35º dia. (Redesenhada de Clegg, 1965.)

Agora, macho e fêmea unidos deslocam-se ativamente, caminhando contra a corrente circulatória do sistema porta, metem-se de preferência pela veia mesentérica inferior e seus ramos, alcançando muitos dos casais o plexo hemorroidário superior e as áreas vizinhas.

As localizações habituais do *S. mansoni* são as vênulas da parede do reto, do sigmoide e de outros segmentos do grosso intestino do homem. Mas há também localizações ectópicas.

Em seu hábitat definitivo, a fêmea fecundada começa a ovipor, insinuando-se nas vênulas mais estreitas da mucosa ou da submucosa e enchendo-as de fiadas de ovos, produzidos um a um. A

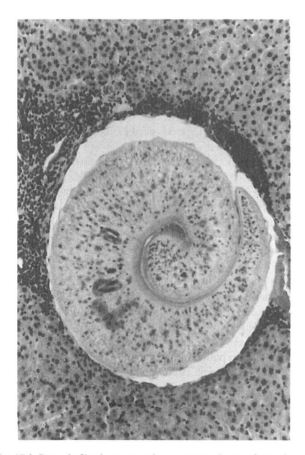

Fig. 17.2 Corte de fígado mostrando a presença de uma forma juvenil de *S. mansoni* no interior do sistema porta.

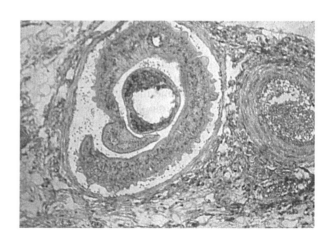

Fig. 17.3 Corte transversal de veia do mesocólon de uma menina de 12 anos, mostrando aí a secção transversa de um casal de vermes de *Schistosoma mansoni*.

circulação, nesses vasos, chega a interromper-se, propiciando sua desorganização e a extrusão dos ovos para o tecido circundante. Antes disso, o casal de vermes já se deslocou para outros ramos da rede vascular onde o mesmo processo irá repetir-se sucessivamente.

RESISTÊNCIA AO PARASITISMO

Manifesta-se a resistência em dois níveis, envolvendo mecanismos algo distintos que atuam em momentos diferentes do ciclo parasitário. Primeiro, na pele, onde são destruídas cercárias e esquistossômulos em grande número, tanto em hospedeiros imunes como nas primoinfecções.

Depois, em localizações diversas, durante a migração dos esquistossômulos que ultrapassaram a etapa cutânea, e onde muitos deles podem ser destruídos, principalmente em hospedeiros já sensibilizados aos antígenos do parasito.

Processos Inespecíficos de Defesa

A pele constitui, habitualmente, a porta de entrada para os *Schistosoma*. Mesmo cercárias de outros trematódeos (parasitos de aves, especialmente), incapazes de evoluir no organismo humano, penetram facilmente no tegumento, onde não conseguem completar sua atividade migratória e morrem produzindo fenômenos inflamatórios locais bastante pronunciados: é a **dermatite cercariana** (Fig. 17.4).

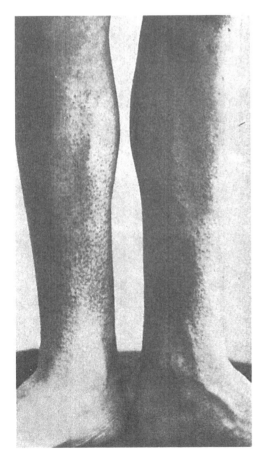

Fig. 17.4 Dermatite cercariana, devida à penetração maciça de cercárias de *Schistosoma mansoni*. (Original do Prof. A. Vianna Martins, Belo Horizonte.)

Mas, além de uma resistência absoluta contra certos trematódeos, a imunidade natural pode manifestar-se pela capacidade que tem o hospedeiro não-imune para destruir grande parte das cercárias que penetraram em sua pele. No laboratório, constatou-se que se pode recuperar da pele dos camundongos, como esquistossômulos mortos, mais de um terço das cercárias usadas para infectá-los; outro terço chega ao fígado e é recuperável como vermes adultos vivos. Em resposta à presença das cercárias, aparece na pele, uma a três horas depois, uma reação inflamatória com células polimorfonucleares e, mais tarde, mononucleares (linfócitos e histiócitos).

Essa reação é mais intensa em camundongos mantidos em dieta hiperproteica do que em animais com dietas pobres em proteínas. Ela é mais pronunciada em casos de reinfecção.

Reação semelhante tem lugar no pulmão, onde muitas larvas podem ser destruídas. Em animais resistentes ao parasitismo, como o rato, a maioria dos esquistossômulos são destruídos nos vasos do pulmão e do fígado, entre a quinta e a sétima semana, poucos sobrevivendo a essa fase crítica da infecção. Mas se o rato for submetido a uma dieta deficiente em vitamina A, não se observa a mesma resistência.

Imunidade Adquirida

Imunidade Experimental. Os possíveis hospedeiros de *S. mansoni* podem ser distribuídos numa gama que vai dos muito suscetíveis (como o hamster, o camundongo e o homem), passando pelos parcialmente suscetíveis (macacos rhesus e cynomolgus) e pelos pouco suscetíveis (coelho e cobaia), até chegar aos hospedeiros resistentes, como o rato, o sagui, o macaco-de-cheiro, o cão e o gato.

Cercárias "atenuadas", por meio de descargas de radiação gama, foram utilizadas para submeter a sucessivas infecções macacos rhesus e cynomolgus e permitiram desenvolver alto grau de resistência nesses animais.

A imunidade desenvolve-se tanto a partir da presença de vermes adultos quanto da invasão cercariana e protege contra reinfecções, mas tem reduzido efeito sobre os vermes adultos presentes. As formas larvárias são as mais imunogênicas e, também, muito mais sensíveis aos mecanismos imunológicos que os helmintos adultos.

Em condições experimentais, a imunização permite ao hospedeiro suportar e destruir quantidades de cercárias que são fatais para os animais não-imunes (testemunhas).

Pensa-se que, em condições naturais, também deve impedir que o número de vermes albergados por um paciente vá aumentando continuamente, sempre que se exponha a reinfecções.

Mecanismos Imunológicos. Os estudos realizados *in vitro*, nos últimos anos, indicam que possivelmente vários mecanismos imunológicos estão envolvidos na destruição dos parasitos. Entre os sistemas já confirmados *in vivo* estão os de ativação de **eosinófilos** e a destruição de que participa o complemento como ativador da citotoxicidade dos mastócitos.

Os macrófagos participam até mesmo da resistência inata, não adquirida, fato que se pôde comprovar *in vitro* colocando-se monócitos periféricos, obtidos de pessoas não infectadas, em presença de esquistossômulos e observando-se a destruição de uma parte dos parasitos.

A ativação dos macrófagos aparece antes que os *Schistosoma* amadureçam e comecem a pôr ovos, dando-se mesmo em infecções só com vermes machos. *In vitro*, esses macrófagos ativados destroem esquistossômulos, mesmo na ausência de anticorpos ou de complemento, bastando para isso que possam aderir ao tegumento dos vermes.

A eficácia dos mecanismos defensivos do hospedeiro é compensada, em certa medida, por alguns dispositivos de escape peculiares ao *Schistosoma*, tais como:

a) modificação do tegumento das larvas que, algum tempo depois de formadas, deixam de fixar anticorpos ou complemento;

b) contínua descamação da superfície externa do tegumento heptalaminar dos vermes adultos e sua substituição por novas capas de membrana celular, formadas em sua face interna;

c) presença de antígenos do hospedeiro (ou de antígenos semelhantes aos do hospedeiro) adsorvidos ou incorporados à membrana do parasito, que previnem o reconhecimento imunológico dos vermes adultos como estranhos ao organismo parasitado.

PATOLOGIA DA ESQUISTOSSOMÍASE

O quadro inicial e a evolução do processo patológico provocado pelo *S. mansoni*, no organismo do hospedeiro, varia consideravelmente com uma série de circunstâncias, entre as quais devem ser consideradas:

a) a linhagem do parasito, a carga infectante (número de cercárias que penetraram) e as condições fisiológicas do material infectante (idade das cercárias, sua vitalidade etc.);

b) as características do hospedeiro e seu meio (idade, estado de nutrição e desenvolvimento, hábitos e condições de vida etc.), ocorrência ou não de outras infecções cercarianas anteriores e grau de imunidade desenvolvida;

c) carga parasitária acumulada ao longo dos anos e duração da infecção.

A **carga parasitária**, que varia para um mesmo indivíduo no decurso do tempo, deve ser considerada um fator importante na determinação da gravidade da doença. Nas áreas endêmicas, essa carga vai aumentando com a idade e alcança seu máximo entre os 15 e 20 ou 25 anos para declinar em seguida.

De pacientes brasileiros com hepatoesplenomegalia e submetidos à filtração extracorpórea do sangue da veia porta, retirou-se uma média de 749 vermes por pacientes. Os doentes com menos de 20 anos tinham carga média superior a 1.000 vermes por pessoa, enquanto aqueles com mais de 30 anos tinham, como média, metade da carga.

Fase Aguda (Inicial)

Alterações Cutâneas. A penetração das cercárias pode acompanhar-se de exantema, prurido e outras manifestações alérgicas locais. Algumas horas depois, observa-se infiltração de polimorfonucleares ao redor dos parasitos e nas proximidades dos vasos. Mais tarde surgem linfócitos e macrófagos (Fig. 17.4).

Os fenômenos são mais intensos nas reinfecções e nos indivíduos hipersensíveis. A reação mantém-se dois ou três dias e regride.

Alterações Gerais. Um processo discreto pode ter lugar ao nível do pulmão, durante a migração dos esquistossômulos, ou ao chegar ao fígado. A morte de alguns vermes produz obstrução embólica do vaso e reação inflamatória. A desintegração do parasito costuma provocar necrose do tecido em torno, mais tarde substituído por tecido cicatricial.

Mas, dependendo do número de parasitos e da sensibilidade do paciente, pode desenvolver-se um quadro descrito como **forma toxêmica** da esquistossomíase. O início é súbito, por volta do 15º ao 25º dia da exposição infectante, quando não existem senão as formas juvenis do parasito. Há febre, eosinofilia, linfadenopatia, esplenomegalia e urticária. Admite-se constituir esta uma forma de reação imunológica, semelhante à doença do soro, e provocada por imunocomplexos.

O fígado mostra um processo de hepatite, que não guarda relações topográficas com a presença de vermes, e seu volume está aumentado. A esplenomegalia tem características de uma esplenite infecciosa aguda, com infiltração eosinófila abundante. Há hipertrofia generalizada dos linfonodos, aumento das células imunocompetentes e elevação das gamaglobulinas.

As alterações intestinais, também, começam antes da oviposição, chegando a compreender numerosas ulcerações necróticas hemorrágicas da mucosa, com as pequenas úlceras disseminadas por todo o intestino.

Quando a doença dura mais tempo, encontra-se grande quantidade de ovos em diversos órgãos, envolvidos por reação granulomatosa, quase sempre na mesma fase evolutiva.

O estudo desses casos graves leva a crer que, mesmo nos outros, a esquistossomíase aguda inicia-se com uma hepatite difusa, precedendo a postura de ovos, e devida, portanto, à ação de produtos oriundos dos vermes imaturos.

A esplenite aguda e a adenite simples, hiperplástica, devem ser a expressão anatômica de um estado de hipersensibilidade que se instala, primeiro, em função dos produtos dos esquistossômulos, depois dos vermes adultos e, finalmente, dos ovos.

Fase Crônica

Formação de Granulomas. O elemento anatomopatológico básico do processo esquistossomótico crônico e sua lesão típica é o **granuloma** (ou pseudotubérculo) que se forma em torno dos ovos do parasito. Ele demonstra a importância do ovo como agente patogênico, superando de muito os efeitos nocivos produzidos diretamente pelos vermes adultos.

Apenas metade dos ovos produzidos pelos parasitos alcança a luz intestinal e sai, para o meio exterior, com as fezes do paciente. Muitos dos ovos que não conseguem deixar o organismo do hospedeiro, mas evoluem até a produção de miracídio, encontrem-se eles na parede do intestino, no fígado ou em vários outros órgãos, tanto dentro dos vasos como fora, serão imobilizados e envolvidos por uma reação inflamatória (Fig. 17.5).

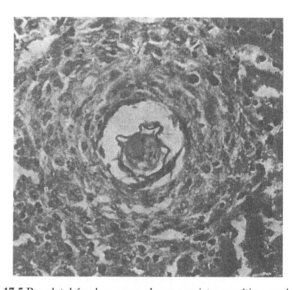

Fig. 17.5 Pseudotubérculo ou granuloma esquistossomótico vendo-se o ovo em um vaso intra-hepático cercado por reação histiocitária. Na periferia, algumas células de Kupffer apresentam acúmulo de pigmento. (Segundo Coutinho-Abath *et al.*, 1962.)

Inicialmente aparecem em torno dele numerosos macrófagos, seguidos de eosinófilos, linfócitos e alguns plasmócitos — sinais da reação imunológica (Fig. 17.6 A).

A presença do miracídio induz a acumulação local de polimorfonucleares neutrófilos, dando ao conjunto o aspecto de um microabscesso (Fig. 17.6 B). Assim que morrem os miracídios, os polimorfonucleares diminuem.

Os macrófagos, com citoplasma abundante (macrófagos ativados), ficam em imediato contato com o parasito ou com os restos ovulares e, justapondo-se uns aos outros, lembram células de tipo epitelial (que alguns autores chamam de **células epitelioides**).

Da fusão desses macrófagos podem resultar massas sinciciais multinucleadas, que abarcam total ou parcialmente os ovos mortos e empreendem a digestão lenta dos restos parasitários: são os **gigantócitos**, elementos característicos da maioria dos granulomas (Fig. 17.6 C).

Nesse conjunto reacional formado, a princípio, quase exclusivamente por células, com predominância de linfócitos e macrófagos, começam a depositar-se fibras reticulares que se dispõem em círculo, na periferia do tubérculo (Fig. 17.6 D).

Alguns macrófagos (histiócitos) transformam-se em fibroblastos que se orientam igualmente em camadas concêntricas, em toda a espessura do granuloma, e fabricam abundante quantidade de colágeno, até que, ao término de sua função, passam a fibrócitos.

À medida que aumentam os fibroblastos, as demais células vão desaparecendo e, por fim, o granuloma esquistossomótico apresenta-se como uma **cicatriz fibrosa de estrutura lamelar**, cujos cortes transversais lembram a disposição das túnicas em um bulbo de cebola (Fig. 17.7).

O miracídio logo degenera e é reabsorvido, enquanto as escleroproteínas da casca podem permanecer visíveis ainda por algum tempo.

Em camundongos infectados e tratados, metade dos ovos depositados nos tecidos é destruída em 4 a 12 semanas. Quando injetados na veia de animais imunes, os ovos são destruídos mais depressa do que se inoculados em hospedeiros sem imunidade. Entretanto, a simultaneidade do processo inflamatório em torno de muitos ovos e a contínua produção de mais ovos pelos casais de vermes levam os nódulos fibróticos a confluir, formando extensas áreas cicatriciais que, pouco a pouco, vão alterando a arquitetura dos tecidos onde se encontram (Fig. 17.7).

Os granulomas periovulares de S. mansoni (ou de S. haematobium) parecem devidos essencialmente à imunidade mediada por células. Pode-se dizer que, se o ovo do Schistosoma é o maior responsável pelo desencadeamento das lesões primárias da esquistossomíase, estas são o resultado da resposta imunológica celular à presença de ovos vivos nos tecidos.

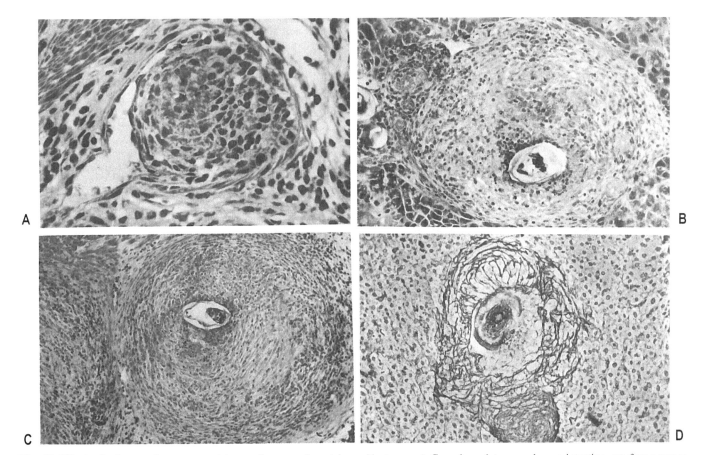

Fig. 17.6 Evolução do granuloma na esquistossomíase experimental, em Nectomys: A, Granuloma intravascular, no intestino, em fase precoce (500×; coloração tricrômica). B, Granuloma hepático, em fase exsudativo-proliferativa, tendo no centro um ovo de Schistosoma mansoni (200×; coloração pelo Giemsa). C, Granuloma intestinal produtivo, com estrutura em camadas concêntricas; junto aos restos parasitários predominam macrófagos (células epitelioides) e eosinófilos; em seguida fibroblastos e, na periferia, fibrócitos e plasmócitos (125×; coloração tricrômica). D, Corte histológico através de um granuloma hepático, para mostrar a disposição das fibras reticulares, com padrão radiado, entre camadas circulares internas e externas (200×; coloração reticulina). (Preparações de Rosângela Rodrigues e Silva, Dep. de Biologia e Dep. de Patologia, IOC/FIOCRUZ, Rio de Janeiro.)

176 BASES DA PARASITOLOGIA MÉDICA

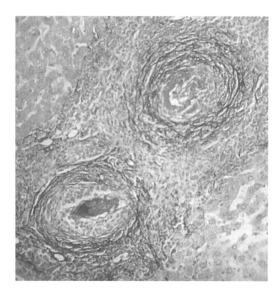

Fig. 17.7 Corte de fígado mostrando a presença de ovos de *Schistosoma mansoni* e granulomas, que tendem a se acumularem e a confluírem no decorrer da infecção esquistossomótica.

Fibrose Periportal. Muitos ovos, ainda que postos pelas fêmeas nos vasos do intestino, são arrastados pela corrente sanguínea e ficam retidos nos capilares dos espaços porta do fígado. Aí os granulomas se acumulam, levando ao desenvolvimento de um verdadeiro manguito fibroso em torno das ramificações intra-hepáticas da veia porta (Fig. 17.8). Essa disposição sistematizada do tecido reacional recebe os nomes de **fibrose periportal** ou de "fibrose em haste de cachimbo de barro" (*clay pipe stem fibrosis*, em inglês).

A razão pela qual os granulomas conduzem à hipertensão porta, à esplenomegalia e à circulação colateral está no bloqueio da circulação pré-sinusoidal pelo desenvolvimento do tecido fibroso cicatricial, que reduz o fluxo sanguíneo do território drenado pela veia porta. Esse tecido fibroso pode ser revascularizado, porém os vasos de neoformação são de origem arterial: eles asseguram a oxigenação e a nutrição do parênquima hepático dentro dos limites normais, mas não melhoram a circulação venosa, que chega ao fígado com dificuldade crescente. Normalmente, passa pelo fígado 1,5 litro de sangue por minuto. Desse volume, 75% procedem da veia porta e 25% da artéria hepática.

No fígado, nota-se certo grau de hiperplasia e hipertrofia do sistema fagocítico mononuclear (SFM), cujas células de Kupffer fazem saliência no interior dos capilares sinusoides.

Elas exibem grânulos de pigmento castanho-escuro (hemozoína), semelhantes ao pigmento malárico encontrado na malária crônica. Sua origem é a mesma: resíduo da digestão da hemoglobina pelos parasitos, que foi depois fagocitado pelos macrófagos.

Hepatoesplenomegalia. O aspecto macroscópico do fígado na esquistossomíase é característico: seu volume está aumentado (sobretudo no lobo esquerdo) e a superfície apresenta-se semeada de zonas afundadas, que correspondem à situação das cicatrizes fibrosas retraídas, subjacentes. Com o tempo, as retrações vão formando uma rede de sulcos, em cujas malhas o tecido hepático normal faz saliência. A superfície torna-se bocelada (Fig. 17.9).

O baço aumenta de tamanho — **esplenomegalia** — em parte, devido à congestão venosa, mas também em virtude de uma hiperplasia das células do sistema macrófago-linfocitário, com diferenciação plasmocitária e produção de gamaglobulinas, como sucede habitualmente nas respostas à presença de grande quantidade de substâncias imunogênicas.

Uma das consequências mais importantes da fibrose do fígado é criar dificuldades à passagem do sangue venoso através desse órgão, como já foi dito. O resultado é uma hipertensão na veia porta e em todo o território drenado por ela.

A **hipertensão porta** acarreta congestão e edema na parede do estômago e dos intestinos, congestão e maior volume do baço, bem como alterações na circulação e atividade fisiológica de outros órgãos abdominais. Quando a dificuldade circulatória aumenta e, com ela, a pressão venosa no sistema porta, o sangue abre passagem através das anastomoses que normalmente existem entre os sistemas porta e cava inferior; e entre porta e cava superior.

Devido a essa circulação colateral, o diâmetro dos vasos abdominais chega a ficar calibroso e as anastomoses, habitualmente imperceptíveis, tornam-se muito evidentes, principalmente nos vasos abdominais profundos. Na parede do esôfago, a circulação

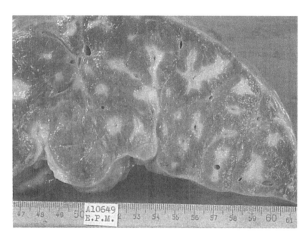

Fig. 17.8 Aspecto macroscópico de uma secção do fígado em fase avançada da esquistossomíase hepática, vendo-se as cicatrizes fibrosas que constituem a fibrose periportal. (Documentação do Dep. de Anatomia Patológica da Escola Paulista de Medicina, São Paulo.)

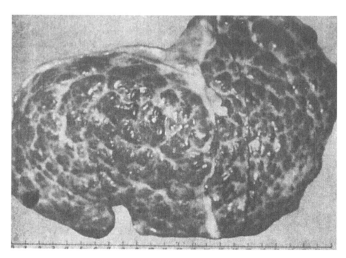

Fig. 17.9 Aspecto macroscópico do fígado, em fase avançada da esquistossomíase mansônica, vendo-se a superfície bocelada em consequência das retrações causadas pela fibrose. (Segundo Andrade & Cheever, 1967.)

colateral leva à formação de **veias varicosas** de grande calibre muito sujeitas a ruptura e hemorragias graves.

No sangue as modificações mais salientes, nesta fase da doença, compreendem: aumento do volume sanguíneo, devido principalmente à maior quantidade de plasma e retenção de líquidos no organismo; anemia, leucopenia (com neutropenia e eosinofilia) e plaquetopenia, que se apresentam isoladamente ou associadas e são atribuídas ao hiperesplenismo. Este hiperesplenismo pode gerar também infantilismo.

Nas fases mais avançadas da doença ocorrem hemorragias digestivas que agravam o quadro geral, aparecendo em consequência edemas e derrame cavitário — **ascite** —, e as provas de função hepática podem acusar comprometimento do hepatócito. Diz-se, então, que a esquistossomíase atingiu a fase de **hepato-esplenomegalia descompensada**.

Devido às sucessivas hemorragias digestivas, às áreas de fibrose, à anóxia do tecido hepático e, por vezes, à associação com o vírus da hepatite B, o órgão torna-se incapaz de cumprir suas funções, podendo levar o paciente à caquexia e ao coma hepático.

Lesões Cardiopulmonares. Do território do sistema porta, alguns ovos são levados até os pulmões, principalmente depois que se desenvolver a circulação colateral. Através das vias anastomóticas porto-cava que se abriram, estabelece-se um curto-circuito que facilita o transporte de ovos diretamente das veias intestinais para o pulmão. Mesmo helmintos podem migrar por esses caminhos.

Retidos nos capilares e pré-capilares pulmonares, os ovos provocam ali a aglutinação de plaquetas, a formação de trombos intravasculares e a necrose dos vasos. Em torno deles, formam-se granulomas que também acabam por perturbar a circulação regional e vão criando obstáculos crescentes que se traduzem finalmente por hipertensão na pequena circulação.

É o coração direito que arcará com o ônus dessa resistência à passagem do sangue pela rede pulmonar. Como resposta à hipertensão, será levado primeiro à hipertrofia e, depois, à dilatação, que progredirão até que sobrevenha uma insuficiência cardíaca, de mau prognóstico: é o *cor pulmonale* esquistossomótico.

Nem todos os casos de fibrose pulmonar evoluem para a hipertensão na pequena circulação. Em alguns pacientes, as áreas de fibrose são recanalizadas por vasos de neoformação e podem dar origem, então, a comunicações diretas arteriovenosas. O sangue, passando pelas anastomoses arteriovenosas mais facilmente que pelos capilares alveolares, deixa de ser oxigenado: é o **desvio arteriovenoso** (ou *shunt* arteriovenoso).

A pressão arterial pulmonar, nesses casos, costuma ser normal e não há sinais de doença cardíaca; ou pode haver sofrimento cardíaco sem hipertensão. No entanto, o paciente apresenta-se cianótico, com os dedos das mãos em forma de baquetas de tambor; e as unhas azuladas e convexas. Há hiperventilação alveolar e hipoxemia devido ao acentuado desvio arteriovenoso. Esse quadro clínico é conhecido como **síndrome cianótica**.

Outros Tipos de Lesão. Tumores lembrando neoplasias são vistos algumas vezes, no intestino, com localizações predominantes no colo descendente e no sigmoide; menos vezes no íleo terminal e no intestino delgado. Esses tumores podem ser muito grandes e envolver outros órgãos ou situarem-se nos mesos e epíploons. Eles podem localizar-se também no aparelho genital feminino ou na medula espinhal.

No intestino, a polipose do colo, associada a diarreias, a sangramento retal ou a fenômenos obstrutivos, é pouco frequente.

As lesões renais nada têm de particular. Elas variam desde ligeiro espessamento do mesângio, sem alterações da membrana basal, até lesões conspícuas, com proliferação celular, glomerulonefrite difusa ou esclerose. Lesões do sistema nervoso central e de diferentes órgãos, devidas a localizações ectópicas dos ovos de *S. mansoni* ou dos próprios vermes, são frequentemente referidas na literatura médica.

QUADROS CLÍNICOS

Apesar da gravidade que as lesões esquistossomóticas possam alcançar, a maioria dos pacientes só apresenta quadros benignos. Entre estes e os mais sérios, há um espectro contínuo de situações possíveis.

Mas, por razões didáticas e pelo interesse que uma classificação dos casos possa ter para trabalhos epidemiológicos, vamos descrever uma fase aguda e outra crônica da esquistossomíase e distinguir, nesta última, uma série de formas clínicas, na ordem crescente de sua gravidade, ainda que convencidos do artificialismo dessas separações.

Esquistossomíase Aguda

A infecção da maioria dos pacientes, em áreas endêmicas, dá-se na infância e não se acompanha de sintomas importantes, ou passa sem diagnóstico, tomada por qualquer outra moléstia própria da idade.

O quadro típico da esquistossomíase aguda apresenta-se, não raro, entre os jovens e adultos que visitam as regiões endêmicas e aí se expõem à infecção. Prurido e pápulas eritematosas podem seguir-se à penetração das cercárias, em consequência da reação urticariforme local (Fig. 17.4). Mas essa dermatite não é frequente.

Tudo pode começar duas a seis semanas mais tarde, de forma súbita, com febre, mal-estar, dores abdominais e diarreia.

A febre pode ser o único sintoma inicial. Ela é irregular, remitente, podendo chegar a 40°C, com calafrios e suores. Acompanha-se geralmente de cefaleia, prostração, dores pelo corpo, anorexia e, algumas vezes, tosse. As evacuações, precedidas ou não de cólicas, são de fezes líquidas ou pastosas e podem conter muco e manchas de sangue. Sinais de hipersensibilidade ocorrem em alguns pacientes sob a forma de urticária, edemas transitórios etc.

O período febril dura de alguns dias a algumas semanas, regredindo a sintomatologia toda, ou persistindo parte das manifestações clínicas por mais um ou dois meses. Em outros casos, os sintomas são vagos, predominantemente abdominais, com pouca febre ou sem ela. O exame físico vai encontrar um abdome distendido e doloroso, principalmente à palpação dos colos. Fígado e baço podem estar aumentados e dolorosos ao exame.

O quadro hematológico é de leucocitose moderada, com intensa eosinofilia (que pode chegar a 25 ou 50% dos leucócitos). As provas de função hepática podem estar alteradas; as gamaglobulinas do soro já se apresentam elevadas, havendo ou não redução das soroalbuminas.

Os ovos de *Schistosoma* aparecem nas fezes por volta da sexta semanas após a infecção.

Esquistossomíase Crônica

Forma Intestinal. Coincidindo com a eliminação de ovos de *S. mansoni* pelas fezes, começa um período em que as manifestações clínicas da doença são predominantemente, senão exclusivamente, intestinais. Muitas vezes a história do paciente começa nessa fase. A maioria dos casos que procuram o médico por queixas relacionadas com a esquistossomíase é catalogável nessa categoria.

Os sintomas são geralmente vagos: perda de apetite e dispepsia, com desconforto abdominal, sensação de plenitude gástrica e pirose, acompanhados de um quadro intestinal muito variável, onde os pequenos surtos diarreicos se intercalam a período com evacuações normais, ou outros de constipação intestinal. Flatulência, dolorimento abdominal, astenia, certo estado de depressão ou de irritabilidade nervosa molestam, por vezes, os pacientes.

Há os que se queixam de fortes diarreias ou mesmo de disenteria, pois eliminam sangue nas fezes. Cólicas intestinais e tenesmo retal indicam o grau de comprometimento das últimas porções do grosso intestino (retossigmoidite). Há também astenia e emagrecimento.

O exame físico pouco revela, além de colos dolorosos. Mas a retossigmoidoscopia mostra que a mucosa está edemaciada e congesta, com pontos brancos ou amarelados correspondentes aos granulomas; pequenas ulcerações que sangram ou lesões mais extensas podem estar presentes.

O exame de fezes é quase sempre positivo, bastando insistir nele para que apareçam os ovos de espinho lateral.

As provas de função hepática são geralmente normais e o hemograma acusa eosinofilia.

Forma Hepatointestinal. A laparoscopia e a punção biópsia do fígado já revelaram a presença de lesões hepáticas discretas na forma intestinal acima descrita, razão pela qual sua diferença com a forma hepatointestinal é, apenas, de natureza quantitativa.

As queixas dos pacientes são as mesmas, talvez mais acentuadas, pois seu substrato anatomopatológico é constituído por lesões mais extensas, principalmente no fígado. Este é palpável abaixo do rebordo costal, fazendo notar seu limite inferior por uma borda fina ou romba, de consistência vária.

Forma Hepatoesplênica. Os pacientes que apresentam esta forma, caracterizada pelo envolvimento do fígado e do baço como órgãos mais atingidos pela doença, não referem sempre os mesmos sintomas.

Há casos oligossintomáticos ou com sintomas que não se afastam muito dos observados nas modalidades clínicas intestinal e hepatointestinal.

O déficit orgânico, em alguns casos, manifesta-se só por ocasião de uma sobrecarga, representada eventualmente por excessos alimentares, trabalho exaustivo ou outras circunstâncias desfavoráveis.

Queixam-se de má digestão, sensação de plenitude gástrica após as refeições, flatulência e dor abdominal muito vaga, difusa; queixam-se de azia e eructações. Há pessoas que são levadas a evitar determinados alimentos. Inapetência e emagrecimento são frequentes. Desânimo, indisposição geral, irritabilidade e nervosismo, também.

Alguns pacientes percebem a presença de uma tumoração no abdome, em geral no hipocôndrio esquerdo. O exame físico confirma o fato. O baço e o fígado estão aumentados de volume.

Percebe-se nitidamente, à palpação, a borda do fígado, de consistência aumentada, e sua superfície que ora parece lisa, ora bocelada. O tamanho do fígado varia muito, tendendo a diminuir nas fases avançadas da doença, em vista da própria fibrose. Ele é, às vezes, doloroso.

A esplenomegalia é mais acentuada que a hepatomegalia. A extremidade anterior do baço sempre palpável (mesmo sem inspiração) pode alcançar o nível da cicatriz umbilical ou ultrapassá-lo. Sua consistência é dura, a superfície lisa ou finamente irregular, quase sempre indolor à palpação.

Na esquistossomíase hepatoesplênica predominam as manifestações decorrentes da hipertensão porta. Clinicamente isso se traduz pela presença de varizes esofagogástricas, cuja ruptura é responsável por hemorragias geralmente graves.

A hematêmese é uma das manifestações clínicas importantes e, em geral, guarda relações com o grau de hipertensão portal. Ela pode ocorrer sem sinais prodrômicos, ou ser precedida de desconforto epigástrico e astenia.

Ocasionalmente, é desencadeada pela ingestão de comprimidos de aspirina.

A hemorragia costuma acompanhar-se, no dia seguinte, de febre, evacuações com aspecto de borra de café (melena) e, mais tarde, se as perdas sanguíneas foram importantes, de anemia, edema e ascite. A hematêmese pode ser fulminante e fatal, mas, na maioria dos casos, ela se repete ao longo dos anos. As epistaxes não são raras. A anemia, constante nesta fase, é agravada pelas hemorragias. Vimos que há tendência à leucopenia e à plaquetopenia. As desordens de coagulação sanguínea incluem tempo de protrombina anormal e atividade fibrinolítica aumentada.

Na **forma hepatoesplênica descompensada**, o quadro clínico é caracterizado por sua gravidade: grande tendência às hemorragias, ascite, edemas. Aparecem circulação colateral superficial (Fig. 17.10) e manifestações de insuficiência hepática

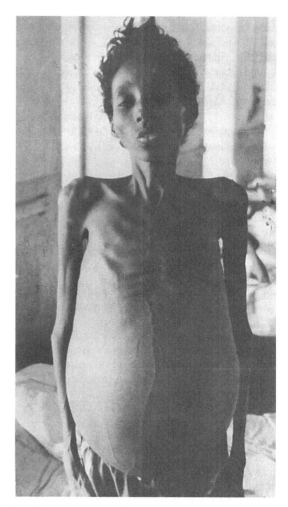

Fig. 17.10 Paciente com circulação colateral, no qual se destacam as veias superficiais da parede abdominal e torácica, muito dilatadas. (Foto OMS/Dr. K. Mott, Genebra.)

severa, com provas funcionais denunciando reduzida capacidade fisiológica do fígado.

Forma Cardiopulmonar. É uma decorrência das condições hemodinâmicas observadas na esquistossomíase hepatoesplênica e, portanto, raramente vem dissociada do quadro geral desta última. Tosse, quase sempre seca, ou com secreção viscosa e, por vezes, laivos de sangue, é toda a sintomatologia pulmonar em alguns casos. Mas, em outros, há febre, e sinais de bronquite ou, mesmo, de broncopneumonia. Manifestações alérgicas, sob a forma de crises asmáticas, podem surgir nesse período.

Também há casos sem sintomas de localização pulmonar, evoluindo silenciosamente, até que se instale um quadro de insuficiência circulatória: dispneia, a princípio ligeira e progressivamente mais grave.

Quando sobrevém a descompensação cardíaca, notam-se: estase nas veias jugulares, congestão hepática e pulmonar, edemas generalizados e aumento da dispneia, palpitações e tonturas.

Pode haver cianose, pouco pronunciada, entretanto. O quadro clínico é o de *cor pulmonale*.

Ao exame físico, constatam-se intensificação e desdobramento da segunda bulha cardíaca, no foco pulmonar, sinais de hipertensão na pequena circulação. A dilatação da artéria pulmonar pode dar lugar a um sopro diastólico. Radiologicamente, veem-se alterações arteriais (dilatação e sinuosidade dos vasos) nos pulmões, aumento da área cardíaca devida ao ventrículo direito e à aurícula correspondente, com proeminência do cone e do tronco da artéria pulmonar. O eletrocardiograma é normal, até que apareça hipertrofia ventricular direita. A onda P está geralmente ausente e o complexo QRS tem baixa voltagem, ao contrário dos achados em casos de *cor pulmonale* associados a outras doenças do parênquima pulmonar.

Neuroesquistossomíase. Constitui importante causa de mielopatia nas regiões endêmicas. Sua prevalência é desconhecida, pois está sendo subdiagnosticada. Admite-se que a mielopatia esquistossomática seja devida à reação do organismo à presença de ovos do parasito nos tecidos.

Essa reação pode variar de intensidade desde lesões mínimas até as intensas com formação de granulomas ou de massas expansivas.

A maior incidência de mielopatia na região lombossacra se explica, possivelmente, pela migração de ovos e vermes adultos pelo fluxo venoso do plexo venoso vertebral.

As formas clínicas podem ser granulomatosa, mielítica, radicular ou vascular.

Os principais sintomas são: dor radicular em queimação na região lombar com irradiação para os membros inferiores; disfunção vesical; constipação intestinal; impotência sexual; parestesias e déficit motor ou sensorial nos membros inferiores, distúrbio esfincteriano e alteração dos reflexos.

A mielografia e a mielotomografia computadorizada diagnosticam a maioria dos casos. No líquido cefalorraquidiano encontram-se anticorpos anti-*S. mansoni*.

O tratamento clínico é feito com praziquantel ou oxamniquine e corticotropina. Nos casos de lesão expansiva, com compressão e piora sintomatológica, o tratamento é cirúrgico.

Esquistossomíase Associada a Outras Infecções

Salmonelose Septicêmica Prolongada. Nas áreas endêmicas da esquistossomíase, constatou-se que o quadro clínico das **salmoneloses** e de outras infecções por enterobactérias sofre modifi-

cações sérias, com tendência para a cronicidade e o agravamento das alterações hepatoesplênicas, quando o paciente apresentar dupla infecção. O fato é atribuído à colonização das enterobactérias no tubo digestivo dos helmintos e em seu tegumento, que assegura a manutenção de um quadro septicêmico crônico. Essas salmoneloses respondem mais favoravelmente a um tratamento da esquistossomíase do que aos antibióticos.

Hepatite B. Em estudos hospitalares tem-se constatado que os pacientes com esquistossomíase hepatoesplênica apresentam com maior frequência o antígeno HBsAg, dessa virose. A associação com o vírus da hepatite B pode estar relacionada com o desenvolvimento das formas mais graves de comprometimento hepático na infecção esquistossomótica.

DIAGNÓSTICO DA ESQUISTOSSOMÍASE

Os quadros clínicos que esboçamos (principalmente a palpação de um fígado aumentado e duro ou bocelado e um baço palpável, mesmo sem inspiração) podem sugerir o diagnóstico de esquistossomíase mansônica, mormente se o paciente vive ou procede de uma zona endêmica, ou se refere ter estado em contato com águas de um foco de transmissão conhecido.

Nos pacientes hospitalizados, inúmeras outras causas podem produzir hepato e/ou esplenomegalia, como por exemplo leucemia, policitemia vera, linfoma, alcoolismo, malária, leishmaníase visceral, toxocaríase, hemopatias, hepatites virais etc. No campo, um baço palpável nem sempre é encontrável.

Autores há que consideram haver superestimação da frequência das formas hepatosplênicas da esquistossomíase, nas áreas endêmicas, por confusão diagnóstica com aquelas outras causas etiológicas; o que requer a exclusão desses outros processos patológicos para se atribuir a hepatoesplenomegalia ao *Schistosoma*.

Dada a inespecificidade e inconstância dos sinais e sintomas da doença, somente provas laboratoriais podem fornecer elementos seguros para justificar o diagnóstico. Dispõe-se para isso de dois tipos de exames:

a) demonstração da presença do parasito (ou melhor, de seus ovos) nas fezes ou nos tecidos do paciente, usando técnicas como a ovo-helmintoscopia, a eclosão miracidiana ou a biópsia retal;

b) as provas imunológicas.

Exame de Fezes

Por sua simplicidade e objetividade, é o principal método de diagnóstico da esquistossomíase mansônica e praticamente o único atualmente em uso, nos exames de rotina.

Os ovos de *S. mansoni* são grandes e característicos, dispensando outros recursos para sua visualização, além do microscópio comum (Fig. 17.11 *A*). As dificuldades que possam ser encontradas consistem em:

a) ausência de ovos no período inicial (pré-patente) da infecção, o qual dura em geral 4 a 6 semanas; e nas infecções unissexuais;

b) ausência de ovos logo após a medicação, quando esta for insuficiente para a cura, mas efetiva para provocar temporariamente a atrofia do ovário e suspensão da oviposição pelas fêmeas;

c) escassez ou inconstância da eliminação de ovos, nas infecções leves e nos casos antigos.

Nos dois primeiros casos, há que repetir o exame com intervalos razoáveis (ou utilizar técnicas imunológicas). No terceiro, basta insistir, repetindo o exame em dias diferentes, várias vezes.

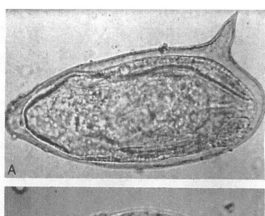
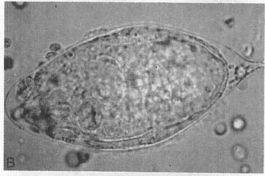
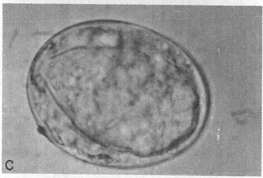
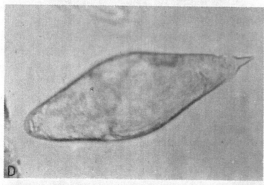
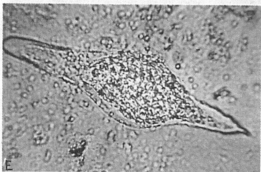

Fig. 17.11 Ovos de diferentes espécies de *Schistosoma*. A, *S. mansoni*. B, *S. haematobium*. C, *S. japonicum*. D, *S. intercalatum*. E, *S. bovis*.

Método de Kato. Atualmente é o mais utilizado nos serviços de saúde. Ele tem por fundamento a clarificação da amostra fecal por uma mistura de glicerina e água (a 50%). Lamínulas recortadas em celofane molhável, que foram postas a pernoitar na mistura glicerinada, impregnam-se desse líquido que passará a clarificar as fezes quando forem utilizadas para recobrir uma quantidade padrão da amostra, sobre lâmina de microscopia. Emprega-se esta técnica principalmente com as modificações que o tornaram uma técnica aproximadamente quantitativa (método de Kato-Katz).

Pois, tomando-se uma quantidade fixa de matéria fecal e fazendo-se a contagem de ovos na lâmina, pode-se estimar o número de ovos por grama de fezes eliminado pelo paciente. Este método dá muitos resultados negativos falsos quando a quantidade de ovos do parasita for inferior a 10 por grama de fezes, como sucede em pacientes com carga parasitária baixa (crianças pequenas, indivíduos que se expõem pouco nos focos e aqueles já com fibrose importante da mucosa intestinal, que dificulta a saída dos ovos). Também, por destruir os miracídios dentro dos ovos, não permite saber-se se o paciente estava eliminando ovos vivos ou mortos. Dado importante para o controle de cura.

Método de Lutz. É a técnica de diluição e sedimentação espontânea da amostra fecal em cálice cônico, para concentrar os ovos no fundo, em vista de sua densidade e maior velocidade de sedimentação que outros materiais da amostra. Pipetar uma porção do sedimento e examiná-la ao microscópio. O método é mais confiável que o anterior por utilizar maior volume de fezes e mostrar se os ovos estão vivos ou não, além de ter um custo mínimo.

Eclosão de Miracídios

A amostra fecal (pesando alguns gramas) deve ser lavada previamente, várias vezes, em solução salina isotônica e, depois, colocada em um frasco ou tubo com água filtrada (ou fervida, para eliminar ciliados eventualmente presentes).

Ao fim de alguns minutos ou de algumas horas, os miracídios que eclodiram dos ovos de *Schistosoma* poderão ser vistos a olho nu, ou através de uma lente simples, graças a sua movimentação no meio do líquido. Este método, muito eficiente, tem a vantagem de dispensar o uso de microscópio. Ele só é positivo enquanto os parasitos estiverem vivos e ovipondo. Por isso costuma ser associado a outras técnicas ovo-helmintoscópicas, quando se quer ter um critério mais seguro de cura, após tratamento dos pacientes.

Biópsia Retal

Só é usada em situações especiais. Durante um exame retoscópico, retiram-se com pinça de biópsia fragmentos da mucosa intestinal em diferentes pontos das válvulas de Houston. Depois de lavados, os fragmentos são comprimidos entre lâminas de microscopia e examinados ao microscópio (Fig. 17.12). Em sua espessura veem-se os ovos imaturos ou maduros, vivos ou mortos, e eventualmente a reação granulomatosa que os envolve.

Métodos Imunológicos

São pouco usados nos serviços de rotina, justificando-se apenas quando, em áreas de reduzida prevalência e cargas parasitárias muito pequenas, baixa consideravelmente a eficiência dos exames de fezes.

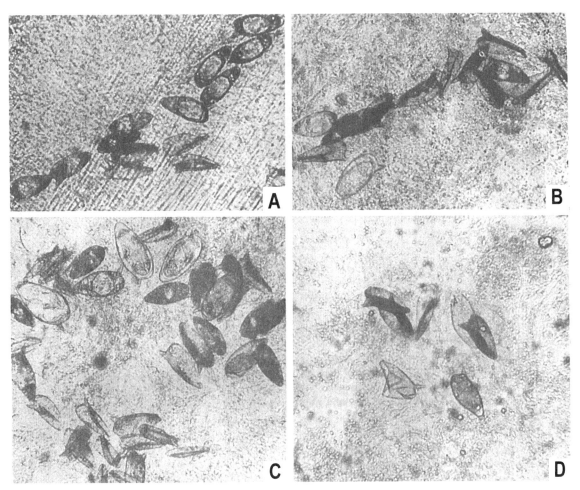

Fig. 17.12 Aspecto apresentado pelos ovos de *Schistosoma mansoni* em biópsias da mucosa intestinal. *A*, Ovos imaturos. *B*, *C* e *D*, Ovos em grande maioria mortos, vendo-se em *C* alguns maduros. (Segundo Cunha *et al.*, 1962.)

Muitos foram os testes imunológicos estudados para o diagnóstico (reação de fixação do complemento, reação periovular, reação cercariana, imunofluorescência etc.); mas, seja devido a sua complexidade, seja por faltar-lhes a sensibilidade ou a especificidade necessárias, pouca aplicação prática têm encontrado.

Quando se busca purificar o material antigênico, para tornar a prova mais específica resulta em geral que sua sensibilidade diminui.

Além do mais, os resultados das provas imunológicas podem permanecer positivos durante muito tempo (até mesmo anos), depois da cura medicamentosa ou espontânea. Mencionaremos como tendo interesse, sobretudo para estudos epidemiológicos e para o controle, os seguintes métodos:

Técnica de ELISA. Antígenos solúveis podem ser adsorvidos em certo número de escavações de uma placa de poliestireno. Os soros a testar são colocados nessas escavações para a formação de complexos imunes que serão revelados, em seguida, por uma antiglobulina conjugada a uma enzima e capaz de produzir reação colorida quando se lhes juntar um substrato adequado.

O uso de antígenos altamente purificados parece constituir o caminho do aperfeiçoamento desses métodos de diagnóstico imunológico, ainda incapazes de substituir as simples técnicas parasitológicas.

Reação Intradérmica. Pacientes infectados podem apresentar, precocemente, uma sensibilização cutânea específica, evidente depois de 4 a 8 semanas do início do parasitismo.

Uma reação imediata e do tipo histamínico desenvolve-se quando se injetam intradermicamente extratos do verme, em qualquer de suas fases evolutivas. A leitura é feita 15 a 20 minutos depois. Considera-se positiva a prova em que a pápula formada, além de crescer e apresentar bordas irregulares, lembrando "pseudópodes", alcançar diâmetro superior a 1 cm (ou área superior a 1,2 cm^2).

A intensidade da reação é maior em adultos do que em crianças. As mulheres, principalmente antes da puberdade, reagem fracamente ao teste. Mas ele é bastante sensível, positivando-se em cerca de 90% dos pacientes adultos com esquistossomíase. A positividade persiste após a cura.

Os testes falsamente positivos não vão além de 5% do total. Reações cruzadas ocorrem na fasciolíase, na dermatite cercariana e nas infecções por outros trematódeos.

A inoculação do antígeno pode sensibilizar os pacientes que eram negativos, falseando portanto os testes posteriores.

TRATAMENTO DA ESQUISTOSSOMÍASE

Medicamentos Disponíveis. As duas drogas atualmente empregadas no tratamento da esquistossomíase mansônica, **oxamniquine** e **praziquantel**, caracterizam-se por sua alta eficácia, baixa toxicidade e fácil administração.

As contraindicações limitam-se às que, em qualquer situação terapêutica, decorrem do mau estado geral do paciente, das doenças agudas intercorrentes ou de outros processos graves, a exigir eles mesmos cuidados especiais. Recomenda-se aguardar até depois do parto para iniciar o tratamento das gestantes.

Os medicamentos podem ser utilizados sem dificuldades, mesmo nos tratamentos de massa, desde que se tenham em conta o peso do paciente e a posologia recomendada.

Oxamniquine (Mansil ou Vansil, em cápsulas de 250 mg ou em xarope contendo 50 mg/ml). Administrada por via oral, é absorvida prontamente e age sobre as formas adultas do parasito. Também é metabolizada rapidamente, sendo os produtos metabólicos inativos eliminados por via renal (a urina pode adquirir coloração vermelho-alaranjada, por isso).

A posologia recomendada nas Américas é de 15 mg por quilo de peso do paciente, em dose única, por via oral. Tomá-la, de preferência, depois de uma refeição. Mas em crianças com menos de 30 kg, recomendam-se 20 mg/kg de peso, em duas doses de 10 mg/kg, tomadas com intervalo de 4 a 6 horas.

As estirpes africanas de *S. mansoni* requerem doses totais de 40 a 60 mg/kg de peso do paciente, divididas em duas a três frações de 20 mg/kg e administradas diariamente. Um esquema terapêutico capaz de dar 95% de curas, no Sudão, consistiu em duas doses diárias de 15 mg/kg, durante dois dias (total: 60 mg/kg de peso corporal).

Os pacientes não curados apresentam uma redução na eliminação de ovos, nas fezes, da ordem de 80 a 90%. A oxamniquine tem dado bons resultados mesmo em casos crônicos avançados, com hepatoesplenomegalia, e nos casos de polipose do colo. A droga é ineficaz contra *S. haemotobium*, *S. japonicum* e alguns outros esquistossomos de animais.

O tratamento pela oxamniquine pode selecionar linhagens de *S. mansoni* resistentes a essa droga. Assim, em pacientes que tendo recebido a medicação correta não se curaram, é conveniente refazer o tratamento com outra droga (praziquantel).

O medicamento é bem tolerado, na generalidade dos casos. Os efeitos colaterais que podem ser observados são: tonturas, sonolência e cefaleia, razão pela qual recomenda-se tomar os comprimidos de preferência à noite, depois da refeição. Em alguns casos, há náuseas, vômitos ou diarreia. Entre pacientes com antecedentes neurológicos, raros casos apresentaram excitação mental, alucinações ou convulsões, que regrediram em menos de seis horas.

Praziquantel (Biltricide, em tabletes de 600 mg). Ativo contra todos os esquistossomos humanos e os de animais (*S. intercalatum*, *S. mattheei* etc.), ele destrói também cestoides, na luz intestinal. É absorvido rapidamente, por via oral, e alcança concentração máxima no soro ao fim de 1 ou 2 horas. Sua vida média é também curta, sendo 90% do produto eliminados no primeiro dia.

O tratamento da esquistossomíase mansônica faz-se por via oral, dose única de 40 mg/kg de peso do paciente. Nas infecções pesadas, recomenda-se administrar duas doses de 25 mg/kg ou 30 mg/kg, separadas por um intervalo de quatro horas.

A taxa de cura, na esquistossomíase mansônica, com doses de 40 mg/kg, chegou a 78%, em tratamentos feitos no Brasil, e 70 a 100% em pacientes africanos. Os efeitos colaterais, decorrentes do uso da droga, são raros e passageiros, consistindo em náuseas, dor epigástrica, diarreia (às vezes com sangue), urticária, cefaleia, tonturas e sonolência.

Critérios de Cura. Os resultados da quimioterapia podem ser avaliados em função dos exames parasitológicos, da evolução clínica ou de outros exames laboratoriais. O indicador mais utilizado é o exame de fezes, que deve tornar-se negativo por mais de 4 meses, após o tratamento.

Antes desse prazo, a ausência de ovos pode ser devida a inibição temporária da oviposição pelas fêmeas intoxicadas; ou ao seu deslocamento para longe da mucosa intestinal, pois o primeiro efeito das drogas costuma ser um bloqueio do metabolismo parasitário, atrofia (sobretudo do aparelho reprodutor feminino), desprendimento e arraste dos vermes pela corrente sanguínea em direção ao fígado ou aos pulmões. Quando a dose do medicamento não foi suficiente para matar todos os vermes, os sobreviventes recuperam-se, depois de algum tempo.

Recomenda-se repetir os exames de fezes (em duas ou três amostras diferentes) aos 4 meses e mais tarde, até um ano depois da medicação, a fim de comprovar que permanecem sempre negativos.

Nas doses usuais, os medicamentos são geralmente inativos contra as formas larvárias (esquistossômulos), de modo que, em pacientes reinfectados pouco antes do tratamento, existe a possibilidade de tais formas juvenis escaparem ao efeito terapêutico e chegarem a vermes adultos, reiniciando a eliminação de ovos nas fezes.

Evidentemente, mesmo a cura parasitológica completa pode não eliminar todas as sequelas de uma forma crônica avançada. Mas é de esperar, quase sempre, melhora sensível.

18

Epidemiologia e Controle da Esquistossomíase nas Américas

DISTRIBUIÇÃO GEOGRÁFICA E PREVALÊNCIA
O ECOSSISTEMA E A TRANSMISSÃO DA
ESQUISTOSSOMÍASE
  Fontes de infecção
  Os focos de transmissão
  Risco de infecção e aquisição da carga parasitária
  Moluscos hospedeiros intermediários
  O hábitat e as populações malacológicas

CONTROLE DA ESQUISTOSSOMÍASE
  Programação e métodos
    Tratamento da população infectada
    Educação sanitária
    Saneamento ambiental
    Controle de moluscos
  Objetivos e estratégias
  Alternativas estratégicas

DISTRIBUIÇÃO GEOGRÁFICA E PREVALÊNCIA

Uma ou mais formas de esquistossomíase foram assinaladas em 76 países de três continentes: América, África e Ásia, onde centenas de milhões de indivíduos estão expostos ao risco de infecção. O número provável de casos tem sido estimado, pela OMS, em cerca de 200 milhões.

A **esquistossomíase mansônica** é doença autóctone da África, onde os maiores focos encontram-se no Delta do Nilo e na faixa intertropical ao sul do Saara.

Os países mais atingidos são o Egito, o Sudão, a República Centro-Africana e a República Malgaxe (Madagáscar). Na Ásia, apenas a Arábia Saudita, o Iêmen e Oman apresentam focos de esquistossomíase mansônica (Fig. 18.1).

A introdução de *S. mansoni* no Continente Americano teve início, provavelmente, no começo do século XVI, quando começaram a chegar ao Brasil os primeiros escravos africanos, para trabalhar na cultura da cana e, depois, na do fumo, do café ou nas minas. Calcula-se em 15 milhões o número de escravos aqui chegados até meados do século XIX, vindos das mais diversas regiões da África. Em função disso, os primeiros focos endêmicos devem ter-se estabelecido na faixa litorânea compreendida entre o Maranhão e a baixada santista (São Paulo). A mineração levou-os para o planalto, e o povoamento do interior contribuiu para o estabelecimento das principais áreas endêmicas.

Hoje, a área de distribuição abrange muitos estados do Brasil e da Venezuela, além de territórios em Suriname, Porto Rico, República Dominicana e algumas das Pequenas Antilhas.

Brasil. O número de casos tem sido estimado entre cinco e seis milhões de pessoas infectadas, variando as taxas de prevalência de estado para estado e no decorrer do tempo (Quadro 18.1). E, ainda que as formas graves tornem-se cada vez menos frequentes, graças à quimioterapia, a esquistossomíase continua expandindo-se geograficamente, em função da extensão das zonas agrícolas e das áreas irrigadas, sem que melhorem por isso as condições de vida dos trabalhadores rurais.

As áreas endêmicas importantes estão compreendidas em uma faixa que abrange as regiões orientais do Rio Grande do Norte, Paraíba, Pernambuco (Zonas do Litoral e Mata, do Agreste e do Brejo), a quase totalidade dos Estados de Alagoas, Sergipe, grande parte da Bahia e de Minas Gerais, e a Zona Serrana do Espírito Santo (Fig. 18.2).

As prevalências mais altas concentram-se atualmente em municípios dos Estados de Pernambuco, Alagoas e Sergipe. Em seguida, na Bahia e na Paraíba. Em Minas Gerais, a distribuição dos focos é irregular, entremeando-se áreas de alta e média endemicidade com outras de baixa ou nula infecção. Focos isolados já foram encontrados nos estados citados, fora das áreas de maior prevalência, bem como em outros estados, tais como: Pará, Maranhão, Ceará, Rio de Janeiro, São Paulo, Paraná e Santa Catarina (Quadro 18.1 e Fig. 18.2). No Rio Grande do Sul foram descritos recentemente alguns casos autóctones.

Em vista da mobilidade das populações das zonas endêmicas, a presença de pacientes portadores da parasitose é observada em quase todos os estados brasileiros, independentemente da existência de focos de transmissão. Essas migrações internas

184 BASES DA PARASITOLOGIA MÉDICA

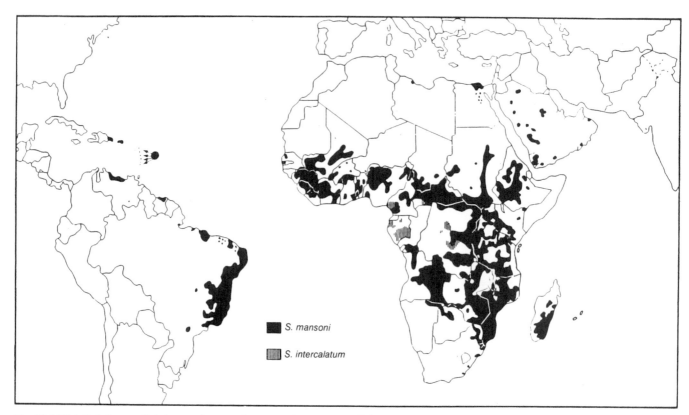

Fig. 18.1 Distribuição mundial das esquistossomíases que têm por causa *Schistosoma mansoni* e *S. intercalatum*. (Segundo J. P. Doumenge et al., *Atlas de la répartition mondiale des schistosomiases* [CEGET/CERS; OMS/WHO], 1987.)

podem constituir o ponto de partida para a formação de novos focos estáveis ou para a ocorrência de transmissão ocasional, em certas localidades.

As atividades da Fundação Nacional de Saúde (referentes ao que era antes a SUCAM) e o largo uso dos novos medicamentos esquistossomicidas, nas regiões endêmicas, vinham modificando sensivelmente a situação da endemia no Brasil. Entre 1977 e 1987 as estatísticas indicavam tendência à redução das taxas de prevalência na maioria das áreas. Mas, a partir de 1988, volta a crescer a prevalência (Quadro 18.1).

QUADRO 18.1 Percentagem de exames de fezes positivos para *Schistosoma mansoni* no Brasil, antes (1971) e anos depois da introdução dos novos medicamentos e das campanhas baseadas na quimioterapia pela oxamniquine (de 1986 a 1997)

Estados	1971	1986	1988	1990	1997
Pará	4,6	10,0	1,4	1,4	1,09
Maranhão	4,3	5,9	3,5	6,9	3,39
Piauí	0,1	0,3	0,3	0,1	0,03
Ceará	1,0	1,3	2,0	1,2	2,60
Rio Grande no Norte	3,2	9,2	8,9	6,8	8,03
Paraíba	7,6	10,9	15,5	9,7	9,99
Pernambuco	25,2	18,2	32,5	25,6	13,85
Alagoas	32,3	27,5	18,1	31,7	21,05
Sergipe	28,0	19,6	15,0	21,4	23,57
Bahia	15,6	9,0	7,9	11,3	12,24
Minas Gerais	5,2	9,7	8,0	5,6	10,85
Espírito Santo	4,1	9,4	11,3	11,5	9,37
Rio de Janeiro	0,2	1,4	1,4	1,0	1,37
Paraná	2,5	3,2	3,0	6,1	1,59
Santa Catarina	...	0,1	0,1	0,2	0,26
Rondônia	...	...	...	...	3,15
Goiás	0,2	...	...	...	3,03
Mato Grosso	0,2	...	...	...	...

Nota: Nos anos sucessivos, os municípios trabalhados são, em geral, diferentes, o que compromete a comparabilidade dos dados, no tempo; o número de pessoas examinadas por ano e por estado, em 53% dos casos, situava-se entre 10 mil e 100 mil; e em 26% dos casos, entre 100 mil e 588 mil.
Fontes: 1. Brasil, Ministério da Saúde, SUCAM (apud Freitas, 1972). 2. Brasil, Ministério da Saúde, Fundação Nacional de Saúde, 1991 e 2000.

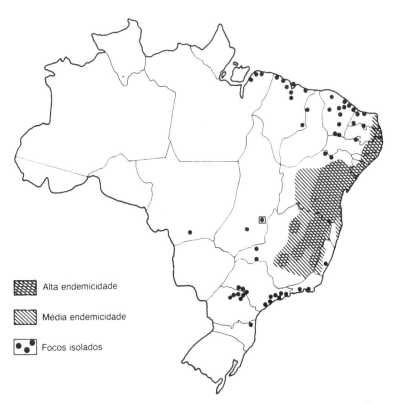

Fig. 18.2 Distribuição geográfica da esquistossomíase mansônica no Brasil.

Venezuela. A esquistossomíase tem seus focos endêmicos em áreas dos estados venezuelanos de Miranda, Arágua, Carabobo e Guárico, nos vales irrigados do sistema montanhoso da Costa. A prevalência, que no período 1943-1960 era da ordem de 14,6% nessas regiões, baixou para 1,9% em 1971-1975; e para 0,8% em 1981-1986, graças às atividades de controle desenvolvidas. Em 1987, a extensão da área endêmica estava reduzida a 15 mil quilômetros quadrados, onde viviam 500 mil habitantes expostos aos risco de infecção.

Antilhas. Porto Rico constitui a principal zona endêmica na região das Caraíbas. Em 1963, a prevalência havia sido calculada em 7%, com base nos exames de fezes, estimando-se existirem 120.000 casos. Em 1976, ela correspondia a 4% da população de Porto Rico.

Na República Dominicana, foi calculada em 5% a população exposta ao risco de infecção. Outros focos endêmicos encontram-se em várias das Pequenas Antilhas: Antígua, Montserrat, Guadalupe, Martinica e Santa Lúcia.

O ECOSSISTEMA E A TRANSMISSÃO DA ESQUISTOSSOMÍASE

Para que a esquistossomíase exista ou se instale como endemia em determinada região é necessário que estejam presentes certas condições particulares e características do ecossistema em que circulam os parasitos (*Schistosoma* spp.). Esquematicamente, podemos descrevê-las como segue:

1. Fontes de infecção, que são as pessoas parasitadas por esquistossomos humanos. Em algumas áreas, animais silvestres ou domésticos podem ser fontes acessórias.
2. Presença, na área, de pelo menos uma espécie de planorbídeo do gênero *Biomphalaria* (para *S. mansoni*) ou do gênero *Bulinus* (para *S. haematobium* e *S. intercalatum*, na África).
3. Coleções de água doce, de superfície, adequadas à vida dos moluscos hospedeiros intermediários e às fases de vida livre dos parasitos: ovos, miracídios e cercárias.
4. Hábitos da população (geralmente relacionados com as condições econômicas e os modos de morar) que, por um lado, obrigam ou induzem os habitantes ao contato frequente com essas coleções de água e ainda facilitam sua poluição com excretas humanos; e que, por outro lado, levam os indivíduos a se exporem ao ataque das cercárias.

Fontes de Infecção

O homem é o único hospedeiro vertebrado do *S. haematobium* e parece constituir, em geral, o único reservatório importante do *S. mansoni*. Nesse particular a situação difere da do *S. japonicum*, que admite grande número de mamíferos como hospedeiros vertebrados ou que, na variedade existente em Taiwan (China), só se desenvolve em hospedeiros não-humanos (cão).

Em algumas regiões das Américas, *S. mansoni* tem comportamento intermediário entre os de *S. haematobium* e de *S. japonicum*. Em condições naturais infecta marsupiais, desdentados, roedores, artiodáctilos, canídeos e primatas. Alguns roedores destacam-se pelas taxas elevadas de infecção (sobretudo *Nectomys squamipes* ou rato-d'água; *Holochilus sciureus* ou rato-de-cana, e *Oxymmycterus angularis* ou rato-porco) e por apresentarem ampla distribuição geográfica no Brasil, vivendo junto às coleções líquidas, nos vales, canaviais e capinzais. Ratos domésticos também foram encontrados com infecção natural no Brasil, na Venezuela e na ilha de Guadalupe (Antilhas).

Em muitos animais os parasitos não chegam a produzir ovos férteis; ou não se dá a eliminação de ovos viáveis pelas fezes (é o caso de *Rattus norvegicus*). Outros, quase não mantêm contato com a água, ou são tão pouco numerosos que sua significação epidemiológica é insignificante, mormente se comparada com a abundância das fontes de infecção humanas.

Entretanto, no Brasil acumulam-se as evidências da adaptação crescente do *S. mansoni* a um ciclo roedor-molusco-roedor, envolvendo roedores silvestres, que poderão no futuro assegurar completa autonomia para um ecossistema de que o homem não faria parte obrigatória, tal como nas zoonoses típicas.

Índices de Infecção Humana. A medida da infecção em uma população pode ser feita utilizando-se vários índices: o de prevalência, o de intensidade, o de morbidade ou o de incidência. Assim:

1. A **prevalência** exprime a percentagem de casos, isto é, de pessoas com exame positivo para ovos de *Schistosoma*, em determinado momento. É um índice fácil de ser obtido e dos menos sujeitos a erro, se o diagnóstico for baseado em dois ou três exames de fezes (Quadro. 18.1).

A prevalência aumenta rapidamente entre 2 e 15 ou 20 anos e depois diminui mais ou menos lentamente nos grupos etários mais velhos (Fig. 18.3).

2. A **intensidade de infecção** estima a carga média de vermes dos indivíduos infectados em uma população determinada. Vários estudos (baseados em autópsias ou na recuperação de vermes mediante circulação extracorpórea) autorizam-nos a utilizar os números médios de ovos eliminados por paciente e por grama para exprimir a **intensidade**; calcula-se a quantidade média de ovos eliminados por dia, por esses indivíduos, e faz-se a média para o grupo ou população em estudo. Recomenda-se tomar como base a média geométrica de dois ou três exames por pessoa (Fig. 18.3).

Demonstrou-se que a prevalência e a intensidade da infecção estão diretamente relacionadas, exibindo aproximadamente o mesmo padrão de variação com a idade.

3. A **morbidade** é avaliada por parâmetros envolvendo sinais ou sintomas da doença e sua frequência na população. A importância das formas crônicas da esquistossomíase é calculada pela frequência de fígados ou de baços palpáveis, sempre que se possam excluir outras causas de hepato- e de esplenomegalia.

4. O índice que exprime a **incidência** da esquistossomíase estabelece a razão de casos novos (conversão de indivíduos negativos para positivos, nos inquéritos parasitológicos) por 100 ou por 1.000 habitantes, durante um ano. Esse índice é difícil de calcular com precisão devido aos falsos-negativos nos exames de fezes, muito frequentes entre os casos novos.

Deve-se levar em conta que a probabilidade de encontrar um ovo (ou seja, de fazer um diagnóstico positivo) durante o exame parasitológico varia com o número de ovos por grama de fezes que o paciente estiver eliminando. Com o método de Kato-Katz (exame de 41,7 mg de fezes por lâmina), por exemplo, essa variação apresenta-se da seguinte forma:

Número de ovos/ grama de fezes	Probabilidade do encontro
10 ovos	0,34
50 ovos	0,88
70 ovos	0,95
100 ovos	0,99

Eliminação de Ovos de *Schistosoma*. Em uma localidade, as pessoas que têm alta carga parasitária e eliminam grande quantidade de ovos por grama de fezes são uma reduzida minoria. A maioria expulsa pequeno número de ovos, diariamente. Mas nos focos de transmissão intensa, o quadro epidemiológico traduz-se por alta prevalência e, aí, a proporção de indivíduos expulsando muitos ovos é também elevada.

Os eliminadores de ovos mais eficientes são as crianças e os adultos jovens, com infecções relativamente recentes.

Em um inquérito feito em Castro Alves (Bahia, Brasil), verificou-se que 50% dos ovos eram eliminados por 6% dos pacientes, cuja idade média era de 12,6 anos. Esse pequeno grupo contribuía para a poluição do meio com uma média de 1.500 ovos por grama de fezes (Fig. 18.3).

Além de mais parasitados e maiores eliminadores de ovos, os membros do grupo etário de 5 a 25 anos constituem, também, a parcela maior da população das comunidades onde há esquistossomíase. Em números absolutos, esse grupo contém a esmagadora maioria das fontes de infecção local.

Variação da Carga Parasitária. Vimos que a prevalência e a quantidade de ovos eliminados pelos diferentes grupos etários cresce até um pico situado entre os 10 e 20 anos e diminui lentamente, em seguida. Esses parâmetros são também indicadores do grau de infecção e mostram que a carga parasitária tende a modificar-se em função da idade.

A redução da prevalência significa desparasitação de uma parte da população que se encontrava infectada quando mais jovem.

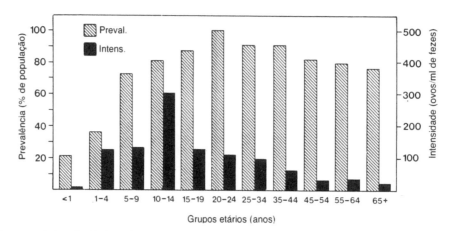

Fig. 18.3 Esquistossomíase mansônica: distribuição da prevalência e da intensidade da infecção parasitária (estimada pelo número de ovos eliminados por paciente e por grama de fezes), segundo os grupos etários, na população de Castro Alves, Bahia. (Dados do trabalho de Lehman et al., 1976.)

Essa desparasitação espontânea decorre de morte dos vermes, sem substituição por novas cargas de parasitos adquiridos nos focos. Ela pode indicar **mudanças de hábitos**, que agora expõem menos os adultos ao contato infectante, nos locais de transmissão; ou, talvez, uma resistência maior, pelo desenvolvimento de certo grau de **imunidade**.

A diminuição da quantidade de ovos expulsos precede, por vezes de alguns anos, a queda da taxa de prevalência por grupo etário e é sempre muito mais acentuada que esta, concorrendo portanto para reduzir a importância dos elementos mais idosos da população como fontes de infecção para os moluscos (Fig. 18.3).

Os Focos de Transmissão

Nos lugares onde não há abastecimento de água domiciliar ou outras fontes adequadas de água potável, a população fica na dependência de frequentar as coleções de águas superficiais, para suas atividades cotidianas, onde eventualmente se encontram planorbídeos.

Margens de rios, lagos e lagoas, riachos, pequenos represamentos ou simples depressões do terreno, canais de irrigação ou de drenagem, escavações onde se acumula água, são visitados pelos moradores das imediações para tomar banho, lavar roupa ou utensílios diversos, buscar água para fins domésticos etc. Aí são vistas crianças em grande número, brincando na água, jovens e adultos nadando, pescando ou trabalhando.

Contato com os Focos. Estudos sobre o comportamento diário da população em pequenas localidades mostram que desde cedo as crianças ou jovens são enviados a buscar água. Nesse primeiro contato matinal, de curta duração, quando apenas os pés e as mãos mergulham na água, o risco de infecção é praticamente nulo, tanto mais que ocorre geralmente antes dos moluscos iniciarem a expulsão de cercárias.

Em geral, estas começam a aparecer na água por volta das nove horas e aumentam até um pico de abundância situado em torno do meio-dia, para diminuírem mais tarde e terem sua produção interrompida no fim da tarde. Algumas linhagens de *S. mansoni* mantidas por roedores têm seu máximo de produtividade por volta das 15 horas (Fig. 18.4).

As maiores concentrações de cercárias coincidem, pois, com as horas mais quentes do dia, preferidas para o banho e para a lavagem de roupa. As observações feitas em um foco de alta endemicidade indicam que, coletivamente, o grupo de 2-9 anos é o que mais se expõe, seguido pelo de 10-19 anos.

É na infância quando se adquirem as primeiras e mais elevadas cargas parasitárias, pois mesmo que o número de moluscos infectados seja pequeno no local, e que as cercárias sejam poucas ou muito dispersas, a repetição quase cotidiana desses hábitos, mormente nos meses quentes do ano, assegura aumento progressivo da carga helmíntica, que alcançará seu máximo provavelmente na segunda década da vida.

Focalidade e Periodicidade da Transmissão. Uma observação cuidadosa mostra que o número de lugares de contato com a água, utilizados pelos moradores de uma localidade rural (ou pelos habitantes dos bairros suburbanos das cidades), é, em geral, pequeno. As pessoas que aí vivem vão, quase sempre, às mesmas fontes de abastecimento, aos mesmos locais de banho etc. As alternativas, quando existem, são poucas. A importância desse fato é grande, quer sob o aspecto epidemiológico, quer para o planejamento do controle da doença.

Assim, não requerem medidas de controle: as coleções de água sem moluscos das espécies vetores; as que não são frequentadas pela população; as que só esporadicamente são visitadas pelos moradores e, portanto, destituídas de significação epidemiológica.

O **conceito de focalidade** da transmissão, em determinadas áreas endêmicas, permite programar seu controle de forma

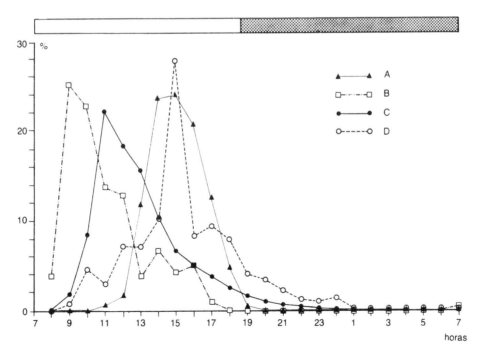

Fig. 18.4 Eliminação de cercárias de diferentes amostras de *Schistosoma mansoni*, por *B. glabrata*, durante as 24 horas, em condições de laboratório e iluminação natural. *A*, Amostra de *S. mansoni* procedente de moluscos de Belo Horizonte e mantidos no laboratório em roedores. *B*, Amostra obtida de moluscos de Sumidouro (Rio de Janeiro). *C*, Amostra obtida de fezes humanas. *D*, Idem, de fezes de roedores silvestres. Em cada observação os valores se referem às percentagens do total de cercárias eliminadas pela respectiva amostra. (Segundo J. R. Machado e Silva, 1981.)

objetiva, precisa e econômica. Em muitos casos, é nos focos peridomiciliares onde o parasito circula regularmente entre seus hospedeiros vertebrados e invertebrados.

Mas as observações de campo mostram que habitualmente nenhum foco mantém-se com moluscos sempre presentes ou abundantes. Em certas regiões, o período de maior transmissão coincide com aquele em que é menor o número de pontos de contato da população com a água, seja porque muitas das coleções tenham secado com a estiagem, seja porque somente reduzido número de locais continua acessível aos moradores.

Então, o número de pessoas levadas a visitar o mesmo local aumenta muito; a poluição com dejetos humanos cresce na mesma proporção e, portanto, a probabilidade de infecção dos caramujos. Ao eliminarem estes suas cercárias, maior número de pessoas estarão expostas ao risco de infecção, ou de reinfecção.

Contaminação do Meio. A intensidade da transmissão local varia com as condições sanitárias e os hábitos de poluição fecal do ambiente por membros da comunidade, isto é, a frequência com que suas matérias fecais (contendo ovos de *S. mansoni*) chegam às coleções de água doce; por outro lado, depende da quantidade de ovos que essas matérias veiculam.

Os ovos de *S. mansoni* permanecem viáveis nas fezes poucos dias (2 a 5 em matéria fecal sólida) e, em condições favoráveis, eclodem na água dentro de minutos ou horas. Somente um terço ou um quarto dos miracídios tem capacidade para infectar *B. glabrata*.

A chegada de ovos a certas massas de água doce é assegurada também quando os esgotos sem tratamento são canalizados para rios, lagos etc.; ou quando as instalações sanitárias são construídas à margem dos cursos de água ou sobre eles, facilitando a poluição direta; ou ainda quando, por falta de latrinas ou do hábito de usá-las, adultos e crianças têm por costume defecar no solo (eventualmente, à beira da água, perto dos locais de banho) e a matéria fecal cai no meio líquido ou é arrastada pelas chuvas para aqueles corpos de água.

Pelas razões expostas, os focos de esquistossomíase desenvolvem-se de preferência perto das casas ou dos locais de trabalho, onde se encontram os eliminadores de ovos e inexistem as medidas de saneamento. Aí, quanto maior for a densidade populacional, maior será a intensidade da transmissão.

Para que se tenha uma noção mais precisa sobre a participação de cada grupo etário (ou grupos de outra natureza) na transmissão de endemia, deve-se levar em conta: (a) a importância numérica desse grupo, na população; (b) a prevalência da esquistossomíase nele; (c) a média de ovos que seus membros eliminam por grama de fezes.

O **índice de contaminação potencial** é calculado multiplicando-se a percentagem de indivíduos de determinado grupo etário, na população geral, pela prevalência da infecção e pela média de ovos/grama de fezes do respectivo grupo. Se o resultado for expresso em percentagem, tem-se o valor da participação percentual do grupo na contaminação potencial do ambiente. No exemplo apresentado na Fig. 18.5, o grupo etário de 5 a 14 anos concorre para assegurar 52% da contaminação potencial do meio, enquanto os indivíduos menores de 20 anos são responsáveis por quase dois terços dessa contaminação.

Periodicidade da Transmissão. O ritmo periódico que caracteriza a evolução do meio ambiente ao longo do ano, em função das estações, do regime de chuvas e de outros fatores, influi também sobre o ecossistema de que a esquistossomíase faz parte, modificando as condições de transmissão.

Na maioria dos focos endêmicos estudados, essas condições variam de tal modo que podemos distinguir neles, quase sempre, um período de alta e outro de baixa transmissão. Fora da época de alta infectividade dos focos, a contaminação dos pacientes pode tornar-se esporádica ou nula.

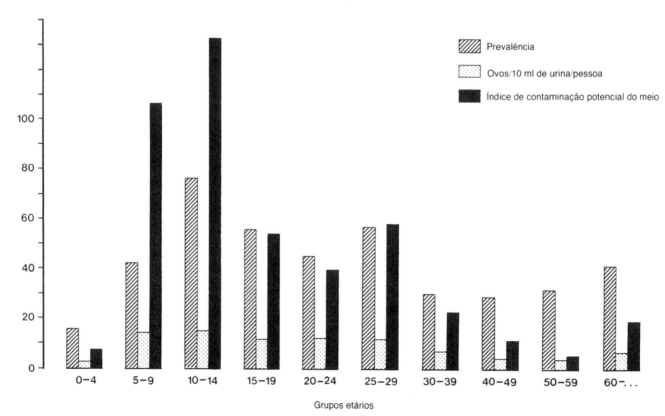

Fig. 18.5 Importância dos diversos grupos etários da população como fontes de poluição ambiental com ovos de *Schistosoma haematobium* em uma comunidade rural de Moçambique. (Segundo dados não publicados de Rey et al., 1985.)

Risco de Infecção e Aquisição da Carga Parasitária

Fatores de Risco. A proporção de moluscos infectados varia de lugar para lugar e segundo o momento da pesquisa. Excepcionalmente, médias de 5 a 25% podem ser encontradas em áreas de alta endemicidade onde o vetor é *B. glabrata*; em geral, as taxas de positividade são baixas, situando-se entre 0,5 e 2 ou 3%, apenas. Nos lugares onde o transmissor é *B. straminea*, os índices são em geral muito mais baixos (mas podem chegar, eventualmente, a 15%), devendo-se a eficiência dessa espécie, como vetora, principalmente à sua elevada densidade nos criadouros durante certas épocas do ano (Fig. 18.10).

Em águas paradas, a densidade de cercárias pode ser muito grande junto às colônias de moluscos infectados; porém, camundongos colocados em contato com a água, durante duas horas, dificilmente se infectam se postos a mais de três metros desse ponto.

Em águas correntes, a infecção pode dar-se até a 100 metros do ponto de emissão das cercárias, ainda que estas possam ser encontradas a distâncias maiores, já muito dispersas e com seu poder de penetração reduzido.

Para avaliar-se o risco de infecção que correm os habitantes das regiões endêmicas, deve-se tomar em consideração toda a complexidade dos fatos epidemiológicos em jogo:

- densidade de moluscos infectados geralmente baixa; e praticamente nula, fora das épocas mais favoráveis à transmissão;
- densidade cercariana reduzida ou nula, fora de um período de cinco ou seis horas diárias, durante aquelas épocas favoráveis;
- dispersão das cercárias nas águas em movimento, ação de predadores, penetração em hospedeiros inadequados e declínio rápido do poder infectante, depois de seis a oito horas de haverem deixado os moluscos;
- destruição de grande parte dos esquistossômulos na pele, nos pulmões e em outros órgãos do hospedeiro vertebrado.

Há que lembrar, ainda, ser o risco de infecção limitado por circunstâncias tais como:

- época do ano e hora do dia em que se dá o contato das pessoas com a água;
- frequência desse contato;
- área da superfície corporal exposta ao ataque cercariano nessas ocasiões etc.

Distribuição da Doença na Comunidade. O crescimento lento da taxa de prevalência por grupo etário, que, começando depois dos 2 ou 3 anos de idade, só alcança seu máximo por volta dos 15 a 20 anos, mostra que uma parte dos habitantes dos focos endêmicos tarda até 10 ou 15 anos para contrair sua infecção por *Schistosoma mansoni*. Outros, por se exporem menos, escapam completamente e são negativos aos testes laboratoriais.

Na generalidade dos casos, a aquisição da carga parasitária faz-se pouco a pouco. Vimos que o número de ovos eliminados por grama de fezes aumenta progressivamente com a idade. Deve-se rejeitar, portanto, aquela ideia simplista de que nas áreas endêmicas o risco é permanentemente alto. A raridade dos casos de esquistossomíase aguda é a melhor prova disso.

Depois dos 15 ou 20 anos, a carga parasitária tende a baixar. Essa redução decorre de um balanço entre o número de parasitos que está sendo adquirido pouco a pouco e as perdas devidas ao envelhecimento e morte dos vermes. A mudança de hábitos dos indivíduos que chegam à idade adulta (homens ou mulheres) leva-os geralmente a reduzir seus contatos com a água e, portanto, sua exposição ao risco de reinfecção. Graças à desparasitação espontânea, cai a prevalência nos grupos etários mais velhos.

Os fatos citados permitem compreender também por que os indivíduos que vivem em áreas endêmicas apresentam cargas parasitárias tão variadas. São as circunstâncias epidemiológicas e a idade em que se efetua a maior agressão parasitária que irão determinar os diferentes quadros clínicos observados, desde os assintomáticos até os mais graves da doença.

Em verdade, os casos assintomáticos são sempre maioria. Nos inquéritos, a frequência das formas sintomáticas, e sobretudo das formas graves, aumenta em função do grau de endemicidade ou, melhor, da intensidade da transmissão local. No Nordeste do Brasil, as taxas de hepatoesplenomegalia entre os esquistossomóticos variavam entre 1,8 e 2,4%, sobre um total de 13.420 pessoas examinadas.

Os tamanhos do fígado e do baço costumam ser normais nos pacientes com menos de 10 anos, aumentam entre os 10 e 20 anos e tendem a regredir depois dos 30. A correlação entre a evolução da hepatoesplenomegalia e a da quantidade de ovos expulsos nas fezes é difícil ou impossível de fazer-se, pois os dois fenômenos apresentam curvas defasadas, no tempo.

Em casos individuais, fatores como a idade em que ocorreu o estabelecimento de cargas pesadas de vermes, a frequência das reinfecções e a forma pela qual cada paciente responde à presença de ovos de *Schistosoma* nos tecidos são da maior relevância.

A regressão das manifestações clínicas da doença, exceto para os casos mais avançados, tem sido registrada por diferentes autores, em diversos países, tanto para a infecção mansônica como para a hematóbica.

Moluscos Hospedeiros Intermediários

Pertencem eles à ordem **Pulmonata**, facilmente reconhecível porque compreende apenas moluscos terrestres ou de água doce, sem opérculo que feche a concha quando o animal se retrai para dentro dela (Cap. 42).

Os pulmonados aquáticos pertencem à subordem **Basommatophora** e se distinguem dos terrestres porque dispõem de um só par de tentáculos, não-retráteis, com olhos sésseis situados na base desses órgãos.

A família **Planorbidae** é muito importante por incluir os vetores da esquistossomíase mansônica e da esquistossomíase hematóbica. Eles têm o sangue vermelho, o que os diferencia dos outros moluscos de água doce. Encontramos aí duas subfamílias.

Subfamília Planorbinae. É caracterizada morfologicamente por ter a concha enrolada em espiral plana e sem opérculo (Figs. 18.6 a 18.8).

A ela pertence o gênero ***Biomphalaria*** que, nas Américas, inclui as espécies transmissoras de *Schistosoma mansoni*: *Biomphalaria glabrata* (Fig. 18.6), *B. tenagophila* (Fig. 18.7) e *B. straminea* (Fig. 18.8).

Na África e na Ásia Ocidental, *Biomphalaria pfeifferi* é o vetor principal, mas no Egito essa função cabe à *Biomphalaria alexandrina*.

Subfamília Bulininae. Apresenta concha helicoidal, não operculada e sinistrógira (Fig. 18.9), pois cresce para a esquerda do animal. O gênero *Bulinus* abrange as espécies transmissoras de *S. haematobium*, na África e no Próximo Oriente. Não é encontrado nas Américas, o que explica a ausência da esquistossomíase hematóbica neste lado do Atlântico.

O Hábitat e as Populações Malacológicas

Criadouros de Moluscos. Os planorbídeos habitam desde grandes lagos até pequenos córregos, brejos e poços rasos.

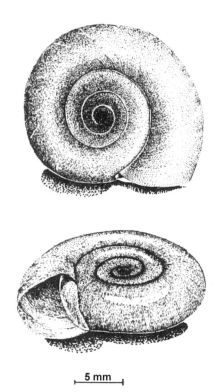

5 mm

Fig. 18.6 *Biomphalaria glabrata* é a principal espécie de molusco da família *Planorbidae* que transmite a esquistossomíase mansônica nas Américas.

Mesmo quando vivam em grandes coleções de água, são habitantes litorâneos e não ultrapassam geralmente os 5 metros de profundidade, o que equivale a permanecer dentro dos limites da vegetação fixada com raízes. As maiores densidades ocorrem em águas rasas, com menos de 2 metros de profundidade. Vegetação aquática vertical ou flutuante, algas microscópicas e restos de vegetais mortos costumam fazer parte do hábitat e fornecem a alimentação requerida.

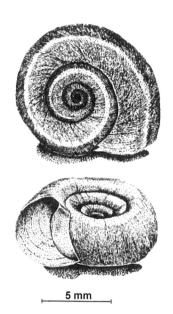

5 mm

Fig. 18.7 *Biomphalaria tenagophila* é hospedeiro de *Schistosoma mansoni* em algumas regiões do sul do Brasil.

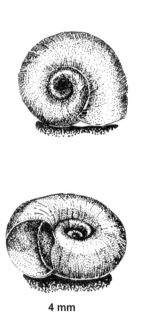

4 mm

Fig. 18.8 *Biomphalaria straminea* é transmissor importante de esquistossomíase mansônica no nordeste brasileiro.

Em águas estagnadas e de pouco movimento, os planorbídeos distribuem-se de maneira uniforme ou formam colônias que seguem, em geral, o mesmo padrão de agregação que a vegetação. Ao longo dos rios, colonizam de preferência em remansos, braços de pouca correnteza e baixios onde também as plantas aquáticas são mais abundantes.

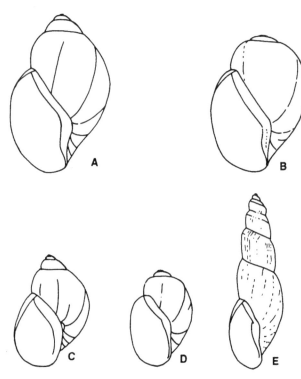

Fig. 18.9 Moluscos da família *Planorbidae* (subfamília *Bulininae*), transmissores de *Schistosoma haematobium* ou de *Schistosoma intercalatum* na África. A, *Bulinus africanus* (tamanho médio: 17×11 mm); B, *Bulinus globosus* (15×11 mm); C, *Bulinus tropicus* (11×8 mm); D, *Bulinus truncatus* (10×8 mm); E, *Bulinus forskalii* (14×4 mm).

Ainda que a presença de planorbídeos possa ser frequente em coleções naturais, principalmente riachos e brejos, sua densidade populacional costuma ser maior em **criadouros artificiais**, como os canais e valas de irrigação ou de drenagem, os pequenos represamentos e mesmo os grandes lagos artificiais construídos em certas regiões.

Em muitas cidades, principalmente nos bairros periféricos, os criadouros de moluscos estão nas valas de drenagem de águas pluviais. São muito favoráveis para a criação de *B. glabrata* as valas de hortas destinadas à cultura de agrião.

Variação da População de Moluscos. Os planorbídeos são animais de grande fecundidade, iniciando a oviposição quando ainda estão muito longe de alcançar o tamanho máximo.

B. glabrata começa a ovipor 40 a 60 dias depois de sair do ovo. A média dos ovos postos, por animal e por dia, aumenta com o tamanho do espécime. Há, porém, uma variação periódica, mesmo quando os moluscos são mantidos em condições de laboratório. Nos meses mais favoráveis, a eclosão dos ovos dá-se geralmente em 8 a 10 dias. O intervalo de ovo a ovo, entre duas gerações sucessivas, é de dois a três meses, no caso da *B. glabrata*.

As observações feitas no campo mostram que as populações malacológicas sofrem grandes variações de sua numerosidade, no decorrer do ano, em função das estações e precipitações atmosféricas (Fig. 18.10). As chuvas torrenciais costumam ter um efeito catastrófico sobre as populações de moluscos, arrastando-os de seus hábitats normais para caudais de forte correnteza e lugares inadequados, onde a mortalidade é elevada. Por vezes, o crescimento das colônias de moluscos começa depois do período das grandes chuvas, ou mesmo no início do período de estiagem, causando um atraso da época de alta transmissão em relação às curvas de maior pluviosidade.

CONTROLE DA ESQUISTOSSOMÍASE

Programação e Métodos

A primeira condição para que se possa estabelecer um programa eficiente de controle da esquistossomíase, ou de outra endemia, é a **decisão política** (tomada em alto nível) de executar tal programa. Bem como o compromisso de colocar à disposição dos responsáveis técnicos os recursos suficientes, pelo tempo que for necessário, para se alcançarem os objetivos adotados.

A programação deve basear-se no conhecimento da situação epidemiológica de cada área e na escolha de objetivos compatíveis com os recursos disponíveis. Deve-se fazer, portanto, um estudo prévio da epidemiologia da esquistossomíase e dos fatores que, em cada região geográfica, possam facilitar ou dificultar seu controle.

Os dados colhidos nessa fase preliminar (além de permitirem a fixação dos **objetivos** e o **planejamento** operacional) tornam possível a **avaliação dos resultados** alcançados, em etapas posteriores.

Os dados preliminares são obtidos através dos procedimentos seguintes:

1. Reconhecimento geográfico da área.
2. Inquéritos malacológicos.
3. Inquéritos epidemiológicos sobre a população humana (geralmente por amostragem).
4. Estudos sociológicos e de factibilidade.

Algumas das informações a obter, dependendo da complexidade epidemiológica e das dificuldades esperadas para o controle, são:

a) as taxas de prevalência da esquistossomíase, por grupos etários, e eventualmente a carga parasitária média desses grupos;

b) as condições sanitárias locais;

c) hábitos da população em relação ao uso da água e identificação dos pontos de contato dessa população com as coleções de águas superficiais; inclusive hábitos migratórios dos moradores;

d) presença e abundância dos moluscos hospedeiros de *Schistosoma* nessas águas, isto é, **identificação dos focos de transmissão potenciais**;

e) identificação dos períodos de alta e de baixa transmissão da esquistossomíase na área, associados às variações periódicas das populações de moluscos vetores e ao comportamento dos habitantes expostos ao risco de infecção;

f) presença eventual e significação de outros reservatórios vertebrados da endemia (sobretudo roedores).

Em função desses elementos, **estudos de viabilidade** do projeto de controle e do custo das diferentes operações a desenvolver, em cada caso, devem permitir a tomada de decisões

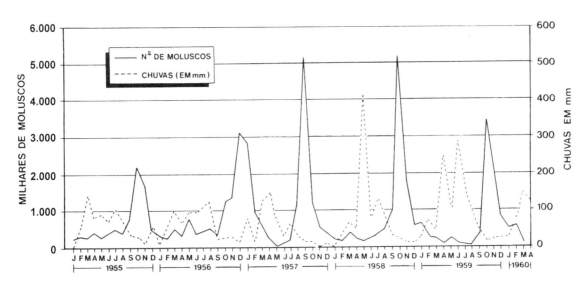

Fig. 18.10 Variação da população de moluscos planorbídeos (*Biomphalaria straminea*), em focos de esquistossomíase de Vitória de Santo Antão, Pernambuco, no período 1955-1960. (Segundo: Pinotti, Rey, Aragão & Cunha, 1960.)

BASES DA PARASITOLOGIA MÉDICA

sobre: os **objetivos** a fixar, a **estratégia** a adotar e os **métodos de intervenção** a empregar.

Eles devem contribuir, também, para que se estabeleça um **plano de ação** adaptado às circunstâncias presentes na área, quer em seus aspectos ecológicos, quer epidemiológicos ou socioeconômicos.

Cada localidade deverá ser vista como um problema específico (distinguindo-se a situação nas zonas rurais e nas urbanizadas), para que se possa fazer a estratificação epidemiológica da área e aplicar, em cada segmento desta, a estratégia geral de forma objetiva, adequada e eficiente.

A participação da população local, assim como a das autoridades e das organizações regionais, desde as fases iniciais do projeto, é da maior importância para o êxito da campanha e para a redução dos custos.

As ações programadas devem ser compreendidas e aceitas pela comunidade, que precisa envolver-se ativamente, quando menos, nos aspectos relacionados com a educação sanitária, o saneamento ambiental e as ações antivetoriais.

Na Tunísia, onde conseguimos erradicar a esquistossomíase hematóbica, a participação da comunidade foi assegurada, em grande parte, pela contratação e treinamento de trabalhadores locais e pela seleção do pessoal da saúde dentre os habitantes e naturais das respectivas áreas endêmicas, com o que se criou uma **capacitação local permanente** para levar a cabo todas as tarefas do controle e, posteriormente, da vigilância epidemiológica.

Os métodos a empregar variam segundo as circunstâncias, havendo, em geral, necessidade de combiná-los em um programa integrado e adaptado às condições objetivas. Entre os recursos disponíveis para a luta estão:

TRATAMENTO DA POPULAÇÃO INFECTADA

Os medicamentos descritos no Cap. 17 permitem hoje usar a quimioterapia como um recurso eficaz no controle das esquistossomíases. A escolha da medicação depende tanto da espécie do parasito em causa quanto de fatores como o preço da droga, ou as condições requeridas para sua administração. Hoje, os medicamentos preferidos são os de uso por via oral e dose única, como o **praziquantel** e a **oxamniquine**.

A quimioterapia permite reduzir drasticamente as fontes de infecção humana e limitar consideravelmente as taxas de transmissão, desde que se façam **tratamentos concomitantes** de todos os eliminadores de ovos de *Schistosoma* e que um sistema de vigilância epidemiológica permita depois interferir rapidamente (ou periodicamente) sobre os casos novos e reinfecções. Vários métodos de ação podem ser adotados:

1. **Tratamento dos casos positivos**, feito após inquérito parasitológico abrangendo toda a população da área.

2. **Tratamento de toda a população**, sem identificação dos casos positivos, após um inquérito por amostragem ter demonstrado que a proporção de indivíduos parasitados é muito alta.

O limiar de positividade que justificará a quimioterapia de massa deve ser definido pela estratégia adotada para o controle e pela relação custo/benefício; critérios diversos podem ser invocados para fixá-lo e, sempre, estarão sujeitos a críticas.

3. **Tratamento de grupos selecionados**, que comporta duas modalidades bem distintas:

a) tratamento dos grandes eliminadores de ovos, que costumam ser os indivíduos sujeitos a maior risco patogênico e, também, os maiores poluidores do meio ambiente. Para a identificação dos membros dessa categoria de pacientes, são necessários exames parasitológicos quantitativos (de alta eficácia) de toda a população, ou dos grupos etários sabidamente mais infectados, na área;

b) tratamento restrito aos indivíduos das faixas etárias estatisticamente mais parasitadas (ou então de escolares ou de outros grupos que os inquéritos preliminares demonstrarem apresentar altas prevalências), com ou sem exames parasitológicos individuais.

Estes programas de atenção restrita a grupos selecionados têm como principal objetivo reduzir o custo do tratamento, ao reduzir o número de pessoas a serem medicadas. Mas seu impacto epidemiológico, bem como sua relação custo/benefício, ainda necessitam de ser avaliados na prática.

Como não concorrem para interromper a transmissão, são programas sem prazos para terminar e trazem altos riscos de desperdício de recursos e esforços e, por isso, de descrédito para os programas de controle da esquistossomíase.

EDUCAÇÃO SANITÁRIA

É atividade a ser exercida por todos os membros da equipe de saúde e não apenas pelos educadores sanitários. Requer bom conhecimento da epidemiologia da doença, dos métodos de prevenção e controle, dos hábitos e comportamentos da população, bem como das formas adequadas de comunicação. Mas, na prática, tem sido muitas vezes subestimada ou ineficiente.

Deve ter como primeiro objetivo tornar a população consciente do problema representado pela esquistossomíase, pois, como doença crônica e de instalação lenta, a partir da infância, um processo de acomodação e tolerância às manifestações mórbidas é a regra. Só depois de curados é que alguns pacientes se dão conta do estado de má saúde que suportavam antes.

As pessoas da localidade devem saber como reconhecer a doença e onde buscar diagnóstico e tratamento. Devem saber quais os lugares com risco de transmissão (pela presença dos moluscos) e selecionar aqueles de baixo risco ou protegido por medidas de controle, para uso geral.

A educação sanitária deve ter em vista informar e promover a mudança de alguns hábitos da população para reduzir a poluição do meio e o risco de infecção, tais como:

- preferir as horas matinais (antes das nove) para o banho e toda sorte de contatos com águas que possam estar poluídas, a fim de diminuir o risco de ataque por cercárias;
- evitar a defecação próximo de qualquer tipo de coleção de água doce ou diretamente sobre a água, visto que estas circunstâncias são as de mais alto risco epidemiológico, apenas superado em importância pelo lançamento de esgotos não-tratados diretamente nos cursos de água;
- utilizar latrinas, sempre que possível, e habituar as crianças a fazê-lo.

A educação sanitária deve mobilizar os moradores de zonas endêmicas para que participem ativamente da ação contra a doença, não só facilitando a realização dos inquéritos e o tratamento dos casos pelos serviços de saúde, como ajudando a identificar os focos de transmissão, a controlar os moluscos e, eventualmente, a eliminar seus criadouros.

SANEAMENTO AMBIENTAL

O abastecimento com água tratada, as instalações sanitárias e o tratamento dos esgotos sanitários, ou seu destino adequado, são os recursos básicos do saneamento capazes de resolver o problema em pequenas cidades ou em bairros periféricos das cidades maiores. Nas pequenas localidades (geralmente com menos de 3.000 habitantes), os grandes recursos da engenharia podem ser demasiado caros para a economia local.

Recomendam-se então construções mais modestas que devem assegurar:

a) abastecimento de água para essas pequenas comunidades;

b) duchas e lavanderias públicas que não distem muito das casas, mas afastem os moradores dos focos;

c) destino adequado aos dejetos (construção de latrinas e de sistemas de efluentes para os esgotos, que impeçam a contaminação das águas habitadas por moluscos);

d) aterro de pequenas depressões artificiais onde as águas se acumulam (escavações feitas para fins diversos, valas abandonadas, poços rasos etc.);

e) drenagem de depressões naturais, brejos e pântanos, que são criadouros de moluscos;

f) redução da superfície hídrica sujeita a infecção por moluscos em áreas cultivadas e, sempre que possível, preferência pelos sistemas de irrigação com canalizações fechadas e mediante aspersão ou gotejamento;

g) correção dos sistemas de irrigação a céu aberto; secagem periódica e remoção da vegetação que cresce nas valas;

h) correção do leito dos córregos: desobstrução, retificações etc. a fim de aumentar a velocidade de vazão para 0,5 metro/segundo ou mais;

i) construção de pequenas pontes para travessia, sem risco, de córregos e riachos contaminados;

j) construção de locais destinados ao lazer e à recreação das crianças; parques infantis junto às lavanderias; campos de esporte e locais para natação, situados longe dos focos de transmissão, sem o que as medidas acima serão quase sempre de efeito limitado ou nulo.

Mas não há que criar falsas ilusões sobre as medidas de saneamento. Isoladamente, elas têm pouco impacto sobre a transmissão, conforme se demonstrou em projetos como o de Santa Lúcia (Antilhas), onde o saneamento foi avaliado por comparação com a quimioterapia e com o uso de moluscicidas.

CONTROLE DE MOLUSCOS

Comporta diversas técnicas. Ora o controle é feito pela supressão de criadouros, com obras de engenharia; ora é obtido pela modificação das condições ecológicas, tal como ao remover a vegetação aquática, ou ao aumentar a velocidade da corrente, mediante desobstrução ou retificação de valas e riachos; ora é realizado com a aplicação de drogas moluscicidas. Apenas uma delas está em uso, na atualidade: a **Niclosamida** (Bayluscid®), por sua alta toxicidade para os moluscos. Na concentração de 1 mg/litro mata 100% das *Biomphalaria* e dos *Bulinus*, se o contato for de 8 horas pelo menos. Para tempos menores a concentração deve ser aumentada na proporção inversa, mantendo-se a razão de 4 a 8 mg/litro/hora. Além dos adultos, são destruídas as desovas dos moluscos e as formas larvárias dos *Schistosoma*.

Inconvenientes da droga são seu custo elevado e a toxicidade para peixes e pequenos animais. A fauna e a flora aquáticas reconstituem-se, entretanto, em prazos curtos, como constatamos na Tunísia, pois as desovas dos peixes resistem bem ao moluscicida.

Moluscicidas Vegetais

A eficiência dos moluscicidas químicos é incontestável, mas o custo dos produtos ou de sua aplicação é demasiado para a generalidade dos países que deveriam utilizá-los. As limitações de ordem econômica estão a exigir o encontro de novos produtos antimoluscos.

Por essa razão, a busca de moluscicidas baratos e suscetíveis de serem produzidos nos países do Terceiro Mundo passou a ser uma preocupação geral. O campo mais promissor para o encontro de uma solução razoável é o dos moluscicidas de origem vegetal.

O número e a variedade de plantas, que contêm saponinas ou outras substâncias com poder moluscicida, é enorme. Algumas se destacam por contê-las em concentrações úteis, como *Ambrosia maritima*, várias espécies de *Phytolacca*, *Euphorbia*, *Anacardium occidentale* (cajueiro) etc. As dificuldades maiores na utilização de muitas plantas estão em sua cultura, para que haja uma produção suficiente ao atendimento de um programa de controle em escala nacional; ou nas técnicas de extração, conservação e comercialização dos princípios ativos em condições econômicas.

Objetivos e Estratégias

Insistimos em que a viabilidade de um programa de controle é antes de tudo um problema de decisão política e de engajamento governamental em sua realização. A falta de tal decisão, ou da continuidade desse empenho, explica o insucesso de grande número de programas de luta contra a endemia e, mesmo, a desmoralização de alguns projetos bem elaborados.

Os objetivos a curto, médio e longo prazo devem ser fixados claramente, optando-se por:

a) reduzir a carga parasitária dos indivíduos mais afetados, para reduzir a morbidade; ou

b) interromper a transmissão e eliminar a endemia.

A escolha depende, em primeiro lugar, da espécie de *Schistosoma* presente na região e das condições epidemiológicas. Depois, dos recursos disponíveis, bem como da extensão e do grau de organização dos serviços de saúde existentes nas regiões endêmicas. As condições geográficas e climáticas também exigem programas diferentes.

Em Regiões Desérticas e Semidesérticas. Além do caráter focal da transmissão ser mais acentuado nestas do que em outras regiões, o pequeno volume de água disponível, ainda que perene, torna o controle malacológico mais econômico e de fácil execução. Nos oásis, por exemplo, toda a água surge de poucos lugares (fontes naturais e poços artesianos) e a aplicação de moluscicidas nesses pontos estratégicos permite agir com elevada eficácia, eliminando os moluscos vetores. Tais condições permitiram a eliminação da esquistossomíase no sul da Tunísia, no período 1970-1983.

Em Regiões Semiáridas. Conta-se aí com uma estação seca prolongada, durante a qual o volume de água dos rios de planalto fica grandemente reduzido e outras coleções secam. Assim, na região centro-norte da Venezuela, o controle malacológico foi compatível com os recursos econômicos do país e permitiu o desenvolvimento de uma estratégia integrada, com excelentes resultados.

Em muitos lugares, com longos períodos de estiagem ou outros fenômenos que reduzam ou interrompam temporariamente a transmissão, é possível utilizar tais circunstâncias para levar a cabo tratamentos de massa sem reinfecções a curto prazo e sem necessidade de empregar moluscicidas, ou restringindo ao mínimo o uso destas drogas.

Em Regiões de Clima Tropical Úmido. Nas zonas sem estação seca ou com chuvas prolongadas, o controle malacológico será feito apenas nos **pontos de contato homem-água-molusco**, identificados e definidos com precisão.

A aplicação de moluscicidas, nesses lugares, visa essencialmente a destruição das populações de **planorbídeos infectados** (mesmo que venham a ser substituídas em seguida por outras populações de moluscos). O estudo das variações da densidade malacológica que os vetores apresentem na área, anualmente (Fig. 18.10), e o conhecimento dos períodos em que os moluscos se encontrem infectados é, pois, muito útil.

Se os moluscicidas forem aplicados mensalmente nesses **focos de transmissão**, esta será interrompida, pois não haverá tempo para que se feche o ciclo de desenvolvimento parasitário nos moluscos que reinvadirem o local.

Como a rapidez com que os parasitos evoluem nos moluscos (geralmente entre 30 e 60 dias) é maior quando a temperatura ambiente for mais elevada, deve-se verificar o que ocorre efetivamente em climas muito quentes para, depois, regular o intervalo entre as aplicações de moluscicida.

A quimioterapia adquire então maior importância como instrumento de controle. Mas deve ficar assegurada sua perfeita sincronização com as ações antimoluscos (intervindo o tratamento logo após a aplicação do moluscicida) ou com as épocas de baixa transmissão, para garantir maior eficácia e efeito prolongado.

Alternativas Estratégicas

As que visam a curto e médio prazo uma redução da carga parasitária e da prevalência, mas a longo prazo uma redução da área endêmica (ou sua eliminação), podem ser resumidas como segue:

1. **Quando o objetivo é a redução da morbidade**. Tratamento da população, sem controle de vetores, nem saneamento, a executar de preferência nas épocas de baixa ou nula transmissão local, que devem ser previamente conhecidas. Duas alternativas:

a) Tratamento de massa, quando os inquéritos por amostragem indicarem que a prevalência e a carga parasitária são muito altas.

b) Ou seleção dos grupos de alto risco, mediante prévio exame de fezes quantitativo de toda a população, para ministrar o tratamento apenas a esses grupos.

Intervenções periódicas, depois, nas épocas favoráveis, quando serão tratados os grupos de alto risco ou os pacientes que apresentarem exames positivos. Em ambos os casos, a duração do programa é indeterminada, o que acaba tendo um custo elevado e imprevisível.

No Brasil, tem sido a tática adotada que se iniciou em 1975 (com o Programa Especial de Controle da Esquistossomose, PECE) e, até hoje, só melhorou o quadro clínico dos pacientes tratados, sem impedir a continuidade da transmissão, a reinfecção dos já tratados

e a expansão geográfica da endemia. Concorre para isso a técnica inadequada para a busca de casos (o método de Kato, que não consegue identificar boa parte dos positivos com carga parasitária baixa e portanto não interrompe a transmissão da esquistossomíase) e o mau uso ou não-uso dos inseticidas que deveriam ser aplicados mensalmente nos focos para interromper a transmissão.

2. **Quando o objetivo é interromper a transmissão**. Sempre que as condições ecológicas, organizacionais e econômicas o permitirem, buscar a eliminação dos moluscos transmissores, ou aplicar moluscicidas nos focos de transmissão, mensalmente, para que não haja possibilidade de os parasitos completarem seu ciclo evolutivo até a eliminação de cercárias (que requer geralmente 35 a 60 dias ou mais), seguida do tratamento de todos os casos positivos. Depois, busca e tratamento de casos remanescentes. Isso, durante 5 a 10 anos, nas áreas de *S. haematobium* (conforme sugere a experiência da Tunísia), e talvez um pouco mais nas de *S. mansoni*.

O fato de ocorrerem migrações ou deslocamentos periódicos dos habitantes exige que o controle seja feito em toda a área endêmica ao mesmo tempo. Merecem atenção também os portadores da infecção que vivem nas cidades e visitam, eventualmente, as áreas endêmicas, com risco de reintroduzirem o problema.

Interrompida a transmissão da endemia por um tempo suficiente (maior que a expectativa de vida dos *Schistosoma*), os pacientes não diagnosticados ou não tratados, por qualquer motivo, vão se desparasitar naturalmente, visto que a cronicidade da doença depende fundamentalmente das reinfecções.

O mesmo vai suceder onde o homem não for o único hospedeiro vertebrado dos *Schistosoma*, o que dispensa qualquer medida suplementar para acabar com a endemia.

Insisto em que a aplicação periódica do moluscicida (geralmente mensal) é indispensável para se obter esse resultado.

Quaisquer que sejam os programas de controle adotados e os seus resultados imediatos, é indispensável assegurar:

1. A avaliação periódica dos trabalhos e dos resultados a curto, médio e longo prazo, a partir da qual serão feitas as necessárias correções e adaptações da estratégia.

2. O estabelecimento de um programa de vigilância epidemiológica (com estratificação das áreas sob vigilância) para depois de terem sido alcançados os principais objetivos do controle, prevendo-se para isso um tempo bastante longo.

19

Fasciolíase

O PARASITO: FASCIOLA HEPATICA
   Morfologia
   Ciclo vital e biologia
RELAÇÕES PARASITO-HOSPEDEIRO
   Patologia
   Sintomatologia
   Diagnóstico
   Tratamento

ECOLOGIA E EPIDEMIOLOGIA DA FASCIOLÍASE
   Distribuição geográfica e prevalência
   Ecologia da fasciolíase
     Hospedeiros vertebrados: gado
     Hospedeiros intermediários: moluscos
     Condições e modos de infecção
CONTROLE DA FASCIOLÍASE

O PARASITO: *FASCIOLA HEPATICA*

Um certo número de trematódeos (parasitos de outros mamíferos) infectam, eventualmente, o homem, que se comporta então como um hospedeiro ocasional desses helmintos. Nas Américas, a zoonose devida a trematódeos que mais se encontra é a **fasciolíase** (fasciolose ou distomatose hepática) devida a *Fasciola hepatica*, um parasito de herbívoros, principalmente bovinos, ovinos e caprinos. Ainda que encontrados em cerca de 40 países, os casos humanos têm sido assinalados sobretudo na Europa e na América Latina. Na África, na Ásia e no Havaí, a fasciolíase pode ser causada, também, por *Fasciola gigantica*.

Morfologia

As dimensões do verme adulto variam entre 2 e 4 cm de comprimento por 1 ou 2 cm de largura. Sua forma externa lembra a de uma folha vegetal oblonga (Fig. 19.1), com as extremidades terminando em ponta romba. O corpo é achatado no sentido dorso-ventral e, no animal vivo, deforma-se continuamente devido às contrações musculares. Sua cor é pardo-acinzentada.

A superfície é de aspecto liso ou enrugado, segundo o estado de contração da musculatura, mas possui inúmeras escamas microscópicas. A microscopia eletrônica revela ser o **tegumento** constituído por uma camada sincicial anucleada, limitada por membrana celular com grande atividade pinocítica. Essa camada sincicial está ligada, mediante numerosas pontes citoplásmicas, a células mergulhadas no parênquima (Fig. 19.2).

Na região anterior, projeta-se uma saliência triangular, como um cone achatado, em cuja extremidade fica a **ventosa oral**, com a abertura bucal no fundo de sua cavidade. A **ventosa ventral**, ou **acetábulo**, encontra-se um pouco mais para trás, nos limites do terço ou do quarto anterior da face ventral com o resto do corpo, nos exemplares de tamanho médio.

O **aparelho digestivo** compreende, inicialmente, uma faringe musculosa e um curto segmento tubular que se bifurca em dois ramos. Cada ramo percorre toda a extensão do corpo do helminto, próximo da linha média, e se termina em fungo cego. Ao longo do trajeto de cada um desses troncos intestinais, muito sinuosos e irregulares, partem ramificações que são relativamente simples, no cone anterior, mas cada vez mais ramificadas à medida que se aproximam do extremo posterior. Todos os ramos e divertículos terminais acabam, igualmente, em fundo cego (Fig. 19.1).

As fascíolas são hermafroditas, ainda que a fecundação cruzada pareça ser a regra. O **aparelho genital feminino** compreende um só ovário ramificado, comunicando-se com o oótipo por meio de curto oviduto (Fig. 19.3). As glândulas vitelinas, em cacho, são extremamente numerosas e ocupam largas faixas junto às duas margens do corpo. Seus vitelodutos unem-se para formar um reservatório antes de alcançar o oviduto. Do oótipo parte o tubo uterino sinuoso e abarrotado de ovos em toda sua extensão que se abre finalmente no átrio genital, pouco adiante do acetábulo.

O **aparelho genital masculino** possui dois testículos de aspecto arborescente, que ficam emoldurados pelas glândulas vitelinas. Um canal eferente, partindo de cada testículo, une-se com o outro para formar o canal deferente que se termina na bolsa do cirro (Fig. 19.4).

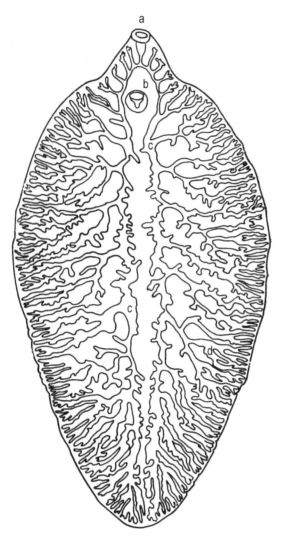

Fig. 19.1 *Fasciola hepatica*. Desenho do aparelho digestivo, que se inicia pela boca, no fundo da ventosa oral (**a**), e se continua pelo esôfago musculoso e o intestino; este bifurca-se antes de atingir o nível do acetábulo (**b**) e passa a constituir dois ramos intestinais (**c**) de onde partem numerosas ramificações (**d**) terminadas sempre em fundo cego. Não há abertura anal.

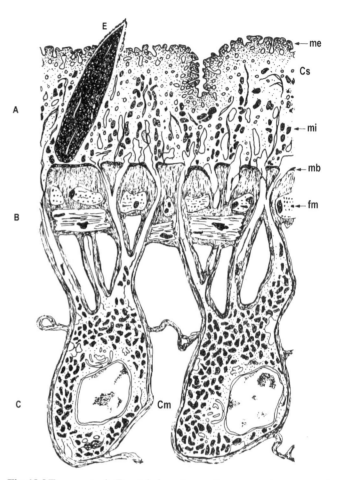

Fig. 19.2 Tegumento de *Fasciola hepatica*, onde se veem: *A*, uma camada superficial, de caráter sincicial e sem núcleos, limitada externamente por membrana celular unitária que absorve alimentos e forma vesículas de pinocitose; e internamente por uma membrana basal. *B*, abaixo, encontram-se as camadas musculares de direção circular ou longitudinal. *C*, mais internamente, há grandes células mergulhadas no parênquima, que estão ligadas à camada sincicial por diversos prolongamentos citoplásmicos. **Cm**, células mergulhantes do tegumento; **Cs**, camada sincicial; **E**, espinho; **fm**, fibras musculares; **mb**, membrana basal; **me**, membrana externa; **mi**, mitocôndrias. (Copiada, com modificações, de Smyth, *The Physiology of Trematodes*, Edinburgh, Oliver & Boyd, 1966.)

Ciclo Vital e Biologia

O hábitat do verme adulto é o interior da vesícula e dos canais biliares mais calibrosos do hospedeiro vertebrado que, em consequência do parasitismo, dilatam-se e sofrem hipertrofia de suas paredes. Aí, nutre-se tanto do conteúdo biliar como dos produtos inflamatórios e do material necrótico formado. No homem, a longevidade dos helmintos é estimada em 9 a 13 anos.

Os **ovos** são arrastados pela bile, misturam-se com as fezes e assim alcançam o meio exterior. Eles se caracterizam pelo tamanho grande (130 a 150 μm de comprimento por 60 a 100 μm de largura), pela forma elíptica, casca fina e opérculo em uma das extremidades (Fig. 19.5).

Em hospedeiros normais, o número de ovos produzidos por fêmea varia inversamente com a carga parasitária, oscilando entre 4 mil e 50 mil por dia. Esses ovos passam por um desenvolvimento embrionário, no meio externo, devendo para isso estar na água, livres de contato com as fezes e em temperatura adequada. O tempo requerido para completar o processo embrionário demora de 10 a 20 dias a 15-25°C, mas até 3 meses a 10°C.

O **miracídio** que então sai a nadar com seu revestimento ciliar tem uma expectativa de vida curta. Morre dentro de umas 8 horas se não penetrar em um molusco pulmonado do gênero *Lymnaea* (Fig. 19.6).

No interior do molusco, o miracídio transforma-se em **esporocisto** e, dentro deste, formar-se-á uma nova geração de larvas: as **rédias**. Dependendo da temperatura e de outras circunstâncias ainda não conhecidas, essa primeira geração de rédias formará uma segunda geração do mesmo tipo, com pequenas diferenças morfológicas, ou produzirá diretamente **cercárias**.

As cercárias tardarão um mês para se formarem e outro mês para abandonarem o molusco. Nas condições de laboratório, os moluscos continuarão eliminando suas cercárias até 60 ou 70 dias depois da infecção. O número total produzido varia entre algumas dezenas e alguns milhares, sendo a eliminação diária muito pequena.

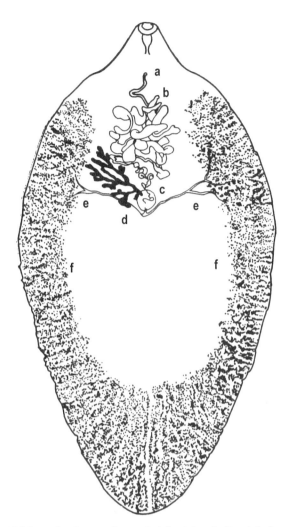

Fig. 19.3 Desenho do aparelho genital feminino de *Fasciola hepatica*, compreendendo: poro genital (**a**), útero (**b**), oótipo (**c**), um só ovário ramificado (**d**), os canais das glândulas vitelogênicas (**e**) e os ácinos glandulares (**f**) que ocupam as margens laterais e posteriores do corpo do helminto.

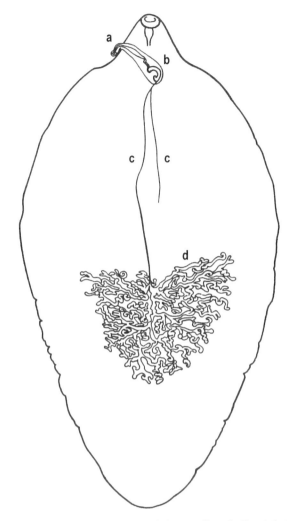

Fig. 19.4 Esquema do aparelho genital masculino de *Fasciola hepatica*, onde se vê o cirro desinvaginado (**a**), a bolsa do cirro contendo o segmento prostático (**b**), os dois canais eferentes (**c**), dos quais o da esquerda se continua com o testículo posterior muito ramificado (**d**). O testículo anterior, que tem o mesmo aspecto, foi omitido, para maior clareza do desenho.

O corpo da cercária, oval ou arredondado, mede 200 μm e possui uma cauda simples (medindo 500 μm) que se agita como um chicote. Depois de um período de natação muito curto, minutos talvez, a cercária adere com suas ventosas à vegetação aquática ou a outro suporte. Descarrega, então, o conteúdo de suas **glândulas cistógenas**, cujo material passa a formar um envoltório cístico em torno do corpo cercariano, agora sem cauda. Está formada a **metacercária**.

Quando as metacercárias forem ingeridas por um hospedeiro vertebrado suscetível (carneiro, por exemplo) no momento de beber água com cistos ou de comer o capim e as plantas aquáticas onde os cistos estão aderidos, a evolução do parasito é retomada (Fig. 19.6).

O desencistamento dá-se na luz do intestino. As larvas liberadas perfuram a parede intestinal e invadem a cavidade peritoneal, onde chegam duas horas depois. A migração para o fígado continua, havendo perfuração da cápsula de Glisson que reveste o órgão. Por volta do sexto dia, um quarto dos parasitos já chegou ao parênquima hepático; mas demora cerca de dois meses para que eles se alojem definitivamente nos ductos biliares (em ovelhas e outros animais de experiência).

Durante o trânsito pelo parênquima hepático, os helmintos vão crescendo e nos canais biliares completam sua evolução com o amadurecimento sexual.

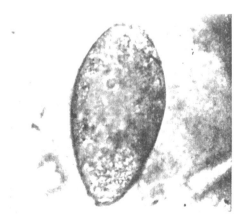

Fig. 19.5 Ovo de *Fasciola hepatica*, onde se vê o opérculo fechando a casca e, no centro, a célula-ovo com seu núcleo.

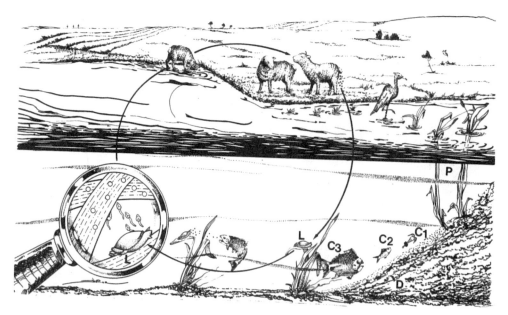

Fig. 19.6 A lagoa e o campo de gramíneas, dois biótopos bastante distintos, criando em seus limites — a margem — um ambiente particular onde se transmite a *Fasciola hepatica*. Os ovos do helminto, eliminados com as fezes dos carneiros parasitados, quando em contato com a água, libertam as larvas (miracídios) que vão infectar moluscos do gênero *Lymnaea* (L). Transformando-se em esporocistos, essas larvas aí se multiplicam, produzindo novas gerações larvárias: rédias e cercárias; estas últimas deixam o molusco, encistam-se sobre a vegetação aquática e, quando ingeridas por outros carneiros ou bois, dão fascíolas adultas que se alojam no fígado dos novos hospedeiros.

RELAÇÕES PARASITO-HOSPEDEIRO

Patologia

O homem é hospedeiro pouco suscetível à infecção por *Fasciola*, fato que se pôde deduzir da incidência extremamente baixa dessa parasitose na população humana, quando sua ampla distribuição geográfica e a elevada prevalência no gado sugerem que a exposição ao risco de infecção não deve ser pequena.

Outros indícios, no mesmo sentido, são: o número reduzido de vermes encontrados no fígado (em comparação com o observado em outros hospedeiros), a ausência ou pequeno número de ovos eliminados e a intensa reação eosinófila que *F. hepatica* desencadeia. A resposta imunológica traduz-se pelo aparecimento de reação intradérmica, ao antígeno de *Fasciola*, e pela positivação da reação de fixação do complemento.

Quanto às alterações produzidas pelo trematódeo, no fígado, elas devem ser distinguidas: a) lesões precoces, decorrentes da migração dos vermes através do parênquima hepático, no período invasivo; b) lesões crônicas, tendo como centro as vias biliares.

Período Invasivo. Duas semanas depois dos hospedeiros vertebrados ingerirem material infectante, apresentam na superfície do fígado numerosas lesões de 1 ou 2 mm de diâmetro, de cor creme ou rosada, correspondendo histologicamente a zonas de necrose ao longo de verdadeiros túneis abertos pela migração errática dos parasitos. Nas partes mais antigas do trajeto há proliferação fibrosa, com tendência para cicatrização.

A extensão das lesões depende do número de parasitos que penetraram. Em autópsias humanas, as lesões mais frequentes são descritas como abscessos eosinófilos, medindo de 2 a 30 mm.

Com o passar do tempo, os vermes vão-se tornando maiores e, por conseguinte, da terceira à sétima semanas, as lesões apresentam maior volume. Há hipertrofia dos canais biliares vizinhos e envolvimento dos vasos sanguíneos. Seja por inflamação, por trombose ou por destruição direta dos vasos, criam-se focos de enfarte e, consequentemente, há necrose parcial ou completa dos lóbulos hepáticos.

Os efeitos traumáticos na superfície do fígado podem produzir pequenas hemorragias, hematomas subcapsulares e inflamação reacional. Essas alterações podem levar, secundariamente, à formação de aderências com os órgãos vizinhos. Nesta fase, o fígado é mole e friável, com tendência a aumentar de volume, distendendo a cápsula de Glisson.

Lesões Crônicas. Depois da sétima semana, os helmintos são encontrados dentro dos condutos biliares dilatados e com paredes hipertrofiadas. Em torno, veem-se pequenos canalículos neoformados. Os trajetos fistulosos, já completamente invadidos pela fibrose, mostram também muitos vasos e canais biliares de formação recente. O tamanho do fígado é normal ou apresenta hepatomegalia moderada, difusa. A consistência do órgão costuma estar aumentada.

A parede dos condutos biliares intra- ou extra-hepáticos, além de hiperplasia epitelial, pode apresentar ulcerações ou completa destruição do epitélio, com a submucosa espessada e infiltrada de elementos inflamatórios. Aí e na vesícula encontram-se os vermes adultos vivos e seus ovos. Em um paciente que veio a falecer, mais de 40 exemplares foram contados.

A vesícula biliar pode estar normal ou dilatada, com alterações patológicas de importância variável. Pode haver colecistite ou colelitíase, por vezes acompanhada de coledocolitíase. Fenômenos obstrutivos, fibrose e calcificação das vias biliares são complicações encontráveis nesses casos.

A fasciolíase hepática, em suas formas mais graves, conduz a uma cirrose biliar, com compressão e atrofia do parênquima adjacente, formações adenomatosas e, finalmente, insuficiência hepática.

Migrações erráticas podem levar os vermes aos pulmões, ao pâncreas, à parede do estômago ou do intestino, mas ocorrem muito raramente. Os sintomas são os de dispneia, sufocação (ou mesmo asfixia), afonia ou disfagia. No Peru, as principais localizações ectópicas encontradas têm sido na pele dos hipocôndrios ou na região umbilical.

Sintomatologia

O período de incubação, que depende do número de metacercárias ingeridas, estende-se de seis semanas a dois ou três meses. O quadro sintomático é polimorfo e com frequência leva à confusão com outras doenças do aparelho digestivo.

1. Fase aguda. Poucas vezes suspeita-se de fascioláse, nesta fase, a não ser por ocasião de surtos epidêmicos. Muitos pacientes só apresentam poucos sintomas, de caráter vago, ou mesmo ausência completa de manifestações clínicas. Esta fase pode durar três a quatro meses.

A tríade sintomática mais característica compreende: aumento doloroso do fígado, febre e acentuada eosinofilia (60 a 80% de eosinófilos no sangue). A febre chega a ser alta (40°C) e com caráter remitente, intermitente ou irregular. Dores abdominais e diarreia podem acompanhar a febre e a hepatomegalia, assim como leucocitose que vai até 35.000 células por milímetro cúbico. Há aumento da velocidade de sedimentação dos eritrócitos e, algumas vezes, anemia.

Um quinto dos pacientes tem urticária, com dermografismo; e alguns apresentam acessos de asma. Várias provas de função hepática estão alteradas e frequentemente há hipergamaglobulinemia.

2. Fase crônica. Uma história de longa evolução pode simular angiocolite, colecistite, calculose ou outros quadros, nas formas crônicas da doença.

Os sintomas mais frequentes são: dor abdominal, geralmente localizada no epigástrio ou no hipocôndrio direito, com caráter de dor de cólica ou de outro tipo, com poucas evacuações diárias ou, em alguns casos, constipação intestinal, anorexia e dispepsia.

Muitos pacientes acusam febre pouco elevada, porém alta em alguns casos. Outros emagrecem. A icterícia é observada, em geral, quando se instala também uma colelitíase, sendo de tipo obstrutivo. Pode haver hepatomegalia e esplenomegalia; prurido e urticária.

A maioria dos pacientes apresenta eosinofilia, quase sempre alta (25 a 80% dos leucócitos), mas em uns poucos a taxa de eosinófilos é normal ou quase normal. O número de leucócitos costuma estar entre 5.000 e 40.000 por milímetro cúbico. Anemia leve ou moderada pode estar presente. As provas de função hepática estão alteradas em poucos casos.

Agravamentos súbitos da evolução clínica costumam resultar de uma infecção biliar superajuntada; ou de uma obstrução mecânica, por vermes ou por cálculos, exigindo uma intervenção cirúrgica de urgência.

Os poucos casos fatais conhecidos estavam relacionados com alta carga parasitária, na fase aguda, ou com acidentes hemorrágicos.

Diagnóstico

O quadro mais sugestivo, para o diagnóstico clínico da infecção, é a eosinofilia (mais de 5.000 eosinófilos/mm³) e febre, mormente se acompanhada de aumento do tamanho do fígado e de dor no hipocôndrio direito. Porém, quadros semelhantes podem ser apresentados pela "*larva migrans* visceral" ou por outras doenças.

Durante os pequenos surtos epidêmicos, é eventualmente possível relacionar as manifestações patológicas com alguma refeição coletiva em que se consumiu agrião contaminado.

Um diagnóstico seguro deve basear-se no encontro de ovos do parasito nas fezes ou no suco duodenal obtido por sondagem (na bile B e C, especialmente). Utilizar técnicas de concentração, por sedimentação ou centrifugação, repetindo os exames várias vezes. Entretanto a pesquisa de ovos de *Fasciola* pode permanecer reiteradamente negativa, em vista da escassez ou ausência de oviposição nas infecções humanas.

Uma causa de erro no diagnóstico parasitológico está relacionada com a ingestão de fígado de animais infectados, pois os ovos aí contidos vão atravessar o tubo digestivo do paciente e aparecer em suas fezes. O mesmo sucede com o uso de produtos de mesma origem (extratos hepáticos e biliares). Há que recomendar ao doente abster-se desses tipos de alimentos ou medicamentos durante alguns dias, antes do exame.

Para contornar essas dificuldades, empregam-se os métodos de diagnóstico imunológicos, positivos em 90% dos casos, como o de ELISA, a imunofluorescência indireta e a aglutinação, que se tornam positivos depois da segunda semana de infecção. Reações cruzadas com ascaríase, filaríase e esquistossomíase foram já assinaladas.

A tomografia computadorizada e a ecografia podem constituir métodos auxiliares para localização das lesões e de parasitos móveis nas vias biliares; bem como permitir o acompanhamento após tratamento.

Tratamento

O **bitionol**, na dose de 30 a 40 mg/kg de peso corporal (máximo 2 g/dia), em dias alternados, durante 20 a 30 dias (isto é, 10 a 15 doses), é o tratamento de escolha, na atualidade, tanto para adultos como para crianças. Dividir a dose diária em três tomadas. Os possíveis efeitos colaterais são leves: anorexia, náuseas, vômitos ou dor abdominal.

Entretanto, bons resultados foram obtidos também com o emprego da **deidroemetina**, na mesma dosagem recomendada para a amebíase (ver Cap. 9). Encontra-se em estudo o uso humano do **triclabendazol**, empregado com bons resultados em veterinária.

ECOLOGIA E EPIDEMIOLOGIA DA FASCIOLÍASE

Distribuição Geográfica e Prevalência

A fascioláse é uma zoonose cosmopolita, muito frequente no gado ovino, caprino e bovino, assim como em outros herbívoros, causando grandes prejuízos econômicos em vários países dedicados à pecuária.

Uma revisão da literatura (período 1970-90) assinalava o registro de 2.594 casos humanos, em diferentes países, dos quais: 963 infecções na França, 538 em Portugal, 216 em Cuba, 163 no Peru, 142 na Espanha, 131 na ex-URSS, 125 no Egito, 93 no Reino Unido etc.

Nas Américas haviam sido assinalados, anteriormente, mais 100 casos em Cuba (1944), aos quais deviam ser somados mais 50 encontrados em San Cristóbal (1963) e outros 600 resultantes de um surto epidêmico em Pinar del Rio. No Chile eram 82 (1959) e muitos outros na Argentina, Uruguai, Venezuela, Costa Rica e Porto Rico. No México, 0,6% da população de Atlixco (Estado de Puebla) estava infectada (1974). No Peru, em 14 comunidades da Província de Jauja, os exames foram positivos para *F. hepatica* em 15,6% dos escolares de 7 a 14 anos (1968-69).

No Brasil, até 1987, já haviam sido diagnosticados 56 casos de fascíolíase no país, dos quais 43 no Estado do Paraná, onde chega a mais de 60% a prevalência da infecção por *Fasciola*, no gado. Em São Paulo foram descritos 7 casos e na Bahia 2 outros. No XVI Congresso Brasileiro de Parasitologia, em novembro de 1999, nenhuma referência à ocorrência de casos de fascíolíase humana no país foi apresentada.

É possível que a fascíolíase não seja tão rara como se acredita e passe sem ser reconhecida porque os médicos não pensam nela, porque o diagnóstico é difícil ou porque facilmente se aceita outra explicação para sua sintomatologia, que nada tem de específica.

Ecologia da Fascíolíase

O caráter mundial da distribuição da fascíolíase mostra que as condições ambientais exigidas são encontradas por quase toda parte, principalmente em climas subtropicais e temperados.

No Brasil, a enzootia ocupa extensa área nos Estados do Rio Grande do Sul, Santa Catarina, Paraná, São Paulo, Rio de Janeiro e Minas Gerais. No Rio Grande do Sul, onde estão os maiores focos de parasitose, encontram-se prevalências superiores a 90% em ovinos e bovinos.

Tanto os moluscos hospedeiros (*Lymnaea*) como as formas larvárias do parasito suportam melhor as temperaturas baixas do que temperaturas persistentemente elevadas. As metacercárias, por exemplo, podem viver longos períodos em temperatura baixa, desde que haja umidade suficiente, mas são muito suscetíveis a temperaturas acima de 25°C e à dessecação.

O ecossistema em que circula a *Fasciola hepatica* (Fig. 19.6) é constituído basicamente pela interação dos campos de criação de gado (ovino e bovino, principalmente) com as coleções de águas superficiais: lagos, lagoas, riachos e rios tranquilos, bem como os pântanos e terrenos sedimentares recobertos de gramíneas, com água o ano todo. Aí se criam os moluscos hospedeiros intermediários: espécies do gênero ***Lymnaea***. É nos períodos de chuva e muita água que o ciclo parasitário da zoonose se intensifica, produzindo inclusive formas agudas da doença entre as ovelhas.

A resistência dos ovos no solo é grande, pois podem sobreviver durante nove meses ou mais nas fezes hidratadas. Porém, se caem diretamente na água, ou são arrastados para ela pelas chuvas, seu desenvolvimento embrionário começa logo e, ao fim de dez a vinte dias, a larva completamente formada (miracídio) pode abandonar a casca e sair nadando, em busca de seu hospedeiro invertebrado. As metacercárias resistem vivas durante algumas semanas nas forragens secas e vários meses nas forragens úmidas.

HOSPEDEIROS VERTEBRADOS: GADO

Ovinos, caprinos, bovinos, suínos e equinos podem ser infectados pela fascíola, porém apenas as duas ou três primeiras variedades de gado têm importância epidemiológica. Nas zonas de criação do Rio Grande do Sul (Brasil), os ovinos chegam a ser duas ou três vezes mais parasitados do que os bovinos.

Em função da carga parasitária, as ovelhas jovens podem apresentar formas agudas da fascíolíase, mas geralmente desenvolvem um processo crônico sintomático. Não há evidências de que carneiros e cabras desenvolvam imunidade contra *F. hepatica*. Mas os bovinos adquirem resistência às reinfecções e seus parasitos não sobrevivem mais que 9 a 12 meses.

HOSPEDEIROS INTERMEDIÁRIOS: MOLUSCOS

Os moluscos do gênero *Lymnaea* são pulmonados de água doce, que pertencem a uma vintena de espécies (ver Cap. 41). Cada região tem uma ou mais espécies responsáveis pela transmissão.

No sul do Brasil, Uruguai, Argentina e Chile, *L. columella*, *Lymnaea vintrix (= L. viator)* e *L. cubensis* parecem ser as principais. A distribuição de *L. columella*, no Brasil, abrange os estados do sul, do centro-oeste, do centro-leste e o Estado do Amazonas. Elas são abundantes em todos aqueles biótopos que descrevemos como sendo adequados à parasitose e mesmo em lugares onde não ocorre a transmissão.

CONDIÇÕES E MODOS DE INFECÇÃO

Os homens contraem a infecção quando, ocasionalmente, ingerem vegetais aquáticos onde as metacercárias estejam encistadas; ou quando bebem água contendo metacercárias (cistos).

O agrião é o único vegetal aquático utilizado, na Europa e no Novo Mundo, como alimento habitual do homem. Por essa razão, os casos humanos de fascíolíase estão quase sempre relacionados com a ingestão dessa verdura, sob a forma de saladas cruas.

A maioria dos casos ocorre na população rural, geralmente entre agricultores e sobretudo entre os adultos. O pouco uso de verduras pelos habitantes de zonas de pecuária explica por que essa parasitose não é encontradiça em certas áreas, como o extremo sul do Brasil, em que pese a alta prevalência da fascíolíase no gado.

CONTROLE DA FASCÍOLÍASE

Para a prevenção da infecção humana basta que todo o agrião consumido seja proveniente de hortas cercadas e irrigadas de modo a impedir contaminação das valas com fezes de gado. O agrião silvestre que cresce espontaneamente em campos abertos, ao acesso dos animais, não deve jamais ser utilizado.

Nas zonas endêmicas, a água de beber deve estar protegida contra a poluição fecal do gado. Caso contrário, é necessário submetê-la a fervura ou a uma filtração adequada.

O controle da fascíolíase, como zoonose, é problema de grande importância para a economia pecuária, em vista das perdas consideráveis que ocasiona. O tratamento do gado deve ser feito com **triclabendazol**, que tem se mostrado muito eficiente. O controle dos moluscos transmissores é impensável, devido a sua ampla distribuição e ao alto custo que seria exigido para isso.

20

Cestoides Parasitos do Homem

ORGANIZAÇÃO E FISIOLOGIA DOS CESTOIDES
ADULTOS
   Organização
   O hábitat dos parasitos
   Nutrição e metabolismo
   Reprodução e ciclo biológico
HYMENOLEPIS NANA
   Morfologia e fisiologia
   Ciclo vital
   Relações parasito-hospedeiro
   Epidemiologia e controle

HYMENOLEPIS DIMINUTA
DIPYLIDIUM CANINUM
DIPHYLLOBOTHRIUM LATUM
   Morfologia e fisiologia
   Ciclo biológico
   Infectividade e resistência
   Patologia e sintomatologia
   Diagnóstico e tratamento
   Epidemiologia e controle

A classe **Cestoidea** compreende animais que têm tipicamente o corpo achatado e em forma de fita, segmentado e provido anteriormente de um órgão de fixação — o **escólex** — dotado de estruturas adesivas. São todos parasitos obrigatórios e exibem os traços marcantes de uma adaptação à vida parasitária, como a ausência de tubo digestivo e o desenvolvimento extraordinário do aparelho reprodutor (um por segmento). São hermafroditas e suas larvas possuem seis acúleos.

Apenas duas ordens de cestoides contêm parasitos do homem: **Cyclophyllidea** e **Pseudophyllidea** (ver Cap. 2 e Quadro 2.3).

Os cestoides mais frequentemente encontrados parasitando o homem são ciclofilídeos, cosmopolitas, como a *Taenia solium*, a *Taenia saginata*, o *Echinococcus granulosus* e a *Hymenolepis nana*; raramente outros. Dentre os pseudofilídeos, destaca-se o *Diphyllobothrium latum*, cuja distribuição está limitada às regiões de grandes lagos frios dos países com clima temperado (Báltico, Danúbio, Europa Ocidental, Chile etc).

As doenças produzidas pelos vermes adultos são relativamente frequentes e benignas, como as **teníases**, mas as causadas por algumas formas larvárias costumam ser graves, ainda que relativamente raras, como a **cisticercose** (Cap. 22), a **hidatidose** (Cap. 23) etc.

A complexidade dos quadros clínicos que elas determinam no homem, as dificuldades técnicas impostas por seu diagnóstico e tratamento, exigindo em geral hospitalização e intervenções cirúrgicas, bem como os altos custos exigidos para seu atendi-

mento e controle, fazem desse grupo de doenças um problema de saúde pública importante.

ORGANIZAÇÃO E FISIOLOGIA DOS CESTOIDES ADULTOS

Organização

Os cestoides variam muito de tamanho, encontrando-se desde os que medem apenas alguns milímetros de comprimento, como *Echinococcus granulosus*, até os que podem ultrapassar os 10 metros, como *Taenia saginata* (Fig. 20.1).

A morfologia é menos diversificada. No cestoide adulto podem ser distinguidas três regiões: o escólex, o colo e o estróbilo.

1. O **escólex**, pequena dilatação situada na extremidade mais delgada do helminto e destinada à fixação do parasito em seu hábitat intestinal, varia quanto ao aspecto e apresenta grande mobilidade. É aí que se localizam as ventosas, os acúleos e diversas outras estruturas de ancoragem eventualmente existentes (Fig. 20.2).

2. O **colo** é a porção mais delgada do corpo, logo em seguida ao escólex, onde as células do parênquima estão em intensa atividade multiplicadora. É a principal zona de crescimento do animal. Graças a ele, o corpo se alonga continuamente, para diferenciar-se mais tarde.

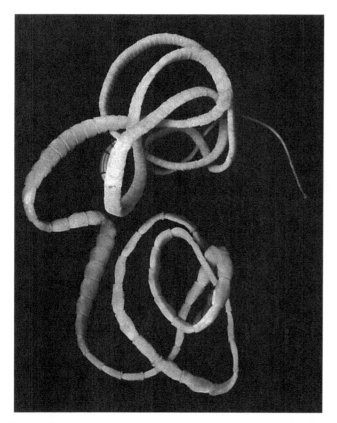

Fig. 20.1 Fotografia de um exemplar adulto de *Taenia saginata*, medindo aproximadamente dois metros de comprimento. Na extremidade mais fina encontra-se o escólex. (Segundo S. B. Pessoa, Dep. de Parasitologia, USP.)

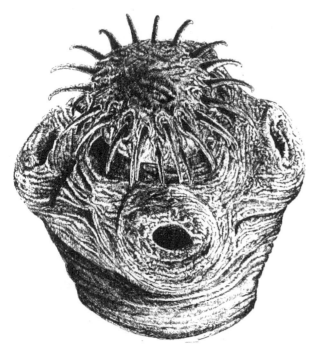

Fig. 20.2 Escólex de uma tênia armada (*Taenia pisiformis*), que mostra os acúleos dispostos sobre o rostro, assim como as ventosas, órgãos de fixação do parasito à parede intestinal de seu hospedeiro.

3. O **estróbilo** compreende toda a parte restante e, nos espécimes grandes, corresponde à quase totalidade do volume do verme. Consiste numa cadeia de segmentos, conhecidos como **anéis** ou **proglotes**, onde se diferenciam os órgãos internos do helminto. Inicia-se sem limites nítidos em relação ao colo, a partir das porções onde a diferenciação histológica já permite o reconhecimento de alguns órgãos internos, particularmente a segmentação do estróbilo e o esboço dos órgãos sexuais (Figs. 21.1 e 23.1).

Cada **proglote** desenvolve no seu interior equipamento completo de órgãos reprodutores, tanto masculinos como femininos. Assim, cada proglote já é em si mesma hermafrodita. Mas como os genitais masculinos amadurecem primeiro, costuma haver **protandria**, e o anel funciona inicialmente como macho, mais tarde como fêmea. Tal circunstância favorece de certa forma a fecundação cruzada entre segmentos diferentes do estróbilo, ou entre os estróbilos de indivíduos diferentes.

Em geral a diferenciação é progressiva, de modo que quanto mais afastadas do escólex tanto mais evoluídas as proglotes se mostram. As recém-formadas são chamadas **proglotes jovens**, pois apresentam apenas esboços das estruturas sexuais; as que seguem são **proglotes maduras** e podem efetuar a cópula; as situadas mais longe do escólex são ditas **proglotes grávidas**, pois já têm o tubo uterino cheio de ovos.

Os anéis grávidos costumam desprender-se espontaneamente do estróbilo, um a um ou em grupos, fenômeno esse denominado **apólise**. Como o colo continua crescendo e produzindo mais proglotes, a apólise não reduz o tamanho total do helminto, que pode aumentar com a idade do verme.

Tegumento e Parênquima. A superfície do corpo dos cestoides é formada por um tegumento constituído por camada contínua de citoplasma, de natureza sincicial, sem núcleos, porém rica de mitocôndrias, diminutos vacúolos e vesículas (Fig. 20.3). Externamente, uma membrana celular unitária reveste o citoplasma e desempenha importante papel metabólico, pois constitui a interface parasito-hospedeiro através da qual dão-se todas as trocas nutritivas e a excreção dos resíduos metabólicos do helminto. A superfície externa é provida de microvilosidades ou microtríquias que aumentam consideravelmente a área de contato do parasito com o meio exterior (Fig. 20.3, **a**).

Internamente a camada sincicial é limitada por outra membrana plasmática que se apoia diretamente sobre a membrana basal do tegumento. Pontes de citoplasma unem, de espaço a espaço, o sincício tegumentar com as células tegumentares situadas mais profundamente, onde se encontram os núcleos que comandam todos os processos fisiológicos da camada sincicial (Fig. 20.3, **o** e **p**).

Fibras musculares com disposição circular (mais externas) e longitudinais (mais internas) formam duas camadas sob o tegumento (Fig. 20.3, **i** e **j**).

As células que formam o parênquima são muito irregulares, ramificadas, porém independentes umas das outras. Seu citoplasma contém grande quantidade de partículas de glicogênio. Os espaços deixados entre as células parenquimatosas são preenchidos por um meio líquido.

Uma outra camada muscular pode situar-se a certa distância da musculatura subtegumentar e delimitar no parênquima dois setores: um cortical, outro medular. A maioria dos órgãos que descreveremos em cada proglote fica situada no parênquima medular, enquanto os canais excretores correm no limite entre ambos.

Aparelho Reprodutor. Nos anéis jovens encontram-se apenas esboços do sistema tubular que formará o aparelho genital hermafrodita, ainda sob a forma de cordões maciços de células embrionárias.

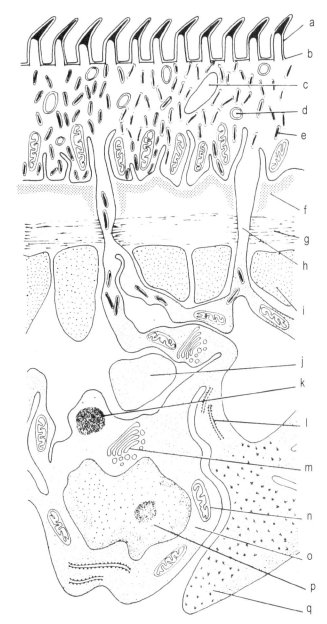

Fig. 20.3 Ultraestrutura do tegumento de um cestoide (pseudofilídeo). **a**, Microtríquias revestidas pela membrana celular, na superfície externa; **b**, membrana celular; **c**, vacúolo; **d**, vesículas; **e**, vesículas com material eletrondenso; **f**, membrana basal; **g**, músculos circulares; **h**, pontes citoplásmicas ligando o sincício anucleado periférico com as células do tegumento; **i**, músculos longitudinais; **j**, músculo transverso; **k**, inclusão lipídica; **l**, retículo endoplásmico; **m**, aparelho de Golgi; **n**, mitocôndria; **o**, célula tegumentar; **p**, núcleo da célula tegumentar; **q**, zona com inclusões de glicogênio. (Redesenhada segundo Béguin, 1966.)

Nos anéis mais evoluídos, os **órgãos masculinos** compreendem testículos esféricos, em número variável de espécie para espécie, e de tamanho inversamente proporcional ao número de unidades (Figs. 20.8 H e 21.1 C). Seus canais eferentes reúnem-se em um canal deferente, mais calibroso, e muito sinuoso, que se termina no **cirro** contido em uma bolsa muscular, a **bolsa do cirro**.

Os órgãos femininos começam em um ovário simples ou bilobado, que se continua pelo oviduto. Este comunica-se com a vagina e com o canal das glândulas vitelinas. Ao oviduto seguem-se o oótipo (onde o ovo é modelado), cercado de glândulas unicelulares (que contribuirão para formar a casca) e um canal que logo se dilata para constituir o útero (Figs. 20.8 H e 21.1 C). A vagina e o aparelho copulador masculino abrem-se, lado a lado, no fundo de um átrio genital, situado geralmente na margem das proglotes.

Em muitos cestoides (como *Diphyllobothrium latum*) o útero abre-se para o exterior por um orifício de postura. Em outros (como os tenídeos em geral), não existindo tal abertura, os ovos acumulam-se e distendem enormemente o útero, que por vezes ramifica-se para conter milhares ou dezenas de milhares de ovos; estes só saem para o meio externo quando as proglotes, eliminadas por apólise, se rompem ou se desorganizam.

O fato de as proglotes manterem-se unidas no estróbilo, tido como sendo um único indivíduo, não deve esconder a realidade de ser a estrobilização um processo de reprodução assexuada do parasito. Há autores que consideram o estróbilo como uma colônia de indivíduos que permanecem aderidos, até o momento da apólise.

O Hábitat dos Parasitos

Os cestoides têm por hábitat, na fase adulta, quase exclusivamente o tubo digestivo de seus hospedeiros. Nessa localização podemos distinguir, entretanto, duas situações:

a) a decorrente de estar o parasito mergulhado no conteúdo intestinal, onde se desenvolvem os processos digestivos do hospedeiro. A microecologia do hábitat é extremamente complexa, variável ao longo do tubo digestivo e dependendo do estado funcional do órgão;

b) a relacionada com a insinuação do escólex entre as vilosidades da mucosa e sua aderência a esta, criando, em certos casos, uma interface parasito-hospedeiro completamente distinta da que existe na luz intestinal (Fig. 23.3). É provável que a adaptação a estas circunstâncias influencie até a seleção dos hospedeiros adequados para cada espécie de cestoide.

Nutrição e Metabolismo

A inexistência de um aparelho digestivo faz com que todos os materiais nutritivos devam ser absorvidos pelo tegumento. A absorção dos alimentos é feita de diferentes maneiras, por simples difusão, por transporte ativo, por difusão facilitada e por pinocitose.

Uma condição exigida para que o escólex da larva se evagine, e ocorra o desenvolvimento do *Echinococcus granulosus* adulto, é a presença de O_2 no meio. Ora, se o oxigênio falta na luz intestinal, ele é abundante no fundo das criptas de Lieberkühn, graças à circulação arterial da vizinhança. Por outro lado, o contato direto do escólex com a mucosa parece ser indispensável para que as larvas de *Echinococcus* possam evoluir para verme adulto. Em meios artificiais, se não existir um suporte sólido ou semissólido de natureza proteica, essa evolução faz-se sempre no sentido de vesiculização e formação de uma larva cística (ver adiante).

Reprodução e Ciclo Biológico

Formação e Eclosão dos Ovos. O que chamamos de ovo, no caso de cestoides, é em geral um embrião, que permanece protegido pelos envoltórios ovulares até que possa eclodir no interior do corpo de seu hospedeiro (Fig. 20.4). Enquanto os ovos dos

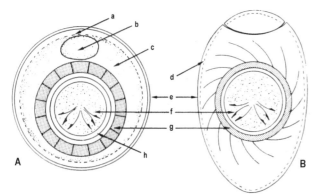

Fig. 20.4 Representação esquemática das estruturas ovulares de um ciclofilídeo (*A*) e de um pseudofilídeo (*B*): **a**, casca externa ou capa; **b**, célula vitelina; **c**, envoltório externo; **d**, membrana vitelina; **e**, cápsula; **f**, oncosfera ou embrião hexacanto; **g**, embrióforo; **h**, membrana da oncosfera. (Segundo Smyth — *The Phisiology of Cestodes*, 1966.)

pseudofilídeos requerem contato com a água para embrionarem, e morrem rapidamente quando dessecados, os de ciclofilídeos são postos já embrionados.

Alguns pseudofilídeos, como *Diphyllobothrium latum*, dependem da luz para a eclosão de seus ovos. Os de ciclofilídeos exigem dois processos: (a) digestão passiva do embrióforo, no aparelho digestivo do hospedeiro; (b) ativação da larva (embrião hexacanto) que, ao se pôr em movimento, rompe a membrana envolvente da oncosfera.

No caso de *Taenia*, o embrióforo quitinoso deve ser digerido pelas enzimas proteolíticas que atuarão sucessivamente sobre o ovo; pepsina e tripsina. Mas isso não é suficiente para ativar o embrião, que exige a presença de bile no meio. O mecanismo de ação da bile é desconhecido.

O embrião que abandona o ovo é tipicamente uma pequena esfera provida de três pares de acúleos, razão pela qual recebeu os nomes de **oncosfera** e de **embrião hexacanto**. Esses acúleos são muito semelhantes em todas as espécies que os apresentam.

Formas Larvárias. Os cestoides costumam ser parasitos heteroxenos. Alguns necessitam de apenas um hospedeiro intermediário e um definitivo (Fig. 1.6); outros exigem dois ou mais hospedeiros intermediários (Fig. 1.7). As formas larvárias que se sucedem durante o ciclo biológico caracterizam-se pelo fato de produzirem um ou mais escólex, que serão as "cabeças" dos futuros vermes adultos.

Existem vários tipos de larvas, dentre os quais destacamos os apresentados por *Diphyllobothrium* (**larvas procercoide** e **plerocercoide**, esquematizadas na Fig. 20.5, *A* e *B*) e os das tênias:

- **cisticercoide**, larva com escólex invaginado e provida de uma cauda com acúleos, mas sem vesícula (Fig. 20.5 *C*);
- **cisticerco**, com vesícula bem desenvolvida e um só escólex invaginado, no interior (Fig. 20.5 *D*);
- **policerco**, contendo vários escólex livres no interior (Fig. 20.5 *E*);
- **estrobilocerco**, cujo colo muito longo não fica invaginado;
- **cenuro**, com numerosos escólex que brotam da parede cística e permanecem invaginados (Fig. 20.5 *F*);
- **hidátide** ou **cisto hidático**, contendo numerosas vesículas originadas por brotamento interno e que, por sua vez, formam os escólex, no seu interior (Fig. 20.5 *G*).

A sucessão das diferentes formas larvárias, no ciclo dos cestoides, está representada esquematicamente nos gráficos da Fig. 20.6, para os ciclofilídeos, e da Fig. 20.7, para os pseudofilídeos.

As formas larvárias produzem vermes adultos quando os **hospedeiros intermediários** parasitados são comidos por seus

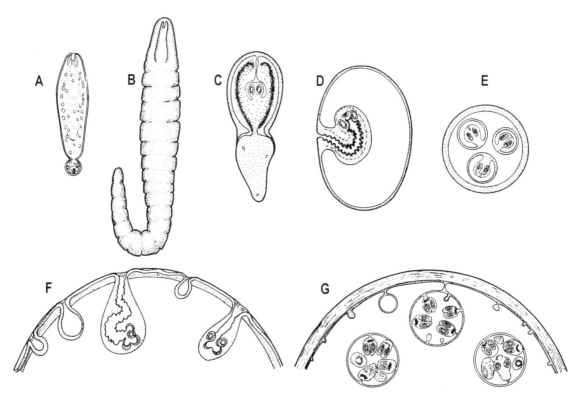

Fig. 20.5 Tipos de larvas encontradas entre os cestoides. *A*, Procercoide. *B*, Plerocercoide. *C*, Cisticercoide. *D*, Cisticerco, com vesícula grande e um só escólex invaginado. *E*, Policerco. *F*, Cenuro, com vários escólex invaginados nascendo da parede cística (desenho incompleto). *G*, Hidátide ou cisto hidático (incompleto), onde os escólex formam-se no interior de vesículas prolígeras.

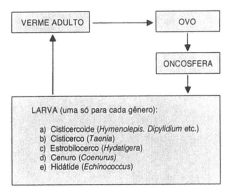

Fig. 20.6 Esquema do ciclo evolutivo dos cestoides da ordem **Cyclophyllidea** (famílias *Taeniidae*, *Hymenolepididae* e *Dilepididae*).

hospedeiros definitivos. Em virtude das particularidades apresentadas pelas diferentes espécies, o ciclo vital será descrito quando as estudarmos individualmente.

HYMENOLEPIS NANA

Este parasito, conhecido como "tênia anã", por suas reduzidas dimensões, pertence à família **Hymenolepididae** (ver Cap. 2, Quadro 2.3), que compreende vermes de tamanho pequeno ou médio, tendo no escólex um **rostro** ou prolongamento retrátil provido geralmente de uma fileira de acúleos. Os membros dessa família caracterizam-se, ainda, por terem pequeno número de testículos em cada proglote (3 ou 4) e as aberturas genitais situadas todas de um mesmo lado do estróbilo.

Uma espécie morfologicamente idêntica à *Hymenolepis nana* do homem é encontrada no rato e no camundongo: é a *H. fraterna*, pouco infectante para o homem.

Morfologia e Fisiologia

O verme adulto mede habitualmente entre 2 e 4 cm, por 1 mm na parte mais larga do estróbilo. O tamanho varia, entretanto, com o número de vermes albergados por um mesmo paciente: quando há um só, ou poucos, chegam a medir 6 a 10 cm; mas nas infecções intensas, quando se contam por centenas ou milhares, não alcançam 1 cm de comprimento.

O crescimento e a produção de proglotes são influenciados pela dieta do hospedeiro, principalmente pela disponibilidade de hidratos de carbono na luz intestinal. A redução do tamanho dos helmintos, em casos de superlotação de parasitos, parece diretamente relacionada à competição por carboidratos.

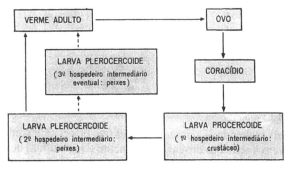

Fig. 20.7 Esquema do ciclo evolutivo dos cestoides da ordem **Pseudophyllidea**.

O escólex é dotado de acúleos, dispostos em um círculo único, em torno do rostro, que lembram os de *T. solium*, mas com dimensões bem menores (Fig. 20.8 *B*). A presença dos acúleos permite distinguir facilmente *H. nana* de *H. diminuta*, outro parasito do rato (algumas vezes encontrado no homem), que é desprovido deles. A região do colo é relativamente comprida e chega a formar 200 proglotes, sempre muito mais largas que longas (Fig. 20.8 *A* e *H*).

Nos anéis maduros, os três testículos dispõem-se transversalmente, em linha, vendo-se entre eles o ovário e a glândula vitelina. Nos anéis grávidos, o útero de forma sacular encontra-se abarrotado de ovos. Ao desprenderem-se do estróbilo, por apólise, essas proglotes rompem-se e se desintegram, ainda no intestino, libertando os ovos que saem para o exterior de mistura com as fezes do paciente.

Ciclo Vital

Nas fezes das pessoas parasitadas, os ovos são abundantes. Têm forma oval ou arredondada e medem 40 a 50 μm de diâmetro. Quando expulsos, eles contêm um embrião completamente formado, que é uma oncosfera típica, com seus três pares de acúleos, estando envolvida por duas cascas refringentes (Fig. 20.8 *E*). Entre as cascas, há um espaço amplo ocupado parcialmente por material granuloso, em geral aderido à superfície interna do envoltório externo. A casca interna forma duas saliências mamelonares, em polos opostos, de cada uma das quais sai um tufo de filamentos sinuosos. A presença de filamentos permite distinguir os ovos de *H. nana* dos de *H. diminuta* que, além de maiores, não possuem estruturas filamentosas (Fig. 20.8 *F*).

O ciclo é normalmente monoxeno, com transmissão de homem a homem por autoinfecção interna ou externa. Quando os ovos são ingeridos por um novo hospedeiro, dá-se a eclosão e libertação da larva que, utilizando os movimentos dos acúleos e a ação lítica das glândulas de penetração, invade a mucosa intestinal e localiza-se na espessura das vilosidades do jejuno. Aí, transforma-se ao fim de quatro dias em cisticercoide (Fig. 20.5 *C*).

Dez a doze dias depois, o cisticercoide abandona os tecidos da mucosa e migra para o íleo, onde o escólex, agora evaginado, fixa-se à parede intestinal. Em seu hábitat definitivo, cresce, começa a produzir proglotes e atinge a maturidade sexual. O ciclo, do ovo a ovo, completa-se em um mês. Porém, a vida média do verme adulto dura apenas poucos meses.

As referências encontradas na literatura, sobre parasitismo humano prolongando-se por vários anos, devem estar relacionadas com processos de reinfecção. Casos de parasitismo por número considerável de helmintos (já foram registrados alguns com 2 mil, 4 mil e 7 mil vermes) sugerem também a eventualidade de autoinfecção. Esta pode ocorrer de duas maneiras:

a) ou por um mecanismo de reinfecção externo, quando as crianças induzidas a coçarem-se (devido ao prurido anal) viessem, depois, a ingerir os ovos que se haviam acumulado sob as unhas, ao levar a mão à boca ou ao chupar o dedo;

b) ou seria devida a uma reinfecção interna, quando os ovos de *H. nana*, libertados na luz do intestino, chegassem a eclodir aí sem sair para o meio exterior.

Relações Parasito-Hospedeiro

Infectividade e Resistência. A incidência de *H. nana* é muito maior nas crianças que nos adultos, sugerindo que, a partir da puberdade, aumente a resistência à infecção. Por outro lado, a

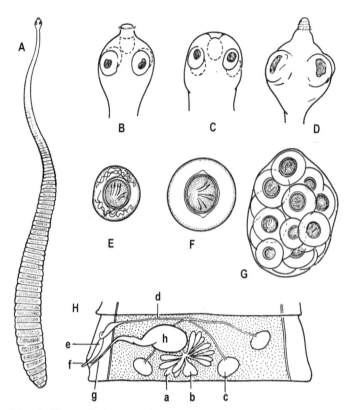

Fig. 20.8 *A*, Desenho de exemplar adulto de *Hymenolepis nana* cujo tamanho varia entre 2 e 10 cm de comprimento. *B*, escólex de *H. nana*. *C*, escólex de *H. diminuta*. *D*, escólex de *Dipylidium caninum*. *E*, ovo de *H. nana*, com seus filamentos polares na casca interna, *F*, ovo de *H. diminuta* sem filamentos polares. *G*, saco ovígero de *Dipylidium*. *H*, representação esquemática de uma proglote madura de *Hymenolepis*: **a**, ovário; **b**, glândula vitelina; **c**, testículo; **d**, canal deferente; **e**, bolsa do cirro; **f**, poro genital; **g**, vagina; **h**, receptáculo seminal.

presença dos helmintos acompanha-se do aparecimento de anticorpos no soro. A imunidade resulta da invasão da mucosa intestinal pelas oncosferas e do desenvolvimento aí dos cisticercoides, e dura até 4 ou 5 meses depois de eliminados os vermes.

Experiências com animais de laboratório mostraram que a primeira infecção feita mediante administração de ovos (oncosferas) já assegura alguma proteção contra uma nova infecção de desafio (também com oncosferas), apenas decorridas 9 horas da primeira. Após 24 horas, a proteção é absoluta. Mas ela é ineficaz se o desafio for feito com cisticercoides, que evoluem na luz intestinal diretamente para vermes adultos sem invadir a mucosa.

Se a infecção inicial for realizada com cisticercoides, o hospedeiro não produzirá anticorpos, o que demonstra a importância do parasitismo tecidual para a sensibilização do organismo hospedeiro. A imunidade desenvolvida parece atuar impedindo, primeiro, a penetração ou a implantação das oncosferas na mucosa e, segundo, isolando e destruindo os cisticercoides que conseguiram implantar-se aí.

Patologia e Sintomatologia. Nas infecções com pequeno número de parasitos não se observam manifestações clínicas. Mas quando a população helmíntica cresce, surgem alterações locais da mucosa que pode apresentar-se congesta, com infiltração linfocitária e pequenas ulcerações. No sangue costuma haver eosinofilia de intensidade variável (4 a 15%).

Os sintomas clínicos são mais frequentes em crianças com menos de dez anos, compreendendo manifestações gastrintestinais, anorexia, perda de peso, inquietação e prurido. Nos casos mais graves pode produzir-se um estado toxêmico, com dor abdominal, diarreia, vômitos, cefaleia, tonturas, insônia, convulsões e crises epileptiformes. Tais manifestações desaparecem com a eliminação dos parasitos.

Diagnóstico e Tratamento. O encontro de ovos de *H. nana* nas fezes constitui o método usual de diagnóstico. Quando negativo, o exame deve ser repetido outras vezes, pois a eliminação de ovos pode ser irregular.

Para o tratamento recomenda-se o **praziquantel**, em dose única de 25 mg por quilograma de peso do paciente. Mas os cisticercoides que se encontram eventualmente na espessura da mucosa não são afetados pelo medicamento, recomenda-se repeti-lo mais uma ou duas vezes, com intervalo de duas semanas.

A **niclosamida** (clorossaliclamida) também é eficaz na dose única de 2 gramas (independentemente do peso), devendo os comprimidos ser mastigados e ingeridos com pouca água, em jejum.

Talvez devido às reinfecções e ao fato dos cisticercoides escaparem à ação das drogas, o tratamento é mais difícil que o de outras teníases e mais sujeito a fracassos. A cura deve ser comprovada com exames coprológicos repetidos algumas vezes, durante vários meses.

Para assegurar seu êxito, as crianças devem submeter-se a cuidados higiênicos severos, ou seja: rigoroso asseio após defecar; manter as unhas curtas; não roê-las e lavar as mãos com escova. É importante fazer o tratamento concomitante de outras pessoas infectadas, no mesmo domicílio ou instituição (creche, orfanato etc.).

Epidemiologia e Controle

Distribuição Geográfica e Prevalência. O parasitismo por *H. nana* é cosmopolita, sendo entretanto mais frequente nas regiões de clima temperado ou subtropical do sul da Europa, norte da África, vários países do Médio Oriente, Índia e América Latina. Taxas de parasitismo altas foram encontradas em crianças da Argentina, Chile, Brasil, Equador, Nicarágua e México. No Brasil, os estados do sul são os que têm prevalências mais elevadas. *H. nana* incide mais nas cidades do que nas zonas rurais.

Nas crianças a incidência aumenta dos 2 aos 8 anos, para declinar depois e tornar-se rara nas pessoas com mais de 15 anos.

Mecanismo de Transmissão. As pessoas parecem ser, praticamente, as únicas fontes de infecção, pois as variedades encontradas no rato e no camundongo não se adaptam a elas, senão com dificuldade.

Os ovos sobrevivem pouco tempo no meio exterior, devendo ser ingeridos dentro de dez dias após a sua eliminação. Por isso a prevalência da himenolepíase é maior em populações densas (zonas urbanas) e em coletividades numerosas, como asilos, orfanatos e escolas. A transmissão inter-humana é facilitada pela promiscuidade e pelos maus hábitos higiênicos, entrando essa parasitose no rol das **doenças de mãos sujas**.

Vimos que a autoinfecção, externa ou interna, deve contribuir para o estabelecimento de elevado grau de parasitismo e criar fontes de infecção importantes para a população suscetível exposta ao risco de contágio (crianças jovens, principalmente).

Em condições experimentais, demonstrou-se que um hospedeiro intermediário (artrópode) pode vir a ser incluído, tanto no ciclo da *Hymenolepis nana* como no da *H. fraterna*, permitindo sua evolução até a fase de cisticercoide.

Vários artrópodes coprófagos, como as larvas de pulgas do rato, do cão e do homem, podem infectar-se ingerindo ovos do helminto. Também o gorgulho de cereais (espécies do gênero *Tenebrio*) assegura o desenvolvimento do cisticercoide.

Quando os insetos são ingeridos por camundongos ou ratos (e acidentalmente pelo homem) os cisticercoides completam sua evolução até vermes adultos na luz do intestino.

Convém assinalar que, nessas condições, o hospedeiro vertebrado não desenvolve imunidade, podendo adquirir em seguida grande número de parasitos por autoinfecção interna. A administração experimental de um único cisticercoide a camundongos permitiu que se recuperassem 1.500 a 2.000 pequenos helmintos adultos, na necrópsia feita 30 a 35 dias depois.

A infecção humana maciça poderia começar com uns poucos cisticercoides encontrados em pequenos coleópteros do gênero *Tribollium*, que vivem na farinha.

Controle. As medidas preventivas a serem desenvolvidas, especialmente quando há grande concentração de crianças, visam assegurar o mais alto nível de asseio do domicílio e de higiene individual. A destacar aquelas que impeçam a contaminação fecal das mãos, alimentos e água.

O tratamento coletivo deve ser instituído e repetido cada duas semanas, para reduzir drasticamente as fontes de infecção.

Outras medidas úteis são o combate aos roedores e a proteção dos alimentos que, por outro lado, devem ser de boa qualidade para não correrem o risco de estar bichados. O bom estado nutricional das crianças é importante para aumentar sua resistência imunológica.

HYMENOLEPIS DIMINUTA

Este cestoide (ou **tênia do rato**) apresenta distribuição mundial e infecta com frequência ratos e camundongos. Sua importância médica é quase nula; porém, a literatura científica sobre sua biologia e sua imunologia é vastíssima, por constituir excelente modelo laboratorial para o estudo dos cestoides e das relações parasito-hospedeiro.

O verme adulto mede 10 a 60 cm de comprimento e possui um escólex pequeno, com 4 ventosas, mas desprovido de acúleos (Fig. 20.8 *C*). Sua morfologia é semelhante à de *H. nana*, exceto por ter dimensões muito maiores que esta (Fig. 20.8 *A*).

Os ovos (medindo 70 a 80 μm de diâmetro) são maiores que os de *H. nana*, aproximadamente esféricos e providos de dupla casca. A interna, ainda que apresente mamelões polares como *H. nana*, mão tem filamentos dispostos no espaço entre as cascas (Fig. 20.8 *F*)

O ciclo evolutivo é sempre heteroxeno, ocorrendo a evolução larvária na cavidade geral de insetos ou miriápodes. Numerosas espécies podem funcionar como hospedeiros intermediários, inclusive larvas de pulgas, larvas e adultos de coleópteros, de lepidópteros e de ortópteros, ninfas e adultos de baratas etc.

Os ovos eclodem no intestino do artrópode e a oncosfera invade a hemolinfa, onde se forma o **cisticercoide**. Quando o artrópode infectado é comido pelo hospedeiro definitivo, o escólex se evagina, fixa-se à mucosa intestinal e cresce para formar o verme adulto. Poucos espécimes do helminto costumam parasitar o mesmo hospedeiro, quer seja ele o rato ou o homem. Mas a longevidade parece maior que a de *H. nana*.

O parasitismo humano por *H. diminuta* é raro. Apenas na Guatemala constatou-se a incidência de 1% em um inquérito coprológico. As pessoas infectam-se ao ingerir, acidentalmente, os insetos parasitados que se encontrem em alimentos contaminados. O parasitismo humano é assintomático ou com sintomas leves. Em crianças há, com frequência, diarreias.

Pouco adaptada ao organismo humano, a *H. diminuta* pode ser expulsa com um simples purgativo ou com qualquer tenífugo ou tenicida (ver Cap. 21). A profilaxia requer a proteção dos alimentos (particularmente dos cereais) contra ratos, camundongos e insetos. Os alimentos bem cozidos e conservados em perfeitas condições higiênicas não oferecem risco.

DIPYLIDIUM CANINUM

Cestoide de tamanho médio que mede 20 a 40 cm de comprimento (mas podendo chegar até 70 cm), tem por hospedeiros definitivos o cão, o gato, além de outros canídeos e felídeos selvagens.

O escólex de forma romboide possui um rostro retrátil armado com pequenos acúleos dispostos em vários círculos paralelos (Fig. 20.8 *D*), que aumentam com a idade do helminto. Ao colo curto seguem-se 60 a 180 proglotes, de tonalidade levemente avermelhada.

As proglotes maduras e grávidas são mais longas que largas, elípticas ou romboidais, caracterizando-se por possuírem um equipamento duplo de órgãos genitais hermafroditas, com disposição simétrica. Os dois poros genitais e respectivos órgãos copuladores abrem-se na parte média das margens direita e esquerda de cada anel. Um grande número de testículos (cerca de 200) dispõe-se entre as malhas da rede uterina que, nas proglotes grávidas, fragmenta-se em pequenos sacos cheios de ovos.

São esses sacos ovíferos, envolvendo um aglomerado de 3 a 30 pequenos ovos semelhantes aos da tênia (mas sem estriação na casca), os que aparecem nas fezes dos animais e dos pacientes infectados (Fig. 20.8 *G*).

Mas, em geral, as proglotes são eliminadas inteiras, misturadas com as fezes, ou depois de migrarem e transporem ativamente o orifício anal. No meio externo elas se desintegram, deixando livres os sacos ovíferos.

Pouco resistentes à dessecação, os ovos devem ser ingeridos por larvas de pulgas ou pelo piolho do cão para eclodirem e formarem os cisticercoides. Quando adultas, as pulgas já contêm os cisticercoides infectantes e, se os insetos forem ingeridos pelo cão ou outro hospedeiro vertebrado, completa-se o ciclo parasitário com o desenvolvimento completo dos vermes em seu hábitat definitivo, o intestino delgado.

Como a infecção humana resulta da ingestão acidental de pulgas parasitadas, raramente produz mais que uns poucos vermes e, por isso, não aparecem manifestações clínicas. Em crianças podem surgir desconforto ou dores abdominais, com diarreia, prurido anal e irritabilidade nervosa.

O diagnóstico faz-se mediante o exame das fezes, onde aparecerão as cápsulas ovíferas, ou pelo exame das proglotes típicas eliminadas pelos pacientes (lembrando sementes de melão). O tratamento é o mesmo que para as outras teníases (ver Cap. 21).

O parasitismo dos cães por *Dipylidium* é frequente, pois atinge cerca de 50% dos animais, em Cuba e EUA, e mais de 80% dos cães e gatos no México.

Os casos humanos registrados são escassos (poucas centenas em todo o mundo), a maioria dos quais na Europa e nos EUA. Na América Latina foram assinalados alguns casos no Chile, Argentina, Uruguai, Guatemala e México, geralmente em crianças de baixa idade (pré-escolares e lactentes).

É o contato íntimo com os animais domésticos e, portanto, com seus ectoparasitos que predispõe à infecção. Atribui-se a raridade dos casos a uma resistência natural da espécie humana à tênia do cão.

O tratamento dos cães e gatos, assim como o combate a suas pulgas, constituem as medidas profiláticas cabíveis, quando não se puder evitar esses animais junto às crianças.

DIPHYLLOBOTHRIUM LATUM

O gênero *Diphyllobothrium* pertence à ordem **Pseudophyllidea** e contém parasitos habituais ou ocasionais do homem e de outros animais. O mais frequente é *D. latum*, conhecido também como botriocéfalo ou tênia do peixe, que por suas dimensões pode ser considerado o maior cestoide parasito do homem (Fig. 20.9).

A doença por ele causada é a **difilobotríase** ou botriocefalíase, que além das manifestações comuns às outras teníases pode complicar-se com o aparecimento de anemia do tipo pernicioso.

O homem, eventualmente, infecta-se com as formas larvárias deste e de outros pseudofilídeos, vindo a sofrer de uma parasitose denominada **esparganose**.

D. latum, originário das regiões europeias ao norte dos Alpes, onde é conhecido desde épocas remotas, propagou-se para a Ásia e a América do Norte e, depois, para as regiões andinas do Chile e da Argentina.

Mas alguns casos autóctones do Peru e do Chile, atribuídos de início a *D. latum*, foram depois reconhecidos como devidos a uma outra espécie, *Diphyllobothrium pacificum*, cestoide que na fase adulta é parasito de focas e de otárias (que são mamíferos carnívoros, pinípedes), devendo-se a infecção humana ao consumo de peixes marinhos crus na costa daqueles países.

Morfologia e Fisiologia

As dimensões de *D. latum* variam geralmente entre 3 e 10 metros de comprimento (mas podendo chegar a 15 m), contando o estróbilo com 3.000 a 4.000 proglotes. Os anéis maiores medem 2 a 4 mm de comprimento por 10 a 20 mm de largura. Algumas vezes chegam a ser tão longos quanto largos.

O escólex, em forma de amêndoa e medindo 2 ou 3 mm de comprimento, não apresenta ventosas nem acúleos, mas somente duas fendas longitudinais e profundas, as **pseudobotrídias** ou bótrias, com musculatura pouco desenvolvida (Fig. 20.9 *A*). Um colo delgado e longo intercala-se entre o escólex e o estróbilo. As primeiras proglotes são imaturas, mas fazem logo transição para os segmentos maduros e grávidos que ocupam os 4/5 posteriores do helminto. Não há apólise, permanecendo todas as proglotes formadas unidas ao estróbilo, exceto nos casos de uma ruptura mecânica.

Em cada proglote, os testículos constituem pequenas massas localizadas nas regiões dorso-laterais (Fig. 20.9 *B*). As glândulas vitelinas formam outras massas de tamanho aproximadamente igual, situadas nas áreas ventro-laterais. Na região mediana, encontram-se: o ovário bilobado e simétrico, o oviduto, o oótipo e a vagina, bem como o útero muito sinuoso. Este, quando cheio de ovos, lembra a figura de uma roseta amarelada ou castanho-clara. A vagina e o órgão copulador masculino (cirro) abrem-se em um átrio genital situado ventralmente sobre a linha média. O útero possui orifício próprio para a oviposição, o **tocóstomo**. A longevidade dos vermes adultos é superior, em certos casos, a 20 anos; mas as proglotes que cessaram sua atividade reprodutora atrofiam-se e desintegram-se.

Os ovos aparecem nas fezes em grande número, pois o estróbilo completo de *D. latum* elimina cerca de um milhão deles diariamente. Esses ovos são elípticos, envolvidos por uma só casca ligeiramente espessa e com opérculo em um dos polos. No extremo oposto costuma haver um pequeno tubérculo. Lembram pelo aspecto os ovos de trematódeos e ainda não estão embrionados quando expulsos. Dimensões médias, em torno de 60 por 45 μm.

D. pacificum tem bótrias oblíquas, colo mais longo e mais espesso que o de *D. latum*, assim como ovos menores.

Ciclo Biológico

Quando os ovos são postos em contato com água limpa e bem arejada, começam a embrionar e produzem, em dez dias ou mais, uma larva esférica, provida de três pares de acúleos e revestida por um epitélio ciliado. Essa larva é o **coracídio**. Em condições favoráveis, o coracídio eclode no decurso da segunda semana de evolução e põe-se a nadar, devendo ser ingerido por seu primeiro hospedeiro intermediário dentro de algumas horas para que a larva não perca sua capacidade infectante (Fig. 20.9 *C*).

Os hospedeiros, nessa fase, são pequenos artrópodes dos gêneros *Cyclops* e *Diaptomus* em cujo intestino o coracídio perde o revestimento ciliado e, usando seus três pares de acúleos, ganha acesso à cavidade geral. Forma-se aí uma larva sólida e alongada, com um apêndice caudal onde ficam situados os acúleos que trazia o coracídio: é a larva **procercoide** (Fig. 20.5 *A*), que necessita 10 a 20 dias no interior do artrópode para estruturar-se. Ela chega a medir 0,5 mm de comprimento.

O desenvolvimento detém-se, então, até que o copépode seja comido, por sua vez, por um peixe (segundo hospedeiro intermediário). No caso de *D. latum*, várias espécies de peixes de água doce podem servir de hospedeiro (ver adiante). No intestino deles, a larva procercoide atravessa a mucosa e invade os músculos, as vísceras ou o tecido conjuntivo de qualquer órgão, onde sofrerá nova transformação morfológica e fisiológica, para constituir, ao fim de uma semana ou um mês, um organismo vermiforme, 2 a 4 vezes maior: a **larva plerocercoide** ou **espargano** (Fig. 20.5 *B*).

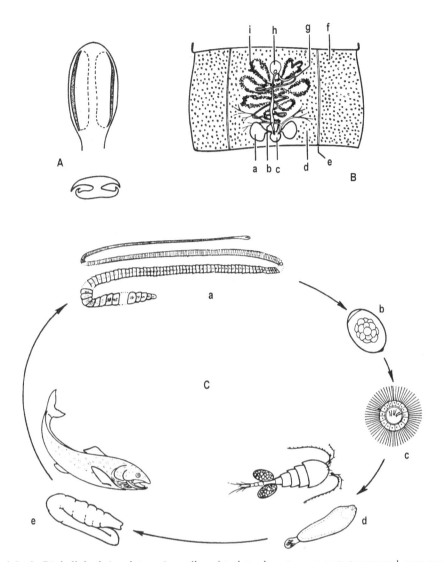

Fig. 20.9 Organização e ciclo de *Diphyllobothrium latum*. A, escólex visto lateralmente e em corte transversal, para mostrar as pseudobotrídias. B, proglote madura, onde se vê: **a**, ovário; **b**, vagina; **c**, oótipo; **d**, glândulas vitelinas; **e**, canal osmorregulador; **f**, testículos; **g**, canal deferente; **h**, átrio genital; **i**, útero. C, ciclo evolutivo compreendendo: **a**, verme adulto; **b**, ovo; **c**, coracídio; **d**, larva procercoide, que se desenvolve no interior de um pequeno crustáceo (*Cyclops*); **e**, larva plerocercoide ou espargano, encontrada em peixes ou em outros hospedeiros vertebrados eventuais. Os esparganos de *D. latum*, quando ingeridos com a carne, transformam-se em vermes adultos no intestino do homem. Por conveniência do desenho, as diversas fases do parasito e de seus hospedeiros não estão representadas na mesma escala.

Esta larva também é maciça, mas já não possui o apêndice com acúleos. Sua extremidade anterior, mais calibrosa, traz invaginado o futuro escólex. Ao fim de uns três meses, tendo crescido até cerca de 3 a 5 cm, desenvolve a capacidade de transformar-se em verme adulto, se alcançar o tubo digestivo do hospedeiro definitivo: homem ou certos mamíferos carnívoros que se alimentam de peixes.

Se um peixe carnívoro comer outro peixe, portador de larvas plerocercoides, estas vão migrar para os tecidos do novo hospedeiro, sem transformar-se. Os peixes predadores vão assim acumulando esparganos, na medida em que ingerem peixes menores infectados, aumentando sua carga de vermes com a idade e o tamanho. A longevidade das larvas é de anos.

No homem, o verme adulto localiza-se, de preferência, no jejuno, menos vezes no íleo ou no duodeno. O crescimento é rápido, sendo estimado em 30 proglotes novas por dia, até que alcance a maturidade, ao fim de umas três semanas. Depois de um mês, a tênia já mede 1,5 m de comprimento. Ela pode viver de 10 a 30 anos.

Infectividade e Resistência

A infecção humana é devida ao consumo de peixe cru que contenha esparganos. Costuma haver um só espécime em cada paciente, algumas vezes dois ou três e raramente mais. Quando o número aumenta, os helmintos apresentam menor tamanho.

No homem a imunidade é temporária. Dois terços das pessoas tratadas, e que permanecem em áreas endêmicas, reinfectam-se dentro de três anos. No soro de pacientes com difilobotríase demonstra-se a presença de anticorpos precipitantes e fixadores de complemento, grupo-específicos para cestoides.

Patologia e Sintomatologia

Há pacientes que nada sentem em consequência do parasitismo por *D. latum*; outros têm sintomatologia semelhante à produzida por *Taenia*. Em cerca de metade dos casos, queixam-se de dor epigástrica (tipo "dor de fome") ou de

210 BASES DA PARASITOLOGIA MÉDICA

anorexia, náuseas e vômitos. Muitas vezes há perda de peso e enfraquecimento.

O quadro clínico pode simular o da úlcera péptica, da colelitíase, da ileíte ou de uma apendicite. Além dos transtornos digestivos, podem estar presentes manifestações gerais de caráter neurológico (do sistema nervoso central ou periférico), tóxico ou obstrutivo.

Uma das complicações peculiares a essa helmintíase é o desenvolvimento de anemia de tipo pernicioso. No entanto, sua incidência entre portadores de *D. latum* é baixa (0,01 a 2,0%), tendo sido as taxas maiores observadas na Europa durante a guerra, quando os alimentos eram escassos. Na maioria dos casos, a anemia hipercrômica é benigna ou quase normocrômica, e se cura com a expulsão do verme.

Diphyllobothrium tem a capacidade de absorver intensamente a vitamina B_{12} (cianocobalamina). O desenvolvimento da **anemia hipercrômica macrocítica**, na difilobotríase, decorre da competição entre o helminto e o organismo do paciente pela vitamina B_{12} e da perturbação do mecanismo de absorção humana desse fator antianêmico.

Nos casos peruanos, devidos a *Diphyllobothrium pacificum*, a sintomatologia era em geral benigna ou totalmente ausente. Nervosismo, dor abdominal ligeira, flatulência, palidez e perda de peso foram as queixas predominantes. Por vezes, havia anemia discreta e eosinofilia.

Diagnóstico e Tratamento

O diagnóstico baseia-se, em geral, no encontro de ovos operculados de tamanho médio e não embrionados (sem embrião hexacanto, portanto), ao exame coproscópico. Eventualmente, no exame das proglotes eliminadas.

O tratamento é feito com **praziquantel** ou com **niclosamida**, da mesma forma que nas infecções por *Taenia solium* ou *T. saginata* (ver Cap. 21). Nos casos graves, com 500.000 a 2.000.000 de hemácias por mm³, além do tratamento antiparasitário, é necessário administrar ao paciente vitamina B_{12} para restabelecer a normalidade sanguínea.

Epidemiologia e Controle

O meio ecológico de onde procedem as infecções por *D. latum* é constituído por rios e lagos de água doce, em países de clima frio ou temperado, onde as águas são ricas em peixes e crustáceos.

Em 1973, ainda se estimava que o número total de portadores dessa teníase oscilava em torno de 9 milhões, dos quais 5 milhões na Europa. A prevalência é elevada nos Países Bálticos, de onde o parasitismo estendeu-se a numerosas outras regiões com a mesma paisagem epidemiológica, graças à migração de pacientes portadores do cestoide. Nos lagos andinos da Argentina e do Chile, foi o povoamento artificial com peixes salmonídeos (salmão, truta etc.) procedentes do hemisfério norte que contribuiu para a implantação de novos focos.

Outro fator importante para a ocorrência de casos é o hábito de comer peixes crus, ou insuficientemente cozidos. Peixe a escabeche ou "cebiche" (prato em que entram porções de peixe, sem passar pela cocção) facilitam a infecção humana nas áreas onde circulam *D. latum* ou *D. pacificum*. O transporte de peixe para consumo em regiões distantes permite, hoje, que surjam casos em áreas não-endêmicas.

A poluição das águas com dejetos humanos, principalmente quando os efluentes de esgotos são lançados sem tratamento adequado em rios e lagos, assegura a contaminação dos pequenos artrópodes copépodes, dos gêneros *Cyclops* e *Diaptomus*, que fazem parte do plâncton e constituem alimento para os peixes.

Os hospedeiros da segunda fase larvária (plerocercoide ou espargano), no caso de *D. latum*, em geral são peixes de água doce dos lagos e rios de montanha, como o salmão, a truta, o lúcio, a perca, a enguia e outros.

Entre os hospedeiros definitivos destacam-se o homem, o cão e o gato; mas nestes dois últimos a duração do parasitismo é relativamente curta. Animais selvagens, como os ursos, que incluem peixes em sua alimentação, são também reservatórios de *D. latum*.

No caso de *D. pacificum*, os hospedeiros definitivos são mamíferos marinhos da família **Otariidae** (otárias, focas etc.). O homem é, apenas, um hospedeiro ocasional e não participa do ciclo que assegura a existência dessa teníase.

A incidência de *D. latum*, na população humana, vem diminuindo rapidamente nas últimas décadas. Para o controle, conta-se atualmente com medicamentos eficientes, para reduzir as fontes de infecção humana, e outras medidas preventivas. Entre estas, destacam-se:

- a necessidade de cozer bem a carne de peixe e evitar os pratos onde ela é utilizada sem cocção;
- dar destino higiênico aos excretos humanos e tratamento adequado aos esgotos, antes de seu lançamento em rios ou lagos;
- assegurar a inspeção sanitária do pescado e a condenação dos peixes que apresentarem esparganose;
- desenvolver programas de educação sanitária.

Os produtos frigorificados oferecem segurança, pois as larvas plerocercoides não resistem à congelação.

21

As Teníases

OS PARASITOS
    Morfologia das tênias do homem
    Fisiologia dos vermes adultos
    Reprodução e ciclo vital
RELAÇÕES PARASITO-HOSPEDEIRO
    Infecção e imunidade
    Patologia e clínica
    Diagnóstico das teníases
    Tratamento e controle de cura

ECOLOGIA E EPIDEMIOLOGIA DAS TENÍASES
    Distribuição geográfica e prevalência
    Transmissão da Taenia saginata
    Transmissão da Taenia solium
    Dinâmica da transmissão
CONTROLE DAS TENÍASES
    Inquéritos epidemiológicos
    Planejamento e controle

Taenia solium e *Taenia saginata* são parasitos que na fase adulta têm o homem por único hospedeiro normal. A doença que produzem é a **teníase**, que apresenta o mesmo quadro, qualquer que seja a espécie de tênia em causa. O termo popular "solitária" refere-se a ambas. Na fase larvária, *T. solium* parasita obrigatoriamente o porco e *T. saginata* os bovídeos, sendo portanto parasitos estenoxenos em todas as fases do ciclo biológico.

Este depende inteiramente das relações entre o homem e o porco, ou entre o homem e o gado, razão pela qual pode-se prever que, com medidas adequadas, é possível controlar ambas as zoonoses.

OS PARASITOS

Morfologia das Tênias do Homem

São vermes grandes, em forma de fita, medindo habitualmente a *T. solium* 1,5 a 4 metros de comprimento e a *T. saginata* 4 a 12 metros. A largura do corpo cresce de um extremo ao outro, como se fora um triângulo muito estreito e muito longo (Fig. 21.1 *A*). A cor é geralmente branca, de aspecto leitoso, outras vezes levemente amarelada ou rosada devido a substâncias absorvidas pelo verme no intestino. A superfície é lisa, brilhante, eventualmente enrugada pelas contrações musculares. Goteiras transversais marcam os limites entre as proglotes.

Escólex. No caso de *T. solium*, é ovoide ou piriforme e de reduzidas dimensões (0,6 a 1 mm de diâmetro), com quatro ventosas e dupla coroa de acúleos inseridos em um rostro situado entre as ventosas. Os acúleos são em número de 25 a 50, e cada um tem a forma de foice (Figs. 21.4 *A*, *B* e 21.5).

Quatro ventosas estão presentes também no escólex de *T. saginata* (Figs. 21.1 *B* e 21.2), que é um pouco maior (1,5 a 2 mm de diâmetro). Faltam-lhe porém os acúleos, razão pela qual este parasito é também conhecido como tênia inerme e isso constitui um dos mais importantes caracteres distintivos entre ele e *T. solium* (Fig. 21.4 *A*).

Corpo ou Estróbilo. As **proglotes jovens** são mais largas que longas e, junto ao colo, não mostram qualquer indício do futuro aparelho genital.

Os anéis um pouco mais afastados já exibem os esboços do aparelho reprodutor. Inicialmente, dois cordões compactos de células: o primeiro, de direção anteroposterior e mediano, irá formar o útero; o segundo, aproximadamente transversal, dirige-se do centro do anel até uma das margens.

Esse cordão cinde-se depois em dois que irão dar, um, a vagina, outro, o canal deferente, o cirro etc.

A cerca de um metro da extremidade delgada, já se encontram as proglotes inteiramente formadas e sexualmente maduras. Elas têm, aproximadamente, largura e comprimento iguais (Fig. 21.1 *C*).

Apesar do hermafroditismo, o desenvolvimento dos **órgãos genitais masculinos** é mais rápido que o dos femininos, havendo, pois, protandria. As massas testiculares, pequenas e numerosas, encontram-se disseminadas no seio do parênquima medular. Na *T. solium*, seu número varia de 150 a 200, enquanto em *T. sagi-*

nata vai de 300 a 400. De cada testículo, parte um canal eferente que converge com os demais para formar um deferente único e bastante entortilhado. Este transforma-se depois em um órgão copulador, o **cirro**, envolvido pela **bolsa do cirro**.

Os **órgãos femininos** compreendem: (a) um ovário bilobado, formado por túbulos muito ramificados, e situado próximo à margem distal da proglote; (b) uma glândula vitelina, também ramificada, em forma de triângulo achatado, e posterior ao ovário; (c) um tubo uterino mediano.

Do ovário parte um oviduto que se continua com o útero. Em seu trajeto, o oviduto recebe o canal da glândula vitelina e o canal seminal, continuação da vagina. Esta abre-se no poro genital, junto à bolsa do cirro. Uma porção do oviduto, envolvida por glândulas unicelulares que participam da elaboração da casca ovular, é conhecida como **oótipo**. O átrio genital localiza-se ora de um lado ora do outro do estróbilo, de forma irregularmente alternada.

Alguns detalhes estruturais permitem distinguir a *T. solium* da *T. saginata*, quando se examina uma proglote madura (ver Quadro 21.1).

Na medida em que as proglotes vão-se afastando do escólex e passando a **proglotes grávidas**, verifica-se que os testículos, em primeiro lugar, e depois os ovários, sofrem um processo regressivo, ao mesmo tempo que o útero se hipertrofia, ramifica-se cada vez mais e enche-se de ovos.

As ramificações uterinas são pouco numerosas em *T. solium* (7 a 16 de cada lado da haste central), com forma muito irregular e aspecto dendrítico (Fig. 21.4 *D*). Em *T. saginata* elas são de tipo dicotômico e em número de 15 a 30 de cada lado (Fig. 21.1 *D*).

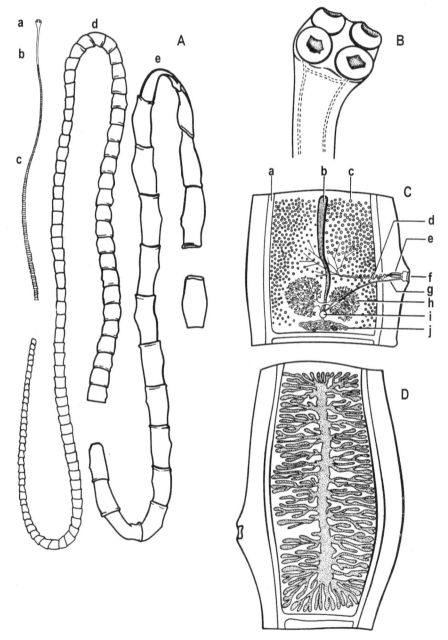

Fig. 21.1 *Taenia saginata* (representação esquemática). *A*, Segmentos do estróbilo onde se vê: **a**, escólex; **b**, colo; **c**, proglotes jovens; **d**, proglotes maduras; **e**, proglotes grávidas, a última das quais se desprende por apólise. *B*, Escólex com suas quatro ventosas. *C*, Organização de uma proglote madura: **a**, canal osmorregulador; **b**, útero; **c**, testículos; **d**, canal deferente; **e**, bolsa do cirro; **f**, poro genital; **g**, vagina; **h**, ovário; **i**, oótipo; **j**, glândula vitelina. *D*, Proglote grávida, com suas ramificações uterinas numerosas e dicotômicas.

As proglotes grávidas são bem mais longas que largas, chegando o comprimento a ser três ou quatro vezes maior que a largura, em *T. saginata*. Porém, mudam constantemente de forma, devido aos movimentos de extensão e encurtamento, constrição e relaxamento, ou mesmo de reptação, quando isoladas do estróbilo.

Fisiologia dos Vermes Adultos

Movimentação. Devido à disposição dos feixes musculares, os movimentos das tênias adultas consistem em ondas alternadas de contração e expansão, de intensidade desigual ao longo do corpo, mais acentuadas na região do colo, onde a atividade metabólica é mais intensa.

O resultado de tais contrações, que intermitentemente encurtam o comprimento do estróbilo, é permitir ao verme resistir aos movimentos peristálticos do intestino e à corrente líquida da luz intestinal, que tenderiam a expulsá-lo. E, talvez, assegurar melhor contato da superfície helmíntica com os materiais nutritivos.

Crescimento e Apólise. *T. saginata* aumenta 9 a 12 proglotes por dia, que vão amadurecendo lenta e regularmente desde a região do colo até a extremidade posterior, onde estão os anéis grávidos, repletos de ovos. Nessa espécie, o estróbilo compreende 1.000 a 2.000 proglotes, enquanto na *T. solium* elas são 700 a 900.

O desenvolvimento completo é atingido após uns três meses. As proglotes começam, então, a desprender-se do estróbilo, por ruptura (apólise) ao longo dos sulcos que marcam os limites entre elas, e aparecem nas fezes. De 8 a 9 proglotes desprendem-se diariamente da cadeia de *T. saginata*, permitindo ainda assim um crescimento contínuo do comprimento total do helminto.

As proglotes de *T. solium*, não dispondo de musculatura tão desenvolvida, são expulsas passivamente, quase sempre de mistura com as fezes.

A apólise, aqui, faz-se em geral por segmentos compreendendo 3 a 6 anéis que se eliminam juntos.

Longevidade. Os vermes vivem muito tempo. Há referências a um máximo de sobrevida, para as tênias, que poderia chegar a 25 ou 30 anos.

QUADRO 21.1 Principais diferenças morfológicas entre *Taenia solium* e *Taenia saginata*

	T. solium	T. saginata
Estróbilo:		
Comprimento (metros)	1,5 a 8	4 a 12
Número de proglotes	700 a 900	1.000 a 2.000
Escólex:		
Diâmetro (milímetros)	0,6 a 1	1,5 a 2
Ventosas	4	4
Rostro	Presente	Ausente
Acúleos	Presentes	Ausentes
Proglotes maduras:		
Número de testículos	300 a 600	800 a 1.200
Número de lobos ovarianos	2 a 3	2
Esfíncter vaginal	Ausente	Presente
Proglotes grávidas:		
Número de ramos uterinos em cada lado da haste	7 a 16	14 a 32
Número de ovos (aprox.)	40.000	80.000
Forma de saída das proglotes do organismo hospedeiro	Passiva, em grupos de 3 a 6	Ativa, uma a uma

Reprodução e Ciclo Vital

Os ovos das duas tênias são semelhantes. A forma é quase esférica, com 30 a 40 μm de diâmetro. Possuem espesso embrióforo de aspecto radiado e, no seu interior, há um embrião hexacanto que já é infectante ao serem lançados os ovos no meio externo (Fig. 21.4 C).

As proglotes não possuem orifício para a postura de ovos. Mas, durante a apólise, as superfícies geradas pela ruptura entre os anéis não refazem o tegumento, e por elas os fundos de saco uterinos podem fazer hérnia e romper-se para o exterior, pondo em liberdade os ovos. É assim que se explica a presença de ovos de *Taenia* nas fezes dos pacientes ou no períneo.

Por vezes, ao transpor o esfíncter anal, as proglotes são comprimidas, expulsando grande massa de ovos a esse nível. Mas, em geral, a proglote liberta seus ovos depois de chegar ao meio externo, por efeito da contração muscular ou da desorganização de suas estruturas.

Ciclo da *Taenia saginata*. O ritmo com que os pacientes eliminam proglotes é irregular. Os anéis destacam-se geralmente um a um e são eliminados com as fezes; ou, como sucede por vezes, deslocam-se ativamente graças a sua robusta musculatura que força a passagem anal, sendo então encontrados pelo paciente na roupa de cama ou na roupa íntima.

Em algumas ocasiões, um longo segmento do estróbilo é expulso (abrangendo proglotes maduras ou mesmo imaturas). Segue-se então um longo período sem eliminação de anéis, enquanto se reconstitui o estróbilo e volta a haver apólises normais. Cada proglote grávida desta tênia contém em torno de 80.000 ovos. Um paciente parasitado contamina o meio, portanto, com cerca de 700.000 ovos de tênia por dia.

Quando os ovos são ingeridos pelo gado, dá-se a eclosão e ativação do embrião (pela ação dos sucos digestivos e da bile), em seguida ao que a oncosfera penetra na mucosa intestinal e ganha a circulação sanguínea.

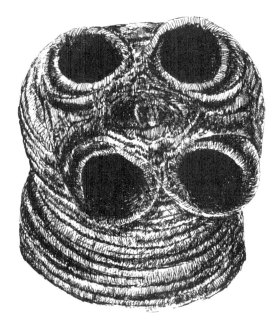

Fig. 21.2 *Taenia saginata*. Desenho do escólex, tal como se vê à microscopia eletrônica de varredura, com quatro ventosas e sem rostro ou acúleos.

O desenvolvimento posterior terá lugar sobretudo no tecido conjuntivo dos músculos esqueléticos e no cardíaco dos animais (Fig. 21.3).

Duas semanas após a infecção os cisticercos já são visíveis a olho nu. O completo amadurecimento e a capacidade infectante para o hospedeiro definitivo só são alcançados depois de 10 semanas, aproximadamente.

O cisticerco de *T. saginata* (também conhecido por *Cysticercus bovis*, nome este sem valor taxonômico) apresenta-se como uma vesícula translúcida, de aspecto perláceo, ovoide ou alongada, segundo as pressões do tecido em torno (com 7 a 10 mm de comprimento por 4 a 6 mm de largura), cheia de um líquido claro onde se encontra mergulhado o **receptaculum capitis** que contém o escólex invaginado da futura tênia.

A longevidade dos cisticercos é relativamente curta, começando as larvas a degenerar, no gado, algumas semanas depois. Aos 9 meses, a maioria dos cisticercos já morreu e se calcificou. Mas, na infecção neonatal dos bezerros, eles podem manter-se infectantes durante toda a vida do animal.

Ciclo da *Taenia solium*. Até agora, somente o homem tem sido encontrado com infecção natural pelos vermes adultos da *T. solium*.

O parasito, medindo em geral 1,5 a 5 metros, fica implantado no início do jejuno, por meio de suas quatro ventosas e de seu rostro armado com dupla coroa de ganchos (Figs. 21.4 A e 21.5).

Diariamente, pequenos segmentos da cadeia, compreendendo em média cinco proglotes, são eliminados passivamente pelos pacientes, de mistura com as fezes. Cada proglote grávida (medindo 7 a 12 mm de comprimento por 5 a 6 de largura) contém 30.000 a 50.000 ovos.

Estes são pequenos (20 a 40 μm de diâmetro) e indistinguíveis dos de *T. saginata* (Fig. 21.6).

Devido a seus hábitos coprófagos, os porcos costumam infectar-se maciçamente ao ingerir os anéis da tênia. Mas, ainda que o porco seja o hospedeiro intermediário normal de *T. solium*, este helminto admite como hospedeiros intermediários anormais o homem, o macaco, o cão e o gato.

O cisticerco de *T. solium* (também denominado, não oficialmente, *Cysticercus cellulose*) desenvolve-se em qualquer parte, mas, sobretudo, nos músculos esqueléticos e cardíaco dos suínos.

O cisticerco de *T. solium* (Fig. 22.1) é um pouco maior que o da tênia do boi, pois mede de 5 a 20 mm de diâmetro. Sua vesícula é mais transparente, permitindo ver a silhueta do **receptaculum capitis** no interior. O escólex é menor, tendo como o verme adulto quatro ventosas e um rostro com dupla fileira de acúleos.

Esta larva, ao fim de 60 a 75 dias, já é infectante para o homem, porém pode permanecer viável na musculatura do suíno durante vários anos e, talvez, toda a vida.

A infecção humana ocorre quando a carne de porco é consumida crua ou insuficientemente cozida. No tubo digestivo, os cisticercos são liberados pela digestão da carne e, sob a ação da bile, desenvaginam o escólex.

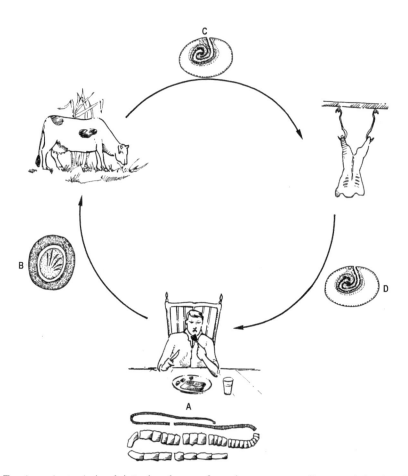

Fig. 21.3 Ciclo biológico da *Taenia saginata*. *A*, A poluição do solo, com fezes de pessoas que albergam tênias, leva à disseminação, quase diária, de dezenas ou centenas de milhares de ovos do parasito, que acabarão por ser ingeridos pelo gado, juntamente com o pasto. *B*, No organismo dos bovinos dá-se a eclosão e a liberação das oncosferas que, nos tecidos dos animais suscetíveis, transformam-se em cisticercos. *C*, Estes permanecem vivos na carne do gado não inspecionado e irão infectar as pessoas que consumirem essa carne crua ou mal cozida.

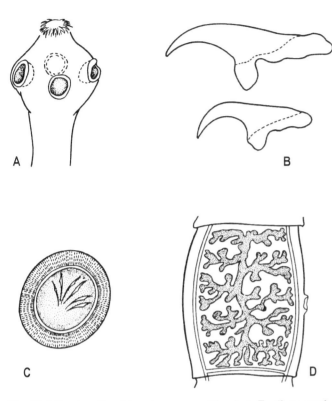

Fig. 21.4 *Taenia solium* (desenhos esquemáticos). *A*, Escólex armado. *B*, Acúleos da primeira e da segunda fiada. *C*, Ovo. *D*, Anel grávido.

As ventosas fixam-se à mucosa, e o rostro insinua-se entre as vilosidades ou no interior das criptas de Lieberkühn do jejuno, onde ancoram firmemente com seus acúleos.

A vesícula, na parte posterior do helminto, atrofia-se e tem início o crescimento do estróbilo.

Os pacientes começam a evacuar as primeiras proglotes de *T. solium* 60 a 70 dias depois. O helminto mede então dois metros.

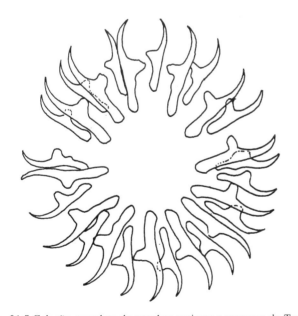

Fig. 21.5 Coleção completa de ganchos maiores e menores de *Taenia solium*, vistos de frente.

RELAÇÕES PARASITO-HOSPEDEIRO

Infecção e Imunidade

As tênias adultas vivem na luz do intestino delgado e, em geral, cada paciente é portador de um único espécime. O nome popular (**solitária**) traduz esse fato de observação corrente. A infecção múltipla, no entanto, tem sido assinalada por diferentes autores, em 2 a 12% dos casos, tanto no parasitismo pela *Taenia solium* como pela *T. saginata*. Das duas espécies, esta última é, entretanto, a que mais vezes se encontra só.

Admitem os autores que o primeiro verme albergado pelo paciente determina o desenvolvimento de um estado imunitário frente às novas tênias da mesma espécie que cheguem ao intestino, impedindo-lhe o desenvolvimento.

Os poucos casos de parasitismo múltiplo seriam devidos à infecção concomitante com vários cisticercos ou, talvez, a uma imunodeficiência do paciente.

Cessado o parasitismo, volta o organismo a ser suscetível a nova infecção.

Não há imunidade cruzada com outras espécies de tênias, visto que um mesmo paciente pode albergar mais de uma espécie de cestoide.

Patologia e Clínica

Apesar da sólida fixação das tênias à mucosa intestinal, os estudos anatomopatológicos não revelam produção de lesões a esse nível. A teníase é frequentemente assintomática, tornando-se o indivíduo consciente do parasitismo apenas depois de ter ele constatado a expulsão de proglotes.

Só depois de saber-se parasitado é que muitos desses pacientes começam a manifestar alguma sintomatologia, o que revela um componente psicológico importante no quadro clínico apresentado por tais doentes.

Infecção por *Taenia saginata*. A presença de *T. saginata* causa mais alterações da motricidade e da secreção digestiva do que alterações anatomopatológicas da mucosa. Em cerca de 70% dos casos há uma redução da secreção gástrica.

Nos casos mais típicos, após um período de incubação de dois ou três meses, surgem perturbações gastrintestinais, principalmente dor epigástrica com caráter de "dor de fome". Essa dor simula, por vezes, a da úlcera duodenal, surgindo quando vazio o estômago, e passando com a ingestão de alimentos. Outra manifestação frequente é a perda de peso. Nas crianças, o emagrecimento pode vir com inapetência, mas pode haver apetite muito aumentado, com dores abdominais fugazes. Uma eosinofilia de 5% a 34% está muitas vezes presente.

As manifestações clínicas, que aparecem em um terço dos casos, são: dor abdominal, náuseas, astenia e perda de peso. Em alguns, há cefaleia, vertigens, constipação intestinal ou diarreia e prurido anal. Ocasionalmente, pode dar-se a penetração de uma proglote no apêndice, produzindo apendicite; ou haver obstrução intestinal pela massa do estróbilo.

Infecção por *Taenia solium*. Neste caso, produz-se no homem uma forma de teníase que, em geral, é menos evidente que a causada por *T. saginata*. O verme é menor, suas proglotes são menos ativas e se eliminam de mistura com as fezes, passando muitas vezes despercebidas. Com ela não ocorrem complicações devidas aos vermes adultos.

O quadro clínico, quando presente, é semelhante ao produzido pela tênia do boi, ainda que as formas assintomáticas e benignas sejam mais frequentes. A gravidade desta tênia decorre de ser o homem, além de hospedeiro do helminto adulto, também um hospedeiro potencial das larvas, de que resulta a **cisticercose humana** (ver Cap. 22).

Diagnóstico das Teníases

Muitas vezes ele é feito pelo próprio paciente, ou por este facilitado, graças ao encontro de proglotes livres que foram eliminadas quer durante as evacuações, quer entre elas. Neste último caso, são proglotes de *T. saginata*, forçando a passagem pelo orifício anal em qualquer momento do dia ou da noite. Elas são, por isso, encontradas na roupa de cama ou na roupa íntima, o que chama imediatamente a atenção do paciente ou das pessoas que dele cuidam. Essas proglotes são apresentadas ao médico, nos casos assintomáticos, como único motivo da consulta.

Os anéis de *T. solium* costumam ser expulsos passivamente, de mistura com as fezes ou no fim do ato defecatório, em grupos de 3 a 6 proglotes unidas entre si.

Pesquisa de Proglotes. Quando é o médico quem primeiro levanta a suspeita de teníase, torna-se necessário buscar as proglotes nas fezes, pois este é o método mais indicado para a confirmação do diagnóstico. Não esquecer que a manipulação de fezes suspeitas ou de proglotes implica alto risco de infecção com ovos de *T. solium* e desenvolvimento de uma cisticercose (usar luvas e proceder à desinfecção do material usado).

A técnica a empregar é a **tamisação**. O bolo fecal deve ser desfeito em água e passado em peneira de malhas finas para reter as proglotes.

Para o diagnóstico de espécie, essas proglote grávidas serão comprimidas fortemente entre duas lâminas grossas de vidro e o conjunto submerso em ácido acético, para clarear. Depois de dissolvidas as concreções calcárias do parênquima, a forma do útero e de seus ramos tornam-se aparentes e permitem a distinção:

a) ramificações dicotômicas e muito numerosas (15 a 30 de cada lado da haste uterina): *Taenia saginata* (Fig. 21.1 *D*);

b) ramificações pouco numerosas (7 a 16 de cada lado da haste uterina) e de tipo dendrítico: *Taenia solium* (Fig. 21.4 *D*).

Durante os três primeiros meses de infecção não há eliminação de proglotes nem de ovos, o que torna difícil o diagnóstico nesse período.

Em todo caso, a indagação sobre a expulsão de anéis de tênia nas fezes deve fazer parte obrigatoriamente do interrogatório clínico, sempre que couber qualquer suspeita.

O interrogatório bem feito é também muito importante em inquéritos epidemiológicos, pois pode revelar até 95% das infecções existentes, devidas à *T. saginata*. Seu valor é muito pequeno no parasitismo por *T. solium*.

Pesquisa de Ovos nas Fezes. Eles podem ser encontrados por quaisquer das técnicas correntes. Mas os exames negativos não excluem a possibilidade de parasitismo por *Taenia*. Um único exame revela cerca de dois terços dos casos.

A repetição dos exames ou o emprego de diferentes métodos pode elevar essa probabilidade a 90% dos casos de parasitismo.

O diagnóstico microscópico de espécies não é possível, em razão da semelhança morfológica entre os ovos de *T. solium* e de *T. saginata* (Fig. 21.6).

Pesquisa de Ovos com a Fita Adesiva. A melhor técnica para encontrar os ovos de *Taenia* é buscá-los na pele da região perianal, operando com luvas e procedendo, depois, à desinfecção do material usado.

Quando da expulsão das proglotes ou de sua saída ativa através do ânus, os anéis de tênia são aí espremidos e tendem a extravasar parte de seu conteúdo uterino (ver Reprodução e ciclo vital). Os ovos que saem aderem à pele das áreas vizinhas ao orifício anal.

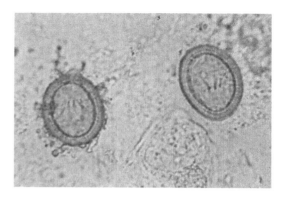

Fig. 21.6 Microfoto de ovos de *Taenia* sp.

As contrações da musculatura da proglote contribuem, também, para esgotar quase completamente seu carregamento de ovos no meio externo.

O método da fita adesiva transparente (Fig. 29.3) consiste em aplicar contra a superfície dessa região uma tira de celofane colante, para que os ovos eventualmente existentes na pele adiram à fita.

Esta será, depois, colada sobre uma lâmina de microscopia e examinada ao microscópio. Quando positivas, as lâminas costumam ser ricas em ovos.

Essa técnica é capaz de revelar 90% das infecções por *T. saginata*, sendo menos eficiente se o parasito for *T. solium*.

O exame é sempre negativo no início do parasitismo (cerca de três meses) ou quando a expulsão de anéis é interrompida (como sucede após a eliminação de um longo segmento do estróbilo).

Tratamento e Controle de Cura

Antes do tratamento, é importante que a espécie de *Taenia* presente seja identificada, não só para orientar a terapêutica como para prevenir o paciente sobre riscos futuros, em caso de infecção por *T. solium*.

Quando o parasitismo é exclusivamente por *T. saginata* e não há indício algum de cisticercose, a escolha do medicamento pode ser feita entre várias drogas cestocidas.

Quando tratar-se de infecção por *T. solium*, ou houver diagnóstico ou suspeita de cisticercose, deve-se utilizar apenas drogas que não afetem as formas larvárias (cisticercos), pois a destruição destas últimas tende a agravar o quadro clínico da cisticercose ocular ou nervosa.

Também o uso de drogas que possam provocar vômitos deve ser evitado nestes casos, pelo risco de provocar autoinfecção se os movimentos antiperistálticos levarem para o estômago os ovos do parasito. Os medicamentos atualmente mais recomendados são:

Niclosamida (Cestocid, Devermin, Mansonil, Vermitin, Yomesan etc.). É a droga de escolha para o tratamento das teníases, com elevado nível de segurança.

Sendo insolúvel na água e não-absorvível pelo intestino, praticamente não apresenta efeitos colaterais (que se limitam, quando muito, a náuseas, indisposição e dor abdominal).

A dose usual é de 2 gramas para adultos e 1 ou 2 gramas para crianças, tomados de uma só vez, em jejum. Recomenda-se tomar apenas líquidos desde a tarde que precede o tratamento e mastigar muito bem os comprimidos, bebendo um pouco de água. A taxa de cura fica em torno de 90%, mas os resultados variam de autor para autor, parecendo depender inclusive do grau de micronização do fármaco.

A ação da niclosamida é tenicida. Em geral não é necessário usar purgativos após o tratamento; mas nas infecções por *T. solium* considera-se conveniente administrar previamente um antiemético e, duas horas depois da medicação, um purgante para eliminar os segmentos do verme antes que eles se decomponham no intestino e libertem seus ovos.

Praziquantel (Beltricid). Muito usada na esquistossomíase, esta droga mostrou-se bastante efetiva para a cura das teníases.

Como há indícios de que o praziquantel possa atuar sobre as formas císticas de *T. solium*, não se recomenda seu uso contra este parasito, se houver suspeitas de cisticercose concomitante (ver Cap. 22).

Com dose única, oral, de 5-10 mg/kg de peso corporal, obteve-se 96,2% de curas nas infecções por *T. saginata*. Contra *T. solium*, a dose eficaz é de 10 mg/kg. Em campanhas de massa, uma dose de 2,5 mg/kg talvez seja suficiente para reduzir drasticamente as fontes de infecção humana.

Mebendazol. É um anti-helmíntico de largo espectro (ver Cap. 27). Para as teníases humanas, prescrevem-se doses de 200 mg, duas vezes ao dia, durante 4 dias; ou de 300 mg, duas vezes ao dia, durante 3 dias.

Sementes de Abóbora. As propriedades tenífugas das sementes frescas de abóbora (*Cucurbita pepo* e *Cucurbita maxima*) são conhecidas há séculos.

Recomenda-se especialmente para tratar crianças: triturar 200 a 400 gramas de sementes e administrá-las misturadas com mel ou com xarope de frutas.

Pode-se também preparar um decocto (empregando-se 400 a 700 gramas de sementes, para um adubo), concentrá-lo pela fervura e filtrar; adicionar açúcar e conservar em geladeira até o momento de usar.

Como essa medicação é apenas tenífuga, requer a administração de um purgativo, duas horas depois, para a eliminação do helminto. A taxa de cura, em alguns ensaios, foi de 85%.

Controle da Cura. Só a destruição ou a expulsão do **escólex** assegura a cura da teníase. Pois todo o estróbilo pode ser reconstituído a partir dessa estrutura; decorridos dois ou três meses, voltam a aparecer as proglotes grávidas nas fezes ou na roupa dos pacientes.

O critério de cura exige, pois, a observação prolongada (durante uns quatro meses), para ver se não há reaparecimento de anéis ou de ovos da tênia.

Um novo tratamento só deve ser prescrito quando for comprovado o fracasso do primeiro.

Mas quando se empregam medicamentos tenífugos, que produzem apenas relaxamento e desprendimento do verme, este deve ser expulso por efeito de purgativo.

Deve-se, então, examinar todo o material evacuado (nas 24 horas, se necessário) e buscar o escólex mediante dissolução e tamisação das fezes.

Posto que nenhum dos cestocidas atualmente em uso seja ovicida, recomenda-se manejar com o máximo cuidado as dejeções dos pacientes tratados e seus parasitos, sempre que *T. solium* estiver em causa, ou que não houver diagnóstico específico.

E, qualquer que seja a espécie, evitar a contaminação do ambiente com esses materiais.

ECOLOGIA E EPIDEMIOLOGIA DAS TENÍASES

Distribuição Geográfica e Prevalência

Taenia saginata. Sua distribuição é cosmopolita. Prevalências superiores a 10% encontram-se na África, na Região Mediterrânea, no Cáucaso e na Ásia Central.

Endemicidade média (prevalência entre 0,1 e 10%) ocorre na América do Sul, na Europa, no Sul e Sudeste Asiático e no Japão. Baixa prevalência é encontrada no Canadá, EUA, Austrália e alguns países do Pacífico Ocidental.

Taenia solium. A infecção humana por esta tênia é também mundial, sendo comum onde se consome carne de porco crua ou mal cozida. Influem nas taxas de prevalência a maneira de criar os porcos, as condições de insalubridade e o nível socioeconômico.

Os inquéritos epidemiológicos relativos a esta teníase são difíceis, em vista da inadequação dos exames de fezes, da semelhança dos ovos das duas tênias e das reduzidas manifestações clínicas quando não há cisticercose.

As regiões com maior endemicidade encontram-se na América Latina, na África e nos países não-muçulmanos do Sudeste Asiático. Na Europa, restam apenas poucos focos de transmissão de *T. solium*.

Os porcos encontram-se altamente infectados em países americanos (como Honduras, Guatemala, Nicarágua e Equador) e africanos (como Angola, Guiné-Bissau, Costa do Marfim, Togo, Nigéria, Uganda e Ruanda).

Mas convém lembrar que, exceto na República Sul-africana, a população de porcos em toda a África é muito pequena, se comparada com a das Américas.

Transmissão da *Taenia saginata*

Transmissão do Gado para o Homem. É condicionada pelo consumo de carne bovina e pelo hábito de comê-la crua ou mal cozida. Esse hábito está relacionado não só com as preferências pessoais, mas também com o uso de alguns pratos tradicionais em muitos países, como o bife tártaro, na Rússia, o quibe cru e o *shishkebbab*, no Próximo Oriente, na Índia etc.

Pessoas que preparam os alimentos e costumam provar a carne antes de cozinhá-la, profissionais das indústrias de alimentação e restaurantes, bem como indivíduos que costumam comer fora, estão mais expostos ao risco que os outros, segundo mostram os inquéritos epidemiológicos.

Fatores econômicos (relação entre o poder aquisitivo e o custo da alimentação cárnea, por exemplo), culturais (dietas vegetarianas, consumo tradicional de pescado, de aves etc.) e religiosos (interdição da carne de boi ou da carne de porco) tendem a expor menos ou mais certas classes sociais, certos grupos sociais ou mesmo determinadas populações.

Ainda que as tênias sejam encontradas em indivíduos de todas as idades, sua frequência é maior no grupo etário de 20 a 40 anos.

Transmissão do Homem para o Gado. Pessoas parasitadas constituem as únicas fontes de infecção para o gado, e um só indivíduo pode lançar no meio, diariamente, cerca de 700.000 ovos de *T. saginata*.

A dispersão dos ovos pode ser condicionada pelo hábito de defecar no chão, sobretudo no campo, durante as horas de trabalho, ou em qualquer momento no solo do peridomicílio; bem como famílias ou grupos que fazem *camping* etc. Vários fatores ampliam a dispersão (ver adiante) e a tornam mais homogênea, contaminando as pastagens, o feno e as águas e, daí, o gado.

A resistência dos ovos, no meio exterior, é bastante grande, perdurando a infectividade das oncosferas de *T. saginata* durante três, quatro ou mais meses.

A capacidade de resistir às condições do meio externo evidencia-se também quando se estuda o destino dos ovos de tênia transportados pelos esgotos. Verificou-se que eles suportam a maioria dos processos de **tratamento das águas**

residuárias: são encontrados no líquido decantado dos tanques de sedimentação e resistem ao processo fermentativo que se desenvolve no **sistema de lodos ativados** cujo produto, denominado **lodo digerido seco**, é utilizado como fertilizante orgânico.

O efluente dos esgotos, mesmo dos previamente tratados, pode conter, portanto, ovos viáveis que se disseminam pelos rios e campos, quando há inundações, ou quando as águas são desviadas para irrigação.

Certas aves frequentam os locais de lançamentos dos esgotos, nos rios ou nos mares, assim como os **leitos de secagem** das estações de tratamento.

Ao ingerir os ovos, com os detritos que lhes servem de alimento, as aves podem espalhá-los depois amplamente pelos campos, através de suas dejeções. Assim se explica a infecção de bovinos em regiões onde são raros os casos humanos de teníase (*T. saginata*).

A transmissão do homem ao gado pode ocorrer durante a ordenha manual, pelas mãos contaminadas com matéria fecal. Os ovos retidos no úbere das vacas, ao serem ingeridos pelos bezerros, asseguram sua infecção precoce. A contaminação direta do feno ou das manjedouras com dejetos humanos ou proglotes expulsas por pessoas parasitadas tem dado origem a pequenas epidemias de cisticercose bovina.

Transmissão da *Taenia solium*

Transmissão do Porco para o Homem. Fica assegurado pelo consumo de carne crua ou mal cozida de animais que não foram submetidos a fiscalização sanitária (abate clandestino ou doméstico), bem como de carcaças ou vísceras cuja infecção passou despercebida durante o exame.

Quando a infecção por *T. solium* é introduzida em determinada região favorável, ela tende a tornar-se hiperendêmica. Para isso concorrem a facilidade com que os porcos se infectam e a longevidade dos cisticercos (durante anos, no animal vivo; e durante 10 a 15 dias, na carne conservada à temperatura de 10°C; ou 2 meses, entre 0 e 4°C).

Transmissão do Homem para o Porco. A poluição fecal do solo, tão frequente no meio rural, pode assegurar a infecção maciça dos porcos, que têm hábitos coprófagos e, muitas vezes, são criados em liberdade junto às casas de seus donos. As 5 ou 6 proglotes eliminadas diariamente pelos indivíduos parasitados, com cerca de 50.000 ovos cada uma, representam forte carga de agentes infecciosos veiculados pela matéria fecal.

A ingestão de proglotes inteiras, ou de fezes ricas em ovos, explica por que os suínos chegam a ter elevado número de cisticercos na sua carne.

Dinâmica da Transmissão

A prevalência e a intensidade do parasitismo pelas tênias do homem são funções de vários fatores importantes:

a) o número de ovos produzidos pela população de parasitos e lançados no meio por seus hospedeiros definitivos (homens);

b) os mecanismos de dispersão desses ovos, que asseguram seu encontro com os hospedeiros intermediários;

c) a longevidade dos ovos nas diferentes condições ambientais, e sua infectividade para os hospedeiros.

Poluição do Solo. Os hábitos defecatórios e outras circunstâncias (viagens, turismo, *camping*, falta de instalações sanitárias etc.) levam os indivíduos, como vimos, a depositar suas fezes em lugares tais como o solo do peridomicílio, dos locais de trabalho ou de recreação, no campo; à margem das estradas, rios e lagos; no leito das estradas de ferro etc.

Mecanismo de Dispersão. Nesses depósitos primários de matérias fecais, os porcos podem ingerir proglotes ou ovos e infectar-se por *T. solium*.

Mas para a transmissão de *T. saginata*, é necessário que novos fatores de dispersão intervenham, assegurando disseminação bem maior dos ovos e extensa contaminação das pastagens frequentadas pelos herbívoros.

Estudos experimentais sobre a contaminação de carneiros com *Taenia hydatigena* e *T. ovis*, cujos ovos eram eliminados por cães, puseram em dúvida a importância dos ventos e das chuvas nesse processo e obrigaram os autores a estudar melhor outros fatores. Entre estes, destacaram:

a) o transporte por moscas e por besouros coprófilos, encontrados com ovos de cestoides no tubo digestivo ou na superfície externa; eles são capazes de dispersá-los em áreas com mais de um quilômetro de raio.

b) o transporte por aves (como as gaivotas, as gralhas, os pardais e os estorninhos) capazes de cobrir grandes distâncias. As gaivotas costumam frequentar os leitos de secagem e os lodos secos das estações de tratamento de esgotos, onde, como vimos, há ovos de tênia viáveis.

c) os anelídeos (minhocas), encontrados com ovos de tênia no tubo digestivo, ao serem comidos por pássaros, permitem a dispersão dos ovos.

Numerosos animais que são inadequados para a eclosão dos ovos de tênia podem transportá-los mecanicamente, ao se alimentarem do pasto contaminado; e também quando têm hábitos coprófagos ou se alimentam de insetos e vermes coprófilos.

Destino Inadequado dos Esgotos. O lançamento, sem prévio tratamento, de efluente das latrinas e das redes de esgotos em cursos de água ou na superfície de terrenos, bem como o emprego de métodos de tratamento sanitário insuficientes para destruir os ovos de parasitos, contribuem para a propagação das teníases. Mais grave é o emprego direto da matéria fecal humana como adubo ou a irrigação de pastagens com efluentes das estações de tratamento em tempo suficiente para a sedimentação e a destruição dos ovos.

Os ovos de *Taenia* podem permanecer vivos e infectantes, no pasto, durante quatro meses e meio, pelo menos. No microclima dos estábulos e celeiros a longevidade é grande, podendo alcançar 18 meses. Também no feno, a vida dos ovos se conta em meses.

Resistência Imunológica à Transmissão. Os fatores acima analisados tenderiam a fazer com que a infecção dos bovinos e suínos fosse crescendo com o tempo, pela multiplicação das oportunidades de contaminação e pela acumulação das cargas parasitárias.

Tal não se verifica na natureza, pois o desenvolvimento da imunidade contra os parasitos contrapõe-se à pressão infectante do meio. Os bovinos são altamente suscetíveis ao nascer, tardando os bezerros algumas semanas para tornarem-se imunologicamente competentes. É nesse período que se dá o contato infectante com os ovos de tênia. Cerca de uma semana depois, começa a haver forte imunidade que dificulta o desenvolvimento de novas larvas. Entretanto, os cisticercos que se haviam implantado nos bezerros, antes da imunidade, permanecem vivos por muito tempo (talvez toda a vida do animal), não obstante resistência que se instala contra os novos parasitos. É sabido que só os porcos com menos de 5 ou 6 meses de idade se infectam.

CONTROLE DAS TENÍASES

Inquéritos Epidemiológicos

Os programas de controle devem ser precedidos e seguidos por inquéritos, necessários para: estabelecer a distribuição geográfica e a prevalência das teníases e cisticercoses, no homem e nos animais; fornecer os dados epidemiológicos para o planejamento e a implementação das medidas de controle; e para assegurar o monitoramento e a posterior avaliação dos resultados do controle.

Para a vigilância epidemiológica é importante que os animais abatidos e examinados nos matadouros sejam identificados, quanto a sua procedência, por algum sistema adequado de registro.

Planejamento e Controle

Os novos medicamentos e as novas técnicas de criação de animais, sobretudo para porcos, tiveram grande impacto sobre a prevenção da transmissão.

Dessa forma foram obtidos grandes êxitos na Europa e nos EUA, reduzindo-se em larga medida a prevalência da teníase por *T. saginata*, em alguns países, e eliminando-se praticamente a de *T. solium*. Os procedimentos que têm sido mais utilizados no controle são:

1. **Legislação.** Sempre que possível, deve ser instituída uma regulamentação que se destine a assegurar:

a) a notificação dos casos humanos de teníase ou cisticercose; e obrigatoriedade de exames periódicos para todas as pessoas que trabalham na indústria da carme;

b) a proibição do abate clandestino e de sua comercialização;

c) a construção e a manutenção de instalações sanitárias adequadas nos matadouros, nas fazendas de criação ou engorda, nos mercados restaurantes, nos locais de turismo, de *camping* etc., a fim de reduzir a defecação indiscriminada e a poluição ambiental pelas pessoas.

2. **Vigilância epidemiológica.** Na área médica, fazer exames de massa ou de grupos determinados para o diagnóstico e tratamento dos portadores de infecção. Utilizar outros indicadores para avaliação das mudanças obtidas com o controle (exames sorológicos, resultados de autópsias, questionários, consumo de tenicidas etc.).

No campo veterinário: melhorar os serviços nos matadouros; a inspeção da carne e a coleta de dados estatísticos sobre a situação epidemiológica; fiscalizar a higiene nas fazendas; e utilizar animais sentinelas, para avaliar o potencial de transmissão local.

3. **Medidas de controle da carne.** Toda carne consumida deve ser previamente inspecionada, nos matadouros e frigoríficos, por veterinários e técnicos especializados.

Os cisticercos morrem em 6 dias, a $-15°C$ ou em temperaturas mais baixas, não havendo, pois, perigo de transmissão pelas carnes congeladas depois desse prazo. O salgamento, para preparo do charque, também destrói os cisticercos.

O consumo de carne bem cozida constitui, em última instância, a medida mais eficaz de proteção individual.

As larvas de *T. saginata* morrem a $50°C$ e as de *T. solium* a $55°C$. Mas é preciso considerar que é difícil aquecer o centro de uma porção grande de carne. A carne assada só é segura quando toda ela já perdeu sua cor vermelha.

4. **Proteção ambiental.** Elas incluem, entre outras, as seguintes medidas:

a) modernização e aperfeiçoamento dos métodos de criação de suínos e ovinos.

b) melhoramento do saneamento geral nas áreas endêmicas; correção das falhas ou dos métodos utilizados pelos sistemas de tratamento de esgotos; ou do uso inadequado de resíduos fecais, como fertilizantes.

5. **Educação sanitária.** O esclarecimento da população sobre o problema das teníases e cisticercose é fundamental e deve conduzir à efetiva participação da comunidade na luta contra essas endemias, bem como a mudanças de comportamento quanto aos hábitos alimentares e defecatórios. Utilizar, para isso, os meios de comunicação de massa.

Entre as medidas educativas mais importantes estão:

a) ensinar as pessoas a reconhecerem quando se encontrem infectadas (pela identificação das proglotes expulsas) e encorajar o tratamento precoce dos indivíduos parasitados;

b) ensinar como prevenir a infecção, pelo consumo de alimentos preparados de modo adequado;

c) promover o desenvolvimento de hábitos higiênicos, em geral, e condenar o costume de defecar no solo.

Por outro lado, organizar programas educativos para fazendeiros, criadores e trabalhadores rurais, orientando-os sobre a higiene no campo, a importância da inspeção da carne e a das medidas preventivas para reduzir a infecção dos porcos e do gado.

22

Cisticercose Humana

O CISTICERCO DE TAENIA SOLIUM
RELAÇÕES PARASITO-HOSPEDEIRO NA CISTICERCOSE
  Vias e modos de infecção
  Penetração e localização das larvas
  Ação patogênica
SINTOMATOLOGIA DA CISTICERCOSE
  Neurocisticercose
  Oftalmocisticercose
  Cisticercose disseminada

DIAGNÓSTICO DA CISTICERCOSE
  Diagnóstico clínico
  Diagnóstico laboratorial
  Evolução e prognóstico
TRATAMENTO DA CISTICERCOSE
PROFILAXIA E CONTROLE DA CISTICERCOSE

A **cisticercose humana** é a doença causada pelas formas larvárias de *Taenia* (cisticercos), ao parasitar tecidos do homem. Conforme a localização dos parasitos, em diferentes órgãos, mas principalmente quando no sistema nervoso central e no globo ocular, esta helmintíase pode adquirir o caráter de doença crônica grave, por suas manifestações, suas sequelas ou pela alta mortalidade.

A cisticercose, outrora comum na Europa, incide agora mais na África, na Ásia e nas Américas. Grande número de casos tem sido registrado no México, Guatemala, El Salvador, Brasil, Peru e Chile. No México, sobre 70 milhões de habitantes, estimou-se existirem entre 42 mil e 98 mil casos de neurocisticercose (cada um exigindo mais de 2.000 dólares de gastos assistenciais, em 1982).

No Brasil, os casos de cisticercose cerebral têm sido diagnosticados principalmente em São Paulo e no Rio de Janeiro. Nas necrópsias, a frequência da cisticercose tem variado, segundo os trabalhos publicados, entre 0,12 e 3,6%, provindo as taxas mais elevadas, naturalmente, de hospitais psiquiátricos.

O CISTICERCO DE *TAENIA SOLIUM*

Os Agentes Infectantes. Conforme vimos no Cap. 21, as proglotes grávidas de ***Taenia solium*** contêm, cada uma, 30 mil a 50 mil ovos, já embrionados (isto é, com oncosferas formadas), e os pacientes que albergam essa tênia eliminam, quase todos os dias, pequenas cadeias com 3 a 6 anéis, por ocasião das evacuações, ou seja, entre 90 mil e 300 mil ovos.

Vimos, também, que nas superfícies de apólise, isto é, nos lugares em que a cadeia (ou estróbilo) se rompe, permitindo a libertação das proglotes grávidas, o tegumento não se refaz. E, através da superfície aberta, as ramificações uterinas podem fazer hérnia e romperem-se, dando oportunidade ao escape dos ovos para a luz intestinal do paciente. Este mecanismo é que condiciona o aparecimento de ovos de tênia nas coproscopias.

O ovo, esférico, medindo 30 a 35 mm de diâmetro, é constituído por um **embrião hexacanto** ou **oncosfera**, provido de 3 pares de acúleos e encerrado em espessa casca, o **embrióforo** (Figs. 21.4 *C* e 21.6).

A condição para que se dê a infecção do hospedeiro intermediário normal (porco), ou acidental (homem), é a passagem desses ovos pelo estômago e duodeno, a fim de que atuem sobre eles os estímulos necessários à eclosão da oncosfera (ação de sucos digestivos e bile; ver Cap. 21).

Desenvolvimento e Estrutura do Cisticerco. As oncosferas sofrem elevada mortalidade, ao penetrarem no hospedeiro intermediário, devido às reações deste último.

Mas, depois de superadas as barreiras defensivas e implantadas nos tecidos do hospedeiro, as larvas perdem os acúleos da fase embrionária, aumentam de tamanho e mostram-se, a princípio, com esferas cheias, formadas por células parenquimatosas envolvidas por seu tegumento.

Depois, o centro da larva vacuoliza-se e passa a constituir uma vesícula contendo um líquido claro como água, enquanto, em um ponto de sua superfície, forma-se uma invaginação que cresce para o centro da massa líquida.

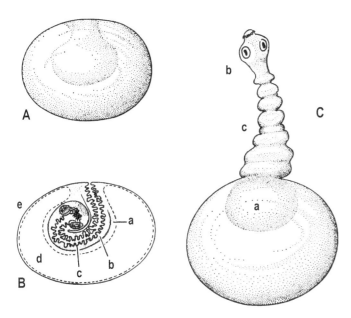

Fig. 22.1 Esquema representando a forma larvária da *Taenia solium* (também denominada *Cysticercus cellulose*). *A*, Vesícula translúcida que permite divisar, no seu interior, o *receptaculum capitis*. *B*, Corte longitudinal da vesícula passando pelo *receptaculum* (**a**) e pelo escólex invaginado (**b**); as "vilosidades" (**c**) correspondem às pregas formadas pelo tegumento enrugado do escólex e do colo; um líquido hialino (**d**) preenche o espaço restante sob a parede do cisticerco (**e**). *C*, Cisticerco desinvaginado em que se vê, por transparência, o *receptaculum capitis* (**a**) e, externamente, o escólex (**b**) e o colo (**c**).

Essa invaginação é o *receptaculum capitis*, em cujo interior diferencia-se o escólex da futura tênia, provido de quatro ventosas e dupla coroa de acúleos. Ao fim de três meses, o cisticerco plenamente formado é uma vesícula arredondada ou ovoide, semitransparente, permitindo notar-se o *receptaculum capitis* como pequena mancha leitosa no seu interior (Fig. 22.1 *A* e *B*).

A vesícula pode atingir 15 mm de comprimento por 7 ou 8 mm de largura. A forma que apresenta varia com a localização.

Assim, nos músculos, onde os cisticercos estão sujeitos a trações longitudinais e a compressões laterais, têm forma alongada. No tecido subcutâneo, são lenticulares. No humor vítreo, tendem para a esfericidade.

A estrutura geral da parede do cisticerco e a do tecido parenquimatoso, no *receptaculum capitis*, é semelhante à descrita no verme adulto e nas larvas de outros cestoides (Fig. 20.3).

RELAÇÕES PARASITO-HOSPEDEIRO NA CISTICERCOSE

Vias e Modos de Infecção

Para que os ovos de *T. solium* cheguem ao estômago do homem, vários caminhos podem ser trilhados. Estes dependerão, em primeiro lugar, de estar o indivíduo suscetível parasitado ou não pela forma adulta do verme. No primeiro caso, teremos uma autoinfecção; no segundo, heteroinfecção.

Heteroinfecção. É a ocorrência mais comum e decorre da ingestão acidental dos ovos do parasito. Esses ovos podem ser veiculados pela água ou por alimentos contaminados, ou mesmo pelas mãos sujas.

O portador de *T. solium*, em uma casa, representa ameaça constante para os que convivem no domicílio. Citam-se casos de cônjuges em que um tinha a tênia e o outro, cisticercose.

O número de ovos que o indivíduo ingere nessas condições é geralmente muito pequeno. O resultado, portanto, será a formação de poucos cisticercos ou, mesmo, de um único. A gravidade do caso será em função da localização desse cisticerco (olho, sistema nervoso central etc.).

Autoinfecção Externa. Consiste na ingestão de ovos de *T. solium* por indivíduo que já é portador da teníase.

Os maus hábitos higiênicos (sobretudo a falta do hábito de lavar as mãos após a toalete anal, antes de manipular alimentos ou de fazer uso deles) e a eventualidade de levar as mãos à boca, de roer unhas ou de manusear os alimentos, facilitam a infecção com grande número de larvas.

A autoinfecção externa deve ser mais frequente entre as crianças ou entre os doentes mentais. Os pacientes alienados podem sofrer infecções com inúmeras larvas, devido à coprofagia por vezes observada entre eles.

Autoinfecção Interna. Movimentos antiperistálticos ou vômitos (por causas diversas) podem levar algumas proglotes grávidas a retrogradar ao estômago e aí sofrer a ação dos sucos digestivos, o que permitirá a eclosão dos embriões infectantes. Nessas condições, centenas ou milhares de larvas invadem a mucosa e os tecidos do organismo do paciente, determinando um quadro conhecido como **ladraria humana**, com numerosos cisticercos amplamente disseminados pela pele e tecido subcutâneo, músculos, sistema nervoso, olhos etc.

Penetração e Localização das Larvas

Decorridos um a três dias da ingestão dos ovos, estes eclodem no duodeno ou nas primeiras porções do jejuno e as oncosferas penetram através da mucosa intestinal, fazendo uso de seus acúleos, mas também da secreção de suas glândulas de penetração.

Depois de alcançarem os vasos intestinais, os parasitos são levados pela circulação aos pontos mais diversos do organismo. Segundo um estudo de 807 casos (com pequeno número de parasitos, situados em um órgão apenas), as localizações mais frequentes distribuíam-se da seguinte forma:

Olhos e anexos	46,0%
Sistema nervoso	40,9%
Pele e tecido celular subcutâneo	6,3%
Músculos	3,5%
Outros órgãos	3,2%

De 372 casos de cisticercose ocular, mais de 60% dos cisticercos encontravam-se na retina ou no vítreo.

No sistema nervoso central, os cisticercos são vistos geralmente nas meninges ou na substância cinzenta do córtex, sendo menos frequentes nos núcleos cinzentos da base, na substância branca e nos ventrículos. Eles são raros na medula espinhal (Fig. 22.2).

Ação Patogênica

A penetração das oncosferas no organismo humano não se acompanha de manifestações clínicas, talvez por ser geralmente pequeno o número de larvas que empreendem, ao mesmo tempo, sua migração através da parede intestinal. Alcançado o ponto de fixação do parasito, começa o processo patogênico

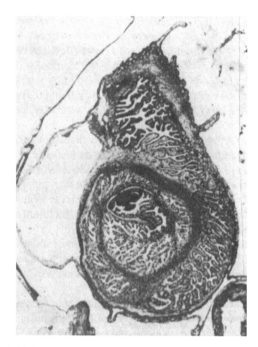

Fig. 22.2 Cisticercose cerebral: a localização aleatória dos cisticercos no sistema nervoso central, provocando fenômenos compressivos obstrutivos e inflamatórios, explica a variedade de quadros clínicos observados.

atribuível a dois fatores principais que respondem pela variada sintomatologia:

a) o primeiro é a compressão mecânica e o deslocamento de tecidos ou estruturas, decorrentes da localização e crescimento do cisticerco, que pode obstruir, por exemplo, o fluxo normal de líquidos orgânicos, como o líquido cefalorraquidiano;

b) o segundo é o processo inflamatório que envolve o parasito e que pode, eventualmente, estender-se a estruturas vizinhas.

A inflamação costuma ser do tipo celular crônica, com numerosos linfócitos e plasmócitos. Há também muitos eosinófilos e alguns gigantócitos, principalmente junto à superfície do parasito. Ela depende tanto da localização, do número, da fase evolutiva em que se encontram os cisticercos, como da reação dos tecidos parasitados.

No Sistema Nervoso. O cérebro humano pode ser invadido por um ou muitos cisticercos (eventualmente mais de 2.000). Na maioria dos casos menos de 10 encontram-se presentes (Fig. 22.4). Aí são descritas reações locais, em torno do parasito, e reações a distância.

Desde os primeiros dias, nos tecidos em que o embrião se localiza, tem lugar o desenvolvimento de um processo inflamatório, precedido da mobilização de eosinófilos. Pouco a pouco, forma-se em torno do cisticerco uma camada adventícia fibrosa.

Ao degenerar e morrer o parasito, os produtos de desintegração da larva passam a exercer ação tóxica e irritativa bem mais considerável. O processo reacional torna-se muito mais pronunciado, com macrófagos e polimorfonucleares, tendendo para a formação de verdadeiro granuloma, com gigantócitos.

Quando o cisticerco já foi completamente reabsorvido, a reação inflamatória volta a diminuir, reduzindo-se a um nódulo cicatricial. Por vezes, depois de morto, o cisticerco vem a sofrer um processo de calcificação, que ocorre com maior frequência nas localizações musculares e de outros órgãos do que no cérebro.

Das reações a distância, provocadas pela presença do cisticerco, a mais frequente é a que dá lugar às leptomeningites. Entre as alterações do elemento nobre do cérebro, encontram-se processos involutivos resultantes da inflamação ou de mecanismos isquêmicos e tóxicos, provocados direta ou indiretamente pelo helminto. Finalmente, nos vasos, a ação a distância caracteriza-se pela endarterite proliferante, que atinge tanto os de pequeno como os de grande calibre.

Quando o processo leva à oclusão do vaso, resultam distúrbios circulatórios graves, tais como os responsáveis pelas formas apopléticas da neurocisticercose.

No Globo Ocular. A oncosfera chega ao globo ocular através dos vasos da coroide, tendo, pois, localização primitiva sub-retiniana. Ao desenvolver-se, o cisticerco vem a exigir mais espaço.

Então, ou permanece na loja primitiva, provocando o descolamento da retina, ou perfura esta e invade o vítreo.

Aqui não se observa a formação de uma membrana adventícia fibrosa em torno do parasito, a não ser tardiamente, após sua morte.

Ainda alguns meses depois dos primeiros sintomas subjetivos, os meios transparentes podem conservar-se normais; mas, com o tempo, instalam-se reações inflamatórias de tipo exsudativo no vítreo, irites simples, sinéquias posteriores da íris, iridociclites purulentas, uveítes ou mesmo panoftalmias. Apesar de o parasito não se localizar no cristalino, a catarata é uma complicação. A evolução natural do processo é para a opacificação dos meios e desorganização intraocular, acarretando a perda da visão e a do próprio globo ocular.

No Tecido Celular Subcutâneo e Músculos. Cisticercos localizados no tecido conjuntivo subcutâneo, ou no interfascicular dos músculos esqueléticos, provocam reação local e consequente formação de um envoltório fibroso — a denominada **membrana adventícia**. Com a morte do parasito, sobrevém a calcificação de suas estruturas, com muito maior frequência do que se vê no sistema nervoso (Fig. 22.3).

SINTOMATOLOGIA DA CISTICERCOSE

A cisticercose caracteriza-se por não possuir uma sintomatologia típica ou um quadro único que a distinga.

Como dissemos a propósito da patologia, tudo depende da localização dos parasitos, do número destes, da circunstância de estarem vivos ou mortos, e da maneira pela qual reage o organismo em cada caso.

Neurocisticercose

Aqui, a correlação entre a sintomatologia clínica e as formas anatômicas da infecção é inconteste e permite agrupar os casos como segue:

Formas Convulsivas. Ocorrem em cerca de 50% dos casos de cisticercose do sistema nervoso, sendo as mais frequentes e as mais bem conhecidas. Aparecem geralmente em indivíduos adultos, até então sadios, sem antecedentes pessoais ou familiares.

As convulsões são em geral localizadas (do tipo bravais-jacksoniano), podendo, outras vezes, serem generalizadas ou alternarem-se os dois tipos. Podem ser precedidas de aura ou não, seguidas de fase tônica e, depois, de fase clônica.

Muitas vezes, não há perda de consciência ou ela se verifica tardiamente, o que auxilia o diagnóstico diferencial.

Ainda assim, alguns pacientes passam durante muito tempo por simples epilépticos.

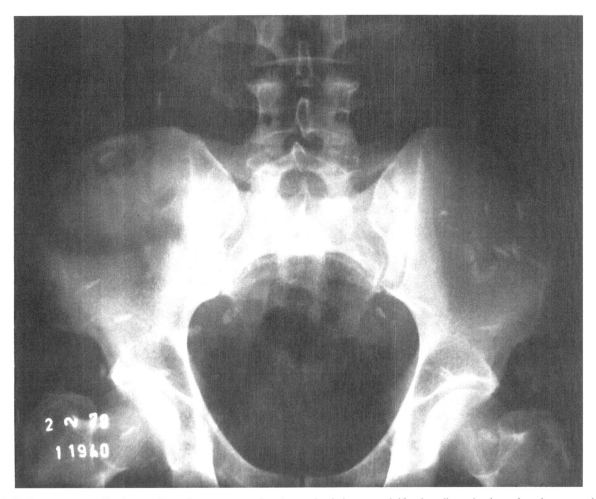

Fig. 22.3 Cisticercose generalizada: a radiografia mostra grande número de cisticercos calcificados, disseminados pela pele e musculatura da região pélvica de um paciente. (Documentação cedida pelo Dr. Hélio Moraes, Rio de Janeiro.)

As crises nem sempre se iniciam em um mesmo ponto, ou se limitam a determinado segmento do corpo. Seu caráter variável sugere que os focos epileptógenos são múltiplos. Em seguida às convulsões, podem ocorrer outros distúrbios neurológicos (paralisias, paresias, afasia, alterações da sensibilidade), mas de caráter passageiro, regredindo em poucas horas ou poucos dias.

A doença pode durar dez ou mais anos, raramente sendo observada a cura espontânea. A causa mais frequente de morte, em tais casos, é o estado de mal epiléptico.

Formas Hipertensivas e Pseudotumorais. São os casos com sinais de hipertensão intracraniana e com sintomas neuropsíquicos focais, associados ou não. Neste grupo estavam 48,4% dos casos observados na Clínica Neurológica da Faculdade de Medicina da Universidade de São Paulo.

Os sinais clássicos dessa hipertensão consistem em: cefaleia intensa, constante e com paroxismos consequentes a esforços físicos; vômitos de tipo cerebral (isto é, produzindo-se bruscamente, em forma de jato e não precedidos de outros sinais prodrômicos) e edema da papila. O edema papilar vai-se acentuando de forma progressiva, a princípio com diminuição da visão e, mais tarde, com cegueira, em consequência da atrofia do nervo óptico.

Outros sintomas, encontrados nas formas mais graves, são: bradicardia, distúrbios respiratórios, vertigens, sonolência e epilepsia generalizada. As alterações psíquicas que acompanham o quadro hipertensivo são, principalmente, apatia, indiferença, diminuição da atenção, estados de torpor ou de agitação confusional.

As formas hipertensivas são produzidas por processos de meningite da fossa posterior, causados por cisticercos normais (ou pela forma racemosa do cisticerco) aí localizados; mas causados também por uma reação a distância, quando o parasito está localizado alhures.

No quarto ventrículo, a localização do cisticerco pode oferecer uma sintomatologia bem característica, como consequência da ação direta do parasito e da hidrocefalia interna, que se instala lentamente. É a síndrome de Bruns (associação de vertigem com algum movimento súbito da cabeça), observada em alguns casos. O paciente esforça-se por evitar movimentos que possam exacerbar as crises de cefaleia, vômitos e vertigem. Para isso, mantém a cabeça imóvel, em atitude rígida. Há alterações respiratórias e cardiovasculares graves de que pode resultar a morte do paciente.

A distensão do terceiro ventrículo leva a distúrbios quiasmáticos e selares que simulam neoplasias dessa região. Algumas vezes, a situação e mobilidade do cisticerco podem provocar crises intermitentes de hipertensão endocraniana, com os sintomas acima referidos, perturbações visuais discretas e mal-estar. Nos intervalos entre as crises, o paciente não se queixa de nada.

Formas Psíquicas. Os sintomas psíquicos acompanham, muitas vezes, as demais formas clínicas da doença. Mas, aqui, as perturbações mentais dominam o quadro ou são as únicas a se manifestarem. Os quadros mentais não são esquemáticos e se confundem com os de numerosas outras psicoses, como a esquizofrenia, a mania, a melancolia, as síndromes delirantes etc.

Oftalmocisticercose

Quando localizados na câmara anterior do olho, os fenômenos inflamatórios e a presença do parasito logo chamam a atenção do paciente.

Os sintomas produzidos no segmento posterior são, em geral, poucos e relativamente discretos. A ausência de dor faz com que o paciente só suspeite de alguma anormalidade quando há perturbação da visão central ou periférica, ou quando sobrevêm complicações mais sérias, tais como acentuada redução da visão por descolamento retiniano ou opacificação dos meios transparentes; também, dores provocadas pelas irites, moscas volantes etc.

As localizações orbitárias, em geral assintomáticas, podem causar desvio do globo ocular, exoftalmia ou miosite com ptose. Na conjuntiva não se tem observado mais que sua inflamação.

Cisticercose Disseminada

Os cistos da musculatura esquelética e do tecido celular subcutâneo não costumam trazer incômodo ao paciente. Mas, quando muito numerosos, provocam dores musculares na nuca, na região lombar ou nas pernas. Fadigas e cãibras têm sido também assinaladas.

Nos casos em que ocorrem concomitantemente localizações oculares ou cerebrais, são estas que dominam totalmente o quadro clínico. A cisticercose do coração acompanha-se de palpitações, ruídos anormais e, mesmo, dispneia.

DIAGNÓSTICO DA CISTICERCOSE

Diagnóstico Clínico

Como se depreende da variedade de quadros clínicos e da atipia, variabilidade e inconstância dos sintomas apresentados pelos pacientes, o diagnóstico clínico seguro é praticamente impossível quando não socorrido por exames laboratoriais. Mas para que o diagnóstico desta afecção não fique para ser estabelecido na mesa de necropsia, é indispensável que a cisticercose seja lembrada durante o raciocínio clínico; pois, muitas vezes, ele só não foi feito porque o médico não estava familiarizado com esse tema da patologia.

O interrogatório clínico deve focalizar a procedência do paciente (infecções mais frequentes no meio rural, onde se criam porcos) e os hábitos alimentares do doente (uso de carne de porco mal cozida). Investigar se o paciente é ou foi portador de *T. solium* ou se ocorreram casos de teníase na família.

No exame físico, a presença de nódulos subcutâneos pode trazer uma contribuição decisiva para a orientação diagnóstica, se bem que a concomitância de cisticercose cutânea e nervosa não seja frequente.

O diagnóstico da cisticercose ocular é inconfundível e fácil, quando se tem experiência e os humores ainda estão transparentes. O cisticerco apresenta-se com os caracteres seguintes: vesícula esférica branco-azulada, com reflexos irisados nas margens, e dotada de pequenos movimentos ondulatórios na superfície.

O escólex pode estar evaginado, quando o parasito se encontra no vítreo ou na câmara anterior, permitindo que se lhe veja o colo branco, bem como (se a transparência do meio for suficiente) as ventosas e os acúleos, no ápice. Mas, à medida que os meios se opacifiquem, seja pelas reações inflamatórias, seja pelas complicações secundárias, o diagnóstico clínico vai-se tornando mais difícil.

Diagnóstico Laboratorial

Exame de Fezes. O exame coproparasitológico tem por objetivo demonstrar a presença da *Taenia* adulta no intestino do paciente. No capítulo sobre teníases, tivemos ocasião de discutir os métodos empregados e a significação de seus resultados (ver Cap. 21).

Apesar da grande longevidade das tênias, o verme adulto, eventual responsável por uma autoinfecção, pode já não existir quando os sintomas da cisticercose levarem o paciente à consulta médica.

Exame do Líquido Cefalorraquidiano. De todos os exames é o que fornece maior número de elementos para diagnosticar neurocisticercose, pois o parasito determina alterações do líquor que sugerem processo de tipo inflamatório crônico. A síndrome liquórica mais sugestiva de neurocisticercose reúne as características seguintes:

1. A pressão está aumentada em alguns casos, normal em outros, sendo o líquor límpido e incolor.

2. O exame citológico acusa hipercitose moderada (5 a 50 células, com predominância de linfócitos) e mostra algumas centenas de células por milímetro cúbico nos casos em que são mais acentuadas as reações inflamatórias. A eosinofilia liquórica, contrariamente à do sangue, tem alta significação diagnóstica, se bem que possa faltar.

3. Há aumento da taxa de proteínas totais e particularmente das globulinas.

4. Reação de fixação do complemento para cisticercose positiva; reação de VDRL e outros testes para sífilis negativos.

Testes Imunológicos. A maioria das técnicas sorológicas para a detecção de anticorpos foi ensaiada para o diagnóstico da cisticercose, com maior ou menor sucesso. A limitação principal está em que a presença de anticorpos não significa que a infecção seja atual. Também não permite localizar os parasitos ou estimar a carga parasitária. E as reações cruzadas com outras parasitoses (particularmente com outras cestoidíases) são frequentes.

Atualmente, os principais testes usados são: a técnica de ELISA, que mostra sensibilidade de aproximadamente 80%; o teste de imunoeletroforese, recomendado por não apresentar resultados falso-positivos, mas que revela apenas 54 a 87% dos pacientes com cisticercose; a imunofluorescência indireta, tida como altamente específica, mas faltando-lhe sensibilidade.

Exame Radiológico. A demonstração radiológica da cisticercose é feita pelo encontro de imagens dos nódulos calcificados, com aspecto mais ou menos característico (Fig. 22.3). A calcificação só se processa após a morte do parasito e não em todos os casos. As calcificações intracranianas ocorrem apenas em 15 a 35% dos pacientes.

A tomografia computadorizada fornece dados importantes para a localização das lesões no sistema nervoso central, tanto de parasitos vivos como mortos (Fig. 22.4).

Exame Anatomopatológico. Os nódulos subcutâneos, eventualmente encontrados nos pacientes, permitem que se proceda facilmente a uma biópsia e ao exame histopatológico. A confirmação de cisticercose subcutânea é elemento da maior importância no esclarecimento do quadro neurológico.

Evolução e Prognóstico

A evolução da neurocisticercose é muito variável, podendo permanecer tanto em estado latente, durante toda a vida do paciente, como evoluir rapidamente para a morte. Os sintomas

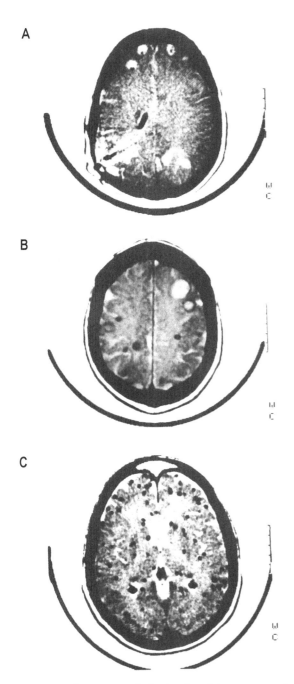

Fig. 22.4 Tomografias computadorizadas do crânio, em casos de cisticercose cerebral. *A*, Paciente com cisticercos vivos, três dos quais situados nos lobos frontais (áreas circulares claras e com os escólex bem visíveis), que apresentava hipertensão endocraniana, razão pela qual foi-lhe implantada uma válvula de derivação intraventricular-peritoneal, visível na região posterolateral direita da cabeça (à esquerda, na figura). *B*, Caso com cisticercos vivos (áreas circulares claras) e calcificados (manchas negras). *C*, Cérebro com um grande número de cisticercos calcificados. As escalas que se encontram ao lado representam 5 cm. (Documentação original do Departamento de Neurologia Clínica da Escola Paulista de Medicina, São Paulo.)

podem regredir durante um lapso de tempo mais ou menos longo, retornando muitos anos depois. Citam-se casos com mais de 30 anos de evolução.

Nos casos não tratados, o prognóstico é quase sempre sombrio, sendo a cura espontânea uma eventualidade raríssima. A amaurose (cegueira de natureza neurológica) é frequente na fase final.

Na cisticercose intraocular, a evolução é também para a cegueira. O prognóstico é bom nas localizações extraoculares ou da câmara anterior, onde o diagnóstico se faz precocemente e a operação é pouco traumatizante. No segmento posterior, a gravidade resulta de ser o diagnóstico em geral tardio. A cisticercose muscular e a subcutânea são benignas.

TRATAMENTO DA CISTICERCOSE

O tratamento da cisticercose humana tem sido ensaiado por diversos métodos, com resultados variáveis.

A neurocirurgia encontra indicações quando o número de parasitos é pequeno e a localização dos cisticercos é favorável para a intervenção. Na cisticercose ocular, a cirurgia não oferece dificuldades quando o parasito encontra-se na câmara anterior do olho, ou em situação subconjuntival ou subcutânea. No vítreo e no sub-hialóideo, obtiveram-se 85% de êxitos; e 71% na sub-retina.

A quimioterapia, na cisticercose humana, é feita com **praziquantel** ou com **albendazol**. Eles penetram muito rapidamente no líquido cefalorraquidiano e mais lentamente nos cisticercos.

Cerca de duas semanas após o tratamento, os cisticercos subcutâneos começam a apresentar alterações e, três meses depois, muitos deles desaparecem completamente.

A tolerância à droga foi boa em cerca de 80% dos casos. Nos demais apareceram sintomas que foram atribuídos, em geral, à reação do organismo frente aos parasitos mortos. Em alguns casos houve hipertensão aguda intracraniana (devida ao edema cerebral ou alterações no fluxo do líquido cefalorraquidiano), que exigiram tratamentos específicos de urgência.

Os relatórios de avaliação clínica sugerem que o tratamento com praziquantel produz 60% de resultados bons ou satisfatórios, em pacientes com neurocisticercose. Mas deve ser contraindicado na cisticercose ocular.

A tomada de decisão para medicação com essa droga depende de cada caso individual, devendo-se considerar que os cistos calcificados não se beneficiam com ela e que os casos assintomáticos podem tornar-se sintomáticos depois dela, seja em função do curso normal da doença, seja por efeito da reação orgânica induzida pela destruição dos parasitos.

Recomenda-se que o tratamento da neurocisticercose seja realizado com o paciente internado em uma enfermaria de clínica neurológica, sob estrita supervisão médica, não só no período de medicação (15 dias) como durante alguns dias mais.

PROFILAXIA E CONTROLE DA CISTICERCOSE

A profilaxia da cisticercose humana é essencialmente a da prevenção e controle das teníases (ver, no Cap. 21, itens relativos à *Taenia solium*). Devemos acrescentar apenas algumas palavras sobre a prevenção da autoinfecção e da heteroinfecção com ovos de *T. solium*.

Os portadores de tênia e os casos suspeitos devem ter seu diagnóstico assegurado o mais cedo possível e devem ser imediatamente tratados com um tenicida (ver *Tratamento e controle de cura*, no Cap. 21).

A educação sanitária, ao mesmo tempo que alertará os indivíduos para os perigos do consumo de carnes mal cozidas, e não submetidas ao controle sanitário, deve esclarecer os pacientes para que possam reconhecer as proglotes e para que se convençam da necessidade de tratar com a máxima brevidade sua parasitose.

A higiene pessoal é muito importante: tomar banho e lavar as mãos frequentemente, em especial depois das evacuações, antes de manipular alimentos e antes de fazer as refeições, pois tanto a autoinfecção como a heteroinfecção, a partir de outras pessoas parasitadas, ou através de certas práticas sexuais (sodomia, felação) podem levar os ovos da *T. solium* a causar cisticercose no portador da teníase ou em seus próximos.

Os médicos devem considerar o **diagnóstico da espécie de tênia** albergada por seus pacientes como questão da mais alta importância, instituindo com urgência o tratamento das infecções por *T. solium*, ou por qualquer tênia, quando o reconhecimento da espécie não for possível.

23

Equinococose Humana (Hidatidose)

O PARASITO: ECHINOCOCCUS GRANULOSUS
    Ciclo biológico
    O verme adulto
    Os ovos ou oncosferas
    A hidátide normal
    Hidátides anormais
RELAÇÕES PARASITO-HOSPEDEIRO
    Penetração, localização e número de parasitos
    Resistência ao parasitismo: imunidade
    Patologia da hidatidose

SINTOMATOLOGIA E CLÍNICA
    Hidatidose primitiva
    Hidatidose secundária
    Hidatidose óssea
DIAGNÓSTICO DA HIDATIDOSE
    Diagnóstico clínico
    Diagnóstico de laboratório
TRATAMENTO DA HIDATIDOSE
ECOLOGIA E EPIDEMIOLOGIA
CONTROLE E ERRADICAÇÃO DA HIDATIDOSE

Os *Echinococcus*, na fase adulta, são tenídeos de pequenas dimensões que vivem em grande número no intestino de diversos canídeos e de alguns felídeos. O de maior importância é o *Echinococcus granulosus* (Fig. 23.1 *A*), parasito habitual do cão doméstico, nas zonas de criação de ovinos. Os carneiros constituem os hospedeiros intermediários normais do verme, albergando as formas larvárias do parasito, representadas por estruturas vesiculares — as **hidátides** ou **cistos hidáticos**.

A **equinococose humana** é também denominada **hidatidose**, pelo fato do parasitismo por *Echinococcus*, no organismo humano, só ocorrer na fase larvária, isto é, ser um parasitismo por hidátides.

O homem infecta-se, acidentalmente, ao ingerir os ovos do helminto disseminados pelos cães, vindo a sofrer do crescimento tumoral da larva e de suas complicações. O cisto hidático ou doença hidática é também popularmente conhecido como "bolha d'água", no Rio Grande do Sul, e por "*bolsas de agua*" ou "*vejigas de agua*" no Uruguai e Argentina.

O PARASITO: *ECHINOCOCCUS GRANULOSUS*

O gênero *Echinococcus*, pertencente à família **Taeniidae**, compreende formas pequenas com 3 a 6 proglotes, das quais apenas a última é grávida. *E. granulosus* é a única espécie de importância médica na maioria das zonas endêmicas.

No escólex, há sempre um rostro armado com duas fileiras de acúleos. A larva é do tipo **equinococo**, isto é, constituída por uma estrutura cística, que é, por vezes, volumosa, contendo no seu interior um líquido claro com numerosas **cápsulas prolígeras** que formam, por sua vez, os **escólex** infectantes para o hospedeiro definitivo (Fig. 23.1 *C*).

Ciclo Biológico

O ciclo vital de *E. granulosus* é complexo, sendo descrito em geral como compreendendo duas fases ou gerações capazes de assegurar a multiplicação da espécie e sua propagação.

1. **Fase sexuada**, por isso mesmo chamada adulta, em que a pequena tênia, depois de formar proglotes com seus órgãos genitais hermafroditas, promove a fecundação e a produção abundante de ovos. Passa-se ela na luz do intestino delgado do cão doméstico e de outros carnívoros afins (hospedeiros definitivos).

As proglotes grávidas, à medida que se desprendem do estróbilo, são eliminadas com as fezes do animal e vão com estas poluir o solo dos campos de pastagem, do peridomicílio ou, mesmo, o chão das casas.

Ingeridos de mistura com o pasto, as proglotes ou os ovos isolados chegam ao estômago e intestino dos herbívoros (hospedeiros intermediários), onde as oncosferas se libertam dos embrióforos, entranham-se na mucosa e, pela rede vascular, vão ao fígado, aos pulmões ou a outros órgãos.

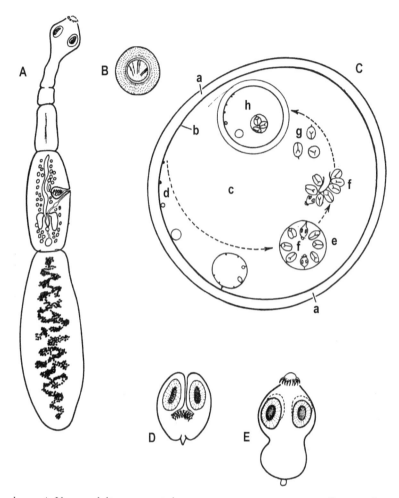

Fig. 23.1 *Echinococcus granulosus*. A, Verme adulto representado em esquema que mostra o escólex, o colo em via de formar uma nova proglote, um anel jovem, um maduro e outro grávido. B, Ovo com embrióforo e oncosfera. C, Cisto hidático constituído de membrana anista (**a**), membrana germinativa (**b**) e líquido hidático (**c**); a partir da membrana germinativa formam-se, por brotamento (**d**), as vesículas prolígeras (**e**), contendo protoescólex (**f**), que podem tornar-se livres do líquido (**g**) e, em determinadas condições, formar cistos hidáticos-filhos (**h**). D, Um protoescólex. E, O mesmo, desinvaginado.

2. **Fase assexuada**, ou **fase larvária**. É a que forma, nos tecidos, o cisto hidático e suas cápsulas prolígeras, com miríades de escólex gerados por brotamento, no seu interior. Estes representam indivíduos filhos da forma hidátide, capazes de se transformarem em pequenas tênias, se as vísceras parasitadas dos herbívoros forem por sua vez ingeridas por um hospedeiro definitivo (carnívoro).

A fase sexuada, no cão, desenvolve-se em dois meses e a fase larvária, no carneiro, atinge a maturidade ao fim de seis meses. O intervalo mínimo de ovo a ovo pode resumir-se a oito meses; mas, na realidade, depende de ocorrer a morte das rezes quando suas vísceras servirão para a alimentação (e a infecção) dos cães domésticos ou dos cães errantes da região. A duração do parasitismo canino, sendo curta (3 ou 4 meses), sua manutenção fica na dependência de reinfecções frequentes.

O Verme Adulto

Echinococcus granulosus apresenta-se como uma minúscula tênia, porém, típica, que quando bem desenvolvida mede 4 a 8 mm de comprimento.

O escólex é piriforme e possui na extremidade um rostro musculoso, com 30 a 40 acúleos dispostos circularmente em duas fileiras; e, na parte mais dilatada, quatro ventosas. Ele se continua por um colo delgado e curto – que é a região de crescimento do parasito – e depois pelo estróbilo. Mas, como o amadurecimento dos anéis é muito rápido e logo seguido de apólise, não ficam unidas no estróbilo mais do que três ou quatro proglotes, em cada espécime (Fig. 23.1).

A primeira proglote tem seus limites apenas demarcados e ainda não apresenta esboço dos futuros órgãos genitais.

A segunda proglote, um pouco maior que a precedente, já mostra os órgãos reprodutores masculinos desenvolvidos (35 a 50 massas testiculares, canais eferentes e um deferente enovelado que termina pelo cirro ou pênis envolvido numa bolsa muscular) e também os femininos (ovários, oviduto, oótipo, vagina e um tubo uterino longitudinal e mediano, ainda vazio). O átrio genital, a que vêm ter a vagina e a bolsa do cirro, fica situado sobre a margem da proglote.

O último segmento do estróbilo, que é sempre o único grávido, de contornos dilatados e forma oval alongada, mede cerca de um terço ou metade do comprimento total do verme. Aí encontramos o útero muito aumentado de volume, com ligeiras ramificações laterais e ocupando quase todo o volume da proglote. No seu interior, estão contidos 500 a 800 ovos, ou melhor, embrióforos, com **oncosferas** já completamente formadas.

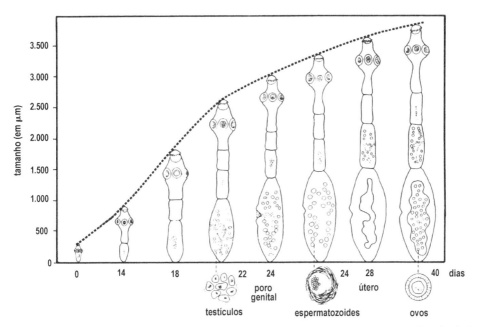

Fig. 23.2 Crescimento do estróbilo e amadurecimento sexual das proglotes em *Echinococcus granulosus*. (Redesenhada de Smyth, *The Physiology of Cestodes*, 1966.)

E. granulosus necessita de sete semanas, após a infecção do cão, para atingir seu desenvolvimento completo, tal como acabamos de descrever. Há porém autores que atribuem um tempo menor ou maior (entre 4 e 10 semanas) para que surjam os primeiros ovos embrionados no anel grávido (Fig. 23.2).

O verme permanece fixado por suas ventosas e seus acúleos à mucosa do intestino delgado (Fig. 23.3), com o escólex e os segmentos jovens mergulhados entre as vilosidades, ou na luz das glândulas de Lieberkühn.

Quando as tênias são observadas ainda vivas, na mucosa do cão, notam-se os movimentos de extensão ou de contração dos estróbilos, movimentos esses que continuam nas proglotes que, depois de grávidas, destacam-se do estróbilo (fenômeno de apólise). Conforme já referimos, a **estrobilização** é, em verdade, outro processo de reprodução assexuado dos cestoides e cada proglote procede como um indivíduo adulto.

Os Ovos ou Oncosferas

O ovo de *Echinococcus* (Fig. 23.1 *B*) tem o mesmo aspecto que o de tênias humanas, sendo morfologicamente indistinguível dos ovos de outros cestoides que parasitam o cão (*Taenia pisiformis* ou *T. hidatigena*). A forma é ovoide ou ligeiramente elíptica, com 32 a 38 μm de comprimento por 25 a 35 μm de largura.

No meio exterior, a vitalidade dos ovos mantém-se durante três semanas, na areia úmida ou em águas pouco profundas. Eles suportam 11 dias de dessecação ao ar e 4 meses de congelamento a −1°C. Cerca de 10 a 30% dos ovos permanecem viáveis depois de expostos por uma hora aos desinfetantes usuais.

O embrião só tem possibilidades de continuar sua evolução quando o ovo é ingerido por um hospedeiro intermediário normal (geralmente, o carneiro) ou acidental (como o homem).

A eclosão depende da ação da pancreatina sobre o embrióforo, que é por ela desintegrado, mas a ativação da oncosfera requer também a presença de bile no meio.

Liberado o embrião de seus envoltórios, dá-se a invasão da mucosa, para o que a larva utiliza seus acúleos e provavelmente também a secreção de glândulas especiais para a penetração.

Alcançada a circulação sanguínea, o parasito é arrastado pelo sangue até um leito capilar de circulação lenta onde fica retido.

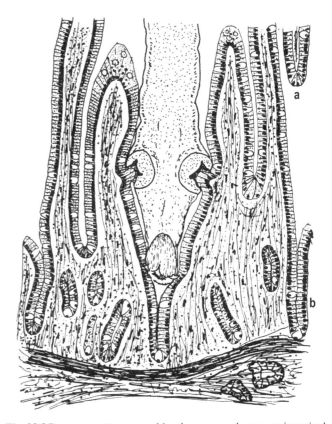

Fig. 23.3 Representação esquemática de um corte da mucosa intestinal, mostrando o escólex de um exemplar adulto de *Echinococcus granulosus* implantado na entrada de uma glândula de Lieberkühn e entre as vilosidades intestinais do cão; **a**, vilosidades; **b**, glândulas de Lieberkühn. (Redesenhada, segundo Dévé, 1949.)

A Hidátide Normal

O fígado (local aonde os embriões chegam em 3 a 5 horas) e, em segundo lugar, os pulmões são os órgãos onde, em geral, se desenvolve o parasito.

A oncosfera, que havia perdido os acúleos, após penetrar na mucosa, sofre completa remodelação estrutural para formar o cisto hidático. Ao fim de 4 dias começa a vacuolizar-se no centro; os elementos celulares transformam-se em uma delgada camada sincicial que, na superfície externa, segrega uma membrana cuticular anista, elástica e de estrutura lamelar, enquanto pela face interna produz um líquido claro como água (Fig. 23.1 C). A rapidez com que cresce o cisto depende do hospedeiro e do órgão parasitado. No pulmão e no cérebro o desenvolvimento é rápido.

Depois de algum tempo, a hidátide apresenta-se como uma vesícula branca, esférica, tensa e elástica. A estrutura compreende então:

1. **A membrana cuticular anista.** Seu aspecto é semelhante ao da albumina de ovo parcialmente cozida e, quando cortada, se retrai e se enrola sobre a face externa.

Ao microscópio, apresenta-se refringente, finamente estratificada, mostrando-se constituída por lamelas paralelas como as folhas de um livro, cuja espessura aumenta com o tempo.

2. **A membrana germinativa ou membrana prolígera.** Ela forra internamente a cutícula e só é visível ao exame microscópico, pois mede 12 a 15 μm de espessura.

A olho nu, sua superfície interna tem aspecto aveludado. Como o tegumento dos vermes adultos, a membrana prolígera é um sincício e apresenta inúmeras microvilosidades em sua superfície externa. Ela é rica em núcleos e constitui o elemento fundamental da hidátide, pois sua atividade origina todos os demais componentes do cisto.

3. **Cápsulas prolígeras.** Na face interna da membrana germinativa, formam-se pequenas saliências, como brotos, onde os núcleos se multiplicam e o conjunto cresce, transformando-se em granulações macroscópicas, presas à parede por delgado pedúnculo. Essas granulações vacuolizam-se, por sua vez, e passam a constituir as cápsulas prolígeras, em cujo interior, também por brotamento (reprodução assexuada por poliembrionia), irão formar-se os escólex da hidátide, em número muito variável (entre 2 ou 3 e 50, 60 ou mais, dentro de cada cápsula prolígera). A parede das cápsulas prolígeras é da mesma natureza que a membrana germinativa.

Essas cápsulas desprendem-se facilmente da membrana germinativa, permanecendo livres no líquido hidático.

Muitas delas rompem-se e deixam em liberdade os escólex, ou os mantêm aderidos entre si, como pequenos cachos, pelos restos da membrana rota.

As cápsulas e os escólex desprendidos de suas inserções tendem a sedimentar e formam um depósito de finos grãos esbranquiçados (as cápsulas) ou de uma tênue poeira (os escólex) que, por seu aspecto macroscópico, mereceu o nome de **areia hidática**. Um centímetro cúbico dessa "areia" contém cerca de 400.000 escólex; e um cisto hidático de tamanho grande pode conter 5 ou 6 centímetros cúbicos de areia hidática.

4. **Os escólex.** Nessa fase são chamados também de **protoescólex** (Fig. 23.1 D e E e Fig. 23.4, **a**) e apresentam-se, em geral, como formações ovoides, medindo 160 por 120 μm.

Em um dos polos, nota-se o pedúnculo de fixação do escólex à parede da cápsula prolígera; no outro, o orifício que marca o ponto de invaginação de suas estruturas características: o rostro armado de acúleos e as quatro ventosas.

Evaginados, naturalmente, ou após permanência em meio aquecido a 37°C, cada um mostra-se como uma pequena "cabeça" de tênia, exibindo já o mesmo número e a mesma disposição de acúleos que encontramos no *Echinococcus* adulto. Aliás, esses ganchos são definitivos, contrariamente aos que trazia a oncosfera.

A hidátide, no início do desenvolvimento, não possui os escólex (é um acefalocisto), sendo portanto infértil e sem capacidade de propagação. No homem, os cistos tornam-se férteis (isto é, escolecíferos) a partir do tamanho de uma cereja ou de uma ameixa. Mas nem todos produzem escólex.

5. **Líquido hidático.** É claro e tem densidade entre 1,006 e 1,015; a pressão osmótica é apenas ligeiramente superior à do soro. O número de substâncias antigênicas, nesse líquido, é bastante grande.

Hidátides Anormais

Hidátides-filhas Endógenas. Enquanto o cisto hidático mantiver sua atividade normal e sua integridade, não apresentará no seu interior outras formações além das que acabamos de referir.

Porém, seja em consequência de seu envelhecimento, ou de uma perda de líquido hidático; seja, ainda, em razão de alterações bioquímicas de seu conteúdo, as mudanças do meio interno vão pôr em marcha um processo de formação de **hidátides-filhas endógenas**.

Esse processo vai mudar o cisto hidático primitivo e relativamente simples em uma **hidátide multivesicular** (Fig. 23.1 C), pela transformação dos protoescólex em vesículas, as quais passam a formar uma membrana cuticular hialina, externamente, e a segregar líquido hidático, internamente (Fig. 23.4).

Depois de algum tempo as hidátides-filhas produzirão suas próprias cápsulas prolígeras e seus escólex, tal como o fazia a hidátide-mãe. Esta última, que já havia perdido sua tensão normal, reprega-se sobre as hidátides-filhas, ao mesmo tempo que seu conteúdo líquido, agora opalescente e albuminoso, tende a ser reabsorvido.

Hidátides-filhas Exógenas. As vesículas-filhas que se formam para o exterior da hidátide primitiva têm origem, segundo alguns autores, em malformações da camada germinativa ou, segundo outros, em hérnias da parede cística primitiva, as quais se projetam através de pontos débeis da cápsula adventícia que

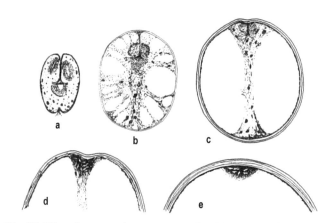

Fig. 23.4 Transformação de um protoescólex (**a**) em cisto hidático-filho (**e**), mediante a elaboração de uma membrana hialina, externamente, e acumulação de líquido hidático, internamente. (Redesenhada, segundo Dévé, 1946.)

envolve o cisto (ver adiante), isolam-se e passam a crescer independentemente da hidátide-mãe.

Hidátides Ósseas. Na medula óssea o cisto hidático perde seu aspecto normal desde que esbarre nos limites resistentes das paredes ósseas, ou que se encontre entre trabéculas ou em canais; então, a forma esférica e regular é substituída por um crescimento caprichoso, adaptando-se a parede cística aos relevos e expandindo-se pelos trajetos menos resistentes, de modo a formar divertículos irregulares, ramificados ou pregueados. A travessia de passagens estreitas pode levar à coalescência das paredes, fusão e isolamento da cavidade dos divertículos, que passam a crescer, então, como cistos hidáticos-filhos.

RELAÇÕES PARASITO-HOSPEDEIRO

Penetração, Localização e Número de Parasitos

Tendo o ovo alcançado o aparelho digestório, que constitui a única via de infecção, dá-se a penetração através da mucosa e é pelo sistema circulatório venoso que os helmintos encontram seu caminho para o fígado; ou, no caso de ultrapassarem a rede capilar hepática, chegam aos pulmões. Em 15% dos casos, no entanto, as oncosferas deixam de ser retidas por esses dois filtros vasculares e alcançam outros órgãos, pela circulação geral, onde se desenvolverão as hidátides.

No homem, as localizações mais frequentes dos cistos hidáticos primitivos observados foram, segundo Dévé:

Fígado	74,5%
Pulmões	10,1%
Músculos e tecido conjuntivo	4,7%
Baço	2,3%
Rim	2,1%
Cérebro	1,4%

Em Santiago do Chile, a autópsia de 53 mil casos de indivíduos (com mortes violentas) mostrou que 79,4% dos cistos estavam no fígado e 19,2% nos pulmões.

Quanto ao número de hidátides primitivas, sabe-se que os cistos são múltiplos em 1/3 dos casos. Mesmo na hidatidose exclusiva do fígado, há mais de um cisto em 34% das autópsias. Esses dados são importantes, na prática, para o clínico e para o cirurgião, quando o diagnóstico e a localização de cistos hidáticos impuserem a intervenção cirúrgica para seu tratamento.

Resistência ao Parasitismo: Imunidade

Fatores epidemiológicos, fisiológicos ou outros devem intervir para que os pacientes expostos ao risco de infecção não apresentem mais que um ou poucos cistos hidáticos primitivos. É possível que muitas larvas não consigam ser ativadas no intestino, ou evoluir no organismo humano.

A parede da hidátide, mesmo quando íntegra, permite a diálise de produtos de seu bioquimismo para o meio representado pelo organismo do hospedeiro. A absorção dessas substâncias estranhas por parte do hospedeiro condiciona:

a) produção de diversos anticorpos circulantes, sendo alguns muito específicos, outros com especificidade de grupo;

b) desenvolvimento de reações de hipersensibilidade de tipo celular.

A sensibilização do primeiro tipo é responsável pelos anticorpos das reações sorológicas e pelas reações alérgicas, como a urticária, o edema angioneurótico, a asma e o choque anafilático. A do segundo tipo produz, por exemplo, a resposta tardia da reação intradérmica de Casoni (ver Diagnóstico da hidatidose).

Patologia da Hidatidose

A presença da larva de *Echinococcus* (hidátide), em qualquer localização, acompanha-se de ações físicas e químicas decorrentes do metabolismo do verme e de seu crescimento, por vezes acentuado.

Ainda que discreta, a passagem de produtos através da parede cística, mesmo na ausência de qualquer ruptura ou fissuração, responde pelo desenvolvimento de certa eosinofilia sanguínea, pelas reações imunológicas, por diversas manifestações alérgicas e, naturalmente, pelas alterações histológicas locais que levam à formação da cápsula fibrosa reacional em torno da hidátide.

A reação inflamatória inicial, após a chegada da larva a determinado órgão, consiste em uma infiltração de eosinófilos e mononucleares. Eventualmente, o parasito é destruído e fagocitado. Mas, quando sobrevive, transforma-se dentro de uma semana em pequena vesícula hidática.

Em torno, começa a se organizar a **membrana adventícia** do cisto, constituída por tecido conjuntivo inflamatório comprimido pelo crescimento larvário: um verdadeiro saco que envolve e isola o parasito. Sua estrutura e desenvolvimento dependem do órgão onde se encontra, da idade do cisto e da intensidade da resposta imunológica do hospedeiro.

No fígado, depois de uma semana, a adventícia mede quase meio milímetro e mostra três zonas bem distintas: a primeira, junto ao parasito, de elementos epitelioides com disposição radiada e alguns gigantócitos presentes; a média, de fibroblastos organizados em camadas concêntricas e tendo muitos eosinófilos de permeio; a zona periférica, mostrando, além dos hepatócitos em via de necrose, as traves hepáticas comprimidas por efeito mecânico do crescimento da hidátide. A espessura da adventícia dependerá da importância das reações inflamatórias provocadas em torno do cisto e guarda certa relação com a abundância de tecido conjuntivo normalmente encontrado no órgão parasitado. Ela é muito maior no fígado, baço e rim do que no pulmão, sendo mínima no sistema nervoso, onde a hidátide se desenvolve cercada quase só pela atrofia do tecido nervoso comprimido.

De um modo geral, as reações histológicas limitam-se à vizinhança imediata do parasito, ao menos enquanto se conservar a integridade do cisto, isto é, enquanto este se mantiver univesicular e não-complicado. Com o tempo, a cápsula fibrosa tende a necrosar-se e sofrer uma impregnação calcária, tornando-se visível ao exame radiológico.

O crescimento do cisto, que pode ser de 1 mm por mês, ou de 1 cm por ano, continua-se durante muitos anos (em órgão com boa capacidade vicariante ou supletiva de suas funções) sem que as compressões e destruições causadas pelo aumento de volume se manifestem clinicamente. Mas, em algumas circunstâncias, os fenômenos compressivos adquirem grande importância. Os órgãos podem sofrer deformações ou deslocamentos provocados pelo tumor.

A involução da vesícula cística, com reabsorção do líquido, observa-se com frequência. Então, a cutícula se reprega, torna-se gelatinosa e sofre uma erosão por parte das células fagocitárias, semelhante à que se verifica na reabsorção óssea. O espaço antes ocupado pela hidátide, sob a adventícia, enche-se de um exsudato que toma aspecto cremoso ou caseoso e não tarda a se calcificar.

Hidatidose Hepática. Mais de 80% dos cistos encontrados no fígado situam-se no lobo direito que, em verdade, é bem maior que o lobo esquerdo. Podem estar situados profundamente no parênquima hepático ou logo abaixo da cápsula de Glisson. Os localizados em profundidade comprimem o parênquima, os vasos e as vias biliares, produzindo congestão, necroses ou fibroses hepáticas, bem como estase biliar e colangites. Daí podem resultar icterícia ou hipertensão portal, segundo o caso.

Os cistos da superfície hepática podem comprimir ou erodir o diafragma, rompendo-se na pleura, no pulmão ou em um brônquio. Junto ao hilo hepático, o efeito compressivo leva à icterícia. Ao romperem-se, os cistos do fígado podem derramar seu conteúdo na cavidade peritoneal, nas vias biliares, no tubo digestivo ou em algum vaso.

Hidatidose Pulmonar. É a segunda localização do parasito, por sua frequência, e pode ser primitiva ou secundária à ruptura de cistos hidáticos da superfície diafragmática do fígado (Fig. 23.5).

O crescimento da hidátide costuma ser regular, em vista da pouca resistência oferecida pelo parênquima pulmonar, e a membrana adventícia bastante delgada. Em torno desta, observa-se estreita faixa de parênquima pulmonar atelectásico, predispondo o órgão para as infecções bacterianas. Facilmente o cisto sofre ruptura, abrindo-se na pleura ou na luz de um brônquio, quando seu conteúdo é evacuado para o exterior (hidatidoptise). Nesse caso pode haver a cura da hidatidose, ou a infecção da cavidade com formação de processo supurativo crônico.

Complicações da Hidatidose Primitiva. Por vezes, a uma evolução relativamente simples da hidátide primitiva, responsável por alterações anatomopatológicas geralmente silenciosas e passíveis de um tratamento cirúrgico favorável, vêm juntar-se complicações diversas, que tornam a hidatidose doença muito mais grave e seguida de maiores consequências.

Tais são, principalmente, as compressões, a supuração do cisto hidático, a ruptura deste, a formação de cistos multivesiculares, a hidatidose secundária e a hidatidose óssea.

Além da atrofia do parênquima, no órgão ocupado pelo cisto, podem ocorrer compressões dos condutos excretores respectivos (como a das vias biliares, do colédoco, de brônquios, bacinete ou ureter); dos órgãos vizinhos e dos grandes vasos (veias porta e cava); do sistema nervoso (encéfalo, medula, nervos periféricos etc.).

Na hidátide do pulmão, sua abertura para a luz de um brônquio dá-se, por vezes, espontaneamente e com o paciente em repouso, mas com maior frequência ao realizar algum esforço. Sobrevém então uma **hidatidoptise**, podendo-se evidenciar a presença dos escólex e de fragmentos de membrana no material que o doente expulsa com a expectoração.

Os cistos abdominais, particularmente os da face e bordo anterior do fígado, rompem-se com maior facilidade que os cistos torácicos e, em geral, para a cavidade peritoneal, constituindo ponto de partida para uma hidatidose secundária da cavidade abdominopélvica, de caráter evolutivo ou, mais raramente, involutivo. Observam-se também derrames serosos, hemorrágicos ou biliares, acompanhando a ruptura.

A deiscência eventual para o interior das veias supra-hepáticas ou cava inferior apresenta aspectos diferentes conforme se trate de um cisto simples escolecífero ou de um cisto multivesicular. No primeiro caso, resulta uma **hidatidose metastática** do pulmão (causada pela areia hidática); no segundo, sobrevém a morte rápida por embolia pulmonar (dado o calibre dos cistos-filhos).

Quer nos casos de ruptura franca, quer nos de uma simples fissuração, a passagem de líquido hidático para o organismo do hospedeiro, de modo brusco ou episódico, leva ao aparecimento de manifestações agudas de caráter tóxico ou alérgico que os autores denominaram **intoxicação hidática**.

O cisto roto, em casos diferentes, poderá evoluir para a regressão e cura, para a transformação em hidátide multivesicular ou para a supuração.

Hidatidose Secundária. Em geral, é o resultado da ruptura de uma hidátide primitiva univesicular, originando-se, portanto, da semeadura dos protoescólex contidos na areia hidática.

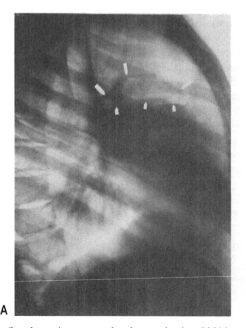
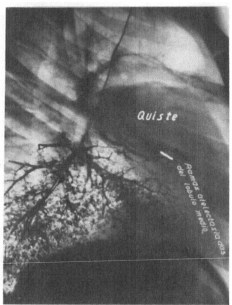

Fig. 23.5 Radiografias de paciente portador de grande cisto hidático no pulmão direito. *A*, Imagem radiológica onde se podem ver os limites superiores da parede cística (flechas maiores) e o nível líquido, no interior do cisto (flechas menores). *B*, A radiografia pulmonar, após injeção de contraste na árvore brônquica (a sonda também é visível), mostra atelectasia por compressão das ramificações brônquicas do lóbulo médio. (Documentação do Serviço do Dr. N. C. Caminha, Rio de Janeiro.)

Esses escólex, transportados por vezes a distância, mas sempre passivamente, vão fixar-se e sofrer a transformação em cistos hidáticos secundários.

Como a disseminação hidática comporta grande diversidade de pontos de partida para o material infectante (fígado, pulmões etc.) e são imprevisíveis os azares da localização e desenvolvimento dos cistos-filhos, compreende-se que a hidatidose secundária é caracterizada pela enorme variedade de quadros anatomopatológicos e clínicos resultantes.

SINTOMATOLOGIA E CLÍNICA

Hidatidose Primitiva

Formas Benignas. Na maioria dos casos, a instalação e o desenvolvimento de hidatidose se faz de modo silencioso. Os pacientes podem carregar seus cistos durante toda a vida sem que nada os obrigue a buscar assistência médica.

Quase sempre, o primeiro sinal a manifestar-se é o tumor. Em certos casos permanece o único. E, ainda assim, apresenta-se tardiamente, devido à extrema lentidão do crescimento hidático. A doença, contraída geralmente na infância, poucas vezes é percebida antes dos 10 ou 15 anos, a menos que pela localização encefálica ou orbitária venha precocemente denunciar sua presença com perturbações neurológicas e oculares.

A hidatidose do jovem caracteriza-se, antes de tudo, por serem os cistos (mesmo quando volumosos) univesiculares, escolecíferos e desprovidos de vesículas-filhas em, pelo menos, 90% dos casos. Por outro lado, encontramos cistos primitivos múltiplos, em maior proporção que entre os adultos e velhos, pois que ainda não teria ocorrido a involução ou expulsão de alguns deles. A supuração dos cistos é muito menos frequente que nos adultos e a hidatidose óssea rarissimamente é diagnosticada. Portanto, nesse período, a doença apresenta-se como uma hidatidose típica, univesicular e não-complicada.

A tumoração pode provocar uma sensação local de tensão, de peso ou de dolorimento que, quando no fígado, propaga-se algumas vezes para a escápula e o ombro, e outras vezes irradia-se pela cintura.

Quando na face inferior do fígado, seu volume e a pressão que desenvolve sobre as estruturas vizinhas podem condicionar um mal-estar gástrico, com sensação de plenitude após as refeições; ou produzir um quadro de pseudolitíase, por compressão das vias biliares, com dor típica de cólica hepática, icterícia e elevação da temperatura, regredindo e repetindo-se a intervalos variáveis. A palpação da zona vesicular descobre uma tumoração ovalada (do tamanho de uma laranja), móvel e renitente que se tomaria pela própria vesícula biliar distendida.

A compressão da veia porta leva à estase venosa no respectivo território, circulação colateral e derrame ascético simulando uma cirrose hepática.

Formas Complicadas e Graves. A história do doente pode ser entremeada de manifestações ora discretas, ora não, de tipo alérgico ou anafilático (intoxicação hidática). São, por vezes, crises de urticária, localizada ou generalizada, com erupção fina ou escarlatiniforme e muito prurido; precedidas às vezes de dor no hipocôndrio direito, em geral efêmera, mas podendo prolongar-se ou acompanhar-se de outras alterações gerais (desconforto, febre, dispneia, cianose etc.).

Nas formas graves, que podem ocorrer depois de uma intervenção cirúrgica ou devido a uma ruptura espontânea de um cisto simples em indivíduos jovens, instala-se rapidamente um estado sincopal ou de colapso, com palidez, cianose, suores frios, náuseas e vômitos, com manifestações nervosas (cefaleia, ansiedade, agitação e, mesmo, crises convulsivas, com perda de consciência); ou com acidentes respiratórios (tosse, dispneia intensa de tipo edematoso ou asmatiforme). Outras vezes, o quadro é peritonítico e a temperatura muito elevada (40 a 41°C).

Apesar da gravidade que apresenta, a sintomatologia pode regredir depois de algumas horas. Também pode prolongar-se ou repetir-se em épocas diferentes, separadas por períodos sem nenhum padecimento.

Nas formas mortais, a rapidez de instalação e a evolução da crise abreviam o quadro sintomático, de sofrimento respiratório e nervoso, reduzido a um súbito estado sincopal, dispneia, angústia, acessos epileptiformes e colapso. Em casos superagudos, a morte sobrevém em menos de meia-hora, noutros demora muitas horas.

Em sua maioria, os cistos hidáticos primitivos, nos indivíduos com mais de 50 anos, já constituem processos em involução ou se apresentam modificados pelas complicações que descrevemos no item Patologia da hidatidose.

Hidatidose Secundária

Os cistos hidáticos secundários não comportam um quadro sintomático próprio, pois determinam sintomatologia variada e complexa, em função do número, da aglomeração e das localizações dos elementos parasitários.

Na história clínica dos doentes, mesmo quando a hidatidose primitiva tenha sido inteiramente silenciosa, podem-se descobrir, em geral, os sinais indicativos evidentes ou discretos de uma ruptura cística acontecida talvez há muitos anos.

Quatro períodos foram descritos na hidatidose secundária:

1) A fase cataclísmica inicial, que decorre da ruptura do cisto primitivo e da disseminação dos germes equinocócicos.

2) Fase de latência, mais ou menos longa, correspondendo ao período de crescimento lento das hidátides secundárias.

3) Um período em que os cistos já se revelam clínica e radiologicamente e provocam perturbações funcionais de acordo com os territórios onde se implantaram.

4) Depois, a fase tardia das complicações: compressões diversas, perturbações circulatórias, ruptura de cistos secundários, supuração e, finalmente, a caquexia hidática.

Após a primeira fase, a hidatidose secundária pode "abortar", vindo os parasitos a degenerar; ou as vesículas passam a desenvolver-se mais ou menos sincronicamente, por vezes em grande número, o que leva a pronunciado aumento do abdome e a um cortejo de manifestações clínicas.

Hidatidose Óssea

Em virtude da ausência, em geral completa, de sintomas, a doença evolui sem suspeitas por muitos anos, até que sobrevenham complicações ou que o cisto se exteriorize do tecido ósseo. Nos ossos longos, a história pode começar com uma fratura espontânea, ou com dor e tumefação local. No parasitismo da coluna, predominam as deformações (que podem simular o mal de Pott) e as compressões das raízes nervosas ou da medula, com quadro neurológico que caminha lentamente para uma paraplegia.

DIAGNÓSTICO DA HIDATIDOSE

De quanto ficou dito, depreende-se que a hidatidose ora apresenta um quadro pobre de sinais e sintomas, ora se revela polimorfa e capaz de produzir variadas síndromes sem traços específicos. Na maioria dos casos o diagnóstico diferencial tem que ser feito com as doenças tumorais, sobretudo do fígado e do pulmão.

Nas áreas endêmicas, assim como nos centros para onde convergem os pacientes, a possibilidade de uma etiologia hidática deve estar sempre presente no espírito dos clínicos, para ser comprovada ou excluída pelos métodos adequados. Longe do âmbito da parasitose, o diagnóstico é mais difícil (porque a suspeita em geral não ocorre) e surge às vezes como uma surpresa, por ocasião de um exame radiológico ou durante uma intervenção cirúrgica.

Diagnóstico Clínico

Em raros casos, ele se impõe de modo categórico, porque o doente, após um acesso de tosse, terá expulsado fragmentos de membranas císticas ou vesículas murchas ou túrgidas, com sua expectoração. Nas punções exploradoras ou evacuadoras (feitas porque a suspeita era outra), o exame parasitológico pode revelar também a presença de areia hidática.

Na generalidade dos casos, contribuem para o diagnóstico clínico, além da zona de procedência do doente, de sua atividade ou dos hábitos de vida, a existência de outros casos diagnosticados na família.

Acompanhando o quadro tumoral, o exame hematológico acusa muitas vezes uma eosinofilia discreta, de 3 ou 4%, e mais raramente 10, 20 ou 30% de eosinófilos. Esses valores altos são observados ocasionalmente, em seguida à fissuração e derrame de líquido hidático no organismo (ou após uma punção do cisto). A eosinofilia, entretanto, pode faltar completamente.

Diagnóstico de Laboratório

Diagnóstico Radiológico, Cintilografia e Sonografia. A radiologia é um dos principais recursos para descobrir cistos localizados nos pulmões, especialmente quando pequenos ou assintomáticos. Imagens circulares homogêneas e, não raro, de contornos nítidos (pois o conteúdo salino do cisto proporciona opacidade suficiente e homogênea) são muito sugestivas. Mas a sombra radiológica, por si só, não é suficiente para assegurar um diagnóstico específico.

A radiologia é também importante para localizar cistos da superfície superior do fígado, que projetam sua sombra por cima do contorno do diafragma. Mas as hidátides que se desenvolvem inteiramente mergulhadas no parênquima hepático só aparecem radiologicamente quando sua adventícia encontrar-se calcificada. O que não indica estar o parasito morto nem isso impede que venha a infectar-se.

Nos cistos com infecção anaeróbia, naqueles em que o ar penetrou (devido a punção, abertura para um brônquio etc.), ou nas bolsas residuais pós-operatórias, podemos encontrar imagens com nível líquido, ou acusando o descolamento das membranas de sua loja primitiva.

As hidátides ósseas, finalmente, comportam um estudo radiológico, como elemento básico para o diagnóstico.

Os cistos hepáticos podem ser localizados no interior do parênquima, mediante a administração de radioisótopos e medida de radiação gama, por cintilografia, sobre a área hepática. As modernas técnicas de tomografia e ecografia melhoraram consideravelmente o diagnóstico da hidatidose humana.

Testes Sorológicos. As principais provas realizadas *in vitro* são: a imunoeletroforese, que é a primeira a positivar-se (particularmente em relação a uma faixa de precipitação chamada arco 5), a reação de floculação do látex, a hemaglutinação indireta e o teste de ELISA.

Ainda que muito específicos, esses testes não mostram uma sensibilidade satisfatória. Assim, quando negativos, não excluem o diagnóstico de hidatidose, razão pela qual recomenda-se utilizar mais de um teste, ou uma bateria deles, sempre que houver forte suspeita de infecção por *E. granulosus*.

Os resultados variam também, segundo a localização do cisto e seu estado fisiológico. Os testes imunológicos são menos sensíveis para detectar a hidatidose pulmonar que a hepática. Os cistos uniloculares estimulam menos o sistema imunológico que os multivesiculares e os rotos. A possibilidade de reações cruzadas deve ser estudada em cada região, pois a situação varia de lugar para lugar, em função dos agentes parasitários aí existentes.

Reação Intradérmica de Casoni. Emprega-se como antígeno o líquido hidático de cistos férteis de carneiro, colhido assepticamente, filtrado e guardado em geladeira, ou adicionado de um conservador (mertiolato).

A reação é feita injetando-se, intradermicamente, 0,1 a 0,2 ml de antígeno na região anterior do antebraço do paciente, e o resultado é considerado positivo quando, após 5 ou 10 minutos, formar-se uma pápula de contornos nítidos e irregulares (imitando pseudópodes), medindo 2 cm de diâmetro ou mais. Essa pápula é geralmente pálida e cercada por extensa área de eritema.

A resposta tardia manifesta-se, depois de 24 horas, com tumefação inflamatória, mais ou menos circunscrita e endurada, no mesmo local. Ela se apaga lentamente em dois ou três dias, podendo durar até quatro dias.

Esse teste dá resultados positivos em 65 a 95% dos casos de hidatidose (média: 74%), segundo diferentes autores. Falsos-negativos ocorrem principalmente nas localizações encefálicas do parasito. Por outro lado, reações positivas aparecem também em indivíduos parasitados pela *Taenia saginata*.

TRATAMENTO DA HIDATIDOSE

Tratamento Cirúrgico. Posta de lado a expectativa de cura espontânea dos cistos justa-hilares do pulmão ou do rim e os casos inoperáveis, todos os demais são passíveis de um tratamento cirúrgico, pois a terapêutica medicamentosa ainda aguarda uma avaliação completa.

A dessensibilização dos pacientes que terão que se submeter à cirurgia é adotada como norma geral para evitar acidentes alérgicos ou anafiláticos.

A fim de prevenir a disseminação acidental de areia hidática e uma possível hidatidose secundária pós-operatória, logo que o cirurgião expuser o cisto a extirpar e antes de abri-lo, os escólex e demais estruturas potencialmente evolutivas deverão ser destruídos. Com esse propósito, a hidátide deve ser puncionada para retirar uma parte de seu conteúdo (ou todo ele), que será substituído por solução de NaCl a 20% ou por álcool a 75%, que devem permanecer aí durante dez minutos. Esse processo é ineficaz nos cistos multivesiculares.

Removido o cisto, recomenda-se administrar oralmente **albendazol** (15-20 mg/kg por dia, dividido em duas doses, após as refeições, durante 4 semanas) para prevenir a recorrência do parasitismo.

Quimioterapia. Tratamentos prolongados com **albendazol** (séries de um mês, separadas por intervalos de 15 dias, durante quatro a seis meses, na dose de 10 mg/kg/dia) deram resultados favoráveis em alguns casos e incertos em outros.

O **mebendazol** foi utilizado no tratamento de animais e de casos humanos de hidatidose, em esquemas terapêuticos comportando doses elevadas e repetição da medicação ao longo dos anos. Em alguns casos constatou-se a regressão ou a destruição dos cistos, em outros casos apenas a interrupção do crescimento, que foi retomado depois da suspensão da droga. Uma decisão sobre o valor do mebendazol ou do albendazol depende de novos estudos.

O **praziquantel**, que descrevemos em detalhe no Cap. 17, mostrou-se eficiente para o tratamento das formas adultas do *Echinococcus granulosus*, no cão. Mas sua utilização contra as formas larvárias (hidátides) é problema ainda em estudo.

ECOLOGIA E EPIDEMIOLOGIA

Distribuição Geográfica. A hidatidose é considerada altamente endêmica, atualmente, em regiões do hemisfério norte, situadas no Alasca e Canadá, em quase todos os países da Europa, Próximo e Médio Oriente, Ucrânia, Rússia e outros países da Ásia Central. Zonas de baixa endemicidade encontram-se nos EUA, na Escandinávia e na Ásia. Oceania, Austrália e Nova Zelândia são zonas endêmicas importantes.

No Norte da África e na África Oriental (do Sudão à Tanzânia) estão os países com endemicidade elevada, enquanto Egito, Tchad, Zimbábue, República Sul-Africana e Madagáscar têm prevalências mais baixas.

Na América Latina, a endemicidade é alta em áreas rurais do Chile, Argentina, Uruguai e extremo sul do Brasil. Mas é baixa no Peru e Equador, ocorrendo casos esporádicos em outros países.

No Brasil, os focos mais ativos de hidatidose encontram-se nos municípios fronteiriços ao Uruguai, podendo ser considerados continuação da área endêmica platina. A incidência avulta nas zonas fisiográficas do litoral, Serras do Sudeste e Campanha, do Estado do Rio Grande do Sul.

Em 1968, das 19.600 pessoas examinadas nas áreas endêmicas, 1,24% teve testes intradérmicos positivos.

O Ecossistema e a Cadeia de Transmissão. A paisagem típica do ecossistema onde circula o *Echinococcus granulosus* é a dos campos e zonas de criação de ovinos e bovinos. Seu substrato geográfico são os campos naturais ou artificiais de gramíneas (pastagens).

Aí encontram-se lado a lado, participando do sistema de criação, o rebanho de ovelhas e os cães de pastoreio, hospedeiros respectivamente da fase larvária e da fase adulta do parasito.

No Rio Grande do Sul, por exemplo, conviviam, em dado momento, um rebanho de 12.000.000 de ovelhas, pertencentes a cerca de 20.000 estancieiros, com mais de 50.000 cães, dos quais 5% eram portadores de equinococos.

Nas áreas endêmicas, toda a população rural relacionada com a economia pastoril constitui o grupo de alto risco para a infecção hidática. A convivência e a intimidade entre as pessoas e os cães facilitam a passagem dos ovos de tênia para as mãos, os alimentos e a boca dos hospedeiros acidentais, sobretudo crianças e jovens.

Hospedeiros do Verme Adulto. A forma adulta do *E. granulosus* pode ser encontrada no cão doméstico e em diversos outros canídeos selvagens. Entretanto, apenas o cão doméstico tem importância para a manutenção da endemia e para a alta frequência da hidatidose humana, pois constitui a fonte de infecção preponderante, quando não exclusiva, para o gado e para o homem.

A proporção de animais parasitados atinge algumas vezes valores elevados, ultrapassando os 30% em cães diagnosticados após o tratamento com arecolina, nas zonas de alta endemicidade. No Brasil, mesmo em zonas urbanas como a cidade de Curitiba, 3,6% dos cães de rua estavam infectados.

Hospedeiros Intermediários. Mamíferos de muitas ordens, e de espécies as mais diversas, podem oferecer terreno propício ao desenvolvimento da fase larvária de *E. granulosus*. A infecção tem sido registrada, principalmente, em carneiro, bois, cabras e porcos; mas para a patologia humana, destaca-se a importância do carneiro. A inspeção sanitária em matadouros encontra 5 a 40% dos ovinos com cistos. Em alguns casos, até 95% dos animais podem estar parasitados.

O estudo da distribuição geográfica da hidatidose humana mostra que todos os focos importantes estão situados nas regiões de pecuária lanígera, poucas sendo essas regiões que não pagam seu tributo à zoonose.

Fora das regiões de alta endemicidade, os suínos podem apresentar taxas de parasitismo mais altas que os ovinos e bovinos.

Fatores Ecológicos na Transmissão. Os casos humanos de hidatidose ocorrem quase sempre nos municípios em que a infecção dos carneiros é elevada. Por outro lado, lá onde os porcos são os principais portadores de cistos hidáticos, a doença humana é desconhecida ou esporádica.

Nos países onde se cria o gado em campos cercados, sem a participação de cães, a equinococose canina é praticamente desconhecida e o cisto hidático do gado extremamente raro.

Por outro lado, atribui-se grande importância ao tipo de pasto e às condições climáticas para a infecção das diferentes espécies de animais domésticos.

Nos campos de grama, em que se criam ovinos e bovinos, no Rio Grande do Sul, o solo é inteiramente revestido pela vegetação baixa e unida. As fezes dos cães, espalhadas pelo pisoteio dos animais ou outros fatores, levam os ovos a ficar de mistura com o pasto, no ambiente úmido e protegido de insolação direta formado pela densa vegetação rasteira. Fica assim assegurada a elevada contaminação dos herbívoros.

Nas outras regiões, o pasto é geralmente constituído por gramíneas altas que revestem o solo de modo descontínuo, deixando muita terra nua, onde o cão deposita suas fezes (que os porcos mais facilmente ingerem), mas onde a desidratação e os raios solares mais prontamente destroem os ovos. Difícil se torna a contaminação dos herbívoros.

Fontes e Modos da Infecção Humana. O cão doméstico parasitado pelo *Echinococcus granulosus* é a fonte de infecção hidática, tanto para o homem como para o gado. Em raras circunstâncias, a origem da doença poderia ser atribuída a canídeos silvestres.

Estes parecem responsáveis pelos casos esporádicos de **equinococose hidática policística** que ocorre na América Central, na Amazônia e outras regiões que não criam carneiros, tendo sido atribuídos ao *Echinococcus vogeli*, cujo hospedeiro intermediário é a paca. Foram registrados casos no Acre, no Pará e em Minas Gerais.

A frequência do cisto hidático devido ao *E. granulosus* pode ser considerada como diretamente relacionada com a frequência da equinococose nos cães da região. Mas, conforme vimos, nem todos os cães têm a mesma importância como fontes de infecção, cabendo a responsabilidade maior aos cães de açougues e matadouros, de pastoreio, de estâncias, bem como aos cães errantes, isto é àqueles que têm mais fácil acesso às vísceras dos carneiros doentes.

BASES DA PARASITOLOGIA MÉDICA

O modo como se dá a contaminação humana é principalmente pelo contato íntimo com o cão. Pois este traz os ovos do parasito contaminando não só o pelo da região perineal e da cauda, como também o focinho e a língua com que se coça, as patas e todo o pelo do corpo, postos em contato com o solo poluído por suas fezes.

Ao acariciar o animal, passando-lhe as mãos ou dele recebendo as manifestações de agrado, como a lambedura ou a aplicação das patas, o que muitas vezes é tolerado da forma mais promíscua e inconveniente, os ovos do parasito passam diretamente para as pessoas. Em geral, é através das mãos sujas que os ovos são veiculados, ora mediante a ingestão de alimentos manipulados sem prévia lavagem das mãos, ora diretamente ao levar a mão à boca, roer unhas etc.

O chão, ou os objetos que estiveram em contato com ele, também podem reter muitos ovos nos locais do domicílio e do peridomicílio frequentados pelos cães. As fezes do cão podem ser disseminadas por insetos ou por outros mecanismos pouco estudados, indo contaminar águas e alimentos, ou as mãos das pessoas, e através destas, a boca. Por isso, a hidatidose humana inclui-se na categoria das **doenças de mãos sujas**.

Certas atividades profissionais predispõem ao contágio. Tais são as dos trabalhadores de estâncias, especialmente dos que cuidam de ovelhas e cães de guarda, ou dos açougueiros, dos empregados de matadouros etc.

As famílias desses profissionais também se expõem com frequência devido ao fato de terem na casa cães que podem infectar-se e reinfectar-se com maior facilidade, durante as matanças das reses.

Os clínicos registram muitas vezes uma tendência ao agrupamento familiar dos casos, função evidente da presença de um cão parasitado no domicílio.

Quanto à idade dos pacientes, é opinião geral que os cistos hidáticos desenvolvem-se com extrema lentidão, sendo a infecção, quase sempre, um incidente da infância. O diagnóstico é estabelecido, geralmente, depois de muitos anos, quando aparecem os sintomas.

CONTROLE E ERRADICAÇÃO DA HIDATIDOSE

Controle da Infecção Canina. O elo mais frágil da cadeia epidemiológica, segundo foi demonstrado pela experiência dos programas exitosos (na Islândia, por exemplo), é constituído pela infecção dos cães a partir das vísceras de reses doentes.

Bastaria, portanto, impedir que os cães se alimentassem de carne ou vísceras cruas, para que rapidamente se esgotassem as fontes de ovos de *Echinococcus*, visto que os helmintos não duram mais que alguns meses, na fase adulta. A sobrevida dos ovos no solo pode ser mais longa, mas tenderia a esgotar-se ao fim de algum tempo. As vísceras congeladas a –18°C, durante 48 horas, não oferecem perigo de infecção.

Os obstáculos que se opõem ao controle eficaz são: a falta de decisão política e de estruturas sanitárias para executar esse controle; a falta de consciência do problema ou de informações sobre o mecanismo de transmissão, por parte dos estancieiros e trabalhadores do setor pecuário; o abate clandestino de reses; e a forma econômica de alimentar os cães com vísceras condenadas.

Além de um programa adequado de esclarecimento e educação sanitária, a estratégia do controle da infecção canina requer:

- interdição do abate clandestino;
- melhoria dos matadouros, para impedir o acesso de cães aos locais de abate ou às vísceras condenadas, que devem ser destruídas;
- controle sanitário do gado abatido, acompanhado de seu estudo epidemiológico, para identificação das áreas-problema e para apoio ao planejamento e avaliação das medidas de controle;
- tratamento anti-helmíntico dos cães parasitados, com **praziquantel**, **mebendazol micronizado**, **nitroscanato** ou **fospirato**, utilizando esquemas de administração sistemática e periódica. Mas tendo asseguradas medidas estritas contra a dispersão das fezes infectantes desses animais, durante a operação;
- aperfeiçoamento das técnicas agropecuárias com vistas a reduzir a necessidade de cães no pastoreio, ou para dispensá-los inteiramente;
- redução da população canina, incluindo a captura e destruição de cães vadios e abandonados.

Prevenção da Infecção Humana. Em complemento dessas medidas, que são fundamentais em um programa geral e de longa duração, devemos lembrar aquelas capazes de proteger o indivíduo de modo imediato.

A educação sanitária tem aqui seu lugar, para alertar a população contra os perigos da doença, seu modo de aquisição e a atitude que se deve manter em relação aos cães, em áreas endêmicas.

Desse modo, poder-se-á obter a cooperação dos adultos para o tratamento dos cães e a profilaxia das reinfecções. Mas são as crianças, principalmente, que deverão ser postas em guarda contra o risco decorrente de uma intimidade perigosa com os animais suspeitos.

IV

NEMATELMINTOS PARASITOS DO HOMEM

24

Nematoides Parasitos do Homem

ORGANIZAÇÃO E FISIOLOGIA DOS NEMATOIDES
  Morfologia geral
  Nutrição e metabolismo

Locomoção
Reprodução
CICLO BIOLÓGICO DOS NEMATOIDES PARASITOS

Os nematoides são vermes redondos e geralmente filiformes que apresentam um dos mais bem-sucedidos planos de organização funcional desenvolvidos pela natureza. O número de espécies existentes (estimado em cerca de 500 mil), a variedade de meios em que vivem e o tamanho muitas vezes considerável de suas populações são provas disso.

As espécies parasitas são encontradas em quase todas as plantas e em quase todos os animais que se examinem. Cerca de 50 espécies já foram registradas como parasitas do homem, das quais uma dúzia merece destaque por compreender importantes agentes causadores de doenças (Fig. 24.1).

ORGANIZAÇÃO E FISIOLOGIA DOS NEMATOIDES

Morfologia Geral

O tamanho dos nematoides varia entre um milímetro ou menos, como em *Strongyloides*, e um metro de comprimento, como é o caso de *Dracunculus medinensis*.

A forma típica é fusiforme, alongada, não-segmentada, e com simetria bilateral. O parasitismo pouco alterou as características morfológicas, razão pela qual os organismos parasitos se parecem muito com as formas correspondentes de vida livre. Os sexos são separados, na generalidade dos casos, havendo **dimorfismo sexual** em maior ou menor grau. As fêmeas são maiores que os machos.

A evolução dos nematoides, de ovo a verme adulto, faz-se através de quatro estádios larvários que terminam por outras tantas mudas ou **ecdises** (Fig. 24.5). As formas juvenis diferem das adultas, principalmente pelo tamanho e pela ausência das gônadas e órgãos copuladores.

Em cada muda, a cutícula que reveste a superfície do corpo, assim como a que forra o intestino anterior (cavidade bucal e esôfago) e o intestino posterior (reto ou cloaca), desprende-se e é abandonada, sendo substituída por outra que se formou sob a velha cutícula.

Para comodidade de descrição desses helmintos, vamos primeiro distinguir a parede do corpo (composta de uma cutícula, hipoderme e camada de fibras musculares) dos demais órgãos e sistemas (aparelho digestivo, osmorregulador e excretor, sistema nervoso, aparelho genital etc.) mergulhados muitas vezes no líquido celômico.

Cutícula. Na fisiologia dos nematoides, cabem à cutícula funções tão importantes como a proteção do organismo contra as ações externas, servindo de estojo ou couraça para as delicadas estruturas internas; bem como a de um exoesqueleto onde se apoiam os músculos, para os movimentos de locomoção, ou para as funções de alguns dos órgãos internos. Trata-se de uma estrutura metabolicamente ativa e capaz de crescimento. Por outro lado, a existência de uma delgada **epicutícula**, de natureza lipídica, recobrindo externamente a cutícula, torna o tegumento pouco permeável.

Sua complexidade estrutural varia de acordo com os gêneros e famílias, bem como em função dos diferentes estádios evolutivos. Nos helmintos maiores distinguem-se camadas como o **córtex**, externamente, a **matriz** e o **estrato fibroso**, que é o mais interno. Este último reduz-se nos nematoides pequenos, até desaparecer totalmente (Fig. 24.2 *A*).

Hipoderme. Situada entre a cutícula e a camada muscular, ela pode ser de natureza sincicial ou celular e responde pela fabricação dos materiais que irão constituir a cutícula (Fig. 24.2 *B*, **b**).

A hipoderme, no seu todo, constitui um tubo que forra por dentro a cutícula e traz quatro espessamentos ou **cordões longitudinais**, fazendo saliência para a cavidade interna do corpo (Fig. 27.3). Nesses cordões encontram-se os núcleos do sincício e aí correm os filetes nervosos e os canais excretores.

Musculatura. As fibras musculares dos nematoides são de tipo muito especial e exclusivo. Apresentam-se como fibrocélulas

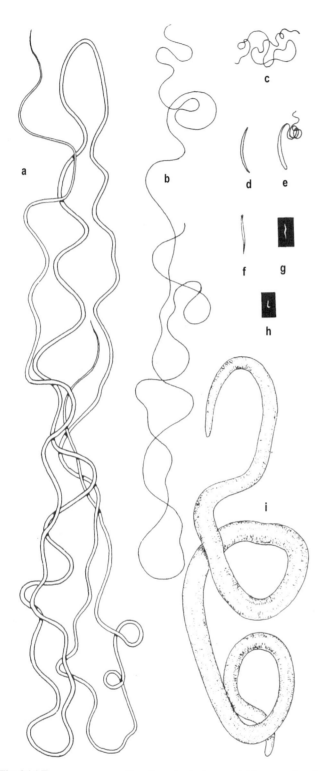

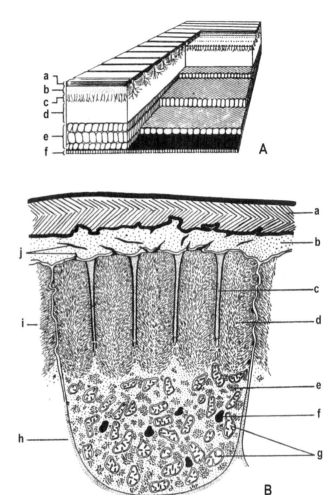

Fig. 24.2 *A*, Representação esquemática da estrutura da cutícula de *Ascaris*: **a**, camada cortical externa; **b**, camada cortical interna; **c**, camada fibrilar da matriz; **d**, camada homogênea da matriz; **e**, camadas fibrosas; **f**, membrana basal (segundo Bird & Deutsch, 1957). *B*, Corte esquemático de uma célula muscular de *Nippostrongylus brasiliensis*: **a**, cutícula; **b**, hipoderme; **c**, estrutura de sustentação; **d**, miofibrilas; **e**, glicogênio; **f**, inclusões lipídicas; **g**, mitocôndrias; **h**, região não-contrátil da fibrocélula muscular; **i**, região contrátil; **j**, fibras que se implantam na cutícula. (Segundo Lee, 1965.)

Fig. 24.1 Esquema comparativo dos principais nematoides parasitos do homem (tamanho natural). **a**, *Dracunculus medinensis*; **b**, *Onchocerca volvulus*; **c**, *Wuchereria bancrofti*; **d**, *Ancylostoma duodenale*; **e**, *Trichuris trichiura*; **f**, *Enterobius vermicularis*; **g**, *Trichinella spiralis*; **h**, *Strongyloides stercoralis*; **i**, *Ascaris lumbricoides*. (Segundo Pierkarski, 1962.)

fusiformes, alongadas no sentido do comprimento do helminto. Sua porção basal, junto à hipoderme, é rica em miofibrilas e constitui a parte contrátil enquanto o citoplasma restante contém o núcleo, numerosas mitocôndrias e grandes reservas nutritivas (Fig. 24.2 *B*).

A inervação muscular é peculiar aos nematoides, sendo as porções não-contráteis das fibrocélulas que enviam prolongamentos em direção aos cordões longitudinais, onde estão os filetes nervosos (Fig. 24.3, **h**).

Pseudoceloma. A cavidade geral dos nematoides é comumente denominada pseudoceloma, por não apresentar um revestimento endotelial. Ela contém um líquido que banha todos os órgãos internos, ao mesmo tempo que, por estar sob pressão, constitui um esqueleto hidrostático importante para a movimentação dos helmintos. Assim, se a metade posterior do tubo muscular se contrai, encurtando o segmento caudal, o líquido ao ser aí comprimido faz com que a metade anterior do corpo se alongue, levando a extremidade oral mais para a frente.

Os materiais nutritivos absorvidos pelo intestino, ou o oxigênio que penetra através da cutícula, devem circular com o líquido celômico para chegar aos diversos órgãos, ajudados por aqueles movimentos hidrostáticos.

Aparelho Digestivo. Não obstante a diversidade de alimentos e do modo de se nutrirem, todos os nematoides possuem um

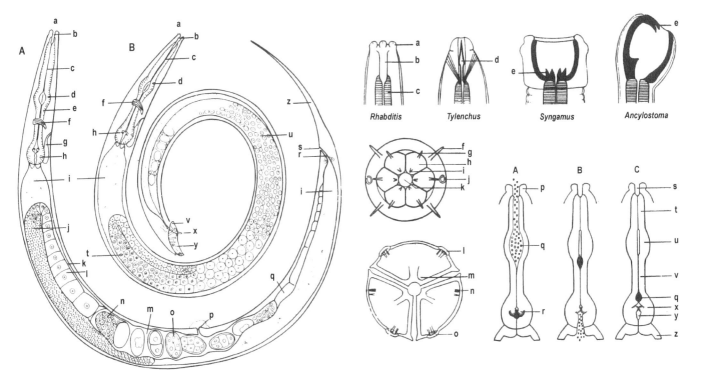

Fig. 24.3 Organização geral dos nematoides representada pela morfologia de uma fêmea (A) e de um macho (B) de *Rhabditis* sp., tomados como exemplos: **a**, lábio; **b**, boca; **c**, canal do esôfago; **d**, dilatação esofagiana (bulbo médio); **e**, esôfago musculoso; **f**, anel nervoso; **g**, glândula e poro excretor; **h**, bulbo posterior com mecanismo valvular; **i**, intestino; **j**, ovário anterior; **k**, oviduto, contendo óvulos (**l**); **m**, útero contendo (**n**) espermatozoides procedentes da fecundação pelo macho e (**o**) ovos; **p**, vagina e abertura vulvar; **q**, oviduto e ovário posteriores; **r**, reto e glândulas retais; **s**, abertura anal; **t**, testículo com espermatócitos; **u**, vaso deferente, com espermatozoides; **v**, asas caudais; **x**, espículo; **y**, papilas sensoriais. (Segundo Hirschmann, 1960.)

Fig. 24.4 Na fila superior: extremidade cefálica em diferentes gêneros de nematoides: **a**, lábios; **b**, cavidade bucal; **c**, esôfago; **d**, estilete; **e**, dentes. No centro, à esquerda, a extremidade anterior vista de face: **f**, papilas sensoriais cervicais; **g**, papilas labiais externas; **h**, lábios; **i**, papilas labiais internas; **j**, anfídios; **k**, boca. Fila inferior, à esquerda: disposição dos três lábios do *Ascaris*; **l**, papilas dorsais (labiais externas mais cervicais); **m**, terminações nervosas correspondentes às labiais internas; **n**, anfídios, **o**, papilas ventrais (labiais externas mais cervicais). Esquemas à direita: *A, B* e *C*, etapas sucessivas da passagem de alimentos através do esôfago; **p**, lábio; **q**, alimentos ingeridos; **r**, válvulas bulbares; **s**, cavidade bucal; **t**, segmento anterior do esôfago; **u**, bulbo médio; **v**, istmo; **x**, bulbo posterior; **y**, cavidade bulbar; **z**, intestino.

aparelho digestivo semelhante em suas linhas gerais, iniciando-se em uma boca apical e terminando em um ânus subterminal (Fig. 24.3).

A **cavidade bucal** apresenta dimensões e formas que caracterizam cada gênero ou família, podendo ser rudimentar ou ampliar-se numa cápsula bucal volumosa e conter estruturas pungitivas para perfurar e dilacerar os tecidos do hospedeiro (Fig. 24.4).

O **esôfago** também apresenta peculiaridades. Basicamente é um tubo muscular, sincicial, provido de certo número de células glandulares. Possui uma luz trirradiada e um sistema de válvulas que lhe permitem funcionar como uma bomba peristáltica, pois a ingestão de alimentos deve fazer-se contra a pressão interna do líquido celômico que mantém as paredes do tubo digestivo colabadas (Fig. 24.4 *A, B* e *C*).

O **intestino** é um simples tubo, cuja parede é formada por epitélio cúbico ou cilíndrico, monoestratificado. Suas células apresentam microvilosidades na superfície voltada para a luz intestinal. Externamente, encontra-se uma membrana basal que pode acompanhar-se de algumas fibras musculares. A região anterior do intestino parece ser predominantemente secretora, enquanto a posterior encarrega-se fundamentalmente da absorção. Na junção intestino-reto há também válvulas que asseguram o sentido único da circulação dos resíduos digestivos.

O **reto** possui revestimento cuticular e, nas espécies parasitas, está provido de algumas glândulas unicelulares. Ele termina pelo ânus, em forma de fenda transversal, controlado por um músculo depressor que o mantém fechado. Nos machos há uma cloaca, onde se abrem também os órgãos reprodutores.

Sistema Nervoso e Órgãos dos Sentidos. A estrutura do sistema nervoso é basicamente a mesma em todos os gêneros, compreendendo um anel nervoso constituído de fibras e células ganglionares, situado em torno do esôfago. Alguns outros gânglios estão em conexão com esse anel. Seis (ou oito) nervos longitudinais partem daí, em direção posterior, e outros seis dirigem-se para diante, inervando os lábios e órgãos sensoriais como as papilas labiais e os quimiorreceptores — **anfídios** (Fig. 24.4, **j**). Em outras regiões do corpo também podem existir papilas sensoriais — **deirídios** — e, em torno da cloaca dos machos, as **papilas genitais**, que parecem relacionadas com o mecanismo da cópula.

Nutrição e Metabolismo

Ingestão e Digestão dos Alimentos. O nematoides parasitos, segundo seu modo de vida, podem ser separados em quatro grupos quanto à forma de alimentação:

242 BASES DA PARASITOLOGIA MÉDICA

a) Helmintos que vivem no interior do aparelho digestivo do hospedeiro (*Ascaridia*, *Ascaris* e *Enterobius*, p. ex.) e se nutrem de microrganismos e materiais existentes na luz do órgão.

b) Helmintos que se alimentam da mucosa do tubo digestivo do hospedeiro, ou através dela, se bem que vivam na luz do órgão (como *Ancylostoma*, *Necator* ou *Nippostrongylus*) e estão providos de cápsulas bucais adaptadas para fixação à mucosa, além de estiletes, dentes ou placas cortantes que diláceram os tecidos do hospedeiro e o fazem sangrar.

c) Nematoides da luz intestinal, desprovidos de cápsula bucal, mas que se alimentam penetrando parcialmente na espessura da mucosa onde produzem histólise (como os *Trichuris*) e absorvem o material liquefeito, sangue e líquidos intersticiais.

d) Um último grupo compreende nematoides que vivem nos tecidos do hospedeiro e aí se alimentam, seja produzindo histólise, seja ingerindo sangue, linfa, líquidos inflamatórios, celômicos ou outros, como *Angiostrongylus*, as filárias humanas (*Wuchereria bancrofti*, *Onchocerca volvulus*), os estrongiloides e as larvas de outras espécies, enquanto efetuam migrações pelos tecidos do hospedeiro (larvas de *Ascaris*, de *Ancylostoma*, *Necator* e *Strongyloides*).

Enzimas segregadas pelas glândulas esofágicas participam da digestão intestinal e, quando não são as únicas, atuam junto com outras, produzidas em geral na metade anterior do intestino médio, onde as células secretoras são mais numerosas. A absorção dos materiais digeridos faz-se sobretudo na metade posterior do intestino médio.

Metabolismo. O **glicogênio** constitui, para a maioria dos nematoides parasitos, a principal fonte de reserva energética. Ele fica acumulado na hipoderme, no citoplasma das células musculares, nas células epiteliais do intestino e dos órgãos reprodutores. Porém, nas fases de vida livre, a reserva é predominantemente lipídica.

As espécies que, como os ancilostomídeos, se alimentam de sangue utilizam o oxigênio aí contido. Das que vivem em lugares muito pobres em O_2, algumas dispõem de pigmentos respiratórios do tipo hemoglobina, com grande afinidade pelo oxigênio. Mas, de um modo geral, os nematoides comportam-se como organismos aeróbios facultativos, ainda que muitos deles devam viver a maior parte da existência em anaerobiose.

Locomoção

A cutícula resistente, a disposição das fibras musculares em uma só direção (longitudinal) e a presença de um líquido celômico sob pressão fazem com que esses helmintos devam usar seu "esqueleto hidrostático" como sistema locomotor. Na maioria dos casos, predominam movimentos ondulatórios dorsoventrais. As ondulações podem permitir a progressão por reptação, sobre um suporte sólido, ou por natação, em meio líquido.

Reprodução

As espécies parasitas têm invariavelmente os sexos separados. Porém, em algumas, os machos podem ser raros ou desconhecidos, devendo a reprodução fazer-se por **partenogênese** ou por **hermafroditismo**.

Tanto nos machos como nas fêmeas, as gônadas são de tipo tubular, por vezes muito compridas e enoveladas. As células germinativas proliferam apenas na extremidade inicial e mais delgada do órgão, a diferenciação dos gametas ocorrendo de forma regular ao longo de todo o trajeto, até que os óvulos alcancem o oviduto; ou os espermatozoides cheguem ao deferente (Fig. 24.3).

Aparelho Reprodutor Masculino. Os machos possuem um ou dois testículos que se continuam em um só ducto espermático (ou vaso deferente). Uma dilatação deste pode estar presente e constitui então a vesícula seminal, reservatório de espermatozoides a partir do qual o ducto cerca-se de um envoltório muscular poderoso, para formar o canal ejaculador. Os espermatozoides dos nematoides são muito singulares, pois têm aspecto ameboide e não possuem flagelo (Fig. 24.3 *B*).

A extremidade distal do canal ejaculador, ou sua abertura na cloaca, é controlada por um esfíncter. Aí se encontram glândulas prostáticas que produzem um material adesivo capaz de facilitar a união sexual. Frequentemente há, como órgãos acessórios da cópula, um ou dois **espículos** que podem ser projetados para fora ou retraídos para o interior de um divertículo da cloaca, a bolsa do espículo.

Aparelho Reprodutor Feminino. As fêmeas costumam ter dois ovários; mas, em algumas famílias, um só (Fig. 24.3 *A*). Os ovidutos são a continuação da parede epitelial dos ovários, porém os úteros, muito mais calibrosos, têm estrutura diferente. Os espermatozoides, recebidos durante a cópula, ficam estocados na cavidade uterina, assim como os ovos que resultaram da fecundação dos óvulos no local. Aí mesmo forma-se a casca e, em muitos casos, tem início o processo embrionário. Há espécies que chegam a parir larvas.

A comunicação entre o útero e o meio exterior faz-se mediante um tubo curto e musculoso, a vagina. Sua musculatura pode formar dispositivos especiais para a expulsão dos ovos, os **ovijectores**. O poro genital feminino, ou vulva, é uma fenda transversal situada geralmente no terço anterior do corpo.

Durante a cópula, os espículos são introduzidos na vulva. As secreções adesivas e, em algumas espécies, expansões do tegumento em forma de asas ou de campânula — a **bolsa copuladora** — contribuem para a fixação da extremidade do macho sobre o orifício genital feminino. Um enrolamento ventral dessa extremidade concorre no mesmo sentido. Os espermatozoides injetados migram, depois, para as porções iniciais do útero e fim do oviduto, que funcionam como receptáculo seminal.

Os Ovos. Variam consideravelmente quanto à forma e à estrutura, porém, em seu aspecto mais típico, apresentam três envoltórios:

a) a membrana interna, considerada por muitos autores como de natureza lipídica, é impermeável à água.

b) a membrana quitinosa, única estrutura dos nematoides que contém quitina, se bem que associada a proteínas. Quando descontínua em um polo ou em ambos, dá lugar à formação de opérculos ou rolhas por onde sairá depois a larva.

c) uma terceira membrana (mais externa) pode estar presente. Contrariamente às outras duas, ela não é produzida pelo ovo e, sim, pela secreção da parede uterina. Formada de material proteico, costuma apresentar aspecto irregular e característico (Figs. 27.4 e 27.5).

Recoberta por essas cascas encontramos, no interior, ora uma célula-ovo, ora um embrião em fase mais ou menos avançada de desenvolvimento, ora uma larva completamente formada, no momento da oviposição. Nos primeiros casos, o embrionamento dá-se no meio externo e requer oxigênio para completar-se.

CICLO BIOLÓGICO DOS NEMATOIDES PARASITOS

Eclosão dos Ovos. Nas espécies de vida livre e nos parasitos cujas larvas nascem no meio exterior, a eclosão é regulada de um lado pelo desenvolvimento larvário, de outro lado pelas condições ambientais, especialmente temperatura e umidade. Pois, ocorrendo apenas quando a temperatura e a quantidade de umidade no meio forem adequadas, o processo de eclosão assegura certa proteção às formas juvenis e maior probabilidade de sobrevivência dos helmintos. Antes da eclosão, as larvas movem-se ativamente dentro do ovo. Essa movimentação, agindo mecanicamente, mais a produção eventual de enzimas capazes de destruir a membrana ovular interna impermeável, modificam a permeabilidade da casca à água que existe em torno. A entrada de líquido acompanha-se de hipertensão na cavidade pseudocelômica e de aumento do volume da larva. A pressão exercida por esta e, talvez, modificações concomitantes nas camadas externas da casca conduzem finalmente à ruptura do ovo e libertação da larva.

Em alguns casos, a eclosão fica na dependência de um estímulo específico, fornecido pelo hospedeiro. O valor adaptativo desse processo é evidente, pois as larvas permanecerão inativas dentro do ovo, até que este seja ingerido por seus hospedeiros naturais.

Crescimento e Mudas. Estes helmintos crescem de modo descontínuo, devendo cada indivíduo passar por quatro mudas ou **ecdises**, isto é, abandonar seu revestimento cuticular e fabricar nova cutícula, em quatro momentos determinados do ciclo evolutivo (Fig. 24.5).

Contrariamente ao que sucede com os artrópodes, onde o crescimento só se dá por ocasião das ecdises, os nematoides crescem entre as mudas e depois delas. Em geral, seu crescimento sofre uma parada, precedendo a ecdise, para ser retomado algum tempo depois dela.

A cutícula cresce com o animal, até este alcançar seu tamanho definitivo, aumentando não só em extensão como em espessura.

Quanto às estruturas internas, constata-se que, depois de certo desenvolvimento, o número de células permanece estacionário, devendo-se o crescimento do animal ao aumento de tamanho e forma de cada célula. Isso não exclui a formação de novas células para substituir as que são destruídas, como no caso das células glandulares do intestino.

O processo de ecdise é pouco conhecido, admitindo-se que obedeça a mecanismos de secreção neuroendócrina, como nos artrópodes, com elaboração de hormônios de crescimento e muda — **ecdisonas** —, que são terpenoides e o desencadeiam.

Seu desenvolvimento tem lugar em três etapas:
a) formação da nova cutícula, sob a velha;
b) separação da cutícula antiga, por dissolução enzimática das camadas mais profundas. Os estratos superficiais passam a constituir uma bainha que envolve a larva;
c) ruptura dessa bainha e seu abandono pelo helminto.

Em alguns gêneros de parasitos (*Ancylostoma*, *Necator*, *Haemonchus* e *Trichostrongylus*), depois da segunda muda que se acompanha de importantes transformações morfológicas e fisiológicas, a larva de terceiro estádio não se liberta da velha cutícula. Esta permanece como uma bainha, encapsulando completamente a larva e isolando-a do meio. Trata-se porém do estádio infectante do parasito que já não mais se alimenta, possui metabolismo reduzido e só aguarda oportunidade de entrar em contato com seu hospedeiro.

Tipos de Ciclo Evolutivo. A adaptação parasitária introduz variações consideráveis no ciclo vital dos nematoides.

Encontramos casos cujo ciclo monoxeno é relativamente simples e direto, como o de *Enterobius*, em que a transmissão de paciente a paciente faz-se por ovos já embrionados. A eclosão tem lugar no intestino do novo hospedeiro, onde a larva se desenvolve até a fase adulta.

Em outros casos há um ciclo completo de vida livre e outro de vida parasitária que podem alternar-se ou não, como sucede com *Strongyloides stercoralis*. Ou apenas uma fase larvária de vida livre, sendo os adultos obrigatoriamente parasitos; por exemplo: os ancilostomídeos (Cap. 26).

A penetração no hospedeiro vertebrado pode ser passiva, quando os ovos ou as larvas são ingeridos; ou ativa, quando penetram pela pele. Mas também podem chegar passivamente ao tubo digestivo do hospedeiro para, depois, invadirem ativamente seus tecidos, migrando para os mais diversos órgãos.

Há espécies que se adaptaram a um ciclo heteroxeno, compreendendo um hospedeiro invertebrado (artrópode ou molusco) onde tem lugar parte do desenvolvimento larvário, e outro vertebrado (homem, p. ex.), onde vivem machos e fêmeas.

A transmissão é feita por insetos hematófagos (dípteros, no caso das filárias), pela ingestão de crustáceos vetores (*Cyclops*, no caso de *Dracunculus medinensis*), ou de moluscos e suas secreções (contendo larvas de *Angiostrongylus*).

Migrações Parasitárias. Quaisquer que tenham sido as vias de penetração (cutânea ou oral), podem ter lugar **migrações do parasito** no organismo do hospedeiro, antes de as larvas do helminto alcançarem seu hábitat definitivo; essas migrações diferem segundo a espécie de parasito.

No caso de *Angiostrongylus costaricensis*, por exemplo, as larvas ingeridas, depois de penetrarem na circulação linfática ou venosa do intestino, vão ter à circulação geral e localizam-se nas artérias mesentéricas da região ileocecal.

As larvas de *Necator americanus*, que penetram pela pele e ganham a circulação venosa, deixam os vasos sanguíneos depois de alcançarem a rede capilar pulmonar; saem então para os alvéolos pulmonares e, com a secreção mucosa, sobem pelos bronquíolos, brônquios, traqueia e laringe; deglutidas, descem pelo esôfago e estômago para irem alojar-se na luz intestinal.

As larvas de *Ascaris*, que saem de suas cascas ovulares depois dos ovos terem sido ingeridos pelos pacientes, invadem a mucosa intestinal, ganham a circulação venosa e depois seguem o mesmo programa desenvolvido pelas larvas de **Necator**, conhecido geralmente como sendo o **ciclo pulmonar**.

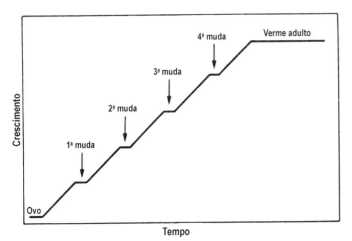

Fig. 24.5 Representação gráfica do desenvolvimento de um nematoide; os períodos de crescimento correspondem aos intervalos entre as mudas (ecdises) ou depois da quarta muda.

25

Estrongiloidíase

STRONGYLOIDES STERCORALIS: O PARASITO
   Morfologia e biologia
   Ciclos direto e indireto
RELAÇÕES PARASITO-HOSPEDEIRO
   Infectividade e vias de penetração
   Resistência ao parasitismo
   Patologia da estrongiloidíase

SINTOMATOLOGIA DA ESTRONGILOIDÍASE
DIAGNÓSTICO DA ESTRONGILOIDÍASE
TRATAMENTO DA ESTRONGILOIDÍASE
ECOLOGIA, EPIDEMIOLOGIA E CONTROLE

Os **Rhabdiasoidea** são pequenos nematoides que vivem em geral no solo ou na água, como seres de vida livre. No gênero *Strongyloides* encontram-se os de interesse médico ou veterinário (ver, no Cap. 2, o Quadro 2.4).

O homem é infectado por *Strongyloides stercoralis* que, em uma parte de seu ciclo vital, possui machos e fêmeas capazes de viver no solo; mas, em outra parte do ciclo, é obrigatoriamente parasito e tem por hábitat a parede intestinal. A doença é denominada **estrongiloidíase**, estrongiloidose ou anguilulose. As infecções leves são assintomáticas, as demais produzem quadros de enterite ou de enterocolite crônica que chegam a ser graves ou fatais, se houver imunodepressão.

STRONGYLOIDES STERCORALIS: O PARASITO

Morfologia e Biologia

As fêmeas parasitas são **partenogenéticas** e produzem larvas que, saindo para o meio externo, dão machos e fêmeas de vida livre. Estas, por sua vez, põem ovos e originam nova geração de larvas (Fig. 25.1).

Os estudos citológicos feitos em algumas espécies mostraram que os machos participam do processo reprodutivo apenas parcialmente, sendo necessária a cópula e a penetração de espermatozoides para que os oócitos das fêmeas de vida livre embrionem, mas não há fusão do núcleo masculino com o do oócito (pseudogamia). A reprodução da fêmea de vida livre é, portanto, por **partenogênese meiótica**.

Tanto a morfologia como a biologia desses nematoides varia de acordo com a fase do ciclo em que se encontrem.

No Ciclo de Vida Livre. A **fêmea de vida livre** mede 1 a 1,5 mm de comprimento e tem o corpo fusiforme, com a extremidade

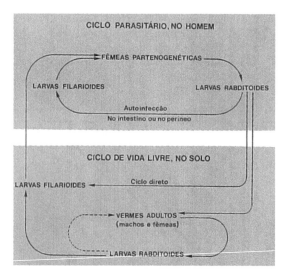

Fig. 25.1 *Strongyloides stercoralis*. A evolução do helminto oferece duas alternativas para o desenvolvimento das larvas produzidas pelas fêmeas parasitas (partenogenéticas): o ciclo direto, com formação de larvas filarioides infectantes; e o ciclo indireto, com larvas rabditoides de segundo estádio que produzem vermes adultos (machos e fêmeas) de vida livre. O traço interrompido corresponde à concepção de alguns autores e aos fatos verificados em relação a *Strongyloides fülleborni* e a *S. cebus*, que produzem uma segunda geração de helmintos adultos (machos e fêmeas) de vida livre.

anterior romba, onde se abre a boca cercada de três pequenos lábios, enquanto a posterior constitui uma cauda bem afilada (Fig. 25.2 A).

O esôfago traz, posteriormente, uma dilatação bulbar. O intestino, simples e retilíneo, continua-se com o reto, muito curto, que se abre para o exterior por um ânus situado a alguma distância da extremidade posterior.

Para trás do meio do corpo, encontra-se a abertura vulvar e a vagina, dando acesso a dois tubos uterinos, um anterior e outro posterior.

Estes se prolongam nos respectivos ovidutos e ovários.

O **macho** é menor (0,7 mm de comprimento) e tem sua cauda recurvada ventralmente.

Possui um só testículo, continuado pelo canal deferente e pelo canal ejaculador, que se abre na cloaca, onde termina também o tubo digestivo (Fig. 25.2 B). A cópula é facilitada pela existência de dois pequenos espículos.

Esses vermes vivem no solo ou no esterco, onde se alimentam de bactérias e de matéria orgânica. A fêmea põe ovos de casca muito delgada, medindo 70 × 40 μm. Nas fêmeas mais velhas, a eclosão desses ovos pode dar-se ainda no interior do útero.

As larvas que saem dos ovos têm o esôfago do tipo rabditoide, isto é, com a metade anterior cilíndrica (corpo do esôfago), um pseudobulbo no meio, seguido de uma porção estreita (ou istmo) e de um bulbo posterior, terminal (Fig. 25.2 D). Essas **larvas rabditoides** medem 200 a 300 μm de comprimento. Elas sofrem uma ecdise, passando a larvas rabditoides de segundo estádio, que evoluirão para vermes adultos de vida livre.

Contrariamente a conceitos que prevaleceram no passado e faziam crer na possibilidade do ciclo de vida livre manter-se indefinidamente no solo, proporcionando uma fonte contínua de larvas infectantes, pensa-se atualmente, com base em observações experimentais, que apenas poucas espécies parasitas (como S. *fülleborni* e S. *cebus*) podem produzir uma segunda geração de machos e fêmeas de vida livre.

No Ciclo Parasitário. Algumas larvas rabditoides de primeiro estádio (quer produzidas por fêmeas de vida livre, quer por fêmeas parasitas), em lugar de produzirem outras de segundo estádio, passam a evoluir para um tipo diferente, denominado **larva filarioide**, por ter o esôfago muito longo e cilíndrico, sem dilatação bulbar, como nas filárias (Fig. 25.2 E).

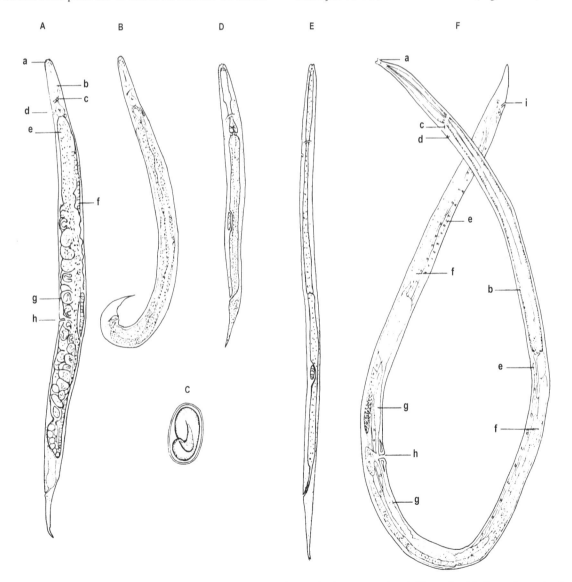

Fig. 25.2 Representação esquemática das diversas fases evolutivas de *Strongyloides stercoralis*: A, fêmea de vida livre; B, macho de vida livre; C, ovo; D, larva rabditoide; E, larva filarioide (infectante); F, fêmea parasita. Desenhos em escalas diferentes. As letras significam: **a**, boca; **b**, esôfago; **c**, anel nervoso; **d**, poro excretor; **e**, intestino; **f**, ovário; **g**, útero; **h**, vulva; **i**, ânus.

BASES DA PARASITOLOGIA MÉDICA

Essas larvas, que medem cerca de 500 µm de comprimento, são bastante ativas e podem permanecer vivas durante cinco semanas, no meio ambiente. Mas elas só completam sua evolução se encontrarem um hospedeiro adequado e nele penetrarem através da pele.

Depois de atravessarem o tegumento (para o que excretam enzimas do tipo colagenase, ativas contra glicoproteínas da pele), as larvas alcançam a circulação venosa e realizam um ciclo que passa primeiro pela aurícula e ventrículo direitos do coração; depois pelas artérias pulmonares e rede capilar dos pulmões. Perfurando a parede dos capilares, chegam aos alvéolos e bronquíolos, onde os movimentos do epitélio ciliado promovem seu transporte passivo, junto com as secreções brônquicas, até a traqueia e a laringe, para serem deglutidas em seguida.

Durante essa migração, denominada **ciclo pulmonar**, completa-se a evolução larvária (comportando duas mudas), e ao chegarem à cavidade intestinal os vermes adultos estão formados.

No intestino, encontram-se apenas fêmeas. Elas têm características morfológicas e biológicas diferentes das fêmeas de vida livre. São maiores (pois medem 2,2 mm de comprimento), se bem que mais delgadas, e têm a extremidade anterior fina (Fig 25.2 *F*).

A existência de machos parasitos não foi confirmada para nenhuma espécie do gênero *Strongyloides* e, no caso de *S. ratti*, conseguiu-se estabelecer a infecção a partir de uma única larva, o que demonstra a capacidade de **reprodução partenogenética** das fêmeas parasitas.

O hábitat destas **fêmeas filarioides partenogenéticas** é a mucosa do intestino, especialmente no duodeno e jejuno. Aí, perfuram o epitélio e se alojam na espessura da mucosa, onde se movem, alimentam-se e fazem suas desovas. Dos ovos, já embrionados, saem imediatamente **larvas rabditoides** que se dirigem para a luz do intestino, misturam-se com o bolo alimentar e são expulsas (a partir da 3ª ou 4ª semana) com as fezes do paciente.

Ciclos Direto e Indireto

A partir das larvas rabditoides eliminadas com as fezes, duas possibilidades evolutivas existem (Fig. 25.1):

1. Em alguns casos, essas larvas, no meio exterior, sofrem muda pela qual se transformam em **larvas filarioides infectantes**, capazes de penetrar em outro indivíduo e iniciar novo ciclo parasitário. Por essa razão, este é conhecido como o **ciclo direto** do parasitismo. Ele pode ter lugar tanto no solo como sobre a pele da região perineal do paciente.

2. Em outros casos, as larvas rabditoides das fezes podem sofrer suas várias mudas no solo e produzir, ao fim de algum tempo, machos e fêmeas de vida livre. Depois da cópula, as fêmeas põem ovos de onde saem **larvas rabditoides** (semelhantes às produzidas pelas fêmeas parasitas) que evoluem finalmente para **larvas filarioides infectantes**, as quais retornam ao parasitismo. Esse é o **ciclo indireto**.

RELAÇÕES PARASITO-HOSPEDEIRO

Infectividade e Vias de Penetração

Somente as larvas do tipo filarioide são infectantes para o homem ou para os animais suscetíveis. A via de penetração habitual é a cutânea, operando-se a invasão na maioria das vezes pelos pés. Depois de 24 horas, as larvas alcançam a circulação venosa, fazem o **ciclo pulmonar** e descem pelo tubo digestivo até chegarem ao intestino, alojando-se na mucosa.

Outra via de infecção possível, mas não usual, é a digestiva, quando o paciente venha a ingerir água contaminada com larvas infectantes.

Nesse caso não há migração pulmonar, pois o desenvolvimento larvário se completa no próprio intestino e os vermes invadem diretamente a mucosa.

Além dessas maneiras pelas quais um indivíduo suscetível adquire pela primeira vez o parasito, vindo de outro indivíduo ou do ciclo de vida livre no solo, e que chamamos de **heteroinfecção**, pode ocorrer na estrongiloidíase a **autoinfecção**.

Esta última é sempre uma forma de reinfecção, ou mesmo de superinfecção, pois novos parasitos (fêmeas filarioides partenogenéticas) acrescentam-se às já existentes, aumentando a carga parasitária ou substituindo as que envelhecem e morrem.

Fala-se de **autoinfecção externa** quando ocorre a transformação de larvas rabditoides em filarioides infectantes na pele da região anal ou perianal contaminada com fezes. A penetração larvária faz-se através da pele ou da mucosa retal, com invasão da rede venosa e ciclo pulmonar.

Algumas vezes, as condições locais do intestino podem propiciar a evolução do parasito na luz do tubo digestivo, e penetração direta da mucosa por larvas que não saíram para o meio exterior. Esta situação assegura não só a manutenção prolongada do parasitismo como o desenvolvimento da superinfecção, mediante um processo de **autoinfecção interna**, também denominado endoinfecção.

A frequência com que se dá a autoinfecção externa ou interna, nos indivíduos normais, não deve ser grande, pois com uma só dose de tiabendazol (medicamento que destrói as fêmeas mas não as larvas) obtém-se a cura de 75 a 97% dos pacientes.

Em alguns animais com estrongiloidíase (causada por *S. ransomi*, *S. papillosus* ou *S. westeri*) já se demonstrou a presença de larvas no colostro e no leite e a possibilidade de transmissão da infecção aos filhos neonatos.

No Zaire, onde só se encontra *Strongyloides fülleborni* infectando as pessoas, foram isoladas larvas de terceiro estádio do leite de uma mulher. O parasitismo tem sido encontrado na população infantil daquele país.

Resistência ao Parasitismo

Depois de repetidas inoculações, os ratos demonstram haver adquirido certo grau de resistência a superinfecções e reinfecções, resistência essa que só dura cerca de dois meses, depois de cessado o parasitismo anterior.

Cães e gatos adquirem logo forte proteção contra superinfecções com *Strongyloides stercoralis*. Os animais suscetíveis mostram resistência crescente com a idade. Porém, essa resistência maior, em função da idade, parece não ocorrer no homem.

Em alguns pacientes há desenvolvimento de uma hipersensibilidade, que se manifesta pela intensa resposta cutânea nos lugares de penetração larvária ou após a injeção de material antigênico.

O parasitismo pode levar, em certos casos, ao aparecimento de asma nos pacientes.

A importância dos mecanismos protetores imunológicos, nos seres humanos, pode ser avaliada quando se considera a evolução do parasitismo em **pacientes imunodeprimidos**. Os doentes que sofrem da **síndrome de imunodeficiência adquirida (AIDS)**, se parasitados por *Strongyloides stercoralis*, desenvolvem quadros de hiperinfecção (de muito mau prognóstico), mesmo quando anteriormente seu parasitismo fosse leve ou assintomático.

Casos graves manifestam-se em pacientes utilizando **corticosteroides** em doses elevadas (para impedir a rejeição de transplantes, p. ex.). Eles apresentam hiperparasitismo, com extensas lesões necróticas, quadro de suboclusão intestinal alta ou disseminação dos parasitos em outros órgãos e tecidos, devido à autoinfecção maciça, que pode levar rapidamente à morte.

Os corticosteroides, por seus metabólitos que se assemelham à **hidroxiecdisona**, causam completa transformação das larvas rabditoides em larvas filarioides (infectantes) que logo invadem a mucosa intestinal (autoinfecção interna).

Patologia da Estrongiloidíase

As lesões devidas ao *Strongyloides* relacionam-se: (a) com a penetração do parasito no hospedeiro; (b) com sua migração durante o ciclo pulmonar; (c) com sua permanência e multiplicação na mucosa intestinal ou em localizações ectópicas.

Lesões Cutâneas. Podem ser tão discretas que passam despercebidas, ou manifestam-se como pontos ou placas eritematosas, aparecendo nos lugares de penetração. Localizam-se de preferência nos espaços interdigitais, no dorso do pé e no tornozelo. Quando ocorre autoinfecção externa, surgem em torno do ânus ou regiões adjacentes lesões urticariformes transitórias, recorrentes e com aspecto variável.

Lesões Pulmonares. Hemorragias petequiais ou profusas são produzidas pelas larvas, quando em trânsito dos capilares para os alvéolos pulmonares, que aí realizam também suas mudas e crescem de tamanho.

As lesões inflamatórias são as de uma pneumonite difusa e chegam a produzir a **síndrome de Loeffler**, como na ascaríase (ver Cap. 27). Nos casos mais graves, formam-se focos múltiplos de consolidação pneumônica. No escarro e nos derrames pleurais podem ser encontradas as larvas.

Tal situação será agravada se houver demora das larvas nos pulmões, retidas pela abundância de secreção ou pelo edema local, o que dá ensejo a que muitas delas cheguem à fase adulta (formação de fêmeas filarioides partenogenéticas) e se tornem, aí, capazes de pôr ovos já embrionados.

Tais ovos eclodem sem demora e aumentam consideravelmente o número de larvas no tecido.

Note-se que, em consequência das reinfecções e autoinfecções, os processos pulmonares podem repetir-se com frequência, ou prolongar-se, enquanto durar o parasitismo.

Lesões Intestinais. No duodeno e no jejuno, a presença e atividade das fêmeas filarioides, sua oviposição, bem como a eclosão e migração das larvas, na espessura da mucosa, produzem lesões de ordem mecânica, histolítica e irritativa, que levam a uma inflamação catarral, com infiltração de eosinófilos, células epitelioides (histiócitos) e, ocasionalmente, gigantócitos.

Pontos hemorrágicos e ulcerações de vários tamanhos podem ser mais ou menos numerosos, dependendo da carga parasitária. Congestão e edema, que tornam as paredes do duodeno e jejuno espessas, as pregas mucosas tumefeitas e as vilosidades alargadas e achatadas, completam o quadro da **duodenojejunite catarral**. O edema pode atingir a submucosa.

Funcionalmente, além de secreção mucosa abundante, há aumento do peristaltismo, produzindo evacuações diarreicas e por vezes mucossanguinolentas.

Com o tempo, junta-se ao edema inflamatório certo grau de fibrose, alterações da submucosa e atrofia da camada muscular. A radiologia mostra que o duodeno e jejuno se vão transformando em tubos lisos (atrofia da mucosa) e relativamente rígidos, sinais esses muito característicos da **estrongiloidíase crônica**.

Nos casos mais graves, produzem-se extensas lesões necróticas ou um quadro de suboclusão intestinal alta (isto é, das primeiras regiões do intestino delgado). Infecções bacterianas podem complicar a evolução do processo.

Nos casos fatais, a necrópsia tem revelado disseminação abundante de vermes adultos e de larvas, que não se limitam aos intestinos delgado e grosso, pois há também invasão das vias biliares, vesícula, fígado, estômago, peritônio, gânglios linfáticos abdominais, rins etc.

A morte pode ser o resultado de obstrução intestinal alta, de íleo paralítico ou de caquexia.

SINTOMATOLOGIA DA ESTRONGILOIDÍASE

A penetração cutânea é geralmente assintomática, mas pode acompanhar-se de eritema, prurido, edema local e manifestações urticariformes. Estas são particularmente acentuadas em pacientes que desenvolveram hipersensibilidade aos produtos parasitários.

O quadro pulmonar inicia-se poucos dias depois. É muito variável e pode estar ausente. Tosse, expectoração, ligeira febre e mal-estar podem compor uma síndrome benigna, como em outras helmintíases. Mas, por vezes, os sintomas são os de uma broncopneumonia ou de uma pneumonia atípica.

Alguns pacientes queixam-se de asma.

A sintomatologia mais frequente e mais importante costuma ser a relacionada com o aparelho digestivo. Aqui, também, as queixas podem estender-se desde os quadros mais benignos (ou não existirem) até as formas mais graves e dramáticas. No sangue há leucocitose e eosinofilia, em geral maior na fase aguda da doença. Os eosinófilos podem representar 15 a 40% dos leucócitos.

Surtos de diarreia intercalam-se, às vezes, com períodos de constipação intestinal. O paciente queixa-se de desconforto abdominal ou de dores vagas, podendo estas ter o caráter de cólicas ou de dor epigástrica e simular outros padecimentos gastrintestinais. O acometimento, predominando no duodeno, imita por vezes um quadro de úlcera péptica, com dor ritmada pela ingestão ou não de alimentos. Perda de apetite, náuseas e vômitos ocorrem em muitos casos, além de outros sintomas dispépticos.

Quanto aos sintomas gerais — como anemia, emagrecimento, astenia, desidratação, irritabilidade nervosa, depressão etc., referidos nos casos mais graves — é por vezes difícil decidir se resultam do parasitismo ou são causas de seu agravamento, pois tais formas acometem frequentemente pacientes que vivem em condições socioeconômicas precárias, onde a desnutrição existe independentemente da infecção por estrongiloides.

A autoinfecção permite à estrongiloidíase manter uma evolução crônica que, em certos casos, chega a durar 20 ou 30 anos e talvez mais.

DIAGNÓSTICO DA ESTRONGILOIDÍASE

Visto que esta parasitose produz síndromes pulmonares e digestivas comuns a outras doenças, o diagnóstico clínico é incerto. Nesses casos, ou quando houver eosinofilia sem outra razão, a estrongiloidíase deve ser lembrada, e solicitado um exame parasitológico. Ela tem de ser pesquisada, também, nos casos em que um paciente deva ser submetido a **tratamentos imunodepressores**, pois a medicação anti-helmíntica prévia é indispensável.

Exames Coproscópicos. O período pré-patente pode variar entre três e quatro semanas. Depois desse prazo, o exame de fezes é o principal recurso para comprovar a presença dos parasitos. Aí podem ser encontradas as larvas rabditoides de *Strongyloides stercoralis*, mas não os ovos que eclodem logo depois da oviposição, ainda na mucosa intestinal.

Em fezes envelhecidas ou quando o trânsito intestinal é muito demorado, por exemplo, podem ser vistas as larvas filarioides.

Os métodos habitualmente utilizados para pesquisa de ovos de helmintos nas fezes são inadequados para larvas de estrongiloides, em vista do pequeno número destas eliminado diariamente. Nos casos crônicos, a tendência é para menor produção de larvas. Recomendam-se, pois, métodos de enriquecimento adequados (Fig. 25.3).

Extração das Larvas da Massa Fecal. É feita com água tépida e baseada no hidro e termotropismo desses organismos, como ocorre no método de Baermann, no de Rugai e similares.

Esses métodos caracterizam-se pela simplicidade e rapidez de execução, dando resposta dentro de uma ou duas horas. Sua eficiência decore do uso de volumes relativamente grandes de matéria fecal, colocada sobre uma tela forrada de gaze, e posta em contato com a água. As larvas migram para a água e sedimentam. Um só exame revela 60 a 80% dos casos positivos, devendo-se repeti-lo três a cinco vezes para conseguir 100% de bons resultados.

Coprocultura. É feita pelo método de Harada-Mori (em tubos de ensaio) ou pelo método de Baermann de cultivo sobre carvão ativado em placas fechadas, que requerem menores quantidades de fezes e se adaptam melhor aos inquéritos parasitológicos de massa.

Estas técnicas (e particularmente a cultura sobre carvão ativado) dão maiores percentagens de resultados positivos.

O método de Harada-Mori (Fig. 25.3), de fácil execução e leitura, é também adequado para o diagnóstico diferencial entre as larvas de *Strongyloides* e outras larvas de diferentes nematoides (entre as quais as de *Ancylostoma* e de *Necator*) encontradas parasitando o homem (Fig. 25.4).

Testes Imunológicos. Os métodos imunológicos proporcionam boas indicações para o diagnóstico desta parasitose, mas a confirmação pelo encontro das larvas é essencial.

O teste de ELISA, feito com antígeno de *S. ratti*, permite reconhecer a maioria dos casos de parasitismo, mas dá reações cruzadas com ascaríase e, sobretudo, ancilostomíase.

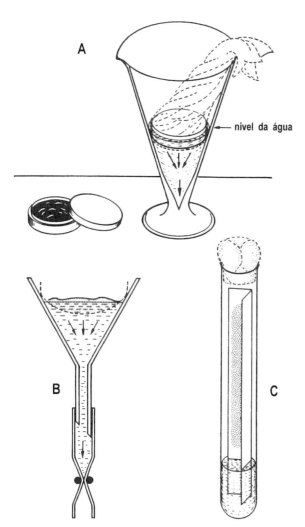

Fig. 25.3 Pesquisa de larva de helmintos. *A*, Método de Rugai, vendo-se à esquerda o recipiente com amostra fecal e, à direita, o mesmo emborcado na água a 45°C, mas protegido por tela de gaze. *B*, Método de Baermann, no qual a terra ou a matéria fecal, sustentada por uma tela metálica, permanece em contato com água aquecida. As flechas indicam a migração e a sedimentação das larvas. *C*, Coprocultura pelo método de Harada-Mori: a matéria fecal é espalhada sobre uma tira de papel de filtro (com 3 × 15 cm) dobrada longitudinalmente, a extremidade inferior do papel deve mergulhar na água, de modo a permitir que uma corrente líquida suba, por capilaridade, estimulando as larvas a migrarem para o fundo do tubo.

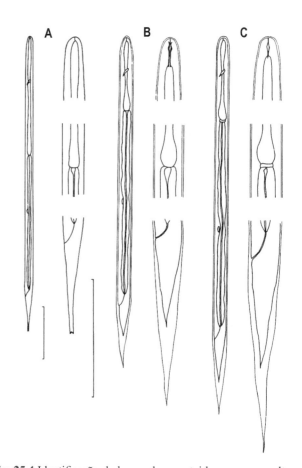

Fig. 25.4 Identificação de larvas de nematoides em coproculturas de fezes humanas. *A*, Larva de *Strongyloides stercoralis*. *B*, Larva de *Necator americanus*. *C*, Larva de *Ancylostoma duodenale*. As escalas representam 100 μm de comprimento, valendo a menor para as larvas inteiras e a maior para os segmentos de larvas. (Redesenhada, segundo Little, in: OMS, 1981.)

TRATAMENTO DA ESTRONGILOIDÍASE

Vários medicamentos são disponíveis contra as formas adultas do *Strongyloides stercoralis*:

1. **Ivermectina**, na dose de 200 μg/kg/dia, administrado em duas tomadas, por via oral. É absorvida rapidamente e eliminada pelas fezes. Contraindicada durante a gestação e a lactação.

2. **Albendazol**, 400 mg/kg/dia, via oral, durante três dias, para adultos e crianças com mais de dois anos. Age também contra outros nematoides intestinais.

3. **Tiabendazol**, recomendado nos casos de hiperinfecção, na dose de 25 mg/kg, duas vezes ao dia, oralmente, durante 7 a 10 dias.

Outro esquema sugerido, para tratamento dos casos normais em um só dia, propõe que se administrem ao paciente 50 mg/kg de **tiabendazol** (até um máximo de 3 gramas), fracionando a dose em duas a quatro tomadas, sempre depois das refeições. Essa dose é suficiente para matar as fêmeas filarioides, com o que as larvas tendem a desaparecer das fezes a partir do segundo ou terceiro dia. Alguns autores recomendam tratar dois dias com essa dose.

A persistência de lavas depois desse prazo indica a sobrevivência de algumas fêmeas. Por outro lado, não sendo destruídas as larvas (que as fêmeas haviam produzido antes da medicação), o paciente estará sujeito a sofrer uma reinfecção e voltar a exibir parasitismo completo depois de uma a quatro semanas.

As curas com dose única são da ordem de 70 a 90% dos casos. É imprescindível, portanto, repetir o tratamento para destruir os novos vermes adultos, antes que voltem a desovar.

Os efeitos colaterais que podem apresentar-se são: tonturas, náuseas, vômitos, dores de cabeça, dores abdominais, diarreia e sonolência. Eles dependem da dosagem empregada, mas tornam-se insignificantes e logo desaparecem com o esquema de três dias de tratamento.

ECOLOGIA, EPIDEMIOLOGIA E CONTROLE

Distribuição Geográfica e Prevalência. A estrongiloidíase é cosmopolita, com distribuição geográfica semelhante à da ancilostomíase, se bem que as áreas endêmicas nem sempre sejam superponíveis e que suas taxas de prevalência sejam mais baixas; na maioria dos inquéritos, não vão além dos 10% de positividade.

Fontes de Infecção e Poluição do Meio. Nas regiões endêmicas, a única fonte de infecção é o homem, segundo as evidências atuais, ainda que cães, gatos e outros animais possam infectar-se com *S. stercoralis* e apresentar um parasitismo transitório.

A contaminação do solo resulta do hábito de defecar no chão. Mas, para que as larvas rabditoides sobrevivam no solo, desenvolvam-se até vermes adultos (machos e fêmeas de vida livre) e estes se multipliquem, algumas condições são necessárias:

1. O terreno deve ser poroso, rico em matéria orgânica e conter certo grau de umidade;

2. O clima (ou melhor, o microclima) tem marcada influência sobre a prevalência da estrongiloidíase, sempre maior em regiões quentes e úmidas, e mais baixa em climas semiáridos.

3. As temperaturas favoráveis estão compreendidas entre 25 e 30°C, mas tanto o ciclo direto como o indireto podem realizar-se até 37°C.

Temperaturas baixas tornam a evolução lenta, e matam as larvas rabditoides se inferiores a 8°C.

Fatores de Transmissão. Além das características de uma helmintíase transmitida pelo solo (geo-helmintíase), a estrongiloidíase possui outras muito singulares, como o fato de tornarem-se infectantes as larvas expulsas nas fezes, poucas horas depois de eliminadas; e de conferirem elas alta contagiosidade a esses excretas, assim que depositados no solo.

Uma transmissão maciça pode ter lugar diretamente, em torno de um caso primário. Exemplo disso é a rápida propagação da parasitose em comunidades fechadas de deficientes mentais, descrita em instituições norte-americanas.

O ciclo de vida livre multiplica o potencial infectante do solo. E, se as larvas filarioides não se mantêm aí por mais de uma a três semanas, a cronicidade das infecções humanas assegura a manutenção do processo de transmissão nos seus focos paisagísticos. A visita frequente dos moradores de rústicas habitações rurais sempre aos mesmos lugares do peridomicílio, para defecar, e tendo os pés descalços, contribui fortemente para a heteroinfecção tanto quanto para as reinfecções.

Controle de Estrongiloidíase. Cabem aqui, de um modo geral, as medidas e a metodologia que se discutem no Cap. 27, item Controle das geo-helmintíases. Recomendamos ao leitor que leia esse texto, bem como o Cap. 26, onde se discutirá o controle da ancilostomíase, que apresenta muitos aspectos comuns com o tema que estamos analisando.

26

Ancilostomíase

OS AGENTES ETIOLÓGICOS DA ANCILOSTOMÍASE
ORGANIZAÇÃO E FISIOLOGIA DOS ANCILOSTOMÍDEOS
Vermes adultos
Os ovos e as larvas
CICLO BIOLÓGICO
Infecção por Necator americanus
Infecção por Ancylostoma duodenale
RELAÇÕES PARASITO-HOSPEDEIRO
Resistência ao parasitismo
Ação patogênica
SINTOMATOLOGIA DA ANCILOSTOMÍASE
DIAGNÓSTICO DA ANCILOSTOMÍASE

TRATAMENTO DA ANCILOSTOMÍASE
ECOLOGIA E EPIDEMIOLOGIA DA ANCILOSTOMÍASE
Distribuição geográfica e prevalência
O ecossistema na ancilostomíase
CONTROLE DA ANCILOSTOMÍASE
Os recursos estratégicos
LARVA MIGRANS CUTÂNEA
Ancylostoma braziliense
Patologia e sintomatologia da dermatite linear
Diagnóstico e tratamento
Epidemiologia e profilaxia

Duas espécies de ancilostomídeos parasitam com frequência o homem e são responsáveis por uma doença tipicamente anemiante, a **ancilostomíase**: o ***Necator americanus*** e o ***Ancylostoma duodenale***. Em regiões onde só ocorre, ou onde predomina, o *Necator americanus* (ele é o mais frequente dos ancilostomídeos humanos), usam-se aí também os termos necatoríase e necatorose, que devem ser entendidos como sinônimos de ancilostomíase, dada a semelhança dos quadros clínicos. Popularmente, a doença é conhecida no Brasil por "amarelão" ou "opilação".

Em ambos os casos, o homem constitui a única fonte de infecção para a ancilostomíase, pois os demais mamíferos possuem ancilostomídeos de outras espécies que não completam sua evolução no organismo humano.

Entretanto, uma espécie denominada *Ancylostoma ceylanicum*, que tem por hospedeiros naturais cães e gatos, parasita o homem com frequência no Sudeste Asiático e, raramente, em outras áreas.

Larvas de ancilostomídeos de animais (cão, gato) e algumas outras larvas de nematoides que, tendo penetrado na pele humana, não conseguem completar suas migrações normais e ficam abrindo túneis entre a epiderme e a derme, até morrer, produzem uma síndrome conhecida como ***larva migrans* cutânea**. Falaremos dela no fim deste capítulo.

OS AGENTES ETIOLÓGICOS DA ANCILOSTOMÍASE

Os ancilostomídeos são pequenos vermes redondos, de cor branca, com cerca de 1 centímetro de comprimento, que apresentam duas estruturas muito características: a cápsula bucal, nas fêmeas e machos, e a bolsa copuladora, nos machos (Fig. 26.1).

A **cápsula bucal** é uma modificação da extremidade anterior, em forma de expansão globular, situada entre a abertura oral e o esôfago, que permite ao helminto fixar-se à parede dos órgãos parasitados e abocanhar por aspiração fragmentos da mucosa (Figs. 26.2 e 26.3). O material erodido e necrosado, assim como a hemorragia resultante, servem-lhe de alimento.

Nas espécies da família **Ancylostomatidae**, a cápsula bucal é sempre bem desenvolvida, com paredes internas espessas e providas de estruturas cuticulares pungitivas ou cortantes que ajudam a dilacerar a mucosa do hospedeiro. No gênero *Ancylostoma*, as principais estruturas desse tipo lembram dentes, por sua forma (Fig. 26.2), ao passo que no gênero *Necator* as formações correspondentes são lâminas de bordos cortantes (Fig. 26.5).

A simples inspeção da cápsula bucal permite, pois, a distinção entre os gêneros e, também, entre as espécies que possam interessar à medicina.

ANCILOSTOMÍASE 251

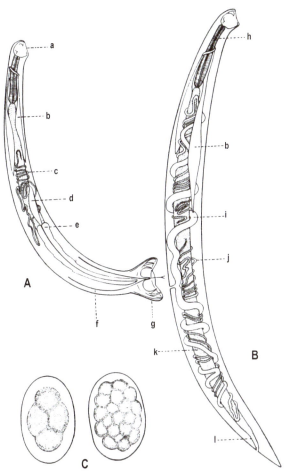

Fig. 26.1 Organização geral dos ancilostomídeos. *A*, Macho; *B*, Fêmea; *C*, Ovos. Localização dos órgãos: **a**, cápsula bucal; **b**, glândulas cefálicas; **c**, testículo; **d**, vesícula seminal; **e**, canal ejaculador; **f**, espículos; **g**, bolsa copuladora; **h**, faringe; **i**, útero; **j**, ovário; **k**, intestino; **l**, reto e ânus.

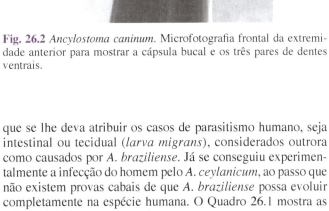

Fig. 26.2 *Ancylostoma caninum*. Microfotografia frontal da extremidade anterior para mostrar a cápsula bucal e os três pares de dentes ventrais.

1. ***Necator americanus***. É parasito praticamente exclusivo do homem (infecta alguns primatas), com larga distribuição geográfica pelas Américas, África, Ásia e Oceania (Fig. 26.3 *C*).

2. ***Ancylostoma duodenale***. Possui dois pares de dentes quitinosos bem desenvolvidos, na cápsula bucal, e é parasito habitual do homem, principalmente nas zonas ancilostomóticas da Bacia do Mediterrâneo, Europa, África e Ásia, ao norte do Trópico de Câncer (Fig. 26.3 *B*).

3. ***Ancylostoma caninum***. Apresenta três pares de dentes (Figs. 26.2 e 26.3 *E*). Infecta cães e gatos, mas invade eventualmente o organismo humano, produzindo dermatites (*larva migrans*).

4. ***Ancylostoma braziliense***. Próprio de canídeos e de felídeos domésticos ou silvestres, caracteriza-se por ter apenas um par de dentes bem desenvolvidos. Na base de cada dente, encontra-se um outro muito pequeno e situado medialmente (Fig. 26.4 *A*).

5. ***Ancylostoma ceylanicum***. Parece *A. braziliense*, tanto por sua cápsula bucal, como por parasitar cães e gatos, além de infectar com frequência o homem, em regiões da Ásia, do Pacífico e da América (Suriname); no entanto, distingue-se dele porque o pequeno dente medial é maior que em *A. braziliense* e tem a bolsa copuladora curta (Fig. 26.4 *B*).

Confundido durante muito tempo com *A. braziliense*, vários autores pensam, agora, que a distribuição geográfica de *Ancylostoma ceylanicum* seja muito mais ampla do que se imaginava e que se lhe deva atribuir os casos de parasitismo humano, seja intestinal ou tecidual (*larva migrans*), considerados outrora como causados por *A. braziliense*. Já se conseguiu experimentalmente a infecção do homem pelo *A. ceylanicum*, ao passo que não existem provas cabais de que *A. braziliense* possa evoluir completamente na espécie humana. O Quadro 26.1 mostra as principais diferenças entre eles.

ORGANIZAÇÃO E FISIOLOGIA DOS ANCILOSTOMÍDEOS

Vermes Adultos

Morfologia e Organização. As fêmeas (Fig. 26.1) medem em torno de 1 centímetro de comprimento e têm o corpo cilíndrico, adelgaçando-se nas extremidades, principalmente na posterior, que termina em ponta fina. Os machos são menores e se distinguem, mesmo a olho nu, por terem a extremidade posterior expandida para formar a bolsa copuladora.

Ancylostoma duodenale tem dimensões pouco maiores que *Necator americanus* (ver Quadro 26.1) e seu corpo é um tanto encurvado, lembrando o desenho da letra C. Por sua vez, *Necator* apresenta outra curvatura na região esofagiana, voltada dorsalmente, pelo que imita um S alongado.

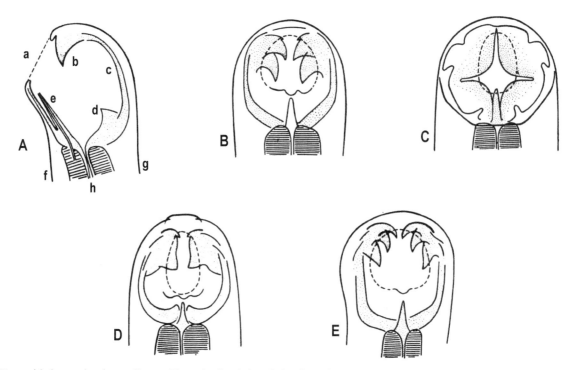

Fig. 26.3 Extremidade anterior dos ancilostomídeos. *A*, cápsula bucal vista lateralmente: **a**, abertura da cápsula; **b**, dente ventral; **c**, espessamento cuticular da parede da cápsula; **d**, lanceta; **e**, dente dorsal (canal da glândula esofagiana dorsal); **f**, superfície dorsal; **g**, superfície ventral; **h**, esôfago. *B*, *Ancylostoma duodenale*. *C*, *Necator americanus*. *D*, *Ancylostoma braziliense*. *E*, *A. caninum*.

A cápsula bucal abre-se para o exterior por um orifício amplo, elíptico, em cuja borda encontram-se seis papilas sensoriais.

Essa abertura não está no eixo do helminto, mas sim deslocada para a superfície dorsal, de modo que as estruturas situadas mais próximo da extremidade anterior são originariamente ventrais (donde chamarem-se "ventrais" os dentes e placas cortantes já referidos) (Figs. 26.2 e 26.5).

O esôfago é claviforme e o intestino não oferece particularidades. O aparelho genital segue o mesmo padrão que em outros nematoides, exceto quanto aos órgãos auxiliares da cópula. Os machos possuem dois longos **espículos filiformes** e uma **bolsa copuladora**, expansão membranosa da cutícula, sustentada por raios carnosos que formam grupos (denominados ventrais, laterais e dorsais) arrumados de modo característico para cada espécie (Figs. 26.4 e 26.6).

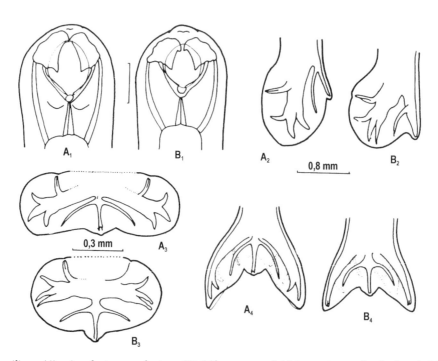

Fig. 26.4 *Ancylostoma braziliense* (*A*) e *Ancylostoma ceylanicum* (*B*). Diferenças morfológicas entre as cápsulas bucais (A_1 e B_1) e as bolsas copuladoras dos vermes adultos (A_2 e B_2, vistas lateralmente; A_3 e B_3, expandidas; A_4 e B_4, vistas dorsalmente). (Redesenhada, segundo Biocca, 1951.)

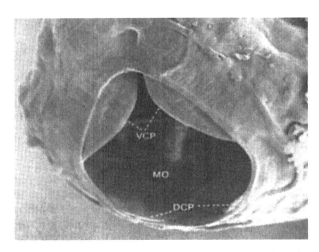

Fig. 26.5 *Necator americanus*. Fotografia em microscopia eletrônica de varredura da extremidade anterior, que mostra o par de lâminas cortantes no interior da cápsula bucal. (Segundo Y. Yoshida et al., 1974.)

Fisiologia. O hábitat dos vermes adultos é constituído pelas porções altas do intestino delgado, posteriormente à ampola de Vater, mas nas infecções pesadas podem ser encontrados até no íleo e no ceco. Eles se deslocam de vez em quando para sugar em outro ponto ou para assegurar a aproximação sexual, ainda que permaneçam a maior parte do tempo aderidos à mucosa, por sua cápsula bucal.

Esta funciona como bomba aspirante, graças às contrações vigorosas da musculatura esofagiana. O sangue é ingerido de modo quase contínuo pelos ancilostomídeos; flui rapidamente pelo tubo digestivo e parece permitir apenas a absorção de materiais facilmente difusíveis.

Entre os materiais que atravessam a parede do intestino do helminto, com essa quantidade de sangue, está o oxigênio. É provável, portanto, que os ancilostomídeos mantenham aí um metabolismo aeróbio.

A longevidade dos *Ancylostoma duodenale* adultos, em alguns casos favoráveis à observação (sem risco de reinfecção), alcançou 6 a 8 anos. Parece que a longevidade é função inversa da carga parasitária. Admite-se que *Necator* viva menos, 4 a 5 anos. Talvez, na maioria das infecções, os vermes desapareçam depois de dois anos, se não houver reinfecções.

Os Ovos e as Larvas

Ovos. O número que uma fêmea põe, diariamente, varia com a espécie (ver Quadro 26.1) e com a densidade parasitária. Segundo algumas estimativas, a oviposição de *A. duodenale* é da ordem de 20.000 a 30.000 ovos/dia, enquanto a de *N. americanus* está em torno de 9.000 ovos/dia.

Os ovos das várias espécies são muito parecidos, ovoides ou elípticos, de casca fina e transparente (Fig. 26.7 A). Entre a casca e a célula-ovo há sempre um espaço claro. No momento da postura a célula-ovo é única, começando a segmentar-se já nas fezes; de modo que, nas coproscopias, podem ser encontrados ovos com quatro, oito ou mais blastômeros. A larva pode ficar completamente formada depois de 18 horas (Fig. 26.7 B) e a eclosão dar-se em um ou dois dias, desde que encontre, no meio externo, oxigênio, umidade e temperaturas adequadas.

Larva Rabditoide. Como no desenvolvimento de *Strongyloides stercoralis*, a larva que sai do ovo tem esôfago de tipo

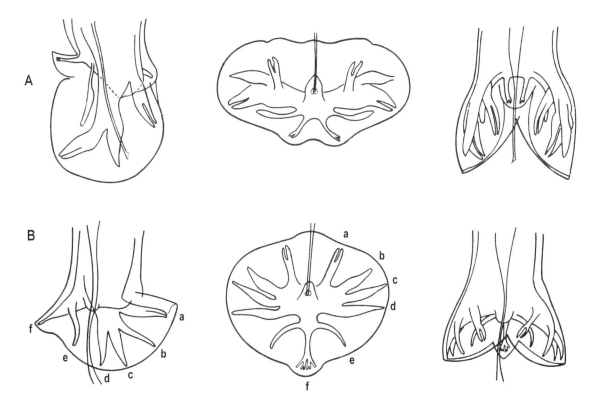

Fig. 26.6 Extremidade posterior dos exemplares machos de ancilostomídeos. A, Bolsa copuladora de *Necator americanus*, vista lateralmente, distendida e de frente. B, Bolsa copuladora de *Ancylostoma duodenale*, nas mesmas posições. Nomenclatura dos raios de sustentação: **a**, raios ventrais; **b**, raio externo-lateral; **c**, raio mediano; **d**, raio látero-dorsal; **e**, raio externo-dorsal; **f**, raio dorsal.

QUADRO 26.1 Caracteres distintivos entre as várias espécies de ancilostomídeos que parasitam o homem

Caracteres	*Necator americanus*	*Ancylostoma duodenale*	*Ancylostoma caninum*	*Ancylostoma ceylanicum*
TAMANHO:				
fêmea	9 a 11 mm	10 a 13 mm	14 mm	9 a 11 mm
macho	5 a 9 mm	9 a 11 mm	10 mm	8 a 9 mm
FORMA DO CORPO	Curva em S	Em arco	Em arco	Em arco
CÁPSULA BUCAL	1 par de placas cortantes	2 pares de dentes grandes	3 pares de dentes grandes	1 par de dentes grandes
BOLSA COPULADORA	Mais longa que larga	Mais larga que longa	Larga e aberta	Pequena e com iguais dimensões
FÊMEA:				
Posição da vulva	Anterior	Posterior	Posterior	Posterior
Espinho caudal	Ausente	Presente	Presente	Presente
Oviposição por dia	6 a 11 mil	20 a 30 mil	17 mil	4 mil
Tamanho do ovo	64 a 76 μm	56 a 60 μm	60 a 75 μm	55 a 60 μm

rabditoide, isto é, diferenciado em corpo, istmo e bulbo posterior. Seu comprimento é de 250 μm, dos quais o esôfago ocupa cerca de um terço. Essa larva alimenta-se ativamente no solo, ingerindo principalmente bactérias, e cresce de modo que no terceiro dia tem lugar a primeira muda.

A larva rabditoide de segundo estádio cresce mais (até 500 a 700 μm). Começa então a modificar-se, passando seu esôfago a ter configuração filarioide, quando sobrevém a segunda muda ou ecdise.

Larva Filarioide. O terceiro estádio larvário tem características novas, tanto morfológicas como fisiológicas. O esôfago ficou sendo de tipo filarioide (isto é, cilíndrico, muito alongado e sem bulbo), o crescimento acentuou-se. Mas, desde a segunda muda, a larva passou a nutrir-se exclusivamente de suas próprias reservas, sem ingerir novos alimentos. Na generalidade dos casos, a cutícula do estádio anterior permanece envolvendo a larva filarioide, como se fora uma bainha, e isolando-a mais ainda do meio exterior. Nessas condições, ela é uma **larva filarioide embainhada** (ou larva filarioide encistada) e, ao fim de mais uma semana, já se tornou infectante para o homem.

Larva Filarioide Infectante. A evolução do parasito estaciona nessa etapa, aguardando que um estímulo proveniente de hospedeiro adequado volte a pôr em marcha o processo de desenvolvimento. Enquanto esperam o sinal necessário, as larvas mostram-se muito ativas no solo, e sua agilidade contrasta com a dos estádios anteriores. Em seus deslocamentos observa-se a influência de quatro tipos de tropismos: geotropismo negativo, hidrotropismo, tigmotropismo e termotropismo.

Por **geotropismo negativo** entende-se a tendência das larvas a se deslocarem para cima, em busca de posições sempre mais altas, até chegarem a acumular-se como feixes de larvas no vértice dos grãos de terra, nas extremidades de galhos e de folhas ou de qualquer relevo que se levante do solo. Quando enterradas em solos arenosos e úmidos, elas podem subir cerca de um metro em busca da superfície.

Mas as larvas só irão onde as partículas do solo estiverem envoltas por uma película de água: **hidrotropismo**. A dessecação da superfície faz com que elas voltem a enterrar-se, sempre em busca de umidade, ou venham a morrer desidratadas.

O **tigmotropismo** é despertado pelo contato e faz com que as larvas adiram à superfície de partículas sólidas, se acaso estão nadando na água. Esse tropismo e o **termotropismo** explicam a ativação e orientação das larvas filarioides no sentido de penetração, quando entram em contato com a pele do hospedeiro.

CICLO BIOLÓGICO

Infecção por *Necator americanus*

Só se produz por penetração cutânea das formas infectantes, ou seja, das larvas filarioides embainhadas (mesmo quando tenham perdido suas bainhas no meio externo). Em contato com a pele humana, seja dos pés ou de outras áreas cutâneas, as larvas penetram utilizando as lancetas do vestíbulo bucal e suas secreções contendo enzimas dos tipos mucopolissacaridase e protease. A bainha das larvas é abandonada à superfície da pele.

Alcançada a circulação cutânea, linfática ou sanguínea, elas são levadas ao coração e aos pulmões, onde chegam em três a cinco dias, ou mais. Dá-se então a passagem ativa dos parasitos do interior dos capilares pulmonares para a luz dos alvéolos pulmonares.

Nos pulmões, tem lugar a terceira muda, que produz larvas do quarto estádio, dotadas de cápsula bucal provisória. Arrastadas pelas secreções da árvore respiratória e os batimentos ciliares da mucosa dos bronquíolos, brônquios e traqueia, elas sobem até a laringe e a faringe do hospedeiro. Completa-se, assim, o **ciclo pulmonar**.

Deglutidas com o muco, as larvas vão ter aos intestinos. Completam sua migração, sofrendo a quarta muda, e se transformam em vermes com a cápsula bucal definitiva. Crescendo e amadurecendo sexualmente, passam a constituir, finalmente, os helmintos adultos, machos e fêmeas.

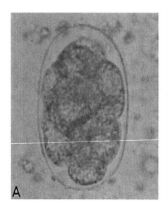 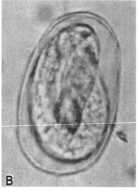

Fig. 26.7 *A*, Ovo de ancilostomídeo no início da segmentação, tal como se observa comumente nos exames de fezes. *B*, Ovo embrionado, depois de permanecer alguns dias no meio exterior.

Infecção por *Ancylostoma duodenale*

A penetração das formas infectantes (larvas de terceiro estádio) pode ter lugar tanto por via cutânea como por via oral.

1. Por **via cutânea**, dá-se a migração parasitária com realização do **ciclo pulmonar**, tal como no caso de *Necator*.

2. Por **via oral**, as larvas ingeridas com alimentos ou com água contaminada completam sua evolução no tubo digestivo, sem fazer o ciclo pulmonar.

Administrando-se oralmente larvas infectantes de *A. duodenale* a cães jovens, verificou-se que no tubo digestivo destes elas sofrem a terceira muda e invadem a mucosa, onde permanecem dois a três dias. Depois retornam à luz intestinal, onde terá lugar a quarta muda, 11 dias após a infecção experimental. Na quarta ou quinta semana já alcançam a fase adulta e começam a pôr ovos.

RELAÇÕES PARASITO-HOSPEDEIRO

Os pontos de penetração mais frequentes estão na pele dos pés, especialmente nos espaços interdigitais, no tornozelo, bordas e dorso do pé, sendo a invasão facilitada pelo barro úmido que adere à pele. Mas qualquer área cutânea entrando em contato com o solo propicia a invasão. A **penetração cutânea** não demora mais que 5 ou 10 minutos. Muitas larvas são destruídas na pele, enquanto outras, que haviam empreendido a migração por via linfática, são retidas pelos gânglios e, provavelmente, aí têm o mesmo destino. Também nos pulmões, muitas delas devem encontrar a morte. Algumas experiências sugerem que menos de um quarto das larvas que penetraram pela pele chegam a vermes adultos, no intestino.

Nas infecções por **via digestiva**, 90% das larvas administradas aos animais de laboratório podem ser recuperadas como vermes adultos.

Ancylostoma duodenale apresenta particularidades em seu ciclo evolutivo que o aproximam dos parasitas do cão (*A. caninum* e *A. braziliense*). Mesmo quando entra pela pele e realiza o ciclo pulmonar, sua passagem pelos pulmões é relativamente rápida, sem sofrer mudas, e as larvas filarioides, quando não completam a migração pelos brônquios, traqueia, esôfago e intestinos, invadem outros tecidos (talvez a musculatura estriada como fazem *A. caninum* e *A. braziliense*) e entram em **estado de dormência**. Supõe-se que a dormência possa durar até oito meses, ao fim dos quais as larvas retomariam a migração para o tubo digestivo.

O ciclo parasitário completo de *Ancylostoma duodenale* dura 4 a 5 semanas, aparecendo os ovos nas fezes por volta da quinta ou sexta semana depois da infecção. *Necator americanus* só começa a ovipor 7 a 8 semanas depois da penetração cutânea.

Resistência ao Parasitismo

Não se sabe se a infecção é capaz de desenvolver no hospedeiro qualquer tipo de resistência contra o parasito. Suspeita-se, entretanto, que deva haver alguma premunição, pois o parasitismo mantém-se em geral relativamente baixo entre os naturais de zonas pesadamente endêmicas.

Por outro lado, constatou-se que a carga parasitária dos pacientes tende a aumentar até a idade de 15 a 20 anos e estabilizar-se ou diminuir depois. E, nos tratamentos de massa, observou-se que a taxa de reinfecção após a cura fica entre 50 e 60% do nível existente antes da medicação entre os indivíduos adultos; mas os menores de 10 anos de idade readquirem rapidamente pesadas cargas de vermes.

Enquanto alguns autores veem nisso o desenvolvimento tardio de uma imunidade protetora, outros pensam que mudanças de comportamento, na idade adulta, podem também explicar o fenômeno, como na esquistossomíase.

Ação Patogênica

As lesões causadas no organismo humano pelos ancilostomídeos diferem segundo a carga infectante, a fase da infecção, a localização e o estádio em que se encontram os parasitos. Dependem da **carga parasitária** total e, em certa medida, também da **espécie** responsável pela infecção.

1. No **período de invasão cutânea**, as lesões são mínimas, imperceptíveis, exceto em casos raros de ataque maciço por milhares de larvas, ou quando há hipersensibilidade devida às reinfecções sucessivas, em pessoas sensíveis. Nesses casos, aparecem erupções pápulo-eritematosas, edemas ou uma dermatite alérgica desencadeada pela presença de larvas filarioides na pele.

2. Nas infecções pesadas, durante o **período migratório das larvas** através dos pulmões e da árvore brônquica, é possível que ocorram as mesmas alterações já descritas a propósito da estrongiloidíase (Cap. 25), e que veremos novamente na ascaríase, inclusive a **síndrome de Loeffler** (ver Cap. 27), se bem que menos frequentemente e de modo mais benigno. Em geral, essa fase é silenciosa.

3. No **período de parasitismo intestinal** é quando se observam quase todas as manifestações da doença. Por razões didáticas, vamos descrever primeiro as lesões que os vermes adultos causam na mucosa e, em seguida, os efeitos da espoliação sanguínea a que submetem o organismo do hospedeiro.

Lesões da Mucosa Intestinal. Aplicando sua poderosa cápsula bucal contra a parede do duodeno ou do jejuno, aspirando-a e submetendo-a à ação contundente de suas placas cortantes (*Necator*) ou de seus dentes (*Ancylostoma*), ao mesmo tempo que verte as secreções esofagianas e de outras glândulas, o helminto produz dilaceração e maceração de fragmentos da mucosa. O material necrosado e parcialmente digerido é finalmente ingerido pelo verme, junto com o sangue que passa continuamente da lesão para o tubo digestivo do parasito e, depois, goteja pelo ânus deste.

Toda vez que ele muda de lugar, repete-se a agressão, ficando depois uma pequena ulceração que sangra ainda por algum tempo. Em casos de parasitismo intenso, a mucosa fica edemaciada e com infiltração leucocitária, onde predominam os eosinófilos. O exame radiológico pode mostrar apagamento das pregas da mucosa e alterações nos primeiros segmentos intestinais.

Espoliação Sanguínea. O organismo perde sangue na medida em que este é ingerido pelos vermes e, em bem menor escala, como resultado das enterorragias residuais. A presença de substâncias anticoagulantes, nas secreções dos parasitos, tende a facilitar a perda sanguínea. A quantidade de sangue retirada pelos ancilostomídeos varia com a espécie em causa, com o número de vermes presentes e com outras circunstâncias. Tomaremos como referência os seguintes valores para o volume médio consumido por verme: *Necator americanus*: 0,03 a 0,06 ml de sangue/dia; *Ancylostoma duodenale*: 0,15 a 0,30 ml de sangue/dia.

A perda diária sofrida pelo paciente, quando há de 100 a 1.000 vermes, pode ser da ordem de 10 a 30 ml (correspondendo a uma perda de **Fe** que se situa entre 5 e 15 mg por dia), mas pode chegar a 100 ou 250 ml quando a carga parasitária estiver entre 1.000 e 3.500 vermes.

Do sangue retirado e evacuado pelos ancilostomídeos, boa parte do ferro é reabsorvida pelos intestinos (cerca de 30 a 40%). Resta sempre uma fração que deverá vir na dieta do paciente. Se

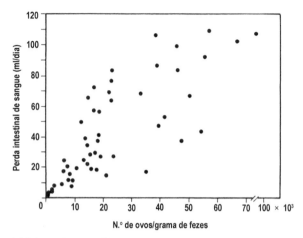

Fig. 26.8 Anemia na ancilostomíase: relação entre as perdas intestinais diárias de sangue (ml/dia) e o grau de parasitismo, estimado pelo número de ovos/grama de fezes. A correlação é altamente significativa, ainda que existam amplas variações individuais. (Segundo Roche & Layrisse, 1966.)

não, haverá uma lenta e progressiva baixa das reservas hepáticas de Fe que tardará várias semanas ou meses para traduzir-se em anemia carencial do tipo crônico.

Anemia Ancilostomótica. Há nítida correlação entre a intensidade do parasitismo e o volume de sangue perdido por dia (Fig. 26.8).

Enquanto as reservas hepáticas de **Fe** (normalmente da ordem de 900 mg) não se esgotarem, a **hematopoese** continua a fazer-se normalmente. Só depois, a taxa de hemoglobina começa a baixar. Mas se houver, por exemplo, um déficit diário de 4 mg (entre ingestão e espoliação) essa reserva só estará esgotada ao fim de 225 dias (900/4 = 225).

Por outro lado, à medida que o paciente for ficando mais anêmico (e caso o volume de sangue drenado pelos parasitos continue o mesmo), suas perdas em ferro irão diminuindo, em vista da **hemodiluição**, até que a quantidade de **Fe** perdida por dia torne-se igual àquela fornecida pela alimentação do doente. Nesse momento, a anemia se estabiliza. O nível em que se dará essa estabilização será função da carga parasitária, assim como da ingestão e absorção do **Fe** alimentar (Fig. 26.9).

Desde que se administre ferro aos pacientes, a anemia melhora rapidamente, pois a capacidade de absorção e a de utilização do ferro que circula no plasma encontram-se aumentadas nas pessoas anêmicas.

A falta de compreensão desses fenômenos tem levado muitos autores a negar uma relação entre ancilostomíase e anemia. De fato, o quadro anêmico só aparece quando: a) o parasitismo for muito intenso, causando perdas de sangue importantes; b) o paciente encontrar-se em dieta alimentar pobre (quase sempre em estado de subnutrição crônica), com deficiência de ferro e de proteínas.

A **hipoproteinemia** é outro sinal clínico da doença que se manifesta com edemas e, em certos casos, com atrofia da mucosa intestinal, redução ou achatamento das vilosidades e diminuição da capacidade de absorção intestinal. Essa hipoproteinemia parece ser o resultado das perdas intestinais de sangue total, da ingestão insuficiente de proteínas (a anorexia podendo contribuir para isso) e de uma capacidade de síntese hepática comprometida pela hipoxia, decorrente da própria anemia.

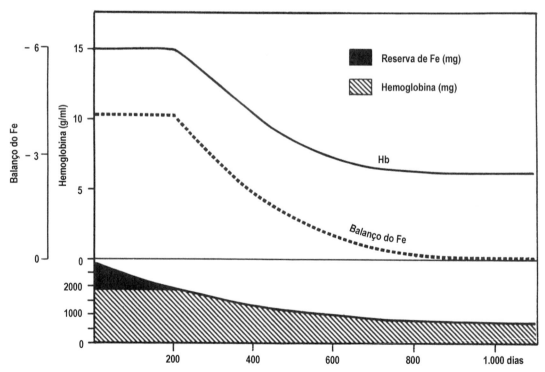

Fig. 26.9 Desenvolvimento teórico da anemia ancilostomótica, em pacientes com perda sanguínea constante. O gráfico representa a hipótese na qual um indivíduo com 700 *Necator americanus* no intestino perde 45 ml de sangue por dia, ou seja, 11 mg de ferro, dos quais 40% são recuperados pelo intestino (perda efetiva de 6,6 mg de Fe por dia). Se sua alimentação diária não lhe fornecer mais de 2,6 mg, o déficit cotidiano corresponderá a 4 mg. Só depois de 225 dias, nesse caso, haveria esgotamento da reserva de ferro estocado no organismo do paciente (900 mg) e começaria a declinar a produção de hemácias na medula, com aparecimento de anemia progressiva (gráfico inferior). Ao fim de algum tempo, se o volume diário da espoliação sanguínea seguir o mesmo, a perda de ferro sanguíneo (Fe-Hb) irá diminuindo (em função da hemodiluição) até estabelecer-se um equilíbrio entre assimilação e perda diária (balanço do Fe). (Segundo Roche & Layrisse, 1966.)

Alterações em Outros Órgãos. A maioria dos processos anátomo- e fisiopatológicos que podem ser observados em outras partes da economia tem como causa a anemia.

Na medula óssea, há hiperplasia eritrocítica do tipo normocítico. No sangue, além de redução do número de glóbulos vermelhos, surge aumento absoluto de reticulócitos (células jovens, indicando hematopoese aumentada) e leucocitose, com eosinofilia.

O coração mostra dilatação e hipertrofia globais (ou maiores à esquerda), tanto mais acentuadas quanto maior for a anemia. Edema e derrames cavitários podem ser generalizados. No fígado, há (nos casos mais sérios) congestão, lesões atróficas centrolobulares e degeneração gordurosa. Lesões renais, com albuminúria e hematúria, aparecem algumas vezes.

SINTOMATOLOGIA DA ANCILOSTOMÍASE

Início e Forma Aguda. Por ocasião da infecção, os sintomas, quando presentes, são: prurido na pele da região invadida pelas larvas, com eritema edematoso ou erupção pápulo-vesiculosa. Eles aparecem poucos minutos depois da penetração larvária e duram alguns dias.

Essas manifestações, observadas mais frequentemente em umas regiões que em outras, recebem os nomes locais de "coceira da terra", *"prurito del suelo"*, *"mazmorra"* (Porto Rico) e *"ground itch"* (EUA).

Dias depois, as manifestações respiratórias, que correspondem ao ciclo pulmonar da evolução larvária, costumam ser muito discretas. Tosse seca ou com expectoração, estertores pulmonares e sinais radiológicos da síndrome de Loeffler, talvez com febre, podem aparecer nas infecções por *A. duodenale*. Mais constante é uma eosinofilia sanguínea alta, que chega a 30% e, mesmo, a 60% no primeiro mês da doença.

Quando a carga parasitária adquirida for grande, entre a terceira e a quinta semana surgem: mal-estar abdominal, localizado na região epigástrica, anorexia, náuseas e vômitos; pode haver cólicas e alguma diarreia, febre ligeira, cansaço e perda de peso. Em crianças e indivíduos subnutridos, as infecções maciças chegam a simular um quadro de abdome agudo, de úlcera duodenal ou de apendicite; ou levam rapidamente a um quadro de anemia grave, com dilatação cardíaca, insuficiência circulatória e, eventualmente, a morte.

Forma Crônica. Como, em geral, a aquisição dos vermes faz-se pouco a pouco e com reduzido número de parasitos, que se instalam no organismo do paciente dia após dia (mantendo-se o parasitismo ao longo dos anos pelas reinfecções frequentes), o quadro clínico da ancilostomíase apresenta-se habitualmente como doença de tipo crônico e de início insidioso.

Indivíduos bem nutridos suportam perfeitamente as cargas leves ou médias de vermes, sem manifestações clínicas ou com uns poucos sintomas, principalmente de tipo dispéptico.

Na maioria das vezes, o parasitismo só se manifesta como doença devido às precárias condições de vida das populações sujeitas ao risco de infecção. Aí, a subnutrição é o pano de fundo para o drama médico, pois, como vimos, a carência de ferro na dieta é decisiva para que se esgotem facilmente as reservas do metal no organismo e apareça, em consequência, a anemia. Essa carência acompanha outras deficiências nutritivas (de proteínas, vitaminas etc.) que caracterizam a desnutrição calórico-proteica frequentemente encontrada nas zonas de fome endêmica.

Os pacientes apresentam, por isso, uma sintomatologia variada e complexa que, no passado, foi atribuída à atividade exclusiva dos ancilostomídeos; mas que também não pode ser dissociada da espoliação helmíntica, já que a helmintíase também decorre das estruturas socioeconômicas responsáveis por determinadas condições de vida, padrões de comportamento, ignorância, desnutrição e maus hábitos higiênicos.

Simplificaremos o problema dizendo que o quadro clínico mais típico, devido à ancilostomíase, é a **anemia** e suas consequências.

Quando a espoliação sanguínea foi de instalação lenta e progressiva, os doentes podem ter-se adaptado a essa situação fisiológica, o que lhes permite continuar suas atividades até um grau avançado de anemia, como já dissemos ocorrer nos casos de malária crônica.

Muitos pacientes são camponeses e trabalhadores rurais que se queixam de não poder trabalhar.

Os sinais e sintomas predominantes são palidez, conjuntivas e mucosas descoradas, às vezes com atrofia das papilas linguais; cansaço fácil, desânimo e fraqueza; tonturas, vertigens, zumbidos nos ouvidos e percepção de manchas no campo visual; dores musculares, sobretudo nas pernas, ao caminhar; dores precordiais e cefaleia. Costuma haver hipertensão, com aumento da diferença entre o valor máximo e o mínimo da pressão arterial. Na esfera genital pode haver amenorreia, diminuição da libido e impotência.

Nas crianças, o desenvolvimento fica comprometido; o crescimento em estatura e em peso são insuficientes; o apetite reduzido mas, às vezes, exagerado ou pervertido; os edemas do rosto e dos membros aumentam com a hipoproteinemia. Dificuldades de atenção e apatia conduzem a um acentuado déficit no rendimento escolar.

Mesmo nos adultos, a anemia crônica traz mudanças na personalidade que, juntamente com a desnutrição, compõem o tipo clássico do "Jeca Tatu", um camponês desanimado e indolente, descrito magistralmente por Monteiro Lobato.

Acentuando-se a anemia, aparecem palpitações, sopros cardíacos, falta de ar aos esforços e outros sinais indicativos da deficiência circulatória, que termina pela insuficiência cardíaca congestiva.

DIAGNÓSTICO DA ANCILOSTOMÍASE

Os ovos dos ancilostomídeos são típicos e costumam ser abundantes na matéria fecal dos pacientes. O exame coproscópico feito com um simples esfregaço, em lâmina de microscopia, preparado com fezes e solução fisiológica, costuma ser suficiente.

Mas, nos casos de infecções leves, recomenda-se a utilização de técnicas de enriquecimento, para aumentar as chances de encontrar ovos (p. ex., o emprego do método de **centrífugo-flutuação no sulfato de zinco**).

Para obter uma estimativa da carga parasitária, procede-se à contagem de ovos por grama de fezes pelo método de Stoll. Admite-se que cada 35 a 40 ovos por grama de fezes formadas correspondam a uma fêmea de ancilostomídeo e que estas representem metade da população helmíntica.

Em adultos, a infecção com menos de 50 vermes é tida como benigna; entre 50 e 200 vermes, já tem significação clínica, podendo causar anemia; entre 500 e 1.000, é intensa; e acima de 1.000 vermes, muito intensa.

TRATAMENTO DA ANCILOSTOMÍASE

Deve-se distinguir, na terapêutica da ancilostomíase, o tratamento do parasitismo e o da anemia e suas complicações. Nos casos mais simples a desparasitação pode assegurar completa recuperação do paciente, porém nos mais severos, com grande anemia, o quadro pode manter-se ou agravar-se. Os anti-helmínticos mais usados são:

Mebendazol. A posologia é a mesma para crianças e adultos: 100 mg administrados por via oral, duas vezes ao dia, durante três dias. Ele é efetivo contra *Necator americanus, Ancylostoma duodenale* e *A. ceylanicum* (ver o modo de ação, efeitos colaterais etc. no Cap. 27, item Tratamento da ascaríase).

Albendazol. Uma dose de 400 mg, por via oral, durante três dias. Não usar durante a gravidez.

Pirantel (pamoato ou emboato de pirantel). Mostra-se igualmente eficiente contra os ancilostomídeos, curando 80% dos casos com dose oral de 10 mg por quilo de peso do paciente, durante três dias. Alguns médicos preferem administrar 20 mg/kg de peso, em dose única. Ver a descrição no Cap. 27, onde é indicado para o tratamento da ascaríase.

Tratamento Antianêmico. As medidas fundamentais consistem na administração de **ferro** e de uma **alimentação abundante**, particularmente em proteínas e vitaminas. Entre os alimentos mais ricos em ferro encontram-se o fígado (de porco, de carneiro ou de gado), as carnes, a gema de ovo e a maioria das frutas e legumes. A resposta à ferroterapia é rápida, mas se a dieta alimentar for pobre, o tratamento antianêmico chega a ser longo.

A ferroterapia é feita de preferência com sais ferrosos, por serem mais facilmente absorvíveis. Um tratamento efetivo e barato consiste na administração oral de **sulfato ferroso**, 200 mg três vezes ao dia, que deve prolongar-se por três meses depois que a concentração de hemoglobina ultrapassar os 12 g/100 ml.

Devido às possíveis manifestações de intolerância gástrica, esses compostos são administrados durante as refeições ou com leite, começando-se com doses pequenas que serão aumentadas progressivamente. Ultimamente dá-se preferência a certos compostos (quelatos) bem tolerados, como o citrato de ferro e colina.

ECOLOGIA E EPIDEMIOLOGIA DA ANCILOSTOMÍASE

Distribuição Geográfica e Prevalência

Distribuição das Espécies. A distribuição geográfica dos ancilostomídeos parasitos do homem costumava ser vista, no passado, como ocupando territórios mais ou menos exclusivos: *Ancylostoma duodenale*, na Bacia do Mediterrâneo, na Europa, na Ásia Ocidental, Norte da Índia, da China e do Japão; *N. americanus*, na África ao sul do Saara, nas Américas, no sul da Índia e da China, no Sudeste Asiático e no Pacífico; enquanto *A. ceylanicum* ocuparia a China (Taiwan) e o Sudeste Asiático.

Esse quadro foi profundamente modificado pelas migrações humanas, que fizeram desaparecer os limites entre essas áreas de distribuição, de modo que *N. americanus* encontra-se hoje na Europa (introduzida pelos emigrantes retornados da América e da África); *A. duodenale* é frequente em muitos países das Américas, sobretudo Chile e Peru; *A. ceylanicum* existe também na Guiana, no Suriname e no Brasil (Fig. 26.10).

Ancilostomíase nas Américas. Apesar de todas as campanhas de saneamento e profilaxia empreendidas contra essa endemia, desde o começo do século XX, a distribuição geográfica permanece a mesma.

Houve, evidentemente, uma redução na gravidade do mal, mais em função do desenvolvimento econômico (que promove a extensão do uso de calçado), da melhora geral das condições de nutrição e da disponibilidade atual de medicamentos anti-helmínticos atóxicos e de grande eficácia.

Já não aparece a ancilostomíase, como no passado, entre as grandes causas de mortalidade na infância e na adolescência, nem são frequentes, como antes, as formas graves da doença.

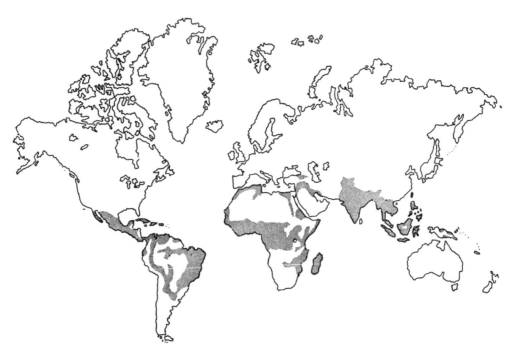

Fig. 26.10 Principais áreas endêmicas de ancilostomíase no mundo, compreendidas geralmente entre os paralelos de 36°N e 30°S. Mais de 3/4 dos casos são devidos a *Necator americanus* e menos de 1/4 a *Ancylostoma duodenale*, sendo pequena a incidência de *A. ceylanicum*.

Esses fatos, somados às dificuldades técnicas do controle e à forte resistência do atual sistema socioeconômico à introdução de mudanças radicais nas condições de vida da população rural mais pobre, que propiciam a transmissão da endemia, têm levado a certo desinteresse pelo problema.

Entretanto, continua a ancilostomíase a incidir em todas as velhas regiões endêmicas, por vezes com altas prevalências e albergando os pacientes cargas parasitárias não raro elevadas.

A situação no Brasil, segundo os inquéritos feitos em épocas diferentes, caracteriza-se pelo fato de que a prevalência tem baixado em termos relativos (77,4% de exames positivos, em 1921; 42,5%, em 1952, e 20% em 1976), mas o número absoluto de casos continua praticamente estacionário (em torno de 22 milhões). A população parasitada permanece a mesma porque a população rural cresceu pouco até 1970 e entrou em declínio depois desse ano, enquanto as condições socioeconômicas e epidemiológicas para a transmissão da ancilostomíase seguem sendo as mesmas.

Como o enorme crescimento da população brasileira tem sido sobretudo urbano, uma proporção cada vez maior de pessoas escapa ao risco de infecção. Portanto, não se deve dividir o número de casos positivos em um município pela população total deste (que é cada vez mais urbanizada), mas sim pela população rural, que é aquela exposta ao risco.

O Ecossistema na Ancilostomíase

Não obstante sua distribuição mundial, a existência desta parasitose depende de condições ecológicas estritamente locais e circunscritas. Essa é a razão de revelarem os inquéritos epidemiológicos, geralmente, uma distribuição heterogênea, mesmo em áreas pouco extensas. Sendo o parasito monoxeno e estenoxeno, os focos elementares da ancilostomíase requerem a presença concomitante dos seguintes fatores:

a) indivíduos parasitados, que contaminam o solo com suas fezes;

b) indivíduos que se expõem ao risco de infecção por andarem descalços e frequentarem terrenos previamente poluídos com fezes de pessoas infectadas;

c) um solo favorável ao desenvolvimento dos ovos e das larvas rabditoides, bem como à sobrevivência das larvas filarioides infectantes;

d) condições climáticas que sejam igualmente favoráveis ao ciclo biológico das larvas;

e) serem as espécies de ancilostomídeos presentes na área compatíveis com os extremos de temperatura oferecidos pelo clima e microclima locais.

Meio Físico e Clima. Um foco ancilostomótico pode ser extenso, como em plantações adubadas com excrementos humanos, ou limitado aos poucos metros quadrados de um fundo de quintal, talvez à sombra discreta de uma árvore ou detrás de uma touceira, onde os moradores costumam defecar. O peridomicílio, tal como para muitas outras helmintíases humanas, constitui o ambiente mais adequado para a transmissão da ancilostomíase.

A natureza do solo pode favorecer ou dificultar a vida das larvas. Em condições naturais, verificou-se que nos terrenos arenosos a prevalência da ancilostomíase é mais alta que nos argilosos. Deve-se isso à capacidade que têm as partículas de areia (entre 0,02 e 2 mm de diâmetro) de reter água, nos ângulos e espaços da estrutura porosa do solo. Como os estádios larvários são eminentemente aquáticos, a umidade do solo é essencial.

Por essa razão, os regimes de chuvas frequentes e bem distribuídas durante os meses do ano, os locais abrigados de insolação direta e protegidos de intensa evaporação oferecem condições ideais.

Igual importância tem a temperatura. A endemia é favorecida pelos climas tropicais e subtropicais, e sua ocorrência no interior das minas, em regiões temperadas, deveu-se ao fato de estarem as temperaturas ótimas para o desenvolvimento larvário compreendidas entre 23° e 30°C, para *Ancylostoma duodenale*, e entre 30° e 35°C, para *Necator americanus*.

Fatores Humanos. Sendo o homem a única fonte de infecção e o único hospedeiro das espécies que nos ocupam, seu comportamento é decisivo para a existência da parasitose, sempre que o meio externo for adequado.

Como fontes de infecção são mais importantes os pacientes com cargas parasitárias grandes, eliminando mais de 10.000 ovos por grama de fezes, mas sobretudo aqueles que têm o hábito de defecar no chão.

Esta conduta resulta das precárias condições em que vivem as populações rurais, assim como os habitantes de localidades pequenas e dos bairros pobres das cidades maiores. A falta de instalações sanitárias nas casas é a regra. Ou são elas de tão má qualidade que, mesmo por razões estéticas, causam repulsa aos possíveis usuários, impedindo a superação de costumes arraigados desde tempos imemoriais. O hábito de andar descalço é outra consequência do baixo nível econômico dessas populações.

Dinâmica da Transmissão. Quando todas as condições favoráveis estão reunidas, o solo torna-se infectante cinco a oito dias depois de poluído com fezes de indivíduos parasitados. A mortalidade das larvas é muito grande, já nos 10 primeiros dias; a maioria delas desaparece dentro de três semanas. Pouquíssimas sobrevivem até seis semanas, em climas tropicais e nas condições naturais.

Os lugares perto das habitações, onde se encontrem fezes frescas, são evitados pelos moradores, que irão buscar cada vez sítios um pouco mais afastados para evacuar. E assim sucessivamente. Mas, depois de alguns dias, o bolo fecal já estará desfeito e incorporado ao solo naqueles primeiros lugares, que voltarão a ser procurados pelas pessoas da casa com o mesmo propósito.

Entretanto, esse intervalo de tempo no uso de um mesmo local corresponde ao período necessário para que se dê a maturação dos ovos e larvas nele depositados. O chão agora, aparentemente limpo, fervilha de larvas infectantes que penetrarão pela pele dos pés de quem ali chegar descalço.

Há pois, nesses focos elementares de transmissão peridomiciliar, um ciclo de lugares sucessivamente infectantes que asseguram a reinfecção dos moradores durante todos os meses favoráveis do ano.

Se o terreno está sujeito à dessecação periódica ou ao frio intenso durante o inverno, pode ocorrer a esterilização do solo. Mas a transmissão recomeçará, mais tarde, em função da longa duração da infecção humana.

CONTROLE DA ANCILOSTOMÍASE

Os Recursos Estratégicos

Na luta contra a ancilostomíase conta-se com vários tipos de recursos: o uso de calçados, a quimioterapia com anti-helmínticos, a medicação antianêmica, o destino sanitário dos excretos e o combate às larvas no solo.

A utilização de cada um deles e o peso que lhes será dado, em um plano de combate a essa helmintíase, vão depender da situação epidemiológica na área de trabalho, dos objetivos em

BASES DA PARASITOLOGIA MÉDICA

vista, dos recursos financeiros disponíveis, bem como dos recursos técnicos existentes: serviços de saúde e sua organização, pessoal capacitado, equipamento laboratorial, medicamentos, meios de transporte e de comunicação, além de outras formas de apoio logístico (ver Cap. 27).

Calçado. O uso generalizado e constante de calçado é o meio mais eficiente e permanente de controle da ancilostomíase, capaz de atuar independentemente dos serviços de saúde e tendo por motivação o prestígio social desse uso. Sua limitação está fundamentalmente no custo dos sapatos, alpercatas etc., e no baixo poder aquisitivo das populações das áreas endêmicas: um problema de natureza econômica, portanto, para o qual os trabalhos de educação sanitária só podem contribuir quando existirem condições objetivas para sua solução.

Anti-helmínticos. A não ser em situações muito especiais, em que os únicos parasitos intestinais a combater sejam ancilostomídeos, está subentendido que se fará uso de medicamentos anti-helmínticos de largo espectro, como o **mebendazol**, o **albendazol**, o **pirantel**, o **levamisol** etc. Isso, levando-se em conta disponibilidade e preço, no país, e associando-se a luta contra esta parasitose aos programas integrados de saúde da comunidade (ver, no Cap. 27, o item Controle das helmintíases intestinais, onde se discute a metodologia geral de controle).

Ferroterapia. Conforme já foi explicado (no item Tratamento), a administração de **Fe** aos pacientes anemiados é importante para que se faça o mais rapidamente possível sua recuperação clínica. Esse tratamento deve ser prolongado para recompor a reserva fisiológica de ferro no fígado. A correção dos hábitos alimentares, com inclusão de boas fontes de ferro, é muito importante.

Instalações Sanitárias. A construção e o uso de latrinas ou outros tipos de instalações sanitárias são aspectos importantes do saneamento ambiental. Eles devem ser avaliados quanto a seu impacto a curto e longo prazos sobre o controle das parasitoses intestinais, relação custo/benefício, aceitação pelos habitantes do campo, manutenção em condições higiênicas satisfatórias, duração em condições de uso etc.

A educação sanitária deve capacitar-se, nessa área, para promover as mudanças comportamentais necessárias a fim de reduzir drasticamente a poluição fecal do solo, no peridomicílio e nos locais de trabalho, agindo junto aos adultos e às crianças.

Controle Antilarvário. Grande número de substâncias de origem vegetal é capaz de interferir na biologia das larvas dos ancilostomídeos e estrongiloides, destruindo-as no solo. O tratamento do terreno por pequenas concentrações dessas substâncias pode ser conseguido com o plantio das espécies vegetais adequadas nas áreas em que se encontrem focos de transmissão dessas verminoses. As plantas mais recomendadas são: *Cymbopogon citratus* (capim-limão ou capim-cidreira), *C. martinii*, *Vetiveria zizanoides*, *Ruta graveolens*, *Menta spicata* e *Chrysanthemum sp.*

LARVA MIGRANS CUTÂNEA

Há nematoides que penetram na pele humana mas permanecem vagando entre a epiderme e a derme, sem poder completar sua evolução. O quadro clínico resultante é a ***larva migrans cutânea***, também conhecida por **dermatite serpiginosa** ou **dermatite linear serpiginosa** e, popularmente, por "bicho geográfico" ou "bicho das praias".

Na generalidade dos casos, esta síndrome é devida às larvas de terceiro estádio do *Ancylostoma braziliense*, parasito normal do intestino de cães e gatos. Mas também outros helmintos já foram identificados como responsáveis ocasionais pelo mesmo quadro, entre os quais: *A. ceylanicum*, *A. caninum*, *A. stenocephala*, *Gnathostoma spinigerum* e formas imaturas de filárias do gênero *Dirofilaria*. Mesmo as larvas filarioides de alguns nematoides do homem (como *A. duodenale*, *Necator americanus* e *Strongyloides stercoralis*) podem, eventualmente, ficar na pele, abrindo túneis, sem achar seu caminho para realizar o ciclo pulmonar.

Ancylostoma braziliense

Os vermes adultos de *A. braziliense*, cuja morfologia e biologia muito se aproximam das de *Ancylostoma duodenale* e de *A. ceylanicum*, caracterizam-se por seu tamanho menor (as fêmeas medem 6,5 a 9 mm de comprimento e os machos, 5 a 7,5 mm) e por apresentarem na cápsula bucal apenas um par de grandes dentes ventrais, além de outro par muito rudimentar (Fig. 26.4). Eles vivem no intestino delgado de cães e gatos. O ciclo vital é semelhante ao das outras espécies de *Ancylostoma*, podendo invadir seus hospedeiros tanto pela pele como por via oral.

As larvas, ao entrarem em contato com a pele humana, perfuram o estrato epitelial, mas não podem atravessar as camadas subjacentes. Elas se mantêm vivas aí por muito tempo, ficando sua atividade reduzida a deslocar-se ao acaso, abrindo um túnel microscópico do qual ocupam sempre a extremidade anterior.

Patologia e Sintomatologia da Dermatite Linear

O momento da penetração das larvas infectantes pode passar despercebido. Porém, nas pessoas sensibilizadas, surgem pontos eritematosos ou pápulas, acompanhados de prurido. Desses pontos partem os túneis que desenham um trajeto irregular e caprichoso, avançando 2 a 5 centímetros por dia. Algumas vezes, a linha serpeante restringe-se a uma pequena área; outras, alonga-se como o traçado de um mapa.

Histologicamente, o túnel desenvolve-se pela destruição da camada germinativa de Malpighi. O derma constitui, por assim dizer, o assoalho desse túnel, e a camada de células espinhosas, o seu teto. Acompanha-o uma reação inflamatória onde se observa infiltrado de células eosinófilas e mononucleares.

Enquanto avança, a lesão vai ficando para trás como um cordão eritematoso, saliente, irregular e pruriginoso, recoberto por vezes de vesículas. Com o passar dos dias, a parte mais antiga do trajeto tende a desinflamar, deixando em seu lugar apenas uma faixa hiperpigmentada, que desaparecerá mais tarde.

Infecções microbianas secundárias podem transformar essas lesões em uma piodermite, principalmente quando o paciente, levado pelo intenso prurido, provoca, ao se coçar, escoriações da pele.

O número de larvas e, portanto, o número de trajetos inflamatórios lineares varia de uma única a dezenas ou centenas, localizando-se em qualquer região da superfície do corpo. As partes que mais frequentemente se põem em contato com o solo são as mais sujeitas: pés, pernas, mãos e antebraços. Crianças que brincam sentadas no chão exibem-nas na região glútea, coxas etc.

O sintoma mais molesto é o prurido, que costuma ser mais intenso à noite e chega a provocar insônia.

Nos casos com manifestações pulmonares concomitantes, é possível que algumas larvas tenham alcançado os pulmões ou que tenha havido infecção simultânea por outros ancilostomídeos. A duração do processo é muito variável, podendo curar-se espontaneamente ao fim de poucos dias ou durar semanas e meses.

Diagnóstico e Tratamento

O aspecto dermatológico das lesões e sua evolução constituem os únicos recursos para o diagnóstico. Na maioria dos casos eles são tão típicos que não oferecem dificuldade alguma.

Como antecedentes sugestivos estão as histórias de contato com os terrenos arenosos, sobretudo em praias frequentadas por cães; ou com tanques de areia, destinados à recreação das crianças, em colégios e parques infantis, onde os gatos vão defecar.

O **tratamento** (que pode ser dispensado nos casos mais benignos) é feito com **ivermectina**: 150 µg/kg, dose única, via oral; ou com **albendazol**, 200 mg duas vezes ao dia, durante três dias. Também se usa **tiabendazol**, tanto por via oral como em aplicações locais. Prescrevê-lo na dose de 25 mg por quilo de peso corporal e por dia, dividido em três tomadas, para ingerir depois das refeições. Manter o tratamento durante cinco a dez dias, de acordo com a necessidade. Localmente, o tiabendazol pode ser aplicado sob a forma de pomada ou de líquido (uma suspensão pediátrica, por exemplo), para acelerar a cura. Tratar a piodermite, se estiver presente.

Em caso de intolerância a esses medicamentos, pode-se fazer aplicação de frio nos pontos em que se encontrem as larvas, isto é, nas áreas em torno da linha de crescimento dos cordões inflamatórios. Aplicar **cloretila** ou **neve carbônica**, que matam as larvas por congelamento.

Epidemiologia e Profilaxia

A *larva migrans* **cutânea** é encontrada por toda parte onde se encontrem cães e gatos infectados com ancilostomídeos, sobretudo A. *braziliense* e A. *ceylanicum*. O problema é mais frequente em praias e em terrenos arenosos, onde esses animais poluem o meio com suas fezes.

Nesses lugares, a natureza do solo (ver Cap. 30), o calor e a umidade elevada favorecem o desenvolvimento das larvas até o estádio infectante. Em algumas regiões, isso ocorre apenas nos meses mais quentes e úmidos do ano.

As zonas banhadas diretamente pelo mar não oferecem risco, pois o teor salino do terreno impede a sobrevivência dos ovos e das larvas de ancilostomídeos. Não sucede o mesmo nas áreas vizinhas, em que a areia não é invadida pelas marés.

Em muitos lugares, são os gatos as principais fontes de infecção. O hábito de enterrar os excrementos, tão característico desses animais, e a preferência por fazê-lo em lugares com areia favorecem a eclosão dos ovos e o desenvolvimento das larvas. As crianças contaminam-se ao brincar em depósitos de areia para construção, ou nos tanques de areia dos locais destinados a sua recreação.

Em vista da ubiquidade de cães e gatos, que nas cidades é agravada pela concentração populacional humana e a desses animais domésticos, o controle do parasitismo é bastante difícil. Ele exigiria o tratamento dos animais de forma sistemática, com ou sem exame parasitológico prévio. As medidas isoladas, tomadas pelos proprietários de animais domésticos, além de insuficientes por si sós, tendem a ser anuladas pelas reinfecções.

Na falta de soluções melhores, deve-se impedir o acesso de animais aos tanques de areia de escolas e parques infantis, mediante telagem adequada do local. Nas praias, procurar as áreas que são periodicamente cobertas pelas cheias da maré.

27

Ascaríase

ORGANIZAÇÃO E FISIOLOGIA DO ASCARIS
LUMBRICOIDES
    Morfologia dos vermes adultos
    Hábitat e comportamento
    Reprodução e ciclo biológico
RELAÇÕES PARASITO-HOSPEDEIRO NA ASCARÍASE
    Infectividade e resistência
    Patologia e sintomatologia da ascaríase

DIAGNÓSTICO E TRATAMENTO
    Diagnóstico da ascaríase
    Tratamento da ascaríase
ECOLOGIA E EPIDEMIOLOGIA
CONTROLE DAS GEO-HELMINTÍASES

Ascaríase é o parasitismo desenvolvido no homem por um grande nematoide, *Ascaris lumbricoides* (da família **Ascarididae**), designado também pelo simples nome de áscaris. Outros nomes utilizados para designar a doença são: ascaridíase, ascaridose e ascaridiose. Popularmente, os áscaris são conhecidos por lombrigas ou bichas.

Esta é a mais cosmopolita e a mais frequente das helmintíases humanas. Na maioria dos casos a infecção é leve e clinicamente benigna, se bem que um único verme possa responder por acidentes graves, de natureza obstrutiva. Estima-se em seis a média de áscaris por pessoa, mas há também registros na literatura dos casos com 500 a 700 parasitos.

As crianças pequenas são as mais pesadamente atingidas, razão pela qual a ascaríase é assunto de alto interesse pediátrico e social.

ORGANIZAÇÃO E FISIOLOGIA DO *ASCARIS LUMBRICOIDES*

Morfologia dos Vermes Adultos

Os áscaris são vermes longos, cilíndricos e com extremidades afiladas, sobretudo na região anterior. As fêmeas são maiores e mais grossas que os machos, tendo a parte posterior retilínea ou ligeiramente encurvada. Os machos são facilmente reconhecíveis pelo enrolamento ventral, espiralado, de sua extremidade caudal (Figs. 24.1, **i** e 27.1).

Quando o número de parasitos por hospedeiro é pequeno, o desenvolvimento torna-se maior, chegando as fêmeas a 30 ou 40 cm de comprimento e os machos a 15 ou 30 cm. Porém, quando muitas dezenas ou centenas de vermes ocupam o mesmo hábitat, as dimensões dos machos e das fêmeas reduzem-se, ficando estas últimas com 10 a 15 cm apenas.

A cutícula lisa, brilhante e com finas estriações anulares, ora é de um branco-marfim, ora rosada. Sua estrutura foi descrita no Cap. 24 e representada na Fig. 24.2 *A*. A boca, perfeitamente centrada na extremidade anterior, encontra-se cercada por três lábios grandes, um dorsal e dois látero-ventrais, providos de papilas sensoriais (Fig. 24.4, **l** a **o**, e Fig. 27.2).

O esôfago é musculoso, cilíndrico e tem a luz trirradiada, quando vista em corte transversal (Fig. 27.3). Ele se continua com o intestino retilíneo e achatado como se fosse uma fita. O reto, envolvido por músculos depressores, comunica-se com o exterior por um ânus em forma de fenda transversal situado a pouca distância da extremidade posterior.

Na fêmea, grande parte da cavidade pseudocelômica é ocupada pelos órgãos genitais, que são duplos e de tipo tubular, tendo a organização geral descrita para os nematelmintos no Cap. 24. A capacidade de produção e de oviposição podem ser apreciadas quando se considera que o aparelho genital feminino, medindo mais de um metro de comprimento total, contém cerca de 25 milhões de óvulos, e cada fêmea pode pôr 200.000 ovos por dia, durante um ano.

O aparelho genital masculino é formado por um único testículo, também de tipo tubular, longo e enovelado; seguido de um

ASCARÍASE 263

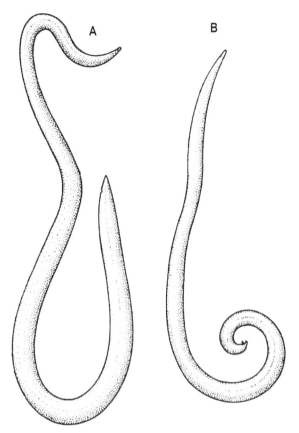

Fig. 27.1 *Ascaris lumbricoides*. *A*, Fêmea, com o extremo posterior retilíneo. *B*, Macho, com a cauda enrolada ventralmente.

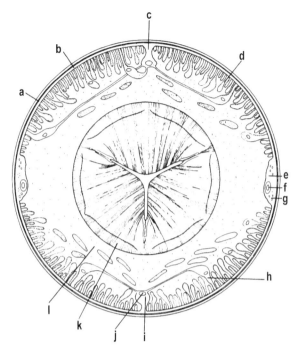

Fig. 27.3 Corte transversal esquemático de um *Ascaris*, ao nível da região esofagiana. Na parede do corpo veem-se: **a**, cutícula; **b**, hipoderme; **c**, cordão dorsal; **d**, campos musculares; **e**, cordão lateral; **f**, canal excretor; **g**, feixe nervoso; **h**, miocélula com prolongamento que alcança o feixe nervoso no cordão ventral; **i**, cordão ventral; **j**, feixe nervoso ventral. Internamente está a faringe musculosa (**k**), com sua luz trirradiada, envolvida pelo líquido do pseudoceloma (**l**). (Redesenhada de Levine — *Nematode Parasites of Domestic Animals and of Man*, 1968.)

canal deferente, que se reconhece apenas pelo seu conteúdo; e, por fim, de um canal ejaculador retilíneo, abrindo-se na cloaca. Como anexos dos genitais masculinos, encontram-se dois espículos grossos, curvos e iguais.

Hábitat e Comportamento

No intestino dos pacientes, cerca de 90% dos áscaris localizam-se ao longo das alças jejunais, encontrando-se os restantes no íleo. Poucos são vistos no duodeno ou no estômago. Mas, nas infecções intensas, todo o intestino delgado encontra-se povoado.

Os áscaris mantêm-se em atividade contínua, movendo-se contra a corrente peristáltica. Migrações mais extensas dos vermes jovens ou adultos podem ocorrer, de preferência nas crianças fortemente parasitadas, não sendo rara a eliminação de vermes pela boca ou pelas narinas.

Os vermes adultos utilizam os materiais semidigeridos e outros, contidos geralmente em abundância na luz intestinal, e dispõem das enzimas necessárias para a digestão de proteínas, de carboidratos e de lipídeos.

Reprodução e Ciclo Biológico

A fêmea deve ser fecundada repetidas vezes pelo macho; e os espermatozoides, desprovidos de flagelos, acumulam-se nos úteros ou começo dos ovidutos, onde os ovos são fertilizados à medida que por aí passam.

A forma dos **ovos férteis** é oval ou quase esférica. Eles medem, em média, 60 × 45 μm. Quando postos pelo helminto, esses **ovos férteis** contêm a célula germinativa não segmentada, com o citoplasma finamente granuloso, envolvidos por uma casca grossa (Fig. 27.4).

Esta compreende três camadas: a mais interna, muito delgada, é impermeável à água; a média é bastante espessa, hialina e lisa,

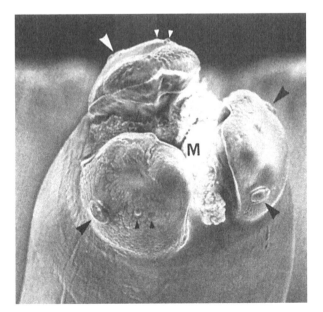

Fig. 27.2 Extremidade anterior de *Ascaris lumbricoides*, vista em microscopia eletrônica de varredura. Em torno da boca (**M**), encontram-se três lábios providos de papilas sensoriais (indicadas pelas flechas). (Segundo Ishii, Habe e Wakatsuki, 1972.)

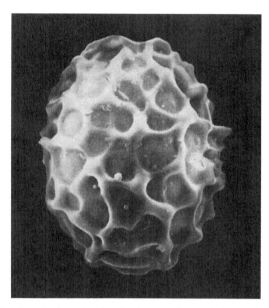

Fig. 27.4 Ovo de *Ascaris*, visto à microscopia eletrônica de varredura. Ele mede, em média, 45 μm de largura por 60 μm de comprimento. (Segundo Ishii, Habe & Hataba, 1974.)

sendo formada por uma substância quitinosa associada a proteínas (Fig. 27.5 A); a mais externa, diversamente das anteriores, não é elaborada pelo próprio ovo, mas segregada pela parede uterina, sendo em geral grossa, irregular e com superfície mamelonada (Fig. 27.4). Compõe-se de material pegajoso formado por mucopolissacarídeos. Sua cor castanho-amarelada é atribuída à impregnação pelos pigmentos fecais. As fêmeas não fecundadas podem eliminar **ovos inférteis**, incapazes de evolução posterior.

A morfologia deles é característica: são mais alongados (80 a 90 μm de comprimento) e têm a casca mais delgada, com a camada albuminosa muito reduzida, irregular ou ausente. O citoplasma é granuloso e de aspecto grosseiro (Fig. 27.5 C). Esses ovos aparecem nas fezes quando fêmeas jovens e ainda não fecundadas começam a ovipor, ou quando a proporção de fêmeas por macho é muito grande; mas ocorrem sobretudo nas infecções só por fêmeas.

O embrionamento dos ovos dá-se no meio exterior e requer a presença de oxigênio. Em temperaturas ótimas (entre 20° e 30°C), pode completar-se em duas semanas.

A larva formada requer mais uma semana para sofrer a primeira muda, no interior do ovo, com o que adquire a capacidade de infectar um novo hospedeiro, assim que ingerido o ovo (Fig. 27.5 B).

Daí por diante, mantém seu poder infectante por longo tempo, reduzindo seu metabolismo ao mínimo. Experimentalmente, comprovou-se a infectividade após 7 anos de permanência no solo, mas em condições naturais a viabilidade dos ovos deve ser muito menor.

Após a ingestão, dá-se a eclosão, que é desencadeada por estímulos fornecidos pelo hospedeiro, dentre os quais destaca-se a concentração de CO_2. A larva de segundo estádio que sai do ovo (com 0,20 a 0,30 mm de comprimento) é aeróbia e não consegue desenvolver-se na cavidade intestinal (Fig. 27.5 D). Terá que invadir a mucosa intestinal, na altura do cécum, e penetrar na circulação sanguínea ou linfática, chegando ao coração direito, de onde é levada ao pulmão, para efetuar seu **ciclo pulmonar**.

Nos pulmões, onde chegam 4 a 5 dias depois da ingestão dos ovos, as larvas de segundo estádio encontram o meio favorável para continuar sua evolução (Fig. 27.5 E). Por volta do oitavo ou nono dia, sofrem a segunda muda, transformando-se em larvas de terceiro estádio, cujo sexo já é reconhecível. Nessa fase, atravessam a parede que separa os capilares das cavidades alveolares e, nos alvéolos, realizam a terceira muda.

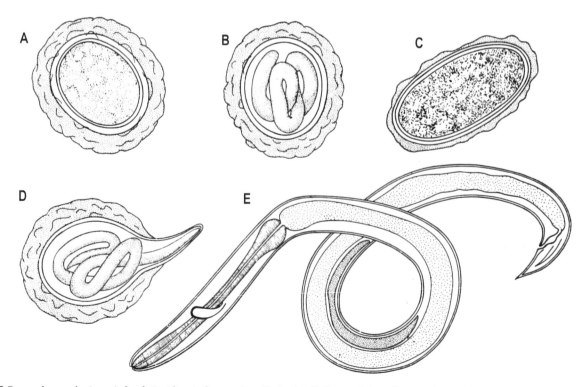

Fig. 27.5 Ovos e larvas de *Ascaris lumbricoides*. A, Ovo recém-eliminado. B, Ovo embrionado no meio exterior. C, Ovo infértil. D, Eclosão da larva infestante no tubo digestivo do hospedeiro. E, Larva isolada do pulmão.

Chegando aos bronquíolos (após duas semanas), as larvas de quarto estádio, que medem 1 a 2 mm, passam a ser arrastadas com o muco pelos movimentos ciliares da mucosa. Sobem pela traqueia e laringe, para serem deglutidas com as secreções brônquicas e alcançarem passivamente o estômago e o intestino.

Os últimos estádios larvários já são aeróbios facultativos. No intestino, dá-se a quarta e última muda, que os transforma em adultos jovens.

O crescimento prossegue e o desenvolvimento sexual completa-se em cerca de dois meses. Em geral, aos dois meses e meio as fêmeas começam a pôr ovos. A longevidade dos *Ascaris* adultos é estimada em um a dois anos.

RELAÇÕES PARASITO-HOSPEDEIRO NA ASCARÍASE

Infectividade e Resistência

A defesa inespecífica faz-se mediante reação inflamatória contra os estádios larvários. Essa reação é pouco pronunciada no fígado, mas já é intensa nos pulmões, onde muitas larvas são destruídas.

O sistema imunológico responde vigorosamente à presença de larvas (de 2° a 3° estádios) em migração pelos tecidos do hospedeiro e elabora anticorpos contra os antígenos excretados ou liberados durante as mudas. As larvas de quarto estádio e os vermes adultos são menos antigênicos e estimulam apenas a produção de anticorpos não-funcionais, isto é, que não protegem o organismo hospedeiro contra reinfecções, porém constituem bons indicadores para o diagnóstico da ascaríase.

Patologia e Sintomatologia da Ascaríase

Calcula-se que apenas um de cada seis indivíduos infectados apresenta manifestações clínicas, devido a que, na grande maioria dos casos, o número de vermes albergados é pequeno.

A ação patogênica desenvolve-se, habitualmente, em duas etapas: (a) durante a migração das larvas; (b) quando os vermes adultos já se encontram em seu hábitat definitivo. As migrações e localizações anômalas dos vermes adultos constituem uma terceira categoria de manifestações patológicas. As alterações produzidas podem ser de natureza mecânica, tóxica ou alérgica.

Fase de Invasão Larvária. A importância das lesões depende do número de larvas, do tecido onde se encontrem e da sensibilidade do hospedeiro.

Quando as larvas forem pouco numerosas e o paciente não apresentar hipersensibilidade aos produtos parasitários, as alterações hepáticas serão insignificantes, e a reação pulmonar, discreta. Mas, se ocorrer uma infecção maciça, as lesões traumáticas, produzidas pela migração larvária através do parênquima hepático, irão causar pequenos focos hemorrágicos e de necrose, bem como reação inflamatória, mais acentuada em torno das larvas que aí ficam retidas e são destruídas. Em alguns casos pode haver aumento de volume do fígado.

Nos pulmões, onde o parasito deve operar duas mudas e onde se encontram os estádios larvários com maior poder antigênico (Fig. 27.5 *E*), as reações são geralmente mais pronunciadas.

Nas crianças ocorre, muitas vezes, um quadro denominado **síndrome de Loeffler**: há febre, tosse e eosinofilia sanguínea elevada, que persiste por muitos dias; o exame radiológico mostra os campos pulmonares semeados de pequenas manchas isoladas ou confluentes, que desaparecem espontaneamente dentro de poucos dias, sem deixar traços. Clinicamente há sinais discretos de bronquite, com estertores disseminados, à escuta dos campos pulmonares.

Em alguns casos, as lesões pulmonares chegam a ser graves, com quadros de broncopneumonia ou de pneumonia difusa bilateral. O desfecho pode ser fatal, particularmente nas infecções agudas maciças de crianças com pouca idade. Nos indivíduos com hipersensibilidade, mesmo um pequeno número de larvas é capaz de desencadear processos pulmonares e, especialmente, crises de asma.

Infecção Intestinal. Depois de alcançar a maturidade, na luz do intestino delgado, os *Ascaris* podem permanecer sem molestar seu hospedeiro, só sendo descobertos, ocasionalmente, quando um deles é expulso com as fezes, ou quando se faz um exame coproscópico.

As manifestações mais frequentes, nos casos sintomáticos, são: desconforto abdominal, que se manifesta geralmente sob a forma de cólicas intermitentes, dor epigástrica e má digestão; náuseas, perda de apetite e emagrecimento; sensação de coceira no nariz, irritabilidade, sono intranquilo e ranger de dentes à noite.

Pessoas hipersensíveis podem ter manifestações alérgicas diversas, como urticária, edemas ou crises de asma brônquica.

Posto que as populações mais expostas ao risco de infecção são em geral constituídas por famílias de baixa renda e crianças subnutridas, o parasitismo por *Ascaris* acarreta muitas vezes um agravamento da situação nutricional dos pacientes. Nesse contexto, os grupos de alto risco compreendem as gestantes e as crianças pequenas de zonas rurais e favelas.

A ação irritativa desenvolvida pelos vermes, diretamente sobre a parede intestinal, ou seu acúmulo em volumosos novelos conduzem algumas vezes à produção de espasmos e de obstrução intestinal, peritonite com ou sem perfuração do intestino, volvo ou intussuscepção (invaginação); com desenvolvimento de quadros dramáticos e extremamente graves, capazes de provocar a morte do paciente. Em crianças fortemente parasitadas, uma obstrução ao nível da válvula ileocecal pode ocorrer espontaneamente ou em seguida a um tratamento anti-helmíntico.

Dos 455 casos de obstrução intestinal por *Ascaris*, atendidos no Hospital das Clínicas da USP (São Paulo), de 1945 a 1970, 44,6% incidiram em crianças que se encontravam nos dois primeiros anos de vida.

Localizações Ectópicas. Não é raro que um paciente elimine vermes pela boca ou pelo nariz, quando há infecções maciças ou quando os vermes são irritados por alimentos ou drogas (inclusive alguns anti-helmínticos). Movimentos antiperistálticos e vômitos também contribuem para isso.

A capacidade de migração do verme adulto e sua tendência a explorar o interior de cavidades leva-o eventualmente a penetrar no apêndice cecal, onde sua ação obstrutiva e irritante determina um quadro de apendicite aguda. O mesmo pode suceder no divertículo de Meckel ou outros, quando existentes.

A literatura médica registra muitos casos de invasão das vias biliares, principalmente em crianças de 5 a 12 anos. Na maioria das vezes, um só verme foi encontrado, localizando-se de preferência no colédoco e mais raramente na vesícula. O quadro clínico simula colecistite, colelitíase ou angiocolite crônica. A invasão do fígado pelos vermes acompanha-se da produção de abscesso hepático.

Ao penetrar no canal pancreático, o *Ascaris* pode determinar pancreatite aguda, sempre fatal, em consequência de obstrução das vias excretoras do órgão.

Exemplares imaturos ou adultos já foram encontrados na trompa de Eustáquio e ouvido médio, produzindo otites; e no canal lacrimal e nas vias aéreas pulmonares. Há casos descritos de morte, produzida por asfixia e devida à obstrução traqueal.

DIAGNÓSTICO E TRATAMENTO

Diagnóstico da Ascaríase

Os quadros clínicos não permitem distinguir a ascaríase de outras verminoses intestinais; e suas complicações obstrutivas assemelham-se às produzidas por outras causas. Muitas vezes, é a eliminação espontânea de algum espécime, pelo ânus ou pela boca, que esclarece o caso.

Radiografias, feitas talvez com outros objetivos, produzem imagens sugestivas: o perfil dos áscaris é facilmente reconhecível em radiografias contrastadas do estômago, dos intestinos ou da vesícula biliar.

Exame de Fezes. Mas na generalidade dos casos, o diagnóstico é feito pelo encontro de ovos nas evacuações do paciente. Dada a prolificidade das fêmeas de *Ascaris*, basta um exame direto da matéria fecal, diluída e colocada entre lâmina e lamínula, para permitir o encontro dos ovos em mais de 90% dos exames. Com a técnica de sedimentação espontânea na água, em cálice cônico, os resultados positivos aproximam-se de 100%.

Utilizando métodos de contagem como o de Stoll ou o de Kato-Katz, pode-se estimar razoavelmente o número de helmintos adultos albergados pelo paciente. Considera-se leve a infecção com menos de cinco vermes (ou menos de 5.000 ovos por grama de fezes); regular, entre cinco e dez vermes (5.000 a 10.000 ovos por grama); e pesada, com mais de dez.

O diagnóstico específico, na fase de migração larvária, é difícil, a menos que se encontrem larvas no escarro ou no líquido aspirado do estômago.

Métodos Imunológicos. Em geral não são satisfatórios e não podem dispensar a coproscopia. Eles encontram indicações nas fases de migração larvária, nas infecções só por machos, ou quando, por outras razões, o exame de fezes não der informações.

Tratamento da Ascaríase

Dispõe-se atualmente de meia dúzia de medicamentos eficientes para o tratamento da ascaríase, por via oral, dependendo sua escolha de circunstâncias como preço, uso individual ou coletivo, uso contra *Ascaris* apenas ou contra vários helmintos intestinais. Os principais são:

Albendazol. Medicamento pouco absorvido no tubo digestivo e rapidamente metabolizado no fígado, sendo eliminado pela urina. Ele bloqueia a absorção da glicose pelos vermes, sendo eficaz contra os nematoides intestinais, giárdias e formas larvárias dos cestoides. Na ascaríase, administrar 400 mg, durante três dias consecutivos, para adultos e crianças com mais de dois anos.

Mebendazol. É um composto pouco solúvel. Os melhores efeitos terapêuticos são obtidos com preparações micronizadas da droga. Constitui um anti-helmíntico de largo espectro, visto que age não só sobre os áscaris, como também sobre ancilostomídeos, trícuris, estrongiloides e outros nematoides.

A dose recomendada, tanto na ascaríase como nos casos de poliparasitismo, é de 100 mg de mebendazol, duas vezes por dia, durante três dias (total: 600 mg). A posologia é a mesma para adultos e crianças. As taxas de cura aproximam-se de 100% para áscaris e trícuris, 94% para ancilostomídeos e 46% para estrongiloides. Em geral, não se observam efeitos colaterais.

Pirantel. É um produto sintético, insolúvel na água e muito pouco absorvível pelo intestino. Ele produz uma paralisia espástica do helminto. Utilizado sob a forma de pamoato ou embonato, é eficaz contra áscaris, ancilostomídeos, enteróbios e tricostrôngilos. Administrado como dose única, de 10 mg/kg de peso do

indivíduo, cura perto de 100% dos casos de ascaríase. É bem tolerado pelos pacientes, mas pode às vezes produzir náuseas, vômitos, dor abdominal e diarreia, ou vertigens.

Levamisol. Anti-helmíntico de largo espectro, do mesmo grupo que o mebendazol. A posologia recomendada é de 2,5 miligramas por quilo de peso, em dose única. Alguns autores propõem dar 2 gramas para os pacientes com menos de 20 kg de peso, e 4 gramas para os que pesam mais de 20 kg, com o que se obtêm 92% de curas. Repetir o tratamento, se o exame de fezes feito uma semana depois não negativar.

Piperazina. É a dietilenodiamina, que (sob a forma de citrato, hexaidrato, fosfato, adipato ou tartarato) está em uso há mais de um quarto de século. O resultado de sua ação é uma paralisia flácida dos áscaris, seguida da expulsão passiva dos helmintos, razão pela qual é o medicamento de escolha nos casos de obstrução intestinal ou vesical por áscaris. Prescrever o citrato de piperazina na dose de 75 mg/kg de peso (até um máximo de 3 gramas para crianças e 4 gramas para adultos), por dia, durante dois dias. Não administrar clorpromazina concomitantemente, sob risco de convulsões.

Nos outros casos, com dose única, correspondente a 4 gramas para o adulto, curam-se 85 a 90% dos pacientes. Para um tratamento completo, recomenda-se a piperazina sob a forma de tabletes ou de xarope, na dose de 50 a 75 mg/kg (até um máximo de 3 gramas, por dia, para crianças; e 4 gramas, para adultos). A duração do tratamento é de dois a cinco dias.

Esse medicamento oferece margem de segurança muito grande, não havendo em geral manifestações colaterais. Quando aparecem, em crianças que tomaram doses elevadas, são de curta duração e não deixam sequelas. A droga é contraindicada nos pacientes com lesões renais, hepáticas e neurológicas, mas sobretudo nos epilépticos.

Controle de Cura e Outras Modalidades Terapêuticas. Qualquer que tenha sido a medicação, os exames de fezes para comprovação da cura devem ser feitos nas semanas que se seguem ao tratamento.

Esses anti-helmínticos são ineficazes contra os nematoides localizados fora do intestino; bem como contra as formas larvárias, durante suas migrações, antes de alcançarem o tubo digestivo (isto é, nas três ou quatro semanas após a ingestão dos ovos de *Ascaris*). Nas localizações extraintestinais dos vermes adultos, o tratamento é cirúrgico.

Nas obstruções parciais do intestino, além de se administrar o ascaricida (que pode ser dado por meio de sonda), usam-se antiespasmódicos potentes (como o amplictil) para facilitar a remoção do bolo de áscaris.

Como a cirurgia das obstruções intestinais acompanha-se de elevada mortalidade, deve-se evitar a abertura ou ressecção das alças intestinais, a não ser que haja necrose ou esfacelo do segmento, perfuração etc.

ECOLOGIA E EPIDEMIOLOGIA

Distribuição Geográfica e Prevalência da Ascaríase. Amplamente distribuída pelas regiões tropicais e temperadas do mundo, a ascaríase incide mais intensamente nos lugares com clima quente e úmido, bem como onde as condições higiênicas da população são mais precárias. As regiões áridas e semiáridas são as menos afetadas; mas, em função do microclima, a prevalência pode ser elevada mesmo em oásis ou em vales úmidos aí existentes, nas minas subterrâneas etc. A prevalência mundial talvez esteja em torno de 30%, porém é muito desigual de lugar para lugar.

A mortalidade por *Ascaris*, na América Latina, África e Ásia é da ordem de 20 mil óbitos, por ano, ocupando o 17º lugar como causa infecciosa de morte, à frente da poliomielite, das leishmaníases e da doença do sono.

Em muitos países da América Latina, particularmente México, Guatemala, Costa Rica, Panamá, Venezuela, Colômbia, Peru, Bolívia etc., a taxa de prevalência é da ordem de 50 a 75% da população examinada. Os índices de parasitismo são mais baixos nas grandes ilhas do Caribe. Na Venezuela, vai de 50 a 60%, no Centro-Norte e nos *lhanos*; e até 75% no Noroeste. Na Argentina e em algumas regiões do Chile, a prevalência é estimada em 50% ou mais.

No Brasil, sobre um milhão de exames coprológicos que fazia a cada ano a antiga SUCAM, a prevalência geral em 1976 foi de 36,7%. Na Amazônia, as taxas foram superiores a 60%, enquanto no Nordeste oscilaram entre 33 e 50%. Elas foram elevadas em Alagoas (78%) e Sergipe (92%), baixando para 33% ou menos no sul do País.

O Ecossistema e os Mecanismos de Transmissão. A ecologia da ascaríase envolve o estudo dos setores da população humana que, por razões socioeconômicas e culturais, vivem em precárias condições sanitárias, bem como o do meio ambiente, isto é, habitações, solo e clima.

O homem é a única fonte de parasitos, sendo a população infantil, em idade escolar e pré-escolar, a mais pesadamente infectada e, portanto, a que promove maior poluição do meio.

O hábito de defecar no chão, comum entre a gente pobre do campo e dos bairros miseráveis das zonas urbanas, conduz a intensa e permanente contaminação dos terrenos do peridomicílio. No material de varredura dos quintais podem ser encontrados, com frequência, mais de 100 ovos por grama; outras vezes a contagem passa dos 250 ovos por grama de terra.

O solo úmido e sombreado é muito favorável para a sobrevivência e embrionamento dos ovos, sendo melhor o argiloso que o de areia, devido às condições higroscópicas da argila. Mas, graças a sua casca espessa e impermeável, os ovos de *Ascaris* resistem muito à insolação e à dessecação.

Em condições favoráveis, permanece infectante no solo por vários meses; e, segundo certos autores, alguns ovos mantêm-se viáveis por um ano ou mais. As temperaturas baixas não os afetam. Mas o calor (a 50°C) mata-os em 45 minutos. Ainda assim, muitos ovos resistem às técnicas habituais de **tratamento dos esgotos** e são encontrados vivos nos efluentes lançados nos rios, ou nos **lodos secos** empregados como adubo, mesmo seis meses depois.

A dispersão dos ovos pode ser feita pelas chuvas, pelos ventos, por insetos coprófilos e outros, inclusive por animais insetívoros como os batráquios ou aves, que os transportam mecanicamente no intestino e os disseminam com suas dejeções.

A Transmissão Domiciliar e Peridomiciliar. O ciclo de transmissão da parasitose e a manutenção da endemia desenvolvem-se, fundamentalmente, no domicílio e no peridomicílio poluídos com as dejeções dos indivíduos infectados, mormente das crianças que aí vivem.

A situação epidemiológica pode diferir de uma casa para outra, dentro da mesma localidade e do mesmo quadro geográfico.

Mãos sujas de terra, sujeira sob as unhas, alimentos contaminados por mãos que tocaram o solo, água ou alimentos contaminados pelas poeiras levantadas pelo vento ou pela varredura; ou, ainda, as frutas e verduras cruas de hortas adubadas com fezes humanas, são os principais veículos que levam à boca os ovos do parasito e asseguram sua ingestão pelas pessoas.

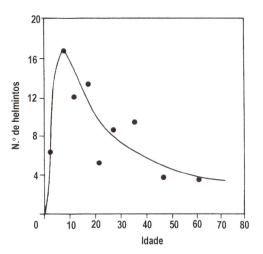

Fig. 27.6 Representação gráfica que mostra a relação entre a idade dos pacientes e a carga parasitária, isto é, o número de *Ascaris lumbricoides* eliminados após quimioterapia, em uma localidade rural da Província de Rangoon, Tailândia. (Redesenhada de Thein Hlaing, 1985, *apud* Crompton, Nesheim & Pawlowski, 1989.)

Visto que as poeiras de solos muito poluídos são ricas em ovos, estes podem ser aspirados, retidos pelo muco nasal ou pelas secreções brônquicas e, depois, deglutidos.

A maior incidência da parasitose em crianças é atribuída ao fato de exporem-se elas mais frequentemente ao contato com ovos, por brincarem no chão e por terem hábitos higiênicos mais precários que os adultos. Pela mesma razão, as cargas parasitárias são geralmente maiores entre crianças em idade pré-escolar ou escolar do que nos adultos (Fig. 27.6).

CONTROLE DAS GEO-HELMINTÍASES

A ascaríase, como as demais parasitoses intestinais, tem sido negligenciada em muitos países endêmicos porque: (a) afeta as populações economicamente mais débeis e com menor poder reivindicatório, ou que desconhecem o problema e os meios para resolvê-lo; (b) os serviços básicos de saúde, quando existentes, nem sempre estão orientados para as comunidades rurais, nem para o controle de endemias; e (c) falta, em geral, decisão política para implementar os programas de controle, destinando-lhes os recursos financeiros, materiais e humanos adequados, por tempo prolongado.

Planejamento e Controle. Quando se pode contar com a firme decisão política e os serviços de saúde estão organizados para o trabalho com as populações de alto risco, o primeiro objetivo consiste na realização de inquéritos nas áreas endêmicas, de modo a permitir às autoridades sanitárias: a) conhecer a situação epidemiológica e definir o problema; b) estabelecer os objetivos e os planos de controle; c) programar os trabalhos de diagnóstico, tratamento e saneamento; d) avaliar, depois, os resultados obtidos a curto, médio e longo prazo, reorientando o programa sempre que necessário.

Os objetivos devem ser claros e precisos, assim como as opções metodológicas a adotar:

a) luta contra a ascaríase ou contra determinado grupo de parasitoses intestinais, importantes na área?

b) controle da morbidade, ou da prevalência, ou erradicação?

c) tratamento abrangendo: a população total; os indivíduos parasitados; os que tenham carga parasitária alta; ou apenas os grupos de alto risco?

d) como se fará a mobilização da comunidade, sua educação sanitária e sua participação no programa de luta contra a endemia (ou as endemias)?

e) que obras de saneamento são necessárias e exequíveis, na área do projeto?

Os programas de combate aos *Ascaris* e outros **geo-helmintos** têm, geralmente, por objetivo o controle e, só tardiamente, sua erradicação (como no Japão, onde não faltaram recursos, organização, boa educação e pertinácia).

O tratamento dos grupos mais parasitados inclui, de regra, apenas crianças em idade escolar e pré-escolar. Pois esse é o objetivo mais simples de organizar e mais econômico. Por razões logísticas, preferem-se os esquemas de tratamento com dose única e via oral, mesmo quando a taxa de cura não se aproxime da ideal. Em todo caso, a repetição periódica da medicação é indispensável, visto que o solo permanece infectante por muito tempo e que os indivíduos não-tratados (ou excluídos do tratamento) irão poluí-lo repetidamente.

Educação Sanitária. Para consolidar os resultados, é necessário mudar o comportamento da população de forma a reduzir a poluição do meio e a reinfecção dos habitantes, em cada domicílio. A educação sanitária das crianças e dos adultos que delas cuidam (e devem dar o exemplo) terá que assegurar a implantação de hábitos tais como:

- uso das instalações sanitárias por todos os moradores da casa, subentendendo-se que essas instalações sejam adequadas e impeçam realmente a poluição das superfícies (frequente nas placas perfuradas utilizadas em fossas negras);
- lavagem das mãos antes de comer ou de manusear alimentos e sempre que estejam sujas de terra; lavá-las também depois de defecar, em vista das helmintíases e doenças de origem fecal que não requerem um período de desenvolvimento no meio exterior;
- lavagem cuidadosa de frutas e legumes, antes de consumi-los crus;
- proteção dos alimentos contra poeiras, insetos e outros animais que possam ser vetores mecânicos de ovos de helmintos, bem como a proscrição da matéria fecal humana como adubo.

28

Toxocaríase, Angiostrongilíase

TOXOCARÍASE
  O parasito: Toxocara canis
  Patologia da toxocaríase humana
  Sintomatologia
  Diagnóstico e tratamento
  Epidemiologia e profilaxia
LAGOQUILASCARÍASE
  O parasito: Lagochylascaris minor

A doença no homem
  Epidemiologia e profilaxia
ANGIOSTRONGILÍASE
  Morfologia e biologia de Angiostrongylus costaricensis
  Patologia da angiostrongilíase
  A doença no homem
  Epidemiologia e controle

Reunimos neste capítulo três zoonoses que raramente afetam o homem mas que podem produzir doenças graves, quando ocorre. Elas são devidas a infecções ocasionais de crianças ou adultos por nematoides da família **Ascarididae** — *Toxocara canis* e *Lagochilascaris minor* — e da família **Angiostrongylidae** — *Angiostrongylus costaricensis* (ver Quadro 2.4).

TOXOCARÍASE

Os nematoides próprios de animais domésticos, que entram no organismo humano por via oral e que deveriam fazer o ciclo pulmonar (para alcançar depois o tubo digestivo), estão propensos a encalhar no fígado, nos pulmões ou em outros órgãos do hospedeiro inadequado, provocando uma síndrome clínica denominada *larva migrans* **visceral**.

Ainda que várias espécies possam estar implicadas como agentes causais da *larva migrans* visceral (entre as quais as larvas de *Toxocara cati*, de *Ancylostoma caninum* ou de *A. ceylanicum*), cabe a um parasito do cão e do gato, *Toxocara canis*, a responsabilidade pela maioria dos casos observados, razão pela qual se usa aqui o termo **toxocaríase**.

O Parasito: *Toxocara canis*

Este nematoide vive no intestino delgado do cão e de canídeos silvestres (eventualmente, do gato), onde leva uma existência semelhante à dos áscaris humanos. Os vermes machos medem 4 a 10 cm e as fêmeas, 6 a 18 cm de comprimento. Além dos três lábios que precedem a boca, possuem duas expansões cervicais em forma de aletas (Fig. 28.1).

As fêmeas põem 2 milhões de ovos por dia no período mais fértil de sua existência, caindo a produção para 200.000 ovos por dia, em média, do oitavo mês até o fim da vida.

Apenas os ovos embrionados, contendo larvas de terceiro estádio (L_3), são infectantes. Quando ingeridos por cães jovens, ainda sem proteção imunitária, eclodem no intestino, invadindo a mucosa e a circulação porta. Fazem o ciclo **fígado → coração → pulmão**, regressando ao tubo digestivo via brônquios, traqueia e esôfago. O tempo mínimo para completar esse ciclo é de um mês, depois do quê aparecem os ovos nas fezes do cão.

Quando um cão adulto e com imunidade específica contra L_3 é infectado experimentalmente, pode-se encontrar, durante muito tempo depois de completado o ciclo pulmonar, larvas L_3 no fígado, nos pulmões, nos músculos e em outros órgãos, mostrando uma tendência de *T. canis* a produzir formas latentes, mesmo no hospedeiro natural.

Se uma cadela parasitada engravida, essas larvas são ativadas e vão invadir a placenta e o feto, onde sofrem duas mudas e passam a vermes adultos no intestino. Os cãezinhos já nascem parasitados. Essa infecção pré-natal é a forma habitual de transmissão da toxocaríase, entre os cães. As larvas são encontráveis mesmo no leite da cadela.

Os cãezinhos recém-nascidos e fortemente infectados podem eliminar, em suas fezes, larvas de quinto estádio (L_5) que, se ingeridas pelos animais adultos, asseguram rápida infecção, sem ciclo pulmonar, mesmo que já possuam imunidade contra L_3.

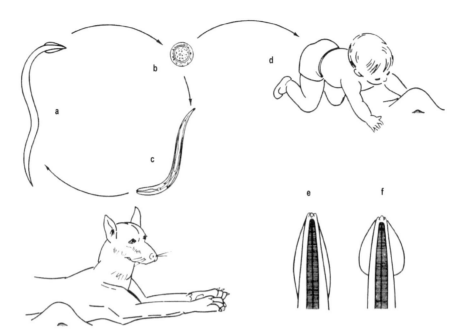

Fig. 28.1 Ciclo biológico de *Toxocara canis*: **a**, verme adulto, que habita o tubo digestivo do cão ou do gato; **b**, o ovo, eliminado com as fezes desses animais, requer 9 a 15 dias para embrionar e se torna infectante após formar uma larva rabditoide (de 2º estádio); **c**, larva infectante que deixa o ovo, no tubo digestivo do hospedeiro, e faz o ciclo pulmonar antes de tornar-se verme adulto. O homem adquire a *larva migrans* visceral ao pôr-se em contato com o solo poluído (**d**) e, com as mãos sujas, ingerir os ovos aí existentes. Extremidade anterior de *T. canis* (**e**) e de *T. cati* (**f**), mostrando a diferença entre suas respectivas aletas cervicais.

Os hospedeiros definitivos podem infectar-se também comendo pequenos animais (roedores, p. ex.) em cujos tecidos encontrem-se larvas L_3.

Patologia da Toxocaríase Humana

A ingestão de ovos embrionados de *Toxocara*, contendo no seu interior larvas infectantes, é seguida, na espécie humana (sobretudo crianças de baixa idade), pela eclosão e libertação das larvas L_3, nas porções altas do intestino delgado. Depois de invadir a mucosa, elas podem entrar na circulação venosa, sendo levadas para o fígado; ou ingressar nos vasos linfáticos que as transportam diretamente ao coração direito e aos pulmões. Nos hospedeiros anormais, não sofrem ecdises nem crescem, mas vivem durante semanas ou meses, sempre na fase L_3.

Os órgãos mais afetados pelo parasitismo, por ordem de frequência, são: o fígado, os pulmões, o cérebro, os olhos e os linfonodos. Nos capilares do fígado e, menos vezes, nos dos outros órgãos, as larvas são retidas pela reação inflamatória e impedidas de prosseguir em sua migração.

A lesão típica é o **granuloma alérgico**. No centro deste encontra-se o parasito, bem como tecido necrótico, com degeneração fibrinoide, cercado por eosinófilos e monócitos. Estes mononucleares tendem a formar células epitelioides, organizadas por vezes em paliçada. Externamente, vê-se um infiltrado leucocitário (com muitos eosinófilos) e fibroblastos que evoluem para formar uma camada fibrosa. No centro de muitos granulomas há gigantócitos empenhados na destruição dos restos parasitários.

Nas localizações oculares, mais frequentes no segmento posterior, os abscessos eosinófilos tendem a produzir o descolamento da retina e a opacificação do humor vítreo, acarretando diminuição ou perda da visão. Outras vezes, forma-se um tumor fibroso e localizado, afetando parcialmente a vista.

Sintomatologia

Em função da carga parasitária, o período de incubação no homem estende-se por semanas ou meses. O quadro clínico, que é observado com maior frequência em crianças com mau estado geral ou debilitadas, depende da intensidade do parasitismo e da localização.

Ele varia desde uma simples e persistente eosinofilia, nas infecções leves, até quadros graves com febre, hipereosinofilia, hepatomegalia, manifestações pulmonares ou cardíacas, nefrose, e sinais de lesões cerebrais. Registram-se casos fatais.

Os sinais mais constantes são leucocitose (entre 12.000 e 100.000 leucócitos/mm^3) e eosinofilia (entre 14 e 80% de eosinófilos). Esta aumenta rapidamente no primeiro mês, para declinar depois, mantendo-se entretanto durante muito tempo (meses ou anos). As gamaglobulinas estão quase sempre aumentadas. Encontram-se também adenopatias.

A hepatite pode acompanhar-se de hepatomegalia dolorosa e, algumas vezes, de esplenomegalia.

Tosse, dificuldade respiratória e infiltração pulmonar confirmada pela radiologia — **síndrome de Loeffler** — ou um quadro de asma brônquica resultam da presença de larvas no local e da reação de hipersensibilidade.

Quando há envolvimento do sistema nervoso, os quadros clínicos podem ser os mais variados, incluindo os de pequeno e grande mal epiléptico, de meningite e de encefalite. A sintomatologia pode simular também a de tumoração intracraniana.

Diagnóstico e Tratamento

O diagnóstico de *larva migrans* visceral fundamenta-se em dados clínicos, hematológicos, radiológicos e imunológicos. O exame de fezes é sempre negativo, visto não completar-se, no homem, a evolução de *Toxocara* (a menos que, muito excepcionalmente, tenha havido ingestão de larvas L_5).

Como mesmo um pequeno número de larvas pode causar alterações patológicas importantes, os métodos imunológicos, que são bastante sensíveis e específicos, devem ser utilizados para um diagnóstico correto.

Emprega-se com êxito a **técnica de ELISA**, que foi adaptada para o diagnóstico da toxocaríase, utilizando-se como antígenos larvas de segundo estádio de *Toxocara canis* (mantidas em cultura) ou seus produtos.

Tratamento. É desnecessário, na maioria dos casos, por serem os quadros benignos e autolimitados, curando-se a infecção espontaneamente. A duração total pode alcançar 6 a 18 meses. Mas alguns médicos, considerando tais indivíduos como grupo de risco para reinfecções e superinfecções, ou para lesões oculares, recomendam o tratamento.

Nas formas sintomáticas viscerais ou graves, administrar um dos medicamentos seguintes (repetindo-os depois de duas semanas de intervalo, caso não se obtenha resultado):

Dietilcarbamazina — 2 mg/kg de peso do paciente, duas vezes ao dia, por via oral, durante 10 a 20 dias.

Albendazol — 400 mg duas vezes ao dia, por via oral, durante 5 dias.

Mebendazol — 100 a 200 mg, duas vezes ao dia, como acima.

Tiabendazol — na dose de 10 mg/kg, três vezes ao dia (ou seja, 30 mg/kg/dia), durante 10 dias ou mais, segundo a evolução do caso (ver Cap. 25, item Tratamento).

Na toxocaríase ocular, utilizam-se **prednisona** e **triancinolona**, em vez de anti-helmínticos, devendo o tratamento ser conduzido por um oftalmologista.

Epidemiologia e Profilaxia

Epidemiologia. *Larva migrans* visceral é problema de âmbito mundial. A raridade dos casos registrados deve-se sobretudo à dificuldade de diagnosticá-los clinicamente e à sua confusão com outras doenças. As técnicas imunológicas mostraram que 2 a 3% das pessoas adultas e sadias, examinadas na Grã-Bretanha e em muitos outros países, reagem positivamente, indicando infecção atual ou no passado.

As fontes de infecção, representadas por cães e gatos, encontram-se por toda parte, já que a convivência com esses animais faz parte dos hábitos anti-higiênicos do homem.

O parasitismo por *T. canis* varia de lugar para lugar, encontrando-se de 15 a 54% dos cães com exame de fezes positivo, em países da Europa, da América do Norte e da Ásia; cada animal albergando até uma dezena de fêmeas, com capacidade de produzir, em média, mais de 200.000 ovos por fêmea e por dia. Os cães jovens (com dois ou três meses de idade) são os mais parasitados, desenvolvendo depois certo grau de resistência.

O ciclo enzoótico de *Toxocara canis*, entre cães, é assegurado essencialmente pela transmissão congênita (pré-natal); mas entre os gatos, além da transmissão pelo solo (ovos embrionados), tem importância a existência de animais transportadores do parasitismo (minhocas, baratas, camundongos etc.), que abrigam larvas do segundo estádio e são comidos pelos felinos. *T. cati* não parece propagar-se por via placentária.

A convivência com os animais hospedeiros não é essencial para contrair *larva migrans* visceral, pois a toxocaríase é uma parasitose transmitida pelo solo poluído com os excrementos deles. Os ovos de *Toxocara* (como os de *Ascaris*) sobrevivem longo tempo no meio exterior. Em ambiente adequado, eles requerem 9 a 15 dias para embrionar e produzir, no seu interior, as larvas infectantes (de 2º estádio); mas não se desenvolvem abaixo de 12ºC.

A população humana sujeita ao risco de contágio é constituída principalmente pelas crianças pequenas, entre dois e cinco anos de idade, simples, curiosas e sem discernimento, muito propensas a fazer sua exploração do mundo usando as mãos e a boca.

Prevenção e Controle. As medidas de profilaxia e controle a recomendar são muito semelhantes às indicadas contra a *larva migrans* cutânea (Cap. 26).

Mas, por exigirem elas a iniciativa dos proprietários dos animais domésticos; por implicarem despesas frequentes (a serem pagas por esses proprietários) e dificilmente aceitáveis por pessoas que não compreendem o problema; ou que estão, mesmo, habituadas a levar seus cães a poluir diariamente as ruas, praias e jardins, a probabilidade de êxito de um tal programa é extremamente baixa, enquanto o nível de consciência sanitária e de responsabilidade da população não se elevarem significativamente.

Além da educação sanitária dos donos desses animais, o controle deveria ter por base:

1. O tratamento anti-helmíntico periódico de cães e gatos, feito com o objetivo de reduzir as fontes de parasitismo e a poluição do solo com ovos de *Toxocara*.

2. No caso de *T. canis*, o esquema mais adequado é:
- primeiro tratamento dos animais, aos 14 dias de idade;
- segundo tratamento, aos seis meses;
- terceiro, com um ano de idade;
- depois, uma vez ao ano, pois mesmo nas melhores condições os cães apresentam 10% de infecção, nos inquéritos europeus.

As drogas a usar para destruir os vermes adultos são derivados imidazólicos, como: albendazol, fembendazol, levamisol ou mebendazol. Contra as larvas, nos tecidos, a eficácia é menor, não impedindo a transmissão congênita em cães. As cadelas prenhes devem receber fembendazol diariamente desde o 40º dia de gestação até duas semanas após o nascimento da ninhada.

3. Reduzir a população de cães e gatos errantes, pois são os que apresentam maiores taxas de prevalência e mais altas cargas parasitárias.

4. Proteger os parques e espaços destinados à recreação das crianças mediante a instalação de cercas teladas que impeçam completamente aos animais o acesso a esses lugares.

LAGOQUILASCARÍASE

Diversamente do quadro que acabamos de expor, causado por vermes que não conseguem completar suas migrações e alcançar a maturidade no organismo humano, há nematoides de animais silvestres que se adaptam facilmente a um novo hospedeiro, crescendo, multiplicando-se e produzindo neste lesões graves. É o caso observado na **lagoquilascaríase**.

A infecção humana por *Lagochilascaris* tem sido atribuída, até agora, unicamente a *Lagochilascaris minor*, um pequeno nematoide da família **Ascarididae** que se admite ser normalmente parasito intestinal de felídeos selvagens, da Região Neotropical.

O Parasito: *Lagochylascaris minor*

Os helmintos machos medem 6,5 a 11,5 mm e as fêmeas cerca de 15 mm, em média, e têm o corpo delgado. Na extremidade anterior, apresentam em torno da boca três lábios grandes, com profunda escavação mediana e um pequeno sulco pós-labial. O corpo é percorrido longitudinalmente por cristas laterais, bem evidentes nos cortes histológicos

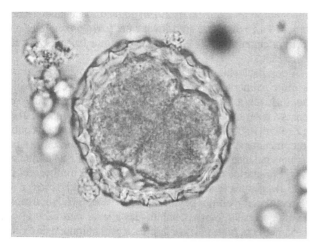

Fig. 28.2 Ovo de *Lagochilascaris minor* eliminado com a secreção purulenta das lesões. (Documentação cedida pelo Dr. H. Frahia, Instituto Evandro Chagas, Belém, Pará.)

transversais. Os órgãos internos têm a mesma arquitetura que nos outros ascarídeos.

Os ovos (Fig. 28.2), que medem entre 40×44 μm e 42×52 μm, são arredondados ou ovais, de casca espessa e com numerosas pequenas depressões que, no contorno, emprestam-lhe o aspecto de tampa de garrafa de cerveja. Desenvolvem-se até a formação de larvas L_3 (fase infectante do ovo), em cerca de um mês, quando mantidos em uma solução de formaldeído a 1% e resistem 24 horas no formaldeído a 20%. Quando conservados na água, em geladeira, embrionam em 30 dias, mantendo-se viáveis durante 400 dias em temperatura de $-10°C$.

Administrados a hospedeiros experimentais (camundongos, assim como a vários roedores silvestres), os ovos eclodem ao fim de 6 horas nas porções finais do intestino delgado ou no cécum, sendo as larvas encontráveis em linfáticos, na veia porta, no fígado ou no pulmão, 24 a 48 horas depois. Muitas vão encistar-se no tecido muscular do camundongo ou em outros lugares, onde crescem sem sofrer mudas. As larvas L_3 medem 600 μm de comprimento, quando deixam o ovo, mas crescem nos tecidos até alcançarem as dimensões de vermes adultos. Nos nódulos fibrosados que se formam em torno, podem viver cerca de um ano. Eventualmente, os parasitos chegam à fase adulta nos tecidos da região cervical desses hospedeiros.

Se um gato comer o camundongo infectado, as larvas L_3 passam a migrar do estômago para as regiões da rino e orofaringe (sem ciclo pulmonar), onde se concentram ao fim de seis horas, transformam-se em L_4 e, finalmente, em vermes adultos após 10 a 20 dias.

Machos e fêmeas, bem como os ovos e grande número de formas larvárias, são encontrados nas lesões e na secreção purulenta que delas surde. Donde se conclui que, nos tecidos do hospedeiro, pode ter lugar o ciclo biológico completo desses helmintos, com progressivo aumento da população parasitária e invasão de novas áreas. Assim, a infecção torna-se crônica e se agrava com o tempo.

A Doença no Homem

Patologia e Clínica. No organismo humano, *L. minor* produz lesões granulomatosas crônicas, sob a forma de nódulos, de pseudocistos ou de abscessos, que se localizam quase sempre na região do pescoço (59,7% dos casos), na mastoide (35,5%) ou no ouvido médio (29%).

Inicialmente aparece uma pápula, ou uma pústula, ou uma área endurada e mal definida da pele e do tecido subcutâneo. A lesão cresce lentamente e se estende às regiões vizinhas; ou pode aprofundar-se, abrindo trajetos sinuosos, que vão desembocar nas vias digestivas superiores ou nas vias aéreas. Eventualmente, a pele se rompe em um ou mais pontos e por eles sai o material purulento. Com esse pus saem também, intermitentemente, vermes, larvas e ovos de *Lagochilascaris* (Fig. 28.3). Outras vezes, os pacientes com lesões profundas eliminam o pus e os parasitos pela boca ou pelas narinas.

Histologicamente, as lesões consistem em numerosos abscessos, interconectados por trajetos fistulosos que se abrem finalmente na pele, ou na mucosa nasofaringiana. Esses trajetos são envolvidos por tecido de granulação, com células gigantes multinucleadas, e por faixas densas de tecido fibroso. Em sua luz encontram-se material purulento e parasitos.

As lesões podem ser encontradas também na rinofaringe (11,3% das observações), no pulmão (9,7%), nas amígdalas (4,8%), nos seios paranasais (4,8%) etc. Em meia dúzia de casos houve envolvimento do cérebro, do cerebelo ou da base do crânio. Há registros, em casos singulares, da localização em alvéolo dentário, no olho, na trompa de Eustáquio e no sacro. A literatura médica registra cinco casos fatais (8,1%), mas admite-se que a letalidade deva ser muito maior.

Diagnóstico. A diversidade dos quadros sintomáticos torna o diagnóstico clínico muito difícil, a menos que a origem do paciente e a presença de lesões supurativas do pescoço ou da região oro-rino-faringiana façam suspeitar de lagoquilascaríase. Uma história de eliminação de pequenos vermes pela boca, pelo ouvido ou pelas feridas pode levar ao diagnóstico parasitológico sem dificuldade.

Este é feito pelo encontro dos vermes adultos, das larvas ou dos ovos, no pus que sai espontaneamente ou por compressão das lesões. Eventualmente, eles são encontrados no exame de fezes, devendo-se distinguir os ovos de *L. minor* daqueles de áscaris (Figs. 27.5 e 28.2).

A radiologia e a tomografia computadorizada podem ser auxiliares importantes para o diagnóstico, em certos casos. Entretanto, muitas vezes as formas graves (pulmonares, encefálicas etc.) só foram esclarecidas na autópsia.

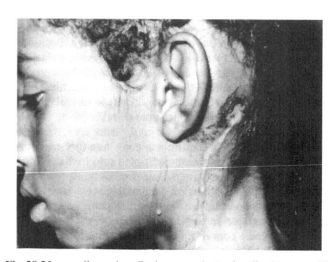

Fig. 28.3 Lagoquilascaríase. Paciente com lesões localizadas no ouvido médio e na mastoide. (Segundo Frahia, Leão e Costa, 1987.)

Tratamento. Vários anti-helmínticos têm sido experimentados no tratamento da lagoquilascaríase, com resultados variáveis, ocorrendo recidivas às vezes depois de um certo período de cura clínica aparente. Pois seria necessária uma droga ou associação farmacológica que agisse tanto sobre os vermes adultos, como sobre as larvas e os ovos. Caso contrário o ciclo é retomado a partir das formas resistentes.

Experimentalmente, a **ivermectina** mata vermes adultos e larvas de quarto estádio (L_4), mas não afeta as larvas que estão dentro de ovos, nem as L_3 encistadas. **Tiabendazol** e **levamisol** possuem ação vermicida, mas não ovicida. Com as primeiras tomadas de **levamisol**, ocorre a expulsão de centenas de vermes adultos e cicatrização das lesões, simulando cura. Mas as recidivas são frequentes.

A ressecção dos processos fibrosos tem sido recomendada como medida auxiliar no tratamento.

As pesquisas terapêuticas na lagoquilascaríase são extremamente importantes, dada a gravidade do mal.

Epidemiologia e Profilaxia

A lagoquilascaríase é uma zoonose da Região Neotropical, cujos hospedeiros naturais permanecem desconhecidos, supondo-se que possam ser felídeos selvagens, como a jaguatirica. *L. minor* seria talvez um parasito intestinal desses felídeos, eliminando nas fezes seus ovos bastante resistentes às condições ambientais.

Ao ingerir os ovos do parasito, com os alimentos ou a água poluída, os roedores e outros animais silvestres se infectam e passam a apresentar nódulos fibrosos com larvas L_3 em seus músculos ou outros tecidos. Quando eles são comidos pelos carnívoros, fecha-se o ciclo vital de *L. minor* na natureza.

A doença humana seria devida ao consumo de caça infectada.

Os casos humanos, devidos a *L. minor*, são esporádicos e, até março de 1989, somavam pelo menos 62 em todo o mundo, dos quais 46 haviam ocorrido no Brasil (isto é, 74,2%). Em Suriname foram registrados cinco casos; em Trinidad e Tobago, outros cinco; na Venezuela e Colômbia, dois casos cada; e em Costa Rica e México, um por país.

Das infecções registradas no Brasil, 26 (ou 56,6%) dos casos eram do Pará, seis de Tocantins, seis de Rondônia, dois do Acre e dois de Mato Grosso. Casos isolados foram vistos em Mato Grosso do Sul, Goiás, São Paulo e Paraná. A área de maior risco encontra-se nos vales dos rios Tocantins e Araguaia (Fig. 28.4).

Não se conhecendo como circulam os *Lagochilascaris* no ambiente natural e quais são seus verdadeiros hospedeiros, o mecanismo de infecção humana é baseado em conjecturas. A hipótese mais provável supõe um ciclo silvestre caça-predador (possivelmente roedores ou outros pequenos animais e os felídeos selvagens). O homem tornar-se-ia um hospedeiro acidental ao consumir a carne de caça mal-cozida. Falta, entretanto, comprovação objetiva.

Para a **prevenção da lagoquilascaríase** não se conta com informações suficientes para qualquer planejamento. Recomenda-se evitar o consumo de caça que não tenha sido bem cozida, em zonas florestais ou cerca delas, pois podem ser frequentadas eventualmente pelos felídeos selvagens.

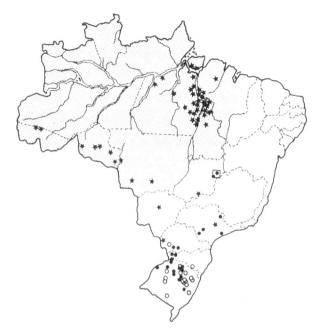

Fig. 28.4 *Lagochilascaris minor* e *Angiostrongylus costaricensis*: distribuição geográfica dos casos de lagoquilascaríase (estrelas) e de angiostrongilíase (círculos) registrados no Brasil. (Segundo dados de Frahia, Leão & Costa [1989] e de Teixeira [1986], respectivamente.)

ANGIOSTRONGILÍASE

Duas espécies de nematoides do gênero *Angiostrongylus* (superfamília **Metastrongyloidea**, família **Angiostrongylidae**) podem parasitar ocasionalmente o homem.

Uma, conhecida há muito tempo, é *A. cantonensis*, que ocorre na Região Indo-Pacífica, desde Madagascar até Honolulu, e do Japão ao norte da Austrália, onde produz lesões do sistema nervoso central (meningite eosinofílica). Outra, própria do Continente Americano e denominada *A. costaricensis*, é de conhecimento relativamente recente (1971), sendo encontrada desde o sul dos EUA até o norte da Argentina. Em Costa Rica, ocorrem 600 casos por ano, mas, no Brasil, 4 a 6 casos são descritos anualmente no Sul e Sudeste. Um caso foi descrito na África.

Os hospedeiros definitivos de *A. costaricensis* são vários roedores silvestres, coatis e saguis; e os hospedeiros intermediários, moluscos pulmonados terrestres.

As manifestações clínicas da **angiostrongilíase** são abdominais e simulam geralmente apendicite ou tiflite, pois a localização preferencial do parasito é nos ramos da artéria mesentérica superior, onde pode causar obstrução e necrose regional.

Morfologia e Biologia de *Angiostrongylus costaricensis*

O verme é filiforme, com a extremidade cefálica arredondada e provida de três pequenos lábios com papilas sensoriais. A fêmea mede em torno de 32 mm de comprimento e o macho cerca de 20 mm; este possui uma bolsa copuladora de tamanho médio.

No hospedeiro vertebrado normal (geralmente o rato-do-algodão, *Sigmodon hispidus*), ele habita as artérias da região íleo-ceco-cólica que são ramos da artéria mesentérica superior. Os ovos depositados nessa área são arrastados pelo sangue para a mucosa intestinal, onde embrionam e eclodem. As larvas de primeiro estádio atravessam a mucosa e caem na luz do intestino, sendo levadas para o exterior com as fezes do roedor.

Quando os moluscos ingerem esses excrementos, as larvas invadem seu tecido fibromuscular. Aí sofrem duas mudas e, ao fim de 18 dias, produzem larvas de terceiro estádio (ou L_3). Estas persistem durante muito tempo no molusco e vão sendo eliminadas com sua secreção mucosa. No meio exterior e em condições favoráveis de umidade e temperatura, vivem ao menos 10 dias.

O hospedeiro vertebrado, ao comer o molusco infectado, contrai a angiostrongilíase e, depois de um período pré-patente de 24 dias, começa por sua vez a eliminar larvas (L_1) em suas fezes.

Outra forma de infecção dos vertebrados é ingerindo vegetais (folhas ou frutos) sobre os quais os moluscos terrestres deixaram sua esteira de secreção mucosa, onde se encontram eventualmente as larvas L_3 de *Angiostrongylus*.

Patologia da Angiostrongilíase

Introduzindo-se larvas infectantes no estômago do rato-do-algodão, elas penetram rapidamente na mucosa intestinal e, dentro de 12 a 24 horas, alcançam as vias linfáticas intestinais e mesentéricas. No sétimo dia, começam a ser encontradas larvas na luz das pequenas artérias, e no décimo dia são vistos os primeiros vermes adultos.

O homem é infectado quando ingere, inadvertidamente, pequenos moluscos parasitados (talvez picados, de mistura com a salada), ou quando come frutas ou legumes cobertos com o muco dos moluscos hospedeiros. A maioria das vezes as lesões encontram-se no apêndice cecal ou no cécum.

Pela frequência, seguem-se as localizações no cólon ascendente, no íleo ou na transição íleo-cecal. São raras as lesões em outros órgãos, como o fígado, o testículo etc.

Os dois mecanismos patogênicos principais são: a) a ação dos vermes adultos sobre o endotélio das artérias que habitam, provocando endarterites, tromboses e necroses obstrutivas; b) o desencadeamento de reações inflamatórias locais (pelos ovos, larvas e produtos excretados pelos parasitos) de tipo granulomatoso, com grande infiltração de eosinófilos.

O espessamento da parede intestinal e o aumento de volume dos lifonodos adjacentes podem constituir massas tumorais que simulam câncer do colo ou um linfoma. A luz do órgão pode reduzir-se de forma a causar obstrução parcial ou completa. As lesões hepáticas devidas à angiostrongilíase são semelhantes às causadas pelas larvas de *Toxocara*, distinguindo-se pela presença constante de ovos e larvas, ou mesmo de vermes adultos de *A. costaricensis*.

A Doença no Homem

Quadro Clínico. Os pacientes pertencem a todos os grupos etários; mas, na América Central, o parasitismo afeta particularmente as crianças. O quadro clínico é muitas vezes agudo, com evolução tão rápida que em quatro dias ou menos estará exigindo intervenção cirúrgica. No Brasil, a duração dos processos tem variado entre 3 e 30 dias, mas noutros países o tempo de doença oscila entre 8 e 120 dias.

Em vista da localização dos parasitos, a sintomatologia costuma ser essencialmente abdominal. Os pacientes queixam-se em geral de dor abdominal difusa ou localizada na fossa ilíaca, ou no flanco direito.

A palpação dessas regiões é dolorosa e pode revelar a presença de massa tumoral no quadrante inferior direito do abdome. A maioria dos pacientes tem febre de 38°C ou uma febrícula que acompanha os casos benignos durante várias semanas. Costuma haver leucocitose e eosinofilia de grau variável.

Outros sintomas frequentes são: astenia, anorexia, emagrecimento, náuseas e vômitos.

Nos casos típicos (de localização íleo-cecal), precedendo a intervenção cirúrgica e justificando-a, costuma haver aumento da dor ou uma síndrome oclusiva intestinal. Os quadros mais sérios e de evolução mais rápida são aqueles complicados com obstrução ou com ulceração, perfuração e peritonite.

Diagnóstico e Tratamento. Na infecção humana, nunca se conseguiu demonstrar a presença de formas parasitárias (ovos ou larvas) nas fezes, ainda que nos roedores as larvas (L_1) sejam facilmente encontráveis.

As possibilidades de diagnóstico limitam-se, portanto, aos testes imunológicos, como o de ELISA ou a aglutinação com partículas de látex. A radiologia fornece subsídios para conhecimento da localização e extensão das lesões e o exame anatomopatológico de biópsias ou peças cirúrgicas confirma o diagnóstico.

Não há, por ora, nenhuma droga eficiente contra o *A. costaricensis*. Sempre que necessário, recorre-se à cirurgia para o tratamento da angiostrongilíase abdominal.

Epidemiologia e Controle

Descrita pela primeira vez em Costa Rica, onde se registra o maior número de casos, a angiostrongilíase humana já foi encontrada nos EUA, México, Guatemala, Honduras, Nicarágua, El Salvador, Martinica, Colômbia, Venezuela, Brasil e Argentina. Os casos brasileiros, localizados no mapa da

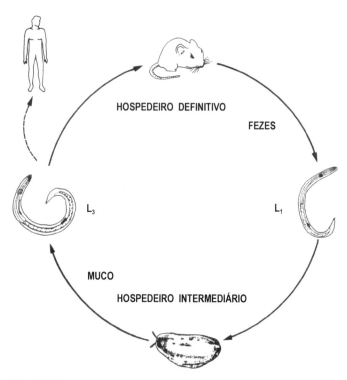

Fig. 28.5 Ciclo vital de *Angiostrongylus costaricensis*. Os hospedeiros naturais são principalmente roedores silvestres e os intermediários, moluscos pulmonados terrestres (lesmas) das famílias *Veronicellidae*, *Limacidae* e outras. A transmissão é assegurada pelas larvas L_1, eliminadas com as fezes dos roedores, e L_3, encontradas nos moluscos ou suas secreções. O homem é um hospedeiro acidental. (Ilustração cedida pelo Dr. Carlos G. Teixeira, Passo Fundo, RS.)

Fig. 28.4 (21 com diagnóstico confirmado e 15 com quadro clínico compatível, entre 1977 e 1985), foram encontrados no Distrito Federal, em São Paulo, Paraná, Santa Catarina e Rio Grande do Sul, procedendo deste último estado a maioria dos casos brasileiros.

Esta zoonose é mantida, em condições naturais, através de diversos ciclos que incluem, como hospedeiros vertebrados, roedores silvestres ou outros animais. O mais importante deles é o rato-do-algodão ou *rata algodonera (Sigmodon hispidus),* mas pelo menos uma dúzia de outros roedores já foram encontrados com infecções naturais. Duas espécies de *Oryzomys* foram identificadas como hospedeiras do *A. costaricensis* no sul do Brasil. Também se encontrou a infecção no coati (em Costa Rica) e no sagui (em Iquitos, Peru).

Os hospedeiros intermediários são principalmente moluscos pulmonados terrestres da família **Veronicellidae** (lesmas), que em Costa Rica, além de abundantes, apresentam infecção em 50% dos espécimes colhidos nas áreas endêmicas (Fig. 28.5). No Brasil e países da bacia do Prata, *Phyllocaulis variegatus* parece ser o hospedeiro intermediário mais importante; mas também

espécies da família **Limacidae** *(Limax maximus* e *L. flavus)* e outras podem ser vetoras.

Esses moluscos tornam-se particularmente numerosos em seguida ao início das chuvas, quando a umidade do solo alcança os níveis mais altos. Pouco depois, aparecem ou aumentam os casos de angiostrongilíase nas clínicas pediátricas e cirúrgicas da região. No sul do Brasil os casos são mais raros no inverno.

O controle da angiostrongilíase (ao menos teoricamente) poderia ser feito pelo combate aos roedores e aos moluscos vetores, mediante a aplicação de rodenticidas e moluscicidas, de uso corrente na agricultura. Entretanto, os custos e problemas operacionais, somados à raridade dos casos humanos, tornam inviáveis os programas com esse propósito.

A profilaxia individual deve orientar-se para o cuidado com os alimentos a serem consumidos crus: lavar com o maior cuidado as verduras e frutas, ou guardá-las durante alguns dias, na geladeira, para matar as larvas. As mãos devem ser lavadas sempre, depois do trabalho no campo e nas hortas ou depois de contato com o solo. Não se deve permitir às crianças que manuseiem ou brinquem com moluscos.

29

Enterobíase ou Oxiurose

O PARASITO: ENTEROBIUS VERMICULARIS
  Organização dos vermes adultos
  Fisiologia e ciclo evolutivo
RELAÇÕES PARASITO-HOSPEDEIRO NA ENTEROBÍASE
  Patologia e sintomatologia
  Diagnóstico da enterobíase
  Tratamento da enterobíase

EPIDEMIOLOGIA E CONTROLE DA ENTEROBÍASE
  Distribuição geográfica e prevalência
  O ecossistema e a transmissão
  Controle da enterobíase

A **enterobíase**, enterobiose ou oxiurose, é a verminose intestinal devida ao *Enterobius vermicularis*, pequeno nematoide da ordem **Oxyuroidea**, mais conhecido popularmente como oxiúro (do nome, *Oxyuris vermicularis*, hoje na sinonímia). A infecção costuma ser benigna, mas incômoda, pelo intenso prurido anal que produz e por suas complicações, sobretudo em crianças.

O PARASITO: *ENTEROBIUS VERMICULARIS*

Organização dos Vermes Adultos

A fêmea é maior que o macho e mede cerca de 1 cm de comprimento. Ela é fusiforme, sendo sua cauda particularmente afilada. O macho mede 3 a 5 mm e tem a extremidade posterior enrolada ventralmente (Fig. 29.1).

A cutícula dos vermes adultos é branca, brilhante e finamente estriada no sentido transversal. De cada lado da extremidade anterior, ela forma duas expansões vesiculosas (Fig. 29.1 *A*) e, ao longo das linhas laterais do corpo, duas cristas que, nos cortes transversais, aparecem como pequenos triângulos.

O aparelho digestivo é simples, iniciando-se com três pequenos lábios retráteis. Segue-se o esôfago relativamente longo e musculoso, cujo diâmetro vai aumentando para trás e termina por uma formação esférica, o bulbo esofagiano, provido internamente de válvulas que asseguram a progressão unidirecional dos alimentos (Fig. 29.2).

O intestino das fêmeas termina pelo reto e orifício anal, situado na união do terço médio com o terço posterior do corpo;

o dos machos, na cloaca. O aparelho reprodutor (Fig. 29.1) não apresenta particularidades.

Fisiologia e Ciclo Evolutivo

O hábitat dos vermes adultos é a região cecal do intestino grosso humano e suas imediações, sendo os enteróbios encontrados muitas vezes na luz do apêndice cecal. Machos e fêmeas vivem aderidos à mucosa ou livres na cavidade, alimentando-se saprozoicamente do conteúdo intestinal.

As fêmeas fecundadas não ovipõem no intestino, mas acumulam de 5.000 a 16.000 ovos, de modo que seus úteros acabam por se transformar em um único saco, distendido pela massa ovular, que ocupa quase todo o espaço entre a região bulbar do esôfago e o início da cauda. Então, elas abandonam o cécum e migram para o reto e o períneo do paciente.

Com a oviposição, que se dá na região perianal, completa-se a vida do helminto adulto, que não tardará a morrer. Outras vezes, ao chegarem ao períneo, as fêmeas morrem, ficam ressecadas e se rompem, liberando então vários milhares de ovos cada uma. A duração de sua existência é estimada em 35 a 50 dias. A dos machos é desconhecida. Na ausência de reinfecções, o parasitismo cessa, espontaneamente, em poucas semanas.

Os Ovos. São muito característicos (Fig. 29.1 *C*). Medem 50 a 60 μm de comprimento por 20 a 30 μm de largura e se apresentam ligeiramente achatados de um lado. Têm superfície pegajosa, que adere facilmente a qualquer suporte.

No interior do ovo encontra-se uma larva já formada, por ocasião da postura — pois ela pode desenvolver-se até o se-

ENTEROBÍASE OU OXIUROSE 277

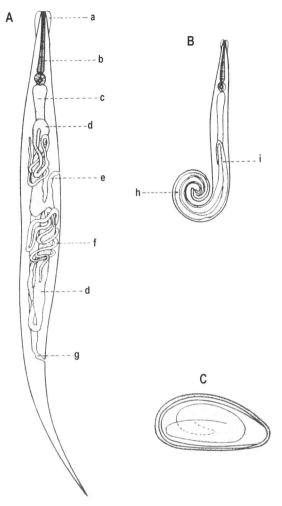

Fig. 29.1 *Enterobius vermicularis*. *A*, Representação esquemática da fêmea: **a**, expansões vesiculosas (aletas cervicais); **b**, esôfago com bulbo esofagiano; **c**, intestino; **d**, úteros; **e**, vagina; **f**, ovários e ovidutos; **g**, reto e ânus. *B*, Macho: **h**, canal ejaculador; **i**, testículo. *C*, Ovo de enteróbio, com duas cascas bem evidentes e uma larva no interior.

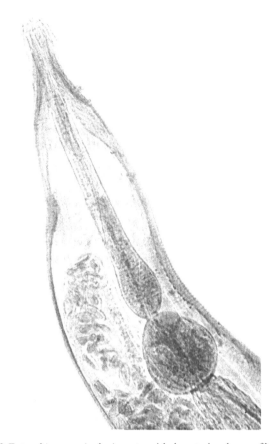

Fig. 29.2 *Enterobius vermicularis*: extremidade anterior de uma fêmea madura, onde podem ser vistos os minúsculos lábios que cercam a boca, as aletas cervicais, o esôfago musculoso com seu bulbo posterior e o início do intestino. À esquerda destes últimos encontra-se uma alça uterina cheia de ovos.

gundo estádio em condições de anaerobiose. Mas para a continuação do seu desenvolvimento é necessária uma atmosfera com oxigênio.

Na temperatura da pele (cerca de 30°C), a maturação do ovo faz-se em 4 a 6 horas. No solo, o processo é mais lento. Assim que completada a evolução no meio externo, os ovos tornam-se infectantes e, ao serem ingeridos, vão eclodir no intestino delgado do novo hospedeiro (ou do próprio paciente, já parasitado). Aí, as larvas irão alimentar-se, crescer e transformar-se em vermes adultos, enquanto migram lentamente para o cécum. Não há ciclo pulmonar. No hábitat definitivo, copulam e reiniciam seu ciclo biológico, que é completado em um ou dois meses.

RELAÇÕES PARASITO-HOSPEDEIRO NA ENTEROBÍASE

A suscetibilidade à infecção por *Enterobius* é universal. Apesar da curta vida dos helmintos, o parasitismo dura, às vezes, muitos anos, dada a facilidade com que as pessoas se reinfectam.

Entretanto, a convivência de pessoas pouco parasitadas com outras que apresentam infecções pesadas, em ambientes favoráveis à transmissão, fala em favor de alguma forma de resistência ou imunidade.

Patologia e Sintomatologia

A ação patogênica no intestino é principalmente de natureza mecânica e irritativa, ao produzirem os vermes pequenas erosões da mucosa, nos pontos em que se fixam com seus lábios; ou ao determinarem uma inflamação catarral se o número de parasitos for suficientemente grande.

Em casos excepcionais, foram registrados 5.000 a 10.000 vermes por paciente. Mas, habitualmente, uma só ou talvez algumas fêmeas podem ser recolhidas do períneo, cada manhã.

De cada vinte crianças parasitadas apenas uma apresenta sintomas atribuíveis aos enteróbios, pois o parasitismo leve é geralmente assintomático.

O sintoma que aparece com maior frequência é o **prurido anal**, causado pela presença do parasito na pele da região. A margem do ânus apresenta-se, então, avermelhada, congestionada e por vezes recoberta de muco que chega a ser sanguinolento. Pode haver lesões na mucosa retal.

O prurido é intenso, levando o paciente a coçar-se e a produzir escoriações na pele, que abrem caminho a infecções bacterianas. A coceira manifesta-se sobretudo à noite, logo após deitar-se. Nas meninas, acompanha-se por vezes de prurido vulvar. Fenômenos de hipersensibilidade devem estar envolvidos no processo, pois outro sintoma frequente é o prurido nasal.

Crises de urticária não são raras. Resultam, daí, perturbações do sono, o que acaba por trazer nervosismo, irritabilidade e insônia. Na esfera genital, a irritação local pode conduzir a exagerado erotismo, masturbação e acessos de ninfomania.

Nos casos de parasitismo intenso, instala-se uma colite crônica, com produção de fezes moles ou diarreicas, inapetência e emagrecimento.

Diagnóstico da Enterobíase

Sintomas como o prurido anal, que se manifesta sobretudo à noite, sinais de irritação cutânea perineal em crianças, ou eosinofilia ligeira (4 a 15% de eosinófilos) sem outra causa, levam a pensar em enterobíase.

O diagnóstico é fácil, quando as pessoas que cuidam da higiene dos pacientes encontram os vermes na roupa íntima ou de cama, ou no períneo das crianças. Mas os *Enterobius* passam em geral despercebidos.

Os exames de fezes, mesmo com técnicas de enriquecimento, só revelam 5 a 10% dos casos de parasitismo. A melhor forma de encontrá-los consiste em aplicar sobre a pele da região perineal (onde as fêmeas grávidas se encontram e fazem suas desovas) uma fita adesiva transparente. Os ovos, quando presentes, aderem à superfície gomada da fita. Depois de removida da pele, a fita será colada sobre uma lâmina de microscopia e examinada ao microscópio (Fig. 29.3).

Nessa preparação, além de ovos típicos, podem ser vistas, por vezes, uma ou mais fêmeas de *Enterobius* (eventualmente também ovos de *Taenia*). Mas, se o exame for negativo, deve-se repeti-lo cinco ou seis vezes, em dias sucessivos. Fazer o exame pela manhã, assim que o paciente se levantar e antes de banhar-se, pois a positividade diminui no decurso do dia, à medida que os ovos se desprendem da pele.

Tratamento da Enterobíase

Baseia-se no emprego de um dos seguintes anti-helmínticos já descritos para o tratamento da ascaríase (ver Cap. 27):

- **Albendazol.** Administrar, por via oral, a dose única de 400 mg, que deve ser repetida duas semanas depois.
- **Mebendazol.** Dar 100 mg, duas vezes ao dia, durante três dias (total: 600 mg), para qualquer peso ou idade. Taxa de cura, 90% ou mais. Repetir o tratamento se necessário.
- **Pamoato de pirantel.** A dose é de 10 mg/kg de peso corporal, em dose única, por via oral (máximo 1 g). Com um só tratamento curam-se 80 a 90% dos casos e, com dois, 100%. Alguns autores recomendam repetir o tratamento três vezes, com intervalos de 15 dias. Contraindicado na gestação.
- **Piperazina.** Tratar, durante uma semana, com dose diária de 50 mg por quilo de peso do paciente. A expectativa de cura é de 80 a 90%.

Além desses medicamentos de largo espectro, eficazes, ao mesmo tempo, contra os áscaris, ancilostomídeos, estrongiloides e trícuris, também se recomenda:

- **Pamoato de pirvínio.** Que é um corante vermelho, insolúvel na água e portanto não absorvível pelo intestino. Prescreve-se, por via oral, na dose única de 5 a 10 mg/kg de peso do paciente. Administrar em jejum ou depois da primeira refeição, avisando aos pacientes que as fezes serão coradas de vermelho e mancharão a roupa. Não apresenta efeitos colaterais. Obtém-se a cura parasitológica em 90 a 95% dos casos.

EPIDEMIOLOGIA E CONTROLE DA ENTEROBÍASE

Distribuição Geográfica e Prevalência

Verminose de ampla distribuição, estimava-se a existência de mais de 200 milhões de casos em todo o mundo, em meados do século passado.

Nos países latino-americanos foram registradas taxas de infecção de: 48 a 51% no México; 36,5% em Santiago do Chile; 42% em Buenos Aires; 60% em São Paulo e 22,3% no Rio de Janeiro. Entretanto, esses índices são pouco comparáveis devido à falta de critérios homogêneos para a escolha das amostras, ao seu tamanho geralmente pequeno e às diversas técnicas de diagnóstico empregadas.

Contrariamente a outras parasitoses, a enterobíase é mais comum nos climas frios e temperados, inclusive nos países mais desenvolvidos, devido à menor frequência dos banhos e ao uso mais constante de roupa de baixo (que pode permanecer dias sem trocar), além do maior confinamento em ambientes fechados.

Para alguns autores, o que mais influi são os hábitos pessoais de cada membro da população. Povos cujas crianças vestem pouca roupa e não usam calças de baixo estão menos sujeitos à parasitose do que os que usam. A vida em ambientes abertos, nos trópicos, a natação e os banhos de rio contribuem também para protegê-las da enterobíase.

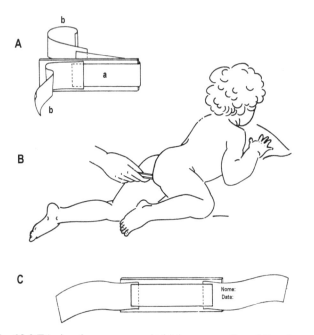

Fig. 29.3 Técnica do exame parasitológico para o diagnóstico da enterobíase (oxiurose). *A*, Maneira de dispor a fita adesiva transparente (**a**) e as tiras de papel (**b**) sobre uma espátula, lâmina ou "abaixador de língua". *B*, Aplicação da fita adesiva contra a pele da região perianal. *C*, Fita adesiva, depois de retirada da pele, colada sobre a lâmina de microscopia e pronta para o exame.

O Ecossistema e a Transmissão

Enterobius vermicularis é um parasito quase exclusivo da espécie humana. A enterobíase apresenta-se como endemia de caráter focal, constituindo a casa, ou melhor, a família, o foco epidemiológico elementar.

As crianças em idade escolar são as mais parasitadas, o que indica ser a escola lugar de intensa disseminação das formas infectantes (ovos). Os pré-escolares ocupam o segundo lugar como grupo de risco, seguidos pelo das mães que cuidam das crianças parasitadas.

Nos orfanatos, colégios e instituições que reúnem grande número de crianças, alojadas quase sempre em dormitórios coletivos, é onde as taxas de prevalência e as cargas parasitárias costumam ser as mais elevadas.

O Meio Exterior e a Resistência dos Ovos. O parasitismo passa de uma pessoa a outra pela transferência de ovos, que devem permanecer pelo menos algumas horas no meio externo para completarem sua evolução larvária e tornarem-se infectantes.

As temperaturas adequadas para a evolução situam-se entre 23 e 43°C. O desenvolvimento cessa abaixo ou acima desses limites; entretanto, o frio conserva melhor os ovos do que o calor. A umidade requerida para a sobrevivência é tanto maior quanto mais alta a temperatura, razão pela qual são rapidamente destruídos pelo calor seco. Os ambientes muito ventilados matam os ovos ao provocarem sua desidratação.

Normalmente, os ovos são abundantes na pele da região perianal e no períneo dos indivíduos infectados, principalmente durante a noite e as primeiras horas da manhã. Daí, passam para a roupa de dormir (pijamas e camisolas), para a roupa de cama (lençóis) ou ficam na roupa íntima (calças e cuecas). Em seguida, com a movimentação dos pacientes ou dessas peças de roupa, dispersam-se no ambiente e misturam-se com a poeira.

Os ovos de *Enterobius* resistem aos desinfetantes comuns nas concentrações habituais, mas são destruídos em 5 minutos pelo cresol saponificado (a 10%), pelo fenol (a 7%) e pela cloramina (a 4%).

Mecanismos de Transmissão. Devemos distinguir duas formas de transmissão: a heteroinfecção e a autoinfecção, cada uma com duas modalidades principais: por via aérea e por mãos sujas.

1. A transmissão do parasitismo de um indivíduo a outro (heteroinfecção) dá-se geralmente pela inalação e ingestão de ovos disseminados por via aérea. Ocorre facilmente entre pessoas que dormem no mesmo quarto e, mais ainda, na mesma cama; também entre pessoas que frequentam as mesmas instalações sanitárias. Pois no ato de despir-se e vestir-se, descobrir-se e cobrir-se com os lençóis, a agitação da roupa contaminada lança no ar grande quantidade de ovos. Assim se explica a alta incidência de enterobíase em orfanatos, colégios e instituições que reúnem grande número de crianças em alojamentos coletivos.

2. A transmissão indireta, da região anal para a boca, através de mãos contaminadas de outra pessoa (heteroinfecção), ocorre com frequência entre as crianças pequenas e os adultos que cuidam delas.

3. A autoinfecção, ou seja, a reinfecção com ovos procedentes do mesmo indivíduo, pode realizar-se por via aérea, como foi indicado no item 1, com maior facilidade que a heteroinfecção, tanto na cama como no momento de trocar os trajes da noite, puxando-os pela cabeça.

4. A transmissão direta do ânus para a boca do mesmo paciente assegura a possibilidade de autoinfecções maciças, quando a pessoa, depois de coçar-se, impelida pelo prurido irresistível, levar a mão à boca (mormente crianças que chupam o dedo e indivíduos que roem unha) ou quando tocam alimentos, copos, talheres, cigarros etc. que em seguida vão à boca. O número de ovos que se acumulam sob as unhas pode ser considerável.

Controle da Enterobíase

Do que foi dito, conclui-se que nenhuma medida isolada, inclusive a quimioterapia, é suficiente para interromper a transmissão do *Enterobius* e a autoinfecção. Mas, quando aplicada repetidamente a todos os membros da família ou do grupo em causa, a terapêutica é a medida fundamental.

A desparasitação deve ser repetida a intervalos curtos (cerca de 20 dias), inferiores à duração do ciclo parasitário. E o tratamento deve acompanhar-se e seguir-se de medidas higiênicas pessoais e gerais, como:

a) banhos matinais diários, preferivelmente de chuveiro;

b) lavagem cuidadosa das mãos, após a defecação, antes de comer e antes de preparar alimentos; manter as unhas curtas ou usar escova para sua limpeza; combater a onicofagia e evitar a coçagem direta da região perineal (para as crianças pequenas, usar macacões para dormir e aplicar pomadas antipruriginosas);

c) mudar frequentemente as roupas de baixo, as roupas de dormir, os lençóis de cama e as toalhas; fervê-las ou lavá-las em máquinas que aqueçam a mais de 55°C, para destruir os ovos;

d) evitar a superlotação dos quartos e alojamentos, que devem ser amplamente arejados, durante o dia;

e) dispor de instalações sanitárias adequadas e assegurar estrita limpeza do ambiente;

f) outras medidas muito úteis, sempre que possível, consistem em remover o pó por meio de aspiradores e usar desinfetantes;

g) a educação sanitária deve ser promovida nas escolas, nas instituições que abrigam crianças, nos clubes e nos domicílios.

30

Filaríase Linfática

O PARASITO: WUCHERERIA BANCROFTI
  Os vermes adultos
  As microfilárias
  Ciclo vital das filárias, nos insetos
  Desenvolvimento no homem
RELAÇÕES PARASITO-HOSPEDEIRO
  Infectividade e imunidade
  Patologia da filaríase
    Processos inflamatórios
    Processos obstrutivos: linfoedema
    Complicações da filaríase

SINTOMATOLOGIA E CLÍNICA
DIAGNÓSTICO
TRATAMENTO
ECOLOGIA E EPIDEMIOLOGIA
  Distribuição geográfica e prevalência
  O ecossistema e a transmissão
CONTROLE DA FILARÍASE LINFÁTICA
  Redução das fontes de infecção
  Combate aos vetores

As filárias são nematoides da ordem **Spirurida** e família **Onchocercidae**, que no passado eram colocadas no gênero *Filaria* e agora estão distribuídas por diversos gêneros (*Wuchereria, Brugia, Onchocerca, Mansonella* etc.). Apenas duas espécies de filárias têm importância médica, nas Américas:

1. ***Wuchereria bancrofti***, agente causal da filaríase linfática, que produz quadros clínicos muito diversos, desde formas assintomáticas e linfadenites, até orquiepididimites, hidroceles e elefantíases.

2. ***Onchocerca volvulus***, que se localiza no tecido subcutâneo, desencadeia processos degenerativos da pele e pode levar a uma forma de cegueira por opacificação da córnea (ver Cap. 31).

Uma terceira filária pode ser encontrada em pacientes de algumas áreas do Continente Americano — a ***Mansonella ozzardi*** — que, mesmo não sendo patogênica, deve ser conhecida para que se possa fazer o diagnóstico diferencial entre suas larvas (microfilárias) e as de *Wuchereria bancrofti* (Fig. 30.3).

O PARASITO: *WUCHERERIA BANCROFTI*

Os Vermes Adultos

Macho e fêmea são helmintos longos e delgados, de aspecto opalino, translúcidos e revestidos de cutícula lisa. O tamanho da fêmea varia entre 8 e 10 cm de comprimento por 0,3 mm de diâmetro, ao passo que o macho, muito menor, mede em torno de 4 cm de comprimento por 0,1 mm de diâmetro (Fig. 24.1, **c**).

Na extremidade anterior encontra-se a boca desprovida de lábios e seguida por um esôfago muito longo e cilíndrico, com uma porção anterior, de natureza muscular, e outra posterior, glandular (Fig. 30.1 *A*).

Os machos trazem a extremidade posterior fortemente enrolada ventralmente. Na fêmea, a vulva localiza-se a curta distância da extremidade anterior (Fig. 30.1 *A*). A vagina é musculosa e se continua com uma parte do útero que é simples, enquanto todo o resto do aparelho genital é duplo. Na parte inicial do útero encontram-se os ovos embrionados e perto da vagina estão as larvas, denominadas **microfilárias**.

Os vermes adultos vivem nos vasos linfáticos e linfonodos, onde machos e fêmeas encontram-se enrolados, constituindo novelos. O número de vermes nesses novelos pode ser da ordem de uma vintena, com predominância de fêmeas na proporção de cinco para cada macho. Seu alimento é a linfa.

A longevidade dos helmintos adultos é desconhecida, mas há registro de casos que só deixaram de produzir microfilárias 4 a 6 anos após sair das zonas endêmicas. Alguns autores, entretanto, atribuem-lhes 17 a 40 anos de vida. A maturidade sexual tarda um ano para ser atingida.

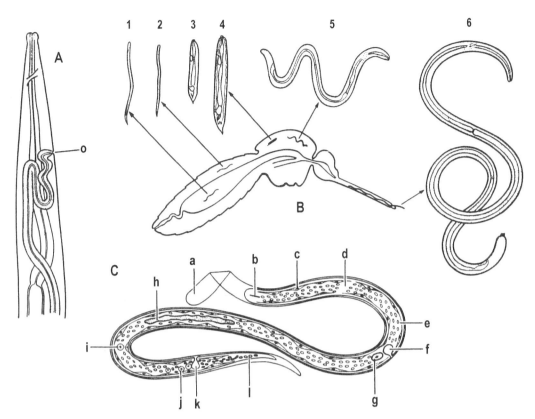

Fig. 30.1 *Wuchereria bancrofti*. *A*, Extremidade anterior da fêmea, vendo-se a vagina e o poro genital *(o)*. *B*, Ciclo evolutivo da filária, no mosquito: **1**, microfilária embainhada ingerida pelo inseto; **2**, microfilária que já perdeu sua bainha e passou do estômago para a hemolinfa; **3** e **4**, formas salsichoides localizadas nos músculos torácicos do mosquito; **5**, larva de segundo estádio; **6**, larva de terceiro estádio, ou larva infectante, na probóscida do inseto vetor. *C*, Morfologia de uma microfilária do sangue: **a**, bainha; **b**, estilete; **c**, células subcuticulares; **d**, espaço correspondente ao anel nervoso; **e**, células somáticas; **f**, poro excretor; **g**, célula excretora; **h**, corpo central (reservas nutritivas); **i**, primórdio genital; **j**, outras células embrionárias; **k**, poro anal; **l**, núcleos caudais bem distintos e dispostos em fila simples que não atinge a extremidade posterior.

As Microfilárias

Morfologia das Microfilárias. Os ovos das filárias só contam com uma delicada membrana ovular envolvendo a larva. Quando o embrião completa seu desenvolvimento e se alonga, essa membrana é distendida e passa a constituir a **bainha** da microfilária. Fala-se de **microfilárias embainhadas** para distinguir as espécies que conservam essa membrana (como no caso de *W. bancrofti*) das outras em que a membrana é perdida precocemente e já não se vê nas larvas que circulam no sangue (como *M. ozzardi*, por exemplo).

O tamanho das microfilárias de *W. bancrofti* que aparecem na circulação é de 250 a 300 mm. Sua movimentação ativa e chicoteante, sem caráter direcional, chama logo a atenção de quem examina ao microscópio o sangue recém-colhido de um paciente.

Mas para o estudo detalhado e para a identificação específica é mister preparar uma lâmina (como se faz na hemoscopia da malária) e, depois, fixá-la e corá-la, seja pelo azul-de-metileno seja pelo método de Giemsa; ou pela hematoxilina de Carrazzi, que cora inclusive a bainha.

Cada microfilária apresenta então, ao exame (Fig. 30.1 *C*), além da bainha e da cutícula, uma quantidade de núcleos bem corados que representam: (**a**) células subcuticulares que irão formar a hipoderme e a musculatura do helminto adulto; (**b**) células somáticas que irão constituir o tubo digestivo e outros órgãos. A forma e a disposição desses núcleos, bem como outros detalhes, são utilizados para distinguir as espécies de filárias (Fig. 30.3). Na extremidade anterior, arredondada, de *W. bancrofti*, há um estilete bucal.

Periodicidade das Microfilárias. Por razões ainda desconhecidas, as larvas, paridas no interior dos vasos e troncos linfáticos, acumulam-se no interior da rede vascular sanguínea dos pulmões, não aparecendo durante o dia na circulação periférica. Ao anoitecer, começam a surgir as larvas no sangue colhido por punção e seu número aumenta progressivamente até as primeiras horas da madrugada. Depois, a microfilaremia decresce novamente, até tornar-se o sangue periférico negativo, pela manhã.

Esse comportamento de *W. bancrofti*, nos focos da América, África e Ásia (periodicidade circadiana noturna), não se observa na variedade encontrada nas ilhas do Pacífico sul, onde a microfilaremia é constante.

Ciclo Vital das Filárias, nos Insetos

Ao sugar o sangue de um indivíduo parasitado, durante as horas em que ocorre microfilaremia, o mosquito vetor ingere eventualmente certo número de larvas. No estômago do inseto perfuram a parede do estômago e invadem a cavidade geral, onde nadam na hemolinfa até chegar ao tórax (Fig. 30.1 *B*).

Ao alcançar os músculos torácicos, elas se imobilizam e passam por várias transformações morfológicas. Nos cinco primeiros dias, a larva (L_1) encurta-se, tomando o aspecto de salsicha; mas em seguida começa a crescer até chegar a 0,3 mm de comprimento, por volta do oitavo ou nono dia, quando

282 BASES DA PARASITOLOGIA MÉDICA

ocorre a primeira muda. A larva de segundo estádio (L$_2$) cresce rapidamente e triplica ou quadruplica seu comprimento em quatro dias. Abandona então os músculos torácicos e realiza a segunda muda ao fim de 12 a 15 dias, na hemolinfa.

A larva resultante, ou larva de terceiro estádio (L$_3$), constituirá a forma infectante para o hospedeiro vertebrado. Seu comprimento é pouco inferior a 2 mm. Nessa fase interrompe-se o desenvolvimento larvário. Mas, movendo-se ativamente, desloca-se ela pela cavidade geral do inseto, fazendo incursões pelas pernas e pelos apêndices cefálicos, até alojar-se na bainha da tromba (ou lábio) do mosquito (Fig. 30.1 *B*, **6**).

Quando o inseto volta a picar uma pessoa para sugar-lhe o sangue, a larva infectante perfura a extremidade anterior do lábio, fechada por delicada membrana (ver Cap. 37), a fim de invadir o organismo do novo hospedeiro vertebrado. O calor da pele humana parece ser o estímulo para isso. Mas a larva fica, inicialmente, na superfície externa do tegumento, e deve empreender a penetração por seus próprios meios.

Desenvolvimento no Homem

Pensa-se que a larva infectante seja incapaz de perfurar a pele humana íntegra. Sua penetração teria lugar através da pequena lesão feita pela picada do inseto, e o líquido que por ela surde seria o atrativo e orientador do processo de invasão.

Na pele, as larvas encontrariam seu caminho, penetrando nos linfáticos e empreendendo a migração necessária para chegar aos locais de permanência definitiva. Nessa fase do ciclo ocorrem ainda duas mudas que produzem larvas L$_4$ e adultos juvenis, antes que os helmintos alcancem a fase de vermes adultos, machos e fêmeas. O período de maturação tarda ainda cerca de um ano, quando começam a aparecer microfilárias no sangue.

RELAÇÕES PARASITO-HOSPEDEIRO

Infectividade e Imunidade

Sendo em geral pequena a proporção dos *Culex* infectados e muito reduzido o número de larvas infectantes que podem ser encontradas em um mosquito, o grau de parasitismo humano fica sendo função da frequência com que as pessoas são picadas pelos insetos.

Em alguns casos o parasitismo não é seguido da produção de microfilárias, o que talvez indique infecção unissexual ou a falta de acasalamentos, devido aos azares da localização dos helmintos machos e fêmeas, em territórios anatômicos separados.

Pouco se sabe sobre a proteção conferida por mecanismos imunológicos. Os pacientes com qualquer das formas clínicas da doença (exceto uma forma rara: o pulmão eosinófilo tropical) costumam reagir mediocremente aos antígenos da filária.

Constatou-se, há muito tempo, que na filaríase costuma haver hipergamaglobulinemia, com nível elevado de anticorpos específicos, mas os indivíduos com microfilaremia apresentam títulos baixos. Algumas modalidades clínicas da doença parecem explicáveis pelo comportamento imunológico dos pacientes. Os tipos extremos seriam:

1. A forma denominada **pneumopatia eosinófila tropical**, que compreende menos de 1% dos casos de filaríase linfática, onde há uma hiper-reatividade acentuada a todos os antígenos filarianos e particularmente aos de microfilária. Os anticorpos de todas as classes aumentam muito e as taxas de IgE e de eosinófilos são também elevadas, nesses casos. A capacidade de resposta dos linfócitos é grande.

O resultado é uma filaríase com pronunciada infiltração pulmonar de histiócitos, nos espaços alveolares e nos interstícios, acompanhada de broncopneumonia e de abscessos eosinófilos. Não há microfilaremia, devido a uma destruição eficiente dessas formas parasitárias, no sangue, por anticorpos da classe IgG. Como o processo tem lugar nos pulmões, onde se observam manifestações asmáticas, deve ser mediado por anticorpos IgE ligados aos mastócitos pulmonares. Ela responde bem ao tratamento com dietilcarbamazina.

A fase crônica da pneumopatia eosinófila tropical é marcada por fibrose pulmonar e por uma patologia restritiva das funções pulmonares, com diminuição da capacidade vital e do volume residual.

2. Formas de filaríase nas quais a microfilaremia existe, mas não se acompanha de manifestações quer agudas quer crônicas do sistema linfático, constituem o outro extremo de variação clínica. Esse é o grupo menos reagente, do ponto de vista imunológico. Seus linfócitos não reagem *in vitro* aos antígenos filarianos, e as taxas de anticorpos séricos, dirigidos contra os antígenos das filárias adultas ou das microfilárias, são baixas ou nulas.

Essa hiporreatividade imunológica talvez reflita uma exacerbação de mecanismos supressores, limitando a capacidade de resposta do paciente contra o parasito (microfilária).

Patologia da Filaríase

A invasão do organismo humano pelas larvas de terceiro estádio de *W. bancrofti* dá-se de forma insidiosa. Somente depois da muda que produz larvas de quarto estádio (L$_4$) e formação de adultos jovens (um a três meses depois) é que os parasitos colonizando as vias linfáticas começam a provocar reações inflamatórias locais. A maior parte das manifestações patológicas estão associadas com os vermes adultos, ao nível dos linfonodos e dos troncos linfáticos aferentes.

PROCESSOS INFLAMATÓRIOS

Vimos que há pacientes com elevada microfilaremia e, portanto, com vermes adultos instalados em linfonodos ou vasos linfáticos, mas completamente assintomáticos. Os quadros patológicos apresentam-se, em geral, nos pacientes com adenopatias e sem microfilaremia.

Adenites. No homem, os linfonodos mais atingidos, segundo a ordem de frequência, são os inguinais, os epitrocleanos, os axilares e raramente os cervicais. A inflamação nada tem de específica, mas o quadro geral pode ser sugestivo de filaríase. Os linfonodos hipertrofiados tornam-se muito sensíveis ou mesmo dolorosos e, ainda que possam formar agregados, não são aderentes à pele.

Em torno das filárias que aí estão desenvolvem-se **granulomas**, com eosinófilos e histiócitos (células epitelioides) em contato imediato com os helmintos; mais externamente, há gigantocitos e tecido cicatricial. Esses granulomas vão degenerando no centro e renovando-se na periferia, onde os eosinófilos, linfócitos e células gigantes tornam-se mais abundantes. Após a morte dos vermes, há calcificação.

Linfangites. Uma das principais características da filaríase é a inflamação e a dilatação dos vasos linfáticos, que formam varizes. As linfangites geralmente acompanham as adenites e guardam com estas relações de contiguidade. No interior dos linfáticos encontram-se vermes, livres ou presos no interior de trombos. O aprisionamento e o estrangulamento dos vermes pela reação inflamatória podem acelerar sua morte e decomposição. Quando as filárias degeneram, promovem um aumento da reação granulomatosa e necrosante, tal como sucede nos linfonodos.

Lesões Genitais. A **funiculite filariana** é uma linfangite do cordão espermático, acompanhada de inflamação do tecido conjuntivo adjacente. Depois das crises de funiculite, sobrevém uma varicocele. Em geral, epididimite e orquite acompanham a funiculite, sendo também de natureza linfangítica. O epidídimo hipertrofia-se, torna-se liso, mole e doloroso.

A **hidrocele** constitui a mais frequente das manifestações da filaríase genital crônica. Do ponto de vista anatomopatológico, caracteriza-se por distensão e espessamento da túnica vaginal, com hialinização e fibrose da camada subserosa, desorganização da camada muscular, infiltração por células inflamatórias e, nos casos extremos, calcificação.

PROCESSOS OBSTRUTIVOS: LINFOEDEMA

Em vista dos casos assintomáticos e com alta microfilaremia, bem como das observações em animais de experiência, admite-se que a simples presença de vermes adultos nos gânglios não é suficiente para provocar obstrução e estase linfática.

A progressão da linfa depende, no entanto, do funcionamento adequado do sistema valvular e das contrações da parede dos vasos. Ela pode ser perturbada tanto por espasmos como por dilatações paralíticas das vias linfáticas. No interior de um linfonodo ou de um vaso parasitado, as filárias formam muitas vezes novelos envolvidos pela reação inflamatória e pela fibrose subsequente. A reação inflamatória pode ser suficiente para causar obstrução parcial ou total, intermitente ou permanente, da circulação linfática.

Haverá, por conseguinte, estase ou congestão da linfa no território drenado pelos vasos envolvidos. E, pelo fato de localizarem-se as filárias de preferência nas regiões abdominal e pélvica, os fenômenos obstrutivos tornam-se mais evidentes nos órgãos genitais e nos membros inferiores.

Quando a dificuldade circulatória é maior, sobrevém um acúmulo de linfa nos tecidos, constituindo o edema linfático ou **linfoedema**. Se a perturbação da drenagem linfática tem lugar em territórios vizinhos a cavidades serosas, como a pleura, o peritônio ou a túnica vaginal do testículo, o líquido que extravasa de linfáticos rotos pode acumular-se no respectivo espaço seroso, formando um **derrame linfático**. Fala-se então em linfotórax, ascite linfática ou linfocele, segundo o caso.

Outras complicações possíveis, que dependem do território linfático envolvido, conduzem a um derrame de líquido através das vias urinárias (linfúria) ou, mais raramente, dos intestinos (linforreia). Como a linfa do abdome está muitas vezes carregada de materiais absorvidos pelo intestino, especialmente gorduras, o aspecto quiloso dos derrames produziu expressões como: ascite quilosa, quilúria etc.

COMPLICAÇÕES DA FILARÍASE

As alterações acima descritas são devidas unicamente às filárias e não dependem de infecções bacterianas concomitantes, conforme foi admitido no passado. Entretanto, os vasos linfáticos com circulação perturbada, ou dilatados e varicosos, são presas fáceis das inflamações bacterianas, que complicam a patologia do processo.

Adenites e linfangites recorrentes podem ser as primeiras manifestações clínicas da doença ou acrescentar-se a uma sintomatologia anterior. Geralmente elas partem do ponto de localização dos helmintos e se propagam em sentido contrário ao da circulação (diversamente do que sucede nas linfangites infecciosas puras). Linfonodos com parasitos podem evoluir para a formação de abscessos, principalmente na região inguinal.

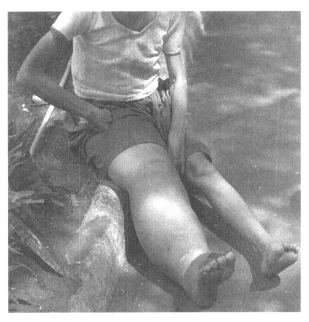

Fig. 30.2 Elefantíase da perna, em paciente com infecção por *Wuchereria bancrofti*. (Foto original, cedida pelo Dr. João Carvalho de Holanda.)

O processo inflamatório pode interessar extensos territórios ocupados pelo edema linfático, mormente no tecido celular subcutâneo, onde infecções estreptocócicas desenvolvem um quadro de erisipela.

Finalmente, as áreas com edemas (que a princípio são moles, depressíveis e redutíveis pelo repouso ou outras medidas) vão passando a um estado crônico, caracterizado pela tendência a endurecer e estabilizar-se pela fibrose que pouco a pouco invade e organiza tudo.

Elefantíase é o nome que se dá ao conjunto de manifestações dessa natureza, localizadas geralmente em uma ou ambas as pernas ou nos órgãos genitais externos, raras vezes nos braços ou nas mamas (Fig. 30.2).

O tecido elefantoide resulta de hipertrofia e fibrose do derma e da tela subcutânea, relacionados talvez com o alto teor em proteínas do linfoedema. Perturbações tróficas, devidas ao déficit circulatório, acabam por induzir alterações da pele, que aumenta de espessura, perde a elasticidade, fica ressecada e hiperqueratósica, sujeita a rachaduras e infecções bacterianas.

SINTOMATOLOGIA E CLÍNICA

Período Pré-patente. Compreendido entre a penetração das larvas infectantes e o aparecimento de microfilárias no sangue, este período dura um ano ou mais. Nas zonas endêmicas é suportado pelos pacientes ainda na infância, podendo ser totalmente assintomático ou entremeado de algumas manifestações alérgicas. Raramente ocorrem episódios de linfangite.

Período Patente Assintomático. Mesmo depois de instalada a microfilaremia, os indivíduos parasitados podem continuar durante muitos anos ou toda a vida sem sintomas clínicos. Entre eles, alguns tornam-se negativos depois de certo tempo, especialmente se abandonarem a área endêmica. Mas, em outros casos, esta fase pode ser curta ou faltar.

Forma Aguda. Manifesta-se pelo aparecimento dos fenômenos inflamatórios. As linfangites e linfadenites são frequentes, bem

284 BASES DA PARASITOLOGIA MÉDICA

como orquites, epididimites e funiculites. Os processos agudos ocorrem com maior frequência entre pessoas recém-chegadas às áreas endêmicas e, menos vezes, entre os naturais da região.

O ataque típico começa, em geral, subitamente, com dor na região inguinal ou em um ponto da perna. Calafrios, elevação da temperatura, mal-estar e outros sintomas gerais podem estar presentes. A pele fica vermelha na área onde a dor é mais intensa. Daí, a hiperemia, o calor e o edema alastram-se em direção às origens do trajeto linfático. Este, quando superficial, pode ser notado como um cordão consistente e sensível à palpação. A funiculite, como vimos anteriormente, não passa de uma linfangite do cordão espermático.

Os sintomas gerais podem ser bastante pronunciados. Além da febre e mal-estar, dores de cabeça e musculares, fadiga, anorexia, náuseas e insônia chegam a fazer parte do cortejo sintomático. Nesses casos, a microfilaremia noturna não costuma ser alta.

A duração desses processos inflamatórios autorresolutivos — a chamada **febre filarial** — é de três ou quatro dias. Mas novas crises surgem com intervalos variáveis, de meses ou anos, com igual localização e acompanhadas ou não de edemas residuais. Com o tempo, os ataques tornam-se menos severos. Nos pacientes que abandonam as zonas endêmicas, a tendência é para a cura, se bem que as sequelas possam persistir durante anos.

Forma Crônica. Em reduzida proporção dos indivíduos infectados (2 a 5%, segundos uns; 1 a 20%, segundo outros), as lesões decorrentes do parasitismo por *W. bancrofti* podem conduzir a um processo crônico, evolutivo e de maior gravidade, que se instala tardiamente entre os pacientes que vivem em zonas de alta endemicidade.

Várias circunstâncias favorecem essa tendência: o número de larvas infectantes que penetraram no organismo e produziram vermes adultos; a frequência de reinfecções e, portanto, o grau de superinfecção; o número de acasalamentos e suas localizações anatômicas; a sensibilização do organismo hospedeiro e a intensidade das reações inflamatórias; os hábitos do paciente, que incluem eventualmente uma sobrecarga de esforços e diminuída resistência ao parasitismo; ou as infecções bacterianas superajuntadas.

Na fase crônica da doença, predominam os fenômenos obstrutivos, agravados pelas reações inflamatórias nos pontos de estrangulamento da circulação linfática, bem como pela fibrose difusa nas zonas de estase e edema linfático. A microfilaremia é escassa ou totalmente ausente, em consequência dos processos imunológicos ou da morte dos vermes adultos.

As alterações obstrutivas centrais conduzem à hidrocele, à elefantíase e à quilúria, que começam sob a forma de edema linfático.

A frequência dos diversos quadros clínicos varia de região para região: a hidrocele é a manifestação clínica mais característica da filaríase no Brasil, na África tropical, no Egito, nos Estados setentrionais da Índia (Uttar Pradesh e Bihar) e na Indonésia; em outras regiões da Índia, a elefantíase é mais frequente que a hidrocele. Nas ilhas do Pacífico, ambas têm quase a mesma incidência.

Em 95% dos casos, um ou ambos os membros inferiores e o escroto, ou só este, estão envolvidos. A paquidermia pode ter como sede, por ordem decrescente de frequência: perna, escroto, braço, pênis, vulva e mama.

DIAGNÓSTICO

As dificuldades com que se defronta o médico para fazer um diagnóstico específico preciso provêm de duas fontes: (1) todos os quadros clínicos determinados pela *W. bancrofti* podem ter outras causas; e (2) a demonstração da presença do parasito no sangue não prova ser ele o agente causal, visto que, na maioria das vezes, a microfilaremia não se acompanha das manifestações patológicas. Por outro lado, nas hidroceles e nas elefantíases (que podem ser devidas igualmente a infecções estreptocócicas ou outras) a microfilaremia geralmente está ausente.

No período pré-patente, o diagnóstico deve basear-se no quadro clínico e nos dados epidemiológicos, quando estes sugerem a possibilidade de infecção do paciente, em áreas endêmicas. A biópsia de um linfonodo afetado pode revelar a presença de vermes.

Depois, o principal método é a busca de microfilárias no sangue, de preferência entre as 10 horas da noite e as 4 da madrugada, sempre que o parasito apresentar periodicidade noturna. As principais técnicas são:

a) pesquisa ao microscópio, em gota espessa de sangue colhido da polpa digital, como para o diagnóstico da malária;

b) exame do sangue em câmara de contagem: é fácil, rápido e barato, mas tem o inconveniente de dificultar a identificação da espécie de filária;

c) métodos de concentração por filtração do sangue em membranas de *millipore* ou de *nucleopore*; esta, sendo transparente, dispensa a clarificação. São técnicas sensíveis, porém caras;

d) pesquisa pelo método de Knott: 1 a 5 ml de sangue (citratado ou heparinizado e, depois, hemolisado) são centrifugados. Com o sedimento, preparar lâminas fixadas e coradas, para exame microscópico. Este método é ligeiramente inferior à gota espessa, pois dá mais resultados negativos quando a parasitemia é baixa.

Quando não se possa colher o sangue para exame nas horas mais favoráveis da noite, é possível provocar uma parasitemia diurna de *W. bancrofti* administrando-se, oralmente, uma dose de dietilcarbamazina (2 a 8 mg/kg de peso corporal) e examinar o sangue a ser retirado 20 a 60 minutos depois. A probabilidade de encontro dos parasitos aumenta com o número de lâminas examinadas de um mesmo paciente.

As microfilárias de *W. bancrofti* devem ser distinguidas das de outras espécies, quando ocorram na mesma área geográfica, ou quando o paciente tenha estado em lugares onde existem diferentes espécies (Fig. 30.3).

TRATAMENTO

Os medicamentos atualmente disponíveis são microfilaricidas mas não matam os vermes adultos.

Ivermectina é a droga de escolha para tratar a filaríase linfática, destacando-se pelo excelente e prolongado efeito microfilaricida que a caracteriza. Com dose única oral de 100-400 μm/kg de peso corporal ela suprime a microfilaremia por período de um a dois anos. Não tomar alimentos entre 2 horas antes e 2 horas depois da medicação. *Contraindicações*: nos casos de hipersensibilidade ou durante a gestação e a lactação.

Mesmo com pequenas doses, de 10-20 μm/kg, obtém-se ótimo resultado para o tratamento de massa, no controle da transmissão. A droga é bem tolerada, causando por vezes ligeira irritação ocular, sonolência e alteração passageira inespecífica do eletrocardiograma. Devido à lise imediata das microfilárias, pode ocorrer a reação de Mazzotti, que é raramente grave, com hipotensão ortostática (que requer repouso e ingestão de água em abundância), além de outros sintomas passageiros.

Entretanto ficou demonstrado que a droga não possui ação adulticida contra *Wuchereria bancrofti*, mesmo nas doses mais elevadas e repetidas quinzenalmente, razão pela qual não é

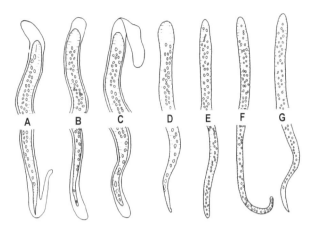

Fig. 30.3 Diagnóstico diferencial entre as microfilárias que podem ser encontradas no organismo humano. A figura apresenta apenas os aspectos típicos da extremidade anterior e da extremidade posterior em: A, *Wuchereria bancrofti*; B, *Brugia malayi*; C, *Loa loa*; D, *Onchocerca volvulus*; E, *Dipetalonema perstans*; F, *D. streptocerca*; G, *Mansonella ozzardi*.

suficiente para interromper a transmissão a longo prazo. Nas campanhas de massa recomenda-se o tratamento anual da população alvo.

A **dietilcarbamazina (DEC)**, amplamente utilizada há cerca de 40 anos em todo o mundo, segue como a droga alternativa na atualidade. Administrada por via oral, é absorvida rapidamente.

Demonstrou-se que a ação filaricida depende do bom funcionamento dos mecanismos imunológicos humorais e celulares do hospedeiro. A maioria das microfilárias do sangue são destruídas pelas células do sistema macrófago-linfoide do fígado e do baço, mas algumas podem escapar à ação do medicamento, mesmo após vários tratamentos.

As microfilárias que sobrevivem ao tratamento podem evoluir normalmente nos insetos vetores da filaríase.

Há evidências indiretas de que a **DEC** age também sobre os vermes adultos, mas não se conhece o mecanismo de ação da droga sobre eles.

O **esquema terapêutico** que a OMS recomenda consiste em dar, por via oral, 6 mg de dietilcarbamazina (sob a forma de citrato), por quilo de peso corporal e por dia, divididos em três doses (de 2 mg/kg cada uma) a serem ingeridas após as refeições. A duração do tratamento é de 12 dias. Ele deve ser repetido, quando os objetivos acima não forem atingidos da primeira vez. Em alguns poucos casos, mesmo os pacientes com elefantíase melhoraram com essa terapêutica, que em geral é decepcionante nas formas avançadas da doença.

A **DEC** é um produto seguro e de baixa toxicidade, mas, em casos raros, pode produzir efeitos colaterais, consistindo em anorexia, náuseas e vômitos; astenia, tonturas e sonolência.

Nos pacientes com microfilaremia, podem surgir reações que são indubitavelmente de natureza imunológica, provocadas pela morte e desintegração das microfilárias e conhecidas sob o nome de **reação adversa**: febre, cefaleia, dores articulares e musculares, anorexia, sensação de mal-estar; e, muito raramente, urticária e crises asmatiformes. Essas manifestações, que só ocorrem em pequena percentagem de casos, aparecem algumas horas depois de administrada a medicação e não duram mais de três dias. Desaparecem espontaneamente sem necessidade de interromper o tratamento.

Localmente, o tratamento pode provocar, depois de uma semana, uma **reação adversa tardia** com o aparecimento de sinais e sintomas de adenite, linfangite com ou sem edema e abscessos. Também funiculite, epididimite ou orquite. Elas desaparecem por si, ao fim de algum tempo.

ECOLOGIA E EPIDEMIOLOGIA

Distribuição Geográfica e Prevalência

A filaríase linfática devida à *Wuchereria bancrofti* apresenta vasta distribuição geográfica (Fig. 30.4). Um comitê de especialistas da OMS (1983) estimou existirem no mundo 90,2 milhões de pessoas infectadas, das quais 81,6 milhões por *W. bancrofti* e 8,6 milhões por duas outras espécies afins, *B. malayi* e *B. timori*. A maioria dos casos encontra-se na Ásia e no Pacífico, mas na África estariam 25,6 milhões de casos e um milhão nas Américas.

No Novo Mundo, os focos de filaríase estão nas Antilhas (Haiti, República Dominicana, Trinidad e Tobago etc.), em Costa Rica, Guiana, Suriname e Brasil. Os focos outrora existentes em outros países foram eliminados pelas operações de controle dos vetores ou simplesmente pela melhoria das condições gerais e saneamento.

No Brasil, a área endêmica atualmente investigada abrange os focos de Belém (Pará) e os do Nordeste (no Ceará, em Pernambuco e Alagoas), estando os principais no Recife e em Olinda. Faltam informações sobre outras áreas, que no passado apresentavam focos de filaríase linfática, compreendendo o Nordeste úmido (do Rio Grande do Norte à Bahia) e, no Sul, os Estados de Santa Catarina e Rio Grande do Sul.

O Ecossistema e a Transmissão

Nas Américas, a filaríase linfática é encontrada geralmente em focos litorâneos, ou nas margens dos grandes rios (Amazônia), quase sempre de clima tropical úmido e de baixa altitude.

O homem é o único hospedeiro vertebrado conhecido de *Wuchereria bancrofti*, mas vários mosquitos de hábitos domésticos da família **Culicidae**, principalmente dos gêneros *Culex* e *Anopheles*, participam da transmissão. Essas circunstâncias fazem com que a filaríase tenha, por seu geossubstrato, os aglomerados humanos (cidades, vilas ou povoados) onde os mosquitos se criam abundantemente nas casas ou seus arredores e podem picar a população durante as horas da noite.

Fontes de Infecção. São constituídas exclusivamente pelos indivíduos com microfilaremia. Portanto, os pacientes crônicos, com elefantíase ou com outras sequelas da doença, quando já não apresentem microfilárias circulando no sangue, são destituídos de importância epidemiológica. Também os pacientes que se encontrem na fase pré-patente, que pode durar um ano ou mais, só terão importância como fontes de infecção a longo prazo.

Entretanto, assumem papel de relevo na transmissão da helmintíase todos aqueles que apresentem parasitemia, sejam doentes em fase aguda ou crônica, sejam casos assintomáticos. Em conjunto, eles podem corresponder a uma média de 0,5% da população geral da localidade, nas áreas endêmicas brasileiras.

Os Insetos Transmissores. *Culex quinquefasciatus* (= *C. fatigans*) é o hospedeiro invertebrado e o transmissor por excelência da *W. bancrofti* na Região Neotropical. Ele é conhecido popularmente, no Brasil, por pernilongo, muriçoca, carapanã ou simplesmente mosquito. Em focos de alta endemicidade, outras

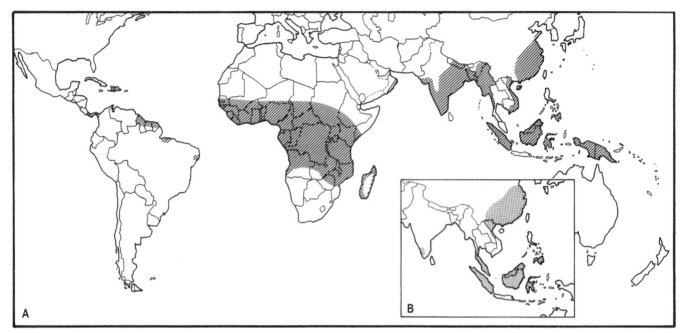

Fig. 30.4 Distribuição da filaríase linfática no mundo, segundo a OMS (1984). *A*, Regiões onde ocorre a transmissão de *Wuchereria bancrofti*. *B*, Regiões onde se encontra *Brugia malayi*.

espécies costumam participar do sistema de transmissão, como vetores secundários ou ocasionais. Todas pertencem à família **Culicidae** (ver Cap. 36). Na África, os vetores principais, além de *Culex quinquefasciatus*, são as espécies do complexo *Anopheles gambiae*.

Condições de Transmissão. Não basta a presença de pacientes com parasitemia e de mosquitos suscetíveis, em determinada área, para que tenha lugar a transmissão e a endemia se mantenha. Outras circunstâncias são necessárias:

1. É indispensável que as fontes de infecção sejam numerosas para assegurar a infecção dos mosquitos em quantidade razoável. Pois a parasitemia não ocorre em todas as fases da infecção filariana, estando ausente no período pré-patente e, muitas vezes, na fase crônica da doença.

2. A densidade de mosquitos deve ser elevada, portanto, para que se multipliquem as chances de infecção, em vista da escassez de parasitos no sangue da população. Essa densidade deve ser alta dentro das casas, à noite, e a espécie de mosquito presente deve ser antropófila. Aí estão algumas das razões que tornaram *C. quinquefasciatus* o melhor dos vetores existentes.

3. Para que uma espécie seja capaz de operar a transmissão, além de infectar-se ela mesma facilmente ao sugar sangue positivo, deve gozar de longevidade suficiente para permitir a evolução completa das larvas até sua fase infectante (L_3) para o homem. Em condições naturais, a proporção de *C. quinquefasciatus* que se encontra com larvas é da ordem de 0,1 a 10%, porém os que chegam a ser infectantes não passam de 0,02 a 1%, segundo a localidade.

4. Temperatura e umidade ambientes afetam a ecologia da filaríase, tanto por condicionar a abundância e longevidade dos insetos vetores, como por influir na evolução dos parasitos. As temperaturas ótimas estão entre 27 e 30°C. Quanto à umidade, todos os focos brasileiros estão em zonas úmidas ou superúmidas, com médias pluviométricas acima de 1.300 mm/ano.

5. Se a intensidade da transmissão não for grande, a probabilidade de um indivíduo contrair filaríase passa a ser função do tempo que permanecer na área endêmica.

CONTROLE DA FILARÍASE LINFÁTICA

O controle dessa endemia pode ter por alvo um dos objetivos seguintes:

- diminuir a morbidade, com o tratamento dos **casos clínicos** de filaríase (ver o item Tratamento); ou
- reduzir a transmissão pela medicação de todos os **indivíduos com microfilaremia**; ou
- interromper a transmissão, associando **quimioterapia e controle dos vetores**, em programas integrados de saúde.

Na maioria das regiões endêmicas o controle tem por objetivos a diminuição da morbidade e a redução da transmissão. Mas não existem critérios objetivos sobre o nível em que se deva conter a transmissão para que a filaríase deixe de ser um problema de saúde pública.

Redução das Fontes de Infecção

O método que até o presente deu melhores resultados foi a administração, a todos os pacientes com exame de sangue positivo, de **ivermectina** ou **dietilcarbamazina (DEC)**, poderosos microfilaricidas.

O **tratamento antiparasitário** pode ser **seletivo**, quando são tratados apenas os pacientes com exame positivo; ou de **massa**, quando, depois de um inquérito por amostragem que acusou altos índices de prevalência na população, decide-se administrar a medicação a todos os habitantes da localidade (excluídas, naturalmente, as crianças pequenas, as gestantes e os pacientes com outras doenças que contraindiquem o tratamento).

Nos tratamentos coletivos com DEC, a posologia recomenda é de 6 mg por quilo de peso corporal, por dia, durante 12 dias (ver o item Tratamento). Várias curas podem ser necessárias para o objetivo em vista.

Nos tratamentos com ivermectina, medicar uma vez por ano, com dose única oral de 100-400 μm/kg, enquanto necessário.

QUADRO 30.1 Filaríase linfática: resumo das atividades de hemoscopia realizadas por busca ativa e demanda espontânea – Brasil – 2001/2003

Ano:	2001			2002			2003		
Município/UF	Exames	Positivos	%	Exames	Positivos	%	Exames	Positivos	%
Recife	44.539	415	0,93	56.956	544	0,96	80.347	909	1,13
Jaboatão	33.630	336	1	36.569	294	0,8	55.835	440	0,79
Paulista	23.438	34	0,15	25.526	55	0,22	32.362	66	0,2
Olinda	22.303	415	1,86	8.292	151	1,82	11.560	168	1,45
Total PE	123.910	896	0,72	127.343	1,04	0,82	180.100	1.583	0,88
Maceió/Total AL	13.843	62	0,45	24.169	23	0,1	7.453	6	0,08
Belém/Total PA	99.093	1	0	92.604	0	0	79.098	0	0

QUADRO 30.2 Filaríase linfática: resumo das atividades de hemoscopia realizadas por busca ativa e demanda espontânea – Brasil – 2004

Ano	2004		
Município/UF	Exames	Positivo	%
Recife	87.474	533	0,61
Jaboatão	72.789	563	0,77
Paulista	17.049	18	0,11
Olinda	12.277	190	1,55
Total PE	189.859	1.304	0,69
Belém/Total PA	46.307	–	–

Maceió realizou 11.000 exames hemoscópicos entre julho de 2004 e julho de 2005.

QUADRO 30.3 Exames hemoscópicos – Pernambuco – 2005*

Município	Total de examinados	Total de positivos
Recife[1]	40.442	205
Jaboatão[2]	2.309	3
Olinda[3]	1.518	16
Paulista[4]	5.150	8

*Dados informados até o momento.
[1]maio/2005; [2]janeiro/2005; [3]março/2005; [4]junho/2005.

Combate aos Vetores

Uso de Inseticidas. A desinsetização é uma das formas de controle importantes, sendo facilitada sempre que o inseto vetor tenha hábitos endófilos e permaneça bastante tempo nas casas, para que se possa tirar partido da aplicação intradomiciliária dos inseticidas de ação residual.

Nas zonas urbanas, a luta contra *C. quinquefasciatus* é bastante difícil, quando se pensa em destruir os insetos adultos, e muito cara, quando se deseja acabar com as larvas. Esse é um dos mosquitos que se tornaram mais resistentes aos inseticidas de ação residual, em vista do emprego abusivo de tais produtos. Algumas drogas exercem sobre o *Culex* adulto um efeito repelente. Os inseticidas mais úteis contra ele são o **fenitrotion**, o **malation** e os **piretroides**, em neblinas e aerossóis, que por outro lado constituem tratamentos caros.

O combate às larvas de *Culex* baseia-se no uso de inseticidas organofosforados. Os novos **piretroides sintéticos** (como cipermetrina, deltametrina e permetrina) são eficazes contra as linhagens resistentes aos organofosforados.

Saneamento Ambiental. As redes de drenagem de águas pluviais e os esgotos que recebem tratamento adequado constituem elementos importantes e permanentes que contribuem para reduzir as populações desses mosquitos.

Redução do Contato Homem-Mosquito. Consegue-se com a telagem das casas (nas portas, janelas e outros tipos de aberturas), para o que são empregadas telas de náilon ou telas metálicas plastificadas. A proteção individual, durante a noite, pode ser assegurada pelo uso de mosquiteiros, que devem ser instalados em todas as camas, nas áreas de alto risco. Os melhores são aqueles que foram impregnados com **inseticidas piretroides**.

31

Oncocercíase

O PARASITO: ONCHOCERCA VOLVULUS
RELAÇÕES PARASITO-HOSPEDEIRO NA ONCOCERCÍASE
   Infectividade e resistência
   Patologia da oncocercíase
FORMAS CLÍNICAS E SINTOMATOLOGIA
DIAGNÓSTICO DA ONCOCERCÍASE
TRATAMENTO DA ONCOCERCÍASE
   Quimioterapia
   Nodulectomia

ECOLOGIA, EPIDEMIOLOGIA E CONTROLE DA ONCOCERCÍASE
   Distribuição geográfica e prevalência
   O sistema ecológico e a transmissão
   Insetos vetores: os simulídeos
   Metodologia do controle da oncocercíase

A **oncocercíase** ou **oncocercose** é a infecção ou doença causada por uma filária — a ***Onchocerca volvulus*** (outrora denominada *Filaria volvulus*) — que é um nematoide da ordem **Spirurida** e família **Onchocercidae**. Ela afeta mais de 17,6 milhões de pessoas, no mundo, sobretudo na África (OMS, 1998), habitando o tecido subcutâneo do homem, onde os vermes adultos enovelados provocam a formação dos nódulos fibrosos. Suas larvas (**microfilárias**) são responsáveis por lesões da pele e do globo ocular, produzindo alterações dos meios transparentes e da retina que conduzem frequentemente à cegueira.

Na África, esta filária ocupava, antes do controle, extensas áreas tropicais e de savanas, onde vivem os insetos hematófagos do gênero ***Simulium***, transmissores do parasito. A helmintíase implantou-se em alguns territórios do México, Guatemala, Colômbia, Equador, Venezuela e Brasil, trazida pelo tráfico de escravos.

O PARASITO: *ONCHOCERCA VOLVULUS*

Os Helmintos Adultos. São vermes filiformes (Fig. 24.1, **b**), com a cutícula relativamente espessa, de cor branca cremosa, e marcada por finas estriações transversais. O dimorfismo sexual é acentuado. A fêmea mede 30 a 50 cm de comprimento por 0,3 a 0,4 mm de diâmetro, e suas duas extremidades terminam sem adelgaçamento progressivo. O macho é muito menor, tendo apenas 2 a 4 cm de comprimento. A extremidade anterior é semelhante à da fêmea, mas a posterior enrola-se ventralmente.

O **hábitat** dos vermes adultos é o tecido celular subcutâneo, onde formam novelos bastante emaranhados, metidos na trama de um nódulo fibroso com que o organismo responde à presença dos parasitos. Nesses nódulos encontram-se desde uma fêmea ou um casal de vermes, até seis ou sete helmintos de ambos os sexos. Em algumas ocasiões os vermes mantêm-se distendidos nos tecidos, sem formar novelos, e podem empreender migrações pelo organismo do hospedeiro. Na Venezuela, os nódulos são encontrados apenas em 22% dos indivíduos parasitados.

As Microfilárias. Quando, nos mesmos oncocercomas, encontrem-se presentes machos e fêmeas, dá-se a fecundação e reprodução dos parasitos. As fêmeas parem larvas — as **microfilárias** — que são muito ativas e se dispersam pelo tecido conjuntivo da pele e da tela subcutânea, de onde podem ser isoladas sem dificuldade.

As microfilárias parecem-se com as de *Wuchereria*, mas não dão lugar a confusão diagnóstica porque são desprovidas de bainha, não ocorrem no sangue e são abundantes na pele durante todas as horas do dia ou da noite (Figs. 30.3 *D* e 31.1).

As microfilárias não são produzidas de modo contínuo. As fêmeas apresentam três a quatro ciclos reprodutivos anuais, de dois a quatro meses cada um, durante os quais são produzidas entre 200.000 e 400.000 microfilárias. Cada ciclo é precedido de nova inseminação pelos machos. Teoricamente, uma fêmea gera em toda sua vida cerca de 10 milhões de larvas, liberando de 1.000 a 3.000 microfilárias por dia. Aparentemente, as larvas são capazes de longas migrações. Elas têm sido encontradas nos tecidos do globo ocular, em linfonodos, no baço, no mesentério, nos rins e no sedimento urinário.

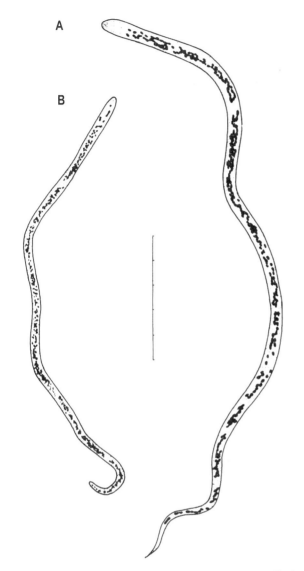

Fig. 31.1 Microfilárias que têm a pele por hábitat: A, microfilária de *Onchocerca volvulus*; B, de *Dipetalonema streptocerca*. A escala corresponde a 0,05 mm. (Redesenhada do original de R. L. Muller para OMS/WHO — *Onchocerciasis*, Geneva, 1974.)

Ciclo dos Parasitos. Atribui-se aos vermes adultos longevidade máxima de 15 anos e, às microfilárias, 6 a 30 meses, segundo o estado imunológico do hospedeiro. O ciclo vital é heteroxeno e semelhante ao de *Wuchereria*, porém realiza-se em dípteros da família **Simuliidae** (conhecidos, no Brasil, por "piuns" ou "borrachudos").

O desenvolvimento larvário, nos simulídeos, faz-se em seis a oito dias. Mas apenas pequeno número completa sua evolução, chegando até a fase de **larvas de terceiro estádio** (L_3 ou fase infectante). Estas, que medem 0,5 a 1 mm, migram para a bainha da probóscida do inseto (*labium*), de onde passam para a pele humana nos momentos em que as fêmeas dos simulídeos estiverem sugando o sangue.

RELAÇÕES PARASITO-HOSPEDEIRO NA ONCOCERCÍASE

Infectividade e Resistência

Supõe-se que a penetração das larvas infectantes no organismo humano se faça pela pele, em circunstâncias análogas às de *Wuchereria bancrofti* (ver Cap. 30). Entretanto, não costuma haver migrações para lugares distantes do ponto de entrada.

Sendo pequeno o número de larvas inoculadas pela picada de um inseto, cada indivíduo deverá ser atacado muitas vezes para que receba uma quantidade razoável de parasitos e para que, depois da intervenção dos mecanismos de defesa do hospedeiro, sobre ainda número suficiente para assegurar a probabilidade do encontro sexual.

Resposta Imunológica Humoral. Na fase crônica, o organismo produz grande variedade de anticorpos dos tipos IgG, IgM e IgE, parecendo que os parasitos desencadeiam uma proliferação policlonal dos linfócitos B. *In vitro*, o soro de pacientes crônicos favorece a aderência dos granulócitos às larvas infectantes e às microfilárias, causando-lhes a morte.

Pensa-se que a desgranulação repetida e maciça dos eosinófilos, em torno das inúmeras microfilárias, poderia ser a causa das reações inflamatórias que se desenvolvem localmente e, talvez, mesmo a distância.

Resposta Imunológica Mediada por Células. Na generalidade dos casos a imunidade celular está deprimida, de modo que os pacientes só respondem fracamente ao teste intradérmico; e, por outro lado, mostram ampla distribuição de microfilárias na pele. No entanto, aqueles que apresentam forte reação cutânea têm pouquíssimas microfilárias na pele.

Imunidade Protetora. Sabe-se que a aquisição da parasitose ocorre em geral muito cedo, mas a densidade de microfilárias na pele não se eleva indefinidamente.

Ela costuma estabilizar-se entre os 10 e 20 anos de idade, ou entre os 20 e 30 anos, mesmo quando a exposição ao risco de infecção continue elevada.

As razões desse equilíbrio são desconhecidas. Pacientes tratados com dietilcarbamazina, mas que continuam a viver nas áreas endêmicas, reinfectam-se facilmente.

Patologia da Oncocercíase

Oncocercomas. O organismo hospedeiro responde à presença dos parasitos envolvendo-os em uma estrutura fibrosa que constitui o nódulo oncocercótico ou oncocercoma (Fig. 31.3).

O aspecto e o tamanho dos nódulos variam com a idade do processo, medindo entre 1 e 80 mm de diâmetro. Eles alcançam um centímetro depois de 4 ou 5 anos, reduzindo-se progressivamente os componentes inflamatórios (predominantes nos tumores novos) e aumentando, com o passar do tempo, a fibrose (mais pronunciada nos nódulos antigos).

Em si mesmos, os oncocercomas são tumores benignos. Do ponto de vista patológico, sua maior importância está em serem os centros produtores de microfilárias pelos vermes adultos que aí se encontram.

As Lesões Cutâneas. São devidas à presença de microfilárias, em grande número, em todas as camadas da pele, mas predominando nas porções mais superficiais da derme. Na medida em que essas larvas vão morrendo, ou sendo destruídas pelos mecanismos de defesa do hospedeiro, as células inflamatórias vão aumentando nos espaços perivasculares.

Depois, começa a haver hiperceratose e acantose, edema epitelial e despigmentação, dilatação e sinuosidade dos vasos linfáticos e sanguíneos da derme e aumento dos polissacarídeos nos espaços entre as fibras colágenas. O número de fibroblastos aumenta muito, acarretando a substituição progressiva do tecido dérmico normal por tecido fibroso.

Na fase crônica tardia, diminui o edema epitelial, mas a hiperceratose e a atrofia epitelial aumentam, assim como a esclerose e a hialinização do colágeno na derme. Atrofiam-se as glândulas da pele, principalmente as sebáceas, e os folículos pilosos.

Em algumas regiões endêmicas ocorrem formas graves, conhecidas como *sowda*, marcadas por distúrbios da pigmentação cutânea, erupção papular e prurido intenso, e onde a infiltração inflamatória é maciça.

As Lesões Linfáticas. Na oncocercíase há adenite dos linfonodos regionais, marcada pela presença de microfilárias e por sua tendência a evoluir para a fibrose. Como essas alterações se acompanham por vezes de obstrução das vias linfáticas, pode resultar daí o aparecimento de edema linfático da pele, de elefantíase e de pregas cutâneas na virilha, ou outras regiões do tegumento, com linfonodos pendentes.

As Lesões Oculares. Constituem as alterações mais graves produzidas pela infecção devida a *O. volvulus*. O exame oftalmológico permite constatar a presença de microfilárias nadando na câmara anterior do olho, mesmo quando não existam oncocercomas nas proximidades.

Essa localização do parasito não constitui, em si, qualquer inconveniente enquanto as larvas se mantiverem vivas. Mas ao degenerarem, cercadas de eosinófilos e linfócitos, provocam inflamação. Em alguns casos a inflamação desaparece, sem deixar traços, depois de absorvidos os restos parasitários; mas, em outros, leva a alterações progressivas do globo ocular, com lesões da córnea, da íris ou da coroide, assim como do nervo óptico e da retina.

Na córnea, as alterações iniciais são opacificações punctiformes — **ceratite punctiforme** —, que outras vezes são lineares ou em banda. Elas resultam da proliferação vascular e da inflamação local, com tendência para a cronicidade, e se acompanham de invasão fibroblástica (formação de *pannus*).

FORMAS CLÍNICAS E SINTOMATOLOGIA

O período pré-patente é estimado em 2 a 6 meses, em vista dos casos diagnosticados em crianças dessa idade. Outras observações sugerem 3 a 15 meses. As principais manifestações clínicas são os oncocercomas, as lesões cutâneas, a eosinofilia sanguínea e as lesões oculares.

Oncocercomas. A localização dos tumores apresenta variações, segundo a área geográfica.

Nos pacientes africanos, dois terços dos nódulos costumam estar localizados da cintura para baixo (principalmente nas regiões ilíacas e trocantéricas), enquanto nos das Américas dois terços ficam acima da cintura. No México, mais de 80% dos oncocercomas são cefálicos, mormente nas regiões occipital e temporais (Fig. 31.3). Na Venezuela, apenas 14% encontram-se na cabeça, enquanto 63% se distribuem pelo tronco, 9% nos membros superiores e 12% nos membros inferiores.

O número de oncocercomas por paciente varia de um a várias dezenas. Porém, entre os pacientes em que se pôde isolar microfilárias da pele, só 30 a 60% apresentavam tumores palpáveis. Os nódulos situados profundamente podem passar despercebidos.

Dermatite Oncocercosa. Constitui uma síndrome frequente e muito característica desta filaríase. No início, costuma surgir como exantema ou vermelhidão pruriginosa, que se localiza principalmente na cabeça (rosto) e membros superiores. A coceira chega a ser muito incômoda e, algumas vezes, tem o aspecto de urticária. O nome de "erisipela da costa", usado na Guatemala, refere-se a esses sintomas.

A pele apresenta-se edematosa, congesta, quente e dolorosa. Essas manifestações agudas, por vezes acompanhadas de mal-estar e outros sintomas gerais, duram três ou quatro dias, podendo recorrer de tempos em tempos. Modificações da pigmentação aparecem cedo e, como o prurido, podem surgir em qualquer parte do corpo. Há zonas de hiperpigmentação e outras de despigmentação, sem alterações da sensibilidade. Com a evolução para a cronicidade, a pele torna-se grossa, fosca, enrugada e sem elasticidade, comunicando à fisionomia do paciente um aspecto senil (Fig. 31.2).

Eosinofilia. No sangue periférico, encontra-se frequentemente uma taxa de eosinófilos da ordem de 20 a 75%.

Síndrome Ocular. As lesões oculares apresentam-se em 30% dos indivíduos parasitados por *O. volvulus*, na América Central, e em 85% dos casos africanos. Em geral, elas levam muitos anos para se instalar.

As primeiras manifestações consistem em lacrimejamento e intensa fotofobia (com blefarospasmo). Depois aparecem edema palpebral e congestão dos vasos ciliares e da córnea.

Mais tarde uma **ceratite punctiforme**, que é muito característica da oncocercíase ocular, começa a desenvolver-se sob o epitélio, em torno da região límbica da córnea, mas deixando livres as regiões centrais. São pequenas zonas de opacificação, com limites indefinidos, que inicialmente não reduzem muito a acuidade visual, a não ser à noite. Essas lesões podem regredir sem deixar traços. Em áreas de baixa endemicidade a ceratite punctiforme é muito encontrada, sendo raros os processos mais graves e a cegueira.

Em lugares de alta endemicidade e quando a carga parasitária é importante, esses pontos opacificados vão-se estendendo pouco a pouco e convergem para formar manchas esbranquiçadas e opacas: os *pannus*. O processo é agora uma **ceratite esclerosante** que predomina nas partes inferiores e laterais da córnea sem avançar para o centro, durante muitos anos. Mas que pode progredir com o tempo até opacificar toda a córnea e causar a cegueira. Esta ocorre em 1% dos pacientes de áreas com elevada endemicidade do México e Guatemala, e em 2,5% dos doentes africanos com oncocercíase.

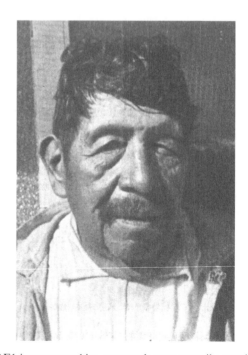

Fig. 31.2 Fácies oncocercótica, mostrando aspecto senil e grandes pregas palpebrais. (Documentação original do autor.)

DIAGNÓSTICO DA ONCOCERCÍASE

Biópsia de Pele. A maioria dos autores considera este o melhor método parasitológico para o diagnóstico da oncocercíase. Nas Américas, recomenda-se examinar a pele da região escapular; na África, a da região trocantérica ou logo acima da crista ilíaca.

Para fazê-lo provoca-se a formação de uma prega cutânea (entre as pontas de uma pinça, por exemplo) e corta-se tangencialmente um fragmento que inclua os estratos superficiais da derme.

Esmiúça-se esse fragmento sobre lâmina de vidro, com uma gota de solução fisiológica; cobre-se com lamínula e examina-se com a lupa ou ao microscópio. As microfilárias são reconhecidas pelo tamanho e pela movimentação ativa.

As microfilárias de *O. volvulus*, isoladas da pele, devem ser distinguidas, por vezes, de outras que possam ocorrer na mesma área geográfica. Assim, na África Ocidental encontram-se microfilárias de *Dipetalonema streptocerca* em biópsias de pele. Mas quando estas contêm sangue, podem aparecer também *Dipetalonema perstans* e *Loa loa*. No Novo Mundo, *Mansonella ozzardi* distribui-se pelo Caribe e América do Sul, e pode ser encontrada tanto no sangue como na pele sem produzir qualquer sintomatologia (Fig. 30.3).

Oftalmoscopia. A pesquisa na câmara anterior do olho exige equipamento adequado (lâmpada de fenda) e mostra as microfilárias de *O. volvulus* circulando nas correntes de convecção do humor aquoso, em 40 a 50% dos casos. Quando elas se acumulam e desaparecem no ângulo inferior, basta fazer o paciente baixar a cabeça, ou proceder a uma massagem digital do olho, para que seu número aumente no meio líquido.

Nodulectomia. Quando não são evidentes, os nódulos subcutâneos devem ser procurados com bastante cuidado em toda a superfície do corpo e mesmo em planos mais profundos. Neles encontram-se, além das microfilárias, os vermes adultos, isoláveis pela digestão artificial do tecido.

Testes de Mazzotti. Tem sido útil no diagnóstico de casos em que não se conseguiu demonstrar a presença dos parasitas pelos métodos convencionais. Consiste ele em administrar pequena dose do medicamento **dietilcarbamazina** (geralmente 50 mg, para um adulto, por via oral) e observarem-se, em seguida, as manifestações cutâneas resultantes. A reação costuma iniciar-se dentro de 15 minutos, ou demorar horas.

Primeiro aparece o prurido e, depois, uma fina erupção papular, que pode ficar limitada a pequenos territórios ou a uma só parte do corpo (ver adiante, *reação de Mazzotti*).

Nos trabalhos de campo o teste de Mazzotti só deve ser aplicado em pacientes que forem negativos aos outros métodos de demonstração do parasitismo. A prova deve ter uma primeira leitura após três horas e outra ao completar 24 horas. O teste é contraindicado em casos com parasitismo evidente, pacientes debilitados, indivíduos idosos e mulheres grávidas.

TRATAMENTO DA ONCOCERCÍASE

Quimioterapia

1. A **ivermectina** é a droga de escolha para o tratamento, com dose única de 150 μg/kg, via oral, que deve ser repetida cada seis meses, pois é eficiente microfilaricida mas não mata os vermes adultos. Ela faz desaparecerem rapidamente as microfilárias da pele e, mais lentamente, as que se encontrem na córnea e na câmara anterior dos olhos. Quanto aos vermes adultos, ela suprime a eliminação de microfilárias pelas fêmeas. Os embriões retidos no útero acabam por degenerar. Há, portanto, um efeito supressivo da produção de microfilárias que dura vários meses.

Quando há envolvimento ocular, é necessário administrar **prednisona** durante vários dias, antes da ivermectina, na dose de 1 mg/kg/dia.

2. **Suramina**: é a única droga capaz de matar as formas adultas de *O. volvulus*. Mas seu uso é limitado pelo elevado grau de toxicidade.

3. A **dietilcarbamazina**, que foi muito utilizada no passado, está agora fora de uso por seus efeitos colaterais, inclusive a **reação de Mazzoti**, que é devida à destruição súbita e maciça das microfilárias.

O mecanismo envolvido não foi esclarecido. Caracteriza-se por manifestações gerais, múltiplas, tais como: prurido, exantema (com pápulas e edemas ou de tipo urticariforme), mialgias, artralgias, aumento e hiperestesia dos linfonodos; cefaleia, febre, taquicardia e hipotensão. O prurido começa cerca de 15 minutos depois da ingestão do medicamento, mas os demais sintomas surgem 24 horas mais tarde.

Nodulectomia

Tem sido praticada de forma sistemática no México e na Guatemala, como parte do tratamento preventivo e curativo, assim como para reduzir as fontes de infecção. Ela é medida importante e muito útil porque a retirada dos vermes adultos suprime ou reduz a produção de microfilárias e permite que o tratamento medicamentoso (que é predominantemente microfilaricida) não provoque efeitos colaterais pela destruição maciça de parasitas (Fig. 31.3). Seu valor é limitado pela possível existência de nódulos profundos ou pequenos, não-reconhecíveis, ou de filárias adultas não encapsuladas.

ECOLOGIA, EPIDEMIOLOGIA E CONTROLE DA ONCOCERCÍASE

Distribuição Geográfica e Prevalência

As áreas de distribuição de *Onchocerca volvulus* estendem-se pela África tropical, ao sul do Saara, onde mais de 17,5 milhões de pessoas encontram-se infectadas, com cerca de 300 mil casos

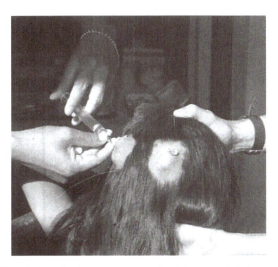

Fig. 31.3 Extirpação de oncocercoma (nodulectomia) feita em plena zona endêmica, como parte da campanha sanitária contra a filaríase, em Oaxaca, México. (Documentação original do autor.)

de cegueira; e por alguns territórios do Continente Americano compreendidos entre a linha do Equador e o Trópico de Câncer, onde se estima a existência de quase 100.000 casos.

Nas Américas (Fig. 31.4), os principais focos da endemia encontravam-se no México (24.700 casos, em 1980), Guatemala (cerca de 40.000 casos, em 1985) e Venezuela (20.000 casos, em 1985). Na República do Equador, existe um foco na Província de Esmeralda (cerca de 7.000 casos, em 1984). No Brasil, os focos de Auaris, Surucucu e Toototobi, localizados em Roraima, são de conhecimento relativamente recente e se relacionam com os do sul venezuelano, onde afetam populações indígenas das tribos Yanomami e Makiritare, que habitam ambos os lados da fronteira. Calculava-se em 5.500 o número de pacientes com oncocercíase, em 1985. Como a região é rica em ouro e outros minerais, a população sob risco deverá aumentar.

O Sistema Ecológico e a Transmissão

A endemia oncocercósica ocorre em focos situados em torno dos criadouros de simulídeos ou ao longo de trajetos onde os criadouros ficam alinhados, segundo a hidrografia característica da região. O contato homem-vetor, que é evidentemente o pré-requisito da transmissão, sofre variações em sua frequência e efetividade, em função de diversos fatores:

a) abundância de criadouros, densidade de simulídeos das espécies vetoras e seu grau de antropofilia;

b) abundância de indivíduos portadores de *O. volvulus* e densidade de microfilárias na pele dos pacientes;

c) densidade da população humana exposta ao risco de infecção;

d) condições socioeconômicas que mantenham os trabalhadores em contato com os focos de transmissão, como as culturas de café, ou de cana, o garimpo etc., promovendo inclusive migrações ou a permanência temporária de trabalhadores durante os períodos de maior atividade agrícola.

O tempo de permanência nos focos endêmicos condiciona a carga parasitária dos pacientes e, esta, a facilidade com que os simulídeos serão infectados quando as fêmeas vierem alimentar-se de sangue.

Insetos Vetores: Os Simulídeos

Os vetores de *O. volvulus*, tanto na África como nas Américas, são dípteros da família **Simuliidae** e do gênero *Simulium* (Fig. 31.5), que pertencem a espécies diferentes para cada região geográfica:

a) Na África os principais transmissores são os membros do complexo *S. damnosum*. Mas na África Central e Oriental, também participam da transmissão espécies do complexo *S. neavei*.

b) Nas Américas, México e Guatemala têm como principal vetor *S. ochraceum* e como vetores secundários *S. metallicum* e *S. callidum*; na Venezuela, eles são *S. metallicum* e *S. exiguum*; na Colômbia e Equador, *S. guianense*; e nas terras baixas fronteiriças das bacias dos rios Amazonas e Orinoco encontra-se *S. oyapockense*.

Metodologia do Controle da Oncocercíase

Luta Antivetorial. É feita quase exclusivamente mediante a aplicação de inseticidas nos criadouros, contra as formas larvárias dos simulídeos. A ação contra os insetos adultos é mais difícil, por seu grau de dispersão e por não serem bem conhecidos os seus hábitos e biologia.

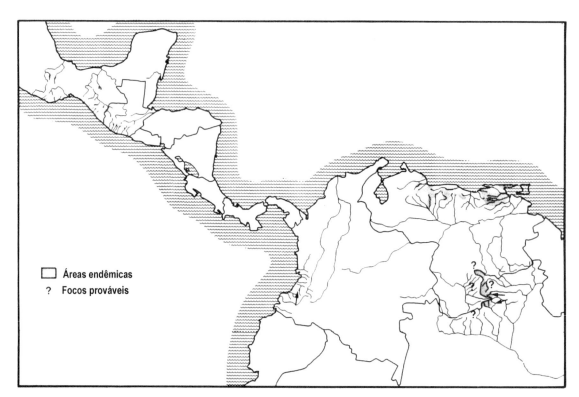

Fig. 31.4 Distribuição geográfica das áreas de oncocercíase no Continente Americano, que compreendem o México (com cerca de 25 mil casos), a Guatemala (40 mil casos), o Equador (7 mil casos), a Colômbia (ocorrência esporádica), a Venezuela (20 mil casos) e o Brasil (mais de 5 mil casos).

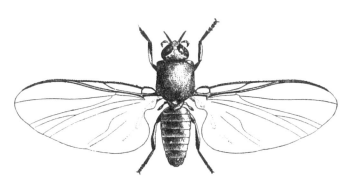

Fig. 31.5 Díptero nematócero do gênero *Simulium*, que conta com várias espécies transmissoras de oncocercíase. (Segundo Austen.)

Inicialmente o DDT foi muito utilizado. Depois, **temefos** (um organofosforado) tem constituído o principal larvicida em uso. Nos lugares onde surgiu resistência à droga, ela é substituída seja pela **clorfoxima** (outro organofosforado), seja pela **permetrina** (um piretroide) ou pelo **carbosulfan.**

S. neavei foi erradicado em cinco projetos do Quênia e Uganda. O *Programa OCP*, dirigido pela OMS na África Ocidental, cobre mais de 750 mil km^2 de superfície, aplicando larvicidas por meio de helicópteros ou avionetas. A avaliação do controle, após 11 anos, constatou que os resultados haviam sido excelentes, eliminando o vetor (*S. damnosus* s.l.) em grande parte da área endêmica, ou reduzindo a transmissão a zero ou quase zero em outros lugares.

A densidade microfilariana das comunidades foi reduzida de 70 a 90%; a infecção das crianças nascidas depois de instituído o controle tornou-se muito rara.

Programas Integrados de Controle. Pensa-se atualmente que a luta contra a oncocercíase deva ser conduzida através de um programa integrado, onde todos os métodos adequados sejam utilizados racionalmente. É necessário um mínimo de 12 a 15 anos de interrupção da transmissão para esgotar a existência das filárias adultas e, portanto, a produção de microfilárias pelos antigos pacientes.

Na Guatemala a **nodulectomia** vem sendo praticada sistematicamente há muitos anos, tendo baixado a proporção de portadores de nódulos de 24%, no período 1935-39, para 8,7%, em 1970-79.

A **quimioterapia** com ivermectina contribui significativamente para reduzir as fontes de infecção para os simulídeos, devendo ser administrada periodicamente a todos os filarêmicos.

32

Tricuríase

TRICHURIS TRICHIURA *E TRICURÍASE*
O parasito
Patologia e sintomatologia

Diagnóstico da tricuríase
Tratamento da tricuríase
Epidemiologia e controle da tricuríase

Os **Tricuroidea** são vermes de tamanho pequeno ou médio, cujo corpo é filiforme em sua porção anterior e fusiforme posteriormente. Os órgãos bucais são rudimentares, e o esôfago, desprovido de elementos musculares, reduz-se a um tubo capilar atravessando uma coluna de células glandulares, os **esticócitos**, que formam em conjunto o **esticossomo**.

O homem é habitualmente parasitado por *Trichuris trichiura*, cuja distribuição geográfica é mundial; e por outro helminto — *Trichinella spiralis*, inexistente no Brasil. Há outras espécies da mesma superfamília que só raramente foram descritas como infectando o homem.

TRICHURIS TRICHIURA **E TRICURÍASE**

Este helminto é conhecido também por tricocéfalo, em vista de ter sido usado para ele, durante muito tempo, o nome *Trichocephalus trichiurus* (hoje relegado à sinonímia).

A doença é dita **tricuríase**, tricurose ou tricocefalose. Stoll, em 1947, calculou que deveriam existir no mundo mais de 350 milhões de indivíduos infectados por essa espécie, dos quais 28 milhões na África e 30 milhões na América tropical.

Na grande maioria dos casos, o parasitismo é silencioso. Mas os pacientes que, em vista de suas condições físicas ou das condições gerais de vida, contraem elevado número de vermes passam a sofrer de perturbações intestinais cuja gravidade chega inclusive a provocar a morte.

O Parasito

Os Vermes Adultos. Medem 3 a 5 cm de comprimento, sendo os machos pouco menores que as fêmeas. A parte delgada anterior é mais longa que a posterior, fazendo com que se pareçam a pequenos chicotes (Fig. 32.1). Na extremidade anterior

do segmento delgado está a boca, provida de um estilete; e, ao longo de toda a extensão desse segmento, o espaço encontra-se ocupado pelo esticossomo (esôfago), que continua depois com o intestino. A parte posterior, mais volumosa, contém o intestino, o reto (ou a cloaca) e os órgãos reprodutores.

Os órgãos sexuais femininos são singelos, pois há um só ovário, seguido de um oviduto, útero e vagina (Fig. 32.1 *A*). Nos machos também há um só testículo, canal deferente e canal ejaculador. O espículo é único, longo e cercado por uma bainha que o envolve à maneira de um prepúcio — a **bainha do espículo**. A superfície externa dessa bainha é totalmente revestida de minúsculos espinhos. A extremidade posterior do macho é enrolada ventralmente em espiral, porém aqui o enrolamento descreve um ângulo maior que 360° (Fig. 32.1 *B*).

Os vermes adultos vivem no cécum, menos vezes no colo, no apêndice ou nas últimas porções do íleo, sempre com a porção anterior mergulhada na mucosa, de onde retiram seu alimento.

Admite-se para *T. trichiura* uma longevidade de 6 a 8 anos; excepcionalmente, mais. No entanto, a maioria dos vermes é eliminada antes de 3 anos.

Ovos, Larvas e Ciclo Evolutivo. A fecundidade da espécie é grande, sendo calculada entre 200 e 300 a média do número de ovos eliminados diariamente, por grama de fezes e por fêmea, o que equivale a uma oviposição de 3.000 a 7.000 ovos por fêmea e por dia, podendo chegar mesmo até 20 mil ovos/dia.

O tamanho dos ovos varia entre 50 e 55 μm de comprimento por 22 ou 23 μm de largura. O aspecto é muito característico, pois têm a forma de um barril alongado, com os polos salientes. Na casca são visíveis, à microscopia óptica, três camadas: a externa, mais espessa e de cor castanha, é interrompida nos dois polos, onde um material hialino e refringente fecha as aberturas e faz saliência para o exterior, lembrando por seu aspecto duas rolhas de cristal. As duas camadas internas são mais claras, e de

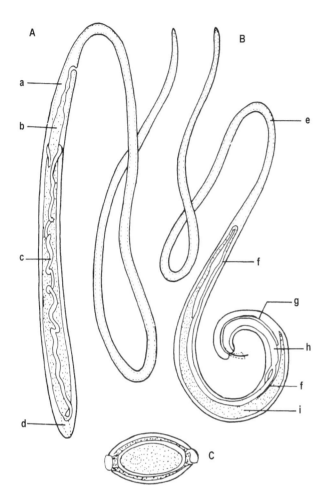

Fig. 32.1 *Trichuris trichiura*: A, fêmea; B, macho; C, ovo, com suas rolhas polares. **a**, vagina; **b**, útero; **c**, ovário; **d**, reto e ânus; **e**, faringe filiforme (esticossomo) contida na porção delgada do corpo; **f**, canal deferente; **g**, espículo; **h**, cloaca; **i**, testículo.

aspecto hialino. Dentro está a célula-ovo, com sua membrana vitelina e o núcleo ainda não dividido (Fig. 32.2).

Enquanto estão no intestino do hospedeiro, os ovos permanecem sem embrionar. Mas, no meio externo, começa a segmentação da célula-ovo que leva à formação de uma larva ao fim de duas a três semanas ou de meses, em função da temperatura e de outros fatores ambientais. A larva não abandona a casca, nem sofre ecdises aí, porém o ovo embrionado passa a ser infectante para o homem.

No laboratório, esses ovos embrionados podem conservar seu poder infectante durante 5 anos. Em condições naturais devem sobreviver no meio durante vários meses.

Quando ingeridos pelas crianças ou pelos adultos, eclodem na luz do intestino e as larvas, depois de saírem por um dos polos do ovo, penetram nas criptas glandulares do cécum, onde permanecem dois dias, completado seu desenvolvimento.

Os vermes adultos fixam-se à mucosa, onde mantêm mergulhada a extremidade cefálica, e decorridos 70 a 90 dias, depois da ingestão do material infectante, completa-se o ciclo biológico com o aparecimento de ovos nas fezes do novo hospedeiro.

Patologia e Sintomatologia

O número de espécimes de *T. trichiura* que vive no intestino grosso das pessoas infectadas varia amplamente, mas em geral a população parasitária está compreendida entre 2 e 10 helmintos, elevando-se em casos excepcionais para 100 e, mesmo, 1.000 vermes. Em autópsias feitas em São Paulo, a média encontrada foi igual a 8.

A grande maioria dos indivíduos parasitados é de portadores assintomáticos, não se tendo informações sobre o número de vermes necessários para que surjam efeitos patológicos. Evidentemente, as condições em que se encontra o paciente constituem uma variável importante para o aparecimento e a gravidade do quadro clínico.

As lesões traumáticas que os parasitos causam à mucosa são mínimas e, mesmo nas infecções pesadas, não se observam fenômenos inflamatórios importantes (Fig. 32.3). Pensa-se, por isso, em mecanismos irritativos sobre as terminações nervosas da parede intestinal, produzindo reflexos que alterem a motilidade (peristaltismo) e as funções do grosso intestino (reabsorção de líquidos, principalmente); ou em hipersensibilidade aos produtos metabólicos do helminto.

O quadro clínico pode ser discreto e indefinido, com nervosismo, insônia, perda de apetite e eosinofilia sanguínea. Mais

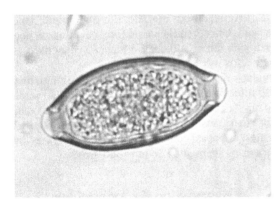

Fig. 32.2 Ovo de *Trichuris trichiura*, ainda não embrionado, onde se reconhecem as diversas camadas da casca e as rolhas polares. Seu comprimento varia entre 50 e 55 μm.

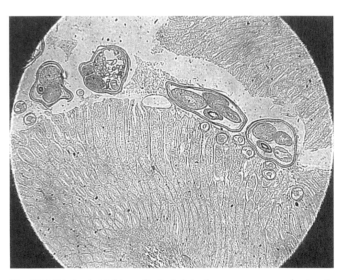

Fig. 32.3 *Trichuris trichiura*. Corte de intestino grosso, passando através de alguns helmintos aí implantados e mostrando várias seções da porção delgada anterior (quase sempre mergulhada na mucosa) e da porção posterior, mais grossa, na luz do intestino.

296 BASES DA PARASITOLOGIA MÉDICA

vezes é caracterizado por diarreia, dor abdominal, tenesmo e perda de peso.

Uma diarreia persistente, em crianças pequenas, pode conduzir a um estado de desidratação cuja etiologia não é suspeitada pelos médicos.

Fenômenos dispépticos, dor abdominal, principalmente no quadrante inferior direito, flatulência, constipação intestinal e febre moderada compõem o quadro sintomático em outros casos. Intensa irritação intestinal pode levar até ao prolapso do reto, em pacientes (crianças) com grande número de vermes distribuídos por todos os segmentos do intestino grosso.

Diagnóstico da Tricuríase

Dada a fecundidade dos tricocéfalos, a pesquisa de seus ovos nas fezes não oferece dificuldade, sendo adequado para isso qualquer método de rotina. A morfologia dos ovos é também inconfundível (Fig. 32.2).

Quando se quer calcular o número de helmintos adultos existentes em um paciente, emprega-se a técnica de contagem de Stoll ou a de Kato-Katz.

Considera-se leve um parasitismo por *T. trichiura* que corresponda à eliminação de menos de 5.000 ovos por grama de fezes; entre 5.000 e 10.000 ovos/grama, trata-se de infecção de intensidade média; e, acima de 10.000 ovos/grama, de infecção pesada.

Tratamento da Tricuríase

1. **Albendazol**. É a droga de escolha para tratar esta helmintíase. Administrar 400 mg, em dose única, por via oral. Nos casos de parasitismo intenso, repetir o tratamento três dias consecutivos, com o que se consegue erradicar 80% das infecções.

2. **Mebendazol**. Medicamento que já foi descrito a propósito da terapêutica da ascaríase e de outras helmintíases intestinais (ver Cap. 27).

A dose é sempre a mesma: 100 mg, duas vezes ao dia, durante três dias; isto é, 600 mg para um tratamento completo.

Epidemiologia e Controle da Tricuríase

Trichuris trichiura tem distribuição geográfica cosmopolita. Estima-se existirem no mundo cerca de 500 milhões de casos. Quase sempre, sua prevalência segue paralelamente à de *Ascaris lumbricoides*, devido a ser idêntico o modo de transmissão, grande a fertilidade dos helmintos, bem como a resistência dos ovos às condições do meio externo.

A prevalência é maior nos lugares de clima quente e úmido, onde falte o saneamento básico. As taxas de positividade oscilam entre 30 e 80% da população geral, incidindo principalmente em crianças de 5 a 14 anos. São estas que sofrem as cargas parasitárias mais elevadas e apresentam sintomatologia clínica mais importante.

No Brasil, a taxa média de exames positivos era igual a 29,7% (sobre 2,9 milhões de exames coprológicos feitos pela SUCAM em 23 das 25 unidades que constituíam a Federação no período 1974-1976). A tricuríase incide mais intensamente na Amazônia e na faixa litorânea, de clima equatorial e chuvas distribuídas pelo ano todo, do que no planalto tropical e com estação seca. As maiores prevalências estavam em Alagoas (71%) e Sergipe (80%).

O homem é a única fonte de infecção para esta helmintíase, que se transmite através do solo (geo-helmintíase), das mãos sujas, dos alimentos contaminados e das poeiras. Entretanto, cabe às crianças em idade pré-escolar papel destacado na transmissão, tanto por constituírem o grupo populacional mais suscetível ao parasitismo, como por serem elas grandes disseminadoras de ovos, em vista de seus precários hábitos higiênicos e da falta de saneamento básico na maioria das casas da população pobre urbana ou rural dos países em desenvolvimento.

O peridomicílio é geralmente a área de mais intensa transmissão. Mormente quando o terreno, aí, for úmido e sombreado, assegurando maior sobrevivência e grande longevidade aos ovos embrionados. Os ovos de *T. trichiura* são mais sensíveis à dessecação e aos efeitos da insolação direta que os de *Ascaris*.

As medidas de prevenção e controle são as mesmas que foram apresentadas no Cap. 27 (item *Controle das geo-helmintíases*), para a luta contra as helmintíases intestinais transmitidas pelo solo.

33

Imunodeficiência e Parasitoses

DOENÇAS OPORTUNISTAS
  Conceito geral
  A pandemia de imunodeficiência adquirida (AIDS)
AIDS E INFECÇÕES OPORTUNISTAS
  Pneumonia por Pneumocystis
  Toxoplasmose

Isosporíase
Criptosporidíase
Leishmaníase
Amebíase
Estrongiloidíase
SOBRE AS CONDIÇÕES EPIDEMIOLÓGICAS NOVAS

DOENÇAS OPORTUNISTAS

Conceito Geral

São aquelas causadas por microrganismos que vivem no meio ambiente ou como membros da microbiota residente no organismo humano, habitualmente não-patogênicos ou pouco patogênicos, mas que se tornam causa de doença grave quando ocorre qualquer forma de enfraquecimento ou ruptura das defesas naturais do paciente contra as infecções. Elas podem ser devidas a:

1. Alterações dos mecanismos de defesa (celulares ou humorais) do hospedeiro nas **imunodeficiências** primárias ou adquiridas, ou no **tratamento imunossupressor** de doenças neoplásicas, com drogas ou irradiação que desenvolvem frequentemente bacteremia por Gram-negativos ou por Gram-positivos, como os *Staphylococcus*, os *Enterococcus* e alguns *Streptococcus*; também as infecções sistêmicas por fungos, como *Aspergillus*, *Candida*, *Cryptococcus*, *Histoplasma*, *Mucor*, *Nocardia*; por agentes do grupo *Herpes* (varicela-zóster, *Cytomegalovirus*, *Herpesvirus hominis* etc.); e por protozoários como *Pneumocystis* e *Toxoplasma*. A **AIDS** acompanha-se também de infecções graves por *Mycobacterium*, *Herpesvirus*, *Pneumocystis*, *Giardia*, *Leishmania*, *Cryptosporidia*, *Isospora*, *Entamoeba* etc.

2. Uso de **corticosteroides**, em doses elevadas ou por tempo prolongado, que inibem a imunidade celular e podem reativar a tuberculose pulmonar latente, histoplasmose, coccidioidomicose e blastomicose. Aqui se incluem os tratamentos de nefroses e doenças autoimunes, como o lúpus eritematoso sistêmico.

3. **Tratamentos antimicrobianos**, sobretudo os de amplo espectro, que alteram a microbiota normal da pele, das mucosas e das vias digestivas, propiciando o desenvolvimento exagerado dos oportunistas resistentes ao antibiótico em uso.

4. **Drogas citotóxicas** agem no mesmo sentido por causarem leucopenia, plaquetopenia, depressão da imunidade celular e alteração da resposta inflamatória.

A Pandemia de Imunodeficiência Adquirida (AIDS)

Segundo divulgado pela OMS/UNAIDS (1998), em fins de 1997, aproximadamente 30,6 milhões de pessoas, no mundo, estavam convivendo com o vírus HIV, ou seja, 1 de cada 100 adultos com idade entre 15 e 49 anos; 5,8 milhões de pessoas haviam contraído a infecção e 2,3 milhões morrido dela, durante o ano de 1997.

A maioria dos casos (90%) concentravam-se nos países subdesenvolvidos, principalmente da África Subsaariana, do sul e do sudeste da Ásia. Na América Latina estimava-se a existência de 1,3 milhão de casos.

Se essa tendência é persistente, os portadores de HIV terão sido 40 milhões no ano 2006 (Quadro 33.1).

A doença é crônica e só se manifesta no estágio clínico tardio da infecção por vírus HIV-1 ou HIV-2 (**Retroviridae, Lentivirinae**), ambos com grande afinidade por células CD4 (linfócitos T4 ou células T-auxiliares) que acabam por destruir.

A destruição dos CD4 reduz uma fonte de estímulos ativadores para linfócitos B, macrófagos e outros membros do sistema imunológico, causando um desequilíbrio funcional com as células CD8 (linfócitos T8 ou T-supressores), o que permite o desenvolvimento dos agentes de infecções oportunistas. Estes, então, proliferam e se tornam muito virulentos.

298 BASES DA PARASITOLOGIA MÉDICA

QUADRO 33.1 Resumo mundial da epidemia de AIDS (estimativas da OMS, em 2006)

Pessoas que viviam com o vírus da AIDS	
Total	39,5 milhões
Adultos	37,2 milhões
Mulheres	17,7 milhões
Menores de 15 anos	2,3 milhões
Infecções novas por HIV, por ano	
Total	4,3 milhões
Adultos	3,8 milhões
Menores de 15 anos	0,53 milhão
Óbitos causados por AIDS em 2006	
Total	2,9 milhões
Adultos	22,6 milhões
Menores de 15 anos	0,38 milhão

Os HIV são transmitidos sobretudo por:

a) contato sexual, seja ele anal, vaginal ou oral, homossexual ou heterossexual (em 70-80% dos casos);

b) pelo uso de agulhas ou seringas contaminadas, frequente entre usuários de drogas injetáveis (5-10%);

c) ou por transfusão de sangue (3-5%); isto é, quando há transferência de linfócitos ou de materiais contendo partículas virais.

A penetração do vírus é facilitada quando se produzem fissuras ou há lesões inflamatórias na mucosa dos órgãos genitais, ânus e reto, o que explica sua rápida propagação entre homossexuais.

Outra via de transmissão é a vertical, de mãe para filho, que chega a 8% entre as mulheres tratadas com AZT e até 50% nos demais casos.

AIDS E INFECÇÕES OPORTUNISTAS

Característica importante da síndrome de imunodeficiência adquirida (AIDS) é tornar os indivíduos infectados pelos vírus HIV suscetíveis ao desenvolvimento de uma série de patógenos oportunistas, frequentemente encontrados no próprio organismo ou no meio ambiente.

As principais doenças por eles produzidas, até agora registradas, são: candidíase (orofaringiana ou vulvovaginal), pneumonia por *Pneumocystis carinii*, tuberculose, herpes-zóster, criptococose, isosporíase, toxoplasmose, leishmaníase, amebíase, estrongiloidíase etc.

Analisaremos, neste capítulo, as devidas a parasitos. As doses de medicamentos são indicadas para adultos com função renal normal (a menos que referidas de outra forma).

Pneumonia por *Pneumocystis*

Doença do pulmão causada geralmente por *Pneumocystis carinii* (mas também por *P. jiroveci*) que se apresenta sob duas formas, igualmente graves:

1) a infantil acomete crianças prematuras, desnutridas (entre 3 e 6 meses) ou com deficiência imunológica;

2) a dos adultos ocorre em pacientes com imunodepressão de qualquer natureza. O período de incubação é de um ou dois meses, a evolução podendo ser aguda ou subaguda.

Produz inflamação intersticial, com infiltração por monócitos e plasmócitos, e leva à consolidação pulmonar com exsudato alveolar espumoso, rico em cistos do parasito. Acompanha-se ou não de febre, pouco elevada, e dor torácica. A sintomatologia aparece, em geral, bruscamente, com tosse, dispneia e cianose crescentes.

Incidia em mais de 60% dos pacientes com AIDS, constituindo, nestes casos, uma das principais causas de óbito, antes da introdução do **trimetoprim-sulfametoxazol** como profilaxia prolongada.

O diagnóstico baseia-se no encontro dos parasitos, após coloração, em material de lavagem bronco-alveolar ou em amostra de escarro induzido.

O tratamento dos casos agudos é feito com um dos esquemas seguintes:

1) **Prednisona** (administrada 15-30 minutos antes do trimetoprim-sulfametoxazol), começando com 40 mg (via oral), 2 vezes ao dia, durante 5 dias; depois, a mesma dose uma só vez por dia, durante 5 dias e, em seguida, 20 mg por dia, durante 11 dias. Ao mesmo tempo, administrar **trimetoprim-sulfametoxazol** (abreviadamente TMX/SMX) intravenoso, cada 6-8 horas, durante 21 dias.

2) Uma alternativa é a **prednisona + clindamicina** intravenosa, 900 mg cada 8 horas, + **primaquina** oral, 15 mg de base, por dia.

3) Outra alternativa consiste em administrar **prednisona + pentamidina** intravenosa, 4 mg/kg/dia, durante 21 dias.

Nos casos não-agudos: **dapsona** oral, 100 mg/dia + **trimetoprim** oral, 5 mg/kg 3 vezes ao dia; ou, então, TMX/SMX (dose dupla), 2 tabletes cada 8 horas, durante 21 dias.

Como profilaxia primária em adultos HIV positivos, recomenda-se: TMX/SMX (dose dupla: um tablete por dia ou 3 vezes por semana) que também protege contra toxoplasmose e outras infecções bacterianas; ou dapsona (100 mg por dia) ou TMX/SMX (dose simples: um tablete por dia).

Nos recém-nascidos de mãe infectada com HIV, o uso de TMX/SMX é sistemático, até que se descarte a infecção vertical ou após a definição do quadro imunológico, com a instalação de terapia antirretroviral (geralmente depois do 1º ano de vida).

Toxoplasmose

É uma zoonose que infecta o gato e numerosas outras espécies de vertebrados, inclusive o homem, sendo causada por um esporozoário, o ***Toxoplasma gondii*** (ver Cap. 11). Este parasito ocorre com ampla distribuição na natureza e incide com frequência na população humana, sob a forma de infecção crônica assintomática.

No entanto, é capaz de determinar nos indivíduos adultos um quadro agudo febril, com linfadenopatia, e, nas crianças, uma forma subaguda de encefalomielite e coriorretinite. A forma congênita é particularmente grave e geralmente fatal.

A partir dos anos 80, a epidemia de AIDS tornou a toxoplasmose um problema preocupante, pois a imunoincompetência tem a capacidade de agudizar as formas crônicas e silenciosas da infecção, tornando-as uma das principais causas de morte dos aidéticos e de outros pacientes com imunodepressão.

Ela é adquirida habitualmente pela ingestão de carne crua ou mal cozida de animais parasitados (contendo cistos ou pseudocistos), mas pode ser contraída também por crianças que brincam em tanques de areia ou lugares onde os gatos enterraram suas fezes ricas em oocistos de *Toxoplasma*.

A forma adquirida é geralmente benigna e autolimitante, com linfadenopatia localizada ou generalizada e, às vezes, febre. Os raros casos agudos instalam-se subitamente, com febre remitente, exantema macropapular, uveíte, coriorretinite, hidrocéfalo interno, delírio ou convulsões.

Ao instalar-se a imunodepressão (seja terapêutica ou por AIDS), a infecção passa a apresentar evolução aguda que pode ser rápida e fatal.

Diagnóstico e Tratamento. Encontro ou isolamento dos toxoplasmas a partir do sangue; ou testes imunológicos (reação de Sabin-Feldman, hemaglutinação, imunofluorescência, reação de fixação do complemento ou ELISA).

Os casos agudos são tratados, oralmente, com **pirimetamina** (50-100 mg/2 vezes no primeiro dia e depois 25 mg diariamente) + **sulfadiazina** (1 a 1,5 mg/cada 6 horas) + **ácido folínico**. Tratar durante mais 1-2 semanas após desaparecimento dos sintomas e prosseguir com o ácido folínico até uma semana depois de suspender a pirimetamina. Outras sulfonamidas (sulfamerazina, sulfametazina ou sulfapirazina) podem substituir a sulfadiazina.

Nos aidéticos com toxoplasmose aguda, administrar esse mesmo tratamento, durante 3 a 5 semanas, porém mantendo a dose diária de pirimetamina entre 75 e 100 mg/dia. A sulfadiazina pode ser substituída por **clindamicina, claritromicina, azitromicina** ou **dapsona**.

O tratamento profilático, em imunodeprimidos, deve ser precoce, com TMX/SMX (1 tablete por dia), com dapsona (50 mg/dia) + pirimetamina (50 mg/uma vez por semana) e ácido folínico.

A prevenção da toxoplasmose faz-se pela boa cocção dos alimentos, pelo tratamento ou eliminação dos gatos e pela proteção dos locais de recreação infantil contra o acesso desses felinos (telagem). Evitar que as crianças brinquem em montes de areia das construções.

Isosporíase

Infecção intestinal, em geral benigna e autolimitante, causada por *Isospora belli*. Em sua maioria, os casos são assintomáticos, mas podem desenvolver quadros clínicos de certa importância, com início agudo, febre, mal-estar, dor abdominal, evacuações líquidas e mucosas, e perda de peso (ver Cap. 10).

A infecção resulta provavelmente da ingestão de água ou alimentos contaminados com matéria fecal. Tem caráter cosmopolita, porém ocorre com baixa frequência. O período de incubação é de uma semana, seguido de febre e diarreia durante uns 10 dias e cura espontânea, em seguida. O quadro de enterite pode prolongar-se durante um mês, e a eliminação de cistos, um mês e meio.

Nos pacientes com AIDS, a infecção costuma ser crônica e, em geral, intermitente.

Diagnóstico. É feito pelo encontro de oocistos característicos, nas fezes.

Tratamento. TMX/SMX (dose dupla), um tablete 4 vezes/dia, durante 10 dias, e depois 2 vezes/dia, durante 3 semanas; ou pirimetamina (75 mg/dia) + ácido folínico (10 mg/dia), durante 2 semanas. Em aidéticos, o tratamento supressor crônico é feito com TMX/SMX (dose dupla), 3 tabletes/semana; ou pirimetamina (25 mg/dia) + ácido folínico (5 mg/dia).

Criptosporidíase

Infecção ou doença causada por protozoários da família **Cryptosporidiidae**, pertencentes ao gênero *Cryptosporidium*. Há diferentes espécies, entre as quais *Cryptosporidium parvum* e *C. muris*, que afetam roedores, cabras, carneiros e outros mamíferos. A transmissão faz-se por meio dos oocistos eliminados nas fezes dos animais ou dos pacientes com diarreia (ver Cap. 10).

No homem imunologicamente normal, *C. parvum* produz uma enterocolite aguda e autolimitada, que se cura espontaneamente em 10 a 14 dias. Nos pacientes imunodeprimidos, o início é insidioso e o quadro se agrava progressivamente, com evacuações frequentes, volumosas e considerável perda de peso.

Nos doentes com AIDS, há diarreia mucosa, acompanhada de cólicas, que ocorrem logo em seguida à ingestão de alimentos, flatulência, dor epigástrica, náuseas e vômitos. Observam-se intolerância à lactose e má absorção de gorduras. O exame físico mostra sinais de desidratação e caquexia. Os sintomas persistem, em geral, até a morte por outras causas.

Os aidéticos parasitados são grandes eliminadores de cistos e, portanto, requerem cuidados de higiene especiais.

O diagnóstico é coproscópico e o tratamento, ainda insatisfatório, tem sido ensaiado com **paromomicina, azitromicina** ou **espiramicina**, por via oral.

Leishmaníase

A coinfecção por *Leishmania* e HIV emerge como doença nova e assustadora, que se torna cada vez mais frequente.

A associação AIDS + calazar conduz rapidamente a um desfecho fatal. Os casos têm sido referidos em 25 países, principalmente na Espanha, Itália, França e Portugal, onde até 70% dos casos adultos de leishmaníase visceral estão associados com HIV e 9% dos indivíduos portadores do vírus HIV contraíram infecção nova por *Leishmania* do complexo "*L. donovani*", no período 1990-1998.

Também já foram assinalados casos no Brasil, Peru, Venezuela, Panamá, Costa Rica, Guadalupe, Tunísia, Argélia, Marrocos, Guiné-Bissau, Camerum, Mali, Sudão, Etiópia, Djibuti, Malawi, Kênia, Malta, Grécia, Ucrânia, Oman e Índia.

A expectativa futura é de aumento dos casos de coinfecção, em vista da expansão de ambas as infecções.

No Brasil, os casos de AIDS aumentaram de 4,3 por 100.000 habitantes, em 1986, para 18,4 por 100.000 habitantes, em 1997; enquanto, só em 1993, ocorreram cerca de 20.000 casos de leishmaníase cutânea e 2.600 de leishmaníase visceral.

O diagnóstico da leishmaníase visceral baseia-se no encontro das leishmânias na medula óssea (punção do manúbrio esternal, nos adultos, ou da crista ilíaca, nas crianças), nos linfonodos infartados, no baço ou mesmo no sangue (Caps. 5 e 6).

O tratamento, intramuscular ou intravenoso, é feito com antimoniais pentavalentes: **antimoniato de meglumine** ou **estibogluconato de sódio** (20 mg/kg/dia, divididos em 2 doses, durante 4 semanas).

A medicação alternativa conta com:

a) **anfotericina B** — 1 mg/kg/dia, intravenosa, durante 20 dias, ou o complexo lipídico, lipossomal etc.;

b) **pentamidina** — 4 mg/kg, intravenosa, 3 vezes por semana, num total de 15-25 doses;

c) **paromomicina** — 15 mg/kg/dia, intravenosa, durante 20 dias.

A prevenção baseia-se no controle de vetores com inseticidas e eliminação de cães infectados, nas áreas em que eles constituam reservatórios da infecção.

Amebíase

Uma forma grave da amebíase intestinal invasiva — a **colite amebiana fulminante** — ocorre principalmente entre pacientes imunodeprimidos e mulheres grávidas ou no puerpério.

300 BASES DA PARASITOLOGIA MÉDICA

A população sob risco encontra-se entre os 500 milhões de portadores da infecção amebiana, em todo o mundo, que por si só causa várias dezenas de milhares de óbitos cada ano.

A doença é caracterizada pelo número elevado de evacuações sanguinolentas, mal-estar abdominal generalizado, dores em forma de cólicas precedendo as evacuações e tenesmo retal, muitas vezes intenso. Acompanha-se de febre, desidratação e prostração. Entre suas complicações estão a hemorragia intestinal e a perfuração da parede ao nível das úlceras.

A evolução faz-se para a morte em poucos dias, a menos que se estabeleça tratamento com altas doses de **deidroemetina** parenteral (1 mg/kg/dia, por via intramuscular, até 4 a 6 dias, mas metade da dose nos pacientes em mau estado ou idosos).

Nos casos de disenteria, associar **tetraciclina** para reduzir risco de infecções intercorrentes; nos abscessos hepáticos, associar **cloroquina** por via oral. Completar o tratamento, depois, com uma **dicloracetamida** e **ornidazol** por via oral.

Estrongiloidíase

É doença causada por *Strongyloides stercoralis* ou por *S. fülleborni*, helmintos nematoides da família **Strongyloididae**. A penetração cutânea das larvas infectantes (filarioides) do helminto, que se encontram no solo de lugares poluídos com fezes humanas (ou de símios, no caso de *S. fülleborni*), dão início à infecção (Cap. 25).

Pessoas que andam descalças são as mais expostas. Depois de penetrar, as larvas migram no organismo, fazendo o ciclo pulmonar, sem manifestações clínicas ou produzindo sinais e sintomas pulmonares, de menor ou maior importância, que neste último caso constituem a síndrome de Löffler.

O quadro sintomático, muitas vezes, só se apresenta quando larvas de último estádio chegam ao intestino, invadem a mucosa e se transformam em vermes adultos — fêmeas partenogenéticas. O hábitat normal destas é a mucosa duodenal ou jejunal, onde se dão a oviposição e eclosão das larvas (em fase rabditoide), aí causando uma duodenojejunite catarral que altera a motricidade intestinal e produz diarreias, dispepsias e dor.

Além da infecção externa proveniente do solo, pode haver autoinfecção, quando algumas larvas, que já atingiram a fase filarioide, invadem a mucosa do grosso intestino ou a pele do períneo contaminada com fezes e concorrem, assim, para a cronicidade da estrongiloidíase ou para o aumento da carga parasitária.

Nos casos graves, há extensas lesões necróticas com quadro de suboclusão intestinal alta ou disseminação dos parasitos por outros órgãos e tecidos, graças a uma autoinfecção maciça, que pode levar rapidamente à morte.

Apesar da opinião corrente, não se pôde comprovar que a imunodepressão causada por HIV ou outros fatores fosse a causa do hiperparasitismo, mas verificou-se que, em geral, isso ocorria quando se administravam **corticosteroides** aos pacientes, para tratamento de várias condições patológicas que exigem uma imunodepressão terapêutica (transplantes de órgãos, p. ex.).

Isto se deve ao fato de entre os metabólitos dos corticosteroides encontrarem-se moléculas semelhantes à de **hidroxiecdisona**, hormônio produzido pelos helmintos que regula a transformação das larvas rabditoides em larvas filarioides (infectantes) assegurando a autoinfecção interna, a cronicidade da estrongiloidíase e, quando esse mecanismo fica desregularizado, a hiperinfecção.

Diagnóstico e Tratamento. O diagnóstico é parasitológico, mediante exame de fezes pelos métodos de Baermann, de Rugai, de Harada ou pela coprocultura (Fig. 25.3).

O tratamento oral é feito com: **ivermectina** (200 mg/kg/dia durante 2 dias), **albendazol** (400 mg/dia, durante 3 dias) ou **tiabendazol** (25 mg/kg, duas vezes ao dia, durante 2 dias; mas prolongando o tratamento por 7 a 10 dias em caso de hiperinfecção).

SOBRE AS CONDIÇÕES EPIDEMIOLÓGICAS NOVAS

Nas últimas décadas, várias condições se têm modificado, em muitos países ou regiões do mundo, alterando os quadros clássicos de certas doenças tanto clínica como epidemiologicamente.

Para começar, o **turismo** crescente e as **migrações** por razões as mais diversas (econômicas, políticas, guerras, cataclismos etc.) levam portadores de doenças transmissíveis para regiões não-endêmicas, ou fazem penetrar indivíduos não-imunes em áreas de alta endemicidade, de onde trazem para casa infecções diversas.

Por outro lado, a pandemia de AIDS afetou sensivelmente a epidemiologia de várias doenças ao criar populações altamente susceptíveis para determinados patógenos, como ficou explicado nos parágrafos anteriores.

A isso se deve acrescentar o comportamento de usuários de drogas injetáveis, fazendo uso de mesma agulha e seringa para todo um grupo, com o que se acelera a transmissão do HIV e de outros agentes patogênicos.

Por exemplo: a leishmaníase visceral que era tradicionalmente zoonótica e afetava principalmente crianças, na Região Mediterrânea (sendo o cão a única fonte de infecção para os flebótomos), passou a ser transmitida de pessoa a pessoa, seja através do vetor, seja de seringas compartilhadas, atingindo, agora, sobretudo os adultos.

Os pacientes com infecção dupla, HIV + leishmânia, apresentam no sangue uma tal riqueza de parasitos que facilita consideravelmente sua transmissão e a evolução grave do quadro clínico. Esses pacientes passaram a constituir importantes reservatórios humanos da doença, tanto para os insetos como para os parceiros no uso de seringas contaminadas.

Casos notificados de coinfecção, entre 1990 e junho de 1998, foram 816 na Espanha, 255 na França, 215 na Itália, 117 em Portugal, 24 na Argélia etc. Se a tendência continuar como agora, epidemias antroponóticas de leishmaníase estarão em curso nos próximos anos.

Que se pode esperar, então, em relação a outras parasitoses?

Também as condições econômicas decorrentes da economia dita "globalizada", caracterizada pela marginalização de uma parte considerável da população, que é condenada a um desemprego estrutural, na maioria dos países (inclusive nos ricos), está contribuindo para a piora das condições de vida de famílias e comunidades inteiras, tanto em relação a habitação e alimentação como quanto aos recursos médicos e assistenciais.

Somado ao êxodo rural e amplificado pela explosão demográfica do terceiro mundo, esse estado de coisas está criando um meio de cultura extremamente favorável para as doenças emergentes e reemergentes. A poluição ambiental e o envelhecimento da população aumentam os problemas de saúde.

Seus aspectos visíveis são o crescimento das favelas nas grandes cidades, o aumento da prostituição e das doenças sexualmente transmissíveis (AIDS, em particular), o aumento da violência e dos acidentes, que já competem com as doenças infecciosas e parasitárias pelos primeiros lugares como causas de óbito.

Outro fator agravante do quadro epidemiológico é a crescente omissão das autoridades governamentais frente aos problemas de saúde, com restrição das verbas e investimentos, quando maiores recursos seriam necessários.

Educação e saúde deixam, cada vez mais, de ser preocupação de governos orientados pelo FMI e Banco Mundial, e são repassadas para a especulação privada ou para setores administrativos despreparados ou incompetentes.

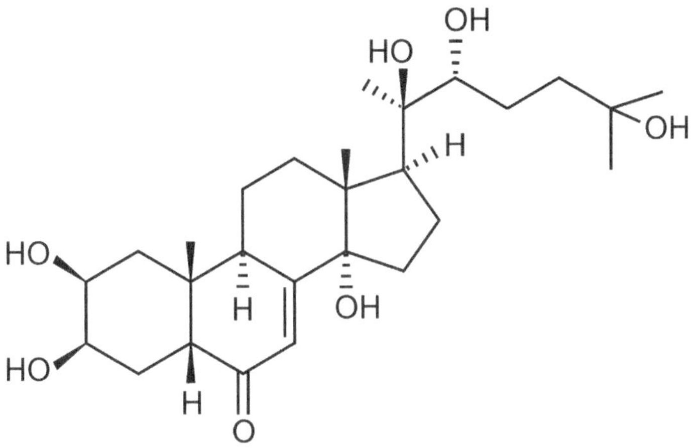

Fig. 33.1 Estrutura da molécula de 20-hidroxiecdisona, que é um hormônio produzido por neumatoides e pelas glândulas protorácicas dos artrópodes, sendo capaz de induzir as mudas (ecdises) e as metamorfoses desses organismos.

V

Artrópodes Parasitos ou Vetores de Doenças

34

Organização e Fisiologia dos Insetos

ORGANIZAÇÃO GERAL E MORFOLOGIA EXTERNA
  A cabeça dos insetos
  Tórax, pernas e asas
  Abdome
  O tegumento
MORFOLOGIA INTERNA, NUTRIÇÃO E METABOLISMO
  Aparelho digestivo e nutrição
  Sangue e circulação
  Órgãos respiratórios e respiração
  Metabolismo e excreção

SISTEMAS DE RELAÇÃO E COMPORTAMENTO
  Sistema muscular e movimento
  Sistema nervoso
  Órgãos dos sentidos
REPRODUÇÃO DOS INSETOS
  Aparelho genital masculino
  Aparelho genital feminino
CRESCIMENTO E DESENVOLVIMENTO
  Hormônios e desenvolvimento
  Ecdises e metamorfoses

ORGANIZAÇÃO GERAL E MORFOLOGIA EXTERNA

Os insetos são metazoários com simetria bilateral e corpo dividido em segmentos, alinhados sobre um eixo horizontal. Cada segmento atua como um centro de desenvolvimento para a maioria dos órgãos aí contidos, de modo que esses órgãos tendem a repetir-se, com modificações. O tegumento, endurecido pela deposição de um polissacarídeo especial, a **quitina**, forma um exoesqueleto composto de placas rígidas, bem quitinizadas — os **escleritos** — que se articulam entre si pelas porções moles da cutícula.

Grupos de segmentos uniram-se e diferenciaram-se para constituírem três regiões bem distintas (Fig. 34.1): a cabeça, o tórax e o abdome.

A Cabeça dos Insetos

Resulta da fusão de cinco ou seis segmentos primitivos que formam uma cápsula externa, geralmente globosa, onde está contido o cérebro (órgão de coordenação nervosa e memória) e onde ficam implantados os principais órgãos dos sentidos (antenas, olhos, ocelos e palpos), bem como os órgãos para a ingestão de alimentos (mandíbulas e maxilas).

Na descrição morfológica da cabeça costumam ser assinaladas, para fins taxonômicos, umas quantas regiões que são: o vértice, no alto da cabeça, tendo atrás o **occipício** e adiante a **fronte**; sobre a região bucal está o **clípio**, que pode prolongar-se em um outro esclerito, o lábio superior ou *labrum*; lateralmente, abaixo dos olhos compostos, estão as **genas** ou bochechas. Um pescoço curto e geralmente bastante móvel une a cabeça ao tórax do inseto.

As **antenas** são formadas por um número variável de segmentos, segundo o grupo de insetos, o primeiro dos quais é chamado **escapo** e o segundo **pedicelo**, constituindo os demais o **flagelo** da antena (Fig. 34.1 *C* a *F*). Aí se encontram numerosas e variadas estruturas sensoriais, sob a forma de pelos, placas e depressões inervadas.

As **peças bucais** derivam de três pares de apêndices que são homólogos dos apêndices ambulatoriais (pernas): um par de **mandíbulas** e dois pares de **maxilas**. Em geral, as maxilas trazem apêndices sensoriais articulados, inseridos próximo de sua base: são os **palpos maxilares**. O segundo par de maxilas funde-se na linha média para constituir peça única, o lábio inferior ou *labium*, dotado também de apêndices — os **palpos labiais** (Fig. 37.3).

A boca fica cercada pelas peças bucais acima citadas, que se modificaram notavelmente durante a evolução das espécies, de acordo com os hábitos alimentares desenvolvidos pelos insetos. Basicamente, descrevem-se três tipos principais de aparelhos bucais: o **tipo mastigador**, como na barata, no gafanhoto etc.; o **tipo picador-sugador**, como nos anofelinos e culicíneos, nos flebótomos, nos hemípteros e nas pulgas; e o **tipo lambedor**, como na mosca doméstica.

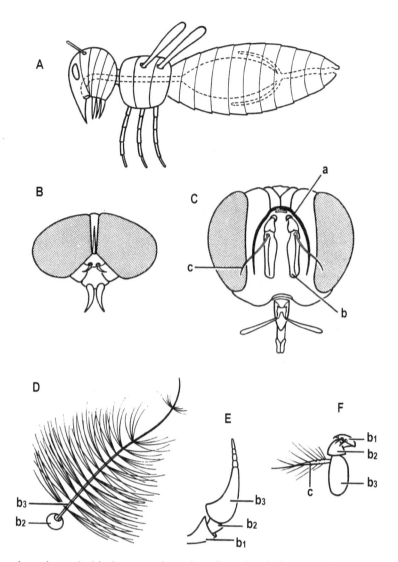

Fig. 34.1 *A*, Organização externa de um inseto (teórico), mostrando a cabeça formada pela fusão de seis segmentos com os respectivos apêndices e órgãos sensoriais; o tórax formado por três (pro-, meso- e metatórax), com asas e pernas, o abdome, integrado por 10 a 12 segmentos. *B*, Cabeça de um díptero braquícero (sem ptilíneo). *C*, Cabeça de um díptero ciclorrafo, onde se vê a sutura ptilineal (**a**) envolvendo a base das antenas (**b**). *D*, Antena de um díptero nematócero, com numerosos artículos e um verticilo de pelos envolvendo cada um. *E*, Antena de braquícero. *F*, Antena de ciclorrafo: b^1, escapo; b^2, pedicelo; b^3, flagelo ou terceiro segmento antenal; **c**, arista.

O aparelho bucal do tipo picador-sugador, encontrado em todos os insetos hematófagos, caracteriza-se pela adaptação das peças bucais, ou de algumas delas, à função de perfurar a pele, apresentando-se como um conjunto de estiletes finos e rígidos, pontudos ou com a extremidade serrilhada (Fig. 34.2).

Em alguns casos, como em anofelinos e culicíneos, por exemplo, o teto e o assoalho da cavidade bucal expandem-se para formar duas outras peças muito longas e finas que, ao se adaptarem uma à outra, constituem o canal de sucção para ingerir o sangue.

Esses novos elementos do aparelho bucal são a **epifaringe** (ou labroepifaringe) e a **hipofaringe**. Esta última é percorrida pelo canal salivar (Fig. 34.2, *B*, **b** e **e**).

Para proteger o conjunto dessas delicadas peças, quando não estão em uso, o lábio inferior transformou-se num longo estojo em forma de calha, onde elas se aninham. Por esta razão o lábio é, por vezes, denominado **bainha da tromba**.

Mas, no seu todo, o aparelho bucal recebe também os nomes de **tromba**, **probóscida** ou **haustelo**.

Tórax, Pernas e Asas

O Tórax. Tem funções essencialmente locomotoras, devido à implantação das pernas e das asas. Três segmentos primitivos juntaram-se para formar essa parte do corpo: o **protórax**, o **mesotórax** e o **metatórax**.

Em pulgas adultas, por exemplo, os segmentos são facilmente identificáveis, pois mantiveram sua independência (Fig. 34.3 *C*), mas em outros insetos eles perderam a individualidade, pela fusão ou modificação dos escleritos originais que se tornaram irreconhecíveis (Fig. 34.3 *A* e *B*).

Nos triatomíneos (barbeiros), o protórax hipertrofiou-se e recobre dorsalmente todos os demais (Fig. 35.1), enquanto nos dípteros foi o mesotórax que predominou (Figs. 34.3 e 37.2).

Em um inseto teórico, pode-se imaginar que cada segmento torácico é formado por duas porções mais quitinizadas: um arco ou placa dorsal, que os entomologistas chamam **tergo** ou **noto**, e outro ventral, o **esterno**. O noto do protórax é o **pronoto**, o do mesotórax é o **mesonoto**, enquanto o do metatórax é o **metanoto**.

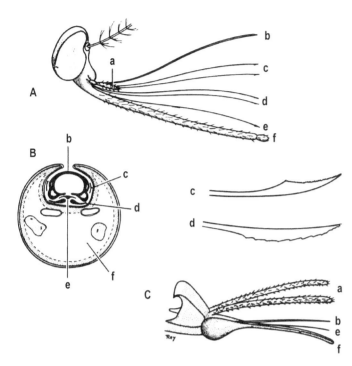

Fig. 34.2 Peças bucais de tipo picador-sugador dos insetos. *A*, Cabeça de mosquito hematófago *(Culex)*: **a**, palpos maxilares; **b**, labroepifaringe; **c**, mandíbulas; **d**, maxilas; **e**, hipofaringe; **f**, *labium* (lábio inferior). *B*, Corte transversal da tromba ou probóscida de *Culex*, mostrando o arranjo das peças bucais para formar o canal alimentar (**b** + **e**); à direita, extremidades da mandíbula (**c**) e da maxila (**d**). *C*, Peças bucais da mosca tsé-tsé *(Glossina)*; mesma significação para as letras.

Da mesma forma descrevem-se o **pró-esterno**, o **mesoesterno** e o **metaesterno** (Fig. 34.3 *C*, 4, 5 e 6).

As partes laterais do tórax permanecem algumas vezes pouco quitinizadas — são as **pleuras**; mas em muitos casos formam-se algumas placas duras, ou escleritos pleurais, com denominações especiais, pois são usadas pelos sistematistas para distinguir espécies, quer pelas formas particulares que apresentem, quer por trazerem aí implantados pelos ou espinhos característicos.

As Pernas. São seis e esse número é tão característico da classe **Insecta** que lhe valeu seu outro nome, **Hexapoda** (hoje apenas um sinônimo).

Os segmentos articulados de cada perna são: **coxa**, **trocânter**, **fêmur**, **tíbia** e **tarso**. As dimensões relativas desses segmentos variam com a ordem ou a família que se considere. O tarso pode subdividir-se em três artículos (nos hemípteros), ou em cinco (nos dípteros) (Fig. 37.8). Na extremidade distal da perna encontram-se **garras** ou outras estruturas de fixação, como os **púlvilos** e o **empódio** ou **aróleo** (Fig. 38.4 *B*).

As Asas. Faltam em insetos como os piolhos e as pulgas e estão reduzidas a um só par nos dípteros. Nos demais insetos existem dois pares de asas, implantadas no mesotórax e no metatórax, que podem ser semelhantes ou diferentes. Assim, os coleópteros possuem um par de asas membranosas (as posteriores) e um par de asas rígidas ou **élitros** (as anteriores), que não vibram durante o voo, servindo de estojo protetor para as outras asas e o abdome, durante o repouso. Nos hemípteros, as asas mesotorácicas têm a base coriácea, sendo consideradas por isso **hemélitros** (do grego *hemi*, metade, e *elytron*, estojo) (Fig. 37.1 *D*).

A delgada lâmina de tegumento que forma cada asa deve sua rigidez a estruturas de sustentação denominadas **nervuras** ou

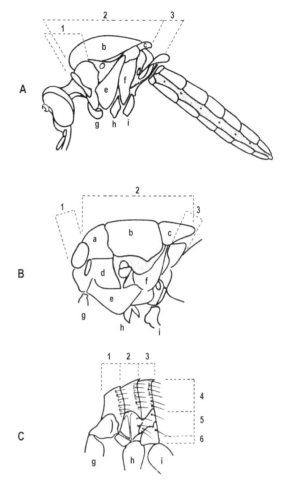

Fig. 34.3 Tórax em diferentes tipos de insetos. *A*, Mosquito (culicídeo). *B*, Mosca *(Stomoxis calcitrans)*. *C*, Pulga *(Xenopsylla cheopis)*: **1**, protórax; **2**, mesotórax; **3**, metatórax; **4**, noto; **5**, pleura; **6**, esterno. Escleritos do mesotórax: **a**, pré-escudo; **b**, escudo; **c**, escutelo; **d**, mesopleura; **e**, esternopleura; **f**, hipopleura; **g**, **h**, **i**, primeiro, segundo e terceiro pares de pernas.

veias. O número e a disposição das veias — **venação** — é uma das características usadas para a identificação dos insetos. Todos esses elementos recebem para isso nomenclatura especial, como se vê na Fig. 36.1. O segundo par de asas dos dípteros está representado por estruturas semelhantes a halteres. São os **balancins**.

Abdome

É onde se processam a digestão e absorção de alimentos, a excreção e as funções reprodutoras. Habitualmente compreende de 10 a 12 segmentos, estando os últimos adaptados para a reprodução, juntamente com seus apêndices que formam a armadura genital ou **genitália**.

Em cada segmento há um esclerito dorsal — **tergito** — e outro ventral — **esternito** — reunidos pelas porções membranosas laterais, que se distendem e permitem um aumento de volume, quando o inseto se alimenta.

O Tegumento

A importância do tegumento, no plano geral de organização e na fisiologia dos insetos, ressalta imediatamente quando se considera que entre suas funções estão:

- constituir, a um tempo, o revestimento protetor e a base de sustentação para todos os órgãos e para o meio interno do animal;
- prover a forma de todas as partes do corpo e fornecer elementos rígidos para todas as ações motoras (inserções musculares e braços de alavanca);
- fornecer a base estrutural de todos os órgãos sensoriais;
- proteger contra a dessecação o organismo dos insetos.

Em sua constituição entram: (a) um **epitélio simples**, apoiado sobre (b) a **membrana basal** que segrega (c) a **cutícula**. Esta última possui extraordinárias propriedades que lhe permitem ser dura e rígida em algumas partes (escleritos), enquanto em outras mantém-se perfeitamente flexível.

Estrutura e Funções da Cutícula. A camada epidérmica é formada por células do tegumento dispostas como epitélio simples (Fig. 34.4) e pelas glândulas dérmicas. Todos os estratos situados mais externamente são produtos da atividade secretora da epiderme e recebem coletivamente o nome de **cutícula**. Entretanto, podem-se distinguir aí duas camadas principais: a procutícula (endo- mais exocutícula) e a epicutícula.

A **procutícula** origina-se de um líquido segregado pela camada epitelial, contendo vários materiais, entre os quais proteínas, mas principalmente **quitina**, que se destaca como o mais importante componente da procutícula. O líquido não tarda a endurecer, mediante um processo de polimerização e tanagem.

Na **epicutícula** podem ser reconhecidos, de fora para dentro, quatro estratos ou camadas: o de cimento, o de ceras, o de polifenolproteínas e o de lipoproteínas.

O que assegura a impermeabilidade do tegumento dos insetos é, principalmente, a camada cérea, que inclusive torna a cutícula não-molhável, em muitos casos. Ela impede a desidratação, que, de outra forma, seria rápida e fatal para os insetos. Os pontos molháveis da superfície são de natureza proteica e isentos de ceras.

Em certos lugares do tegumento, como onde se implantam os órgãos sensoriais, a cutícula é muito delgada e reduzida a uma ou duas camadas.

Formações Tegumentares. Além de revestir toda a superfície do corpo dos insetos, a cutícula penetra no tubo digestivo para forrar o intestino anterior (cavidade bucal, faringe, esôfago e proventrículo) e o intestino posterior (reto e ânus). Penetra igualmente no interior do corpo para constituir as **traqueias**, encarregadas de conduzir o ar da superfície do corpo até a intimidade dos tecidos e permitir a respiração. O colapso dos tubos traqueais é impedido porque a cutícula forma aí espessamentos espiralados com aspecto bastante peculiar.

Na superfície externa do tegumento encontram-se formações variadas e, às vezes, muito abundantes, que, por serem estruturas permanentes e características de cada espécie, gênero ou família, assumem grande importância prática para a identificação e a classificação sistemática (Fig. 34.4). As principais são:

a) os **espinhos**, processos não articulados e formados por todas as camadas tegumentares; os **acúleos** ou **microtríquias** e os **tubérculos** são formados apenas pelos estratos cuticulares;

b) as **setas**, que se distinguem porque se articulam em sua base com a cutícula, graças à presença de uma membrana muito delicada, e portanto podem ser facilmente destacadas.

Constam de uma célula diferenciada da epiderme, o **tricógeno**, responsável pela produção da seta e alojada em um alvéolo cuja abertura é o ponto de articulação. Quando as setas são finas, recebem o nome de **pelos**; quando grossas e rígidas, de **cerdas**;

c) as **escamas** que revestem a cabeça, as asas e o corpo de muitos insetos têm estrutura semelhante à dos pelos, diferindo apenas pela forma espatulada de sua haste (Fig. 34.4, **n**);

d) existem ainda **pelos glandulares**, que, além do tricógeno, contam com uma célula secretora associada à sua base, e **pelos sensoriais**, ligados a terminações nervosas (Fig. 34.4, **k**).

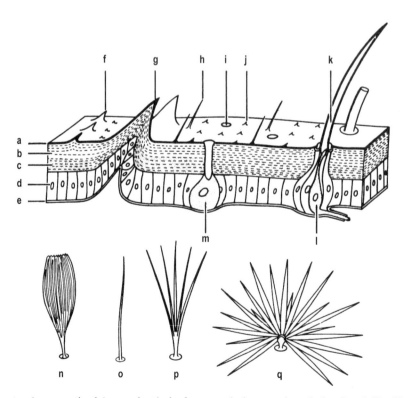

Fig. 34.4 Tegumento dos insetos (esquematizado): **a**, epicutícula; **b**, exocutícula; **c**, endocutícula; **d**, epitélio dérmico; **e**, membrana basal; **f**, acúleo; **g**, espinho; **h**, microtríquia; **i**, abertura de glândula dérmica; **j**, estruturas epicuticulares; **k**, seta ou pelo sensitivo; **l**, neurônio sensorial; **m**, glândula dérmica unicelular. Tipos de apêndices articulados: **n**, escama; **o**, cerda simples; **p**, cerda em tufo; **q**, tufo palmado.

Dá-se o nome de **quetotaxia** ao estudo da nomenclatura e da distribuição dos pelos e cerdas dos insetos, bem como de suas diversas formas, nas várias fases do ciclo vital (larvas, ninfas, pupas etc.), para fins de identificação e classificação das espécies.

MORFOLOGIA INTERNA, NUTRIÇÃO E METABOLISMO

Quase todos os materiais orgânicos podem constituir alimento para os insetos. No entanto, cada espécie está adaptada a um determinado tipo de alimentação, e seu aparelho bucal, suas enzimas digestivas etc. admitem apenas certos alimentos em particular.

As características físicas ou químicas destes podem funcionar como fagoestimulantes, orientando o inseto exclusiva ou preferentemente para determinadas fontes nutritivas.

Os insetos hematófagos, por exemplo, mostram preferências quanto às espécies de animais sobre as quais se nutrem, uns picando mais o homem, outros o cão, ou o gato, ou as aves, ou os lagartos etc.

Aparelho Digestivo e Nutrição

O tubo digestivo pode ser dividido, de acordo com sua origem embrionária e sua função, em três segmentos: (a) o **intestino anterior**, derivado de uma invaginação do ectoderma do embrião e, portanto, revestido de cutícula; (b) o **intestino médio**, derivado do endoderma e relacionado com as funções de digestão e absorção dos alimentos (não possui cutícula); (c) o **intestino posterior**, que começa onde embocam as glândulas de Malpighi, é também de origem ectodérmica e quitinizado.

Os detalhes anatômicos do aparelho digestivo variam de um grupo de insetos para outro. Em alguns deles a cavidade bucal é seguida de uma porção provida de músculos, a faringe, para a sucção do alimento. Segue-se o esôfago, dotado ou não de divertículos para a estocagem de água ou de outros alimentos, podendo dilatar-se num papo.

Ainda, como parte do segmento anterior, há em algumas espécies um **proventrículo**, cavidade pouco ou muito quitinizada e, geralmente, forrada de espinhos delgados, como nas pulgas (Fig. 39.2 *A*, **h**).

O **intestino médio**, que inclui em sua parte anterior o estômago, é formado por células com distintas funções: algumas são nitidamente secretoras; outras têm a função de absorver os produtos da digestão.

O alimento, na generalidade dos casos, não entra em contato direto com o epitélio do estômago. Ele é envolvido por uma membrana produzida pelo próprio epitélio gástrico, a **membrana peritrófica**.

Entre a membrana peritrófica e o epitélio fica um espaço onde se encontram enzimas digestivas e produtos de sua atividade. As enzimas que participam da digestão provêm, em parte, das glândulas salivares, podendo começar sua atividade no papo ou no proventrículo.

As mais importantes são segregadas pelo próprio estômago, não diferindo essencialmente das encontradas em outros metazoários.

Os produtos não absorvidos pelo intestino médio passam ao **intestino posterior**; aí, em uma dilatação que forma a ampola retal, existem células especializadas na reabsorção de água, as **glândulas retais**, cuja função é assegurar proteção contra o risco de desidratação do inseto.

Sangue e Circulação

O meio interno é constituído por um líquido, a **hemolinfa** ou sangue do inseto, que preenche os espaços da cavidade geral do corpo ou **hemocele**, banhando todos os órgãos e penetrando em todos os apêndices.

Ele contêm células fagocitárias — **hemócitos** —, sais, proteínas, aminoácidos livres, várias enzimas das cadeias metabólicas e água. Há também, quase sempre, taxa muito elevada de ácido úrico. A **trealose**, um dissacarídeo desconhecido no sangue dos mamíferos, é abundante na hemolinfa. Ela resulta da rápida conversão da glicose em trealose pelo **corpo gorduroso**, importante órgão dos insetos que, por suas múltiplas atividades, é comparável ao fígado dos animais superiores.

A circulação sanguínea é aberta e promovida por um **vaso dorsal** pulsátil, ou coração, situado na linha média dorsal, que impulsiona a hemolinfa no sentido do abdome para a cabeça.

Várias funções cabem a esse sistema circulatório. Algumas são óbvias, como o transporte de materiais nutritivos e de resíduos do metabolismo. Mas a hemolinfa serve, também, como reservatório de água, de aminoácidos e de outras substâncias; funciona como um lubrificante geral e como meio hidrostático. Seus hemócitos protegem o inseto contra invasões bacterianas e parasitárias, fagocitando ou encapsulando esses elementos estranhos, e promovem a coagulação para fechar pequenos ferimentos.

Órgãos Respiratórios e Respiração

O aparelho respiratório dos insetos é um sistema tubular que leva o oxigênio sob a forma gasosa até junto das células que devem usá-lo. Os tubos são traqueias e traqueíolas, de origem ectodérmica, tendo início em aberturas situadas no tegumento — os **espiráculos**.

Nos insetos com aparelho traqueal de tipo mais primitivo, cada segmento do corpo apresenta um par de espiráculos, principalmente na região abdominal. Nos outros a rede traqueal é interligada, havendo poucas aberturas espiraculares.

Nas formas aquáticas de insetos adultos ou de larvas, as aberturas espiraculares reduzem-se a um par situado na extremidade posterior ou no dorso. Os espiráculos fecham-se durante a imersão. Nesses organismos, a absorção do oxigênio dissolvido na água pode ser feita através de folíolos branquiais providos de uma rede abundante de pequenas traqueias.

Metabolismo e Excreção

A glicólise conta com duas fontes: o **glicogênio**, que se encontra acumulado nos tecidos, e a **trealose**, abundante na hemolinfa. A queima desses materiais é estritamente aeróbia, pois os músculos dos insetos não dispõem de mioglobina nem de hemoglobina para sustentarem um período de anóxia, mesmo curto.

Durante o voo, há grande consumo de glicogênio; e o de oxigênio aumenta entre 50 e 100 vezes, devido à atividade muscular desenvolvida. Em certos casos de insetos migradores ou de voo prolongado, há também consumo de gorduras, que rendem maior número de calorias por grama, quando eficientemente queimadas. Outra particularidade dos insetos é a utilização de proteínas e aminoácidos como combustível, coisa que outros organismos só fazem após prolongado jejum.

Grande parte dos alimentos ingeridos pelas larvas dos insetos é convertida em gordura e armazenada no corpo gorduroso. Durante o período pupal, parte dela é consumida para as novas sínteses exigidas para a morfogênese do inseto adulto.

Vários derivados dos álcoois, parafinas e ácidos graxos de cadeias não-ramificadas são sintetizados pelos artrópodes para fins precisos. Entre eles estão substâncias odoríferas usadas como sinais químicos de comunicação, marcadores de caminho, atrativos sexuais (**feromônios**) ou como parte do equipamento ofensivo-defensivo do inseto.

A constância do meio interno (hemolinfa) é basicamente devida à função excretora dos **tubos de Malpighi**. Primitivamente em número de seis e geralmente par, o número de tubos varia, segundo as espécies, de dois a mais de cem. Nos mosquitos, por exceção, há cinco tubos, que são longos e inseridos ao nível da junção entre o intestino médio e o posterior.

SISTEMAS DE RELAÇÃO E COMPORTAMENTO

Sistema Muscular e Movimento

Os músculos dos insetos são todos estriados. A movimentação do corpo é realizada por feixes musculares que unem uma parte do exoesqueleto à outra, modificando, ao contrair-se, a configuração da junta flexível. Quando a parede do corpo é mole, como nas larvas, a musculatura assegura a manutenção de um estado de tensão ou tônus; o movimento decorre então da pressão hidrostática da hemolinfa agindo sobre os pontos em que há relaxamento muscular.

Para caminhar, o inseto apoia-se sobre três pernas alternadas, enquanto leva para a frente as outras três; e assim sucessivamente.

Conforme o substrato, ele se fixa por meio de **garras** ou adere, mediante órgãos especiais — os **púlvilos** — semelhantes a pequenas almofadas revestidas de finos pelos flexíveis que asseguram sua adesão pela ação de forças moleculares de superfície (Fig. 38.4 B).

Sistema Nervoso

Os corpos celulares dos **neurônios sensitivos** ficam próximos dos respectivos órgãos dos sentidos, junto ao tegumento, e os axônios formam nervos sensitivos que se dirigem ao sistema nervoso central. Os corpos celulares dos **neurônios motores** estão nos gânglios nervosos, de onde partem os nervos motores formados por seus axônios e onde se encontram também os **neurônios de conexão**.

O sistema nervoso central (Fig. 34.5) compreende: (a) o **gânglio supraesofagiano**, que recebe os nervos dos grandes órgãos dos sentidos situados na cabeça (olhos e antenas) e é o principal centro coordenador do comportamento do inseto; (b) o **gânglio subesofagiano**, que inerva as partes bucais; (c) uma **cadeia de gânglios**, relacionados com cada segmento do tórax e do abdome, que inervam os respectivos territórios.

Nenhum dos gânglios contém centros absolutamente vitais, razão pela qual um animal decapitado ainda pode caminhar. Porém, a coordenação global depende dos centros situados no anel periesofagiano, considerado por isso o cérebro do inseto. Mas existem ainda redes nervosas periféricas com suas células ganglionares disseminadas e um sistema nervoso simpático destinado à inervação das vísceras.

Além de mediadores químicos de estimulação nervosa, que operam entre neurônios ou a nível dos órgãos executores, como os músculos e as glândulas, o sistema nervoso produz substâncias com características de hormônios.

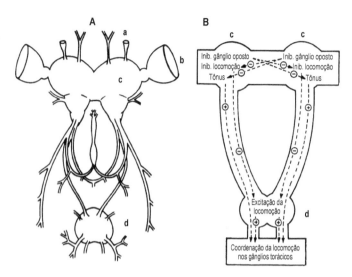

Fig. 34.5 *A*, Sistema nervoso de um inseto: **a**, nervo ocular; **b**, lobo óptico; **c**, gânglio supraesofagiano; **d**, gânglio subesofagiano. *B*, Coordenação nervosa no cérebro do inseto: os centros moduladores (de inibição do gânglio oposto; de inibição da locomoção ou do tônus) enviam estímulos inibidores (−) ou ativadores (+) que agem sobre o centro de excitação da locomoção e sobre os gânglios torácicos. (Desenho modificado de Snodgrass e de Roeder.)

Essas **neurossecreções** fornecem explicação para uma série de fenômenos observados, como os batimentos cardíacos, as contrações dos tubos de Malpighi e outros fenômenos, relacionados com a conduta do animal, inclusive a periodicidade e o ritmo circadiano.

Órgãos dos Sentidos

Os insetos podem detectar a energia radiante sob a forma de luz e calor, as vibrações mecânicas e os sons, as pressões externas, inclusive as devidas à força da gravidade, a quantidade de água existente na atmosfera e a presença de substâncias químicas voláteis no ar (odores, feromônios). Eles podem identificar os alimentos com grande precisão, pelo gosto.

O receptor sensorial pode ser constituído pela própria célula nervosa, que recebe diretamente o estímulo, ou através de um processo distal. Neste caso, ela se relaciona com outras células ou estruturas, como pelos, setas, tubérculos, escamas, placas, fossetas etc.

Os pelos estão localizados em diferentes partes do corpo, isolados ou agrupados em placas pilosas, verticilos etc., mormente nas articulações dos membros e nas antenas. Funcionam como receptores de pressão e vibração. Algumas placas pilosas, localizadas nas articulações das patas, p. ex., permitem reconhecer a posição dos membros e a atitude do corpo, atuando como proprioceptores. Estruturas campaniformes, situadas em poros da cutícula, asseguram a percepção de pressões ou tensões exercidas ao nível da cutícula, sendo abundantes perto das articulações.

Fonorreceptores. As vibrações sonoras são detectadas por diferentes tipos de receptores, ora constituídos por finos pelos, especializados em registrar vibrações aéreas de certa frequência, ora por membranas timpânicas; ou por associações desses dois tipos de estruturas.

No caso dos mosquitos machos, as ondas sonoras que chegam aos pelos fazem vibrar as antenas que estimulam o órgão de Johnston situado em sua base (no interior do primeiro segmento ou escapo). Esse dispositivo permite reconhecer a direção de onde vem o som. Os machos em voo são atraídos pelos sons emitidos pela fêmea.

Quimiorreceptores. Podem ser divididos em três grupos que correspondem, aproximadamente, aos sentidos do olfato, do gosto e da simples percepção química.

Os órgãos olfativos localizam-se geralmente nas antenas, nos palpos maxilares e seus homólogos. São constituídos por placas porosas, cones e minúsculas cravelhas situadas em depressões, revestidos de cutícula muito delgada e inervados por grupos de neurônios bipolares. Alguns neurônios respondem apenas quando percebem um estímulo favorável; outros, quando o estímulo é desfavorável.

O olfato orienta para a busca de alimentos e, no macho, para a localização da fêmea, mesmo a grandes distâncias. Nas abelhas e formigas permite o reconhecimento das companheiras da mesma colmeia ou do mesmo formigueiro, bem como dos caminhos marcados com secreções odoríferas.

Os órgãos do gosto são quimiorreceptores de contato. Podem localizar-se nas antenas (abelhas e formigas), nas pernas (moscas e borboletas) ou nas peças bucais e superfícies adjacentes à boca.

Fotorreceptores. Os olhos compostos são os principais órgãos de visão dos insetos. Externamente, apresentam-se como estruturas multifacetadas da cutícula do inseto, em ambos os lados da cabeça, cada faceta tendo, por baixo, uma unidade sensível, com a qual forma um **omatídio** (Fig. 34.6 A e B).

Os **ocelos**, ou olhos simples, encontrados em muitos insetos ao lado dos olhos compostos ou isoladamente, correspondem de certa forma a um só omatídio e fornecem apenas informação de claro e escuro, mas muito sensíveis às variações da intensidade luminosa (Fig. 34.6 C).

Periodicidade e Ritmos Circadianos. Os organismos vivos apresentam diferenças de comportamento com caráter periódico, decorrentes das modificações do meio, segundo as estações do ano e as horas do dia. É bem conhecida a influência favorável de certas estações do ano sobre a reprodução. As variações periódicas devidas à sucessão das 24 horas do dia e da noite são denominadas **ritmos circadianos**.

Em condições experimentais, os fenômenos periódicos podem ser reproduzidos se a sucessão claro-escuro for modificada para períodos com duração entre 18 e 30 horas. Mas o fato de que períodos maiores ou menores que esses não sustentem a regularidade dos fenômenos fisiológicos indica a existência de alguma espécie de limitação intrínseca ao próprio organismo. Vários fatos sugerem que o controle do ritmo seja endógeno.

De qualquer forma, o organismo do inseto parece dotado de um marcador de tempo, de um relógio biológico interno, sincronizado por fatores externos como a luz e a temperatura. Mas depende da secreção hormonal (neuro-hormônios) do **gânglio subesofagiano**. A atividade deste, por sua vez, parece subordinada ao **corpo cardíaco**, situado entre o gânglio supraesofagiano e o **corpo alado** (Fig. 34.9).

A importância do estudo dos ritmos circadianos é muito grande para a compreensão dos períodos de atividade (diurna, crepuscular ou noturna) dos insetos, de sua alimentação, das atividades metabólicas, reprodução etc., circunstâncias essas da maior relevância para a epidemiologia e o controle de endemias.

Comportamento e Feromônios. Os insetos empregam sinais químicos como formas de comunicação.

As substâncias químicas, produzidas por determinadas glândulas do inseto, que permitem a comunicação entre os membros de uma espécie ou de uma colônia, são chamadas **feromônios**.

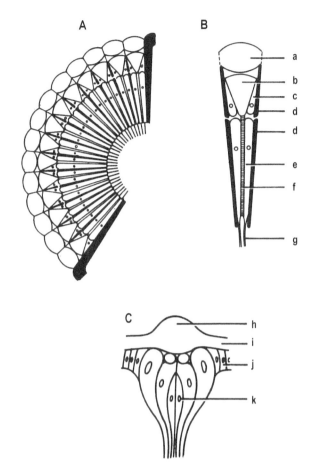

Fig. 34.6 A, Olho composto de inseto, formado por numerosos omatídios. B, Uma das unidades (omatídio) cuja estrutura compreende: **a**, córnea; **b**, cristalino; **c**, célula secretora da córnea; **d**, células pigmentares; **e**, célula retiniana; **f**, rabdoma; **g**, fibra nervosa. C, Estrutura de um olho simples: **h**, lente; **i**, cutícula; **j**, epitélio; **k**, células sensoriais fotorreceptoras.

Elas consistem em moléculas relativamente pequenas de substâncias voláteis, muitas das quais são derivados de terpenos e de ácidos graxos. Os insetos possuem receptores para feromônios, localizados principalmente nas antenas.

Os **feromônios sexuais** que promovem a aproximação sexual são em geral produzidos pelas fêmeas para atrair os machos, a grandes distâncias. Aqueles segregados pelos machos destinam-se a excitar as fêmeas. Eles agem em concentrações muito baixas.

Cada espécie mostra-se muito sensível para os feromônios que lhe são próprios mas não reage a moléculas que se distinguem apenas por pequenas diferenças estereoquímicas (isômeros ópticos, por exemplo).

O processo de atração sexual é complicado pela participação concomitante de diversas substâncias, em proporções bem definidas, o que parece evitar a interfecundação entre insetos de espécies diferentes. Dessas substâncias, algumas parecem atuar apenas como potenciadoras ou reguladoras da ação de outras, não tendo elas mesmas, isoladamente, nenhuma capacidade para alterar o comportamento sexual do animal.

Os **feromônios de alarme** são usados principalmente por insetos sociais para alertar os outros membros da comunidade sobre um perigo iminente.

Quando eles atacam um inimigo, marcam com o conteúdo de suas glândulas mandibulares esse alvo, que passa, então, a ser atacado pelos demais. A eficiência desses feromônios é bem menor e menos específica que os de esfera sexual.

REPRODUÇÃO DOS INSETOS

Entre os insetos, a reprodução é, na generalidade dos casos, bissexuada, caracterizando-se por extraordinária fertilidade.

As fêmeas são ovíparas, mas algumas espécies, como as do gênero *Glossina*, parem larvas que logo em seguida se transformam em pupas. Nesse caso, cada fêmea só produz pequeno número de descendentes.

Aparelho Genital Masculino

Compreende um par de testículos, cada qual formado por certo número de tubos espermáticos que desembocam lateralmente em um canal denominado deferente. As comunicações muito curtas entre os tubos espermáticos e o deferente são os vasos eferentes (Fig. 34.7 A).

Os dois deferentes unem-se para formar um único canal ejaculador mediano. Antes, porém, podem dilatar-se para constituir vesículas seminais; outras vezes trazem glândulas acessórias.

A cópula é realizada com a participação de diversas estruturas, derivadas do tegumento, em geral bastante quitinizadas, que, em conjunto, recebem os nomes de genitália ou **terminália**.

O pênis, **edeago** ou **mesossomo**, é o órgão intromitente, destinado a depositar os espermatozoides na vagina ou na bolsa copuladora da fêmea. Apêndices em forma de pinças ou de garras contribuem para fixar o macho ao abdome da fêmea durante a fecundação.

A genitália do macho apresenta detalhes que variam de espécie para espécie e são, por isso, muito úteis para a sistemática desses grupos de insetos (ver Figs. 36.5, 36.6 e 37.10).

Aparelho Genital Feminino

Estruturalmente ele se parece com o masculino (Figs. 34.10 B e 37.10 C), visto estar constituído por dois ovários, formados de unidades chamadas **ovaríolos**. Os canais dos ovários convergem para dois ovidutos, e estes se reúnem em um único canal, muitas vezes denominado **vagina**.

Como anexos do aparelho genital feminino, descrevem-se várias estruturas encontradas ora em um grupo de insetos, ora em outro. A **espermateca** ou receptáculo seminal funciona como reservatório de espermatozoides, estando unida à vagina por um canal próprio. Pode ser simples, como nas pulgas, dupla nos flebótomos e tripla em *Culex*. A bolsa copuladora, quando presente, costuma ser um divertículo da vagina.

A **oogênese** começa na extremidade distal do ovaríolo pela diferenciação dos oogônios e oócitos e células nutridoras. Na medida em que o oócito se desloca em direção ao oviduto, cerca-se de células foliculares, cresce e acumula grãos de vitelo (reserva de proteína, carboidratos e lipídeos). Depois, forma a casca, em que se distinguem um exocório e um endocório, ambos integrados por várias camadas de natureza proteica. O espermatozoide penetra no ovo por um pertuito diminuto, a **micrópila** (Fig. 34.8).

Cada óvulo que atinge pleno desenvolvimento distende o ovaríolo, de modo a formar uma câmara ovular. Depois da oviposição o pedículo que une a câmara ao oviduto fica alongado

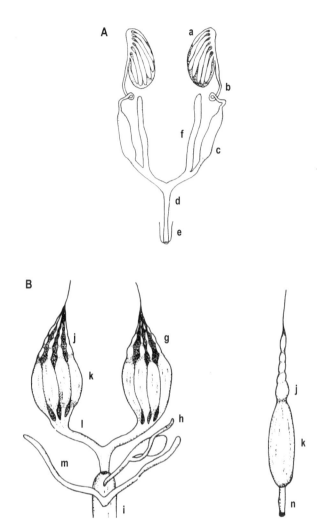

Fig. 34.7 *A*, Aparelho genital masculino de um inseto: **a**, testículo; **b**, canal deferente; **c**, vesícula seminal; **d**, canal ejaculador; **e**, pênis ou mesossomo; **f**, glândula acessória. *B*, Aparelho genital feminino: **g**, ovário; **h**, espermateca; **i**, vagina; **j**, ovaríolo; **k**, ovaríolo maduro; **l**, oviduto; **m**, glândula acessória; **n**, pedicelo.

e com uma dilatação residual, contendo pigmento, *reliquat* da antiga câmara.

O mesmo fenômeno repete-se a cada oviposição, de modo que um exame dos ovaríolos permite saber o número de vezes que a fêmea desovou e, assim, calcular sua idade fisiológica (Fig. 34.8).

O estudo da idade fisiológica em uma população de insetos vetores de doenças tem enorme importância epidemiológica, porque permite conhecer a curva de envelhecimento dessa população durante a estação favorável do ano; a distribuição da mortalidade por grupos de idade; os hábitos dos insetos em cada idade, inclusive sua domesticidade, antropofilia etc.

Por outro lado, em espécies envolvidas na transmissão de malária, leishmaníases, filaríases etc., os **períodos de oviposição** são precedidos necessariamente de uma **refeição sanguínea**, indispensável à maturação dos folículos ovarianos. Portanto, cada desova corresponde, numericamente, seja a um contato em que houve chance de o inseto infectar-se em indivíduo (ou animal) portador da parasitose, seja a uma chance de inocular o parasito no vertebrado, se o inseto já se encontrava infectado.

O controle do crescimento e desenvolvimento é feito por uma série de hormônios, segregados em ordem predeterminada. Os principais centros produtores de hormônios estão associados ao sistema nervoso. No cérebro encontram-se algumas células neurossecretoras, na região mediodorsal, cujo produto é lançado através dos **corpos cardíacos** (Fig. 34.9).

Esse conjunto funciona como o sistema hipotálamo-neuro-hipófise dos vertebrados, pois regula o funcionamento de outras glândulas endócrinas: as **glândulas protorácicas** (ou glândulas ventrais), situadas na região anterior do tórax. Junto aos corpos cardíacos, e anatomicamente ligados a eles, encontram-se os **corpos alados**. Supõe-se que também o gânglio subesofagiano tenha função endócrina.

Nos dípteros superiores, corpos cardíacos, corpos alados e glândulas protorácicas estão integrados em um anel que circunda a aorta, logo acima do cérebro da larva. Esse conjunto funciona como segue:

a) um estímulo (diferente conforme a espécie de inseto) transportado pelos neurônios faz o cérebro libertar seu hormônio;

b) este põe em atividade as glândulas protorácicas que passam a segregar o hormônio de crescimento e muda (ecdise), um esteroide denominado **ecdisona**;

c) a ecdisona estimula o processo de muda, desencadeando, nas células tegumentares, um aumento das mitocôndrias, do retículo endoplásmico, do teor dos ácidos nucleicos e da síntese de proteínas. Tais fenômenos são observados tanto nas ecdises de larvas (ou ninfas), como na produção de pupas e de insetos adultos.

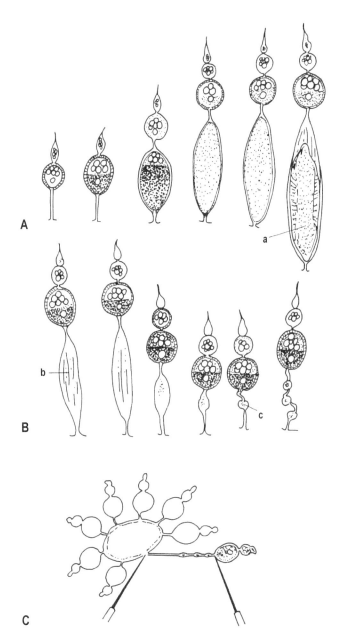

Fig. 34.8 Ciclo gonotrófico e idade fisiológica dos insetos. *A*, Ovaríolo de fêmea nulípara com seu primeiro folículo em desenvolvimento, até a formação completa do ovo maduro (**a**, ovo). *B*, O mesmo ovaríolo, com a câmara ovular vazia (**b**), após a primeira oviposição, e progressiva atrofia da antiga câmara ovular, até que esta fique reduzida a um *reliquat* (**c**) da primeira desova (o mesmo estará acontecendo nos demais ovaríolos, que funcionam sincronicamente em cada ciclo de oviposição); a última figura da série B mostra a presença de três dilatações pediculares após a terceira desova. *C*, Dissecção do ovário para verificar o número de ciclos gonotróficos realizados.

CRESCIMENTO E DESENVOLVIMENTO

Hormônios e Desenvolvimento

Para crescer, os insetos devem substituir seu exoesqueleto rígido por outro mais amplo e compatível com as características da fase evolutiva seguinte. Nos insetos com metamorfose completa, **holometábolos**, profundas modificações da morfologia podem ter lugar então.

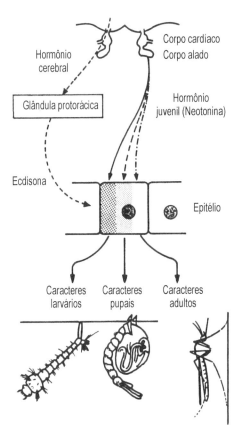

Fig. 34.9 Regulação hormonal do desenvolvimento de um inseto. Em resposta a um estímulo nervoso específico o cérebro produz seu hormônio que põe em atividade as glândulas protorácicas. Estas segregam ecdisona, hormônio de crescimento e muda. A cada ecdise, o nível de hormônio juvenil (produzido pelo corpo alado) determinará se continuarão os caracteres larvários ou se o inseto passará a pupa ou a adulto.

Ecdises e Metamorfoses

Os mecanismos que desencadeiam a muda em diferentes espécies não são os mesmos.

Rhodnius e *Cimex*, cujos hábitos são hematófagos, não mudam se permanecerem em jejum, ou se as refeições forem demasiado pequenas, pois o estímulo requerido provém da distensão do abdome com seu alimento.

O estiramento da cutícula, registrado por terminações sensitivas, fornece o sinal que induz o cérebro a produzir seus hormônios.

O mecanismo de ação da ecdisona parece decorrer de sua influência direta sobre o núcleo celular, onde induziria a atividade de genes que permanecem inativos no intervalo entre as ecdises.

Os genes que passam a ser transcritos respondem pelo aumento de ácidos nucleicos e pelo aumento da síntese proteica, nas células epiteliais. As enzimas cuja produção foi induzida permitem que o tegumento cresça e que haja secreção de nova cutícula.

Quando as células epidérmicas se separam da cutícula velha para começar a produzir outra nova, o espaço entre elas é preenchido por um líquido rico em protease e em quitinase que digerem a endocutícula. A "pele" velha fica reduzida, em verdade, aos materiais mais resistentes da exo- e da epicutícula. Em alguns casos, sobra apenas a epicutícula. Por baixo, o epitélio cresce, aumentando o número de suas células, que permanecem comprimidas como em um epitélio de células cilíndricas altas; ou que formam dobras epiteliais mergulhantes.

No momento da muda, o volume do animal é aumentado pela ingestão de água ou de ar que, ajudado por suas contrações musculares, provoca a ruptura de antiga cutícula e a saída do novo estádio evolutivo do inseto, com seu tegumento ainda mole. Ingerindo mais líquido ou ar, o corpo se distende até o tamanho adequado. Na última ecdise, as asas do inseto adulto (se for espécie alada) são expandidas pelo mesmo processo. Na hora seguinte, dá-se o endurecimento e escurecimento da cutícula, condicionados igualmente por mecanismo neurossecretor.

Nos insetos de metamorfose completa, o indivíduo adulto apresenta órgãos inteiramente novos que resultam do crescimento e diferenciação de grupos de células conhecidas como **discos imaginais** (de *imago*, forma adulta do inseto).

Durante o período pupal elas crescem em número e tamanho, para substituírem as células larvárias, que degeneram.

Vimos o papel da secreção de ecdisona no desencadeamento do processo de muda, em geral. Nas ecdises em que uma larva deva dar lugar a outra forma semelhante, os corpos alados segregam um terpenoide (sempre sob o controle do cérebro) — o **hormônio juvenil** — cujo efeito é impedir a regressão das glândulas protorácicas e fazer com que se mantenha a organização larvária.

Quando baixa a produção do hormônio juvenil, as larvas sob a ação da ecdisona passam a pupas e, quando ele deixa de ser produzido, as pupas transformam-se em adultos, assim que a ecdisona voltar outra vez à circulação.

Segundo o tipo de metamorfoses que apresentem, os insetos podem ser classificados em:

1. **Ametábolos**. Quando as formas imaturas se assemelham aos adultos, não havendo metamorfoses, como entre as traças (**Thysanura**) etc.

2. **Hemimetábolos**. Quando apresentam, ao sair do ovo, formas ninfais que, após várias mudas, dão insetos adultos (alados), sem passar por um estádio intermediário de pupa. Os **Hemiptera** ("barbeiros", por exemplo) ilustram esse tipo de evolução.

3. **Holometábolos**. São os únicos insetos de metamorfose completa. Passam pelas fases de ovo, larva, pupa e imago (ou adulto), correspondendo a pupa muitas vezes a um período de imobilidade e profundas transformações estruturais, quando aparecem as asas, ainda escondidas em sacos internos ou não-funcionais. Nesta categoria incluem-se todos os insetos superiores, entre os quais os **Diptera** e os **Siphonaptera**, se bem que estes últimos já não apresentem asas.

35

Triatomíneos e Percevejos

OS HEMÍPTEROS
TRIATOMÍNEOS VETORES DA TRIPANOSSOMÍASE
AMERICANA
  Os insetos adultos
  Gênero Triatoma

Gênero Panstrongylus
Gênero Rhodnius
CIMICIDAE OU PERCEVEJOS
  Ação patogênica e controle

OS HEMÍPTEROS

A ordem **Hemiptera** compreende insetos geralmente grandes e providos de um aparelho bucal de tipo picador-sugador. As peças bucais pungitivas ficam alojadas em uma bainha, denominada rostro ou probóscida, que tem início na extremidade anterior e, quando fora de uso, permanece dobrada ventralmente, sob a cabeça e tórax do animal (Fig. 35.1).

A maioria deles tem hábitos terrestres. Uns são **fitófagos**, isto é, sugam a seiva de plantas e por isso têm grande importância na agricultura; outros são **entomófagos**, pois sugam a hemolinfa de outros insetos; enquanto os membros das famílias **Cimicidae** (percevejos de cama) e **Reduviidae** (que inclui os "barbeiros", na subfamília **Triatominae**) são **hematófagos**.

De um modo geral, pode-se considerar que os hemípteros com rostro de quatro segmentos são fitófagos; os que apresentam rostro com três segmentos ou são predadores ou hematófagos, fazendo-se a distinção assim:

a) probóscida praticamente retilínea: espécies hematófagas da subfamília **Triatominae**, onde se encontram todos os transmissores da tripanossomíase americana (Fig. 35.1 *C*);

b) probóscida em forma de arco: espécies predadoras e sem interesse médico (Fig. 35.2).

Todos os hemípteros têm tórax bem desenvolvido, sobretudo à custa do pronoto e do escutelo, mostrando-se este último como um triângulo dorsal situado entre as bases das asas. O primeiro par de asas é muito característico desta ordem (tipo **hemélitro**), pois tem a parte anterior dura e coriácea, enquanto a parte posterior é mole e membranosa. As asas posteriores são sempre membranosas. Há também espécies sem asas.

Outras particularidades distintivas dos hemípteros são as antenas formadas por 3 a 5 segmentos e as pernas cujos tarsos nunca possuem mais de 3 segmentos.

TRIATOMÍNEOS VETORES DA TRIPANOSSOMÍASE AMERICANA

A subfamília **Triatominae** distingue-se dos outros membros da família **Reduviidae** principalmente por seu hematofagismo, apresentando sempre o rostro retilíneo, um pouco mais longo que a cabeça, e acoplado à região gular, sob a cabeça (Fig. 35.1). Nesta, as antenas estão inseridas lateralmente. Outras características da subfamília são: hemélitros bem desenvolvidos e fêmures semelhantes nos três pares de pernas.

Conta-se com quase uma centena de espécies de triatomíneos, das quais a grande maioria pertence ao Continente Americano. Nas Américas, distribuem-se entre as latitudes de 41°N e 46°S (Fig. 4.1). As de maior importância na transmissão da tripanossomíase americana para a população humana são: *Triatoma infestans*, *Rhodnius prolixus* e *Panstrongylus megistus*.

Os Insetos Adultos

Na fase adulta, os triatomíneos são insetos grandes (1 a 4 cm de comprimento), com a cabeça geralmente alongada, provida de dois grandes olhos compostos e, para trás deles, dois ocelos. Há um par de antenas com quatro artículos. As antenas estão implantadas em tubérculos anteníferos, nas partes laterais da cabeça.

No tórax inserem-se três pares de pernas (com 5 segmentos cada uma), que se diferenciam pouco umas das outras, e dois

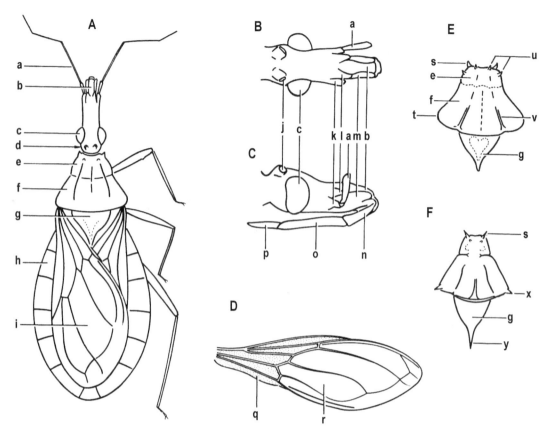

Fig. 35.1 Nomenclatura morfológica para a sistemática dos triatomíneos: *A*, inseto adulto; *B*, aspecto dorsal da cabeça; *C*, aspecto lateral da cabeça; *D*, asa anterior (hemélitro), mostrando o cório (pontilhado) e a membrana, clara; *E*, aspecto dorsal do tórax, em *Triatoma*; *F*, idem em *Eratyrus*; **a**, antena; **b**, tilo ou clípeo; **c**, olhos compostos; **d**, região pós-ocular; **e**, lobo anterior do pronoto; **f**, lobo posterior do pronoto; **g**, escutelo; **h**, conexivo; **i**, asa (hemélitro); **j**, ocelo; **k**, tubérculo antenífero; **l**, juga; **m**, gena; **n, o, p**, primeiro, segundo e terceiro segmentos do rostro ou probóscida; **q**, clavo; **r**, célula anal da asa; **s**, espinho anterior do pronoto; **t**, ângulo posterolateral do pronoto; **u**, tubérculos pronotais anteriores; **v**, carena; **x**, ângulo posterolateral do pronoto espinhoso; **y**, processo apical do escutelo.

pares de asas. O primeiro par é de tipo **hemélitro** (ver anteriormente). O segundo par, inteiramente membranoso, fica recoberto pelo primeiro, quando em repouso.

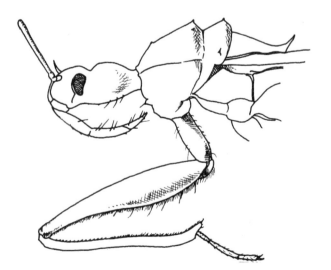

Fig. 35.2 Hemíptero predador (*Vescia spicula*) caracterizado pela probóscida ou tromba curvilínea e com três segmentos. Comparar com os hemípteros hematófagos, do gênero *Triatoma*, cuja tromba é sempre retilínea (Figs. 4.3 e 35.1 *C*).

O abdome achatado dorsoventralmente pode distender-se durante a ingestão de volumes relativamente grandes de sangue (0,5 a 3 ml). Isso, graças à elasticidade das porções laterais do abdome, pouco quitinizadas, que constituem o **conexivo**, situado entre os escleritos dorsais e os ventrais dessa região do corpo.

No aparelho digestivo, as mandíbulas são longas e apresentam duas caneluras longitudinais que, quando justapostas, lado a lado, formam dois canais: um superior e mais amplo destinado à passagem do sangue sugado; outro, inferior, por onde o inseto injeta sua saliva anticoagulante.

Ainda que em condições naturais os triatomíneos alimentem-se de sangue quente, nas condições de laboratório aceitam também sangue frio e água, oferecidos em bolsas de plástico, o que demonstra não ser a temperatura fator essencial ao reflexo de alimentação,

Os insetos adultos picam de preferência à noite ou na obscuridade.

Ao canal de sucção, segue-se uma faringe musculosa (que promove a aspiração do sangue), um curto esôfago e o proventrículo. O intestino médio dilata-se para constituir o estômago, onde se efetua a digestão do sangue ingerido. O segmento intestinal propriamente dito é longo, delgado e sinuoso, ocupando grande parte do volume do abdome.

Verificou-se, em *Rhodnius prolixus*, que parte do sangue ingerido pelo inseto fica estocado no **papo**, um grande divertículo do intestino médio anterior onde não há digestão.

Cada repasto sanguíneo desencadeia a produção de ovos pela fêmea. A produção persiste enquanto, no papo, houver sangue que, pouco a pouco, vai sendo transferido para o estômago. A ovulação é comandada pelos **corpos alados** (Fig. 33.9), mediante secreção do **hormônio juvenil**, estimulada pelo volume de sangue no papo. Esgotado o sangue, cessa a secreção, e uma nova refeição se torna necessária.

Os machos distinguem-se facilmente das fêmeas porque têm o conexivo contínuo na parte posterior, enquanto nelas ele é chanfrado e permite ver o ovipositor (Fig. 35.4). Nos machos, os órgãos copuladores ficam recobertos e protegidos por uma peça quitinizada, correspondente ao IX esternito.

O aparelho excretor é constituído por quatro **tubos de Malpighi** que desembocam na união do intestino com a ampola retal.

As características biológicas, ciclo vital e ecologia dos triatomíneos foram estudados a propósito da transmissão e do controle da doença de Chagas. Recomendamos ao leitor o Cap. 4 deste livro.

Para distinguir e identificar os diversos gêneros e espécies da subfamília *Triatominae*, deve-se fazer uso das chaves dicotômicas para sistemática, publicadas em obras especializadas, como: Lent, H. & Wygodzinsky, P. — Revision of the Triatominae (Hemiptera, Reduviidae), and their significance as vectors of Chagas' Disease. *Bulletin of the American Museum of Natural History.* **163:** article 3, 1979.

Gênero *Triatoma*

Insetos cujo tamanho varia entre 9,5 e 39,5 mm de comprimento e que apresentam uma cabeça aproximadamente cilíndrica, com os tubérculos antenífieros situados na metade ou logo atrás da metade da porção anteocular da cabeça. O rostro, que se estende para trás até o prosterno, tem seu primeiro segmento bem menor que o segundo (Fig. 4.3 B).

Vivem associados a mamíferos e, raramente, a aves ou répteis. Muitas espécies de *Triatoma* participam do ciclo de transmissão de *Trypanosoma cruzi* (ver Cap. 4), tanto nos focos epizoóticos silvestres como nos peridomiciliares; exemplos: *T. brasiliensis*, *T. sordida*, *T. rubrofasciata* e *T. dimidiata*.

Triatoma infestans. É o principal vetor de *Trypanosoma cruzi*, na América do Sul (Fig. 35.3). A fêmea (medindo 26 a 29 mm de comprimento por 8,5 a 10 mm de largura, ao nível do abdome) é um pouco maior que o macho (21-26 mm por 8-10 mm). A cor geral é negra com manchas amarelas no conexivo, no córío e nas pernas. A cabeça é inteiramente negra; seu comprimento corresponde ao comprimento do pronoto. O tubérculo antenífero fica no meio da região anteocular.

A distribuição geográfica da espécie já ocupou grandes áreas na parte meridional da América do Sul, onde ocupava, em 1971, três regiões distintas, extensas e contínuas:

a) uma a oeste da Cordilheira dos Andes, que vai do sul do Peru até a região central do Chile;

b) outra a leste da Cordilheira compreendendo a Bolívia, o Paraguai, a maior parte da Argentina, o Uruguai e o sul do Brasil (Rio Grande do Sul).

c) a terceira região estava no planalto central do Brasil, estendendo-se pelo sudeste de Goiás, oeste de Minas Gerais, São Paulo e norte do Paraná. Havia, entretanto, focos isolados em Pernambuco, Minas Gerais, Rio de Janeiro, São Paulo e Santa Catarina.

Admite-se que essa larga distribuição tenha sido o resultado de uma dispersão promovida pelo homem. É provável que, na Bolívia, a espécie ocupasse primitivamente buracos de roedores, passando a invadir domicílios humanos que ofereciam micro-

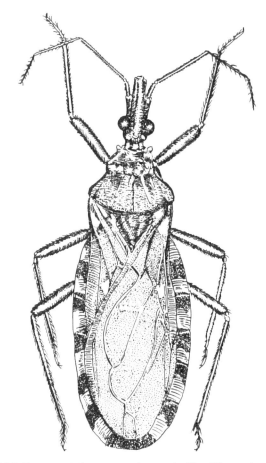

Fig. 35.3 *Triatoma infestans*, macho; mede 21 a 26 mm de comprimento por 8 a 10 mm de largura, ao nível do abdome. A fêmea é um pouco maior. No conexivo, alternam-se manchas escuras e claras, de tonalidade amarelada.

climas semelhantes, nos vales interandinos, ainda nos tempos pré-colombianos. Em seguida, o *T. infestans* dispersou-se para onde as condições microclimáticas da habitação humana fossem parecidas com os hábitats primitivos, frescos e áridos. Seu hábitat atual é doméstico ou peridoméstico, sendo rara a presença em ambiente silvestre.

Nas casas, vive em fendas das paredes, telhados de palha atrás de caixas e objetos onde possa esconder-se durante o dia (Fig. 4.4). De noite, sai para picar o homem ou qualquer animal de sangue quente que se encontre no domicílio. Sua adaptação a esse ambiente é tal que chega a desalojar outras espécies quando invade as casas em novas áreas.

Encontra-se no peridomicílio em currais, coelheiras, galinheiros, pombais etc., alimentando-se sobre os animais. Vive também nos muros de pedra, entre os blocos, sob a casca e em ocos das árvores ou sob folhas.

Seu controle tem sido feito com excelentes resultados, mediante o emprego de inseticidas de ação residual (ver Cap. 4), talvez devido ao fato de ser espécie exótica e recém-adaptada aos ecótopos humanos.

Gênero *Panstrongylus*

Compreende triatomíneos de tamanho médio ou grande (19 a 38 mm de comprimento), com cabeça curta e larga, subcônica, e sempre mais curta que o pronoto. As antenas inserem-se em

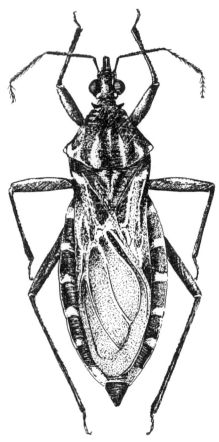

Fig. 35.4 *Panstrongylus megistus*, fêmea. O inseto é grande e suas dimensões ficam compreendidas entre 29 e 38 mm de comprimento por 12 a 14 mm de largura. As áreas claras do conexivo e do dorso são avermelhadas.

tubérculos situados junto à margem anterior dos olhos (Fig. 4.3 A). São próprios da Região Neotropical, onde vivem associados a mamíferos. As principais espécies são *Panstrongylus megistus* e *P. geniculatus*.

Panstrongylus megistus. Inseto grande (a fêmea mede 29 a 38 mm de comprimento por 12 a 14 mm de largura; o macho é pouco menor), de cor negra, com manchas vermelhas ou castanho-avermelhadas no lobo posterior do pronoto, no escutelo, no cório e no conexivo (Fig. 35.4). A cabeça é curta e toda negra. Os olhos são grandes, sobretudo nos machos.

P. megistus é encontrado no Brasil, do Pará até o Rio Grande do Sul; na Bolívia, Paraguai, Uruguai, Argentina e Chile. Por sua ampla distribuição e domesticidade, e por estar frequentemente com infecção pelo *Trypanosoma cruzi*, é um importante transmissor da tripanossomíase americana. Também é encontrado no peridomicílio e em ambientes silvestres, especialmente em ninhos de gambás e de roedores, em árvores, palmeiras, bromélias, agave etc., ou entre as rochas.

Gênero *Rhodnius*

Insetos de tamanho médio ou pequeno, não excedendo em geral 26 mm de comprimento. São de cor castanho-clara ou cor de palha, com manchas castanhas ou bem escuras. A cabeça (Fig. 4.3 C) é alongada, aproximadamente cilíndrica, e traz as antenas implantadas em tubérculos situados perto da extremidade anterior.

A região anteocular tem comprimento que é três vezes ou mais que o da região pós-ocular. Os olhos são de tamanho médio ou grande e os ocelos, bem desenvolvidos, estão implantados em protuberâncias laterais.

Habitam toda a América tropical, do Brasil ao México.

Rhodnius prolixus. É de coloração castanho-amarelada, com manchas castanho-escuras em várias regiões do corpo e dos apêndices. As fêmeas medem 19,5 a 21,5 mm de comprimento e os machos medem 1 ou 2 mm menos. A cabeça é mais longa que o pronoto e seu comprimento equivale a duas vezes e meia o diâmetro tomado a nível dos olhos. A cor é castanho-escura, mas uma faixa clara percorre centralmente toda região dorsal, do clípeo ao occiput. O pronoto é percorrido por seis manchas escuras, longitudinais, que vão se alargando para traz (Fig. 35.5).

Esta espécie é encontrada no México e países da América Central; na Colômbia, Venezuela, Guiana, Suriname, Guiana Francesa, Brasil e Bolívia. Na Venezuela, chega a constituir 90% da população de triatomíneos capturados nas habitações.

Coloniza especialmente nas casas com tetos de palha, onde transmite a tripanossomíase aos homens, sendo o principal vetor da doença de Chagas na Venezuela e nos demais países da região setentrional da América do Sul. *R. prolixus* habita também o peridomicílio e os ecótopos naturais, representados por tocas e ninhos de tatus, pacas, ouriços e aves, tanto no solo como em palmeiras. Como os ovos de *Rhodnius* aderem aos substratos, é possível que as aves em cujos ninhos eles de encontrem possam contribuir para a disseminação da espécie a longa distância.

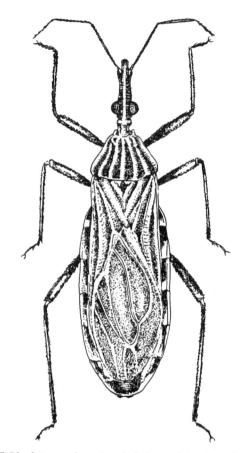

Fig. 35.5 *Rhodnius prolixus* (macho) é um triatomíneo de coloração castanho-amarelada, com manchas castanho-escuras em várias regiões do corpo e dos apêndices. Os machos medem 18 a 20 mm de comprimento e as fêmeas, pouco mais.

CIMICIDAE OU PERCEVEJOS

A família compreende cerca de 40 espécies, das quais apenas duas, do gênero *Cimex*, vivem habitualmente no domicílio humano: *Cimex hemipterus* e *Cimex lectularius*.

Morfologia e Biologia. São insetos pequenos, de corpo achatado dorsoventralmente e de forma oval, cujas asas se atrofiaram a ponto de estarem representadas por duas escamas curtas, dorsais, correspondentes ao primeiro par de outros hemípteros. Medem 5 mm de comprimento por 3 mm de largura (Fig. 35.6).

Possuem pequenos olhos compostos, mas não ocelos. As antenas têm quatro segmentos e a probóscida três, permanecendo dobrada sob a cabeça quando em repouso. Uma particularidade da anatomia desses insetos é a existência, nas fêmeas, de um órgão especial para a cópula, sob a forma de fenda situada ventralmente, no bordo posterior do quinto esternito, geralmente do lado direito; **órgão de Ribaga e Berlese**.

Cimex lectularius distingue-se de *C. hemipterus* porque o protórax do primeiro é quatro vezes mais largo do que longo e, no segundo, apenas duas vezes. As cerdas que se implantam no protórax e asas de *C. lectularius* apresentam rebarbas de um lado; em *C. hemipterus* são lisas.

As duas espécies são cosmopolitas, mas enquanto *Cimex hemipterus* predomina em regiões tropicais, a outra é encontrada de preferência em zonas temperadas e em áreas de imigração europeia. São insetos de hábitos noturnos, escondendo-se durante o dia em fendas e orifícios das paredes, assoalhos, móveis e camas. Saem à noite, para sugar sangue das pessoas adormecidas.

Um a dois dias depois de alcançar a fase adulta, os percevejos copulam e, uma semana mais tarde, as fêmeas começam a pôr ovos, nos locais de esconderijo. Depositam, cada vez, 6 a 10 ovos, somando ao todo uma ou duas centenas durante toda a vida da fêmea. Em alguns casos, o total chega a 400 ou 500 ovos. Dependendo da temperatura, a eclosão tarda quatro a dez dias. As ninfas devem passar por cinco ecdises, em cerca de 30 a 40 dias. A evolução é lenta em temperaturas mais baixas ou quando falta alimento.

A longevidade varia de 3 a 8 meses. Os percevejos suportam demorado jejum; mas, na falta de sangue humano, picam ratos, morcegos e outros mamíferos.

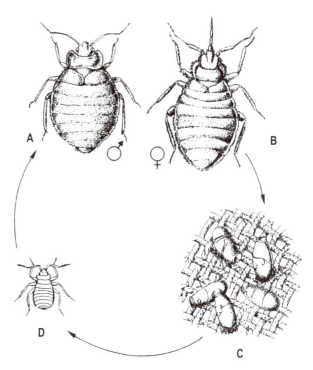

Fig. 35.6 Ciclo biológico do percevejo *Cimex lectularius*, onde estão representados: *A*, o macho; *B*, a fêmea; *C*, ovos depositados nos esconderijos dos insetos; *D*, larva, que passa por cinco estádios evolutivos antes de chegar à fase adulta, copular e reiniciar o ciclo. (Redesenhado de Smart, *apud* Ivo de Carneri, 1989.)

Ação Patogênica e Controle

Algumas pessoas suportam bem as picadas dos percevejos, porém outras se queixam de urticária. Crises asmáticas, desencadeadas por eles, já foram registradas.

Quanto à transmissão de doenças, não parece que, em condições naturais, esses insetos tenham alguma importância epidemiológica, se bem que já tenham sido encontrados infectados com agentes da febre maculosa (*Rickettsia rickettsi*) e com *Trypanosoma cruzi*. Experimentalmente, é possível infectá-los com o vírus amarílico, com *Pasteurella pestis*, *Borrelia recurrentis*, *Leishmania tropica*, *Leishmania donovani* e *Trypanosoma cruzi*.

Os inseticidas clorados, como o DDT, são muito eficientes para a destruição dos percevejos, permitindo erradicá-los das casas.

36

Dípteros Nematóceros em Geral. Psicodídeos, Simulídeos e Ceratopogonídeos

MORFOLOGIA E SISTEMÁTICA DOS DÍPTEROS
  Os insetos adultos
  As fases larvárias
  Classificação dos dípteros

FAMÍLIA PSYCHODIDAE: OS FLEBOTOMÍNEOS
  Morfologia dos flebótomos adultos
  Biologia e comportamento
FAMÍLIA SIMULIIDAE
FAMÍLIA CERATOPOGONIDAE: CULICOIDES

A ordem **Diptera** compreende grande variedade de insetos de tamanho pequeno ou grande, com cabeça, tórax e abdome bem diferenciados, providos de aparelho bucal sugador e de um único par de asas.

As peças bucais podem ser de tipo pungitivo ou não. No primeiro caso, estão adaptadas a perfurar a pele para sugar sangue: **dípteros hematófagos**; ou o tegumento de outros insetos cuja hemolinfa chupam: **dípteros predadores** ou **entomófagos**. Essas peças bucais são do tipo picador-sugador (Figs. 36.4, 37.3 e 38.2).

No segundo caso, de tipo não-pungitivo, o aparelho bucal destina-se apenas a sugar, vivendo os insetos do néctar das flores, de líquidos vegetais extravasados, de produtos de fermentação, exsudatos e matéria orgânica em decomposição. Partículas sólidas são absorvidas, quando solúveis em uma gotícula de saliva do inseto, como fazem as moscas domésticas (Fig. 38.1).

Em alguns casos o aparelho bucal apresenta-se atrofiado, no inseto adulto, que vive fundamentalmente das reservas acumuladas durante a fase larvária, sem dúvida a mais importante para os dípteros, do ponto de vista metabólico. Exemplo disso é a mosca do berne, *Dermatobia hominis* (Fig. 38.8), que só se alimenta enquanto larva (berne) (Fig. 38.8).

Nesta ordem de insetos, o **mesotórax** é o único segmento torácico bem desenvolvido, e aí tem sua implantação o par de asas. As que deveriam corresponder ao segundo par de asas de outros insetos (asas metatorácicas) encontram-se transformadas em **balancins**.

A importância médica deste grupo de artrópodes é maior que a de qualquer outro, bastando lembrar que, entre os dípteros, encontram-se os hospedeiros intermediários e transmissores de muitas doenças causadas por:

a) **vírus** — como a febre amarela, o dengue, a febre dos três dias (ou febre papatasi), a febre de Oroya (ou moléstia de Carrión) e várias encefalites, todas reunidas na designação geral de **arboviroses**;

b) **protozoários** — como a malária, as leishmaníases, a doença do sono e outras tripanossomíases;

c) **helmintos** — como a filaríase linfática, a oncocercíase, a loíase etc.

Além disso, os dípteros são vetores mecânicos de vários outros microrganismos; ou causam lesões devidas ao seu parasitismo, na fase larvária, como no caso das miíases.

MORFOLOGIA E SISTEMÁTICA DOS DÍPTEROS

Os Insetos Adultos

Antenas. Nos dípteros mais primitivos (nematóceros) cada antena é formada por grande número de segmentos, quase todos de aspecto semelhante, com excreção do primeiro (**escapo**) e do segundo (**pedicelo**). O conjunto dos demais constitui o **flagelo** (Fig. 34.1 *D*).

Em grupos mais evoluídos (dípteros braquíceros e ciclorrafos), o número de segmentos diminui, ficando reduzido a três (Fig. 34.1 *E* e *F*). Como reminiscência da situação anterior, o terceiro segmento pode terminar por um prolongamento anelado ou entalhado numa das bordas, como nas mutucas (Fig. 34.1 *E*), ou estar representado por uma cerda grossa, simples ou plumosa, a **arista**, característica das moscas (Figs. 34.1 *F* e 38.1 *A*, **c**).

Peças Bucais. Quando os apêndices bucais estão presentes em sua totalidade (Figs. 34.2 *A* e *B* e 37.3), compreendem:

- um **labro** (ou labroepifaringe);
- um par de **mandíbulas**;
- um par de **maxilas**, com os dois **palpos maxilares** correspondentes;
- a **hipofaringe**;
- o **lábio** (ou *labium*).

Este último, também conhecido como bainha da tromba, funciona como um estojo para alojar as demais peças, quando não estão em uso.

Haustelo, rostro, tromba ou probóscida são expressões equivalentes para designar o conjunto dos órgãos bucais.

Em muitos insetos ocorre atrofia ou desaparecimento de peças bucais. As mandíbulas podem faltar nos machos. Em *Stomoxys* (mosca dos estábulos) e *Glossina* (mosca tsé-tsé) o lábio é rígido e constitui o órgão vulnerante (Fig. 34.2 *C*); a epifaringe e a hipofaringe adaptam-se para formar o canal de sucção, pois, como sucede nos dípteros superiores, desapareceram as mandíbulas e maxilas.

Na *Musca domestica* as peças bucais estão mais ou menos fundidas em uma tromba carnosa usada para lamber, dissolver e aspirar os materiais nutritivos (Fig. 38.1).

Asas. São sempre membranosas e podem estar revestidas de pelos, como nos flebotomíneos, ou de escamas, como nos mosquitos. Há espécies destituídas de asas.

Estruturalmente são expansões duplas do tegumento tergal. Sua forma e consistência são asseguradas pelas **veias** ou **nervuras** que derivam de pequenas traqueias, cada qual envolvida em um tubo quitinoso. Por vezes a asa apresenta junto à base, na margem posterior, um lobo acessório e dobrado sobre si mesmo — é a **calíptera**.

O número e disposição das veias constitui a **venação** da asa. Como ela é muito característica para cada grupo de insetos, encontra emprego destacado na sistemática entomológica. A descrição das nervuras e a constatação de sua presença ou ausência, em cada caso, exigiu o estabelecimento de nomenclatura especial, padronizada. Os dois sistemas mais em voga e as abreviaturas usadas para designar as veias encontram-se na Fig. 36.1 e na Fig. 37.2 *C*.

As Fases Larvárias

Os dípteros são insetos que evoluem com metamorfoses completas (**holometábolos**), razão pela qual passam pelas fases de **ovo**, **larvas** (de primeiro, segundo, terceiro e quarto estádios), **pupa** e **imago**. Esta última é o inseto adulto, alado.

Os ovos, postos isoladamente ou aglutinados, apresentam detalhes estruturais em sua casca que podem servir para o diagnóstico de espécie, em certos grupos.

Algumas larvas são terrestres, outras aquáticas. As das espécies mais primitivas possuem cabeça grande, bem diferenciada (são as larvas **eucéfalas**), com aparelho bucal de tipo mastigador, enquanto as dos dípteros superiores têm a cabeça rudimentar, atrófica (larvas **acéfalas**), estando os órgãos bucais reduzidos por vezes a um sistema de ganchos.

Quando as larvas são eucéfalas, a pupa nasce da última fase larvária, abandonando a cutícula velha (chamada **exúvia**), ou apenas retendo-a como um suporte aderido aos últimos segmentos pupais. O inseto adulto nasce da pupa, saindo por uma fenda dorsal, em forma de T (Fig. 37.14). Essas características são encontradas nos **dípteros ortorrafos** (do grego *orthos*, direito, e *raphe*, costura).

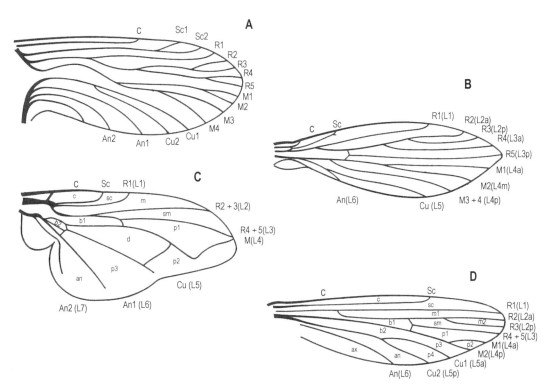

Fig. 36.1 *A*, Esquema da asa (teórica) de um díptero com a nomenclatura das veias ou nervuras: **C**, costa; **Sc**, subcosta; **R₁** a **R₅**, nervuras radiais; **M₁** a **M₄**, nervuras medianas; **Cu₁** e **Cu₂**, nervuras cubitais; **An₁** e **An₂**, nervuras anais. *B*, Asa de Psychodidae (flebotomíneo, p. ex.). A nomenclatura corrente está indicada entre parênteses: **L₁** a **L₆**, nervuras longitudinais, subdivididas por vezes em anteriores (**a**) e posteriores (**p**). *C*, Asa de muscóideo (*Musca domestica*), com nomenclatura das veias e das células: **c**, célula dorsal; **sc**, célula subcostal; **m**, célula marginal; **sm**, célula submarginal; **p₁** a **p₃**, células posteriores; **d**, célula discal; **b**, células basais; e **an**, célula anal. *D*, Asa de *Culicidae* (anofelino): **ax**, célula axilar.

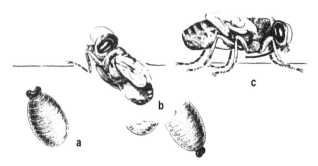

Fig. 36.2 Inseto ciclorrafo (mosca tsé-tsé). Processo de eclosão da forma alada de *Glossina* onde se vê: **a**, o pupário rígido e imóvel, enterrado no solo; **b**, inseto adulto que acaba de romper o pupário, mediante projeção do ptilíneo; **c**, inseto com ptilíneo ainda em regressão na região frontal da cabeça. (Segundo Geigy & Herbig.)

Quando as larvas são acéfalas, a pupa forma-se no interior da cutícula da última larva que, em lugar de ser descartada, passa a constituir um envoltório resistente, o **pupário**, dentro do qual evolui a pupa, imóvel, até o nascimento do inseto adulto. Para abandonar o pupário, o inseto deve provocar o levantamento de um opérculo circular (Fig. 36.2). Devido ao nascimento através de fenda circular, os insetos com estas características são chamados **dípteros ciclorrafos** (*kyklos*: círculo; *raphe*: costura).

Os ciclorrafos guardam, na fase adulta, um sinal correspondente a esse modo de nascimento. Para abrir o pupário, tiveram que projetar para o exterior uma hérnia do tegumento, através da sutura frontal da cabeça. Essa hérnia membranosa, ou **ptilíneo**, produzida por um aumento da pressão hidrostática da hemolinfa, regride em seguida e deixa, como cicatriz residual, a **sutura ptilineal** ou uma simples depressão semilunar, a **lúnula** (Fig. 36.2).

As larvas aquáticas dos mosquitos têm o corpo revestido por cerdas, pelos e placas quitinosas com disposição e formas características para cada espécie, o que permite sua identificação nos focos naturais onde se criam os mosquitos independentemente do exame dos insetos alados (Figs. 36.11 e 36.15). Esse estudo é a **quetotaxia**: uma técnica importante em entomologia.

Classificação dos Dípteros

A ordem **Diptera**, que compreende quase cem famílias e cerca de 75.000 espécies descritas, pode ser dividida em três subordens:

1. **Nematocera** (do grego *nema*, *nematos*, filamento, e *keras*, chifre) — com antenas longas, formadas por seis ou mais artículos; palpos maxilares com quatro ou cinco segmentos; larvas eucéfalas e pupas livres.

Os adultos nascem como ortorrafos (Fig. 37.14).

2. **Brachycera** (*brakhys*: curto; *keras*: chifre) — com as antenas curtas, formadas por três ou quatro artículos, podendo o último ser anelado (Fig. 34.1 *E*); palpos maxilares, com dois segmentos; aspecto geral de moscas, porém sem lúnula na cabeça. As pupas são livres e dão nascimento aos adultos, como os ortorrafos.

3. **Cyclorrapha** — moscas com sutura ptilineal e lúnula, na fronte; antenas com três segmentos, o último dos quais apresenta sempre uma arista (Fig. 34.1 *F*); larvas acéfalas que, ao passarem a pupas, desenvolvem-se no interior de **pupários**; os adultos nascem por uma abertura circular que abrem nesse envoltório.

Os nematóceros incluem mais de uma dúzia de famílias, poucas das quais estão implicadas na transmissão de doenças.

As principais podem ser identificadas mediante o uso da chave dicotômica seguinte:

**Chaves para as principais famílias de *Nematocera*
(Segundo Carrera, 1963)**

1 - Pernas muito compridas; tórax com uma sutura em V no dorso; célula discal presente na asa; não são hematófagos ...... *Tipulidae*
1'- Sem os caracteres acima 2

2 - Asas com nove ou mais veias que atingem a margem 3
2'- Asas com menos de nove veias que chegam até a margem 4

3 - Asas com escamas nas veias e formando franja na margem posterior; corpo com escamas .... *Culicidae*
3'- Asas e corpo sem escamas, mas densamente revestidos de pelos .... *Psychodidae*

4 - Antenas mais curtas que o tórax 5
4'- Antenas mais longas que o tórax 6

5 - Asas inteiramente claras .... *Simuliidae*
5'- Asas inteiramente enegrecidas .... *Bibionidae*

6 - Pernas com muitos espinhos; cabeça pouco destacada do tórax; não hematófagos .... *Mycetophilidae*
6'- Pernas sem espinhos; cabeça bem destacada do tórax 7

7 - Tórax não se projeta sobre a cabeça; asas superpostas, quando em repouso; nervura mediana bifurcada .... *Ceratopogonidae*
7'- Tórax projetando-se sobre a cabeça; asas não se superpõem quando em repouso; nervura mediana não-bifurcada; não-hematófagos .... *Chironomidae*

FAMÍLIA PSYCHODIDAE: OS FLEBOTOMÍNEOS

São dípteros ortorrafos da seção **Nematocera**, por suas antenas longas e com muitos segmentos (16), e pertencem à família **Psychodidae**, caracterizada por asas de forma lanceolada, densamente revestidas de cerdas longas, com nove ou mais veias atingindo a margem da asa e com nervuras transversais apenas na sua metade basal.

Os insetos transmissores das leishmaníases pertencem à subfamília **Phlebotominae**. Os gêneros de interesse médico são:

1. ***Lutzomyia*** — que compreende a maioria das espécies e quase todas aquelas cujas fêmeas picam o homem. Neste gênero encontram-se todos os vetores de leishmaníases das Américas (ver Quadro 2.5).

2. ***Phlebotomus*** — ao qual pertencem todas as espécies transmissoras das leishmaníases da África, da Europa e da Ásia.

Morfologia dos Flebótomos Adultos

Os flebotomíneos têm a cabeça pequena e de forma alongada, fortemente fletida para baixo, o que dá ao animal um aspecto giboso (Fig. 36.3). O aparelho bucal, de tipo picador-sugador, compreende: a) um par de **mandíbulas**; b) um par de **maxilas**; c) o **lábio inferior**, cuja goteira dorsal serve de estojo para as demais peças bucais (Fig. 36.4). Os **palpos maxilares**, com cinco segmentos, são mais longos que a probóscida, isto é, o conjunto do aparelho bucal.

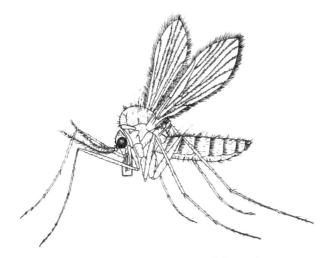

Fig. 36.3 Representação esquemática de um flebotomíneo, que mostra a organização externa da fêmea e a venação característica da asa.

Nas fêmeas, as **espermatecas**, que são apêndices do canal útero-vaginal e se evidenciam (nos espécimes clarificados) por sua quitinização, são elementos muito utilizados nas chaves (Fig. 36.5, **5**).

Biologia e Comportamento

Unicamente, as fêmeas adultas são hematófagas, mas elas se alimentam também de sucos vegetais, como o fazem regularmente os machos.

A fecundação das fêmeas pode dar-se antes ou depois de um repasto sanguíneo, processando-se a cópula com os animais em voo ou pousados. O macho prende-se à fêmea com suas gonapófises, estando ambos dispostos em linha e em sentidos opostos.

Para o amadurecimento dos folículos ovarianos, depois da fecundação, é necessário ao menos uma refeição sanguínea. Em

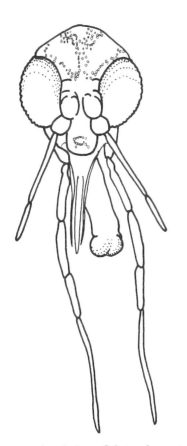

Fig. 36.4 Cabeça e peças bucais de um flebotomíneo, estando as antenas representadas apenas pelos primeiros segmentos.

No assoalho da cavidade bucal encontram-se estruturas quitinizadas providas de dentes e dentículos quitinosos — o **cibário** —, cujo estudo nas fêmeas de flebotomíneos é útil para a identificação das espécies (Fig. 36.5, **2**).

Outros elementos morfológicos de importância para a sistemática são as asas, por sua forma e pelo arranjo das veias; as espermatecas das fêmeas e a terminália do aparelho genital masculino.

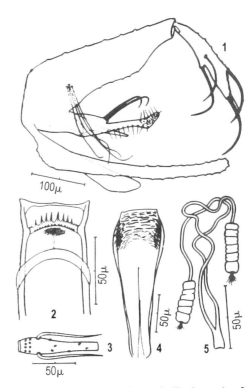

Fig. 36.5 *Lutzomyia longipalpis*. **1**, Terminália do macho; **2**, cibário; **3**, terceiro segmento antenal; **4**, faringe; **5**, espermatecas com seus dutos. (Segundo Barreto, 1961.)

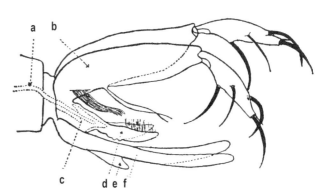

Fig. 36.6 Terminália do macho de *Lutzomyia pessoai*. **a**, Espículo; **b**, gonapófise superior (segmento basal); **c**, gubernáculo; **d**, gonapófise média; **e**, lamelas; **f**, gonapófise inferior. (Segundo Pessoa, 1967.)

condições naturais, cada fêmea põe 40 a 70 ovos, por desova, agrupando-os em lugares úmidos e com matéria orgânica. Aí, ficam aderentes ao substrato, graças a substâncias viscosas que acompanham as desovas.

Os ovos, que medem cerca de 0,3 mm, são alongados e brancos no momento da postura; mas castanhos ou negros depois. A cutícula externa (exocório) possui ornamentações que servem para a identificação das espécies. O período de incubação dura 6 a 17 dias.

As larvas vermiformes alimentam-se de matéria orgânica do solo ou do local abrigado onde se encontrem. Decorrido um tempo variável, entre 15 e 70 dias, formam-se as pupas, que darão adultos num prazo de 1 a 2 semanas.

O período completo de desenvolvimento dura de 1 a 3 meses, mas os adultos têm vida média relativamente curta: 2 a 4 semanas.

A atividade dos flebotomíneos é predominantemente crepuscular ou noturna. As fêmeas picam as pessoas até cerca de meia-noite, ou ao amanhecer.

Durante o dia, ficam em lugares tranquilos, sombrios e úmidos, protegidos do vento, como nas fendas e espaços entre pedras, nas tocas de animais, nos ocos de árvores e entrenós de bambus; ou no interior de currais, galinheiros, depósitos e habitações humanas.

Nas florestas e em lugares sombrios, as fêmeas mostram-se ativas mesmo durante o dia. Alimentam-se do sangue de animais domésticos e silvestres, picando sobretudo pequenos roedores e répteis.

Deslocam-se em geral com voos curtos, mas podem percorrer distâncias equivalentes a algumas centenas de metros. O voo é silencioso e não denuncia a aproximação do inseto que vem picar.

As populações flebotômicas oscilam pouco, em lugares de clima quente e úmido. Porém, quando as estações do ano são bem marcadas, seja pelas mudanças de temperatura, seja pela distribuição desigual das chuvas, a densidade de insetos oscila amplamente, caindo muito nos meses mais frios ou mais secos.

Em temperaturas inferiores a 20°C, nota-se que tanto o desenvolvimento das larvas como a atividade dos adultos ficam muito reduzidos, razão pela qual a distribuição das espécies está limitada às regiões onde pelo menos um mês tenha temperatura média superior a 20°C.

As características comportamentais das principais espécies de flebotomíneos envolvidos na transmissão das leishmaníases, na América Latina e na África tropical, foram passadas em revista nos Caps. 5 e 6, nos itens referentes à ecologia e epidemiologia das doenças que veiculam.

FAMÍLIA SIMULIIDAE

Os **simulídeos** são dípteros nematóceros, cujas fêmeas hematófagas atacam o gado e o homem, por vezes em grande número, constituindo pragas muito molestas, pois suas picadas são seguidas, logo depois, de um prurido insuportável, de longa duração.

Sua importância médica, porém, está relacionada fundamentalmente com a transmissão da **oncocercíase** (ou oncocercose) nas Américas e na África (ver o Cap. 32), além de serem vetoras de outras filárias, como a *Dipetalonema perstans* e *Mansonella ozzardi*.

Popularmente, recebem no Brasil o nome de "borrachudos" e, no Norte do país, o de "pium". Em outros países das Américas são conhecidos por *"jején"* e, em inglês, *"blackflies"*, devido à cor negra ou escura de muitas espécies.

Este grupo de insetos é muito homogêneo, porém abrange número considerável de espécies, parecendo que as 1.200 reconhecidas até agora representam apenas uma fração das existentes.

Muitas delas formam **complexos**, integrados por espécies-irmãs e morfologicamente indistinguíveis, como se comprovou na África em relação ao complexo *Simulium damnosum* e como parece ocorrer também com *S. amazonicum* e *S. metallicum*, nas Américas.

A discriminação dessas espécies-irmãs depende, por ora, de métodos não-morfológicos de identificação, como as técnicas citológicas e bioquímicas, que impõem sérias limitações aos trabalhos entomológicos de campo e à vigilância epidemiológica.

As diferenças morfológicas entre as espécies, quando existentes, são pequenas e frequentemente exigem o trabalho de técnicos especializados. Por outro lado, algumas das distinções feitas pelas técnicas não-morfológicas são de valor taxonômico muito diverso e exigem estudos mais profundos.

Na África, das 151 espécies reconhecidas de **Simuliidae**, 139 pertencem ao gênero ***Simulium*** e podem ser identificadas em geral por suas características morfológicas. Porém, no complexo *S. damnosum*, pelo menos 25 espécies só podem ser distinguidas por caracteres cromossômicos.

S. damnosum, *S. sirbanum* e *S. squamosum* são reconhecidos como bons vetores de oncocercíase, por encontrarem-se em focos importantes da endemia.

Morfologia dos Simulídeos. Esses insetos são pequenos (2 a 4 mm de comprimento), com o corpo relativamente grosso e giboso, escuro ou negro, mas às vezes castanho-avermelhado ou amarelado, com asas largas e hialinas. As antenas compõem-se de 11 segmentos, mas são curtas e não apresentam cerdas junto às articulações (Fig. 36.7).

A probóscida é curta e poderosa. As peças bucais compreendem duas mandíbulas e duas maxilas em forma de facas serrilhadas, e um canal de sucção formado pela justaposição da labroepifaringe e da hipofaringe.

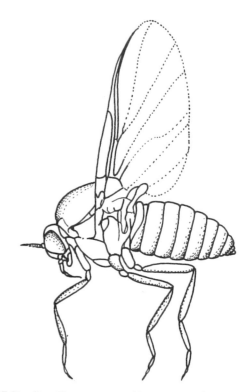

Fig. 36.7 *Simulium*. Estes pequenos dípteros nematóceros, que medem 2 a 4 mm de comprimento, são os transmissores da oncocercíase nas Américas e na África. No Brasil, são conhecidos como "borrachudos".

Biologia e Comportamento. Os ovos são postos em grande número sobre a vegetação que será submersa pelas águas de um rio ou riacho de curso rápido, ou sobre as pedras molhadas do fundo. Eles levam 4 a 5 dias, ou mais, para eclodir.

As larvas, alongadas, possuem uma ventosa posterior, armada de pequenos acúleos, que lhes assegura a fixação ao suporte, e outra anterior, que lhes permite deslocar-se, caminhando como um "mede-mede", mesmo em águas de forte correnteza. Uma glândula salivar que se estende ao longo de todo o corpo produz secreção que em contato com a água forma fios de seda, utilizados tanto para a fixação da larva como para tecer o casulo pupal. Na extremidade anterior há um par de leques, que dirigem as partículas alimentares para o orifício bucal, e na extremidade posterior estão as brânquias.

As larvas dos simulídeos em geral formam colônias que recobrem extensamente os substratos sobre os quais se instalaram.

Outras espécies, como *Simulium neavei*, fixam-se sobre as partes laterais do corpo de caranguejos de água doce, do gênero *Potamonautes*, e se deslocam com eles.

Depois de umas duas ou três semanas, as larvas tecem uma espécie de casulo, aberto anteriormente, ou mesmo um simples emaranhado de fios, onde se transformam em pupas. Estas respiram por meio de brânquias filamentosas que se estendem para fora do casulo.

Ao fim de alguns dias ou uma semana, os insetos adultos abandonam o envoltório pupal através de uma fenda dorsal e afloram à superfície da água arrastados por uma bolha de ar contida no pupário.

Os insetos adultos não tardam em copular e começar a pôr ovos. A duração da vida de uma fêmea de *Simulium damnosum* é de 4 a 7 semanas, e seu ciclo gonotrófico, de 3 a 6 dias. Em cada ciclo, 500 a 900 ovos são postos por fêmea.

Outras espécies têm ciclos mais rápidos ou mais lentos. *S. ochraceum*, que vive nos riachos de montanha do México e da Guatemala, apresenta um ciclo gonotrófico de 3 ou 4 dias.

As fêmeas picam a qualquer hora do dia, ao ar livre. Algumas espécies atacam de preferência a metade inferior do corpo das pessoas (na África e na Venezuela), enquanto outras (no México e Guatemala) preferem a metade superior.

O controle de simulídeos é feito mediante aplicação de inseticidas químicos ou biológicos (*Bacillus thuringiensis*).

FAMÍLIA CERATOPOGONIDAE: CULICOIDES

Insetos muito pequenos, pois raramente medem mais de um a dois milímetros de comprimento, conhecidos vulgarmente pelos nomes de "maruim" e "mosquito pólvora" (em inglês: *gnats* ou *biting midges*). Existem mais de 50 gêneros e, no gênero **Culicoides**, mais de 800 espécies.

Somente as fêmeas dos *Culicoides* são hematófagas e podem transmitir filárias do gênero *Mansonella*, nas Américas, ou *Dipetalonema*, na África.

Morfologia e Biologia. Como os demais dípteros nematóceros, têm a cabeça provida de antenas longas, com 13 a 14 segmentos.

Os machos distinguem-se das fêmeas por terem as antenas plumosas. Os palpos possuem cinco artículos, sendo o terceiro mais dilatado que os outros. A probóscida é curta e as peças bucais de tipo picador-sugador.

O tórax apresenta dorsalmente desenhos característicos, mas não é revestido de pelos ou escamas.

As asas, também sem escamas, mas apresentando microtríquias e pelos, ficam superpostas, quando em repouso. Elas têm as primei-

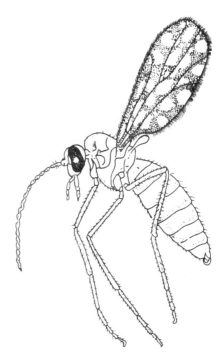

Fig. 36.8 *Culicoides*. Várias espécies deste gênero estão envolvidas na transmissão das filárias: *Mansonella ozzardi*, *Dipetalonema perstans* e *Dipetalonema streptocerca*.

ras nervuras muito robustas, contrastando com as demais, bastante delgadas ou indistintas. A nervura mediana é bifurcada. Manchas claras e escuras dão às asas um aspecto bastante característico (Fig. 36.8); elas ficam superpostas quando em repouso.

Esses caracteres distinguem os **Ceratopogonidae** da família mais próxima, **Chironomidae**, com espécies cujo tórax projeta-se sobre a cabeça, as asas não se superpõem e sua nervura média não é bifurcada.

A grande maioria das espécies que atacam o homem e os animais pertence ao gênero *Culicoides*.

Em geral, as fêmeas preferem alimentar-se sobre o gado e outros animais. Elas costumam picar em horas crepusculares, mas em lugares sombreados o fazem a qualquer hora do dia, constituindo pragas muito molestas para as pessoas que frequentam os bosques e os lugares pantanosos, pois a picada é dolorosa e a dor prolongada. As lesões cutâneas resultantes podem ser de natureza urticariana, eczematosa ou tuberculoide.

Os ovos dos culicoides, alongados e encurvados como bananas, são postos em grande número (centenas) em uma massa gelatinosa que fica ancorada aos objetos submersos, em lagoas, margens de rios, solo úmido ou pântanos, de água doce ou salgada, segundo as espécies.

Os ovos eclodem, ao fim de poucos dias, e as larvas vermiformes que se movem com rápidos movimentos serpeantes enterram-se na lama ou na areia, dentro ou fora da água.

As pupas lembram as dos mosquitos, sem ter o abdome encurvado sob o tórax, e mantêm-se em contato com a superfície para respirar através de um par de tubos com a abertura dilatada.

O ciclo completo parece estender-se por duas semanas ou mais, em função da temperatura.

Espécies Vetoras de Filárias. *Culicoides furens* é incriminado como transmissor de *Mansonella ozzardi*, na Amazônia e em São Vicente (Antilhas). Na África, *C. austeni* e *C. grahami* transmitem *Dipetalonema perstans*, enquanto *C. grahami* e *C. inornatipennis* são os hospedeiros intermediários de *Dipetalonema streptocerca*.

37

Dípteros Nematóceros: Anofelinos e Culicíneos

FAMÍLIA CULICIDAE
OS MOSQUITOS ANOFELINOS
   Taxonomia e caracterização
   Morfologia e fisiologia dos Anopheles
     Morfologia externa
     Aparelho digestivo e nutrição
     Aparelho genital e reprodução

Desenvolvimento das larvas e pupas
As pupas e a emergência dos alados
Identificação das espécies neotropicais
OS MOSQUITOS CULICÍNEOS
   Taxonomia e identificação
   Caracterização das principais espécies
CONTROLE DE VETORES

FAMÍLIA CULICIDAE

A família **Culicidae** é, sem dúvida alguma, de fundamental importância para os estudos epidemiológicos e para a Medicina Preventiva, no campo das endemias parasitárias.

A luta contra a malária, as filaríases, a febre amarela, o dengue e outras arboviroses têm justificado pesquisas sem-número sobre os insetos desta família e feito com que se acumulasse uma bibliografia especializada extremamente volumosa.

São conhecidas atualmente cerca de 3.000 espécies de culicídeos, ou mosquitos, a maioria das quais sem importância médica.

No entanto, algumas espécies de *Anopheles*, de *Culex*, de *Aëdes* e outras mais respondem pela persistência e pela intensidade com que se transmitem aquelas endemias.

Muitas vezes, as espécies vetoras são difíceis de distinguir das demais, o que exige um conhecimento detalhado da morfologia e da sistemática dos diferentes grupamentos e subgrupos de mosquitos bem como das técnicas necessárias para a identificação (Fig. 37.1).

Os membros da família **Culicidae** podem ser facilmente distinguidos de outros grupos afins pelo fato de apresentarem, além dos caracteres dos dípteros nematóceros, mais os seguintes (Fig. 37.2): a) escamas ao longo das nervuras ou veias das asas; b) uma franja de escamas, bem evidente, ao longo da margem posterior das asas.

Os Culicidae classificam-se em três subfamílias:
- **Anophelinae**
- **Culicinae**
- **Toxorhynchitinae**

Anophelinae e *Culicinae* possuem probóscida longa e reta ou quase reta e peças bucais para picar e sugar.

Toxorhynchitinae tem probóscida longa e recurvada para baixo e para trás, em forma de gancho, compreendendo mosquitos de belas cores metálicas, mas sem importância médica porque não são hematófagos (Fig. 37.3).

OS MOSQUITOS ANOFELINOS

Taxonomia e Caracterização

A distinção entre *Anophelinae* e todos os demais *Culicidae* é feita, com facilidade, tanto na fase adulta, como na de ovo ou larva, pelo conjunto das características seguintes (Figs. 14.2 e 14.3):

a) **posição de pouso**: em geral nos anofelinos, a probóscida, a cabeça, o tórax e o abdome ficam dispostos em linha reta e obliquamente orientados em relação ao suporte; nos culicíneos, há uma angulação ao nível do tórax, de modo que o abdome fica paralelo ao suporte (Fig. 14.2 *D*);

b) **forma dos palpos**: nos anofelinos são tão longos quanto a probóscida, tanto nos machos como nas fêmeas; nos culicíneos, são curtos nas fêmeas e longos nos machos (Fig. 14.3);

c) **forma do escutelo**: é trilobado nos culicíneos e com um tufo de cerdas em cada lobo (Fig. 37.2 *A*); mas nos anofelinos tem forma de crescente e com as cerdas inseridas regularmente no bordo posterior (Fig. 37.2 *B*), exceto no gênero *Chagasia*, cujo escutelo é como o dos culicíneos;

d) **manchas nas asas**: com raras exceções, as escamas de cores claras e escuras dispõem-se de modo a formar manchas nas asas dos anofelinos (Figs. 37.2 *D* e 37.4), mas não nas dos culicíneos;

DÍPTEROS NEMATÓCEROS: ANOFELINOS E CULICÍNEOS 327

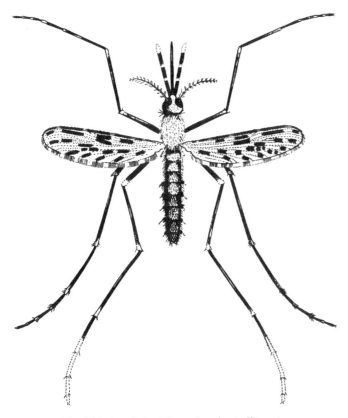

Fig. 37.1 *Anopheles (Nyssorhynchus) albitarsis.*

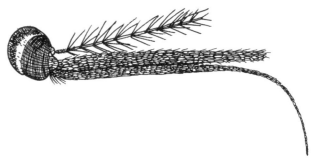

Fig. 37.3 Cabeça de *Toxorhynchitinae* (fêmea), com probóscida bem mais longa que os palpos e fortemente recurvada para baixo.

corpo em posição oblíqua, em relação à superfície líquida; nas dos anofelinos não há sifão respiratório e as larvas mantêm-se paralelamente à superfície, quando vêm respirar (Fig. 37.15).

Na Região Neotropical a subfamília *Anophelinae* compreende apenas dois gêneros: *Anopheles* e *Chagasia*.

Anopheles distingue-se pela forma do escutelo, que tem sua borda posterior arredondada (em crescente), e pela ausência de cerdas pronotais posteriores.

Em ***Chagasia***, o escutelo é trilobado e as cerdas pronotais posteriores estão presentes. As espécies deste gênero pousam como os *Culicinae*.

Morfologia e Fisiologia dos *Anopheles*

MORFOLOGIA EXTERNA

Os anofelinos são pequenos dípteros, medindo em geral menos de 1 cm de comprimento ou de envergadura, de corpo delgado e longas pernas, que lhes valeram em algumas regiões o nome de "pernilongos". No Brasil, são conhecidos também por carapanã, muriçoca, sovela, mosquito-prego ou, simplesmente, mosquito.

e) **ovos**: são postos isoladamente uns dos outros pelas fêmeas de anofelinos e apresentam flutuadores, que os mantêm na superfície da água; enquanto as fêmeas dos culicíneos produzem ovos sem flutuadores, que ficam aglutinados uns aos outros de modo a formarem pequenas jangadas, que se mantêm na superfície (Fig. 14.2 *A*);

f) **larvas**: as dos culicíneos possuem um sifão respiratório (Figs. 14.2 *A* e *B*; e 37.11) que lhes permite respirar estando o

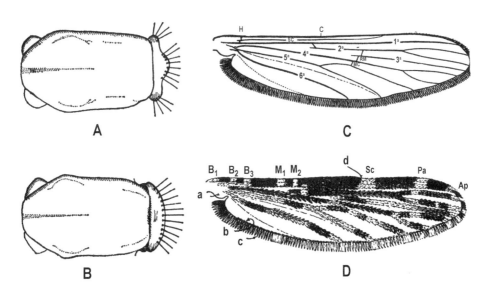

Fig. 37.2 Mesonoto e asa de mosquitos. *A*, Mesonoto de culicíneo com escutelo trilobado e cerdas agrupadas em tufos. *B*, Nos anofelinos (exceto *Chagasia*) o escutelo é simples, em forma de arco. *C*, Nomenclatura das veias da asa: **c**, costa; **sc**, subcosta; 1ª a 6ª longitudinais; **H**, veia transversa umeral; **RM**, transversa média ou anterior (ou radiomediana); **MC**, transversa basal ou posterior (ou mediocubital). *D*, Nomenclatura das manchas claras da asa: B_1, B_2 e B_3, primeira, segunda e terceira basais; M_1 e M_2, médias; **Sc**, subcostal; **Pa** e **Ap**, apicais; **a**, álula; **b**, escamas submarginais; **c**, franja de escamas; **d**, depressão costal.

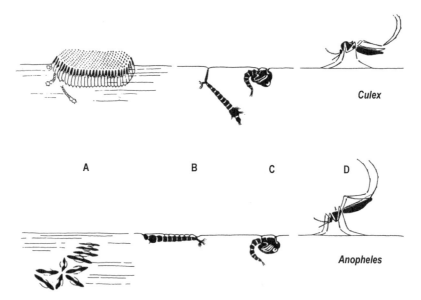

Fig. 37.4 Principais diferenças entre anofelinos e culicíneos. *A*, Os ovos de culicíneos são aglutinados e flutuam como jangadas; os dos anofelinos ficam isolados e possuem flutuadores. *B*, As larvas dos culicíneos têm um sifão respiratório que lhes permite respirar com o corpo em posição oblíqua, enquanto os anofelinos devem fazê-lo horizontalmente. *C*, As pupas não apresentam diferenças importantes. *D*, Os insetos adultos, porém, distinguem-se pela posição que adotam, quando pousados: os anofelinos pousam mantendo todo o corpo obliquamente em relação ao suporte, e os culicíneos ficam com a parte posterior do corpo disposta paralelamente à superfície de pouso.

A **cabeça** é globosa (Fig. 37.3) e traz, além de um par de grandes olhos compostos, duas antenas longas e formadas por 15 segmentos. Os 13 segmentos do flagelo trazem, cada qual, um verticilo de pelos sensoriais em sua base. Esses pelos são curtos, nas fêmeas, e muito mais numerosos e longos, nos machos, o que comunica às antenas destes um aspecto plumoso pelo qual facilmente podem ser distinguidos os sexos, mesmo à vista desarmada.

As **peças bucais**, adaptadas para alimentação líquida, são de tipo picador-sugador (Fig. 37.3). Nas fêmeas, elas compreendem seis estiletes longos e rígidos:

a) uma peça ímpar, denominada **labro** (ou labroepifaringe), que pode ser considerada expansão do teto da cavidade bucal, projetando-se para fora como calha ou tubo incompleto, com uma fenda que se abre para baixo (Figs. 37.3, 37.5 e 37.6 seção transversal);

b) outra peça, a **hipofaringe**, continuação do assoalho da cavidade bucal, adapta-se ao labro para fechá-lo em toda sua extensão e formar, assim, o **canal alimentar**; seu eixo é percorrido pelo delgado **canal das glândulas salivares**;

c) um par de finos estiletes, as **mandíbulas**;

d) outro par de estiletes, as **maxilas**, que em conjunto com as estruturas acima penetram na pele, durante a picada.

Cabe às maxilas e às mandíbulas a função de perfurar e lacerar o tegumento para que o sangue seja aspirado pelo canal alimentar (labro + hipofaringe).

Quando não está em uso, esse conjunto fica alojado em uma bainha com forma de calha aberta para cima: é o **lábio**, cuja extremidade distal termina-se por duas expansões com função sensorial, as **labelas**, unidas entre si por delicada membrana (a **membrana de Dutton**). Quando o inseto pica, o lábio é arregaçado, permanecendo as labelas em contato com a pele.

O aparelho bucal dos mosquitos é também denominado **tromba** ou **probóscida**. Como dependência sua, encontramos um par de **palpos**, órgãos eminentemente sensoriais, formados por quatro segmentos. Os palpos dos anofelinos são longos, tanto nos machos como nas fêmeas; porém nos machos o último segmento, em lugar de cilíndrico como nas fêmeas, é espatulado e muito piloso (Fig. 14.3).

O **tórax**, onde se inserem as asas e as pernas, é ligeiramente achatado no sentido lateral e mostra, na face dorsal convexa, duas placas quitinizadas (escleritos): a maior, anterior, recebe o nome de **escudo** (ou **mesonoto**), e a posterior, em forma de crescente, é o **escutelo** (Fig. 37.2 *B*).

Nas faces laterais do tórax encontram-se vários escleritos, cuja forma e ornamentação pilosa são utilizados para a sistemática das espécies de mosquitos, e quatro aberturas (espiráculos), duas de cada lado, onde começa o sistema de traqueias respiratórias torácicas.

As **asas** são longas e estreitas, superpondo-se sobre o abdome do animal quando em repouso. São transparentes e permitem ver as nervuras com sua disposição característica.

A nomenclatura dessas nervuras é utilizada em sistemática, pois sobre elas e nas bordas acumulam-se escamas, ora brancas, ora pardas ou escuras, formando "manchas" que variam de espécie para espécie e ajudam a identificá-las (Figs. 37.2 *D* e 37.4).

As seis **pernas** dos anofelinos são compridas e finas; cada uma com os seguintes artículos (Fig. 37.5): uma coxa elíptica, seguida de trocânter rudimentar e longo fêmur; a tíbia é também muito comprida, bem como o conjunto dos cinco segmentos tarsais, sendo o primeiro tarso quase tão longo quanto a tíbia. No quinto há um par de garras.

O **abdome**, aproximadamente cilíndrico, mostra claramente oito segmentos com seus escleritos dorsais e ventrais unidos por uma porção membranosa (Fig. 37.6) onde se abrem os respectivos espiráculos (um par por segmento).

O nono e 10º segmentos abdominais encontram-se modificados para formar as estruturas do aparelho genital externo, feminino ou masculino, as quais são geralmente designadas com as palavras: **genitália**, **terminália** ou **hipopígio** (Fig. 37.7). A terminália do macho é rica em detalhes estruturais que permitem a identificação das espécies.

Logo que nasce o inseto adulto, o oitavo segmento e o hipopígio sofrem uma rotação de 180°, passando as estruturas ventrais a uma

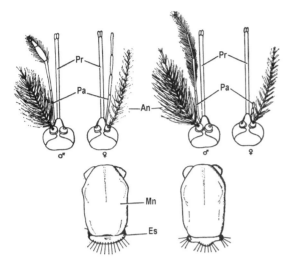

Fig. 37.5 Cabeça e tórax de anofelinos (*à esquerda*) e de culicíneos (*à direita*). Os anofelinos têm os palpos longos, tanto nas fêmeas como nos machos, terminando nestes em uma dilatação espatulada; no tórax, o escutelo é simples e com cerdas distribuídas uniformemente. Os culicíneos apresentam palpos curtos nas fêmeas e longos, mas não espatulados, nos machos; o escutelo é trilobado, com um tufo de cerdas em cada lobo. **An**, antenas; **Es**, escutelo; **Mn**, menosoto; **Pa**, palpos; **Pr**, probóscidas.

posição dorsal, e vice-versa, ainda que a nomenclatura entomológica conserve as denominações da posição primitiva (Fig. 37.10 A).

O nono segmento desenvolve um aparelho preênsil, graças ao qual o macho se fixa à fêmea durante a cópula, e que lembra uma tenaz: é o **fórceps genital**. De cada lado há uma peça basal — o **basistilo**, coxito ou peça lateral — que sustenta um artículo — o **dististilo** ou clásper — provido de garra ou espinho terminal. O basistilo pode apresentar lobos, espinhos e outros ornamentos (claspetes, pincetas) com ou sem pelos característicos (Fig. 37.10 B).

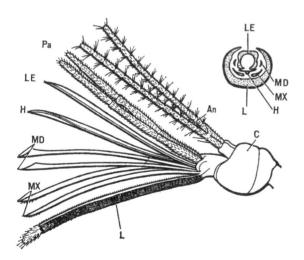

Fig. 37.6 Cabeça (**C**), antenas (**An**) e peças bucais de um mosquito, compreendendo: **Pa**, palpos; **LE**, labroepifaringe; **H**, hipofaringe, com canal salivar; **MD**, mandíbulas; **MX**, maxilas e **L**, lábio, que se termina por um par de labelas. O desenho superior mostra (em seção transversa) que o canal alimentar é formado pela justaposição da labroepifaringe e da hipofaringe, ficando todas as peças bucais alojadas dentro do lábio, quando em repouso.

O órgão copulador ou pênis, que recebe também os nomes de **falossomo**, **mesossomo** ou **edeago**, projeta-se entre essas estruturas e o lobo anal. Este último corresponde ao 10º segmento abdominal.

APARELHO DIGESTIVO E NUTRIÇÃO

Somente as fêmeas possuem hábitos hematófagos e podem, portanto, participar da transmissão da malária.

O aparelho bucal dos machos é incompleto ou atrofiado, só lhes permitindo alimentar-se de sucos vegetais.

A cavidade bucal é seguida de uma faringe musculosa cuja parte posterior funciona como um dispositivo de sucção, aspirando o sangue através do labro e hipofaringe acoplados (Fig. 37.8 A). Antes de aspirá-lo, o inseto injeta a secreção de suas **glândulas salivares**. Estas são constituídas por um par de formações, com três ácinos cada uma, e situadas no interior do tórax. Seus dutos juntam-se em um canal, provido de bomba injetora, que se continua depois no canal salivar da hipofaringe (Fig. 37.8 B).

O esôfago possui vários divertículos, possivelmente relacionados com a reserva de líquidos; dilata-se para formar um pró-ventrículo dotado de válvulas e se continua com o estômago (ou intestino médio) do inseto.

A capacidade do estômago permite ao mosquito ingerir até 2 a 3 mm^3 de sangue, em cada refeição. A digestão do sangue ingerido tarda dois ou três dias.

Junto à extremidade posterior do estômago, inserem-se cinco tubos de Malpighi, órgãos excretores dos insetos. A partir daí, começa o intestino posterior, relativamente curto. Uma dilatação, a ampola retal, precede sua abertura no lobo anal.

O meio circulante interno é constituído pela hemolinfa, que banha todos os órgãos e tecidos, sendo movimentada por um tubo cardíaco dorsal. A respiração é do tipo traqueal.

APARELHO GENITAL E REPRODUÇÃO

Nas fêmeas, encontra-se um par de ovários situados dorsalmente ao estômago (Fig. 37.8 A, **k** e C, **k**). Cada ovário é um saco membranoso contendo numerosas formações tubulares dispostas em cacho ao redor do oviduto. Essas formações, chamadas **ovaríolos**, compreendem uma parede formada por dupla membrana (a membrana ovariolar e a íntima) e as células do ovaríolo (oócito e trofócitos) que formam três aglomerados em cada ovaríolo: os **folículos** (Fig. 37.9).

Os folículos são designados por números, sendo que o primeiro, maior e mais próximo do oviduto, contém já um óvulo maduro. O segundo está em desenvolvimento, e o terceiro, ou gemário, constitui uma zona de multiplicação celular que prepara a formação de novos folículos, na medida em que os óvulos vão sendo expulsos do ovário.

Ciclo Gonotrófico. O estudo detalhado do funcionamento do ovário mostrou-se de grande utilidade nos inquéritos malariológicos porque fornece grande número de informações epidemiológicas.

Basicamente, permite calcular a idade do mosquito fêmea e o número de vezes que picou para alimentar-se de sangue.

A eficiência de uma espécie de anofelinos, como transmissora de malária, depende de sua **longevidade ecológica** (ver o Cap. 1), compatível ou não com o tempo necessário à realização do ciclo esporogônico do plasmódio, e também da frequência com que se alimenta, multiplicando as chances de infectar-se ou de injetar os esporozoítas em novos indivíduos suscetíveis (ver os Caps. 28 e 29).

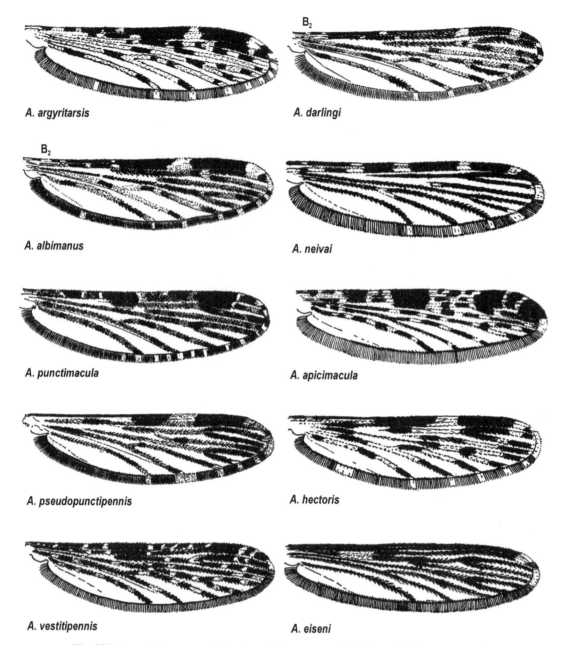

Fig. 37.7 Asas de algumas espécies de anofelinos neotropicais (segundo diversos autores).

A maturação dos folículos ovarianos depende da ingestão de sangue. A fêmea recém-nascida e fecundada só faz a primeira postura após uma refeição sanguínea e terá de alimentar-se outra vez para a segunda oviposição, produzindo em cada ocasião algumas dezenas ou centenas de ovos.

A sucessão de refeições e desovas é chamada de **ciclo gonotrófico**. Ela pode ser medida pela dissecção e exame dos ovaríolos, pois cada óvulo que abandona um folículo deixa marcado o lugar sob a forma de pequena dilatação residual no pedúnculo que liga o ovaríolo ao oviduto (Fig. 54.15).

Desse modo podemos distinguir fêmeas nulíparas, paridas e multíparas. A presença de grande proporção de nulíparas, em uma população de mosquitos, indica procriação intensa, devida eventualmente à formação de novos criadouros. A grande predominância de multíparas, noutra população, sugere que já não aparecerão novas gerações de mosquitos e que a população tenderá a cair.

O aparelho genital masculino não oferece particularidades dignas de nota, exceto para o diagnóstico e a sistemática.

Fecundação e Oviposição. Assim que os anofelinos abandonem os criadouros, em horas crepusculares, costumam formar **enxames**.

Os machos ficam a voar dentro de pequeno espaço, uns perto dos outros, de modo a formar nuvens mais ou menos estacionárias acima de arbustos, telhados ou outros relevos.

Dezenas, centenas ou milhares de machos participam ao mesmo tempo dessa "dança nupcial".

Então, cada vez que uma fêmea penetra no enxame, vários machos agarram-na, disputando a presa que cai ao solo e aí copula com um parceiro, enquanto os demais voltam ao enxame.

Outras vezes, a fêmea penetra rapidamente no enxame e já sai acasalada em voo com um dos machos.

O enxame pode durar entre 10 e 50 minutos, em função de uma certa faixa de intensidade luminosa da luz crepuscular.

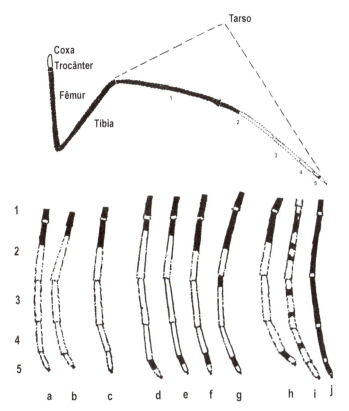

Fig. 37.8 Ao alto, perna de anofelino com nomenclatura dos artículos e numeração dos segmentos tarsais, de 1 a 5. Embaixo, extremidade distal do primeiro segmento tarsal (**1**) e os demais completos, correspondendo às espécies seguintes: **a**, *albitarsis*; **b**, *argyritarsis*; **c**, *darlingi*; **d**, *oswaldoi*; **e**, *noroestensis*; **f**, *galvãoi*; **g**, *rondoni*; **h**, *aquasalis*; **i**, *mediopunctatus*; **j**, *peryassui*. (Segundo Deane *et al.*, 1946.)

A grande maioria das fêmeas capturadas em cópula são nulíparas, uma pequena proporção compreende uníparas, havendo reduzido número de bíparas. Todas elas apresentam o estômago vazio.

Na maioria das espécies, durante a cópula os insetos colocam-se em linha, unidos pelas respectivas terminálias; em outras, dispõem-se paralelamente, agarrados pelas patas. Os espermatozoides injetados pelo macho acumulam-se em um divertículo da vagina, a espermateca, bastando em geral um acasalamento para que a fêmea se mantenha fértil toda sua vida.

Depois de cada repasto sanguíneo, uma série de folículos ovarianos amadurecem e os óvulos descem pelo oviduto. Assim que cada um deles passe em frente do canal da espermateca, os espermatozoides penetram para fecundá-los.

As fêmeas buscam, para fazer suas desovas, diferentes tipos de coleções de água, segundo as preferências de cada espécie. Enquanto algumas procuram depósitos de água salobra, no chão, como *A. aquasalis*, *A. melas* ou *A. merus*, outras buscam as grandes extensões de água doce, bem ensolaradas, como *A. darlingi*, ou sombreadas, como *A. funestus*; ou contentam-se com pequenos volumes de água do solo (*A. gambiae*) ou no verticilo de bromélias (*A. cruzi* e *A. bellator*).

Os **ovos** dos anofelinos são postos separadamente, sem grudar uns nos outros, e permanecem flutuando na água graças à existência de umas expansões laterais que contêm ar (Fig. 37.10). Medem de 0,5 a 1 mm e apresentam forma navicular. A casca ovular é constituída por três camadas, das quais a mais externa, impermeável, forma os flutuadores e outros ornamentos pelos quais as diferentes espécies podem ser reconhecidas.

Desenvolvimento das Larvas e Pupas

As larvas dos anofelinos (Fig. 37.11) são ápodas e vermiformes, com a cabeça globosa e o tórax volumoso (aproximadamente duas vezes mais largo que a cabeça), seguido de nove segmentos abdominais, dos quais os dois últimos encontram-se modificados pela presença de órgãos respiratórios.

Durante seu desenvolvimento, as larvas passam por quatro estádios, marcados pela ocorrência de ecdises ou mudas.

É que, ao atingir as dimensões máximas compatíveis com seu exoesqueleto quitinoso e rígido, a larva deve abandonar sua velha cutícula para continuar crescendo. Isto ocorre três vezes durante a vida larvária. Na quarta ecdise, ela se transforma em pupa.

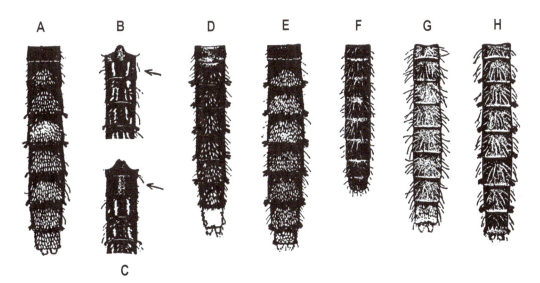

Fig. 37.9 Abdome de algumas espécies de anofelinos. *A*, Tergitos abdominais de *A. albitarsis*. *B*, Esternitos abdominais de *A. albitarsis* com duas manchas brancas longitudinais, no primeiro segmento (flecha). *C*, Idem, de *A. argyritarsis*. *D*, Tergitos abdominais de *A. brazilienses*. *E*, De *A. darlingi*. *F*, De *A. parvus*. *G*, De *A. peryassui*. *H*, De *A. intermedius*. (Segundo Deane *et al.*, 1946.)

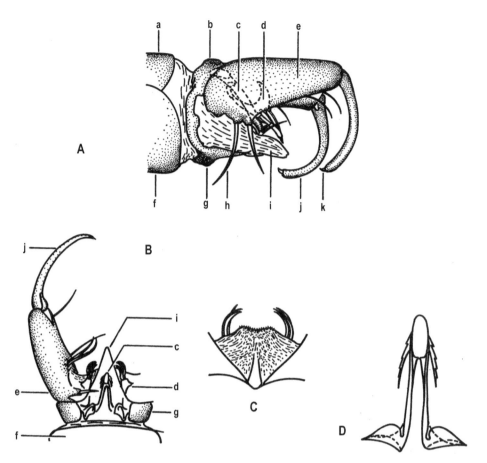

Fig. 37.10 Terminália de um anofelino macho. A, Representação esquemática da genitália vista de perfil (notar que, a partir do oitavo segmento, o abdome do inseto adulto sofre rotação de 180°, em torno de seu eixo longitudinal): **a**, oitavo esternito; **b**, nono esternito; **c**, falossomo (= mesossomo, edeago ou pênis); **d**, claspete; **e**, basistilo ou peça lateral; **f**, oitavo tergito; **g**, nono tergito; **h**, espinho parabasal; **i**, lobo anal (10° segmento abdominal); **j**, dististilo (= clásper, pinça ou apêndice apical); **k**, garra. Embaixo, aspectos da genitália de *A. darlingi*. B, Terminália vista ventralmente. C, Claspete. D, Falossomo.

Na cabeça da larva encontram-se, além de um par de olhos compostos e de um par de antenas, as peças bucais e numerosas cerdas de forma e tamanho variados, porém característicos a ponto de permitir a identificação de muitas espécies.

As peças bucais são de tipo mastigador, com um par de maxilas, outro de mandíbulas, e uma placa denteada ventral. Duas outras peças muito pilosas, as **escovas alimentadoras**, que se movimentam continuamente, determinam a formação de turbilhões na água, em consequência dos quais bactérias, algas, protozoários e outros microrganismos são arrastados pela corrente líquida em direção à boca da larva.

No tórax e ao longo do abdome, há outras cerdas típicas que são também aproveitadas para a sistemática. Algumas, em forma de tufos palmados, por serem revestidos de material céreo, não se molham e contribuem para manter o corpo da larva aderente à superfície líquida, onde ela costuma permanecer longamente para respirar e alimentar-se.

O aparelho respiratório consiste em tubos traqueais com dois troncos principais que percorrem o tórax e o abdome antes de abrirem-se, cada qual, em um orifício espiracular independente, provido de válvulas e situado entre placas quitinizadas. As placas espiraculares e as cerdas que aí se implantam fornecem novos caracteres específicos.

No nono segmento estão: a abertura anal, cercada de tufos de cerdas, e os folíolos respiratórios — quatro expansões que funcionam como brânquias traqueais e permitem à larva respirar no fundo da água, quando foge de qualquer coisa que a perturbe ou ameace, na superfície.

As larvas têm preferências muito especiais quanto ao meio em que vivem. Algumas são exigentes quanto ao grau de salinidade da água, outras quanto à concentração de matéria orgânica, ou ao volume do criadouro, sua exposição ao sol ou não, correnteza e, também, quanto à flora e fauna presentes no biótopo.

Aí se encontram, certamente, os alimentos e as condições adequadas para as larvas, como devem estar ausentes ou serem escassos os inimigos naturais: parasitos, predadores etc.

As Pupas e a Emergência dos Alados

Nesses mesmos lugares são encontradas as pupas, fase evolutiva que resulta da quarta ecdise, apresentando caracteres morfológicos e biológicos bastante afastados dos das larvas.

A forma geral das pupas lembra a de um ponto de interrogação ou de uma vírgula, com um cefalotórax desprovido de apêndices e o abdome com oito segmentos conspícuos e um outro rudimentar; este último, sob um par de paletas natatórias (Fig. 37.13).

Através do tegumento do cefalotórax, veem-se esboços estruturais que formarão a cabeça, os olhos, as antenas e as peças bucais bem como o tórax, as asas e as pernas do inseto adulto.

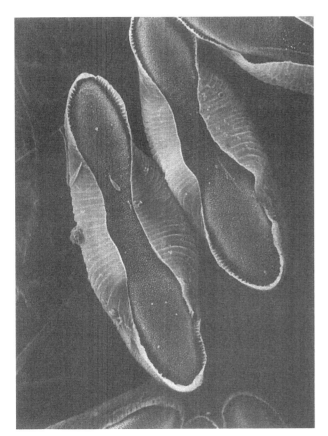

Fig. 37.11 Ovos de anofelino (*Anopheles albitarsis*), com as expansões da cutícula que constituem os flutuadores. Foto em microscopia eletrônica de varredura feita por W. Souza & F. Costa e Silva Filho, *apud* Rosa-Freitas & Deane, 1989.

Na região dorsal do cefalotórax projetam-se para cima dois pequenos tubos simétricos e afunilados, as trompas respiratórias, que se abrem para as trocas gasosas sempre que a pupa se ponha em contato com a superfície da água para respirar. A aderência à película superficial do meio líquido é facilitada por um par de cerdas ramificadas que se implanta no primeiro segmento abdominal e que não é molhável, por estar revestido de cera. Uma reserva de ar, acumulada entre os esboços das futuras asas, ajuda a flutuação.

A pupa, apesar de muito móvel e muito ativa em seu meio, não se alimenta. Com rápidos movimentos de extensão do abdome e de suas paletas natatórias, foge para o fundo, quando qualquer estímulo a excite.

Fisiologicamente ela pode ser comparada a um estojo fechado, comunicando-se com o exterior apenas pelas trompas respiratórias e órgãos sensoriais. No seu interior realizam-se os processos de metamorfose que darão lugar à formação do inseto adulto, alado.

A duração da fase pupal varia muito, em função da temperatura, oscilando entre dois e 10 dias.

O inseto adulto, completamente formado, mas com a cutícula ainda mole, sai do envoltório que constituía a pele da pupa através de uma fenda em forma de T, que se abre na região dorsal do cefalotórax.

Pousado sobre a pele antiga, à superfície da água, aguarda alguns minutos ou algumas horas, até que fenômenos oxidativos produzam o endurecimento da nova cutícula e o voo se torne possível (Fig. 37.14).

O período de emergência dos adultos é crítico para a vida da espécie, pois muitas circunstâncias, como chuvas intensas, fortes ventos, ondas, predadores etc., podem destruir os insetos nessa ocasião.

Identificação das Espécies Neotropicais

O estudo dos anofelinos como vetores de malária foi feito no Cap. 14, onde mereceram destaque os aspectos da biologia e ecologia das espécies relevantes para o conhecimento da epidemiologia e para o controle da malária.

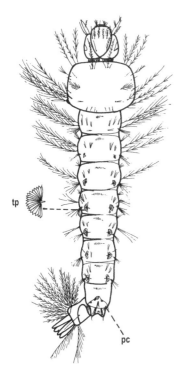

Fig. 37.12 Morfologia da larva de um anofelino. Em destaque: **tp**, tufos palmados que estão dispostos por pares nos segmentos abdominais e que, não sendo molháveis, contribuem para a flutuação horizontal da larva. No oitavo segmento abdominal há uma placa espiracular (**pc**), mas não há sifão respiratório. Compare com a Fig. 56.18.

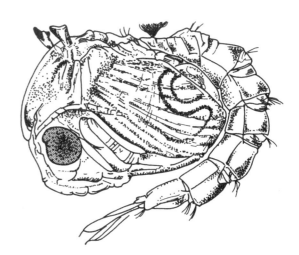

Fig. 37.13 Pupa de um anofelino: os olhos, antenas, asas e pernas do futuro inseto adulto, em formação, podem ser vistos mais ou menos através do tegumento transparente. Na região dorsal estão as duas trompas respiratórias; na extremidade do abdome estão as paletas natatórias. (Segundo Russell *et al.*, 1963.)

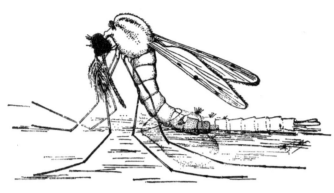

Fig. 37.14 Eclosão da forma adulta de um anofelino, através de uma fenda em forma de T, na região dorsal da pupa. (Segundo Brumpt.)

Lá foi também discutido o papel do *Anopheles darlingi*, nas Américas, e do complexo *Anopheles gambiae* em relação à malária africana. Suas principais características morfológicas estão reunidas na Fig. 37.14.

OS MOSQUITOS CULICÍNEOS

Taxonomia e Identificação

Os **Culicinae** constituem a maior subfamília de mosquitos (com 27 gêneros) e são designados coletivamente pela expressão **culicíneos**. Eles se distinguem dos anofelinos (conforme vimos antes) por um conjunto de caracteres fáceis de ver e esquematizados nas Figs. 14.2 e 14.3.

Estes mosquitos estão envolvidos na transmissão da filaríase linfática (*Culex quinquefasciatus*), da febre amarela urbana (*Aëdes aegypti*) e silvestre (*Haemagogus spegazzinii*, *Aëdes leucocelaenus*, *A. scapularius*, *A. fluviatilis* e outros), do dengue e de outras arboviroses.

Caracterização das Principais Espécies

O gênero *Culex* inclui cerca de 300 espécies, a maioria das quais habita as regiões tropicais e subtropicais do mundo. Para a transmissão de doenças, as mais importantes são as que têm hábitos domésticos.

Culex quinquefasciatus (= *C. fatigans*). O mosquito das casas é um inseto pequeno, cor de palha, apresentando o dorso do tórax (mesonoto) pardo escuro, com escamas amarelas, estreitas e curvas, e com duas linhas escuras, longas, dispostas longitudinalmente na região mediana.

Faixas de cor amarela são vistas na metade basal dos segmentos abdominais (tergitos). Os fêmures e todas as pernas exibem também manchas amarelas justarticulares.

Sua distribuição geográfica abrange as regiões tropicais e subtropicais do mundo.

A espécie é altamente doméstica e antropófila, pois machos e fêmeas buscam o domicílio humano como local de abrigo habitual e as fêmeas picam de preferência o homem a outros animais.

Esses insetos têm grande capacidade de voo, podendo cobrir vários quilômetros de distância, e são muito ecléticos quanto aos tipos de criadouros que escolhem para desovar, podendo fazê-lo tanto na água da chuva que se acumula em recipientes, latas e pneus abandonados, como em reservatórios e canais, ou em fossas e esgotos a céu aberto, com alta concentração de matéria orgânica.

Os ovos são depositados sobre a água, aglutinados lado a lado, verticalmente, de modo a formar minúsculas jangadas com 200 ou mais ovos. As larvas que deles saem completam seu desenvolvimento em quatro a cinco dias (Fig. 37.14), e as pupas, em mais dois. O ciclo completo requer 10 ou 11 dias.

As fêmeas permanecem em repouso durante as horas do dia e começam sua atividade ao crepúsculo, picando durante todas as horas da noite. As provas de precipitina mostram que, em 90% ou mais dos espécimes, o sangue encontrado no estômago dos insetos é de origem humana.

A densidade de mosquitos nas casas, em áreas endêmicas de filaríase, chega a ser muito alta, podendo-se encontrar de 300 a 500 exemplares de *Culex* por habitação, em certos meses do ano.

O papel desempenhado por *Culex quinquefasciatus* na transmissão da filaríase linfática foi descrito no Cap. 30 deste livro.

Aëdes aegypti. Mais de 500 espécies são reconhecidas como integrantes do gênero *Aëdes*, com distribuição que vai do equador às regiões polares.

Muitas espécies de *Aëdes* são primitivamente insetos florestais que se criam, geralmente, na água que fica coletada nos verticílios das folhas de bromélias (gravatás) ou em ocos de árvores.

Aëdes aegypti é um culicídeo de origem africana levado para as Américas logo depois do descobrimento. Aqui é um mosquito

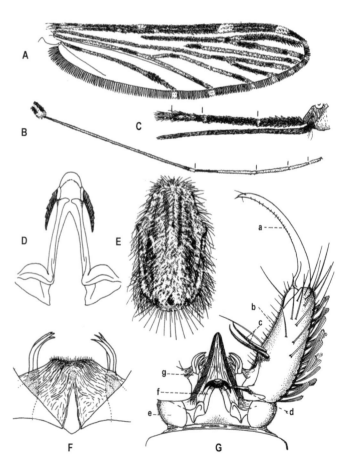

Fig. 37.15 *Anopheles darlingi*. A, Asa. B, Tarso posterior. C, Peças bucais. D, Falossomo. E, Mesonoto (tórax). F, Claspetes. G, Genitália do macho: **a**, clásper ou dististilo; **b**, basistilo; **c**, dois espinhos acessórios; **d**, um espinho parabasal curto; **e**, nono tergito; **f**, falossomo; **g**, claspete. (Segundo Ross & Roberts – Mosquito Atlas, 1943.)

urbano e doméstico, estreitamente associado ao hábitat humano e acompanhando o homem em seus deslocamentos. Por isso tem sido reintroduzido frequentemente em áreas de onde havia sido erradicado.

Apresenta-se como um mosquito rajado, de colorido geral escuro, com manchas brancas pelo corpo. Sua identificação é facilitada pela presença no dorso (mesonoto) de um desenho em forma de lira, que pode ser distinguido mesmo a olho nu (Fig. 37.20).

Escamas brancas, alternando-se com manchas escuras, são encontradas na região posterior da cabeça (occipício); nos segmentos abdominais, onde as manchas brancas formam cintos junto à base de cada um; nas pernas, que apresentam anéis brancos contrastando com sua cor escura.

Dentro de um a três dias de nascidos, os adultos copulam e as fêmeas buscam sua primeira refeição sanguínea, para poder ovipor alguns dias depois. Uma única fecundação assegura a fecundidade para toda a vida do inseto.

Tendo-se adaptado a viver no domicílio e no peridomicílio humano, esse mosquito põe seus ovos em recipientes com água, como tanques, barris, potes, latas, vasos de flores, pias, calhas e caixas de água, no telhado, e em quaisquer outros lugares onde se acumule água limpa.

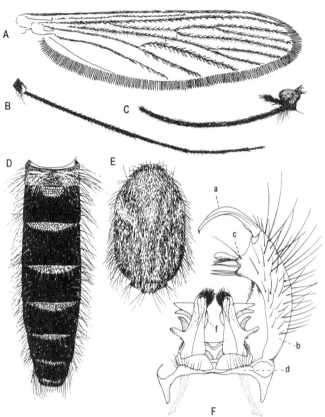

Fig. 37.17 *Culex quinquefasciatus* (= *C. fatigans*), o mosquito doméstico das regiões neotropicais. *A*, Asa. *B*, Tarso posterior. *C*, Peças bucais. *D*, Abdome. *E*, Mesonoto (tórax). *F*, Genitália do macho: **a**, claspete; **b**, basistilo; **c**, lobo subapical; **d**, nono tergito; **f**, falossomo. (Segundo Ross & Roberts — Mosquito Atlas, 1943.)

Os ovos são depositados em grande número (10 a 100 de cada vez) acima do nível da água, de modo que só ficam submersos e eclodem depois das chuvas. Na falta destas, resistem muitos meses no seco. As desovas se repetem com intervalos de 4 ou 5 dias, sempre precedidas de um repasto sanguíneo, até um total de 300 a 750 ovos por fêmea.

O embrionamento faz-se em 72 horas (nas temperaturas entre 25° e 30°C) e o desenvolvimento larvário e pupal, em condições favoráveis, tarda pelo menos uma semana. A 28°C, o ciclo de ovo a ovo varia de 11 a 18 dias. Normalmente, uma fêmea vive cerca de dois meses, alimentando-se de sangue 12 vezes ou mais.

Aëdes aegypti tem hábitos diurnos e preferência por sugar o homem. Pica ao amanhecer e durante todo o dia, recolhendo-se ao interior das casas para repousar nos cantos sombrios, atrás de móveis, quadros, etc.

A área de distribuição geográfica da espécie está compreendida na faixa entre latitudes de 40°N e 40°S. No Novo Mundo, habita principalmente a faixa litorânea atlântica, desde o sul dos EUA (Geórgia, Luisiana e Flórida) até o Uruguai e Argentina. Pode ser facilmente disseminado e levado a lugares distantes por meio de aviões, navios, trens e carros. *Aëdes aegypti* é o principal transmissor da febre amarela urbana e do dengue.

Haemagogus spegazzinii. Este mosquito, de tamanho médio e cores metálicas, é encontrado sobretudo nas copas das florestas, mas pode ser capturado em cotas mais baixas e junto ao solo (ver a Fig. 3.3 *B*), especialmente em clareiras, derrubadas, estradas e margens de rios que correm entre arvoredos, onde a insolação e

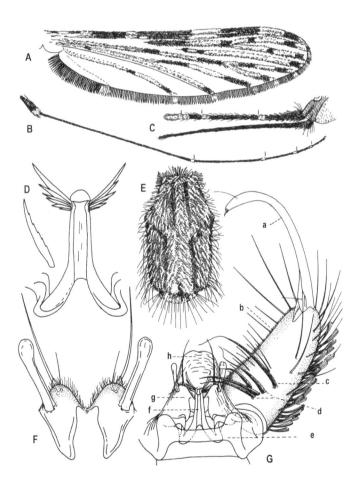

Fig. 37.16 *Anopheles gambiae*, *sensu lato*, agrupa as principais espécies transmissoras de malária na África. Já invadiu o Nordeste brasileiro, de onde foi erradicado. *A*, Asa. *B*, Tarso posterior. *C*, Peças bucais. *D*, Falossomo. *E*, Mesonoto (tórax). *F*, Claspetes. *G*, Genitália do macho: **a**, clásper ou dististilo; **b**, basistilo; **c**, um espinho acessório; **d**, quatro espinhos parabasais; **e**, nono tergito; **f**, falossomo; **g**, claspete. (Segundo Ross & Roberts — Mosquito Atlas, 1943.)

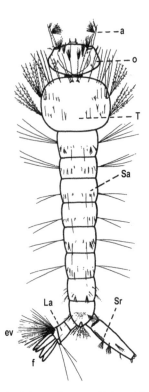

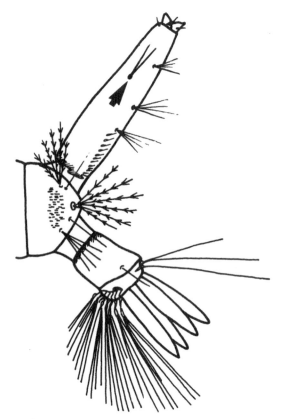

Fig. 37.18 Morfologia da larva de um culicíneo (*Culex quinquefasciatus*). Estruturas encontradas na cabeça: **a**, antena; **o**, olho; **T**. tórax. No abdome: **sa**, segmentos abdominais I-IX, sem tufos palmados; o último, ou lobo anal (**la**), traz os folíolos branquiais (**f**) e as escovas do lobo anal (**ev**); **sr**, sifão respiratório.

Fig. 37.19 Últimos segmentos abdominais da larva de *Culex quinquefasciatus*, com sifão respiratório provido de um pécten e de pelos com disposição característica.

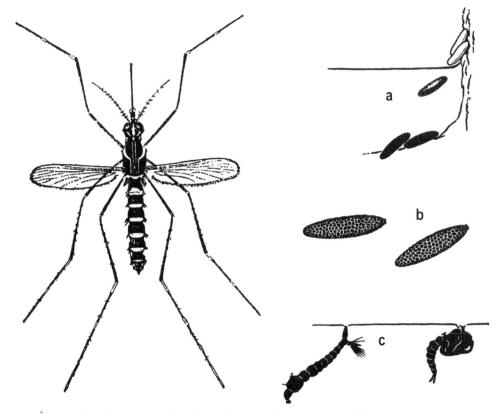

Fig. 37.20 *Aëdes aegypti*. À esquerda, a fêmea com o desenho em forma de lira no mesonoto; à direita: **a**, ovos depositados sobre as paredes de um recipiente e que começarão a embrionar assim que ficarem submersos; **b**, aspecto dos ovos sob maior aumento; **c**, atitudes da larva e da pupa respirando à superfície da água.

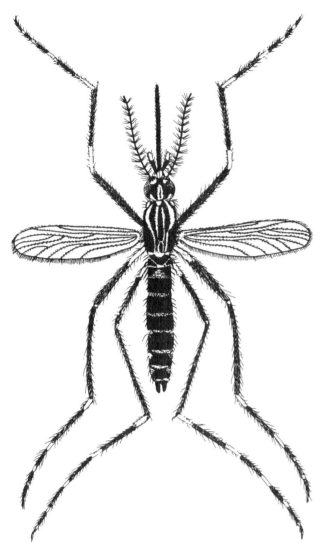

Fig. 37.21 *Aëdes aegypti*, vetor de febre amarela e de dengue.

outras condições microclimáticas forem favoráveis. *H. spegazzinii* tem grande raio de voo, e exemplares marcados já foram capturados a mais de 10 km do ponto de partida.

As fêmeas depositam seus ovos em buracos e ocos de árvores, entrenós de bambus etc., onde as larvas se criam na água de chuva coletada. Elas picam durante as horas do dia.

Sua participação é importante na transmissão da febre amarela silvestre, transmitindo o vírus ciclicamente entre macacos da espécie *Callithrix penicillata* (sagui), bem como entre os dos gêneros *Allouatta* (bugio), *Cebus* (mico), *Leontocebus* etc. Esses macacos vivem nas copas das árvores, onde são picados por *H. spegazzinii*, por *Aëdes leucocelaenus*, *Aëdes scapularis* e *Aëdes fluviatilis*, que participam igualmente da transmissão.

As migrações dos macacos podem provocar deslocamentos do foco enzoótico. Em alguns lugares, a invasão de plantações ou áreas rurais habitadas estabelece o vínculo entre a febre amarela silvestre e a urbana, se os homens se infectarem e depois contaminarem os *Aëdes aegypti*.

CONTROLE DE VETORES

A prevenção ou a eliminação de muitas doenças metaxênicas, tanto em escala regional como mundial, depende frequentemente do controle de insetos vetores. Os êxitos já alcançados em muitos países contra a transmissão da malária, da tripanossomíase americana, da oncocercose etc. mostram que bons resultados podem ser alcançados em outras áreas, desde que se disponha dos recursos financeiros, do pessoal competente, dos materiais e de um plano adequado de ação para cada condição epidemiológica, ajustado às circunstâncias locais.

Nos Caps. 13 e 14 passamos em revista as técnicas de controle dos vetores da tripanossomíase americana (triatomíneos) e das tripanossomíases africanas (glossinas).

No Cap. 29, reunimos a informação necessária para o uso de inseticidas no controle da malária (anofelinos), para a planificação e a seleção dos métodos atualmente recomendados, bem como a escolha das drogas disponíveis. Também discutimos o problema da **resistência** dos insetos aos inseticidas e as maneiras de superá-la.

Nos Cap. 50 será visto como usar os inseticidas modernos no controle da filaríase linfática e, no Cap. 51, o uso de inseticidas químicos e biológicos contra os agentes da oncocercíase, particularmente a utilização do *Bacillus thuringiensis*.

Recomendamos a leitura desses capítulos e o de outros, onde se aborde a ação antivetorial para o controle de determinado parasito.

38

Dípteros Ciclorrafos: As Moscas

DÍPTEROS CYCLORRAPHA: AS MOSCAS
  Morfologia e biologia
  Classificação dos Cyclorrapha
FAMÍLIA MUSCIDAE
  Musca domestica *e transmissão de doenças*
  Outros muscídeos
FAMÍLIA CUTEREBRIDAE
  Dermatobia hominis *e o berne*

FAMÍLIA CALLIPHORIDAE
FAMÍLIA SARCOPHAGIDAE
AS MIÍASES HUMANAS
  Classificação, etiologia e patologia
  Diagnóstico e tratamento

Os dípteros de antenas curtas ou braquíceros, da subordem **Cyclorrapha (= Muscomorpha)**, têm papel saliente na produção ou na transmissão de doenças. Sua importância pode ser avaliada pelo fato de abrangerem espécies como a mosca doméstica, a mosca tsé-tsé, transmissora da doença do sono, assim como várias espécies cujas larvas produzem **miíases**, tais como a mosca do berne (*Dermatobia hominis*) e as produtoras de "bicheiras".

DÍPTEROS CYCLORRAPHA: AS MOSCAS

Morfologia e Biologia

Os Insetos Adultos. As moscas adultas apresentam tipicamente a cabeça distinta do tórax e muito móvel, cabendo grande parte de sua superfície aos olhos compostos, formados por milhares de **omatídios**.

Entre os olhos e próximo à linha média, estão inseridas as duas antenas, cada uma com três segmentos: dois são muito curtos e o terceiro, pouco mais longo, traz uma cerda simples ou plumosa: a **arista** (Fig. 34.1 *F*, **c**). Elas ficam alojadas numa depressão circundada pela sutura frontal ou **cicatriz ptilineal** (Fig. 34.1 *C*, **a**), *reliquat* do **ptilíneo** — expansão do tegumento em forma de ampola frontal, cheia de hemolinfa, usada pelo inseto adulto ao nascer para deslocar a calota anterior do pupário (Fig. 36.2). Na parte superior dessa sutura encontra-se um esclerito em forma de arco, denominado **lúnula**.

No vértice da cabeça estão os **ocelos** ou olhos simples (geralmente três), situados em outro esclerito, a placa ocelar.

Nos muscóideos, com aparelho bucal lambedor-sugador (Fig. 38.1), as peças bucais formam uma tromba carnosa onde se distinguem: uma porção basal, ou **rostro**; um segmento intermediário, ou **haustelo**; e a parte terminal, ou **disco oral**, constituído por duas *labelas* (= paraglossos) recobertas de fileiras de tubos pseudotraqueais que, por capilaridade, asseguram a absorção de líquidos. Há um par de palpos maxilares, mas faltam as maxilas e as mandíbulas.

Nas espécies cujo aparelho é do tipo picador-sugador, as peças bucais são rígidas (Fig. 34.2 *C*). A epifaringe e a hipofaringe justapostas constituem o canal de sucção, penetrando na pele da vítima juntamente com o lábio fortemente quitinizado e provido de pequenos dentes cortantes na extremidade.

O tórax, como em outros dípteros, caracteriza-se pela hipertrofia do mesotórax, sendo o **mesonoto** tudo quanto se pode ver pela face dorsal do animal. Duas suturas transversas dividem-no em três grandes escleritos: **pré-escudo**, **escudo** e **escutelo** (Fig. 34.3 *B*). Os escleritos laterais do tórax e as cerdas neles inseridas são tomados em consideração para a identificação das espécies.

A asa tem venação típica para cada família ou gênero de moscas, constituindo elemento importante para a sistemática. Nas moscas da seção **Caliptratae** (ver adiante), podem estar presentes em sua base dois lóbulos bem desenvolvidos e destacados, denominados escamas ou **caliptras**.

O abdome compõe-se, em geral, de cinco segmentos aparentes (ou pré-abdome) e dos segmentos genitais modificados: o

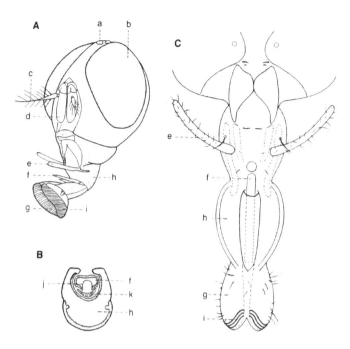

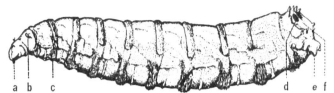

Fig. 38.3 Larva de *Musca domestica*: **a**, papila cefálica ou pseudocéfalo; **b**, espiráculo anterior; **c**, área espinhal/ventral; **d**, espiráculo posterior; **e**, tubérculos anais; **f**, placa espiracular. (Segundo Hegner et al.)

Fig. 38.1 *A*, Cabeça de *Musca domestica*. *B*, Secção transversa da tromba de *M. domestica*. *C*, Esquema onde se destacam os elementos da tromba de um inseto (*Calliphora*): **a**, olho simples; **b**, olho composto; **c**, arista pilosa; **d**, antena com três segmentos e sulco no segundo; **e**, palpos; **f**, labroepifaringe; **g**, labelas (paraglossos); **h**, haustelo; **i**, pseudotraqueias; **j**, canal alimentar; **k**, hipofaringe. (*A* e *B*, segundo Evans — Insect biology, 1985; *C*, segundo original de H. de Souza Lopes.)

ovipositor telescopado, nas fêmeas, e a **terminália** ou genitália externa, nos machos.

As Fases Evolutivas. Na generalidade dos casos, a fêmea, depois de fecundada, põe ovos que evoluem no meio exterior. Mas, em algumas espécies, o ovo fica retido em uma dilatação do canal vaginal (denominada **útero**) onde se dá a evolução da fase larvária. As moscas **Sarcophagidae** parem grande número de larvas no primeiro estádio; as do gênero *Glossina* (Fig. 38.2) e as da série **Pupipara** eliminam larvas (uma de cada vez) que já se encontram no terceiro estádio e se transformam em pupas logo depois de nascidas.

Tipicamente as larvas dos muscóideos são vermiformes, ápodas, e com região cefálica muito reduzida. Isso lhes valeu a denominação geral de **larvas acéfalas** e, ao primeiro segmento do corpo, o nome de **pseudocéfalo** (Fig. 38.3). As peças bucais estão representadas por um esqueleto cefalofaringiano que se termina anteriormente por dois sistemas de ganchos quitinosos que servem inclusive para a locomoção da larva (Fig. 38.10 *B* e *C*).

No segundo segmento larvário, após o pseudocéfalo, as larvas de segundo e terceiro estádios trazem os **espiráculos anteriores**, estruturas salientes, em forma de leque.

O último segmento (12º), que é geralmente largo, termina por uma superfície truncada e, em alguns casos, deprimida. Aí ficam situadas as **placas estigmáticas**, simetricamente dispostas e com as aberturas espiraculares (Fig. 38.3, **d** e **f**) formando desenhos que são diferentes para cada espécie e, por isso, permitem a identificação das larvas (Fig. 38.12).

A maioria das formas larvárias de ciclorrafos alimenta-se no solo de detritos orgânicos tais como lixo, fezes e corpos em decomposição.

Algumas espécies crescem sobre os cadáveres de animais e, eventualmente, em cadáveres humanos — **larvas necrobiontófagas**. Estas últimas adquirem particular significação para a Medicina Legal, pois o cálculo da idade das larvas, pela fase em que se apresentem, fornece informações sobre o tempo que um cadáver permaneceu exposto às moscas e, portanto, o tempo mínimo decorrido desde a data da morte (criminosa, por exemplo) do indivíduo.

Outras espécies exigem tecidos vivos para sua alimentação — **larvas biontófagas** — e passam, então, para a categoria de verdadeiros parasitos (Fig. 38.8 *C*). São **parasitos protelianos**, isto é, parasitos somente na fase juvenil, pois no fim do período larvário abandonam seu hospedeiro e caem ao solo, onde se enterram para pupar. Como adultos são, em geral, seres de vida livre.

A pupa fica protegida dentro da pele do último estádio larvário que, endurecida, constitui o **pupário**. Permanece imóvel, consumindo as reservas nutritivas acumuladas no período larvário, lisando seus próprios tecidos para formar o novo organismo e desenvolver uma profunda reorganização estrutural de que resultará o inseto adulto.

Classificação dos Cyclorrapha

A subordem **Cyclorrapha** compreende três séries de moscas na classificação que, por razões de simplicidade, aqui adotamos: (1) série **Aschiza**; (2) série **Schizophora (= Myodaria)** e (3) série **Pupipara** (que muitos especialistas incluem na anterior).

1. Na série **Aschiza**, os insetos não exibem a lúnula nem a sutura frontal ou a cicatriz ptilineal. Apenas uma espécie tem sido referida, ocasionalmente, como produzindo míases humanas: *Eristalis tenax*, da família **Syrphidae**, cujas larvas semiaquáticas apresentam um longuíssimo sifão respiratório.

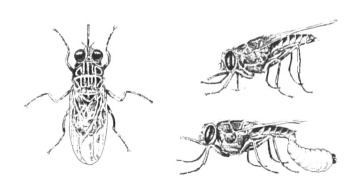

Fig. 38.2 Mosca tsé-tsé, *Glossina* sp. Posição habitual em repouso durante um repasto sanguíneo e ao parir uma larva de terceiro estádio. (Segundo Geigy & Herbig, 1955.)

2. A série **Schizophora** compreende as verdadeiras moscas, com a cabeça livre e formando um ângulo com o eixo do corpo; presença da sutura ptilineal na fronte, asas normais, pernas com suas inserções próximas à linha mediana. Elas se dividem em duas seções.

a) As que apresentam caliptras rudimentares, ou são desprovidas delas, formam a seção **Acalyptratae**, de que fazem parte as drosófilas (família **Drosophilidae**), muito utilizadas nos estudos de genética, mas sem relação com a produção ou a transmissão de doenças infecciosas e parasitárias. Outra família da mesma seção, **Chloropidae**, contém o gênero *Hippelates*, onde pequenas moscas, conhecidas popularmente por "lambe-olho", são incriminadas como vetores mecânicos de infecções como o tracoma e outras conjuntivites.

b) Os **Schizophora**, que têm, quase sempre, caliptras grandes, formam a seção **Caliptratae**. Eles se distinguem também pela presença de um sulco nítido no segundo segmento das antenas. As famílias mais importantes são: **Muscidae, Cuterebridae, Calliphoridae, Sarcophagidae, Tachinidae, Oestridae, Gasterophilidae** e **Glossinidae**.

3. Na série **Pupipara**, encontramos moscas com hábitos hematófagos que vivem permanentemente sobre seus hospedeiros (aves e mamíferos). Elas não têm asas ou apresentam asas atrofiadas. Transmitem doenças entre os animais, porém não interessam à medicina humana.

FAMÍLIA MUSCIDAE

Os representantes desta família são insetos de tamanho médio, com o corpo glabro ou com cerdas, e cores foscas. Compreendem insetos com hábitos alimentares distintos: (a) moscas não picadoras, dentre as quais ressalta por sua importância a mosca doméstica: (b) moscas picadoras, que se nutrem de sangue, como as do gênero *Stomoxys*.

Musca domestica e Transmissão de Doenças

Morfologia e Biologia. Nem todas as moscas que invadem as casas são *Musca domestica*, ainda que esta espécie represente a quase totalidade da população local desses insetos. Suas características são (Fig. 38.4):

Tamanho médio entre 6 e 7 milímetros de comprimento. A cor geral é cinza-escura e a cabeça, cinzenta, com faixa mediana preta na fronte. As antenas são castanho-avermelhadas. Na região dorsal do tórax, há quatro linhas escuras longitudinais, típicas da espécie, e o abdome é amarelado, com uma faixa mediana escura que se torna difusa no segmento terminal.

Durante a alimentação, a saliva é lançada sobre os materiais sólidos para dissolvê-los e permitir que sejam aspirados. Os alimentos recém-ingeridos acumulam-se no divertículo esofagiano, espécie de reservatório para onde vão os líquidos ingeridos às pressas. Depois, com calma, a mosca regurgita esse material para encaminhá-lo ao estômago.

Ao proceder assim, não é raro que as moscas depositem uma gotinha líquida, espécie de vômito, sobre os lugares onde estão pousadas, antes de ingerir definitivamente seu alimento. Tal hábito facilita a disseminação de microrganismos (bactérias, cistos de protozoários, ovos de helmintos etc.) se esses insetos tiverem estado, antes, alimentando-se sobre matérias fecais, secreções purulentas, lixo ou outros substratos contaminados.

As pernas das moscas terminam por um par de garras, um par de **púlvilos** (espécie de coxins revestidos de minúsculos pelos glandulares que permitem ao inseto aderir às superfícies lisas)

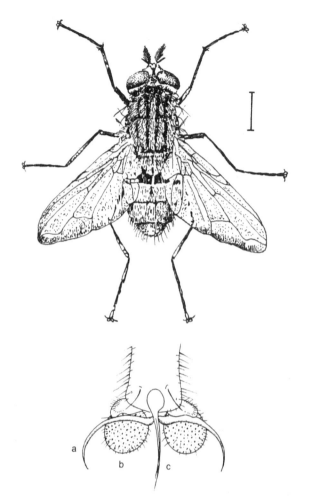

Fig. 38.4 *A, Musca domestica*, desenhada com as asas entreabertas para mostrar a venação. Ela mede habitualmente entre 6 e 9 mm de comprimento (a escala representa 2 mm). *B*, Extremidade de uma das pernas da mosca doméstica onde se veem: **a**, um par de garras; **b**, os púlvilos em forma de coxins revestidos de finos pelos; **c**, um pelo maior, mediano, denominado empódio.

e uma formação alongada, a cerda empodial ou **empódio**, de situação mediana e ventral (Fig. 38.4).

Esse conjunto de órgãos adesivos, que permitem ao inseto pousar em qualquer tipo de superfície, é responsável, também, pelo transporte mecânico de germes de um lugar para outro, facilitando a contaminação dos alimentos humanos frequentados pelas moscas, com microrganismos existentes no solo ou nos dejetos deixados a descoberto.

Os últimos segmentos abdominais da fêmea formam o **ovipositor**, normalmente retraído no interior do abdome, mas que se projeta telescopicamente durante o ato de oviposição. As fêmeas põem, cada duas semanas, 100 a 150 ovos alongados, medindo 1 mm de comprimento, de cor branca (Fig. 38.5). Eles são depositados em lugares onde haja matéria orgânica em decomposição: lixo, esterco de animais, fezes humanas, resíduos vegetais etc.

Cada fêmea põe um total de 500 a 600 ovos, durante toda sua vida. Quando as condições são favoráveis, e mesmo tomando em consideração que somente uma parte sobrevive, a descendência de uma só mosca pode chegar a 500 mil, ao fim de dois meses.

Os ovos eclodem ao fim de algumas horas ou de alguns dias (entre 8 horas e 4 dias, em função inversa da temperatura am-

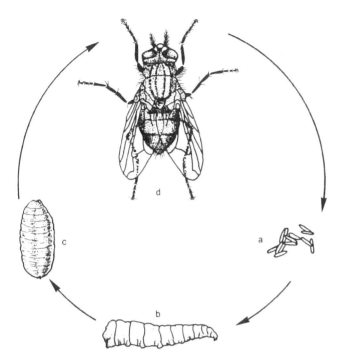

Fig. 38.5 Ciclo vital de uma mosca: **a,** ovos, que segundo as condições ambientais eclodem dentro de 8 horas ou alguns dias; **b,** a larva alimenta-se de detritos variados e sofre três mudas antes de pupar, por volta do quarto ou quinto dia; **c,** a pupa (no interior do pupário) permanece enterrada no solo por igual tempo, dando por fim nascimento à forma alada adulta; **d,** inseto adulto.

biente). Assim que nascem, as larvas começam a alimentar-se avidamente e sofrem duas mudas. As larvas de terceiro estádio (medindo já 12 mm) têm a forma de um cone alongado, onde a extremidade mais delgada corresponde ao pseudocéfalo, seguida de 11 segmentos que vão aumentando progressivamente de diâmetro. No último, estão as placas espiraculares (Fig. 38.3).

Por volta do quinto dia, essas larvas costumam abandonar o meio onde se nutriam e enterram-se no solo, para pupar. A pupa tem o corpo mais curto e fica encerrada na última pele larvária (Fig. 38.5). Em quatro ou cinco dias o adulto está formado, se o clima for quente. Em regiões com inverno muito frio, a pupa mantém-se estacionária até que a temperatura volte a subir.

Pouco depois da emergência, as fêmeas são fecundadas e não tardam a pôr sua primeira série de ovos. O intervalo de ovo a ovo pode completar-se em duas semanas, se as condições forem as mais favoráveis. A longevidade das moscas é de três semanas a três meses, diminuindo na medida em que aumente a temperatura.

As moscas têm grande capacidade de voo, o que lhes assegura enorme poder de dispersão. Seus hábitos são diurnos, procurando sempre lugares bem iluminados e quentes. Aceitam qualquer tipo de alimento, desde que líquidos ou solúveis em sua própria saliva. São atraídas tanto pelo lixo e esterco como pelo leite, substâncias açucaradas, frutas e outros alimentos humanos.

Quando a população de moscas é muito grande, indica a presença de extensos depósitos de lixo, de esterco ou de péssimas instalações sanitárias na região. Estábulos, locais de ordenha, matadouros e mercados são lugares onde as moscas se multiplicam intensamente.

Doenças Transmitidas por Moscas. Devido a seus hábitos peculiares, elas podem transportar bacilos da febre tifoide (*Salmonella typhosa*), quer na superfície do corpo, pernas e tromba, quer no tubo digestivo, onde os bacilos permanecem vivos durante muitos dias.

Do mesmo modo, foi comprovada a possibilidade de transmissão dos agentes da disenteria bacilar, das infecções estafilocócicas, de cistos de amebas e outros protozoários (ver Cap. 9), bem como de ovos de helmintos. Os de *Taenia*, *Ascaris* e *Enterobius* já foram isolados de fezes de moscas.

Combate às Moscas. Elas desenvolveram completa resistência não só ao DDT como a todos os inseticidas clorados. Voltou-se, portanto, à utilização de velhos métodos de controle, visando sobretudo impedir a multiplicação da espécie. As medidas que se recomendam são de três tipos.

1. **Dar destino adequado ao lixo e dejetos** humanos ou de animais. Quanto ao lixo, a medida mais eficaz é sua incineração. Enquanto permanecer nas casas, deve ser conservado em recipientes com tampa à prova de moscas. Quando não se possa incinerá-lo, o lixo acumulado deve ser recoberto por espessa camada de terra. Assim, a fermentação do próprio material eleva a temperatura a níveis fatais para as larvas que aí se encontrem.

As privadas bem construídas, com descarga de água e sifão, impedem que as fezes humanas atraiam moscas e propiciem sua criação.

O esterco deve ser acumulado em pilhas compactas sobre uma base de concreto, cercada de vala com água para que as larvas prestes a pupar não possam alcançar o solo e, ao tentar fazê-lo, abandonando a matéria fecal, caiam na água e morram.

2. **Impedir o acesso dos insetos às fontes de alimentos**, não só nos domicílios, como nos armazéns e depósitos que estocam ou vendem alimentos. Estes devem estar protegidos das moscas por meio de telas nas portas e janelas, ou por coberturas adequadas. Em conexão com isso, é importante a aplicação de inseticidas de efeito imediato, para destruir os insetos que penetraram no interior dos edifícios ou estão à volta deles.

3. **Aplicar inseticidas de efeito residual**, periodicamente; e quando as moscas tenham desenvolvido resistência ao DDT, BHC e dieldrin, usar outros, como malation e diazinon, que são empregados tanto nos lugares de pouso das moscas adultas, como misturados ao lixo ou ao esterco, nos depósitos; ou aspergidos sobre eles.

Outros Muscídeos

Stomoxys calcitrans. Conhecido como "mosca das estrebarias", é comum no Brasil, mas tem distribuição mundial. Sua tromba é longa, rígida e não-retrátil; os palpos, curtos e delgados. As antenas têm uma arista que é plumosa apenas dorsalmente. O abdome é cinzento e traz algumas manchas escuras arredondadas (Fig. 38.6).

Por seu aspecto lembra a mosca doméstica, distinguindo-se pela probóscida negra e adaptada para picar. Tem hábitos hematófagos e, devido ao hematofagismo, *Stomoxys* é vetor mecânico de tripanossomíases de animais. Contribui também para disseminar as larvas do berne.

***Neivamyia* spp.** No gênero *Neivamyia* (Fig. 38.9) há espécies de moscas picadoras, menos abundantes que *S. calcitrans*, mas, como esta, importantes vetores de ovos da mosca do berne, *Dermatobia hominis*. São insetos florestais, de corpo robusto, palpos longos e arista plumosa em cima e embaixo.

***Muscina stabulans* e *Synthesiomyia nudiseta*.** Espécie cosmopolita e muito abundante, especialmente nas estrebarias, a

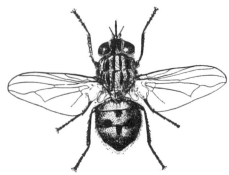

Fig. 38.6 *Stomoxys calcitrans* ou mosca das estrebarias. Inseto da família Muscidae (subfamília Stomoxydinae), com hábitos hematófagos. Pode veicular o berne e transmitir tripanossomíases de animais.

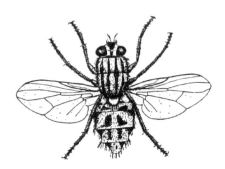

Fig. 38.7 *Muscina stabulans*. É maior que a mosca doméstica e frequente nas estrebarias. Sua tromba é carnosa e retrátil.

Muscina stabulans é maior que *Musca domestica*, distinguindo-se por trazer as quatro faixas mais largas no tórax; borda do escutelo vermelha e tíbias amarelas. A quarta veia da asa (mediana) encurva-se fracamente para a terceira sem formar um cotovelo (Fig. 38.7). A tromba é carnosa e retrátil. Sua distribuição fica limitada às regiões frias, *Synthesiomyia nudiseta* substitui *M. stabulans* nas regiões quentes. Suas faixas torácicas são muito nítidas e as antenas e palpos, de um vermelho intenso.

FAMÍLIA CUTEREBRIDAE

Compreende moscas grandes, com reflexos metálicos, cerdas pouco desenvolvidas e peças bucais rudimentares. O **berne** nada mais é que o parasitismo cutâneo pela larva de *Dermatobia hominis*, a espécie mais importante da família, do ponto de vista médico.

O berne é frequente em certas regiões, especialmente em hortos florestais e plantações de eucaliptos, onde elevada proporção de trabalhadores e moradores pode ser atacada pelas larvas da mosca.

Dermatobia hominis e o Berne

Morfologia e Biologia. Encontrado desde o Golfo do México até a Argentina, este inseto é exclusivamente neotropical. Mede 15 mm de comprimento, em média, e tem aspecto robusto (Fig. 38.8). A coloração da face é amarelada; as genas e a fronte, escuras; o tórax é castanho com reflexos azulados e o abdome de um azul metálico com tonalidade violeta. As pernas são alaranjadas.

Na cabeça, os olhos, relativamente pequenos, ficam bem afastados um do outro, tanto nos machos como nas fêmeas. O 3º segmento antenal é longo, cor de laranja e provido de arista plumosa dorsalmente. As peças bucais são atrofiadas, pois os insetos adultos não se alimentam durante sua curta existência de 2 a 19 dias. Toda a energia biológica utilizada pelas formas aladas deriva de reservas nutritivas acumuladas durante a fase larvária.

Para fazer suas desovas as fêmeas ficam à espreita de outros insetos, mosquitos ou moscas hematófagas de várias espécies. Agarram-nos em pleno voo e depositam os ovos, colando-os sobre o corpo de sua presa. Numerosos ovos alongados e aglomerados, como bananas em uma penca, são vistos presos ao abdome de anofelinos e culicíneos (Fig. 38.8 *B*) ou de certas moscas (Fig. 38.9 *A*). Quinze a vinte ovos são postos de cada vez, podendo o total produzido por uma fêmea chegar a 300 ou 400.

Depois de uma semana, cada ovo tem uma larva no seu interior, a qual, toda vez que o inseto vetor pousar sobre o corpo de um grande mamífero, levanta um pequeno opérculo em forma de unha e tenta agarrar-se aos pelos ou à pele do animal. Se o consegue, abandona o ovo; se não, volta a recolher-se em seu interior.

As larvas dispõem de uns 20 dias para conseguirem implantar-se com êxito na pele do novo hospedeiro. Quando alcançam seu propósito, perfuram o epitélio ou abrem passagem através da lesão deixada pelo inseto hematófago, e aprofundam-se até ficar apenas com a extremidade posterior rasando a superfície. Desse modo as placas espiraculares permanecem em contato com a atmosfera e asseguram a respiração do parasito (Fig. 38.8 *C*).

Pela extremidade anterior mergulhada na derme ele se alimenta e cresce, fazendo aí duas mudas. O período larvário dura, ao todo, 37 a 40 dias, mas pode prolongar-se até dois ou três meses.

A larva madura, piriforme, mede 18 a 24 mm, sendo dilatada na metade anterior e mais delgada posteriormente (Fig. 38.9 *B*). A extremidade oral traz dois ganchos bucais. Numerosos espinhos dispõem-se circularmente nos segmentos torácicos e primeiros abdominais, dirigidos no sentido de ancorar o parasito nos tecidos do hospedeiro.

Terminado o desenvolvimento larvário, o berne deixa a pele do hospedeiro vertebrado e vai pupar no solo. O estádio pupal dura de um mês a dois meses e meio.

Cerca de três horas depois de sair do pupário, os insetos adultos (alados) estão sexualmente ativos e a fêmea já estará em condições de ovipor aos poucos dias. Como se vê, o ciclo de ovo a ovo é longo, porém a longevidade dos adultos parece não exceder 19 dias.

Tanto *Dermatobia hominis* como os insetos vetores de seus ovos são organismos silvestres, habitando florestas e bosques. Várias espécies de mosquitos dos gêneros *Culex*, *Anopheles* etc., moscas dos gêneros *Stomoxys*, *Neivamyia*, *Sarcopromusca*, *Fannia* etc., bem como simulídeos (borrachudos) e outros dípteros, participam do sistema de disseminação das larvas do berne (Figs. 38.8 e 38.9).

O boi é o animal mais atacado. O cão e o homem o são apenas ocasionalmente.

Patologia e Tratamento. Ao penetrar na pele, as larvas de *Dermatobia hominis* despertam sensação de picada ou prurido, mas podem passar despercebidas. Em torno delas não tarda a desenvolver-se uma reação inflamatória, ficando a pele avermelhada e elevada como se fora um furúnculo. No vértice há pequeno orifício onde, mais tarde, com o crescimento larvário será possível reconhecer, à lupa, o extremo posterior da larva com as placas espiraculares. Nas paredes da lesão forma-se uma cápsula fibrosa.

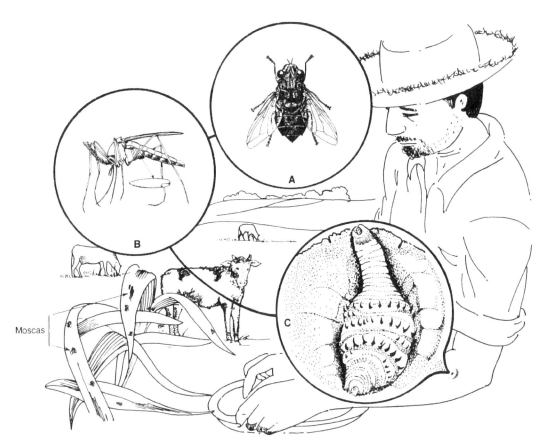

Fig. 38.8 *Dermatobia hominis* e a transmissão do berne. *A*, O inseto adulto. *B*, Culicíneo sobre o qual a *Dermatobia* fixou seus ovos, vendo-se abaixo um dos ovos operculados, com maior aumento. *C*, Larva da *Dermatobia* ou berne, desenvolvendo-se na pele de um paciente. O gado constitui a principal fonte para a existência dessa miíase tipicamente rural.

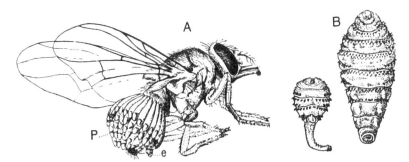

Fig. 38.9 *A*, Penca de ovos (**P**) de *Dermatobia hominis* colados ao abdome de uma mosca hematófaga (*Neivamyia*), vendo-se alguns (**e**) com o opérculo aberto e a larva projetando-se para fora (segundo Neiva & Gomes). *B*, Larvas de *Dermatobia* (berne) de primeiro e de último estádio.

Cada lesão corresponde a uma larva, podendo o paciente estar infestado por uma única ou por muitas larvas. Os parasitos localizam-se de preferência no dorso, menos vezes nas pernas, braços ou cabeça. Nas crianças não é rara a localização palpebral. Além da tumoração local, os pacientes queixam-se de dores agudas, como ferroadas, e sentem os movimentos da larva.

Quando se completa o período larvário, o berne abandona espontaneamente sua implantação e a lesão tende para a cura, a menos que contaminada por germes que a transformem em verdadeiro furúnculo ou flegmão. As lesões podem constituir porta de entrada para outras complicações, inclusive bacilos de tétano.

O **diagnóstico** não oferece dificuldades e é feito, em geral, pelo próprio paciente ou seus familiares.

O **tratamento** consiste na extração da larva. Um método prático é a aplicação de uma faixa de esparadrapo sobre a região, o que leva o berne a sair da cavidade onde estava, no afã de alcançar uma superfície livre, para respirar. Há casos que exigem uma pequena intervenção cirúrgica, com anestesia local.

FAMÍLIA CALLIPHORIDAE

As "varejeiras", moscas de tamanho médio, corpo curto e grosso, cores metálicas brilhantes, azuis, verdes ou cúpreas, constituem representantes dessa família.

Interessa-nos o gênero ***Cochliomyia*** (= *Callitroga*) e as espécies *Cochliomyia hominivorax* (também conhecida pela sinonímia de

Callitroga americana) e *C. macellaria*. Durante a fase larvária, *C. hominivorax* desenvolve parasitismo obrigatório, enquanto *C. macellaria* é um parasito facultativo nesse período.

Suas peças bucais são bem desenvolvidas, de tipo lambedor, e os alimentos habituais compõem-se de matéria orgânica animal. No tórax, encontram-se três faixas longitudinais negras e largas.

Cochliomyia hominivorax. Distingue-se da outra espécie, na fase adulta, pela presença de pelos escuros na fronte e ausência de manchas claras laterais no último segmento abdominal (Fig. 38.10).

As fêmeas depositam, de cada vez, 20 a 400 ovos à margem de feridas, arranhões etc. Em menos de 24 horas as larvas eclodem e começam a nutrir-se vorazmente de tecidos vivos (larvas biontófagas). Essa proliferação de larvas é o que se chama vulgarmente de "bicheira" e constitui uma praga muito perniciosa para a pecuária.

Tecidos normais e íntegros também podem ser atacados pelas larvas (Fig. 38.10 *B*) que produzem um tipo de miíase furunculosa ou nodular, permanecendo com as placas espiraculares à flor da pele, como no berne. No homem, tanto a pele como as cavidades naturais podem ser infestadas. O parasitismo dura cerca de uma semana (4 a 8 dias), quando as larvas maduras devem cair ao solo a fim de pupar. A duração total do ciclo é de 25 dias. *C. hominivorax* nunca se desenvolve em tecidos mortos e, portanto, não evolui em cadáveres.

Cochliomyia macellaria. Esta espécie tem sido frequentemente confundida com a precedente. Os tubos traqueais das larvas são claros, ao passo que os de *C. hominivorax* são pigmentados em longa extensão do segmento terminal. Os espiráculos anteriores diferem também (Fig. 38.10 *C*).

As larvas são necrobiontófagas, isto é, nutrem-se de tecidos mortos e de matéria orgânica. Os ovos são depositados no lixo, no esterco e em corpos de animais mortos.

As larvas não atacam tecidos normais, mas crescem no material necrótico das lesões causadas por outras condições patogênicas. No homem, desenvolvem-se em úlceras leishmanióticas, úlceras tropicais (fusoespiroquéticas), ou de outra natureza.

***Phaenicia* spp.** São moscas de colorido metálico verde ou azul intenso, com reflexos purpúreos, cujas larvas podem invadir tecidos necróticos como *C. macellaria* (Fig. 38.12 *B*).

***Chrysomyia* spp.** Moscas deste gênero caracterizam-se por apresentar caliptras recobertas por pelos e pela presença de faixas purpúreas no abdome. Elas foram introduzidas recentemente no Brasil e ocupam o nicho que era próprio de *Cochliomyia macellaria*, agora ausente de muitas regiões do país.

FAMÍLIA SARCOPHAGIDAE

Compreende numerosas espécies de tamanho médio ou grande (6 a 16 mm, ou mais), cor uniforme, cinzenta, com cinco listras negras no dorso e manchas cinzentas formando desenho xadrez no abdome (Fig. 38.11). A genitália do macho é grande, bem evidente e, em alguns casos, de cor vermelha.

Os insetos adultos alimentam-se de fezes, da carne de animais mortos e de sucos de frutas. As fêmeas são larvíparas e depositam suas larvas onde haja matéria orgânica em decomposição, nos cadáveres de animais e, em algumas ocasiões, em cadáveres humanos que permaneçam insepultos, como no caso de crimes. Por esta última razão, o estudo da evolução larvária das moscas *Sarcophagidae* interessa muito à Medicina Legal, para o cálculo do tempo mínimo decorrido, com base nas fases em que se encontrem as larvas.

Cada fêmea dá nascimento a cerca de 50 larvas, cuja evolução toma 10 a 54 dias para completar-se, em função da temperatura ambiente. As larvas maduras medem cerca de 18 mm de comprimento. As pupas penetram no solo e ficam ocultas sob a terra, o lixo ou a serragem.

Desta família, larvas das espécies *Bercaea cruenta* (= *Sarcophaga haemorrhoidalis*), *Sarcodexia lambens* (= *Sarcophaga sternodontes*) e outras já foram encontradas em úlceras e tecidos necrosados, produzindo miíases.

AS MIÍASES HUMANAS

Classificação, Etiologia e Patologia

Podemos definir as **miíases** como afecções causadas pela presença de larvas de moscas em órgãos e tecidos do homem ou de outros animais vertebrados, onde elas se nutrem e evoluem como parasitos.

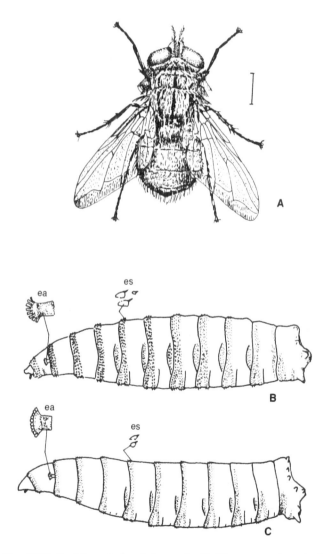

Fig. 38.10 *Cochliomyia hominivorax* (= *Callitroga americana*). *A*, Fêmea adulta, que mede 8 a 10 mm. Em sua fase larvária é parasito obrigatório de tecidos vivos e, portanto, agente de miíases. A escala para o inseto adulto corresponde a 2 mm. *B*, Larva de *C. hominivorax*, com o pseudocéfalo à esquerda; os espiráculos anteriores (**ea**), no segundo segmento, e os espinhos (**es**) são apresentados em destaque com maior aumento. *C*, Larva de *C. macellaria* com as características que a diferenciam da espécie anterior.

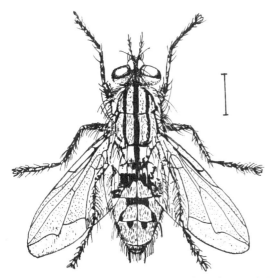

Fig. 38.11 Macho de *Bercaea cruenta* (= *Sarcophaga haemorrhoidalis*), que mede 10 a 14 mm de comprimento. O gênero compreende várias espécies cujas larvas fazem parte da fauna cadavérica e eventualmente produzem míases. (Segundo James, 1947.)

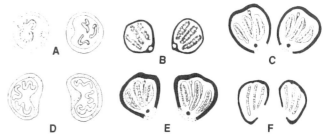

Fig. 38.12 Placas espiraculares de diversas larvas de moscas (terceiro estádio). *A, Stomoxys calcitrans. B, Phaenicia* sp. *C, Cochliomyia macellaria. D, Musca domestica. E, Cochliomyia hominivorax. F, Sarcophaga* spp.

Alguns autores reconhecem dois tipos de míases:

1) as produzidas por **larvas biontófagas**, capazes de invadir tecidos normais e iniciar um processo patológico. São devidas a *Dermatobia hominis* e *Cochliomyia hominivorax*.

2) as produzidas por **larvas necrobiontófagas**, que são invasoras secundárias de lesões anatomopatológicas preexistentes. Entre as numerosas espécies responsáveis encontram-se: *Cochliomyia macellaria*, alguns Sarcophagidae e espécies dos gêneros *Phaenicia, Chrysomyia, Fannia, Musca* e *Muscina*.

Outros autores preferem classificar as míases em três grupos:

a) **Míases específicas**, que coincidem com as do primeiro tipo acima mencionado, sendo *Dermatobia hominis* e *Cochliomyia hominivorax* os agentes específicos mais importantes no Novo Mundo.

b) **Míases semiespecíficas**, devidas a moscas que habitualmente se desenvolvem no lixo, no esterco ou em cadáveres de animais, mas eventualmente depositam seus ovos em tecidos necrosados do homem (ou de outros vertebrados). Como exemplos citam-se *Bercaea cruenta* (= *Sarcophaga haemorrhoidalis*), *Sarcodexia lambens* (= *Sarcophaga sternodontes*), *Cochliomyia macellaria* e muitas outras.

c) **Míases acidentais**, causadas por larvas que raras vezes são encontradas no organismo humano, geralmente ocorrendo no tubo digestivo ou em outros órgãos cavitários (bexiga, uretra, vulva etc.), mas também em feridas necrosadas.

Espécie de gêneros *Musca, Muscina, Fannia, Sarcophaga, Stomoxys, Negaselia, Eristalis* etc. são incriminadas.

Uma classificação clínica muito utilizada pelos médicos distingue apenas **míases cutâneas** e **míases cavitárias**. As primeiras já foram suficientemente analisadas a propósito de seus agentes etiológicos. Acrescentaremos alguns dados sobre as segundas.

Nas regiões endêmicas de leishmaníase tegumentar, os pacientes com lesões mucosas estão sujeitos à infestação das cavidades nasais com míases que complicam e agravam o quadro clínico, produzindo irritação, dor, epistaxes e cefaleia. O quadro é particularmente grave quando está presente a *Cochliomyia hominivorax*, que acelera a destruição das cartilagens e do arcabouço nasofacial, invadindo os seios paranasais e podendo atingir a cavidade craniana. É menos sério se as larvas forem do tipo necrobiontófago.

Míases do conduto auditivo, das vias urinárias e outras, estão registradas na literatura médica em reduzido número de casos.

Mais frequentes são as míases intestinais devidas à ingestão de alimentos contaminados pelas moscas, principalmente dos gêneros *Musca, Muscina, Fannia, Eristalis* e outros. Os sintomas podem ser discretos ou manifestarem-se com náuseas, vômitos e diarreia, dependendo a intensidade do quadro, entre outras circunstâncias, do número de larvas ingeridas.

Diagnóstico e Tratamento

As míases são diagnosticadas pelo reconhecimento das larvas nos tecidos. O diagnóstico do berne já foi referido acima.

Quando se suspeita de **míase intestinal**, é preciso distinguir os casos autênticos dos falsos casos: a) nos autênticos, as larvas apresentam-se nas fezes recém-emitidas; b) nos falsos, as larvas aparecem em fezes que permaneceram alguns dias expostas ao contato com moscas, permitindo que estas aí depositassem seus ovos.

As larvas de primeiro estádio dos muscoides não apresentam, em geral, os espiráculos anteriores, havendo somente as placas espiraculares posteriores. As de segundo estádio apresentam duas aberturas apenas, nas placas espiraculares posteriores. As mais típicas, para o diagnóstico específico, são as placas do terceiro estádio larvário, com três aberturas, que exibem formas e desenhos característicos (Fig. 38.12).

A remoção das larvas, com prévia anestesia, quando necessário, é a terapêutica indicada para as míases cutâneas e cavitárias. Nas míases intestinais, a cura pode ser acelerada com a administração de anti-helmínticos.

39

Sifonápteros: As Pulgas

ORGANIZAÇÃO E FISIOLOGIA DAS PULGAS
  Morfologia externa
  Organização interna
  Fisiologia e comportamento das pulgas
  Ciclo biológico das pulgas
PRINCIPAIS ESPÉCIES DE PULGAS
  Tunga penetrans *e tungíase*
  Pulex irritans
  Ctenocephalides *spp*

Polygenes *spp*
Xenopsylla cheopis
AS PULGAS E A EPIDEMIOLOGIA DA PESTE
  A doença: peste bubônica
  Epidemiologia da peste urbana
  Epidemiologia da peste silvestre
  Controle da peste
OUTRAS DOENÇAS TRANSMITIDAS POR PULGAS

As pulgas pertencem à ordem **Siphonaptera**, que recebe também os nomes de **Aphaniptera** e **Suctoria** (hoje colocados na sinonímia). Tais nomes referem-se a duas características bastante salientes dessa ordem: ausência de asas e aparelho bucal do tipo picador-sugador. Outros traços marcantes das pulgas são: achatamento do corpo no sentido laterolateral, escleritos bem quitinizados, segmentos (metâmeros) bem distintos, porém imbricados uns nos outros, e pernas adaptadas para o salto.

Na fase adulta, são insetos hematófagos, que vivem sobre o corpo de mamíferos ou de aves, seja como ectoparasitos ou como micropredadores. E, como outros insetos que picam para sugar sangue, as pulgas participam da transmissão de algumas doenças, particularmente da peste bubônica entre roedores ou entre estes e o homem, causada pela bactéria *Yersinia pestis* (= *Pasteurella pestis)*; e do tifo murino, que tem por agente etiológico um vírus, *Rickettsia mooseri*. As pulgas são hospedeiras de alguns cestoides.

ORGANIZAÇÃO E FISIOLOGIA DAS PULGAS

Morfologia Externa

A grande maioria das pulgas são pequenos organismos que medem de 1 a 3 mm de comprimento. As fêmeas são pouco maiores que os machos.

A cabeça é constituída por uma cápsula quitinosa que, além do achatamento lateral, comum ao resto do corpo, apresenta-se dividida obliquamente por um sulco profundo, em cada lado, onde se alojam as antenas (Fig. 39.1). Esse **sulco antenal** separa, de um lado, as regiões frontal e genal; de outro, a região occipital da cabeça. As antenas são curtas e constam, cada uma, de três segmentos: **escapo**, **pedicelo** e **clava**. Para adiante do sulco antenal pode-se encontrar um par de olhos simples. Entretanto, há pulgas cegas.

O conjunto das peças bucais compreende: a labroepifaringe; um par de mandíbulas; um par de maxilas, com os respectivos palpos maxilares; a hipofaringe e o lábio, com um par de palpos labiais (Figs. 39.1 e 39.2). Labroepifaringe e mandíbulas são peças longas, delgadas e serrilhadas nas pontas, mas as maxilas são curtas, triangulares e cortantes. Os palpos labiais, justapondo-se às demais peças longas, concorrem para protegê-las, enquanto a pulga não estiver sugando.

Diversas cerdas implantadas na cabeça servem, com outros detalhes estruturais, para a sistemática desses insetos. São importantes, nesse sentido, alguns espinhos fortemente quitinizados, dispostos geralmente em fila como os dentes de um pente e por isso denominados **ctenídios**. Pequenos ctenídios podem localizar-se na fronte, outros maiores podem situar-se nas genas — **ctenídios frontais** e **genais** (Fig. 39.1).

No tórax, cada segmento conserva sua independência, podendo-se distinguir, dorsalmente, o pronoto do mesonoto; e, este, do metanoto (ver Fig. 34.3 *C*). O pronoto também pode trazer um ctenídio em sua borda posterior — o **ctenídio pronotal**.

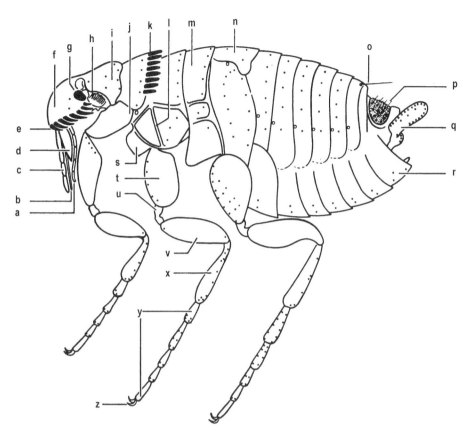

Fig. 39.1 Morfologia externa de uma pulga (macho): **a**, palpo labial; **b**, mandíbula; **c**, palpo maxilar; **d**, maxila; **e**, ctenídio genal; **f**, fronte; **g**, olho; **h**, antena; **i**, occiput; **j**, esternopleura do protórax; **k**, ctenídio pronotal recobrindo parcialmente o mesonoto; **l**, sutura mesopleural entre o mesepisterno (adiante) e o mesepímero (atrás); **m**, metanoto; **n**, tergito (urotergito) do primeiro segmento abdominal; **o**, cerda antepigidial, inserida no 7º tergito; **p**, sensílio ou pigídio (no 9º tergito); **q**, pinça ou fórceps (clásper); **r**, 8º esternito; **s**, mesesterno; **t**, coxa; **u**, trocânter; **v**, fêmur; **x**, tíbia; **y**, cinco segmentos tarsais; **z**, garra.

Nas pernas, a coxa e o fêmur são segmentos longos e robustos; a tíbia e os cinco artículos tarsais vão-se alongando do primeiro ao último par de pernas, que terminam sempre por duas garras.

Dez segmentos imbricados formam o abdome. No sétimo tergito há um par de cerdas muito maiores, ditas **cerdas antipigidiais**, porque logo a seguir encontra-se uma placa sensorial eriçada de pelos, conhecida como **pigídio** ou **sensílio** (Fig. 39.1, **o** e **p**). O orifício genital da fêmea (vulva) abre-se entre o nono tergito e o nono esternito. No décimo está o ânus.

Organização Interna

Apenas alguns órgãos merecem destaque nesta descrição. O aparelho digestivo, em seguida à cavidade bucal, apresenta um trecho (a faringe) onde se inserem poderosos músculos dilatadores que participam do mecanismo de sucção. O sangue aspirado segue pelo esôfago até o **proventrículo**, que é dotado de parede muscular e forrado por cutícula densamente revestida de espinhos quitinosos. Estes estão orientados em direção à abertura do estômago e desempenham função valvular (Fig. 39.2).

O estômago (ou intestino médio) é amplo, realizando-se nele a digestão das refeições sanguíneas e a absorção dos materiais nutritivos. No ponto em que se continua com o intestino posterior, vêm ter os 4 tubos excretores de Malpighi. O trajeto final, até o ânus, é curto e inclui a ampola retal.

O aparelho genital feminino compõe-se de ovários, ovidutos e vagina. Esta comunica-se por estreito canal com a bolsa copuladora que, por sua vez, se comunica com uma estrutura de paredes quitinizadas (e por isso bem visível nas preparações microscópicas) — a **espermateca** (Fig. 39.2 *A*, **p**). A forma da espermateca permite distinguir algumas espécies de pulgas. Nela se descreve: um **corpo**, sempre fortemente quitinizado, e um **apêndice** ou cauda, de estrutura mais transparente.

Nos machos há um par de testículos e canais que recebem os produtos das glândulas acessórias. O pênis ou **edeago** tem estrutura complexa. A terminália do macho possui um par de pinças ou **clásperes**, que saem do nono segmento e auxiliam a fixação dos sexos durante a cópula.

Fisiologia e Comportamento das Pulgas

As pulgas vivem uma parte do tempo sobre o corpo dos animais de que se alimentam e, outra parte, nos ninhos e lugares de permanência desses animais, onde tem lugar o desenvolvimento dos ovos, das larvas e das pupas. Tanto os machos como as fêmeas nutrem-se exclusivamente de sangue, mas suportam jejum prolongado. Quando não se alimentam, morrem em geral dentro de uma ou duas semanas, porém algumas podem sobreviver de um a quatro meses. Alimentadas, a longevidade alcança 100 dias, para as pulgas do rato (*Xenopsylla cheopis* e *Nosopsyllus fasciatus*), 200 dias para a pulga do cão (*Ctenocephalides canis*) e mais de 500 para a do domicílio humano (*Pulex irritans*).

Segundo observações experimentais, cada refeição dura 10 a 15 minutos e deixa o inseto satisfeito por 48 horas. Em con-

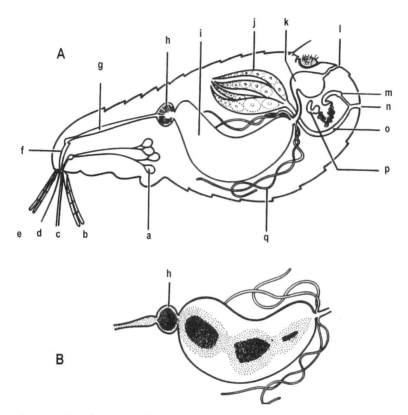

Fig. 39.2 *A*, Aparelho digestivo de uma pulga (fêmea): **a**, glândulas salivares; **b**, palpos; **c**, mandíbulas; **d**, epifaringe; **e**, palpos maxilares; **f**, faringe; **g**, esôfago; **h**, proventrículo; **i**, intestino médio (estômago); **j**, ovário; **k**, intestino posterior (ampola retal); **l**, ânus; **m**, bolsa copuladora; **n**, orifício genital; **o**, vagina; **p**, espermateca; **q**, tubos de Malpighi. *B*, Bloqueio do proventrículo (**h**) da pulga, pelo crescimento abundante de *Yersinia pestis* no tubo digestivo do inseto.

dições naturais, entretanto, parece que as pulgas sugam mais frequentemente: duas a três vezes por dia. Cada espécie ataca preferentemente um tipo de hospedeiro.

Ciclo Biológico das Pulgas

Decorridos alguns dias após a saída do inseto adulto de seu estado pupal, ou uma semana no caso de *Nosopsyllus fasciatus*, a fêmea já pode ser fecundada. Realiza-se então a cópula com esta cavalgando o macho. Mas a oviposição fica na dependência da ingestão de sangue pelo inseto, pois também entre as pulgas o amadurecimento dos folículos ovarianos requer uma refeição sanguínea. Fêmeas fecundadas e impedidas de picar permanecem meses sem ovipor, mas fazem-no logo após sugar sangue.

A desova realiza-se nos lugares habitados ou frequentados pelos animais de que as pulgas se alimentam, especialmente nos ninhos, ou sobre o próprio corpo do hospedeiro. A pulga das casas, *Pulex irritans*, procura o chão para desovar.

A oviposição é parcelada. *Xenopsylla cheopis* põe dois a seis ovos de cada vez, e 300 a 400 em toda sua vida. Os ovos eclodem em dois a 16 dias; mais rápido no verão que no inverno. As larvas lembram as de moscas, sendo vermiformes e com o segmento cefálico pequeno (Fig. 39.3). Elas se deslocam facilmente no solo e alimentam-se dos detritos orgânicos aí existentes.

Ao fim de uma ou duas semanas de vida (e duas mudas), a larva de terceiro estádio tece um casulo com a saliva, ao qual adere a poeira, tornando-o imperceptível. A fase pupal desenvolve-se aí durante sete a dez dias, mas pode prolongar-se muito nos lugares com inverno rigoroso. Assim, os prazos mínimos e máximos para o desenvolvimento das pulgas variam de duas semanas até um ano.

PRINCIPAIS ESPÉCIES DE PULGAS

As espécies são mais de duas mil, mas as que interessam a médicos e sanitaristas são bem poucas e vivem sobre o corpo de ratos, cães, gatos e porcos, ou como pragas do próprio homem. No domicílio humano, elas são de três tipos:

- a pulga do homem (*Pulex irritans*);
- as pulgas de cães e gatos (*Ctenocephalides canis* e *C. felis*);
- as pulgas de ratos e camundongos (gêneros *Xenopsylla*, *Nosopsyllus* e *Leptopsylla*).

Nas zonas rurais, a pulga do porco (*Tunga penetrans*) vive no peridomicílio.

Para classificar as pulgas, utilizam-se as chaves dicotômicas de identificação, que costumam ser preparadas especificamente

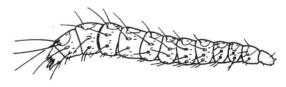

Fig. 39.3 Larva de pulga, com a extremidade cefálica voltada para a direita. (Redesenhado de Bacot et al.).

SIFONÁPTEROS: AS PULGAS 349

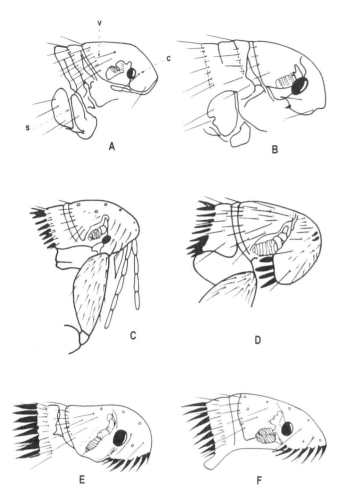

Fig. 39.4 Características morfológicas de algumas espécies de pulgas do homem, de animais domésticos e de ratos: A, *Xenopsylla cheopis*. B, *Pulex irritans*. C, *Nosopsyllus fasciatus*. D, *Leptopsylla segnis*. E, *Ctenocephalides canis*. F, *Ctenocephalides felis*. As duas primeiras espécies não possuem ctenídios, *Nosopsyllus* só tem ctenídio pronotal, as demais possuem ctenídios pronotais e genais, sendo que *Leptopsylla*, além do ctenídio genal disposto verticalmente, tem um pequeno ctenídio frontal; c, cerda anteocular; s, sutura da mesopleura; v, disposição em V da implantação das cerdas occipitais.

para cada grupo de hospedeiros ou cada região geográfica. As espécies mais importantes encontradas no Brasil estão representadas nas ilustrações da Fig. 39.4.

Tunga penetrans e Tungíase

Popularmente é a "pulga de areia" e a fêmea é o "bicho-do-pé" ou "bicho-do-porco" que, depois de fecundada, parasita a pele dos suínos e eventualmente a do homem. Sua distribuição geográfica abrange toda a América tropical, de onde se propagou para a África.

Morfologia e Biologia. É a menor das pulgas conhecidas, pois o inseto adulto mede 1 mm de comprimento. A cabeça de *Tunga penetrans* tem a fronte terminando em ponta aguda, com o que pode furar a pele de seus hospedeiros e aí penetrar (Fig. 39.5 B C e D). As mandíbulas são longas, largas e serrilhadas. Os três segmentos torácicos são muito curtos.

Os adultos, machos e fêmeas virgens, vivem em lugares de solo arenoso, quentes e secos, sendo abundantes nos chiqueiros de porcos, nos ranchos ou no peridomicílio. Alimentam-se de preferência sobre porcos, mas atacam também o homem, o cão, o gato, o rato e até mesmo bovinos.

Quando a fêmea fica grávida, penetra na pele do porco ou do homem, enterrando-se até deixar apenas a extremidade posterior em contato com a atmosfera, para respirar. Enquanto aí permanece alimentando-se de sangue, seu abdome vai sendo progressivamente distendido pelo acúmulo de ovos, até alcançar o tamanho de um grão de ervilha, ao fim de uma semana (Fig. 39.5 D e E). Uns cem ovos passam então a ser expelidos. Depois o corpo murcho da fêmea cai ou é expulso pela reação inflamatória da pele.

No solo, os ovos eclodem; as larvas alimentam-se de detritos e após duas ecdises passam a pupas que darão adultos em 17 dias ou mais.

Patologia, Sintomatologia e Tratamento. Os pés, principalmente na sola plantar, nos espaços interdigitais e sob as unhas, constituem as localizações preferenciais da fêmea parasita. Desde um único exemplar até algumas centenas podem ser vistos concomitantemente em um mesmo paciente.

Nos casos mais favoráveis toda a sintomatologia reduz-se a ligeiro prurido que alguns pacientes julgam até agradável. Uma reação inflamatória, entretanto, pode tornar o local tumefeito e doloroso, vindo a prejudicar ou impedir a marcha, quando o número de parasitos na sola do pé for grande.

A infecção dessas feridas abertas para o exterior e contaminadas com terra, nos indivíduos que andam descalços, pode trazer complicações. A mais grave delas é o **tétano**, produzido pelo *Clostridium tetani*, um bacilo anaeróbio e esporulado do solo.

As lesões podem tornar-se também a porta de entrada para *Clostridium perfringens* e outras espécies responsáveis pela produção da **gangrena gasosa**, ou para a **blastomicose** (causada pelo *Paracoccidioides brasiliensis*).

O **tratamento** consiste na extirpação dos parasitos, dentro de condições estritamente assépticas. Quando são muito numerosos, podem ser destruídos com a aplicação de unguento mercurial ou de pomada à base de inseticidas.

O **uso de calçado** é a medida profilática fundamental, que pode ser complementada com a aplicação de inseticidas nos locais infestados, como os chiqueiros e outros lugares frequentados pelos porcos.

Pulex irritans

A "pulga do homem" (Fig. 39.4 B) é cosmopolita. Vive no domicílio humano, onde se encontra bem adaptada e chega a ser abundante, tendo preferência pelo sangue do homem. Mas pode alimentar-se no cão e, menos vezes, no gato, no porco, nos ratos domésticos, ou sobre vários outros animais.

De um modo geral, *Pulex irritans* vive fora do corpo de seus hospedeiros, procurando-os somente para os repastos sanguíneos. Em consequência, a mesma pulga pode ser encontrada sobre hospedeiros diversos.

O caráter molesto desses insetos parece relacionado, em larga medida, com um processo de sensibilização dos pacientes à secreção salivar da pulga.

No local da picada forma-se, em pessoas hipersensíveis, um halo eritematoso e com pequeno edema, acompanhado por vezes de prurido e dor.

Apesar de incomodar com sua picada, causando insônia às pessoas sensíveis, não participa da transmissão de doenças. É mau vetor de peste. Seu controle requer o uso de inseticidas e a limpeza dos locais, a fazer-se, quando possível, com aspiradores de pó (Fig. 39.6 A, B e C).

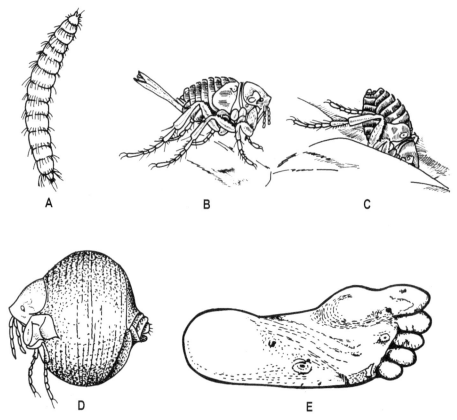

Fig. 39.5 *Tunga penetrans*: *A*, larva; *B*, macho; *C*, fêmea, no momento de penetração na pele de seu hospedeiro; *D*, fêmea grávida. *E*, lesões na planta do pé causadas pela fêmea grávida de *Tunga penetrans* ("bicho-de-pé"). (Figuras *B* e *C*, segundo Geigy & Herbig.)

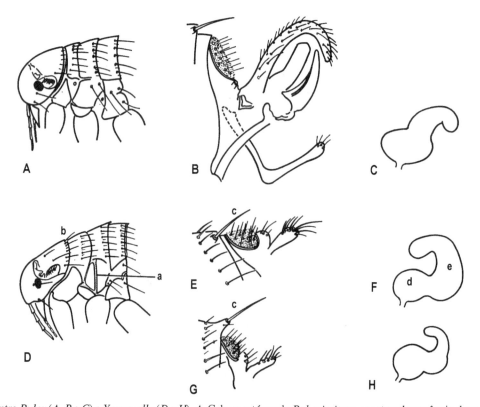

Fig. 39.6 Distinção entre *Pulex* (*A*, *B* e *C*) e *Xenopsylla* (*D* a *H*). *A*, Cabeça e tórax de *Pulex irritans*, mostrando ausência de sutura na mesopleura. *B*, Extremidade posterior do macho. *C*, Espermateca da fêmea. *D*, No gênero *Xenopsylla*, observa-se a sutura mesopleural (**a**) e a disposição em V das cerdas occipitais (**b**). *E*, Em *X. cheopis*, o macho traz a cerda antepigidial (**c**) implantada em tubérculo reduzido e a fêmea tem espermateca (*F*) com o corpo (**d**) menor que a cauda (**e**). *G*, Em *X. brasiliensis*, a cerda antepigidial (**c**) sai de um tubérculo saliente, e a cauda da espermateca (*H*) é pequena.

Ctenocephalides spp

As espécies deste gênero, por infestar cães e gatos, são muito comuns nos domicílios com esses animais domésticos, chegando a ser mais numerosas que *Pulex irritans*. No Brasil, ocorrem duas espécies: *Ctenocephalides canis* e *C. felis* (Fig. 39.4 *E* e *F*). Ambas infestam tanto cães como gatos. A primeira é prevalente em regiões com temperaturas e umidades mais altas (Manaus, Salvador e Curitiba, p. ex.). Noutros lugares (particularmente no sudeste do Brasil) com clima subtropical, *C. felis* é a pulga mais frequente nos cães.

Talvez por não ser o homem seu hospedeiro natural, as ações irritativas provocadas pelas picadas das *Ctenocephalides* são, em geral, mais severas para os pacientes que as da pulga do homem.

Polygenes spp

Das 55 espécies de pulgas existentes no Brasil, quase metade é do gênero *Polygenes*. No Nordeste brasileiro, a principal espécie é *Polygenes bohlsi jordani*, seguida de *P. tripus*. Esta predomina na Região Sudeste.

Essas pulgas transmitem a peste entre roedores e outros pequenos animais do campo, contribuindo para a manutenção dos focos residuais da peste enzoótica rural no Brasil.

Xenopsylla cheopis

É a pulga mais encontrada nos ratos domésticos, pelo Brasil todo. Em alguns lugares, pode ser ultrapassada em frequência por *Xenopsylla brasiliensis* ou por *Leptopsylla segnis*. Seu desenvolvimento, através das fases de ovo, larva (três estádios), pupa e inseto adulto, demora cerca de um mês no verão e dois a dois meses e meio no inverno. *Xenopsylla cheopis* vive três meses ou mais.

Sua distribuição geográfica abrange as regiões tropicais e algumas áreas temperadas (como nos EUA). No Novo Mundo, deve ser distinguida de *X. brasiliensis* e de *Pulex irritans* com as quais se parece, ocorrendo nos mesmos ecótopos (Fig. 39.6 *D*, *G* e *H*). A importância de se identificar a *X. cheopis* está em ser ela o principal responsável pela transmissão da peste entre os ratos e entre o rato e o homem.

AS PULGAS E A EPIDEMIOLOGIA DA PESTE

A Doença: Peste Bubônica

Sabe-se que, pelo menos desde o Império Romano, a peste percorreu o mundo em ondas epidêmicas e, até o começo do século XX, ameaçou todos os povos como grande pandemia. No Brasil, desembarcou em Santos em 1899, eclodindo nos anos seguintes nos principais portos do País. A partir de 1906, penetrou no interior, através das rotas comerciais, e ganhou as zonas rurais, onde se implantou como enzootia silvestre.

Controlada a doença nas cidades, a **peste silvestre** responde agora pela ocorrência de casos esporádicos na serra da Ibiapaba e Baturité (Ceará); na chapada do Apodi e serra do Triunfo (Rio Grande do Norte); na chapada da Borborema (Rio Grande do Norte, Paraíba, Pernambuco e Alagoas); na Bahia (focos no Planalto Oriental, serra do Formoso, Piemont da Diamantina,

chapada Diamantina e Planalto da Conquista); em Minas Gerais (focos no Vale do Jequitinhonha e no Vale do Rio Doce) e no Rio de Janeiro (Serra dos Órgãos, nos Municípios de Friburgo e Teresópolis).

O número de casos de peste diagnosticados em humanos no Brasil cresceu de 101, em 1970, a 496, em 1975; baixou em seguida até zero, em 1979, para voltar a subir a 144, em 1983, e 105, em 1986. De 1993 a 1997, o número de casos anuais permaneceu abaixo de 20, nenhum óbito tendo ocorrido depois de 1986. Nesse período, eles foram mais numerosos no Ceará (1.215 casos), na Bahia (607 casos) e em Pernambuco (319 casos).

Na América do Sul, também continuam a ter focos ativos o Equador, o Peru e a Bolívia. Nos EUA foram registrados 229 casos de 1980 a 1994.

Etiologia e Patologia. O agente etiológico da peste é um bacilo Gram-negativo imóvel e com forma de cocobacilo, a *Yersinia pestis* (outrora denominado *Pasteurella pestis*), que produz, entre outras substâncias antigênicas, três relacionadas com a patogenicidade: o antígeno capsular F1, o antígeno V/W de natureza lipoproteica e a toxina pestosa, para a qual algumas espécies animais são sensíveis, outras não. *Yersinia pestis* pode sobreviver e conservar sua infectividade nas fezes dessecadas da pulga (durante 16 meses), no intestino de pulgas secas (5 meses) e também no solo dos ninhos de animais.

A peste é uma zoonose de roedores domésticos e silvestres, transmissível ao homem pela picada da pulga do rato, *Xenopsylla cheopis*, previamente infectada.

Os bacilos que penetram no organismo humano são levados por via linfática até os linfonodos regionais, onde produzem uma linfadenite dolorosa (bubão). A mortalidade, na peste bubônica, pode chegar a 50%. Nos casos mais severos, os gânglios linfáticos são ultrapassados e os germes alcançam o baço, o fígado, os pulmões e até mesmo as meninges. As lesões parenquimatosas que se produzem são principalmente de tipo hemorrágico e necrótico.

Quando se desenvolve a forma pneumônica, os bacilos são eliminados com as secreções brônquicas e podem ser transmitidos diretamente de um indivíduo a outro, através de perdigotos (sem a participação de pulgas e roedores, portanto). Nessas condições, a quantidade de bacilos virulentos inoculados por via respiratória tende a imprimir extraordinária malignidade à peste. A letalidade chega a 100%, nesses casos.

Normalmente, o período de incubação da peste é de 2 a 6 dias, dependendo da importância do inóculo introduzido pela picada da pulga. Os sintomas aparecem subitamente, com mal-estar, febre, taquicardia, dores nas costas e nas extremidades. Geralmente o bubão se localiza na região inguinal (em 60% dos casos), nas axilas (em 20%) ou na região cervical (em 10%) e o resto de modo disseminado, função do ponto de inoculação dos bacilos.

Na forma septicêmica, logo sobrevêm prostração, delírio e choque, morrendo o paciente três a cinco dias depois do início dos sintomas. As formas pneumônicas têm curso fulminante, matando em menos de três dias.

Diagnóstico e Tratamento. O diagnóstico é feito pela pesquisa dos bacilos, em material obtido por punção ganglionar, no escarro etc. ou por hemocultura. O tratamento, que deve ser precoce e prolongado, é feito com **estreptomicina**, 1,0 grama cada 12 horas, por via intramuscular ou intravenosa; ou **gentamicina** intravenosa, com dose inicial 2,0 mg/kg de peso e, depois, 1,7 mg/kg cada 8 horas. Tratamentos alternativos podem ser feitos com **doxiciclina** (100 mg, oral ou intravenosamente, duas vezes ao dia) ou com **cloranfenicol** (500 mg, oral ou intravenosamente, quatro vezes ao dia).

Epidemiologia da Peste Urbana

A estrutura epidemiológica da doença difere grandemente quando se considera a peste urbana ou a silvestre.

O ecossistema urbano depende da existência de populações importantes de ratos (murídeos); da abundância de pulgas e, especialmente, de *Xenopsylla cheopis*; assim como da presença de *Yersinia pestis* e de homens suscetíveis (Fig. 39.7).

Animais Reservatórios: Os Ratos. A quantidade de ratos é função da disponibilidade de alimentos acessíveis, circunstância frequente onde há grandes estoques de cereais, batatas e outros gêneros armazenados em lugares sem proteção contra roedores como armazéns de portos, entrepostos, silos e mercados; bem como em depósitos de lixo e esgotos. As espécies de ratos envolvidas são, principalmente: *Rattus norvegicus*, *Rattus rattus* e *Mus musculus* (ou camundongo).

Todos os *Rattus* são espécies exóticas (asiáticas), que se tornaram cosmopolitas a partir do século XVIII. Frequentam os navios, o que lhes permite levar a doença a lugares distantes, sendo que *Rattus norvegicus* habita, ainda hoje, de preferência as cidades portuárias do litoral.

Eles têm os mesmos hábitos predatórios, onívoros, e a mesma fecundidade. Quatro ou cinco vezes por ano, as fêmeas parem 4 a 10 filhotes que, seis meses depois, já estão aptos para a reprodução. A gestação dura cerca de 20 dias.

Mecanismo de Transmissão da Peste. Na peste urbana, *Yersinia pestis* mantém-se circulando na população murina através das picadas de suas pulgas. Estas se infectam ao sugarem um animal na fase septicêmica.

Xenopsylla cheopis constitui o transmissor mais eficiente da doença, porque a comunicação entre o proventrículo e o estômago da pulga, sendo muito estreita, é facilmente bloqueada pela proliferação dos bacilos a esse nível. Quando a pulga infectada chega a ficar com esse bloqueio total ou parcial, não consegue alimentar-se satisfatoriamente ou, simplesmente, não consegue fazer o sangue chegar-lhe ao estômago.

Premida pela fome, pica um grande número de vezes, no mesmo dia ou em dias sucessivos, passando eventualmente de um rato a outro, ou aos homens que estiverem ao seu alcance.

Ao tentar alimentar-se sobre um animal ou indivíduo sadio, aspira sangue energicamente. Este se mistura com as colônias de bactérias que lhes crescem no proventrículo. Mas, após inúteis esforços, a pulga relaxa seus músculos aspiradores, fazendo com que parte do sangue, agora com os cocobacilos em suspensão, regurgite para a pele da vítima, inoculando-lhe os agentes pestosos. A transmissão pode ser feita mecanicamente pelas peças bucais contaminadas, quando o inseto for interrompido em seu repasto sobre um animal doente e picar, em seguida, um outro rato sadio.

As outras pulgas de rato (*Xenopsylla brasiliensis*, *Leptopsylla segnis* e *Nosopsyllus fasciatus*) também participam da transmissão, durante um surto epidêmico. Porém, como têm uma distribuição geográfica mais restrita e como em geral o bloqueio do proventrículo é menos acentuado, sua importância como vetores é bem menor.

Os insetos mantêm-se capazes de propagar a peste durante um tempo limitado (uma a duas semanas). Muitas pulgas morrem cedo, em consequência do bloqueio e da impossibilidade de nutrir-se.

Os Surtos Epidêmicos. As epizootias causam elevada mortalidade entre os ratos. As pulgas que vivem sobre eles são forçadas, então, a procurar novas fontes de alimento e, escasseando os murídeos, picam outros animais indistintamente, e eventualmente o homem.

O papel principal cabe, ainda, à *Xenopsylla cheopis* porque de todas as pulgas de rato é a mais propensa a buscar sangue humano. No entanto as outras, e a própria pulga do homem, *Pulex irritans*, podem desempenhar função acessória, no auge das epidemias.

Epidemiologia da Peste Silvestre

Depois de controlada a peste urbana, mesmo como enzootia de roedores domésticos, verificou-se que as fontes de infecção

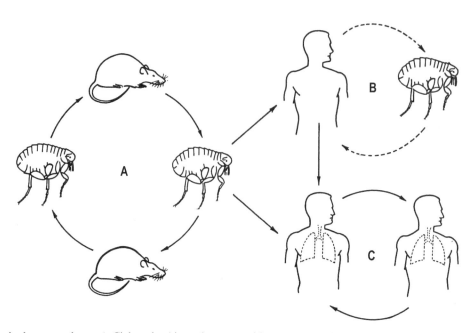

Fig. 39.7 Epidemiologia da peste urbana. *A*, Ciclo epizoótico urbano, mantido entre os roedores domésticos pela *Xenopsylla cheopis*. *B*, Ciclo epidêmico, ocorrendo a transmissão de homem a homem (forma bubônica) pela picada de pulgas. *C*, Na forma pneumônica da doença, a propagação faz-se diretamente de um indivíduo a outro pelas secreções respiratórias.

não haviam sido extintas. Da periferia das cidades a infecção havia alcançado as zonas rurais, onde era sustentada pelo mesmo ecossistema compreendendo ratos e pulgas de ratos. Como nas cidades, a elevada mortalidade de murídeos tendia a funcionar como sistema autolimitante, interrompendo a transmissão.

Em algumas áreas, porém, a peste rural estendeu-se a outros roedores. Com variações de lugar para lugar, certo número de espécies passou a ser incluído no ciclo de transmissão, constituindo novos ecossistemas onde circula a *Yersinia pestis*, agora independente da existência de ratos e de pulgas de rato.

No Brasil, encontrou-se quase uma vintena de animais com infecção natural. Não se sabe, porém, qual a significação de cada reservatório na manutenção de enzootia, parecendo importantes o preá *(Galea spixii)*, o mocó *(Kerodon rupestris)* e os ratos pixuna — *Zygodontomys pixuna* — e punaré — *Tricomys (= Cercomys) cunicularius*.

Os insetos vetores são pulgas do gênero *Polygenis*, próprias desses animais, dentre as quais se destacam *Polygenis bohlsi jordani*, a mais importante da Região Nordeste, e *Polygenis tripus*, no sudeste do Brasil.

Controle da Peste

A suscetibilidade à infecção pelo bacilo da peste é geral e aqueles que se curam de uma infecção adquirem apenas imunidade temporária e relativa. Portanto, nas áreas de risco, é necessária a vigilância epidemiológica, baseada em (a) inquéritos periódicos sobre as populações de roedores e suas pulgas; (b) exames bacteriológicos, para diagnosticar a infecção nos animais capturados nos focos e detectar eventuais surtos epizoóticos. Os inquéritos servirão, também, para se avaliar a eficácia das medidas de controle postas em ação.

A notificação dos casos à autoridade sanitária local é exigida pelo Regulamento Sanitário Internacional, inclusive a de casos suspeitos. Se houver epidemia, os pacientes devem ser isolados, tratados, e suas roupas desinsetizadas; os contatos receberão tratamento profilático e permanecerão sob vigilância epidemiológica.

As **medidas preventivas**, nas áreas urbanas, compreendem: o combate aos roedores; o combate às pulgas; a vacinação e medicação preventiva; e a educação sanitária.

Controle de Roedores. Entre as medidas de combate aos ratos, devem estar as que objetivam **privar os roedores de alimentos**, cuidando-se para que todos os depósitos e embalagens de alimentos humanos ou para animais sejam à prova de roedores (locais fechados e telados, contêineres e recipientes metálicos, de barro ou de vidro, etc.).

O **uso de rodenticidas** tornou-se um dos métodos mais rotineiros e eficientes para a destruição dos roedores. Dispõe-se para isso de dois tipos de venenos:

a) os **rodenticidas de ação rápida**, constituídos geralmente por misturas de drogas tóxicas que matam com uma só dose; mas que, quando ingeridas em quantidades subletais, levam os animais a evitar as iscas que lhes fizeram mal;

b) os **rodenticidas anticoagulantes**, que agem pelo efeito cumulativo de substâncias que impedem a coagulação do sangue e matam provocando hemorragias internas nos animais. As concentrações utilizadas nas iscas são baixas e exigem que os ratos se alimentem muitas vezes sobre elas.

O emprego de **ratoeiras** só é útil quando a população de ratos é muito reduzida, ou para destruir os poucos que escaparam aos rodenticidas.

Controle de Pulgas. A longo termo, os melhores resultados são obtidos quando suas fontes de alimentação são reduzidas ou suprimidas; por exemplo, eliminando-se os roedores sobre os quais elas vivem.

O controle químico é considerado solução de emergência, para prevenir ou controlar um surto epidêmico ou para reduzir a quantidade de pragas. Em certas ocasiões pode constituir o único meio para proteger a população humana de uma exposição ao risco de peste. Ele é feito mediante aplicação de inseticidas nas habitações e depósitos, no pelo dos animais domésticos e nos locais frequentados pelos roedores. Sobre o uso dos inseticidas veja o Cap. 14 (item *Luta antivetorial*).

Vacinação e Medicação Preventiva. As vacinas empregadas são preparadas com germes atenuados, que aumentam a resistência às infecções; ou com germes mortos, devendo haver, neste caso, uma revacinação anual.

Os indivíduos que estiveram em contato com doentes ou com material infectante devem tomar antibióticos: **estreptomicina** (um grama por dia, durante 3 a 5 dias) ou sulfas de ação prolongada, durante 5 dias.

Educação Sanitária. Tem por finalidade orientar a população das áreas endêmicas sobre medidas práticas que impeçam a proliferação intensa de ratos nas habitações e nos depósitos de alimentos: limpeza; destino adequado para o lixo e para os dejetos de esgotos; impermeabilização dos pisos; colocação de grades e telas à prova de roedores nas aberturas de canalizações e nos lugares de acesso aos gêneros alimentícios, assim como nos depósitos de cereais, de sementes etc. Noções básicas sobre o ciclo epidemiológico, bem como sobre o papel das pulgas na transmissão, devem ser, também, repassadas às populações expostas ao risco.

OUTRAS DOENÇAS TRANSMITIDAS POR PULGAS

Tifo Murino. É uma doença infecciosa aguda, causada pela *Rickettsia tiphi (= Rickettsia mooseri)*, e conhecida também como tobardilho. Constitui uma zoonose própria de ratos, sendo transmitida de um animal a outro pela *Xenopsylla cheopis* ou, menos frequentemente, por outras pulgas. A transmissão não se dá pela picada, mas sim pelas fezes das pulgas. O homem contamina-se esporadicamente, quando trabalha em locais onde os ratos são abundantes. O quadro clínico aproxima-se de outras rickettsioses, e as medidas profiláticas são as mesmas que indicamos contra a peste.

Helmintíases. As pulgas são hospedeiros intermediários de *Dypilidium caninum* e de *Hymenolepis diminuta*, participando do ciclo evolutivo as pulgas do cão, do rato e, eventualmente, a do homem.

40

Anopluros: Os Piolhos do Homem

CARACTERIZAÇÃO E POSIÇÃO SISTEMÁTICA DOS PIOLHOS
PEDICULUS CAPITIS *E* P. HUMANUS
   Morfologia dos piolhos
   Biologia dos piolhos
PTHIRUS PUBIS
DERMATITE PRODUZIDA POR PIOLHOS
   Patologia e manifestações clínicas

   Diagnóstico e tratamento
   Prevenção e controle
DOENÇAS OCASIONADAS OU TRANSMITIDAS POR PIOLHOS
   Tifo devido a Rickttesia prowazekii
   Febre das trincheiras
   Febre recorrente devida a Borrelia recurrentis

Os piolhos foram sempre companheiros assíduos do homem. Além de praga constante e irritante, veicularam, em muitas ocasiões, epidemias de tifo ou de outras rickettsioses, particularmente quando os cataclismos, as guerras e suas destruições aumentavam a miséria e reduziam a higiene entre as populações envolvidas. A superlotação e a falta de higiene levam rapidamente a considerável aumento dos piolhos-do-corpo.

Mas ainda que a civilização e o progresso tenham sido os maiores inimigos dos piolhos, os inquéritos mostram que até hoje, em muitos lugares e em algumas camadas sociais, a higiene pessoal ainda não encontrou as facilidades necessárias para banir definitivamente essas pragas, particularmente o piolho-da-cabeça e o do púbis. Através da literatura especializada, tem-se constatado até mesmo um aumento da incidência do piolho-da-cabeça em todo o mundo, nestes últimos tempos.

A infestação por piolhos chama-se **pediculose**. Os ovos dos piolhos, cuja presença se nota facilmente nos cabelos, são conhecidos como **lêndeas**.

CARACTERIZAÇÃO E POSIÇÃO SISTEMÁTICA DOS PIOLHOS

A ordem **Anoplura** compreende grande número de espécies de pequenos artrópodes adaptadas a viver permanentemente sobre o corpo de seus hospedeiros. As relações parasito-hospedeiro costumam ser tão específicas que se usa dizer que "conhecido o hospedeiro, já se pode classificar o piolho". Algumas espécies,

como os piolhos do homem, chegam a apresentar territorialidade definida, no corpo do hospedeiro.

Eles são insetos pequenos e sem asas, que se caracterizam por ter o corpo achatado dorsoventralmente e os segmentos do tórax fundidos; os olhos reduzidos ou ausentes, as antenas com 3 a 5 segmentos e as peças bucais sugadoras e pungitivas.

As três espécies adaptadas exclusivamente ao homem estão incluídas na família **Pediculidae** e nos gêneros *Pediculus* e *Pthirus* (já se usou a grafia *Phthirus*, para este último gênero):

1. ***Pediculus capitis***, anteriormente denominado *Pediculus humanus humanus*, é encontrado habitando a cabeça das pessoas. Seus ovos ficam cimentados na base dos cabelos (lêndeas).

2. ***Pediculus humanus***, até recentemente conhecido como *Pediculus humanus corporis*, habita as partes cobertas do corpo e cola seus ovos às fibras das vestes.

3. ***Pthirus pubis*** ou piolho-do-púbis é espécie menor, com morfologia característica e com localização preferencial na região pubiana e perineal. Popularmente é conhecido como "chato".

PEDICULUS CAPITIS E *P. HUMANUS*

Morfologia dos Piolhos

Pediculus humanus tem dimensões ligeiramente superiores às de *P. capitis*. As medidas oscilam entre 2 e 3,5 mm de comprimento. Os machos são menores que as fêmeas (Fig. 40.1).

A cabeça é pequena, ovoide e bem destacada do corpo. Aí se encontram as antenas com cinco segmentos, um par de olhos

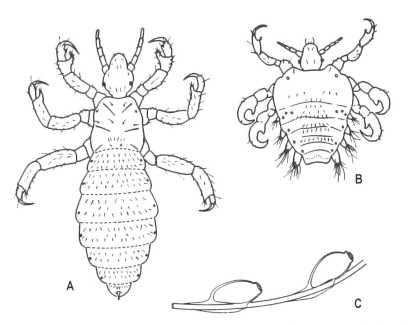

Fig. 40.1 A, *Pediculus humanus*, macho visto pela face dorsal. B, Fêmea de *Pthirus pubis*, face dorsal. C, Fio de cabelo a que estão afixados dois ovos de *Pediculus capitis* (lêndeas).

simples e o aparelho bucal picador-sugador, formado por uma peça dorsal e outra ventral. Não há palpos. O aparelho bucal, quando não está em uso, fica retraído para dentro da cabeça, em uma bolsa que se encontra por baixo da faringe.

O tórax não apresenta segmentação nítida. Encontra-se aí apenas um par de espiráculos. Nele se implantam as seis pernas, afastadas da linha mediana, tendo cada uma cinco artículos. O tarso termina por uma poderosa garra que, ao opor-se a um processo existente na extremidade distal da tíbia (lembrando um polegar rígido), forma a pinça com que o inseto se agarra aos pelos ou às fibras da roupa íntima (Fig. 40.1 A).

O abdome é formado por nove segmentos que trazem, de cada lado, as placas espiraculares. O último segmento, nas fêmeas, é bilobado e entre os dois lobos encontra-se a vulva, situada ventralmente. Nos machos o nono segmento mostra dorsalmente um orifício por onde se projeta o pênis.

O aparelho digestivo não apresenta particularidades dignas de nota e tem como anexos as glândulas salivares, que compreendem um par de glândulas reniformes, e outro par com forma tubular, bifurcada.

Biologia dos Piolhos

Todas as etapas do ciclo vital dos piolhos (ovo, ninfa e adulto) desenvolvem-se sobre o corpo do hospedeiro. Tanto as ninfas como os adultos alimentam-se de sangue.

A cópula tem lugar, com frequência, depois das dez primeiras horas de vida adulta. Decorrido um dia, ou pouco mais, a fêmea fecundada e alimentada com sangue torna-se apta para ovipor.

O piolho-da-cabeça põe seus ovos junto à base dos fios de cabelo (Fig. 40.1 C), enquanto o do corpo deposita-os nas fibras de tecido da roupa que está em contato com a pele. Cada ovo fica solidamente aderido por um dos polos ao pelo ou às fibras, graças a uma substância cimentante produzida pelas fêmeas. A forma dos ovos é aproximadamente elíptica e traz um opérculo no polo livre. Suas dimensões são reduzidas (0,8 mm no maior diâmetro), notando-se como pequenas manchas brancas no cabelo escuro: são as **lêndeas**.

Uma fêmea põe 4 a 10 ovos por dia. A 30°C, que é a temperatura mais favorável para os piolhos, *Pediculus capitis* produz um total de 60 a 90 ovos, e *Pediculus humanus*, 110 a 300 ovos. A temperatura ambiente condiciona a maior ou menor rapidez com que se darão o embrionamento e a eclosão. As amplas variações de temperatura exercem efeito nocivo sobre os ovos. O hábito moderno de despir as roupas do dia, para dormir com pijama, camisola ou nu, contribuiu decisivamente para o desaparecimento do piolho-do-corpo, outrora muito frequente em todas as camadas sociais. Esse piolho, que é muito dependente de temperaturas elevadas e constantes, não podia suportar as variações que os novos hábitos lhe impunham.

Mas se um indivíduo infestado conservar a mesma roupa íntima, continuamente, durante semanas, a população de piolhos crescerá rapidamente.

A ninfa deixa o ovo levantando o opérculo e apresenta já o aspecto que lembra um adulto, pois trata-se de inseto com metamorfose incompleta. Dois a quatro dias depois, sofre a primeira muda, à qual seguem-se outras duas, para que se transforme em adulto ao fim de três a quatro semanas. Os adultos vivem cerca de um mês.

O único alimento que admitem é o sangue de seus hospedeiros, aos quais picam várias vezes por dia, e o fazem demoradamente. Enquanto sugam, eliminam sobre a pele suas fezes vermelho-escuras. Os piolhos-do-corpo mantêm-se agarrados às roupas com suas pernas traseiras, até mesmo nos momentos em que estão sugando sangue, de modo que nenhum deles é visto sobre o corpo do paciente quando este se despe.

Esses insetos são muito ativos e passam facilmente de uma pessoa a outra, bastando, para isso, apenas um breve contato. Se a pessoa tem febre, aumenta ainda mais a atividade dos piolhos, que tendem a deixar tal hospedeiro por outro sem febre. Esse comportamento tem, evidentemente, sérias implicações para a transmissão de doenças. Também abandonam rapidamente o corpo frio de um paciente que morreu, buscando novos hospedeiros.

PTHIRUS PUBIS

O piolho-do-púbis (ou "chato") é menor que os demais: o macho mede 1 mm de comprimento e a fêmea, 1,5 mm, em média. Tórax e abdome acham-se fundidos em uma só peça, mais larga ao nível do tórax, não havendo também a independência dos segmentos abdominais. A impressão que se tem é de que estes últimos estão comprimidos uns contra os outros (Fig. 40.1 *B*).

Em cada lado do abdome encontram-se quatro tubérculos salientes, com cerdas nas extremidades: são os **metapódios**.

A localização do *Pthirus pubis*, se bem que mais frequente na região dos pelos pubianos e do períneo, não é exclusiva dessas áreas. Ele pode ser encontrado nos pelos axilares, nas sobrancelhas, nas pestanas e na barba. Mais raramente tem sido visto no cabelo. Os insetos permanecem em geral agarrados à base dos pelos, com a cabeça contra a pele. As peças bucais ficam enterradas nos tecidos às vezes por longo tempo (dias seguidos), mesmo no intervalo entre os repastos sanguíneos.

Os ovos parecem-se aos de *Pediculus*, ainda que menores. A duração dos estádios ninfais vai de 13 a 17 dias; e a vida dos adultos dura, aproximadamente, um mês. A passagem dos insetos de uma pessoa a outra faz-se pela coabitação, no leito, ou durante o contato sexual; mais raramente através de roupas usadas.

DERMATITE PRODUZIDA POR PIOLHOS

Patologia e Manifestações Clínicas

As manifestações clínicas da **pediculose** são devidas à secreção das glândulas salivares reniformes que, injetada na pele durante a picada, produz pequena lesão papulosa, elevada e hiperêmica, acompanhada de intenso prurido. O paciente é levado irresistivelmente a coçar-se e arranhar-se, provocando na pele escoriações lineares paralelas que tendem a ficar hiperpigmentadas, com a base endurada e, não raro, revestidas de crostas.

Segundo alguns autores, os pacientes desenvolvem uma reação de hipersensibilidade à saliva e às dejeções dos insetos. Nas infecções por *P. capitis* as lesões aparecem no couro cabeludo e principalmente na nuca, sendo mais frequentes em crianças, sobretudo do sexo feminino, que usam cabelos compridos. Podem acompanhar-se de discreta adenopatia cervical.

P. humanus, que incide mais nos países de clima temperado e frio, devido à indumentária mais agasalhada, às trocas de roupa menos frequentes ou aos banhos mais raros, produz lesões localizadas predominantemente na parte superior do dorso, nos ombros, nas regiões axilares, cintura, regiões glúteas e coxas. Atualmente, esse tipo de pediculose é encontrado quase só em asilos e instituições de caridade, entre mendigos e vagabundos, em prisões e campos de concentração ou entre soldados em campanha.

A infecção secundária das lesões cutâneas pode levar à produção de impetigo, de furunculose ou de eczemas, que complicam e confundem o quadro clínico. Quando essas manifestações ocorrem na região das virilhas, períneo e coxas, deve-se investigar a presença de *Pthirus pubis*. O termo **ftiríase** é usado para descrever casos com esta etiologia.

Diagnóstico e Tratamento

A presença de lêndeas e de *Pediculus* adultos na cabeça (principalmente na nuca e atrás das orelhas) tornam o diagnóstico muito simples. Na pediculose do corpo, os piolhos e ovos devem ser pesquisados na roupa íntima.

Pediculose da Cabeça. O tratamento mais simples consiste em raspar completamente a cabeça, se bem que em geral o procedimento não seja socialmente aceitável fora de asilos, internatos e prisões.

Normalmente obtém-se a cura aplicando, no couro cabeludo, loções ou xampus contendo **hexaclorobenzeno** a 1% (lindane) ou **DDT** em pó a 10%. São também eficientes as preparações com **piretrinas** (associadas com butóxido de piperonil) e as que contêm **malation**, ou **benzoato de benzila**.

Para tratamento em grupo recomenda-se uma emulsão concentrada, para ser diluída na proporção de uma parte para cinco de água antes da aplicação, contendo:

Benzoato de benzila	68%
DDT	6%
Benzocaína	12%
Tween-80	14%

Outra fórmula, que também deve ser dissolvida em cinco partes de água, contém lindane a 1% em álcool etílico. O malation desodorizado, em emulsão a 0,5%, tem sido usado em alguns países. Aplicar, por cabeça, 5 a 10 ml de uma das soluções, ou 10 a 20 ml das emulsões, mantendo o produto durante 24 horas, antes de voltar a lavar a cabeça.

Ultimamente prefere-se o creme de **permetrina** a 1%, que é mais eficiente e agradável de usar.

Pediculose do Corpo. O controle é feito mediante o tratamento das roupas com pós inertes contendo **DDT** a 10%; mas, havendo resistência ao DDT, empregar os pós com 1% de **malation** ou **lindane**.

Em circunstâncias nas quais os indivíduos não possam despir suas roupas, tratá-las mesmo vestidas. Por vezes convém estender o tratamento ao leito das pessoas infestadas. Para o despiolhamento da roupa de cama ou da roupa íntima, a simples lavagem automática em lavadoras mostra-se muito eficiente.

Pediculose do Púbis. Os mesmos tratamentos acima podem ser aplicados com êxito contra *Pthirus pubis*.

Prevenção e Controle

As seguintes medidas preventivas são recomendadas contra a pediculose e o risco de doenças transmitidas por piolhos:

a) evitar o contato físico com pessoas infestadas e suas roupas ou objetos de uso pessoal (cama, vestimentas, chapéus, pentes, escovas etc.);

b) em instituições fechadas, escolas, acampamentos etc., onde costumam ocorrer surtos de pediculose, inspeção periódica dos cabelos e tratamento dos positivos; inspeção rigorosa dos familiares e das pessoas que estiveram em contato com casos de pediculose;

c) em situações epidêmicas, tratamento de massa, feito segundo os métodos acima indicados para os casos individuais;

d) incluir a prevenção da pediculose nos programas de educação sanitária.

DOENÇAS OCASIONADAS OU TRANSMITIDAS POR PIOLHOS

Tifo Devido a *Rickettsia prowazekii*

Quando o *Pediculus humanus* suga sangue de um paciente com tifo, as rickéttsias invadem as células epiteliais do estômago e, depois, são eliminadas com as fezes do inseto. Não há invasão de outros órgãos e, portanto, as rickéttsias não podem ser inoculadas pela picada. Entretanto, como esta sempre se acompanha de prurido intenso, o paciente é levado a coçar-se e, eventualmente, contamina a lesão com fezes infectantes do inseto, depositadas na pele.

A rickettsiose pode ser adquirida por aspiração das fezes do piolho dessecadas, ou contato destas com as mucosas e conjuntivas. Piolhos esmagados entre as unhas podem ser outras fontes de material infectante.

As manifestações da doença resultam da bacteremia e das lesões vasculares produzidas, acompanhadas de extravasamento de plasma, hemoconcentração e choque.

Decorridas uma a duas semanas da infecção, surge um quadro agudo febril, com calafrios, cefaleia, dores pelo corpo e prostração. Aparece exantema na parte superior do tronco que se estende, depois, para o resto do corpo. Nos casos severos, crises delirantes alternam-se com um estado estuporal; sobrevém insuficiência renal e gangrena das extremidades. A duração da doença é de duas a três semanas. A letalidade varia entre 10 e 40% dos casos. Há também casos benignos. Os pacientes que se recuperam ficam com imunidade permanente que os protege inclusive contra o tifo murino.

O diagnóstico laboratorial é feito com provas sorológicas. O tratamento com **doxiciclina** em dose única, de 5 mg por quilo de peso corporal, tem efeito curativo. Ele pode ser feito, também, com **tetraciclinas** ou **cloranfenicol**. Tratar os casos graves sem esperar pelo diagnóstico.

A distribuição da doença é cosmopolita, havendo **zonas endêmicas** nas regiões montanhosas do México, da América Central e da América do Sul (Colômbia e Equador), assim como na África e em muitos países da Ásia. A doença não se propaga de um indivíduo a outro. A **prevenção** e **controle** do tifo baseiam-se na vacinação e no despiolhamento das populações.

Febre das Trincheiras

É outra rickettsiose, devida a *Rochalimaea quintana (= Rickettsia quintana)*, que produz febre, com início súbito e calafrios, mas com tendência a declinar e reaparecer a cada três a cinco dias (donde o nome de quintana, referindo-se ao quinto dia do ciclo). No período febril aparece um exantema. A evolução é geralmente benigna. Há formas assintomáticas e recidivas tardias. O controle e erradicação dos piolhos constituem as medidas preventivas essenciais.

Febre Recorrente Devida a *Borrelia recurrentis*

Caracteriza-se clinicamente por acessos febris de dois a nove dias de duração, alternados com períodos de apirexia de dois a quatro dias, podendo o número de recidivas variar de um a dez ou mais. Durante o primeiro acesso costuma aparecer um exantema transitório, de tipo petequial. A letalidade, nos casos não tratados, varia entre 2 e 10%, sendo particularmente importante durante os surtos epidêmicos, quando alcança 50%.

A doença tem caráter epidêmico quando veiculada por piolhos (na Ásia, África e América do Sul), mas apresenta-se como endemia onde os vetores são carrapatos. O homem é o único reservatório vertebrado da febre recorrente epidêmica, e o principal transmissor é o *Pediculus humanus*.

Quatro a cinco dias depois de ingerir sangue infectado, o piolho torna-se infectante e assim permanece até morrer. A transmissão é contaminativa, produzindo-se quando se provoca o esmagamento do pilho sobre a lesão da picada ou sobre outra solução de continuidade da pele.

A febre recorrente transmitida por piolhos cura-se com uma só dose de 0,5 grama de **tetraciclina** ou **eritomicina**, por via oral.

As medidas de controle são as mesmas recomendadas para o tifo exantemático, acrescentando-se, quando for o caso, o controle de carrapatos (ver Cap. 40).

41

Carrapatos e Ácaros

ORGANIZAÇÃO E FISIOLOGIA DOS CARRAPATOS
  Morfologia externa
  Morfologia interna e fisiologia
CLASSIFICAÇÃO E PRINCIPAIS ESPÉCIES DE CARRAPATOS
  Família Ixodidae
  Família Argasidae
DOENÇAS PRODUZIDAS POR CARRAPATOS
DOENÇAS TRANSMITIDAS POR CARRAPATOS
  Febre maculosa
  Febre recorrente
  Eritema crônico migratório (doença de Lyme)

OS ACARIFORMES: DERMATOSES E ALERGIAS RESPIRATÓRIAS
  Subordem Gamasida (Mesostigmata)
    Famílias Macronyssidae e Dermanyssidae
  Subordem Prostigmata ou Trombidiformes
    Família Trombiculidae
    Família Demodicidae
    Família Pyemotidae
  Subordem Astigmata ou Sarcoptiformes
    Família Sarcoptidae: Sarcoptes scabiei e a escabiose
    Família Acaridae
    Famílias Pyroglyphidae e Cheyletidae
ÁCAROS E DOENÇAS ALÉRGICAS

Os **ácaros** são pequenos artrópodes que não constituem realmente um grupo natural de animais mas, sim, formas convergentes de diversas origens filogenéticas. A subclasse **Acari** distingue-se por apresentarem seus membros o cefalotórax fundido como o abdome e, também, por terem as quelíceras e demais peças bucais reunidas em uma estrutura única denominada **capítulo** ou gnatossomo.

Essa subclasse contém grande número de espécies envolvidas na produção ou transmissão de doenças do homem e de outros animais, dentre as quais destacamos pela importância ou gravidade as produzidas por vírus, rickéttsias e espiroquetídios. Algumas espécies causam a sarna e várias dermatoses do mesmo tipo, ou alergias respiratórias.

Os **Acari** que não têm estigmas formam a ordem **Acariformes**; os que possuem um ou dois pares de estigmas, a ordem **Parasitiformes**, havendo outros grupos sem interesse médico (ver Cap. 2 e Quadro 2.7).

Os carrapatos são **Parasitiformes** e compreendem duas famílias: **Ixodidae** e **Argasidae**. A descrição da morfologia e da fisiologia de ambas será feita em conjunto, mas destacaremos, quando necessário, as particularidades de cada uma.

ORGANIZAÇÃO E FISIOLOGIA DOS CARRAPATOS

Morfologia Externa

Os carrapatos (ou carraças) são artrópodes de tamanho pequeno ou médio que, em jejum ou pouco alimentados, têm o corpo achatado dorsoventralmente. O contorno é oval ou elíptico e a superfície dorsal ligeiramente convexa (Figs. 41.1 e 41.5). Porém, graças a seu tegumento coriáceo e distensível, podem aumentar consideravelmente de tamanho, quando se ingurgitam de sangue.

Os segmentos do corpo estão fundidos em um todo único ou **idiossomo** e o que parece uma cabeça é o conjunto das peças bucais bem quitinizadas formando aquilo que se chama de **gnatossomo** ou **capítulo** (Fig. 41.2). Esse capítulo, no caso da família **Ixodidae**, fica inserido em uma depressão entalhada na borda anterior do corpo; porém, em adultos e ninfas da família **Argasidae**, fica na face inferior do corpo. Distinguem-se aí:

a) a **peça basal**, cuja parte mediana e inferior projeta-se numa formação ímpar, o **hipostômio**. Este é escavado em goteira na face superior e traz dentículos enfileirados, em sua face ventral, com as pontas dos dentes dirigidas para trás;

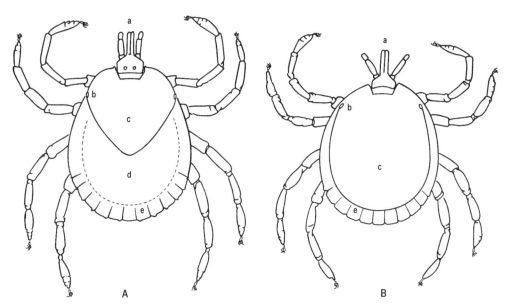

Fig. 41.1 *Amblyomma cajennense*. A, Fêmea. B, Macho: **a**, capítulo; **b**, olho simples; **c**, escudo. Na fêmea este último é pequeno e não recobre grande parte da região dorsal do corpo (**d**), mas no macho é grande e deixa ver (no animal em jejum) apenas os festões marginais (**e**).

b) recobrindo o hipostômio e ajustando-se a ele para formar o canal de sucção, encontra-se um par de **quelíceras**, que trazem na extremidade pequenos dentes para cortar a pele dos hospedeiros; as quelíceras movem-se no sentido ântero-posterior, dentro de uma bainha que reveste essas peças bucais (bainha das quelíceras);

c) lateralmente às quelíceras e inseridos igualmente sobre a peça basal do capítulo, encontram-se os dois **palpos**, constituídos por três ou quatro artículos cada um.

O corpo ou **idiossomo**, nas espécies da família **Ixodidae**, traz no dorso uma placa bem quitinizada, o **escudo**, de forma e tamanho variados. Nos machos o escudo cobre quase toda a superfície dorsal, enquanto nas fêmeas suas dimensões são menores, não indo além de metade ou de um terço de área, em carrapatos não alimentados. Depressões punctiformes e desenhos ou manchas coloridas podem ornamentar a superfície (Fig. 41.1). Na família **Argasidae** não há escudo (Fig. 41.5).

Os olhos simples, quando presentes, ficam situados nas margens do escudo (Fig. 41.1, **b**), ou na borda do corpo, aparecendo em geral como duas pequenas saliências de cor amarelo-clara ou castanho-escura.

Sulcos diversos marcam a superfície dorsal e imprimem aspecto festonado à margem posterior do corpo de alguns gêneros de **Ixodidae**. Ventralmente, observam-se nos carrapatos as seguintes estruturas: abertura genital, abertura anal, placas ou escudos quitinosos, placas espiraculares e sulcos (Fig. 41.3).

A abertura genital fica sobre a linha média, bem anteriormente, e por vezes logo atrás da base do capítulo. O ânus encontra-se sobre a linha média, porém para trás do último par de pernas. Sua abertura apresenta-se como fenda longitudinal entre duas placas ou valvas quitinosas.

As **placas espiraculares** ou estigmáticas são duas formações quitinosas de cor castanho-escura, situadas lateralmente, perto do quarto par de pernas. A forma dos espiráculos varia de espécie a espécie, podendo ser redonda, oval, triangular, em vírgula etc.

As pernas, em número de quatro pares nos acarinos adultos e ninfas, reduzem-se para três pares nas larvas. Cada uma compreende seis segmentos: coxa, trocânter, fêmur, gênu, tíbia e tarso.

Na extremidade de cada perna há um pedúnculo curto ou longo no qual se inserem duas garras bem desenvolvidas. Na base das garras vê-se, principalmente nos **Ixodidae**, uma expansão em forma de disco, o **púlvilo**.

Entre o primeiro e o segundo pares de coxas encontram-se as **glândulas coxais**, cuja secreção é derramada durante o ato de alimentação e tem por função (nos **Argasidae**) eliminar água e sais ingeridos com o sangue dos hospedeiros (Fig. 41.5).

Morfologia Interna e Fisiologia

Aparelho Digestivo e Nutrição. A cavidade bucal continua-se com uma faringe fusiforme, que funciona como bomba aspirante e é seguida de um esôfago delgado que vai até o intestino médio ou estômago (Fig. 41.4 A).

Esta porção do canal alimentar caracteriza-se por apresentar certo número de divertículos anteriores e posteriores, ramificados e terminando sempre em fundo cego (Fig. 41.4 A, **a, c, d**). Eles vão se distendendo, à medida que o artrópode vai chupando o sangue de seu hospedeiro, até que passem a ocupar a maior parte do espaço, no interior do corpo cada vez mais dilatado do carrapato. Ondas peristálticas conduzem o sangue ingerido a essas ramificações.

O intestino posterior volta a ser um tubo delgado e mediano, dilatando-se apenas para constituir o reto (Fig. 41.4 A, **i, j**).

O material ingerido não é apenas sangue. As larvas de carrapato retiram mais líquido intersticial do que sangue, aumentando a proporção deste último nas fases de ninfa e de carrapato adulto. Por outro lado, o conteúdo do intestino médio sofre um processo de concentração, devido à perda de água através das glândulas coxais (**Argasidae**) ou das glândulas salivares (**Ixodidae**). Os carrapatos são capazes de suportar jejum prolongado que, em alguns casos, é da ordem de vários meses.

A respiração efetua-se através de uma rede de traqueias, muito ramificadas, e semelhantes à dos insetos.

Aparelho Genital e Reprodução. Os sexos são separados, tendo cada qual um par de gônadas, com os respectivos canais evacuadores e glândulas anexas (Fig. 41.4 B). Nas fêmeas dos ixodídeos encontram-se duas áreas porosas e com aspecto de cri-

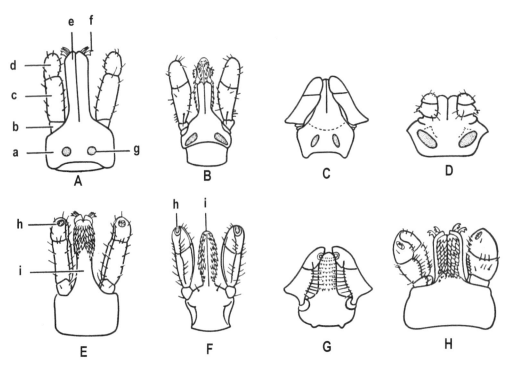

Fig. 41.2 Morfologia do capítulo em fêmeas de diversos gêneros de carrapatos. Na fila superior, aspecto dorsal do capítulo de: *A, Ambliomma; B, Ixodes; C, Haemaphysalis; D, Boophilus.* Embaixo, vistos pela face ventral: *E, Amblyomma; F, Ixodes; G, Haemaphysalis; H, Dermacentor.* Notar: **a**, base do capítulo; **b**, **c** e **d**, primeiro, segundo e terceiro segmentos dos palpos; **e**, bainha da quelícera; **f**, quelíceras; **g**, área porosa; **h**, quarto segmento do palpo; **i**, hipostômio.

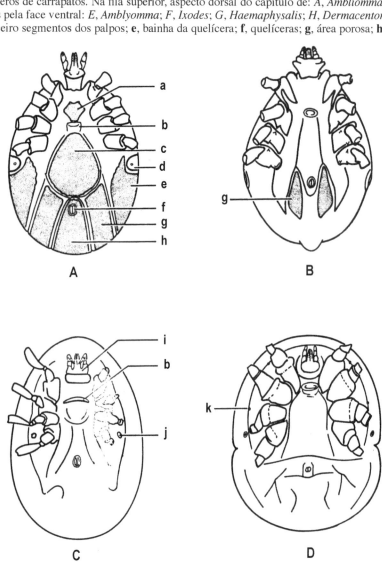

Fig. 41.3 Aspecto ventral do corpo de: *A, Ixodes; B, Rhipicephalus; C, Argas; D, Ornithodoros:* **a**, placa pré-genital; **b**, orifício genital; **c**, placa gênito-anal; **d**, placa espiracular; **e**, placa epimeral; **f**, ânus; **g**, placa adanal; **h**, placa anal; **i**, capítulo; **j**, orifício espiracular; **k**, olho.

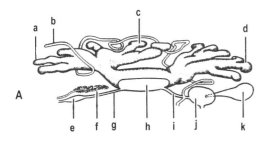
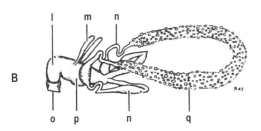

Fig. 41.4 *A*, Aparelho digestivo de um carrapato: **a**, divertículos intestinais anteriores; **b**, tubo de Malphigi; **c**, divertículos laterais; **d**, divertículos posteriores; **e**, faringe; **f**, glândula salivar; **g**, esôfago; **h**, intestino médio; **i**, intestino posterior; **j**, reto; **k**, divertículo retal. *B*, Aparelho genital feminino: **l**, vagina; **m**, glândula acessória; **n**, ovidutos; **o**, orifício genital; **p**, útero; **q**, ovários.

vos, dispostas simetricamente na face dorsal da base do capítulo (Fig. 41.2, **g**). Sua função está relacionada com a produção de feromônios. Entre os ixodídeos, há espécies partenogenéticas.

Nos machos, os espermatozoides ficam reunidos em massas envolvidas por delicada membrana, o **espermatóforo**. Durante a cópula, macho e fêmea reúnem-se justapondo as respectivas superfícies ventrais. Não dispondo de órgão copulador, o macho emprega seu hipostômio e quelíceras para dilatar o orifício genital feminino e, depois, para forçar a entrada parcial do espermatóforo, que aí será cortado com as quelíceras para que os espermatozoides possam penetrar.

Somente no interior do aparelho genital feminino os espermatozoides, inativos até então, adquirem motilidade e vão fertilizar os óvulos. Após a fecundação, o ovário aumenta muito de tamanho, exibindo ovos em todos os estádios evolutivos. A oviposição começa poucos dias depois da cópula e, durante 5 a 10 dias, milhares de ovos são produzidos.

Dependendo da temperatura e de outras condições do meio, a eclosão pode dar-se em 41 dias, nascendo uma **larva** dotada de três pares de pernas. Alimentando-se e crescendo, ela irá sofrer a primeira muda, transformando-se em **ninfa**, com quatro pares de pernas e parecida com os carrapatos adultos, mas ainda sem o desenvolvimento dos órgãos genitais.

CLASSIFICAÇÃO E PRINCIPAIS ESPÉCIES DE CARRAPATOS

A subordem **Metastigmata** (ou Ixodides), dos carrapatos verdadeiros, compreende duas famílias facilmente distinguíveis:

1. **Ixodidae** — caracterizada pela localização do capítulo, ou gnatossomo, na extremidade anterior do corpo; pela presença de escudo dorsal e pela localização das placas espiraculares (ou peritremas) entre o terceiro e quarto pares de pernas.

2. **Argasidae** — com o capítulo situado na face inferior do corpo (exceto na larva), sem escudo dorsal e com peritremas depois do quarto par de pernas.

Família Ixodidae

Gênero *Amblyomma*. Ixodídeos com rostro longo e com o segundo segmento do palpo pelo menos duas vezes mais longo do que largo (Figs. 41.1 e 41.2 *A* e *E*); possuem um par de olhos simples; festões marginais presentes e escudo ornado. Cerca de 30 espécies são encontradas no Brasil.

Amblyomma cajennense. É a espécie mais importante (Fig. 41.1), por sua ampla distribuição geográfica (do Texas, nos EUA, até a Argentina), por sua presença sobre grande número de animais domésticos ou silvestres e pela frequência com que ataca o homem, principalmente na fase larvária. No Brasil, é conhecido como "carrapato-de-cavalo" ou "carrapato-estrela", devido à mancha prateada que os machos trazem no escudo. A larva recebe do povo os nomes de "micuim", "carrapatinho" e "carrapato-pólvora", dado o pequeno tamanho e o número considerável que pode ser observado sobre uma pessoa.

Acumulam-se aos milhares nas extremidades dos galhos de arbustos, dos campos e cerrados, e aderem imediatamente aos animais e aos indivíduos que passem roçando na vegetação. Mas abandonam espontaneamente sua vítima ao fim de cada fase de seu ciclo vital (isto é, antes de cada ecdise), mudando portanto de hospedeiro três vezes, hábito esse que facilita a eventual transmissão de doenças.

As fêmeas põem de 6.000 a 8.000 ovos. As ninfas ingurgitam-se de sangue e, ao fim de 3 a 6 dias sobre um hospedeiro adequado, caem ao solo para mudar. As ninfas octópodes também gastam 5 a 8 dias alimentando-se e tornam ao solo para nova ecdise.

Os carrapatos adultos, alcançando seu terceiro hospedeiro, alimentam-se durante 8 a 10 dias. Aí tem lugar a cópula. Depois de algum tempo, as fêmeas acabam por desprenderem-se e caírem ao solo, onde começam a ovipor.

Amblyomma cajennense é o principal transmissor da **febre maculosa devida a *Rickettsia rickettsii*** ou tifo exantemático de São Paulo, tendo sido encontrado infectado em todos os estádios evolutivos (ovo, larva, ninfa e adulto) e tanto no chão como sobre diversos animais. Outras espécies, dos gêneros *Dermacentor* e *Ambliomma*, participam também da transmissão, na América do Norte.

Gênero *Ixodes*. Carrapatos com rostro longo, sem olhos e sem festões nas margens do idiossomo, com sulco pré-anal e número ímpar de placas ventrais, nos machos. Palpos escavados em goteira na face medial (Fig. 41.2 *B* e *F*; e Fig. 41.3 *A*). Nove espécies de *Ixodes* ocorrem no Brasil, parasitando principalmente animais silvestres. Alguns transmitem o eritema crônico migratório ou doença de Lyme.

Gênero *Rhipicephalus*. Ixodídeos com rostro curto, palpos cônicos, base do capítulo hexagonal (quando visto pela face dorsal) e com ângulos projetando-se lateralmente. São providos de olhos e de festões. Os estigmas têm forma de vírgula. Os machos apresentam placas adanais em número par (Fig 41.3 *B*).

Rhipicephalus sanguineus é espécie cosmopolita, tendo no cão seu principal hospedeiro. Além do cão e do gato, numerosos outros mamíferos, inclusive o homem, podem ser por ele atacados. As larvas e ninfas são mais eurixenas que os carrapatos adultos. Tal como os *Amblyomma cajennense*, os *R. sanguineus* alimentam-se em cada fase sobre um novo hospedeiro, voltando ao solo sempre que completam sua refeição sanguínea.

A longevidade dos adultos é de um ano, aproximadamente, prolongando-se nas regiões de clima frio.

Várias doenças são transmitidas por *R. sanguineus*, entre seus hospedeiros animais. O homem contrai por seu intermédio a febre maculosa por *Rickettsia conorii*.

Gênero *Boophilus*. Este gênero caracteriza-se pelo rostro curto, tendo os palpos mais curtos que as quelíceras (Fig. 41.2 D). O capítulo tem base hexagonal. Os olhos estão presentes e os estigmas são circulares. Festões ausentes. Placas adanais em número de dois pares.

Os *Boophilus* vivem preferentemente sobre bois. A evolução faz-se sem mudança de hospedeiro, de modo que as doenças que eles propagam (piroplasmose, p. ex.) devem passar de uma geração de carrapatos a outra, através dos ovos.

Gênero *Haemaphysalis*. Carrapatos de rostro curto, com o segundo artículo dos palpos saliente, com a base do capítulo quadrangular e sem olhos (Fig. 41.2 G). Os machos não têm placas adanais. As espécies americanas são encontradas sobre aves ou mamíferos. Requerem três hospedeiros durante o ciclo.

Gênero *Dermacentor*. Importante, especialmente na América do Norte, onde *Dermacentor andersoni* é vetor da febre maculosa das Montanhas Rochosas, devida à *Rickettsia rickettsii*. Os carrapatos têm rostro curto, capítulo com base quadrangular (Fig. 41.2 H). Olhos e festões presentes. A coxa do quarto par de pernas é muito desenvolvida nos machos. Estes são destituídos de placas adanais.

D. andersoni é muito comum em certas regiões temperadas, onde aparece mais abundantemente nos meses de abril a junho. No Brasil, a única espécie descrita é *Dermacentor (= Anocentor) nitens*, parasita de equinos e, menos frequentemente, de bovinos.

Família Argasidae

Gênero *Argas*. Além dos caracteres da família (capítulo ínfero e ausência de escudo dorsal), este gênero distingue-se por exibir limites nítidos entre a face superior e a inferior do corpo. Nunca tem olhos (Figs. 41.3 C).

Argas persicus é espécie cosmopolita, mas não existe no Brasil, onde é substituída por *Argas miniatus*, particularmente abundante nos galinheiros de criações rústicas. Como todos os argasídeos, *A. miniatus* tem hábitos noturnos, escondendo-se durante o dia na palha dos ninhos, nas fendas das paredes de argila de galinheiros, sob a casca das árvores etc.

Os ovos produzem larvas ao fim de uma semana de incubação (a 30°C); as larvas hexápodes fixam-se durante 4 ou 5 dias sobre uma ave e, depois de bem alimentadas, caem ao solo para mudar, decorridos outros 4 ou 5 dias. A ninfa octópode alimenta-se durante uma meia hora sobre outra ave, retornando ao solo. Os adultos copulam, permanecem sobre os hospedeiros apenas o tempo necessário para alimentarem-se (cerca de meia hora de cada vez) e as fêmeas não tardam a desovar. O número de ovos não costuma ser grande, entre os argasídeos.

Gênero *Ornithodoros*. As espécies deste gênero têm o corpo espesso e sem limites nítidos entre a face dorsal e a ventral. Sulcos profundos percorrem a superfície ventral e um ou dois pares de olhos podem estar presentes, nas bordas da metade anterior do corpo (Fig. 41.5).

Os hábitos alimentares dos *Ornithodoros* são muito variados. Há espécies (*O. moubata*, p. ex.) cujas larvas não se alimentam, vivendo das reservas nutritivas que trazem. Outras fazem repastos muito rápidos, abandonando seus hospedeiros em poucos minutos, mas há também as que se fixam durante muitos dias.

Ornithodoros rostratus é uma espécie silvestre que se adaptou ao hábitat humano, sendo encontrado em muitas áreas do Brasil,

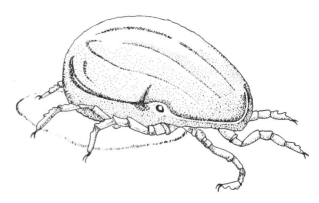

Fig. 41.5 Carrapato da família Argasidae, gênero *Ornithodoros*, exsudando o líquido coxal. No Brasil, *O. rostratus* é o carrapato-do-chão, cuja picada é dolorosa, sua saliva provocando lesões que demoram a sarar e se infectam facilmente.

principalmente em Mato Grosso, Minas Gerais e São Paulo, onde é conhecido como "carrapato-do-chão". Vive na terra dos ranchos e das casas primitivas usadas pelos tropeiros, nos chiqueiros e outros lugares ocupados por animais domésticos. Não está provado que transmita doenças ao homem, no Brasil. Sua picada, no entanto, é muito dolorosa e pode levar a graves lesões locais.

DOENÇAS PRODUZIDAS POR CARRAPATOS

Dermatite por Picada de Carrapato. A secreção salivar desses artrópodes, inoculada nos tecidos do hospedeiro, determina, pela ação de suas enzimas digestivas, forte ação irritativa local e uma resposta inflamatória em torno dos pontos das picadas. Hiperemia e edema locais podem acompanhar-se de hemorragias e de um espessamento da camada córnea.

Paralisia por Picada de Carrapato. Além da hipersensibilidade à picada de carrapatos, tem sido descrito um quadro paralítico desencadeado, ao que parece, por constituintes da secreção salivar. A paralisia por picada de carrapato é rara, mas de distribuição mundial. No Brasil ainda não foi assinalada no homem, mas sim em aves e ruminantes domésticos.

Trata-se de uma paralisia motora flácida ascendente, que se desenvolve junto com um quadro tóxico generalizado, temperatura elevada (41°C), perturbações da deglutição e da respiração, podendo terminar com a morte do paciente. Ocorre em geral em crianças, mas os adultos não estão isentos do risco.

As manifestações aparecem rapidamente ou após períodos de incubação de alguns dias. Na América do Norte, a maioria dos casos são devidos a *Dermacentor andersoni* e *D. variabilis*, enquanto no Velho Mundo são incriminadas espécies dos gêneros *Ixodes* e *Ornithodoros*. Os sintomas desaparecem, em geral, quando os carrapatos são removidos.

DOENÇAS TRANSMITIDAS POR CARRAPATOS

Febre Maculosa

Patologia e Clínica. As rickettsioses do grupo da febre maculosa apresentam características clínicas semelhantes e são causadas por espécies estreitamente relacionadas. Nas Américas, *Rickettsia rickettsii* é o agente etiológico; no sul da Europa, na África e na Índia, *R. conorii* é responsável pela febre botonosa; na Austrália, *R. australis*. A doença é conhecida também pelos nomes de tifo exantemático de São Paulo, febre maculosa das Montanhas Rochosas ou febre maculosa do Novo Mundo.

Os pequenos vasos são os primeiros locais de ataque das rickéttsias, sofrendo tumefação, proliferação e degeneração das células endoteliais com formação de trombos e oclusão vascular. Essas lesões conduzem a alteração nos tecidos vizinhos, especialmente na pele, no cérebro, na musculatura esquelética, nos pulmões e rins.

A febre maculosa do Novo Mundo caracteriza-se por seu início súbito, com febre moderada ou alta nos dois primeiros dias, e dura em geral duas a três semanas. Acompanha-se de mal-estar, cefaleia intensa, dores musculares e prostração.

Por volta do terceiro ou quarto dia, aparece um exantema característico e muito útil para o diagnóstico, que começa pelas extremidades (punhos e tornozelos), invade logo a palma das mãos, a planta dos pés e se estende centripetamente para quase todas as partes do corpo. São máculas róseas, de limites irregulares e mal definidos, com 2 a 6 mm de diâmetro. Nos dias que seguem, o exantema torna-se macropapular e depois petequial. As lesões hemorrágicas podem tornar-se coalescentes e formar grandes manchas equimóticas.

Nos casos mais graves podem surgir delírio, insuficiência renal e choque. A falência circulatória pode levar à anóxia e necrose dos tecidos, com gangrena das extremidades. Na ausência de tratamento específico, a letalidade é de cerca de 20%, mas a morte é rara nos casos diagnosticados e tratados prontamente.

Faz-se o diagnóstico com provas de fixação do complemento ou com imunofluorescência, feitos com antígenos específicos para o grupo da febre maculosa. Os resultados tornam-se positivos a partir da segunda semana.

O tratamento consiste na administração de antibióticos de amplo espectro, como a **doxiciclina** (100 mg, duas vezes ao dia, por via oral ou intravenosa, durante 7 dias ou até 2 dias após cessar a febre; contraindicada na gestação) e também **eritromicina** oral 500 mg, quatro vezes por dia, que proporcionam excelentes resultados.

Epidemiologia. A febre maculosa causada por *Rickettsia rickettsii* tem sua distribuição limitada às Américas (Canadá, EUA, México, Panamá, Colômbia e Brasil). A *R. rickettsii* circula em um ecossistema representado por campos e bosques, tendo seus reservatórios em várias espécies de pequenos mamíferos (como lebres, coelhos, esquilos, ratos silvestres e marsupiais) e nos carrapatos que vivem sobre eles. Nos artrópodes, a infecção pode manter-se indefinidamente, transmitindo-se por via transovariana.

Na América do Sul, *Amblyomma cajennense* é o principal transmissor. No México, esse papel cabe a *Rhipicephalus sanguineus*. O homem é infectado apenas ocasionalmente pela picada dos carrapatos.

Controle. A profilaxia faz-se pelo combate aos carrapatos e pela proteção das pessoas sujeitas ao risco de infecção.

O primeiro objetivo é perseguido com a aplicação de inseticidas de ação residual; ou com banhos carrapaticidas, para o gado, a fim de reduzir a carga de artrópodes que se alimentam sobre ele. Convém lembrar que o cão pode trazer para o domicílio algumas espécies de carrapatos.

O segundo objetivo é conseguido evitando-se, sempre que possível, áreas infestadas por carrapatos. A proteção individual contra estes também pode ser conseguida com o uso de botas e roupas que impeçam a implantação dos ixodídeos na pele. Recomenda-se impregnar essas roupas com substâncias repelentes e aplicá-las também à pele.

Febre Recorrente

Esta doença (ver descrição no Cap. 39) é devida a espiroquetídeos do gênero *Borrelia*, podendo ser transmitida tanto por piolhos (forma epidêmica) como por carrapatos (forma endêmica). Diversas espécies de *Borrelia* já foram descritas, segundo as regiões, como agentes da febre recorrente transmitida por carrapatos.

Varias espécies de *Ornithodoros* veiculam a forma endêmica em áreas geográficas diferentes. Trata-se de uma enzootia própria de roedores silvestres, macacos e outros mamíferos frequentados pelos *Ornithodoros*. Os carrapatos, depois de infectados, apresentam espiroquetídeos em todas as partes do corpo e os passam aos descendentes, por via transovariana, razão pela qual permanecem infectantes em qualquer fase evolutiva.

A infecção dos mamíferos faz-se pela picada, ou pela contaminação da lesão com a secreção das glândulas coxais. O homem é raramente afetado, sendo esporádicos os casos de febre recorrente devidos às borrelioses transmitidas por carrapatos. A patologia e a sintomatologia são as da febre recorrente epidêmica (transmitida por piolhos; ver Cap. 39). A profilaxia é como nas outras doenças transmitidas por carrapatos.

O tratamento com **tetraciclina** ou **eritromicina** (500 mg em dose única por via oral; ou 250 mg intravenosamente) deve ser instituído nos períodos afebris ou no início de um paroxismo. Se iniciado no fim deste, pode desencadear uma reação de Herxheimer (tremores, febre, aumento da pressão arterial seguido de queda e risco de choque). Contraindicada para gestantes e crianças com menos de 7 anos.

Eritema Crônico Migratório
(Doença de Lyme)

Conhecida também como artrite de Lyme (pronuncia-se laime) ou meningopolineurite do carrapato, esta doença é uma borreliose causada pela *Borrelia burgdorferi* e transmitida por carrapatos do gênero *Ixodes*.

O agente etiológico é um espiroquetídio Gram-negativo, que se cora bem pelo método de Giemsa. Sem coloração, é invisível à microscopia comum, mas reconhecível em campo escuro ou microscopia com contraste de fase, como um espiroqueta delgado que mede 20 a 30 mm de comprimento.

Patologia e Clínica. O período de incubação varia entre 3 e 32 dias. A doença é descrita como apresentando três fases (como na sífilis):

1. Inicialmente aparece na pele uma lesão característica, denominada **eritema crônico migratório**, que se apresenta como uma mácula ou pápula avermelhada, expandindo-se de forma anular. Várias lesões semelhantes podem estar presentes. Mas esse quadro dermatológico, típico da fase aguda da doença, pode estar ausente.

O eritema pode acompanhar-se de manifestações gerais como febre, mal-estar, fadiga, dores de cabeça, mialgias, artralgias migratórias, rigidez de nuca ou linfadenopatia, que em alguns casos precedem as lesões cutâneas. A fase aguda pode durar várias semanas, mas há formas frustras ou completamente assintomáticas.

364 BASES DA PARASITOLOGIA MÉDICA

2. Semanas ou meses depois, podem surgir alterações neurológicas, que incluem quadros clínicos de meningite, de encefalite, de coreia ou de ataxia cerebelar, bem como neurites com paralisia facial, radiculoneurites motoras ou sensoriais e mielite. Os sintomas são os mais variados e se prolongam, por vezes, durante meses. Surgem também alterações cardíacas muito diversas: bloqueio atrioventricular, miopericardite aguda ou cardiomegalia.

3. Dor e edema das grandes articulações, principalmente dos joelhos, podem aparecer muito cedo (após quatro semanas) ou tardar anos. Em alguns casos, têm caráter recorrente, durante anos, resultando em artrite crônica.

Diagnóstico e Tratamento. A confirmação laboratorial pode ser feita pela cultura dos espiroquetas e pelo exame microscópico. Mas como sua eficiência é pequena, preferem-se os métodos imunológicos, ainda que nem sempre sejam específicos. Os mais usados são a imunofluorescência indireta e o teste de ELISA.

O tratamento é feito com um dos antibióticos seguintes, durante 10 a 21 dias: **doxiciclina**, 100 mg por via oral, de 12 em 12 horas; ou **amoxiciclina**, 500 mg por via oral, de 8 em 8 horas; ou **eritromicina** de 6 e 6 horas. Na meningite de Lyme devem ser utilizadas **ceftriaxona** ou **penicilina G**. Na cardite e na artrite: ceftriaxona, doxiciclina ou amoxiciclina. Para crianças (até 8 anos) dar **amoxiciclina** ou **penicilina V**, na dose de 20 mg/kg de peso/dia, dividida em quatro tomadas.

Epidemiologia e Controle. Entre 1980 e 1988, mais de 18.000 casos foram notificados nos EUA. Na Europa e ex-União Soviética ocorrem centenas de casos de meningopolineurite, durante cada verão, mas que não se acompanham de alterações cardíacas ou de artrite. No Brasil, as primeiras referências a casos da doença de Lyme apareceram em 1990.

Os transmissores na Europa são espécies do complexo *Ixodes ricinus*. Nos EUA são *Ixodes pacificus*, no oeste do país, e *I. dammini*, no leste. Outras espécies são responsáveis na Ásia. Esses carrapatos vivem sobre alguns animais silvestres, principalmente veados. As medidas preventivas são as mesmas recomendadas contra a febre maculosa.

OS ACARIFORMES: DERMATOSES E ALERGIAS RESPIRATÓRIAS

Os **ácaros**, no sentido corrente (em inglês, *mites*) são pequenos artrópodes da subclasse **Acari**. Alguns, como os **Mesostigmata**, se classificam entre os **Parasitiformes**, mas a maioria faz parte da ordem **Acariformes** (ver Cap. 2, Quadro 2.7), que compreende uma variedade de organismos, alguns deles envolvidos na transmissão de agentes microbianos de doenças, outros responsáveis diretamente pela produção de dermatoses ou outras moléstias em seus hospedeiros. Para as finalidades deste capítulo, eles são classificados nas seguintes subordens:

1. **Mesostigmata** (da ordem **Parasitiformes**), com espiráculos distribuídos nos bordos laterais do idiossomo e com gnatossomo pouco desenvolvido. Constitui o grupo mais próximo dos verdadeiros carrapatos. Famílias **Macronyssidae** e **Dermanyssidae**.

2. **Prostigmata** (ou **Trombidiformes**), com espiráculos situados na base do gnatossomo ou próximo dele. Grupo muito heterogêneo, com espécies terrestres e aquáticas, predadoras, fitófagas ou parasitas. As famílias de interesse médico são: **Trombiculidae**, **Demodicidae** e **Pyemotidae**.

3. **Astigmata** (ou **Sarcoptiformes**), sem espiráculos respiratórios e com respiração cutânea. Famílias **Sarcoptidae**, **Acaridae**, **Pyroglyphidae**, **Cheyletidae** etc.

Subordem Gamasida (Mesostigmata)

FAMÍLIAS MACRONYSSIDAE E DERMANYSSIDAE

Os membros destas famílias têm o corpo achatado e apresentam placas ou escudos no tegumento. Não possuem olhos e as peças bucais conformadas para picar têm um hipostômio liso. As aberturas espiraculares estão situadas próximo à implantação do terceiro par de pernas. Nos tarsos há púlvilos e garras. Alimentam-se do sangue de pequenos roedores, morcegos e aves. Em sua evolução passam pelas fases de ovo, larva e dois estádios ninfais, antes de se transformarem em adultos. As espécies de interesse médico pertencem aos gêneros *Ornithonyssus* (da família **Macronyssidae**), *Dermanyssus* e *Allodermanyssus* (da família **Dermanyssidae**).

Ornithonyssus bacoti (= *Bdellonyssus bacoti*) vive do sangue de ratos. Somente as ninfas e os adultos alimentam-se e são encontrados sobre os hospedeiros. Seu ciclo biológico completo dura 11 a 16 dias.

Pessoas que trabalham em celeiros e armazéns onde os ratos são abundantes podem ser atacadas e desenvolvem uma **dermatite urticariforme**, com manchas, pápulas e vesículas nos pontos em que os artrópodes picaram. A coceira é intensa e pode levar a escarificações e a infecção secundária.

Dermanyssus gallinae é uma praga cosmopolita de galinhas, mas pode parasitar outras aves, sugando-lhes o sangue (Fig. 41.6 *A*). Durante o dia os ácaros escondem-se nas frestas dos galinheiros ou na palha dos ninhos das aves, saindo à noite para alimentar-se. O ciclo biológico, de ovo a adulto, dura, em média, cinco dias, sendo que as larvas não se alimentam.

Também causam dermatite severa e mesmo um eczema papular nas pessoas eventualmente atacadas. A encefalite tipo St. Louis (vírus *Erro*) é transmitida entre as aves por *D. gallinae*, mas também por *Ornithonyssus sylviarum* e por mosquitos dos gêneros *Culex, Aedes* e *Anopheles*.

Subordem Prostigmata ou Trombidiformes

FAMÍLIA TROMBICULIDAE

Os *Trombiculidae* (= *Trombidiidae*) são **Acariformes** reconhecidos por terem grande quantidade de cerdas recobrindo o corpo dos adultos. As larvas possuem três pares de pernas e são de cor esbranquiçada, antes de se alimentarem de sangue. Depois, tornam-se vermelhas. Os adultos e as ninfas são predadores, atacando outros artrópodes, porém as larvas sugam a linfa intersticial de qualquer vertebrado terrestre, especialmente roedores, mamíferos domésticos e, eventualmente, o homem. Uma dermatite com prurido insuportável acomete algumas pessoas picadas por elas.

Certas espécies de trombiculídeos constituem reservatórios e vetores de rickettsioses na Ásia e no Pacífico. No Brasil, esses ácaros são bastante comuns no norte e centro-oeste, embora ocorram em todo o território nacional. *Apolonia tigipioensis* ataca as galinhas e o homem, na Região Nordeste do Brasil.

FAMÍLIA DEMODICIDAE

Compreende acariformes minúsculos (0,1 a 0,4 mm de comprimento) e bastante singulares por seu corpo alongado, vermiforme e com a região posterior anelada. No cão, *Demodex canis* produz uma espécie de sarna extremamente rebelde ao tratamento, alojando-se os parasitos no interior dos folículos pilosos.

As duas espécies que parasitam o homem, *Demodex folliculorum* (Fig. 41.6 *D*) e *Demodex brevis*, também são encontradas em

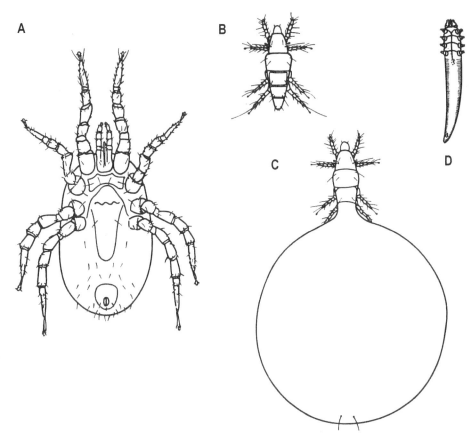

Fig. 41.6 *A, Dermanyssus gallinae*, fêmea; *B, Pediculoides ventricosus*, fêmea; *C*, a mesma fêmea grávida, como abdome distendido pelo acúmulo de crias; *D, Demodex folliculorum*.

grande quantidade, a primeira no interior dos folículos pilosos, e a segunda nas glândulas sebáceas da face e nos "cravos" do nariz, queixo, testa etc. Mas, apesar de terem sido incriminadas como causa de várias afecções da pele, os ácaros do gênero *Demodex* não parecem exercer qualquer ação patogênica, exceto, talvez, em casos de blefarite.

FAMÍLIA PYEMOTIDAE

Na família **Pyemotidae** (= **Pediculoididae**) também encontramos acariformes que só esporadicamente atacam o homem.

Pyemotis tritici (= *Pediculoides ventricosus*), por exemplo, parasita habitualmente um lepidóptero que vive nos cereais. Este ácaro, de forma característica pelo afastamento existente entre os dois pares de pernas anteriores e os dois pares posteriores, tem a particularidade de ser vivíparo (Fig. 41.6 *B* e *C*). O abdome das fêmeas fica grandemente distendido pelo desenvolvimento de sua crias, que são paridas como machos e fêmeas adultos.

Estão sujeitos à infestação os indivíduos que manuseiam com frequência o trigo, inclusive os doqueiros. A dermatose resultante é conhecida como **sarna dos cereais**.

Subordem Astigmata ou Sarcoptiformes

FAMÍLIA SARCOPTIDAE: *SARCOPTES SCABIEI* E A ESCABIOSE

A família **Sarcoptidae** reúne pequenos ácaros, quase no limite da visibilidade a olho nu, de corpo globoso e ovalar. As pernas são muito curtas e agrupadas em dois pares anteriores e dois pares mais afastados, posteriormente. Várias espécies vivem como parasitos na pele de mamíferos, sendo algumas importantes em Medicina Veterinária. Uma só é encontrada no homem: ***Sarcoptes scabiei***, agente da sarna. Outros espécies podem parasitar o homem acidentalmente.

Etiologia da Escabiose. *Sarcoptes scabiei* é um ácaro de corpo mole, esbranquiçado e de forma ovoide (Fig. 41.7). As fêmeas medem em torno de 0,4 mm de comprimento e os machos são pouco menores. As pernas, curtas e cônicas, possuem ventosas pedunculadas nos dois pares anteriores das fêmeas, ou nesses pares e

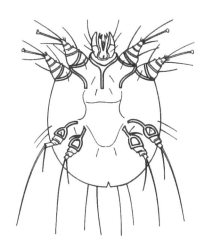

Fig. 41.7 Fêmea de *Sarcoptes scabiei*, vista pela face ventral.

366 BASES DA PARASITOLOGIA MÉDICA

no quarto par, no caso dos machos. As outras extremidades trazem longas cerdas. O tegumento é marcado por numerosos e finos sulcos transversais principalmente nas partes laterais, havendo também certo número de cerdas e de espinhos na face dorsal de ambos os sexos. Não possuem traqueias, fazendo-se as trocas respiratórias através do tegumento. Os *Sarcoptes* escavam galerias nas camadas profundas da epiderme e as fêmeas grávidas aí depositam seus ovos relativamente grandes (100×150 μm), elípticos ou ovoides, mas em pequeno número. A oviposição dura quatro a sete semanas.

Depois de uns três dias, os ovos eclodem, pondo em liberdade uma larva hexápode. Esta sofre uma muda, ao fim de 3 ou 4 dias, e se transforma em ninfa octópode. Decorridos outros 3 ou 4 dias, ocorrem novas mudas: uma só para os machos; duas para as fêmeas, que já podem ser fecundadas no segundo estádio ninfal. O ciclo biológico, de ovo a ovo, demora uns 11 a 17 dias, aproximadamente. Durante todo esse período e em qualquer fase do ciclo os ácaros podem deixar os túneis da pele, onde se encontram, e abrir novas galerias.

A longevidade de adultos é de três meses para as fêmeas e dois para os machos. Em três ou quatro meses a população pode atingir 50 a 500 ácaros, caindo em seguida para uma dezena ou menos. Fora do corpo do hospedeiro podem viver até 21 dias, dependendo da temperatura e do grau de umidade relativa do ambiente.

Patologia e Clínica da Escabiose. Mais conhecida pelo nome popular de sarna, a dermatose causada por *Sarcoptes scabiei* é uma afecção cosmopolita, encontrada em todos os climas e regiões do mundo.

O parasitismo é contraído pelo contato entre pessoas sadias e os portadores da infecção, sobretudo quando há coabitação e intimidade, mormente entre indivíduos que ocupam o mesmo leito.

Como os *Sarcoptes* podem sobreviver durante alguns dias no meio ambiente, a sarna pode ser contraída por pessoas que entrem em contato com os locais anteriormente usados pelos doentes nas casas, em hotéis ou hospitais (por exemplo, ao sentar-se em sofás ou deitar-se em camas anteriormente ocupadas por pacientes com escabiose).

Os parasitos localizam-se de preferência nas pregas interdigitais, na face anterior dos punhos e dos cotovelos, nas paredes da axila, nos tornozelos e nos pés, podendo estender-se a infecção às virilhas, nádegas, genitais externos, seios etc. A cabeça geralmente é poupada, bem como o pescoço e o dorso.

A sintomatologia aparece usualmente uma semana ou mais após o contágio, em função da sensibilização crescente da pele aos parasitos e seus produtos. Seu traço marcante é o **prurido**, mais intenso à noite. Outras características da sarna são: a presença de trajetos escuros na pele (devidos à sujeira e às dejeções dos parasitos que se acumulam nas galerias epidérmicas) e pequena pápula no fim das galerias, onde se encontram os ácaros; assim como a produção de vesículas perláceas, que surgem como reação à secreção salivar do *Sarcoptes*.

O prurido persiste e pode aumentar, até tornar-se insuportável, mesmo depois que o número de ácaros se tenha reduzido a uns poucos parasitos, continuando algum tempo após a cura parasitológica. Ele surge rápida e intensamente nos casos de reinfecção, denunciando haver uma reação de hipersensibilidade do organismo hospedeiro. A coçagem pode agravar a situação ao produzir escoriações que facilitam o estabelecimento de infecções microbianas.

Ocorrem, também, eritemas e formação de pápulas ou vesículas. Algumas crianças desenvolvem a forma nodular, que pode persistir por meses, mesmo após a cura da infecção.

Na **sarna norueguesa**, observada em pacientes imunodeficientes, as lesões são crostosas, exuberantes, e há extraordinária abundância de parasitos. Elas se acompanham de hiperqueratose e paraqueratose, que dão lugar às crostas. Localiza-se de preferência na palma das mãos e na planta dos pés, mas pode ser disseminada, invadindo outras regiões, inclusive o couro cabeludo, onde provoca a queda dos cabelos.

Diagnóstico e Tratamento da Sarna. O diagnóstico pode ser sugerido pelos dados clínicos e a ocorrência de outros casos em relação com o paciente (caráter familiar da doença). O melhor método é a demonstração dos parasitos mediante aplicação de uma fita gomada transparente sobre a pele da região afetada: os ácaros aderem à fita que deverá ser depois colada sobre uma lâmina de microscopia e examinada ao microscópio, com aumento pequeno.

Para o tratamento, aplicar inseticidas suspensos em preparações farmacêuticas, como unguentos contendo lindane ou BHC na proporção de 1%. Mas, por serem irritantes para a pele, as aplicações prolongadas são contraindicadas. Todas as formas, inclusive ovos são atingidas. Os medicamentos à base de benzoato de benzila (a 25%), rotenona, enxofre e piretrinas não destroem os ovos, devendo ser usados várias vezes para erradicar o parasitismo. Alguns desses produtos são comercializados sob a forma de sabões para banho. Ultimamente prefere-se o creme de permetrina a 1%, que é mais eficiente e mais agradável de usar.

Profilaxia e Controle. Baseia-se no tratamento concomitante de todos os casos, quando ocorram em uma mesma casa ou instituição, e na aplicação de medidas higiênicas individuais e coletivas. A desinfecção da roupa íntima, da roupa de cama e toalhas pode ser feita simplesmente lavando-as em máquina de lavar. Ela deve, sempre, acompanhar os tratamentos.

FAMÍLIA ACARIDAE

Os membros da família **Acaridae** (= **Tyroglyphidae**) e outros conhecidos como ácaros primários de produtos armazenados possuem uma cutícula delicada, variando do branco ao amarelo pardacento. O gnatossomo é bastante móvel, as quelíceras robustas e com pinças (quelas), e o idiossomo liso e provido de longas cerdas (Fig. 41.8).

A ninfa de segundo estádio tem geralmente o aparelho bucal atrofiado, não se alimenta e adere por suas ventosas ou outras estruturas de fixação a insetos ou outros artrópodes que utiliza como meio de transporte e disseminação (forésia).

Tyrophagus putrescentiae (cuja sinonímia inclui: *Tyroglyphus farinae* e *Acarus farinae*) é espécie muito comum em produtos armazenados e, como outras espécies da mesma família, pode infestar ocasionalmente o homem. São organismos que vivem na farinha, nos queijos velhos e em vários produtos usados como condimentos. Na pele, produzem irritação pruriginosa conhecida como **sarna dos especieiros**, dada a frequência com que incide nesses manipuladores de alimentos. Quando ingeridos, podem causar gastrenterites catarrais ou simplesmente atravessar o tubo digestivo, aparecendo nas fezes como inócuos contaminantes.

FAMÍLIAS PYROGLYPHIDAE E CHEYLETIDAE

Os membros da família **Pyroglyphidae** possuem o idiossomo ovoide e estriado (Fig. 41.8). Trazem um escudo na região anterior do dorso. Nas pernas há ventosas tarsais com pedicelo curto. Várias espécies destacam-se entre os agentes de doenças alérgicas, pois vivem no pó das casas e são aspiradas.

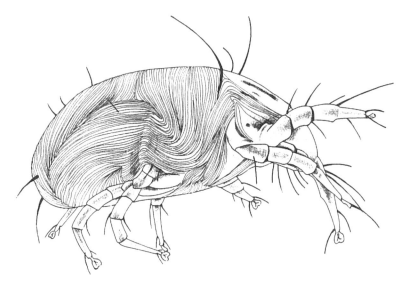

Fig. 41.8 *Dermatophagoides farinae* (Acari, Pyroglyphidae), ácaro encontrado frequentemente na poeira doméstica.

Acariformes da família **Cheyletidae**, caracterizados por apresentarem os palpos hipertrofiados, podem causar dermatoses com quadro clínico semelhante ao da urticária, quando picam o homem. Normalmente seus hospedeiros são o cão, o gato e o coelho.

ÁCAROS E DOENÇAS ALÉRGICAS

Alguns dos acariformes são parasitos, mas os importantes para a patologia humana são espécies de vida livre, comumente encontradas na poeira dos colchões, travesseiros, móveis e piso das casas. Seu desenvolvimento é favorecido pela umidade relativa do ar (ótimo em torno de 75%), pela reduzida ventilação e pelo acúmulo de poeiras.

Algumas alergias respiratórias, como a **asma** e a **rinite alérgica**, bem como **dermatites alérgicas**, podem ser provocadas por esses minúsculos ácaros ou por seus produtos (dejetos, secreções, fragmentos de ácaros mortos etc.) que se encontram no meio ambiente e, quando suspensos no ar com as poeiras, são inalados por pessoas que passam a desenvolver reação de hipersensibilidade a tais materiais imunogênicos.

Esses ácaros pertencem a várias famílias, mas principalmente a espécies da família **Pyroglyphidae**.

O exame da poeira das casas, procedente de 26 capitais de estados brasileiros e da Ilha de Fernando de Noronha, permitiu comprovar a presença frequente, na maioria delas, de representantes das cinco famílias seguintes:

- **Pyroglyphidae**, principalmente as espécies *Dermatophagoides pteronyssinus* e *Dermatophagoides farinae* (Fig. 41.8);
- **Glycyphagidae**, particularmente *Blomia tropicalis*;
- **Chelytidae**, **Saproglyphidae** e **Chortoglyfidae**.

Entre as medidas para o controle das populações de ácaros estão as seguintes:

a) desumidificação do ambiente, quer pela ventilação ampla dos locais, quer por meio de aparelhos desumidificadores ou aparelhos de ar condicionado (climatização), ou outros recursos;

b) remoção frequente da poeira, mediante aspiradores de pó, lavagem do piso ou sua limpeza com pano úmido; troca frequente e lavagem de fronhas, lençóis, cortinas etc.

c) uso de filtros, nos sistemas de ventilação central existentes;

d) utilização de colchões e travesseiros de espuma ou uso de coberturas de plástico para colchões e travesseiros;

e) rigorosa higiene pessoal e ambiental, inclusive dos animais domésticos (cuja presença deve ser evitada no interior das habitações);

f) se necessária, aplicação de inseticidas contra os ácaros.

VI

MOLUSCOS VETORES DE DOENÇAS

42

Planorbídeos e Outros Moluscos Hospedeiros de Helmintos

IMPORTÂNCIA MÉDICA DOS MOLUSCOS
DESCRIÇÃO GERAL DE UM GASTRÓPODE
   A concha dos moluscos
   O corpo dos moluscos: organização geral
SISTEMÁTICA E GRUPOS DE IMPORTÂNCIA MÉDICA
ORDEM PULMONATA
   Subordem Stylommatophora
   Subordem Systellommatophora

   Subordem Basommatophora
     Família Planorbidae
      Gênero Biomphalaria
      Gênero Bulinus
     Família Physidae
     Família Lymnaeidae
     Família Ancylidae

IMPORTÂNCIA MÉDICA DOS MOLUSCOS

Cinquenta espécies de trematódeos digenéticos já foram assinaladas parasitando o homem e oito são causa importante de doença pela frequência com que ocorrem nesta ou naquela região do mundo: *Schistosoma mansoni, S. haematobium, S. intercalatum, S. japonicum, Clonorchis sinensis, Fasciolopsis buski, Paragonimus westermani* e *Heterophyes heterophyes.*

Outras têm áreas de distribuição limitada ou incidem raramente na população humana, como *Fasciola hepatica* e espécies dos gêneros *Opisthorchis, Gastrodiscoides, Metagonimus, Echinostoma* etc., mas podem também causar doenças graves.

Todas dependem, durante as fases larvárias, de hospedeiros que são moluscos **gastrópodes**, onde realizam ciclos de reprodução assexuada importantes para a disseminação dos parasitos.

Os moluscos servem de hospedeiros intermediários mesmo para alguns nematoides, como *Angiostrongylus costaricensis* ou *A. cantonensis.*

Daí a importância dos moluscos como fontes de infecção para o homem e como alvos de algumas medidas para o controle de várias endemias parasitárias.

A classe **Gastropoda** distingue-se das demais por reunir moluscos dotados de cabeça bem diferenciada e de um pé achatado, para a locomoção; sua concha é formada de uma só peça, geralmente enrolada em espiral.

Nos ambientes onde se dá a transmissão das helmintíases causadas por trematódeos encontram-se apenas moluscos das classes **Gastropoda** e **Bivalvia.**

Os bivalvos, como o próprio nome indica, têm a concha formada por duas peças articuladas. São as ostras e mexilhões, não podendo em caso algum serem confundidos com os gastrópodes.

Os trematódeos apresentam, em geral, certa especificidade quanto a hospedeiros intermediários, e para seu controle é indispensável identificar precisamente as espécies de moluscos vetores e conhecer-lhes a biologia. Donde a importância dos estudos malacológicos para a Medicina Preventiva.

DESCRIÇÃO GERAL DE UM GASTRÓPODE

A Concha dos Moluscos

Estrutura fortemente mineralizada e com função de peça protetora, a **concha**, na maioria dos casos, abriga permanentemente uma parte do corpo do molusco onde se encontram numerosas vísceras envolvidas apenas por delicada prega do tegumento: o **manto**.

Para dentro dela, pode retirar-se geralmente todo o corpo do animal, fugindo às condições desfavoráveis do meio ou à agressão dos predadores (Fig. 42.1).

Três camadas entram em sua constituição: a) a cutícula ou **perióstraco**, muito delgada, externamente; b) a **camada calcária**, que forma a maior parte da espessura da concha e é constituída por carbonato de cálcio; c) o *nácar*, internamente, de aspecto liso e brilhante. Todas as camadas são elaboradas pelo manto.

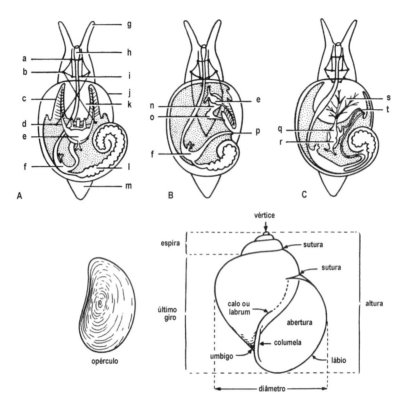

Fig. 42.1 Organização geral de um molusco gastrópode e nomenclatura conquiológica. *A, Prosobranchia; B, Opisthobranchia; C, Pulmonata.* O aparelho reprodutor não está representado: **a**, gânglio supraesofagiano; **b**, gânglio pedial; **c**, brânquia; **d**, gânglio visceral; **e**, coração; **f**, tubo digestivo; **g**, tentáculo; **h**, boca e cavidade bucal; **i**, gânglio subesofagiano; **j**, concha; **k**, cavidade paleal; **l**, hepatopâncreas; **m**, pé; **n**, pericárdio; **o**, rim; **p**, ânus; **q**, aurícula; **r**, ventrículo; **s**, saco pulmonar; **t**, abertura do ureter. Embaixo: opérculo e nomenclatura da concha.

Em função do crescimento assimétrico dos moluscos gastrópodes, a concha costuma apresentar formas que derivam de um desenvolvimento helicoidal. Em alguns casos, por achatamento da hélice, a concha assume a forma de espiral plana; outras vezes, o rápido crescimento do diâmetro do tubo conquífero faz com que se torne globosa.

Em uma concha helicoidal (Fig. 42.1) pode-se descrever um **vértice** correspondente à protoconcha (ou concha embrionária) e um umbigo, na extremidade oposta do eixo. Esse eixo é, ele próprio, ocupado por uma parte da estrutura calcária, denominada **columela**. Os *giros* ou voltas de espira sucessivos unem-se ao longo de uma linha contínua, a **sutura**. Muitas vezes, os primeiros giros, desocupados pelo corpo do animal, são reabsorvidos e a concha fica **truncada**.

A superfície dos giros pode ser lisa ou com saliências diversas (tubérculos, costas etc.). Nela são geralmente visíveis estrias paralelas à abertura da concha, determinadas pelo processo de crescimento e por isso conhecidas como **linhas de crescimento**.

A abertura da concha ocupa o extremo do último giro. Seu contorno é o **peristoma**, distinguindo-se nele o **lábio** (ou *labrum*), formado pela borda livre, e o **calo** (ou *labium*), que aparece como mancha nacarada ou leitosa sobre a penúltima volta da espira.

O tubo calcário vai aumentando progressivamente de diâmetro e, em vista disso, cada giro é mais alto que o precedente.

Nos planorbídeos, decorre dessa circunstância a formação de um duplo umbigo (conchas biumbilicadas; Fig. 42.2 *b*).

A espira pode ter um desenvolvimento **dextrógiro** ou **sinistrógiro**. No primeiro caso, estando o vértice orientado para cima e supondo-se um observador colocado no eixo da concha, ele veria os giros crescerem da esquerda para a direita; no segundo caso, concha sinistrógira, o mesmo observador veria que eles crescem da direita para a esquerda. Uma regra prática consiste no seguinte: o ápice estando para cima e a abertura voltada para o observador, essa abertura ficará à direita da columela nas conchas dextrógiras e à esquerda nas sinistrógiras (Fig. 42.2 *a* e *c*).

Na família **Planorbidae**, a concha é evidentemente sinistrógira nos membros da subfamília **Bulininae** (Fig. 42.14 *3*) e, posto que a anatomia interna seja idêntica à da subfamília **Planorbinae**, o enrolamento nesta última deve ser considerado de mesmo sentido (sinistro).

O Corpo dos Moluscos: Organização Geral

Nos grupos de moluscos que nos interessam, a cabeça é mais ou menos cilíndrica, globosa ou provida de expansões achatadas. A boca abre-se na extremidade anterior ou na face inferior.

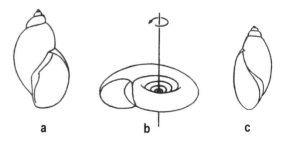

Fig. 42.2 Três modalidades de enrolamento da concha: *a*, concha helicoidal e dextrógira (de *Lymnaea*); *b*, em espiral plana e sinistrógira (de *Biomphalaria*); *c*, helicoidal e sinistrógira (de *Physa*). (Rey, 1956.)

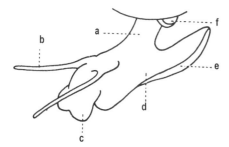

Fig. 42.3 Cabeça, pé e colo de uma *Biomphalaria*, quando está com o corpo bem distendido: *a*, colo; *b*, tentáculo; *c*, cabeça; *d*, pé; *e*, sola plantar; *f*, pseudobrânquia.

Os gastrópodes pulmonados aquáticos, que se encontram em coleções de água doce, apresentam sempre um único par de **tentáculos**, com os olhos situados junto à base (Fig. 42.3).

Em todos os moluscos terrestres, porém, e em alguns grupos de gastrópodes marinhos, encontram-se dois pares de tentáculos; os do segundo par funcionam como pedúnculos oculíferos e trazem os olhos nas pontas.

A face ventral do corpo dos gastrópodes é ocupada por extensa massa muscular, em forma de sola: o **pé**. Um epitélio ciliado e secretor de muco reveste a sola plantar e assegura o deslocamento suave do molusco sobre as superfícies sólidas ou em contato com uma superfície líquida.

No dorso do pé, os gastrópodes prosobrânquios trazem uma estrutura córnea ou calcária – o **opérculo** – que se adapta à abertura da concha e a fecha exatamente, sempre que o animal se retira para dentro dela. Os gastrópodes pulmonados (Fig. 42.3) não têm opérculo.

O manto é uma expansão de tegumento, em forma de saco, que recobre toda a massa visceral e se projeta depois como viseira sobre a cabeça do animal, ora ultrapassando ligeiramente o perióstraco (em *Biomphalaria*, p. ex.), ora rebatendo-se em certa extensão sobre a face externa da abertura da concha (como em *Physa*). Sob o manto, fica a cavidade paleal, atuando como **pulmão** nos **Pulmonata**, ou abrigando as brânquias, nos **Prosobranchia**.

A fixação do corpo do molusco à concha faz-se apenas pela implantação, nesta, de uma das extremidades do músculo columelar, que depois mergulha no manto e entrelaça suas fibras com as da massa pedial.

Aparelho Digestivo. Começa com a abertura bucal que se localiza na face inferior da cabeça e, por vezes, na extremidade de uma projeção em forma de tromba ou probóscida. Ela dá acesso à cavidade bucal ou saco bucal onde se encontra a **rádula**, fita alongada e revestida de numerosos dentes quitinosos, cujos dentículos em forma de ganchos têm as pontas dirigidas para trás.

Grupos musculares movimentam a rádula para a frente e para trás e fazem com que os alimentos sejam ralados e dragados em direção ao esôfago. Um par de glândulas salivares abre-se na cavidade bucal (Fig. 42.4).

O esôfago, bastante longo, conduz os alimentos até o estômago, cuja cavidade se comunica com a luz da glândula digestiva ou **hepatopâncreas**. Aqui são produzidas numerosas enzimas digestivas, por diferentes tipos de células de um epitélio que, além de funções digestivas, encarrega-se da absorção e da acumulação de reservas nutritivas, bem como da excreção. Os resíduos da digestão são evacuados pelo intestino, onde ocorre a reabsorção de água.

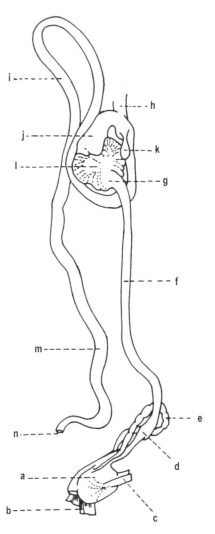

Fig. 42.4 Aparelho digestivo de *Biomphalaria*: *a*, saco bucal; *b*, músculos protratores do saco bucal; *c*, músculos retratores; *d*, dilatação esofagiana; *e*, glândulas salivares; *f*, esôfago; *g*, estômago (cárdia); *h*, canal do hepatopâncreas; *i*, intestino; *j*, piloro; *k*, divertículo pilórico; *l*, estômago; *m*, reto; *n*, ânus.

Aparelho Circulatório e Excretor. O sistema circulatório é, em parte, aberto, irregular e formado por lacunas; e em parte organizado sob a forma de artérias e veias que, entretanto, permanecem em comunicação com as lacunas. O coração, nos moluscos que nos interessam, é formado de duas cavidades apenas: aurícula e ventrículo. No sangue circulam elementos ameboides (amebócitos) e, nas espécies da família **Planorbidae**, há um pigmento vermelho dissolvido na hemolinfa.

Na ordem **Pulmonata**, que mais de perto nos interessa, o rim é uma estrutura alongada (Fig. 42.5 *b*), iniciando-se na parede da cavidade pericárdica e continuando-se na espessura da parede pulmonar, até a borda do manto, onde termina por um curto ureter (Fig. 42.5 *e*).

Aparelho Respiratório. Nos prosobrânquios e opistobrânquios, o principal órgão respiratório é o **ctenídio** ou **brânquia**, duplo nos moluscos mais primitivos e unilateral nos demais. Mas o tegumento, sendo delgado e muito permeável, toma parte importante nas trocas gasosas.

Alguns moluscos litorâneos adquiriram aptidão para respirar ao ar livre e, nos **Pilidae** (= **Ampullariidae**), a cavidade branquial divide-se em duas, uma conservando a forma normal, outra transformando-se em pulmão.

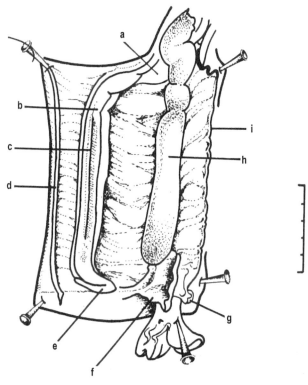

Fig. 42.5 *B. glabrata*: cavidade pulmonar aberta para mostrar: *a*, pericárdio; *b*, rim, ladeado pelas veias pulmonar e renal; *c*, crista renal; *d*, crista pulmonar; *e*, ureter; *f*, pneumóstomo; *g*, pseudobrânquia; *h*, relevo das vias genitais, sob o epitélio do saco pulmonar; *i*, crista retal. (Rey, 1956.)

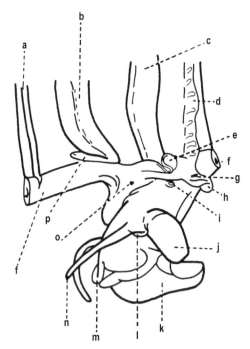

Fig. 42.6 *Biomphalaria* com o colar do manto seccionado e o saco pulmonar aberto para mostrar os órgãos da região do colo: *a*, crista pulmonar; *b*, rim; *c*, relevo da próstata e glândula nidimental; *d*, crista anal; *e*, pneumóstomo; *f*, colar do manto; *g*, ânus; *h*, pseudobrânquia; *i*, orifício genital feminino; *j*, prepúcio parcialmente evaginado; *k*, sola plantar; *l*, goteira sensorial; *m*, véu bucal; *n*, tentáculos; *o*, osfrádia; *p*, ureter. (Rey, 1956.)

Nos **Pulmonata**, o principal órgão respiratório é o saco pulmonar, se bem que possam coexistir pregas tegumentares ricamente vascularizadas que recebem o nome de **pseudobrânquias** (Fig. 42.5 *g* e Fig. 42.6 *h*).

Sistema Nervoso e Órgãos dos Sentidos. A organização nervosa tem como centro um conjunto de gânglios e conexões dispostos em torno do esôfago, logo atrás do saco bucal.

Os órgãos dos sentidos são: um par de olhos; um receptor olfativo, a **osfrádia** (Fig. 42.6 *o*), de forma e aspecto muito variados; um par de órgãos do equilíbrio e da orientação locomotora, os **otocistos**, receptores de contato sob a forma de emergências do tegumento com predominância de elementos sensitivos (tentáculos etc.), além de quimiorreceptores morfologicamente diferenciados ou não, os **rinóforos**.

Aparelho Reprodutor. Os sexos são geralmente separados nos moluscos. O hermafroditismo aparece, no entanto, em alguns anfineuros, lamelibrânquios e prosobrânquios, tornando-se a regra entre os pulmonados e opistobrânquios.

Nos gastrópodes, tanto monoicos como dioicos, a gônada é única, com forma de glândula em cacho, provida de numerosos ácinos. Em cada ácino ou divertículo, no caso dos animais pulmonados, os óvulos e os espermatozoides formam-se lado a lado.

Nos unissexuados, as vias excretoras são relativamente simples, podendo o oviduto contar com anexos como a glândula do albúmen ou a bolsa copuladora; nos machos, ao deferente vem juntar-se uma vesícula seminal.

O pênis pode existir ou não e, no primeiro caso, ser uma expansão cefálica, ou modificações do tentáculo à direita ou à esquerda, do manto ou do pé.

Nos hermafroditas (Fig. 42.7), os ductos genitais raramente são simples. O **conduto ovispermático** bifurca-se produzindo as vias femininas e as vias masculinas, cuja complexidade estrutural chega a ser grande.

Nos planorbídeos, o oviduto recebe em seu início o canal da **glândula do albúmen**; depois de certo trajeto, transforma-se em um canal mais dilatado, denominado **glândula nidimental**, onde os ovos vão ser encerrados em uma cápsula ovígera; essa glândula é seguida pela vagina, onde desemboca o ducto da chamada **espermateca** (que serve apenas para reabsorver os materiais excretados pelas diferentes partes do sistema genital, aí acumulados).

O local de estocar espermatozoides encontra-se nos divertículos irregulares do conduto ovispermático (na porção hermafrodita do sistema). Neles encontram-se tanto os gametas masculinos, formados pelo próprio animal, como aqueles recebidos durante a cópula (Fig. 42.7, **vs**). Um mecanismo de regulação ainda desconhecido faz com que os espermatozoides alienígenas tenham prioridade sobre os autóctones para fecundar os óvulos que por aí passam em direção à glândula nidimental. Prevalece, portanto, a heterofecundação.

Quando se esgotam os espermatozoides introduzidos por ocasião da cópula, começa a haver autofecundação. Esta será interrompida sempre que houver nova fecundação cruzada.

As vias masculinas (Fig. 42.7), cuja morfologia é importante para a sistemática dos planorbídeos, compreende: o **espermiduto**, a glândula prostática ou **próstata** (compacta ou pectiniforme, muito ou pouco ramificada), o **canal deferente** e o **complexo peniano**.

No complexo peniano encontramos duas formações invaginadas: a **bolsa do pênis**, contendo o órgão intromitente no seu interior, e o **prepúcio**, mais calibroso e musculoso; este último é o primeiro a exteriorizar-se durante a cópula (Fig. 42.6 *j*). A extroversão da bolsa do pênis e a penetração deste no aparelho

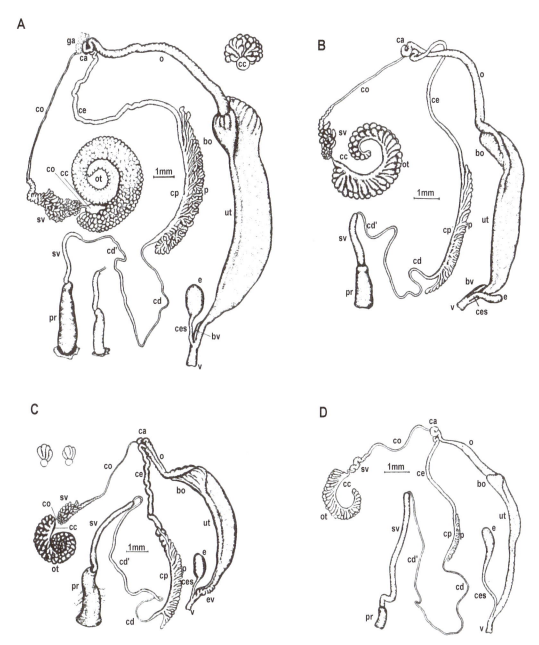

Fig. 42.7 Aparelho reprodutor hermafrodita dos planorbídeos seguintes: *A*, *Biomphalaria glabrata* (idêntica à de *B. tenagophila*); *B*, *B. peregrina*; *C*, *B. straminea*; *D*, *B. schrammi*; **bo**, bolsa da glândula nidimental; **bv**, bolsa vaginal; **ca**, conexão entre os canais ovispermático e da glândula albuminosa, o oviduto e o espermiduto; **cc**, canal coletor do ovotéstis; **cd** e **cd'**, canal deferente; **ce**, espermiduto; **ces**, canal de espermateca; **co**, canal ovispermático ou canal hermafrodita; **cp**, canal prostático; **e**, espermateca; **ga**, glândula do albúmen; **o**, oviduto; **ot**, ovotéstis; **p**, próstata, com divertículos prostáticos; **pr**, prepúcio; **ut**, útero ou glândula nidimental; **v**, vagina; **sv**, saco vérgico ou bolsa do pênis. (Segundo Paraense & Deslandes.)

genital feminino ocorrem depois que o prepúcio tenha localizado a abertura vulvar.

Nas famílias **Helisomatinae** e **Planorbulinae**, há na parede do prepúcio uma estrutura que recebeu o nome de **glândula peniana**. Na família **Segmentininae**, observa-se a presença de dois apêndices na base da bolsa do pênis, os **flagelos** (Fig. 42.8). Na família **Planorbidae** não se encontram nem glândula peniana, nem flagelos.

A maioria dos moluscos põe ovos que embrionam no exterior. Há, porém, espécies vivíparas, em que a evolução embrionária completa-se numa cavidade uterina (por exemplo, *Semisulcospira*, *Thiara*).

SISTEMÁTICA E GRUPOS DE IMPORTÂNCIA MÉDICA

No Cap. 2 (item *Filo Mollusca* e Quadro 2.8) apresentamos a posição e caracterização sistemática deste grupo de animais, suas classes, ordens e subordens, assim como das famílias que contêm espécies de interesse para a patologia humana.

Nos capítulos referentes à angiostrongilíase (Cap. 18), à fasciolíase (Cap. 19) e à angiostrongilíase (Cap. 28), analisamos a ecologia dessas doenças e a participação dos moluscos hospedeiros intermediários na transmissão de tais helmintíases, bem como os métodos de controle mais adequados em cada caso.

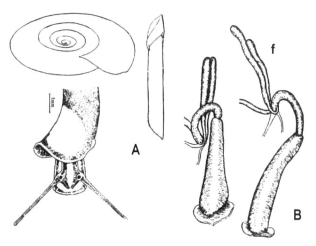

Fig. 42.8 Morfologia dos planorbídeos da subfamília **Segmentininae**. A, Aspecto do animal e da concha em *Drepanotrema depressissimum*. B, Complexo peniano com flagelos (**f**) de dois exemplares. (Segundo Paraense & Deslandes.)

Nas páginas que se seguem, a ênfase será posta nos elementos que ajudam a identificar os hospedeiros intermediários de parasitos existentes na Região Neotropical. A chave que apresentamos no Quadro 42.1 permite que se faça uma triagem preliminar do material recolhido em áreas endêmicas.

ORDEM PULMONATA

Os moluscos desta ordem são os mais importantes para a patologia do Novo Mundo e da África. São gastrópodes sem brânquias, mas tendo uma cavidade respiratória que permite utilizar o oxigênio diretamente do ar, o **saco pulmonar**; têm coração formado por uma só aurícula e um só ventrículo, estando este colocado atrás da aurícula; são hermafroditas; e não têm opérculo na concha. Habitam o solo ou águas doces, mas não raro têm hábitos anfíbios. As subordens em que se dividem os **Pulmonata** têm significação bastante diferente para a Medicina.

Subordem Stylommatophora

Reúne os pulmonados terrestres providos de dois pares de tentáculos, o segundo dos quais traz os olhos nas extremidades. Todos os tentáculos podem ser invaginados pela ação de músculos retratores, ocultando-se no interior da cabeça. Para comprovar isso, basta tocá-los de leve. O tegumento exibe textura granulosa e a concha pode ser desenvolvida ou muito rudimentar, ficando por vezes oculta pelo manto.

Algumas espécies, dos gêneros *Zebrina*, *Helicella*, *Cionella* etc., podem ser hospedeiros de *Dicrocoelium dendriticum*, que é um trematódeo parasito de ruminantes e, excepcionalmente, do homem.

Esses moluscos ingerem os ovos do helminto, que eclodem no tubo digestivo e, ao fim da evolução em seu organismo, eliminam as cercárias envolvidas pela secreção mucosa do pé.

QUADRO 42.1 Chave para identificação dos grupos de moluscos de interesse médico, nos trópicos ocidentais

1 —	Concha calcária univalve (com ou sem opérculo) e a cabeça do animal bem diferenciada................................ Classe **Gastropoda**	2
1' —	Concha bivalve e cabeça indiferenciada ....Classe **Bivalvia**	
2 —	Concha com opérculo; animal com brânquias para diante do coração; sexos separados ....Ordem **Prosobranchia**	8
2' —	Concha sem opérculo; animal sem brânquias, porém com saco pulmonar; hermafrodita .... Ordem **Pulmonata**	3
3 —	Um só par de tentáculos, não-retráteis; olhos sésseis situados medialmente, na base dos tentáculos, tegumento liso; hábitat aquático .... Subordem **Basommatophora**	4
3' —	Dois pares de tentáculos retráteis ou invagináveis, um dos quais traz os olhos nas pontas; hábitat terrestre	12
4 —	Concha espiralada, com vários giros	5
4' —	Concha em escudo ou barrete (pateliforme) ....Família **Ancylidae**	
5 —	Concha discoide ou helicoidal sinistrógira; tentáculos filiformes; orifícios genitais e ânus abrem-se no lado esquerdo.....................	6
5' —	Concha helicoidal, dextrógira; orifícios genitais e ânus abrem-se no lado direito..	7
6 —	Pseudobrânquia presente; concha discoide ou helicoidal.. Família **Planorbidae**	
6' —	Pseudobrânquia ausente; concha sempre helicoidal e sinistrógira .... Família **Physidae**	
7 —	Concha de paredes finas, columela lisa e sem calo ou pregas; tentáculos curtos e triangulares .... Família **Lymnaeidae**	
7' —	Concha de parede espessa; columela com calo bem evidente e 1 ou 2 pregas .... Família **Chilinidae**	
8 —	Concha espessa e com espira achatada, subesférica (menos de 20 mm); opérculo calcário e com apófise; brânquia bipectinada; numerosas filas de dentes na rádula; pênis cefálico.. Família **Neritidae**	
8' —	Concha de aspecto variado; rádula com 7 ou menos fileiras de dentes; brânquia com forma de pente simples, presa ao manto em toda sua extensão; rim único e uma só aurícula	9
9 —	Opérculo com linhas de crescimento em espiral	10
9' —	Opérculo com linhas de crescimento concêntricas	11
10 —	Concha pequena (menos de 10 mm) e com espira alta, borda do manto liso; fêmea ovípara e macho trazendo um pênis externo .... Família **Hydrobiidae**	
10' —	Concha de tamanho médio (com 10 mm ou mais), esculpida e com espira alta; opérculo espesso; com manto franjado (digitações); fêmea vivípara; macho sem pênis externo .... Família **Thiaridae**	
11 —	Concha grande e mais ou menos globosa (com mais de 20 mm); opérculo calcário; animal com brânquias e pulmões .... Família **Pilidae**	
11' —	Concha de tamanho médio (mais de 10 mm); opérculo córneo; animal com brânquias apenas .... Família **Viviparidae**	
12 —	Concha presente (porém, nas lesmas, rudimentar ou ausente); tegumento em geral granuloso; abertura anal sob o manto, à direita; tentáculos oculíferos invagináveis .... Subordem **Stylommatophora**	
12' —	Concha ausente; manto recobrindo as partes laterais do pé; tentáculos retráteis mas não-invagináveis; ânus no extremo posterior do pé .... Subordem **Systellommatophora**	

As formigas comem as secreções e atuam como segundo hospedeiro intermediário, abrigando as metacercárias que só completam seu desenvolvimento quando os insetos são ingeridos com o pasto pelos ruminantes.

O nematoide *Angiostrongylus costaricensis* encontra em *Limax maximus* e *L. flavus* alguns de seus hospedeiros intermediários (Cap. 28).

Subordem Systellommatophora

Moluscos terrestres, desprovidos de concha, cujo corpo é inteiramente recoberto pelo manto (lesmas). Como os **Stylommatophora**, eles possuem quatro tentáculos, dos quais um par traz os olhos nas pontas, mas que não podem ser invaginados. O aparelho digestivo termina por um ânus que se abre na extremidade posterior do pé.

Algumas lesmas, da família **Veronicellidae**, como *Vaginulus ameghini*, *V. occidentalis* (e talvez outras, cuja identidade ainda não foi precisada), são hospedeiros intermediários comprovados de *Angiostrongylus costaricensis*, nematoide parasito de roedores e que, eventualmente, infecta o homem nas Américas (ver Cap. 28).

Subordem Basommatophora

Contém as espécies de pulmonados aquáticos, entre os quais os vetores da esquistossomíase, da fascioliase e de outras helmintíases devidas a trematódeos. Os **Basommatophora** distinguem-se dos **Stylommatophora** por terem apenas um par de tentáculos, muito móveis mas não retráteis, e olhos sésseis. O tegumento é liso. Hábitos exclusivamente aquáticos (dulcícolas) ou anfíbios.

Várias famílias oferecem interesse, seja porque incluem os vetores de doenças, seja porque devem ser objeto de um diagnóstico diferencial com as primeiras. São elas: **Planorbidae**, **Physidae**, **Lymnaeidae** e **Ancylidae**.

FAMÍLIA PLANORBIDAE

Os animais possuem concha geralmente discoide, isto é, enrolada em espiral plana, mas outras vezes em hélice, como na subfamília africana **Bulininae**, que apresenta conchas de forma globosa, ovoide ou mesmo alongada (turriculada). Na Região Neotropical, onde não ocorre o gênero *Bulinus*, quase todos os planorbídeos autóctones têm a concha discoide (subfamílias **Planorbinae** e **Segmentininae**).

Os tentáculos são cilíndricos e finos. Os órgãos genitais abrem-se no lado esquerdo do corpo, havendo desse mesmo lado, junto ao orifício anal, uma prega muito vascularizada, a **pseudobrânquia** (Fig. 42.6). Na rádula há muitas fiadas longitudinais de dentes, dispostos em filas transversais aproximadamente retilíneas, com o dente central simétrico e bicúspide, os laterais tricúspides e os marginais exibindo progressiva fragmentação das cúspides.

O sangue, nas espécies de porte médio ou grande, é vermelho, fato que distingue esses planorbídeos de quaisquer outros moluscos encontrados nos mesmos hábitats.

Os únicos gêneros de **Planorbinae** importantes para a epidemiologia das esquistossomíases humanas são: *Biomphalaria* e *Bulinus*.

Gênero *Biomphalaria*

É encontrado nas Américas, na África e na Península Arábica, onde proporciona os hospedeiros intermediários para *Schistosoma mansoni*. A concha dos moluscos deste gênero é discoide e, em cada lado, desenha-se uma depressão que lembra o umbigo (Figs. 42.11 e 42.13). É isso que significa *Biomphalaria* (*bis*, dois, e *omphalos*, umbigo).

Os animais são hermafroditas (Fig. 42.7) e têm um aparelho genital de estrutura complexa e variada, frequentemente utilizado para a identificação das espécies morfologicamente afins. Quando estão isolados, os moluscos podem autofecundar-se, de modo que um único caramujo é capaz de repovoar todo um criadouro natural e, provavelmente, toda uma bacia hidrográfica.

Geralmente à noite eles depositam algumas dezenas de ovos, que permanecem unidos por delicada membrana envolvente, segregada pela glândula nidimental, a **cápsula ovífera** (Fig. 42.9), sendo fixados a um substrato sólido (pedras, folhas etc.).

As espécies do gênero *Biomphalaria* já identificadas e estudadas no Novo Mundo são:

1 - *B. glabrata*   6 - *B. occidentale*
2 - *B. tenagophila*   7 - *B. intermedia*
3 - *B. straminea*   8 - *B. schrammi*
4 - *B. amazonica*   9 - *B. oligoza*
5 - *B. peregrina*   10 - *B. kuhniana*

Apenas as três primeiras transmitem esquistossomíase mansônica nas Américas; a *B. amazonica* e a *B. peregrina* puderam ser infectadas no laboratório, mas nunca foram encontradas com infecção natural.

Na África e na Ásia Ocidental, o principal vetor é *Biomphalaria pfeifferi*, mas em determinadas áreas podem ser encontradas outras espécies ou subespécies responsáveis pela transmissão. No Egito, por exemplo, essa função cabe a *B. alexandrina*.

Biomphalaria glabrata. Os espécimes bem desenvolvidos têm concha grande (chegando a 3 ou 4 cm de diâmetro e 6 a 7 giros), mas em criadouros naturais são frequentes os exemplares com 1 a 2,5 cm e com 4 a 6 giros. A concha é lisa, com a superfície dos giros arredondada e sem carenas; mas seu aspecto varia em função da procedência e das condições ecológicas (Figs. 42.10 e 42.14 *l*).

Quando se disseca o molusco, abrindo sua cavidade pulmonar (Fig. 42.5), vê-se ao longo do rim uma prega da mucosa, saliente e pigmentada, denominada *crista renal*. Nas formas juvenis, o lugar onde se desenvolverá a crista renal é marcado por uma linha pigmentada.

B. glabrata é encontrada em todos os Estados brasileiros situados entre a Paraíba e o Paraná. Está presente também em algumas áreas do Pará, do Maranhão e do Piauí. É transmissora da esquistossomíase na Venezuela, Suriname, Porto Rico e outras ilhas do Caribe.

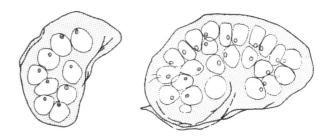

Fig. 42.9 Desovas de *Biomphalaria* fixadas a um suporte sólido e compreendendo certo número de ovos envolvidos por uma membrana externa, a cápsula ovífera, segregada pela glândula nidimental; dentro de cada ovo vê-se a pequena mórula que formará o embrião. (Segundo Rey, 1956.)

378 BASES DA PARASITOLOGIA MÉDICA

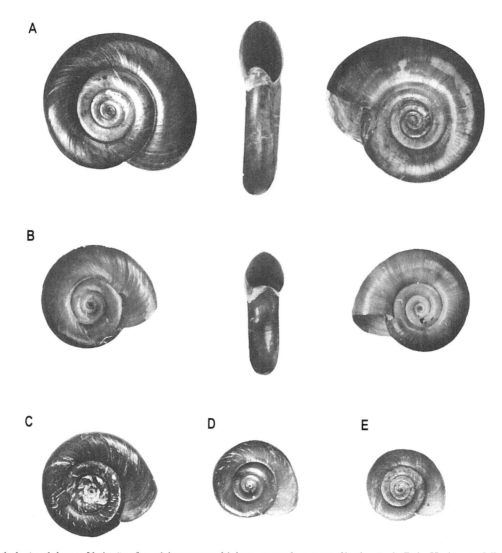

Fig. 42.10 *Biomphalaria glabrata*. Variações fenotípicas ou ecológicas, segundo a procedência: *A*, de Belo Horizonte, Minas Gerais, com 33 mm de diâmetro e 6 6/8 giros; *B*, de Uraí, Paraná, com 25 mm e 5 7/8 giros; *C*, de Salvador, Bahia, com 28,5 mm e 6 5/8 giros. *D*, Itaporanga d'Ajuda, Sergipe, com 22 mm e 6 3/8 giros; *E*, de Viçosa, Alagoas, com 21 mm e 6 5/8 giros.

Constitui o mais eficiente vetor de esquistossomíase mansônica nas Américas, sendo responsável por muitos dos focos mais ativos. No laboratório, infecta-se geralmente com muita facilidade, em proporções próximas de 100%, e nos ambientes naturais já foi encontrada com taxas de positividade da ordem de 70%.

Biomphalaria tenagophila. Concha grande (podendo atingir 2,5 a 3 cm, com 6 a 7 giros); nos criadouros predominam os espécimes com 1 ou 2 cm e 5 ou 6 giros. Muito característica é a presença de uma quilha ou carena ao longo dos giros, tanto na face direita como na esquerda da concha, porém mais acentuada neste lado, que corresponde a uma forte inflexão da borda do manto formador do calcário (Fig. 42.11).

O diagnóstico específico faz-se por essa característica. Mas quando as carenas são atenuadas ou imperceptíveis (sobretudo em exemplares jovens), torna-se difícil distinguir esta espécie da *B. glabrata*. Então recorre-se ao exame do rim, após dissecção do molusco, pois *B. tenagophila* não apresenta a crista renal.

A distribuição geográfica de *B. tenagophila* abrange os Estados do sul do Brasil, desde Mato Grosso a oeste, sul da Bahia e Rio de Janeiro a leste, até o Rio Grande do Sul e os países

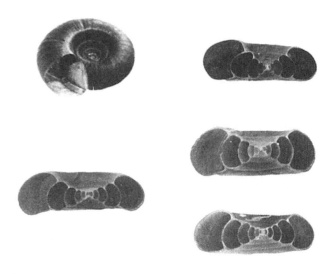

Fig. 42.11 *Biomphalaria tenagophila*. Concha alta, carenada e com acentuada depressão umbilical, vendo-se nos cortes feitos em diversos exemplares como varia a profundidade do umbigo em cada face.

platinos. Em geral só é encontrada com taxas de infecção natural muito baixas, mesmo nos períodos mais favoráveis.

Responde, entretanto, por focos de esquistossomíase do Estado do Rio de Janeiro, bem como pelos do litoral de São Paulo e do Vale do Paraíba, onde uma estirpe particular de *Schistosoma mansoni* adaptou-se a esse hospedeiro invertebrado, provavelmente desde quando a helmintíase penetrou no País pelos portos e mercados de escravos do Sudeste (São Vicente, Santos e Rio de Janeiro). *B. tenagophila* é abundante em muitas regiões até aqui sem esquistossomíase.

Biomphalaria straminea. Tem concha pequena, chegando a 1 cm de diâmetro ou pouco mais, com 4 a 4,5 giros. Estes são arredondados, sem carenas, e se dilatam bastante na última volta. Ambas as faces são profundamente umbilicadas (Fig. 42.14 2).

O rim não apresenta crista. No aparelho genital (Fig. 42.7 C, **ev**), há um enrugamento transverso na face posterior da vagina que é característico da espécie e a distingue de espécies afins ou de formas jovens de espécies maiores (Fig. 42.12 B).

B. straminea é encontrada com frequência em quase todas as bacias hidrográficas do Brasil. No Nordeste do País, desempenha importante papel na transmissão da esquistossomíase.

Sua abundância nos criadouros compensa largamente o fato de apresentar-se com taxas geralmente muito baixas de infecção. Fora do Nordeste, já foi responsável por focos em Fordlândia (Pará) e em Goiânia (Goiás).

Biomphalaria pfeifferi. Espécie africana cuja concha adulta mede, em geral, menos de 15 mm de diâmetro e tem, no máximo, 5 giros convexos, lisos ou angulosos em ambos os lados. O diâmetro da concha corresponde a duas vezes e meia a altura do último giro (Fig. 42.13). Não há crista renal.

Esta espécie é encontrada por quase toda a África, ao sul do Saara. É o único vetor de esquistossomíase intestinal em Moçambique e Angola. Encontra-se também na Arábia Saudita e Iêmen.

Gênero *Bulinus*

Não se encontra nas Américas. Sua distribuição é tipicamente africana, estendendo-se à península arábica e ao Próximo Oriente. Os estudos feitos sobre os moluscos deste gênero, durante as duas últimas décadas, mostram que as numerosas espécies e subespécies criadas pelos sistematistas apresentam características que são inadequadas para sua identificação precisa.

A concha é helicoidal e sinistrógira, de modo que, se o ápice estiver dirigido para cima e a abertura voltada para o observador, esta fica situada sempre à esquerda, como no gênero *Physa* (Fig.

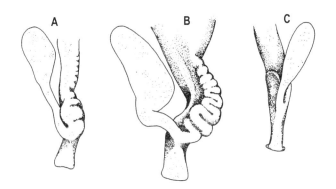

Fig. 42.12 Porção terminal do aparelho genital feminino de *Biomphalaria intermedia (A), B. straminea (B)* e *B. peregrina (C)*, para mostrar os distintos aspectos da parede vaginal.

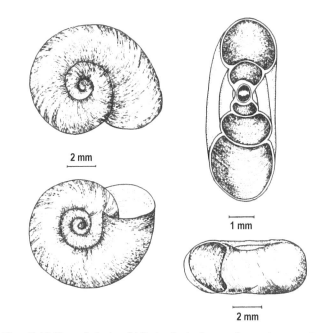

Fig. 42.13 *Biomphalaria pfeifferi*, principal vetor da esquistossomíase mansônica na África. Desenho baseado em espécime de Maputo, Moçambique. (Segundo Azevedo et al., 1961.)

42.14 3 e 5). No entanto, *Bulinus* pode ser distinguido de *Physa* porque o animal tem sangue vermelho e uma pseudobrânquia bem desenvolvida.

A altura da concha varia, nos espécimes adultos, entre 4 mm e 23 mm, contando-se então quatro a cinco giros. Quando a altura da espira (isto é, a distância entre o ápice da concha e o último giro) for pequena, a abertura costuma ser alta e larga, dando ao conjunto um aspecto globoso ou ovalado, como em *Bulinus globosus.*

Mas sendo a espira muito alongada, a abertura apresenta-se estreita, pequena, e a concha turriculada, como em *Bulinus forskalii.*

Espécies como *B. tropicus, B. africanus* (Fig. 42.14 3) e *B. truncatus* (Fig. 20.9 D) têm aspectos intermediários entre esses dois extremos.

A morfologia interna de *Bulinus* segue o mesmo padrão estrutural que a de *Biomphalaria*. Algumas diferenças maiores encontram-se no aparelho genital.

A biologia é igualmente semelhante à das bionfalárias, mas *Bulinus* compreende espécies que habitam de preferência o fundo das pequenas coleções de água, das margens de rios e lagos, vindo à superfície poucas vezes, pois respiram sobretudo o oxigênio dissolvido.

Os diferentes moluscos deste gênero são reunidos em três ou quatro grupos de espécies, tendo por base essencialmente os aspectos morfológicos. Os mais importantes são: (1) grupo *B. africanus/globosus*; (2) grupo *B. truncatus*; (3) grupo *B. forskalii.*

FAMÍLIA PHYSIDAE

Moluscos com as conchas helicoidais, acuminadas e sinistrógiras (Fig. 42.14 5). Os animais têm tentáculos cilíndricos e as aberturas genital e anal situadas à esquerda. Distinguem-se dos da família **Planorbidae** por não apresentarem pseudobrânquia nem sangue vermelho, tendo os dentes da rádula

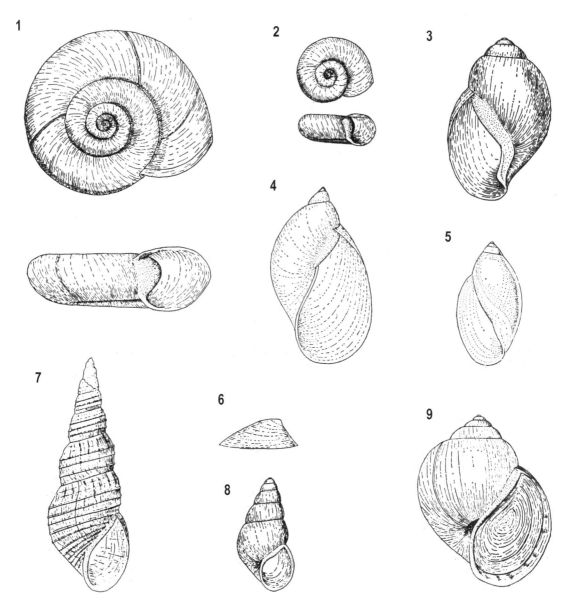

Fig. 42.14 Conchas de diversos gastrópodes de água doce encontrados em áreas endêmicas de esquistossomíase. Moluscos pulmonados das famílias seguintes: Família **Planorbidae**: *Biomphalaria glabrata (1)*; *Biomphalaria straminea (2)*; *Bulinus africanus (3)*. Família **Lymnaeidae**: *Lymnaea* sp. *(4)*. Família **Physidae**: *Physa* sp. *(5)*. Família **Ancylidae**: *Ferissia* sp. *(6)*. Moluscos prosobrânquios representando as famílias **Thiaridae**: *Melanoides* sp. *(7)*. Família **Hydrobiidae**: *Oncomelania hupensis (8)*. Família **Pilidae**: *Pila* sp. *(9)*.

com filas transversais dispostas em V. As fisas hospedam trematódeos responsáveis por dermatites cercarianas não-esquistossomóticas.

FAMÍLIA LYMNAEIDAE

Conchas acuminadas, porém com enrolamento dextrógiro (Fig. 42.14 *4*). Tentáculos curtos e triangulares. Aberturas genitais e anais do lado direito. Dente central da rádula com uma só cúspide.

Muitas espécies de *Lymnaea* são transmissoras de *Fasciola hepatica* ou de *F. gigantica* e de trematódeos causadores de dermatites.

FAMÍLIA ANCYLIDAE

Sem importância médica. Devido ao pequeno tamanho, estes moluscos passam em geral despercebidos.

Os animais são aparentemente simétricos e providos de concha em forma de escudo ou barrete (concha pateliforme: Fig. 42.14 *6*).

Índice Alfabético

A

Abdome dos insetos, 307
Abscessos amebianos, 102
Acalyptratae, 340
Acanthamoeba, 17, 18, 94, 96
- *polyphaga*, 95
Acanthamoebidae, 18, 91, 94, 96
Acanthamoebidase, 17
Acanthocephala, 21
Acanthocheilonema, 26
Acari, 28, 30, 358
Acaridae, 29, 366
Acariformes, 29, 358, 364
- subordem
- - Astigmata, 365
- - Gamasida, 364
- - Prostigmata, 364
Ácaros, 30, 358, 364
- doenças alérgicas, 367
Acarus farinae, 366
Actinopoda, 17
Adenites, filaríase linfática, 282
Aëdes
- *aegypti*, 334
- *fluviatilis*, 27, 334
- *leucocelaenus*, 27, 334
- *scapularius*, 27, 334
Aerobacter aerogenes, 101
AIDS (síndrome de imunodeficiência adquirida), 297
- balantidíase, 161
- epidemiologia, 300
- infecções oportunistas, 298
- - amebíase, 107, 299
- - criptosporidíase, 299
- - estrongiloidíase, 246, 300
- - isosporíase, 299
- - leishmaníase, 299
- - pneumonia por *Pneumocystis*, 298
- - toxoplasmose, 120, 298
- pandemia, 297
Albendazol
- ancilostomíase, 258, 261
- ascaríase, 266
- cisticercose, 225
- enterobíase, 278
- estrongiloidíase, 249
- hidatidose, 234
- toxocaríase, 271
- tricuríase, 296
Alergias respiratórias, 364
Aliblanco, 66
Allodermanyssus, 364
Allouatta, 337
Alopurinol, leishmaníase, 79
Amastigota, 38
- intracelulares, 40
Ambiente e os organismos vivos, 3-14
- ciclo biológico dos parasitos, 8
- foco natural de uma parasitose, 9
- interdependência dos organismos e cadeias alimentares, 3

- relações entre o parasito e seu hospedeiro, 10
- sistemas ecológicos, 4
- tipos de relações entre os seres vivos, 6
Amblyomma, 29, 30, 361
- *americanum*, 29
- *cajennense*, 29, 361
Amebas parasitas do homem, 91-96
- *Endolimax nana*, 94
- *Entamoeba*, 91
- *Iodamoeba bütschlii*, 94
- negleríase, 95
- vida livre eventualmente patogênica, 94, 96
Amebíase, 97-108
- AIDS, 299
- cerebral, 102
- controle, 107
- cutânea, 102
- diagnóstico, 104
- distribuição geográfica, 106
- doença, 106
- endemicidade, 107
- epidemias, 107
- epidemiologia, 106
- fontes de infecção, 106
- formas clínicas, 102
- hepática, 103
- imunidade, 100, 101
- infectividade, 100
- intestinal, 102
- - complicações, 103
- - - ameboma, 103
- - - apendicite, 103
- - - hemorragia, 103
- - - perfuração, 103
- - - tiflite, 103
- - crônica, 103
- localizações, 102
- - hepáticas, 102
- - intestinais, 101
- patogenicidade, 101
- pleuropulmonar, 104
- pulmonar, 102
- sintomatologia, 102
- transmissão, 106
- tratamento, 105
- virulência, 101
Amebicidas
- luz intestinal, 105
- teciduais, 105
Ameboma(s), 101, 103
Amino-4-quinoleínas, 143
Amino-8-quinoleínas, 143
Amnicolidae, 31
Amodiaquina, malária, 143, 145, 158
Amoebida, 17, 18, 91, 94
Amoebozoa, 17
Ampularia, 31
Ancilostomíase, 250-261
- ação patogênica, 255
- agentes etiológicos, 250
- controle, 259
- diagnóstico, 257

- ecologia, 258
- ecossistema, 259
- epidemiologia, 258
- larva migrans cutânea, 260
- relações parasito-hospedeiro, 255
- resistência ao parasitismo, 255
- sintomatologia, 257
- tratamento, 258
Ancilostomídeos, 251
- ação patogênica, 255
- ciclo biológico, 254
- controle, 259
- diagnóstico, 257
- distribuição geográfica, 258
- ecossistema, 259
- fisiologia, 253
- larva
- - filarioide, 254
- - rabditoide, 253
- morfologia, 251
- organização, 251
- ovos, 253
- prevalência, 258
- resistência ao parasitismo, 255
- tratamento, 258
Ancylidae, 377, 380
Ancylostoma
- *braziliense*, 251, 260
- - diagnóstico, 261
- - epidemiologia, 261
- - patologia, 160
- - profilaxia, 261
- - sintomatologia, 260
- - tratamento, 261
- *caninum*, 251, 260
- *ceylanicum*, 250, 251
- *duodenale*, 250, 251, 255
- - tamanho, 240
- *stenocephala*, 260
Ancylostomatidae, 24, 250
Anemia
- ancilostomótica, 256
- malária, 138
Anfídios, 241
Anfotericina B
- leishmaníase, 69, 79
- meningoencefalite amebiana, 95
Angiostrongilíase, 273
- controle, 274
- epidemiologia, 274
- patologia, 274
- quadro clínico, 274
Angiostrongylus costaricensis, 32, 243, 273, 371, 377
Animalia, 16, 17
Anofelinos, 149
Anopheles, 125, 326, 149
- *albimanus*, 27, 150, 152
- *albitarsis*, 27, 333
- aparelho
- - digestivo, 329
- - genital, 329
- *aquasalis*, 27, 150, 151, 331

382 BASES DA PARASITOLOGIA MÉDICA

- *bellator*, 27, 152, 331
- caracterização, 326
- *cruzii*, 27, 152, 331
- *darlingi*, 150, 331
- *funestus*, 27, 331
- *gambiae*, 27, 147, 286, 331
- larvas, desenvolvimento, 331
- *melas*, 331
- *merus*, 331
- morfologia, 327
- *neivai*, 27
- *nuneztovari*, 27
- *pseudopunctipennis*, 27, 147, 150, 152
- *punctimacula*, 27
Anophelinae, 326
Anoplocephalidae, 23
Anoplura, 28
Anopluros, 354
Anóxia, malária, 137
Antígenos parasitários, malária, 137
Antimaláricos, 143
Antimoniais pentavalentes, leishmaníase, 69
Antropofilia, 150
Aparelho
- digestivo
- - carrapatos, 359
- - *Fasciola hepatica*, 195
- - insetos, 309
- - - anofelinos, 329
- - *Schistosoma mansoni*, 168
- genital
- - carrapato, 359
- - *Fasciola hepatica*, 195
- - insetos, 312
- - - anofelinos, 329
- - *Schistosoma mansoni*, 168
- - tênias, 211, 212
Apendicite, amebíase, 103
Aphaniptera, 28, 346
Apicomplexa, 17
Apólise, cestoides, 202
Apolonia, 29
- *tegipioensis*, 29, 30
Arachnida, 25
Aralém, 143
Arboviroses, 320
Argas, 29, 30, 362
- *miniatus*, 29, 362
- *persicus*, 29, 362
Argasidae, 29, 358, 359, 361, 362
Arista, 338
Aroapyrgus, 32
Artemisina, malária, 144
Arthropoda, 21
Asas dos insetos, 306
- anofelinos, 326, 330
Ascaríase, 262-268
- controle das geo-helmintíases, 267
- diagnóstico, 266
- ecologia, 266
- epidemiologia, 266
- infectividade e resistência, 265
- patologia, 265
- sintomatologia, 265
- tratamento, 266
Ascaridiae, 24, 262
Ascaris lumbricoides, 8, 9, 24, 262
- ciclo biológico, 263
- comportamento, 263
- controle, 267
- desenvolvimento, 8
- diagnóstico, 266
- epidemiologia, 266
- foco natural, 9
- hábitat, 263
- infectividade, 265
- morfologia dos vermes adultos, 262
- patologia, 265
- reprodução, 263
- tamanho, 240
- tratamento, 266
Aschiza, 339
Ascite, esquistossomíase mansônica, 177
Asma, 367
Asparganose, 208
Aspergillus, AIDS, 297
Aspidobranchia, 31
Assiminea, 32
Associação entre organismos, 6
Astigmata, 364, 365

Axóstilo, 84
Azitromicina, criptosporidíase, 114

B

Bacillus thuringiensis, 325, 337
Baço, malária, 138
Baercea cruenta, 27
Bainha do espículo, 294
Balancins, 307, 320
Balantidíase, 159
- diagnóstico, 160
- epidemiologia, 160
- patologia, 160
- profilaxia, 160
- sintomatologia, 160
- tratamento, 160
Balantidiidae, 18
Balantidium coli, 17, 159
- diagnóstico, 160
- epidemiologia, 160
- patologia, 160
- profilaxia, 160
- tratamento, 160
Barbeiro(s), 9, 42
Basommatophora, 32, 377
Bdellonyssus bacoti, 364
Benznidazol, tripanossomíase, 50
Bercaea cruenta, 344
Besnoitia, 20
Bicho de parede, 42
Bicho-do-pé, 7
Bicho-do-porco, 349
Biomphalaria, 31, 32, 189, 377
- *alexandrina*, 32, 377
- *glabrata*, 32, 170, 377
- *intermedia*, 377
- *kuhniana*, 377
- *occidentale*, 377
- *oligoza*, 377
- *peregrina*, 377
- *pfeifferi*, 32, 379
- *schrammi*, 377
- *straminea*, 32, 379
- *tenagophila*, 32, 378
Biópsia
- pele, oncocercíase, 291
- retal, esquistossomíase, 180
Bithynia
- *fuchsiana*, 32
- *leachi*, 32
- *longicornis*, 32
Bithyniidae, 31
Biting midges, 325
Bitionol, fasciolíase, 199
Blackflies, 324
Blastomicose, 349
Blomia tropicalis, 29, 367
Bolsa
- copuladora, 242, 252
- de cirro, 203
Bolso flagelar, 38
Boophilus, 29, 30, 362
- *microplus*, 29
Borrelia
- *burgdorferi*, 363
- *recurrentis*, 319
Bos taurus, 113
Brachycera, 26, 322
Bradizoítas, 118
Brugia malayi, 24, 280
- extremidades, 285
Buliminae, 31, 377
Bulimus, 379
- *africanus*, 32, 379
- *beccarii*, 32
- *forskalii*, 32, 379
- *globosus*, 32
- *tropicus*, 379
- *truncatus*, 32

C

Cabeça dos insetos, 305
- anofelinos, 328
Cadeias alimentares, 3, 5
Calazar, 19, 62, 75
- controle, 82
- diagnóstico, métodos, 78

- - parasitológicos, 78
- - sorológicos, 79
- distribuição geográfica, 80
- fatores
- - ecológicos da distribuição, 80
- - infecção e reservatórios, 80
- formas clínicas, 78
- indiano, 77
- infantil, 77
- infectividade e resistência, 76
- insetos vetores, 82
- patologia, 76
- prevalência, 80
- prognóstico, 79
- sintomatologia, 77
- tratamento, 79
Calíptera, 321
Caliptras, 338
Calliphora, 26
Calliphoridae, 340, 343
Callithrix penicillata, 337
Callitroga americana, 344
Camoquina, 143
Canal ginecóforo, 167
Candida, AIDS, 297
Capítulo, 30, 358
Cardiopatia crônica devida ao *Trypanosoma cruzi*, 48
Cariossomo, 91
- excêntrico, 93
Carrapatos, 358
- dermatite por picada de carrapato, 362
- eritema crônico migratório, 363
- espécies, 361
- família
- - Argasidae, 362
- - Ixodidae, 361
- febre
- - maculosa, 362
- - recorrente, 363
- fisiologia, 359
- morfologia, 358, 359
- paralisia por picada, 362
Cavernicola, 54
Ceratite
- esclerosante, 290
- punctiforme, 290
Ceratopogonidae, 26, 325
Cercárias
- *Fasciola hepatica*, 196
- *Schistosoma mansoni*, 170
Cerdocyon thous, 81
Cérebro, malária, 138
Cestoda, 23
Cestoidea, 21, 22
Cestoides parasitos do homem, 201-210
- *Diphyllobothrium latum*, 208
- *Dipylidium caninum*, 207
- hábitat, 203
- *Hymenolepis*
- - *diminuta*, 207
- - *nana*, 205
- nutrição e metabolismo, 203
- organização, 201
- reprodução e ciclo biológico, 203
Chagoma de inoculação, 44
Cheylectus malaccensis, 29
Cheyletidae, 6, 29, 366, 367
Chilomastix mesnili, 17, 18, 84, 90
Chironomidae, 325
Chloropidae, 340
Chortoglyphidae, 29, 367
Chortoglyphus arcuatus, 29
Chromalveolata, 17
Chrysanthemum, 260
Chrysomyia, 26, 344
Chrysops, 27
Chupança, 42
Cibário, 323
Cicatriz ptilineal, 338
Ciclo
- biológico dos parasitos, 8
- - eurixeno, 8
- - heteroxeno, 8
- - monoxeno, 8
- gonotrófico, 330
Ciflutrina, 59
- malária, 156
Ciliophora, 17, 18
Cimex, 319
- *hemipterus*, 28, 319

ÍNDICE ALFABÉTICO 383

- *lectularius*, 28, 319
Cimicidae, 26, 315, 319
Cinetoplasto, 19, 37
Cionella, 32, 376
Cipermetrinas, 59
- malária, 156
Circulação sanguínea, malária, 137
Cisticercose humana, 220-226
- ação patogênica, 221
- agentes infectantes, 220
- controle, 225
- desenvolvimento do cisticerco, 220
- diagnóstico, 224
- disseminada, 224
- evolução, 224
- infecção, 221
- infecção, vias e modos, 221
- larvas, penetração e localização, 221
- profilaxia, 225
- prognóstico, 224
- sintomatologia, 222
- - neurocisticercose, 222
- - oftalmocisticercose, 224
- tratamento, 225
Cistozoítas, 112
Citopígio, 159
Classe, 16
- Arachnida: subclasse Acari, 28
- Cestodaria (= Cestoda), 23
- Gastropoda, 30
- Insecta, 25
- Nematoda, 23
- Sporozoea (= Sporozoa), 20
- Zoomastigophorea, 19
Clefamida, amebíase, 105
Clindamicina, toxoplasmose, 123
Clinostomatidae, 22
Clinostomun, 22
Clonorchis sinensis, 22, 165, 371
Cloramina, amebíase, 108
Cloridrin, 144
Cloroquina, malária, 143, 144, 158
Coanomastigota, 38
Coccidíases, 111
Coccidiida, 110
Coccídios, 111
Cochlicopidae, 32
Cochliomyia, 343
- *hominivorax*, 27, 343, 344
- *macellaria*, 27, 344
Colite amebiana
- aguda, 102
- fulminante, 103
Columela, 372
Comensalismo, 7
Comitê Internacional de Nomenclatura Zoológica, 16
Competição entre os organismos, 6
Concha dos moluscos, 371
Conoide, 109
Cor pulmonale, esquistossomíase mansônica, 177
Coração (alterações), tripanossomíase, 45
Coracídio, 207, 208
Crescimento dos insetos, 313
Crianças, malária, 141
Criptosporidíase, 113
- agentes etiológicos, 113
- AIDS, 299
- diagnóstico, 114
- epidemiologia, 114
- profilaxia, 114
- quadro clínico, 114
- tratamento, 114
Criptozoítas, 126, 128
Cryptococcus, AIDS, 297
Cryptosporidiidae, 18, 110
Cryptosporidium, 17, 20
- diagnóstico, 114
- epidemiologia, 114
- profilaxia, 114
- tratamento, 114
Ctenocephalides, 351
- *canis*, 28, 347, 348
- *felis*, 28, 348
Culex quinquefasciatus, 27, 285, 334
Culicidae, 26, 326
Culicinae, 326
Culicoides, 26, 325
- *austeni*, 325
- *furens*, 325
- *grahami*, 325

- *inornatioennis*, 325
Cuterebridae, 340
Cyclophyllidea, 23, 201
Cyclops, 9
Cyclorrapha, 26, 322, 338
Cymbopogon
- *citratus*, 260
- *martinii*, 260
Cysticercus cellulose, 214
Cystoisospora, 20
Cytomegalovirus, AIDS, 297

D

Dapsone, pneumocistose, 162
Daraprim, 144
Daraprim, toxoplasmose, 122
Dasypus novemcinctus, 55
Davaineidae, 23
DDT (dicloro-difenil-tricloretano), malária, 156
Deirídios, 241
Delostichus talis, 28
Deltametrina, 59
- malária, 156
Demodex, 29, 30
- *brevis*, 29
- *folliculorum*, 29, 364
Demodicidade, 364
Dermacentor, 29, 30, 361, 362
- *andersoni*, 29
- *nitens*, 29
- *variabilis*, 29
Dermanyssidae, 29, 364
Dermanyssus gallinae, 29, 30, 364
Dermatite(s)
- alérgicas, 367
- cercariana, 173
- linear serpiginosa, 260
- - diagnóstico, 261
- - epidemiologia, 261
- - patologia, 260
- - profilaxia, 261
- - sintomatologia, 260
- - tratamento, 261
- oncocercosa, 290
- picado de carrapato, 362
- piolhos, 356
- - controle, 356
- - diagnóstico, 356
- - manifestações clínicas, 356
- - patologia, 356
- - prevenção, 356
- - tratamento, 356
- urticariforme, 364
Dermatobia hominis, 7, 26, 320, 342
- biologia, 324
- forésia, 7
- morfologia, 342
- parasitismo, 7
- patologia, 342
- tratamento, 342
Dermatophagoides, 29
- *deanei*, 29
- *farinae*, 29, 367
- *pteronyssinus*, 29, 367
Dermodicidae, 29
Derrame linfático, filaríase linfática, 283
Desnutrição, calazar, 78
Diagnóstico do parasitismo, métodos
- imunológicos, 12
- moleculares, 13
Diaptomus, 9
Diazepam, malária, 145
Dibanate, calazar, 79
Dibothriocephalus latus, 23
Dicrocelíase, 32
Dicrocoelidae, 22
Dicrocoelium, 22
Dicrocoelium dendriticum, 32, 376
Didelphis
- *azarae*, 55
- - tripanossomíase, 55
- *marsupialis*, 55
- - tripanossomíase, 55
Dieldrin, malária, 156
Dientamoeba, 19
Dientamoeba fragilis, 17, 18
Dientamoebidae, 18
Dietilcarbamazina (DEC)

- filaríase, 285
- oncocercíase, 291
- toxocaríase, 271
Digenea, 21
Dilepididae, 23
Dioicocestus, 23
Dipetalonema
- *perstans*, 24, 285, 324
- *streptocerca*, 291
Diphyllobothrium latum, 9, 23, 208
- ciclo biológico, 208
- controle, 210
- desenvolvimento, 9
- diagnóstico, 210
- epidemiologia, 210
- fisiologia, 208
- infectividade e resistência, 209
- morfologia, 208
- patologia, 209
- sintomatologia, 209
- tratamento, 210
Diplomonadida, 17, 18
Diptera, 26, 27, 320
Dípteros, 320
- anofelinos, 326
- antenas, 320
- ciclorrafos, 338-344
- classificação, 322
- culicíneos, 326
- hematófagos, 320
- larvas, 321
- nematóceros, 326-337
- mosquitos
- - - anofelinos, 326-334
- - - culicíneos, 334-337
- ortorrafos, 321
- peças bucais, 320
- predadores, 320
Dipylidium caninum, 207
Dirofilaria, 260
Disenteria amebiana, 102
DNA (PCR – *polymerase chain reaction*), 13
Doença
- Chagas, 9, 37-51
- - alterações
- - - chagoma de inoculação, 44
- - - coração, 45
- - - fígado, 47
- - - sangue, 44
- - - sistema digestório, 46
- - - sistema nervoso, 46
- - cardiopatia crônica, 48
- - casos com megas, 49
- - diagnóstico
- - - clínico, 49
- - - imunológico, 50
- - - parasitológico, 49
- - fases
- - - aguda, 47
- - - crônica, 48
- - formas clínicas, 47
- - infectividade, 42
- - mecanismos patogênicos, 43
- - patologia, 43
- - prognóstico, 50
- - resistência ao parasitismo, 42
- - sintomatologia, 47
- - terapêutica, 50
- Lyme, 30, 363
- - controle, 364
- - diagnóstico, 364
- - epidemiologia, 364
- - patologia, 363
- - tratamento, 364
- mãos sujas, 106, 108, 236
- oportunistas, 297
Dracunculus medinensis, 24, 239
Drepanocitose, malária, 136
Drosophilidae, 340
Dulfadoxina, malária, 144
Dypilidium caninum, 353

E

Ecdises
- insetos, 314
- nematoides, 239
Ecdisona, 313
Echinococcus

384 BASES DA PARASITOLOGIA MÉDICA

- *granulosus*, 23, 227
- - ciclo biológico, 227
- - controle, 236
- - diagnóstico, 234
- - ecologia, 235
- - epidemiologia, 235
- - erradicação, 236
- - hidátides, 230
- - ovos, 229
- - patologia, 231
- - penetração, 231
- - resistência ao parasitismo, 231
- - sintomatologia, 33, 233
- - tratamento, 234
- - verme adulto, 228
- *multilocularis*, 23
Echinostoma, 22, 371
Echinostomatidae, 22
Ectoparasitos, 7
Edeago, 309, 312, 329
Educação sanitária, tênias, 219
Eimeria, 111
Eimeriidae, 18, 110
Elefantíase, 283
ELISA (imunotestes enzimáticos), 13
- amebíase, 105
- esquistossomíase mansônica, 181
- estrongiloidíase, 248
- leishmaníase visceral, 79
- toxocaríase, 271
- toxoplasmose, 121
- tripanossomíase, 50
Embadomonas intestinalis, 90
Endamoebidae, 17, 18, 91
Endodiogenia, 116
Endogenia, 116
Endolimax nana, 17, 18, 91, 94
Energia solar, 4
Enidae, 32
Entamoeba, 17, 91
- *coli*, 18, 91, 93
- *dispar*, 18
- *gingivalis*, 18, 94
- *hartmanni*, 18, 92
- *histolytica*, 18, 91, 97-108
- - ciclo parasitário, 98
- - cistos, 100
- - complicações, 103
- - controle, 107
- - diagnóstico, 104
- - distribuição geográfica, 106
- - endemicidade, 107
- - epidemias, 107
- - fisiologia, 100
- - forma, 98
- - - invasiva (patogênica), 99
- - - não-invasiva (não-patogênica), 99
- - - pré-cística, 100
- - imunidade, 101
- - infectividade, 100
- - localizações, 102
- - - hepáticas, 102
- - - intestinais, 101
- - organização, 99
- - patogenicidade e virulência, 101
- - transmissão, 106
- - tratamento, 105
- *polecki*, 18, 91
Enterobíase, 276
- controle, 279
- diagnóstico, 278
- distribuição geográfica, 278
- ecossistema e transmissão, 279
- patologia, 277
- prevalência, 278
- sintomatologia, 277
- tratamento, 278
Enterobius vermicularis, 8, 276, 279
- ciclo evolutivo, 276
- controle, 279
- desenvolvimento, 8
- diagnóstico, 278
- distribuição geográfica, 278
- fisiologia, 276
- organização, 276
- patologia, 277
- prevalência, 278
- sintomatologia, 277
- tamanho, 240
- transmissão, 279

- tratamento, 278
Enterococcus, AIDS, 297
Enteromonas hominis, 84, 90
Entomófagos, 315
Eosinofilia, 290
Epicutícula, 308
Epimastigota, 38
Epimastigotas intestinais, 41
Epimerito, 20
Epizootia, 10
Equinococose humana, 227-236
- controle e erradicação, 236
- diagnóstico, 234
- ecologia, 235
- epidemiologia, 235
- parasito, 227
- relações parasito-hospedeiro, 231
- sintomatologia e clínica, 233
- tratamento, 234
Eratyrus, 54
Eristalis, 345
Eritema crônico migratório, 363
Eritrócitos Duffy negativo, 136
Escabiose, 365
- controle, 366
- diagnóstico, 366
- etiologia, 365
- patologia, 366
- profilaxia, 366
- tratamento, 366
Escleritos, 25
Escólex, 23, 201
Espécie, 16
Espermateca(s), 312, 323, 347
Espermatóforo, 361
Espiramicina
- criptosporidíase, 114
- toxoplasmose, 123
Esplenomegalia
- calazar, 76, 77
- esquistossoma mansoni, 176
- malária, 137
Esporoblastoide, 130
Esporoblastos, 111
Esporocistos, 109
- *Schistosoma mansoni*, 169
Esporogonia, 110
Esporozoários, 109-114
- ciclo vital, 109
- coccídios, 111
- *Cryptosporidium*, 113
- desenvolvimento, 109
- evolução, 110
- famílias e gêneros de interesse médico, 110
- *Isospora belli*, 111
- *Sarcocystis*, 112
Esporozoíta, 109, 127, 130
Esquistossomíase mansônica, 165-182
- aguda, 177
- alterações, 174
- - cutâneas, 174
- controle, 191
- - alternativas estratégicas, 194
- - objetivos e estratégias, 193
- - programação e métodos, 191
- ciclo do *Schistosoma mansoni*, 165
- crônica, 177
- diagnóstico, 179
- - biópsia retal, 180
- - eclosão de miracídios, 180
- - exame de fezes, 179
- - métodos imunológicos, 180
- distribuição geográfica, 183
- esplenomegalia, 176
- fases, 174
- fibrose periportal, 176
- focos de transmissão, 187
- fontes de infecção, 185
- formas
- - cardiopulmonar, 179
- - hepatoesplênica, 178
- - hepatointestinal, 178
- - intestinal, 177
- - larvárias, 169
- granulomas, formação, 174
- hábitat e as populações malacológicas, 189
- helmintos adultos, 166
- hepatite B, 179
- hepatoesplenomegalia, 176
- hipertensão porta, 176

- índice de contaminação potencial, 188
- infecção, 171
- lesões cardiopulmonares, 177
- moluscos hospedeiros intermediários, 189
- neuroesquistossomíase, 179
- patologia, 174
- prevalência, 183
- quadros clínicos, 177
- resistência ao parasitismo, 173
- risco de infecção e aquisição da carga parasitária, 189
- salmonelose septicêmica prolongada, 179
- transmissão e ecossistema, 185
- tratamento, 181
- trematódeos parasitos do homem, 165
Esquistossômulos, 170
Esquizogonia, 110
Esquizonte, 110, 129
Esternito, 307
Esticócitos, 294
Esticossomo, 294
Estróbilo, cestoides, 202
Estrongiloidíase, 244-249
- AIDS, 246, 300
- controle, 249
- diagnóstico, 247
- distribuição geográfica, 249
- ecologia, 249
- epidemiologia, 249
- fontes de infecção e poluição do meio, 249
- infectividade e vias de penetração, 246
- patologia, 247
- prevalência, 249
- resistência ao parasitismo, 246
- sintomatologia, 247
- transmissão, fatores, 249
- tratamento, 249
Etofamida, amebíase, 105
Eucoccidiida, 18, 20, 113
Euglenozoa, 17
Euroglyphus maynei, 29
Eurytrema, 22
Eutriatoma, 42
Eutrombicula, 30
Excavata, 17
Exflagelação, 127, 129
Exofilia, 150

F

Fagocitose, 10
- malária, 137
Falossomo, 329
Família, 16
- Acaridae, 30
- Ancylidae, 32
- Argasidae, 30
- Ceratopogonidae, 26
- Cryptosporidiidae, 20
- Culicidae, 26
- Demodicidae, 30
- Dermanyssidae, 30
- Dilepididae, 23
- Diphyllobothriidae, 23
- Eimeriidae, 20
- Fasciolidae, 21
- Gastrodiscidae, 22
- Haemoproteidae, 21
- Heterophyidae, 22
- Hidrobiidae, 31
- Hymenolepididae, 23
- Ixodidae, 30
- Leucocytozoidae, 21
- Lymnaeidae, 32
- Opisthrchiidae, 21
- Paragonimidae, 22
- Physidae, 31
- Pilidae, 31
- Planorbidae, 31
- Plasmodiidae, 20
- Psychodidae, 26
- Pyemotidae, 30
- Sarcocystidae, 20
- Sarcoptidae, 29
- Schistosomatidae, 21
- Simuliidae, 26
- Synceridae, 31
- Taeniidae, 23
- Thiaridae, 31

ÍNDICE ALFABÉTICO 385

- Trombiculidae, 30
- Viviparidae, 31
Fannia, 345
Fasciola
- *gigantica*, 32
- *hepatica*, 32, 195
- - biologia, 196
- - ciclo vital, 196
- - controle, 200
- - diagnóstico, 199
- - distribuição geográfica, 199
- - ecologia, 200
- - morfologia, 195
- - patologia, 198
- - prevalência, 199
- - tratamento, 199
Fasciolíase, 195-200
- controle, 200
- diagnóstico, 199
- distribuição geográfica, 199
- ecologia, 200
- parasito, 195
- patologia, 198
- prevalência, 199
- relações parasito-hospedeiro, 198
- sintomatologia, 199
- tratamento, 199
Fasciolopsis buski, 21, 371
Febre
- das trincheiras, 357
- filarial, 284
- hemoglobinúrica, malária, 141
- leishmaníase, 77
- maculosa, 361, 362
- - controle, 363
- - epidemiologia, 363
- - patologia, 362
- recorrente devida a *Borrelia recurrentis*, 357, 363
Fention, malária, 157
Feromônios, 311
Fibrose periportal, esquistossoma mansoni, 176
Fígado, malária, 138
Filária de Medina, 24
Filaríase linfática, 280-287
- complicações, 283
- controle, 286
- diagnóstico, 284
- distribuição geográfica, 285
- ecossistema e transmissão, 285
- infectividade e imunidade, 282
- parasito, 280
- patologia, 282
- prevalência, 285
- sintomatologia e clínica, 283
- tratamento, 284
Filo
- Acanthocephala, 23
- Apicomplexa, 20
- Arthropoda, 25
- Ciliophora, 21
- Mollusca, 30, 375
- Nemathelminthes, 23
- Platyhelminthes, 21
- Sarcomastigophora, 19
Fincão, 42
Fitófagos, 315
Flagelados das vias
- digestivas, 84
- geniturinárias, 84
Flebotomíneos, 66, 82, 322
- biologia, 323
- comportamento, 323
- morfologia, 322
Flebótomos, 322
Forésia, 7
Fornicata, 17
Fotorreceptores, insetos, 311
Frenkelia, 20
Ftiríase, 356
Fungi, 17
Funiculite filariana, 283
Furamida, amebíase, 105
Furoato de diloxamida, amebíase, 105

G

Gamasida, 364
Gametocitemia, 153
Gametóforo, 127

Gangrena gasosa, 349
Gasterophilidae, 340
Gasterophilus, 26
Gastrodiscoides, 371
Gastropoda, 30
Gênero, 16
Gestação
- malária, 141
- toxoplasmose, 121
Giardia
- *duodenalis*, 88
- *intestinalis*, 18, 88
- - biologia, 88
- - diagnóstico, 90
- - epidemiologia, 90
- - morfologia, 88
- - patologia, 89
- - profilaxia, 90
- - sintomatologia, 89
- - tratamento, 90
- *lamblia*, 88
Gigantobilharzia, 22
Ginghaosu, malária, 144
Glândulas coxais, 359
Glicocálix, *Schistosoma mansoni*, 167
Glicoforina A, 136
Glicólise anaeróbia, malária, 137
Glicose-6-fosfato-desidrogenase, malária, 136
Glossina, 26
Glossinidae, 340
Glucantime, leishmaníase, 69
Glycyphagidae, 29, 367
Gnathostoma spinigerum, 260
Gnatossomo, 358
Granulações
- Maurer, 132
- *ovale*, 133
- Schüffner, 133, 134
- Ziemann, 133
Granulomas, esquistossoma mansoni, 174
Gymnamoebia, 17

H

Haemagogus spegazzinii, 27, 334, 335
Haemaphysalis, 29, 30, 362
- *leporis-palustris*, 29
Haemonchus, 243
Haemosporidiida, 17
Hartmannella, 96
HCH, malária, 156
Helicella, 32, 376
Helicidae, 31, 32
Helisomantinae, 375
Helmintíases, 353
Helmintos, 320
Hemaglutinação, tripanossomíase, 50
Hematófagos, 315
Hemiptera, 26
Hemípteros, 315
Hemoglobinas, malária, 136
Hemolinfa, 309
Hemorragia, amebíase, 103
Hemosporidiida, 18
Hepatite B, esquistossomíase, 179
Hepatoesplenomegalia, esquistossoma mansoni, 176
Hepatomegalia, calazar, 76
Herpesvirus hominis, AIDS, 297
Heteromys, 72
Heterophyes heterophyes, 22, 371
Hexamitidae, 18
Hexapoda, 25, 307
Hidátide
- anormal, 230
- normal, 230
Hidatidoptise, 232
Hidatidose, 227-236
- controle, 236
- diagnóstico, 234
- distribuição geográfica, 235
- ecossistema e a cadeia de transmissão, 235
- erradicação, 236
- fatores ecológicos na transmissão, 235
- fontes e modos da infecção humana, 235
- hepática, 232
- hospedeiros, 235
- metastática, 232
- óssea, 233
- parasitos, penetração, localização e número, 231

- patologia, 231
- primitiva, 232, 233
- pulmonar, 232
- resistência ao parasitismo, 231
- secundária, 232, 233
- tratamento, 234
Hidrobiidae, 32
Hidrocele, filaríase, 283
Hidrotropismo, 254
Hipergamaglobulinemia
- calazar, 76
- malária, 137
Hipertensão porta, esquistossoma mansoni, 176
Hipnozoítas, 128, 132
- malária, 140
Hipoproteinemia, ancilostomíase, 256
Hipostômio, 30, 358
Histiócitos, 12
Histoplasma, AIDS, 297
Holochilus sciureus, 185
Holometábolos, 321
Hospedeiro e parasito, relação, 10
Hua, 31
Hyalomma, 30
Hydrobiinae, 31
Hymenolepis
- *diminuta*, 205, 207, 353
- *fraterna*, 205
- *nana*, 205
- - ciclo vital, 205
- - controle, 206, 207
- - diagnóstico, 206
- - distribuição geográfica, 206
- - epidemiologia, 206
- - fisiologia, 205
- - infectividade e resistência, 205
- - mecanismo de transmissão, 207
- - morfologia, 205
- - patologia, 206
- - prevalência, 206
- - relações parasito-hospedeiro, 205
- - sintomatologia, 206
- - tratamento, 206
Hypoderma, 26

I

Idiossomo, 358, 359
Imunidade, 11
- amebíase, 101
- calazar, 76
- celular, 12
- equinococose, 231
- esquistossomíase mansônica, 173
- malária, 135, 136
Imunodepressão
- calazar, 77
- toxoplasmose, 123
Imunofluorescência indireta, tripanossomíase, 50
Infecção esquistossomótica, 171, 185
Inflamação
- aguda, 11
- crônica granulomatosa, 12
Insecta, 25, 28
Inseticidas
- filaríase, 287
- malária, 156, 157
Insetos, 305-314
- abdome, 307
- ametábolos, 314
- aparelho digestivo e nutrição, 309
- asas, 306
- cabeça, 305
- crescimento e desenvolvimento, 313
- ecdises e metamorfoses, 314
- excreção, 309
- hemimetábolos, 314
- holometábolos, 314
- metabolismo, 309
- morfologia externa, 305
- organização geral, 305
- órgãos dos sentidos, 310
- órgãos respiratórios e respiração, 309
- pernas, 306
- reprodução, 312
- sangue e circulação, 309
- sistemas
- - muscular e movimento, 310
- - nervoso, 310

386 BASES DA PARASITOLOGIA MÉDICA

- tegumento, 307
- tórax, 306
Interdependência dos organismos, 3
Intoxicação hidática, 232
Iodamoeba, 17, 91, 94
Isoenzimas, 100
Isospora belli, 17, 18, 111
- ciclo, 111
- diagnóstico, 112
- epidemiologia, 112
- patologia, 111
- profilaxia, 112
- tratamento, 112
Isosporíase, 111
- AIDS, 299
- ciclo do parasito, 111
- clínica, 111
- diagnóstico, 112
- epidemiologia, 112
- patologia, 111
- profilaxia, 112
- tratamento, 112
Isotianato de pentamidina, pneumocistose, 162
Ivermectina
- ancilostomíase, 261
- estrongiloidíases, 249
- filaríase, 284
- lagoquilascaríase, 273
- oncocercíase, 291
Ixodes, 29, 30, 361
- *dammini*, 364
- *pacificus*, 364
- *ricinus*, 364
Ixodidae, 29, 358, 359, 361

J

Jején, 66, 324

K

KDNA, 37
Kinetofragminophorea, 18, 21
Kinetoplastea, 17
Kinetoplastida, 18, 37

L

Labro, 328
Ladraria humana, 221
Lagochylascaris minor, 269, 271
- diagnóstico, 272
- epidemiologia, 273
- patologia, 272
- tratamento, 273
Lagoquilascaríase, 271
- epidemiologia, 273
- parasito, 271
- patologia e clínica, 272
- profilaxia, 273
Lambdaclialotrina, 59
- malária, 156
Lamblia intestinalis, 88
Larva(s)
- acéfalas, 339
- anofelinos, 331
- biontófagas, 339
- carrapatos, 361
- cestoides, 204
- cisticercos, 221
- *Diphyllobothrium latum*, 208
- dípteros, 321, 331
- filarioide, 245, 254
- *migrans*
- - cutânea, 250, 260
- - visceral, 269
- *Necator*, 243
- necrobiontófagas, 339
- rabditoides, 245, 253
- *Schistocephalus solidus*, 7
- *Spirometra mansonoides*, 7
- *Trichuris trichiura*, 294
Lei da prioridade, 16
Leishmania, 17, 62
- *aethiopica*, 18
- AIDS, 299
- *amazonensis*, 18, 63, 72

- - epidemiologia, 73
- - patologia, 72
- - patologia e clínica, 72
- *braziliensis*, 18, 19, 63, 66
- - controle, 70
- - diagnóstico, 68
- - ecologia, 69
- - epidemiologia, 69
- - formas clínicas, 67
- - imunologia, 66
- - patologia, 66
- - sintomatologia, 67
- - transmissão, 70
- - tratamento, 69
- *chagasi*, 18, 75
- ciclo biológico, 64
- cutâneas do Velho Mundo, 64
- *donovani*, 18, 64, 75
- - controle, 82
- - diagnóstico, 78
- - ecologia, 80
- - epidemiologia, 80
- - infectividade, 76
- - patologia, 76
- - sintomatologia, 77
- - tratamento, 79
- formas evolutivas, 64
- *guyanensis*, 18, 63, 71
- - clínica, 71
- - controle, 71
- - ecologia, 71
- - epidemiologia, 71
- - patologia, 71
- hospedeiro
- - invertebrado, 66
- - vertebrado, 65
- *infantum*, 18, 75
- *major*, 18
- *mexicana*, 18, 19, 63, 72
- - clínica, 72
- - controle, 72
- - ecologia, 72
- - epidemiologia, 72
- - etiologia, 72
- - patologia, 72
- *panamensis*, 18, 63, 71
- *peruviana*, 18, 19, 63, 71
- - clínica, 71
- - controle, 72
- - ecologia, 72
- - epidemiologia, 72
- - patologia e clínica, 71
- *pifanoi*, 18, 63
- *tropica*, 18, 19, 319
- *venezuelensis*, 63
Leishmaníases, 62
- cutânea, 62, 71, 72
- dérmica pós-calazar, 78
- mucocutânea, 62, 66
- - controle, 70
- - diagnóstico, 68
- - distribuição geográfica, 69
- - fontes de infecção, 69
- - formas clínicas, 67
- - imunologia, 66
- - patologia, 66
- - sintomatologia, 67
- - tratamento, 69
- tegumentar
- - americana, 74
- - difusa, 73
- - - controle, 74
- - - diagnóstico, 74
- - - epidemiologia, 74
- - - patologia, 73
- - - quadro clínico, 73
- - - tratamento, 74
- visceral, 62, 75-83
- - controle, 82
- - diagnóstico, 78
- - distribuição geográfica, 80
- - fatores ecológicos da distribuição, 80
- - fontes de infecção e reservatórios, 80
- - formas clínicas, 78
- - - agudas, 78
- - - assintomáticas, 78
- - - crônica, 78
- - - frustas, 78
- - - latentes, 78
- - - subaguda, 78
- - infectividade e resistência, 76

- - patologia, 76
- - prevalência, 80
- - prognóstico, 79
- - sintomatologia, 77
- - tratamento, 79
Leishmânides, 78
Lêndeas, 354, 355
Leontocebus, 337
Leptopsylla segnis, 28, 348, 352
Levamisol
- ascaríase, 266
- lagoquilascaríase, 273
Limacidae, 32, 275
Limax, 32
- *flavus*, 275
- *maximus*, 275
Lindane, malária, 156
Linfangites, filaríase linfática, 282
Linfocinas, malária, 137
Linfócitos
- B, 11
- T, 11
Linfoedema, filaríase, 283
Loa loa, 24, 26, 285
Lobosea, 17, 18
Lomidine, balantidíase, 162
Lucilia, 26
Lúnula, 26, 338
Lutzomya, 26, 66, 322
- *amazonensis*, 27
- *flaviscutellata*, 27
- *intermedia*, 27, 70
- *longipalpis*, 27, 81, 82, 323
- *migonei*, 27
- *olmeca olmeca*, 27
- *panamensis*, 27
- *paraensis*, 27
- *peruensis*, 27
- *pessoai*, 27, 70, 323
- *trapidoi*, 27
- *umbratilis*, 27
- *wellcomei*, 27, 70
- *whitmani*, 27
- *ylephiletor*, 27
Lycalopex vetulus, 81, 82
Lymnaeidae, 32, 380

M

Macronyssidae, 29, 364
Malária, 125-158
- ação antivetorial, 156
- acesso malárico, 138
- alterações anátomo e fisiopatológicas, 138
- cerebral, 140
- clima, 153
- controle, 155
- diagnóstico, 142
- - clínico, 142
- - laboratorial, 142
- distribuição geográfica, 147
- ecossistema, 147
- epidemias, 154
- epidemiologia, 153
- erradicação, 155
- exaustão das fontes de infecção, 157
- febre hemoglobinúrica, 141
- focos naturais, 147
- gestação, 141
- grave por *Plasmodium falciparum*, 140
- hiperendêmica, 154
- hipoendêmica, 154
- holoendêmica, 154
- hospedeiros suscetíveis, 153
- imunidade
- - adquirida, 136
- - mecanismos, 136
- - natural, 135
- infectividade, 135
- insetos vetores: anofelinos, 149
- lactentes e crianças, 141
- mesoendêmica, 154
- nefropatias maláricas, 141
- o meio: clima, 153
- operações antilarvárias, 157
- patologia, 137
- - acumulação de pigmento, 137
- - anóxia, 137
- - antígenos parasitários, 137

ÍNDICE ALFABÉTICO 387

- - aumento da glicólise anaeróbia, 137
- - perturbações circulatórias, 137
- profilaxia individual, 157
- prognóstico, 146
- quadro clínico habitual, 138
- resistência ao parasitismo, 135
- síndrome esplenomegálica tropical, 141
- situação no mundo, 148
- transmissão, 153
- tratamento
- - amino-4-quinoleínas, 143
- - amino-8-quinoleínas, 143
- - antibióticos, 144
- - áreas com *P. falciparum*
- - - não-resistentes, 144
- - - resistentes, 145
- - artemisina, 144
- - malária grave, 145
- - mefloquina, 143
- - pirimidinas, 144
- - quinina, 143
- - segundo o nível de atendimento, 144
- - sulfamidas, 144
- variações clínicas, 140
- zonas malarígenas, 147
Malation, malária, 157
Malocide, 144
- toxoplasmose, 122
Mamíferos com tripanossomíase
- domésticos, 57
- silvestres, 55
Mansonella ozzardi, 24, 26, 280, 291, 324
- extremidades, 285
Marisa, 32
Mebendazol
- ancilostomíase, 258
- ascaríase, 266
- enterobíase, 278
- hidatidose, 235
- teníases, 217
- toxocaríase, 271
- tricuríase, 296
Medula óssea (alterações)
- calazar, 76
- malária, 138
Mefloquina, 143
Megacólon, 46
Megaesôfago, 46
Melania, 31
Meningoencefalite amebiana primária, 95
- clínica, 95
- diagnóstico, 96
- patologia, 95
- tratamento, 96
Menta spicata, 260
Merócito, 129
Merozoítas, 110, 126, 128
Mesocestioididae, 23
Mesossomo, 329
Mesostigmata, 30, 364
Metabolismo, insetos, 309
Metacercária, *Fasciola hepatica*, 197
Metagonimus yokogawai, 22, 31, 371
Metamorfoses, insetos, 314
Metapódios, 356
Metastigmata, 30, 361
Metazoa, 21
Métodos de diagnóstico do parasitismo
- imunológico, 12
- moleculares, 13
Metronidazol, balantidíase, 160
Microfilárias, 288
Micronemas, 109
Miíases humanas, 344
- acidentais, 345
- diagnóstico, 345
- específicas, 345
- semiespecíficas, 345
- tratamento, 345
Mimorazol, balantidíase, 160
Miracídios
- *Fasciola hepatica*, 196
- *Schistosoma mansoni*, 169
Mollusca, 21
Moluscicidas vegetais, 193
Moluscos, 371-380
- *bivalvia*, 371
- concha, 371
- corpo, 372
- *Gastropoda*, 371

- importância médica, 371, 375
- ordem Pulmonata, 376
- - subordem Basommatophora, 377
- - subordem Stylommatophora, 376
- - subordem Systellommatophora, 377
- sistemática e grupos de importância clínica, 375
Monera, 17
Moscas, 338
- biologia, 338
- classificação, 339
- famílias
- - Calliphoridae, 343
- - Cuterebridae, 342
- - Muscidae, 340
- - Sarcophagidae, 344
- miíases humanas, 344
- morfologia, 338
Mosco, 66
Mosquitos
- anofelinos, 326-334
- - aparelho
- - - digestivo, 329
- - - genital, 329
- - caracterização, 326
- - desenvolvimento das larvas e pupas, 331
- - identificação das espécies neotropicais, 333
- - morfologia, 327
- - pupas e a emergência dos alados, 332
- - taxonomia, 326
- culicíneos, 334
- - caracterização, 334
- - taxonomia, 334
Movimentos dos insetos, 310
Mucor, AIDS, 297
Mus musculus, 10, 352
Musca domestica, 321, 340
Muscidae, 340
Muscina stabulans, 341
Muscomorpha, 338
Mutualismo, 7
Myodaria, 339

N

Naegleria, 17
- *fowleri*, 18, 95
- *gruberi*, 95
Necator americanus, 250, 251, 254
Nectomys, 72
Nefropatias maláricas, 141
Negleríase, 95
- diagnóstico, 96
- patologia, 95
- tratamento, 96
Neivamyia spp., 27, 341
Nemathelminthes, 21
Nematocera, 26, 322
Nematoda, 23, 25
Nematoides parasitos do homem, 239-243
- aparelho digestivo, 240
- cavidade bucal, 241
- ciclo biológico, 242
- crescimento e mudas, 243
- cutícula, 239
- eclosão dos ovos, 242
- esôfago, 241
- fisiologia, 239
- hipoderme, 239
- intestino, 241
- locomoção, 242
- metabolismo, 241
- migrações parasitárias, 243
- morfologia geral, 239
- nutrição, 241
- órgãos dos sentidos, 241
- pseudoceloma, 240
- reprodução, 242
- reto, 241
- sistema nervoso, 241
- tipos de ciclo evolutivo, 243
Neritidae, 31
Neurocisticercose (formas), 222
- convulsivas, 222
- hipertensivas, 223
- pseudotumorais, 223
- psíquicas, 223
Neuroesquistossomíase, 179
Nicho ecológico, 6
Niclosamida, tênias, 216

Nicosamida, cestoides, 206
Nippostrongylus, 242
Nivaquina, 143
Nocardia, AIDS, 297
Nodulectomia, oncocercíase, 291
Nomenclatura científica, 16
Nosopsyllus fasciatus, 28, 347, 348, 352
Nutrição
- carrapatos, 359
- insetos, 309
- - anofelinos, 329

O

Oestridae, 340
Oestrus, 26
Oftalmocisticercose, 224
Oftalmoscopia, oncocercíase, 291
Omatídios, 338
Onchocerca volvulus, 24, 240, 280, 288
- controle, 291
- diagnóstico, 291
- epidemiologia, 291
- extremidades, 285
- infectividade, 289
- patologia, 289
- sintomatologia, 290
- transmissão, 291
- tratamento, 291
Oncocercíase, 288-293
- controle, 292
- diagnóstico, 291
- distribuição geográfica e prevalência, 291
- formas clínicas, 290
- infectividade e resistência, 289
- insetos vetores, 292
- lesões
- - cutâneas, 289
- - linfáticas, 290
- - oculares, 290
- patologia, 289
- sintomatologia, 290
- sistema ecológico e a transmissão, 292
- tratamento, 291
Oncocercomas, 289, 290
Oncomelania, 31, 165
- *hupensis*, 32
- *nosophora*, 32
- *quadrasi*, 32
Oncosfera, 23
Oocineto, 130
Opérculo, 373
Opisthobranchia, 30
Opisthorchis, 371
Opisthorchis tenuicollis, 22
Opistomastigota, 38
Opistorquíase, 32
Ordem, 16
- Acariformes, 30
- Amoebida, 17
- Anoplura, 28
- Archaeogastropoda, 31
- Basommatophora, 31
- Cyclophyllidea, 23
- Diplomonadida, 19
- Diptera, 26
- Hemiptera, 26
- Kinetoplastida, 19
- Mesogastropoda, 31
- Neogastropoda, 31
- Parasitiformes, 30
- Pseudophyllidea, 23
- Retortamonadida, 19
- Schizopyrenida, 19
- Siphonaptera, 28
- Stylommatophora, 32
- Trichomonadida, 19
Organismos
- associação, 6
- competição, 6
- consumidores, 3
- - primários, 4
- - secundários, 4
- - terciários, 4
- interdependência, 3
Órgãos dos insetos
- respiratórios, 309
- sentidos, 310
Ornithodoros, 29, 30, 362

388 BASES DA PARASITOLOGIA MÉDICA

- *moubata*, 29
- *rostratus*, 29, 362
Ornithonyssus, 29
- *bacoti*, 29, 364
- *sylviarum*, 29
Otariidae, 210
Ototylomys, 72
Ovaríolos, 312
Ovipositor, 340
Ovos
- ancilostomídeos, 253
- *Ascaris lumbricoides*, 263
- cestoides, 203
- equinococose, 229
- nematoides, 242
- *Schistosoma mansoni*, 169
- *Trichuris trichiura*, 294
Oxamniquine, esquistossomíase mansônica, 181, 182
Oxitetraciclina, balantidíase, 160
Oxiúro, 8
Oxiurose, 276
- controle, 279
- diagnóstico, 278
- distribuição geográfica, 278
- patologia, 277
- prevalência, 278
- sintomatologia, 277
- transmissão, 279
- tratamento, 278
Oxymmycterus angularis, 185
Oxyuridae, 24
Oxyuris vermicularis, 276

P

Paludismo, 135
Pamoato de pirantel, enterobíase, 278
Pannus, 290
Panstrongylus, 42, 53, 54, 317
- *geniculatus*, 28
- *lignarius*, 28
- *megistus*, 28, 57, 318
Papalotilla, 66
Parabasalia, 17
Parabelminus, 54
Paragonimus westermani, 22, 31, 371
Paralisia por picada de carrapato, 362
Paramomicina, criptosporidíase, 113
Parasitemia, 42
Parasitiformes, 29, 358
Parasitismo, 7
- diagnóstico, métodos
- - imunológicos, 12
- - moleculares, 13
- resistência natural, 10
Parasitos, o ambiente e o homem, 3-14
- ciclo biológico dos parasitos, 8
- foco natural de uma parasitose, 9
- interdependência dos organismos e cadeias alimentares, 3
- relações entre o parasito e seu hospedeiro, 10
- sistemas ecológicos, 4
- tipos de relações entre os seres vivos, 6
Parasitose, foco natural, 9
Parênquima
- cestoides, 202
- *Schistosoma mansoni*, 168
Paromomicina, balantidíase, 160
Partenogênese meiótica, 244
Pasteurella
- *pestis*, 319, 346
- *tularensis*, 26
Pectinibranchiata, 31
Pediculidae, 28, 354
Pediculoides ventricosus, 30
Pediculoididae, 365
Pediculose, 354
- cabeça, 356
- púbis, 356
Pediculus
- *capitis*, 28, 354
- *humanus*, 28, 354
Pelobiontida, 17
Pentamidinas, leishmaníases, 69, 79
Pentaquina, 143
Pentatrichomonas hominis, 17-19, 84, 88
Pentostam, calazar, 79
Percevejos, 319
Perfuração intestinal, amebíase, 103
Peridomiciliárias, 54

Permanganato de potássio, amebíase, 108
Pernas dos insetos, 306
- anofelinos, 328
Peste bubônica, 351
- controle, 353
- diagnóstico, 351
- epidemiologia, 352
- etiologia, 351
- patologia, 351
- tratamento, 351
Phaenicia spp., 344
Phlebotominae, 26, 66
Phlebotomus, 26, 66, 322
- *argentipes*, 27
- *duboscqi*, 27
- *martini*, 27
- *papatasi*, 27
- *pedifer*, 27
- *perniciosus*, 27
- *rossi*, 27
- *sergenti*, 27
Phormia, 26
Phyllocaulis, 32
Phylomycidae, 32
Physidae, 32, 379
Pigídio, 347
Pigmento malárico, 131
Pilidae, 32, 373
Piolhos, 354
- biologia, 355
- caracterização, 354
- dermatite, 356
- febre
- - das trincheiras, 357
- - recorrente devida a *Borrelia recurrentis*, 357
- morfologia, 354
- tipo devido a *Rickettsia prowazekii*, 356
Piperazina, ascaríase, 266
Pirantel, ancilostomíase, 258
Piretroides, 59
Pirimetamina, 144
- toxoplasmose, 122
Pitos, 42
Placas espiraculares, 359
Plagiochidae, 22
Plagiorchis, 22
Planorbidae, 31, 32, 187, 375, 377
Planorbinae, 377
Planorbulinae, 375
Plantae, 17
Plasmodiidae, 18, 125
Plasmódios, 125
- alterações morfológicas, 133
- caracterização morfológica, 131
- ciclo evolutivo, 125
- fisiologia, 131
- infectividade, 135
- morfologia, 127
- resistência ao parasitismo, 135
- ultraestrutura, 127
Plasmodium, 17, 125, 135
- caracterização, 131
- ciclo evolutivo, 125
- *falciparum*, 18, 125, 131
- - formas, 131
- - gametócitos, 132
- - fisiologia, 131
- *malariae*, 18, 125, 133, 135
- - formas, 133
- - gametócitos, 133
- - trofozoítas, 133
- - morfologia, 127
- *ovale*, 18, 125, 135
- - formas, 133
- - ultraestrutura, 127
- *vivax*, 18, 125, 132, 135
- - formas, 132
- - gametócitos, 133
- - trofozoítas, 132
Plasmoquina, 143
Platyhelminthes, 21
Pleuroceriinae, 31
Pneumocistose, 160
- diagnóstico, 161
- epidemiologia, 162
- parasito, 161
- patologia e clínica, 161
- profilaxia, 162
- tratamento, 161
Pneumocystis carinii, 160

- diagnóstico, 161
- epidemiologia, 162
- patologia, 161
- profilaxia, 162
- tratamento, 161
Pneumonia por *Pneumocystis*, AIDS, 298
Pneumopatia eosinófila tropical, 282
Polygenis, 353
- *bohlsi bohlsi*, 28
- *bohlsi jordani*, 353
- *litargus*, 28
- *platensis*, 28
- *tripus*, 353
Potamonautes, 7
Praziquantel
- cestoides, 206
- cisticercose, 225
- esquistossomíase mansônica, 182
- teníases, 217
Predatismo, 6
Primaquina, 143
Procutícula, 308
Proglotes, 23
- cestoides, 202
Promastigota, 38
Prosobranchia, 30, 32
Prostigmata, 364
Protandria, cestoides, 202
Proteção ambiental, tênias, 219
Proteína circunsporozoítica, 127
Protista, 17
Protozoa, 17
Protozoários, 320
Psammolestes, 54
Pseudobrânquia, 31
Pseudocéfalo, 339
Pseudophyllidea, 23, 201
Psychodidae, 26, 66
Pthirus pubis, 28, 354, 356
Pulex irritans, 28, 347-349
Pulgas, 346-353
- ciclo biológico, 348
- comportamento, 347
- espécies, 348
- - *Ctenocephalides* spp., 351
- - *Polygenes* spp., 351
- - *Pulex irritans*, 349
- - *Tunga penetrans*, 349
- - *Xenopsylla cheopis*, 351
- fisiologia, 347
- morfologia externa, 346
- organização interna, 347
Pulmonata, 30, 32, 189
Púlvilo(s), 310, 359
Pupário, 339
Pupipara, 340
Pyemotidae, 29, 365
Pyemotis tritici, 29, 365
Pyroglyphidae, 29, 366, 367
Pyroglyphus africanus, 29

Q

Quelíceras, 359
Quetotaxia, 309
Quimiorreceptores, insetos, 311
Quimioterápicos, malária, 144
Quinina, malária, 143, 145

R

Raillietina demerariensis, 23
Rattus
- *novergicus*, 186, 352
- *rattus*, 352
Reação
- inflamatória, 11
- Mazzoti, 291
- Montenegro, 67, 76
Receptaculum capitis, 214, 221
Reduviidae, 26, 39, 315
Reino(s), 16
- Animalia, 21
- Protista, 17
Reprodução
- carrapatos, 359
- esquizogônica, 110
- insetos, 312

ÍNDICE ALFABÉTICO **389**

- - anofelinos, 329
Resistência ao parasitismo
- adquirida (imunidade), 11
- natural, 10
- - fagocitose, 10
- - inflamação aguda, 11
- *Trypanosoma cruzi*, 42
Resoquina, 143
Respiração dos insetos, 309
Retortamona intestinalis, 17, 84, 90
Retortamonadida, 17, 18
Rhabdiasoidea, 244
Rhabditis, 241
Rhipicephalus, 29, 30, 361
- *sanguineus*, 29, 361
Rhizopoda, 17
Rhodnius, 42, 53, 54, 318
- *neglectus*, 28, 55
- *prolixus*, 28, 55, 57, 318
Rickettsia
- *australis*, 363
- *conorii*, 363
- *mooseri*, 346, 353
- *prowazekii*, 356
- *quintana*, 357
- *rickettsii*, 319, 362
- *tiphi*, 353
Rinite alérgica, 367
Rissoidae, 31
Rochalimaea quintana, 357
Roptrias, 109
Rosáceas de *Plasmodium vivax*, 133
Ruta graveolens, 260

S

Salmonella typhosa, 341
Salmonelose septicêmica prolongada, 179
Saneamento ambiental, tripanossomíase, 59
Sangue (alterações)
- malária, 138
- tripanossomíase, 44
Sangue e circulação, insetos, 309
Saproglyphidae, 29, 367
Sarcocistose, 112
- ciclo do parasito, 112
- clínica, 113
- epidemiologia, 113
- muscular humana, 113
- patologia, 113
- profilaxia, 113
Sarcocystidae, 18, 110
Sarcocystis, 17, 18, 20, 112
- ciclo, 112
- *cruzi*, 112
- epidemiologia, 113
- *hirsuta*, 112
- *hominis*, 18, 110, 113
- *muris*, 112
- patologia, 113
- profilaxia, 113
- *suihominis*, 110, 113
Sarcodexia lambens, 27, 344
Sarcophaga, 26
- *haemorrhoidalis*, 344
- *sternodontes*, 344
Sarcophagidae, 340, 344
Sarcoptes scabiei, 29, 30, 365
Sarcoptidae, 29
Sarcoptiformes, 364
Sarna
- cereais, 365
- especieiros, 366
Schistocephalus solidus, 7
Schistosoma, 10, 21, 165
- *haematobium*, 165, 371
- *intercalatum*, 371
- *japonicum*, 165, 371
- *mansoni*, 165, 371
- - cercárias, 170
- - controle, 191, 193
- - distribuição da doença na comunidade, 189
- - esporocistos, 169
- - esquistossômulos, 170
- - fatores de risco para infecção, 189
- - fisiologia, 168
- - focos de transmissão, 187
- - fontes de infecção, 185
- - hábitat, 189

- - índice de contaminação potencial, 188
- - infecção, 171
- - miracídios, 169
- - morfologia, 166
- - organização, 166
- - organização e morfologia, 166
- - ovos, 169
Schizophora, 339, 340
Schizopyrenida, 18, 91, 94, 95
Scutibranchiata, 31
Segmentininae, 375, 377
Sementes de abóbora, teníases, 217
Semidomiciliárias, 54
Semisulcospira, 31, 32
Sensílio, 347
Seres vivos, relação, 4, 6
Seres vivos, tipos de relações, 6
Sifonápteros, 346-353
Sigmodon hispidus, 273
Simbiose, 7
Simulídeos, 324
Simuliidae, 26, 289, 324
- biologia, 325
- comportamento, 325
- morfologia, 324
Simulium
- *amazonicum*, 27, 324
- *callidum*, 27, 292
- *damnosum*, 27, 292, 324
- *exiguum*, 27, 292
- *guianense*, 27, 292
- *metallicum*, 27, 292, 324
- *neavei*, 7, 27, 293
- *ochraceum*, 27, 292, 325
- *oyapockense*, 27, 292
- *sirbanum*, 324
- *squamosum*, 324
Sinal de Romaña, 44
Síndrome
- cianótica, 177
- cólon irritável, 104
- esplenomegálica tropical, 141
- imunodeficiência adquirida (AIDS), 12
- Loeffler
- - ancilostomíase, 255
- - ascaríase, 265
- - estrongiloidíase, 247
- - toxocaríase, 270
Siphonaptera, 28, 346
Sistema(s)
- digestório (alterações), tripassomíase, 46
- ecológicos, 4
- fagocítico mononuclear (SFM), 10, 42, 62, 75
- muscular, insetos, 310
- nervoso (alterações), tripanossomíase, 46
- nervoso, insetos, 310
Sizígia, 20
Solitária, 215
Solyusurmin, calazar, 79
Somulídeos, 292
Spirometra mansonoides, 7
Sporozoa, 17, 18, 20, 109, 113
Staphylococcus, AIDS, 297
Stibanate, calazar, 79
Stihek, calazar, 79
Stomoxys calcitrans, 26, 341
Streptocerca, 285
Streptococcus, AIDS, 97
Strigeidae, 22
Strongyloides
- *cebus*, 245
- *fülleborni*, 244, 246
- *ratti*, 246
- *stercoralis*, 24, 244
- - biologia, 244
- - ciclos diretos e indiretos, 246
- - controle, 249
- - diagnóstico, 247
- - ecologia, 249
- - epidemiologia, 249
- - infectividade, 246
- - morfologia, 244
- - patologia, 247
- - resistência ao parasitismo, 246
- - sintomatologia, 247
- - tamanho, 240
- - tratamento, 249
Sturnophagoides braziliensis, 29
Stylommatophora, 32, 377
Subclasse

- Coccidia, 20
- Gregarinia, 20
- Prosobranchia, 30
- Pulmonata, 31
Subfilo
- Mastigophora, 19
- Sarcodina, 17
Subordem
- Acanthopodina, 19
- Adeleina, 20
- Brachycera, 26
- Cyclorrhapha, 26
- Diplomonadida, 19
- Eimeriina, 20
- Haemosporina, 20
- Mesostigmata, 30
- Metastigmata, 30
- Trypanosomantina, 19
- Tubulina, 17
Suctoria, 28, 346
Suidasia pontifica, 29
Sulfadiazina, toxoplasmose, 122
Sulfadoxina, malária, 145
Sulfametopirazina, malária, 144
Sulfamidas, malária, 144
Superclasse Rhizopoda, 17
Superfamília
- Ancylostomatoidea, 24
- Ascaridoidea, 24
- Dracunculoidea, 24
- Filarioidea, 24
- Metastrongyloidea, 24
- Oxyuroidea, 24
- Rhabditoidea, 24
- Trichuroidea, 24
Supramina, oncocercíase, 291
Sutura ptilineal, 26
Synthesiomyia nudiseta, 341
Syrphidae, 339
Systellommatophora, 377

T

Tabanidae, 26
Tachinidae, 340
Taenia
- ciclo vital, 213
- controle, 219
- controle de cura, 216
- diagnóstico, 216
- distribuição geográfica, 217
- epidemiologia, 217
- fisiologia dos vermes adultos, 213
- *hydatigena*, 218
- infecção, 215
- morfologia, 211
- *ovis*, 218
- patologia, 215
- *pisiformis*, 202
- reprodução, 213
- *saginata*, 201, 211
- - ciclo vital, 213
- - controle, 219
- - corpo ou estribo, 211
- - crescimento e apólise, 213
- - diagnóstico, 216
- - distribuição geográfica, 217
- - escólex, 211
- - hospedeiro, relação, 10
- - infecção, 215
- - longevidade, 213
- - morfologia, 211
- - movimentação, 213
- - patologia, 215
- - prevalência, 217
- - reprodução, 213
- - transmissão, 217
- - tratamento, 216
- *solium*, 9, 211, 220
- - ciclo, 214
- - cisticerco, 220
- - controle, 219
- - corpo ou estribo, 211
- - crescimento e apólise, 213
- - distribuição geográfica, 217
- - escólex, 211
- - hospedeiro, relação, 10
- - infecção, 215
- - longevidade, 213

390 BASES DA PARASITOLOGIA MÉDICA

- - morfologia, 211
- - movimentação, 213
- - prevalência, 217
- - transmissão, 218
- transmissão, 217
- tratamento, 216
Tamisação, 216
Taquizoítas, 116
Teclosan, amebíase, 105
Tegumento
- cestoides, 202
- insetos, 307
Tênia do rato, 207
Teníases, 211-219
- controle, 219
- cura, 216
- diagnóstico, 216
- distribuição geográfica, 217
- fisiologia dos vermes adultos, 213
- infecção e imunidade, 215
- morfologia, 211
- patologia e clínica, 215
- prevalência, 217
- reprodução e ciclo vital, 213
- transmissão, 217, 218
- tratamento, 216
Tergito, 307
Terminália, 312
Termotropismo, 254
Testacealobosia, 17
Testes de Mazzotti, 291
Tétano, 349
Tetraciclinas, balantidíase, 160
Thiara, 32
Thiaridae, 32
Thiarinae, 31
Tiabendazol
- ancilostomíase, 261
- estrongiloidíase, 249
- lagoquilascaríase, 273
- toxocaríase, 271
Tiflite amebiana, 103
Tifo
- devido a *Rickettsia prowazekii*, 356
- exantemático, 30
- murino, 353
Tigmotropismo, 254
Tlacuache, 55
Tórax dos insetos, 306
Toxocara canis, 269
- diagnóstico, 270
- epidemiologia, 271
- patologia, 270
- sintomatologia, 270
- tratamento, 270
Toxocaríase, 269
- diagnóstico, 270
- epidemiologia, 271
- parasito, 269
- patologia, 270
- profilaxia, 271
- sintomatologia, 270
- tratamento, 270
Toxoplasma gondii, 17, 20, 115
- ciclo biológico, 116
- controle, 124
- diagnóstico, 121
- distribuição geográfica, 123
- estrutura, 115
- hábitat do parasito, 115
- infectividade, 118
- organização, 115
- patologia, 119
- reprodução, 116
- resistência ao parasitismo, 118
- transmissão, 123
- tratamento, 122
Toxoplasmose, 115-124
- AIDS, 298
- clínica, 119
- congênita, 119
- controle, 123, 124
- diagnóstico, 121
- - imunológico, 121
- - parasitológico, 121
- epidemiologia, 123
- exames neurológicos, 122
- imunodeficientes, 120
- infectividade, 118
- neonatal, 119

- patologia, 119
- pós-natal, 120
- resistência ao parasitismo, 118
- transmissão, 123
- tratamento, 122
Toxorhynchitinae, 326
Transfusão de sangue e tripanossomíase, 58
Trealose, 309
Trematódeos, 21, 22, 165
Triatoma, 53, 317
- *brasiliensis*, 28, 55, 317
- *dimidiata*, 28, 317
- *eratyrusiformis*, 28
- *guasayana*, 28
- *infestans*, 28, 55, 57, 317
- *maculata*, 28, 55
- *patagonica*, 28
- *phyllosoma pallidipennis*, 28
- *platensis*, 28
- *pseudomaculata*, 55
- *rubrofasciata*, 28, 317
- *sordida*, 28, 55, 317
Triatominae, 26, 315
Triatomíneos, 39, 42, 52, 53, 315
- combate, 59
- gênero
- - *Panstrongylus*, 317
- - *Rhodnius*, 318
- - *Triatoma*, 317
- hábitos domiciliares, 55
- silvestres, 54
Tricercomonas intestinalis, 90
Trichinella spiralis, 294
- tamanho, 240
Trichobilharzia, 22
Trichocephalus trichiurus, 294
Trichomonadida, 17, 18
Trichomonadidae, 18, 84
Trichomonas, 17, 19
- *intestinalis*, 84
- *tenax*, 18, 84, 88
- *vaginalis*, 18, 84
- - diagnóstico, 87
- - epidemiologia, 87
- - fisiologia, 84
- - infectividade, 85
- - morfologia, 84
- - patologia, 85
- - profilaxia, 87
- - resistência ao parasitismo, 85
- - sintomatologia, 85
- - tratamento, 87
Trichostomatida, 18, 21, 159
Trichostrongylus, 243
Trichuris trichiura, 25, 294
- ciclo evolutivo, 294
- controle, 296
- diagnóstico, 296
- epidemiologia, 296
- larvas, 294
- ovos, 294
- patologia, 295
- sintomatologia, 295
- tamanho, 240
- tratamento, 296
Tricomoníase, 84
- diagnóstico, 87
- epidemiologia, 87
- fisiologia, 84
- infectividade, 85
- morfologia, 84
- patologia, 85
- profilaxia, 87
- sintomatologia, 85
- tratamento, 87
Tricuríase, 294
- controle, 296
- diagnóstico, 296
- epidemiologia, 296
- patologia, 295
- sintomatologia, 295
- tratamento, 296
Tricuroidea, 294
Trimetoprim-sulfametoxazol, pneumocistose, 161
Tripanossomíase americana, 42-51
- ciclos de transmissão, 57
- - doméstico, 57
- - paradoméstico, 57
- - silvestre, 57
- controle, 58

- diagnóstico, 49
- distribuição geográfica, 52
- elementos da cadeia epidemiológica, 52
- endêmica, 58
- epidemiologia, 52
- hospedeiros vertebrados, 55
- infectividade, 42
- mamíferos
- - domésticos, 57
- - silvestres, 55
- patologia, 43
- prevalência, 52
- profilaxia em bancos de sangue, 60
- prognóstico, 50
- resistência ao parasitismo, 42
- sintomatologia e formas clínicas, 47
- terapêutica, 50
- transmissão
- - congênita, 58
- - transfusional, 58
- vetores, 315
Tripomastigota(s), 38, 41
- metacíclicos, 41, 60
- sanguícolas, 39
Trofozoítas, 20, 132
Trombicula akamuchi, 29, 30
Trombiculidae, 29, 364
Trombidiformes, 364
Trombospondinas, 125
Trypanosoma, 17
- *brucei*
- - *gambiensi*, 18, 19, 26
- - *rhodesiensi*, 18, 19
- *cruzi*, 9, 18, 37-51
- - caracterização do parasito, 37
- - ciclo e formas evolutivas em hospedeiros
- - - invertebrados, 41
- - - vertebrados, 38
- - foco natural, 9
- - formas
- - - amastigota, 38
- - - epimastigota, 38, 41
- - - tripomastigota, 38, 39, 41
- - grupos, 37
- *rangeli*, 18, 60
Trypanosomatidae, 18, 19, 37, 38
Tunga penetrans, 7, 28, 348, 349
- morfologia, 349
- parasitismo, 7
- patologia, 349
- sintomatologia, 349
- tratamento, 349
Tungíase, 349
Tyrofagus farinae, 29, 30
Tyroglyphidae, 366
Tyroglyphus farinae, 366
Tyrophagus putrescentiae, 29, 366

V

Vacúolo parasitóforo, 116
Vaginulus
- *ameghini*, 377
- *occidentalis*, 377
Vahlkampfia, 17, 19
Vahlkampfiidae, 17, 18
Varicela-zóster, AIDS, 297
Venação, 307
Veronicellidae, 32, 275, 377
Vetiveria zizanoides, 260
Vetores, controle, 337
Vinchucas, 42
Vírus, 320

W

Wohlfahrtia, 26
Wuchereria bancrofti, 24, 240, 280
- ciclo vital das filárias, nos insetos, 281
- controle, 286
- desenvolvimento no homem, 282
- diagnóstico, 284
- epidemiologia, 285
- extremidades, 285
- infectividade, 282
- microfilárias, 281
- patologia, 282
- sintomatologia, 283

- transmissão, 285
- tratamento, 284

X

Xenodiagnóstico, 42, 49
- artificial, 49
Xenopsylla
- *astia*, 28
- *brasiliensis*, 28, 352
- *cheopis*, 28, 347, 348, 351

Y

Yersinia pestis, 346

Z

Zebrina, 32, 376
Zimodemos, 97
Zonas malarígenas, 147
Zoófilas, 150
Zoomastigophorea, 18
Zoonose, 9
- leishmaníase visceral, 81